EUROPA LEHRMITTEL

Andrea Straub
Barbara Pickhan

Kochen & Backen Grundkenntnisse

Mit Herd und Ofen

6. Auflage

Verlag Europa-Lehrmittel · Nourney, Vollmer GmbH & Co. KG
Düsselberger Straße 23 · 42781 Haan-Gruiten

Europa-Nr.: 60614

Autorinnen:
Andrea Straub, Schwäbisch Hall, Sulzdorf
Barbara Pickhan, Frankenberg/Eder

Verlagslektorat:
Anke Horst

Illustrationen:
Bernd Bürkle, RB-Grafikdesignstudio, Fellbach

Fotos:
Zubereitung der Speisen durch Frau Andrea Straub
Guido Adolphs, 42277 Wuppertal
Alexander Straub, Schwäbisch Hall

6. Auflage 2020
Druck 5 4 3 2 1

Alle Drucke derselben Auflage sind parallel einsetzbar, da sie bis auf die Behebung von Druckfehlern untereinander unverändert sind.

ISBN 978-3-8085-6346-5

Umschlaggestaltung: zwei.band media GmbH, 10587 Berlin
Layout und Satz: Punkt für Punkt GmbH · Mediendesign, 40549 Düsseldorf
Druck: mediaprint solutions GmbH, 33100 Paderborn

Kochen und Backen Grundkenntnisse – Mit Herd und Ofen ist ein Fachbuch für den fachpraktischen Unterricht bei folgenden Ausbildungen:

- Fachpraktiker/Fachpraktikerin in der Hauswirtschaft,
- Hauswirtschafter/Hauswirtschafterin,
- Fachpraktiker/Fachpraktikerin Küche,
- Berufsvorbereitungsjahr (BVJ), Fachrichtung Hauswirtschaft,
- Berufsgrundbildungsjahr (BGJ), Fachrichtung Hauswirtschaft,
- 2-jährige Berufsfachschule, Fachrichtung Hauswirtschaft und
- 1-jähriges Berufskolleg, Fachrichtung Hauswirtschaft.

Neu in der 6. Auflage

Die vorliegende Auflage wurde grundlegend aktualisiert und mit einem frischen neuen Layout gestaltet. Die neue Auflage wurde um viele appetitanregende Rezeptfotos ergänzt.

Struktur

Bewährt und somit unverändert geblieben ist die klare Struktur. Zur schnellen Übersicht ist das Buch in zwei Themenbereiche gegliedert:

- **Basiswissen**

  In diesem Teil wird das theoretische Hintergrundwissen vermittelt. Inhalte, wie z. B. Hygiene, Arbeitsgestaltung, Geräte, Vorratshaltung und Service, bilden die Grundlage für den fachpraktischen Unterricht. Innerhalb der Kapitel dienen Querverweise als Verzahnung zum praktischen Teil des Buches.

  Die Fragenkataloge am Ende der Kapitel, die das handlungsorientierte Arbeiten unterstützen, haben sich bewährt. Mithilfe der Aufgaben können die Schüler die erworbenen Kenntnisse prüfen und festigen.

- **Praxis und Rezepte**

  Dieser zweite Teil vermittelt das fachpraktische Wissen. Die einzelnen Phasen der **Vorbereitungs- und Gartechniken** werden in Schritt-für-Schritt-Bildern dargestellt und durch praktische Hinweise und Regeln ergänzt.

  Die Herstellung der notwendigen **Grundrezepte** wird ebenfalls in bebilderten Einzelschritten erläutert.

  Bewährt hat sich der **Rezeptteil** des Buches, der um neue Rezepte ergänzt und mit vielen neuen Rezeptfotos bebildert wurde.

  Die erprobten Rezepte bauen auf den Grundrezepten auf und ermöglichen es so, bereits Gelerntes abzuwandeln und zu vertiefen. Sofern nicht anders angegeben beziehen sich die Mengenangaben auf 4 Personen. Die tabellarische Darstellung dient der schnellen Orientierung; zusätzliche Tipps zu Alternativen bei Lebensmittelauswahl und Zubereitung runden die Informationen ab.

Die **Angaben zu Energie- und Nährstoffgehalt** beziehen sich auf die Rezeptmenge für eine Person bzw. ein Stück (z. B. bei Gebäcken). Enthalten die Angaben ein Minus-Zeichen (–), so ist der entsprechende Nährstoff nicht enthalten. Bei geringen Mengen steht ein Plus-Zeichen (+).
Sind mehrere Rezepte in einer Tabelle zusammengefasst, so sind Durchschnittswerte angegeben.

Die praktische Handhabung des Titels wird durch viele Elemente unterstützt:
- Das klare und übersichtliche Layout erleichtert das schnelle Auffinden gewünschter Informationen und verdeutlicht inhaltliche Zusammenhänge.
- Zahlreiche Seitenverweise stellen Verknüpfungen zwischen den Themenbereichen **Basiswissen** sowie **Praxis und Rezepte** her und fördern das gezielte Sammeln sinnverwandter Informationen.

Der **Anhang** besteht aus mehreren Registern:
- Die **Nährwerttabelle** informiert über die Nährwerte der gängigsten Lebensmittel.
- Das **Stichwortverzeichnis** enthält wichtige Begriffe aus den Teilen **Basiswissen** sowie **Praxis und Rezepte**.
- Das **Rezeptverzeichnis** enthält alle Grund- und Anwendungsrezepte in alphabetischer Reihenfolge.
- Viele Anwendungsrezepte basieren auf den Grundrezepten, die im Buch vorgestellt werden. Das alphabetische Verzeichnis der **Grundrezepte und deren Anwendungsrezepten** erleichtert die Auswahl für ein gezieltes Üben soeben erlernter Grundrezepte.

Symbole und **Zeichen** unterstützen eine schnelle Wahrnehmung wichtiger Kenndaten:
- Schwierigkeitsgrad der Rezepte im Teil **Praxis und Rezepte**:

  einfache Durchführung der Rezepte

  Grundkenntnisse werden vorausgesetzt

  Rezepte bauen auf den Grundkenntnissen auf

  für Fortgeschrittene

- Backofenbetriebsauswahl im Teil **Praxis und Rezepte**:

  Ober- und Unterhitze

  Umluft

  Grill

  Mikrowelle

- Die **vegetarischen Rezepte** sind grün unterlegt.

Wir wünschen allen Benutzerinnen und Benutzern viel Freude und Erfolg bei der Arbeit mit dem Buch. Kritische Hinweise und Vorschläge, die der Weiterentwicklung des Buches dienen, nehmen wir dankbar per E-Mail entgegen: lektorat@europa-lehrmittel.de.

Sommer 2020 — Autorinnen und Verlag

Inhaltsverzeichnis

Inhaltsverzeichnis

TEIL 2 – PRAXIS UND REZEPTE

ANHANG

Hygiene und Umweltschutz 1

Die Verarbeitung von Lebensmitteln unterliegt besonderen Hygienevorschriften. Werden diese nicht beachtet, so kann es beim Verzehr der unsachgemäß verarbeiteten Lebensmittel zu schweren Erkrankungen kommen, die bis zum Tode führen können.

Das Bundesseuchengesetz schreibt vor, dass Personen, die Lebensmittel verarbeiten, frei von ansteckenden Krankheiten sein müssen. Bundesweit regelt die Lebensmittelhygieneverordnung (LMHV) die Hygieneanforderungen für Personen, Räume und Lebensmittel.

1.1 Persönliche Hygiene

Bei der Verarbeitung von Lebensmitteln müssen folgende Regeln beachtet werden:

- Vor Arbeitsbeginn und nach dem Toilettengang die Hände unbedingt mit Wasser und Seife reinigen,
- Schmuck ablegen (z. B. Ringe, Armreifen, Ketten, Ohrschmuck),
- Fingernägel kurz und sauber halten (kein Nagellack),
- lange Haare zusammenbinden (ggf. Kopfbedeckung tragen),
- bequeme und luftdurchlässige Kleidung tragen (z. B. waschbare Textilien aus Baumwolle),
- saubere Arbeitskleidung tragen (Schürze oder Kittel bei Verschmutzung wechseln),
- flache Schuhe mit rutschfesten Sohlen tragen,
- Wunden mit wasserdichten Verbänden abdecken,
- nach dem Naseputzen und nach dem Husten die Hände mit Wasser und Seife reinigen.

1.2 Betriebshygiene

Sie ist unerlässlich und verhindert, dass Krankheitskeime durch die im Betrieb verarbeiteten Lebensmittel übertragen werden können.

Für die Arbeitsräume gelten folgende Grundregeln:

- die Einrichtung muss zweckmäßig und leicht zu reinigen sein,
- die Räume müssen über eine ausreichende Be- und Entlüftung verfügen,
- es dürfen keine Tiere und Pflanzen in den Arbeitsräumen gehalten werden,
- benutzte Arbeitsgeräte und der Arbeitsplatz müssen immer sofort gründlich gereinigt werden,
- zur Reinigung dürfen nur geeignete Reinigungsmittel und saubere Tücher verwendet werden (s. S. 11).

1.3 Hygiene im Umgang mit Lebensmitteln

Verdorbene Lebensmittel schädigen die Gesundheit des Menschen. Um dies zu verhindern, ist ein sachgerechter Umgang bei der Zubereitung von Speisen notwendig.

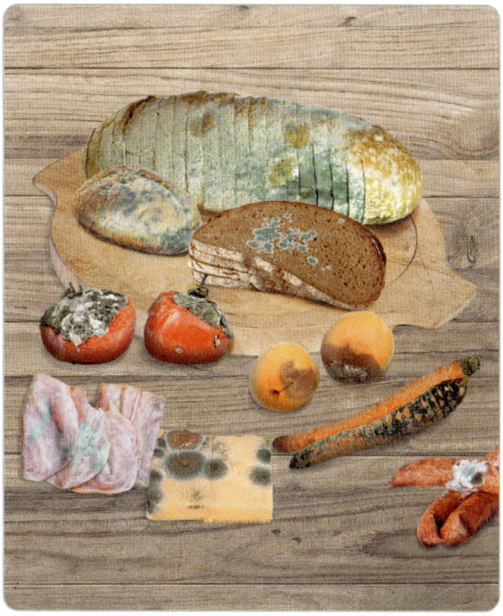

Vor folgenden Einflüssen müssen die Lebensmittel geschützt werden:

Schmutz

Staub schwebt ständig in der Luft und legt sich auf Lebensmitteln, Arbeitsgeräten, Arbeitsflächen und auch auf dem Menschen nieder.

Abfall entsteht bei der Verarbeitung von Lebensmitteln und muss sachgerecht entsorgt werden (s. S. 10).

Tiere

Nagetiere (z. B. Ratten, Mäuse) werden durch unsaubere Betriebsräume und leicht zugängliche Lebensmittel angelockt.

Insekten (z. B. Fliegen, Wespen, Ameisen, Schaben, Würmer)

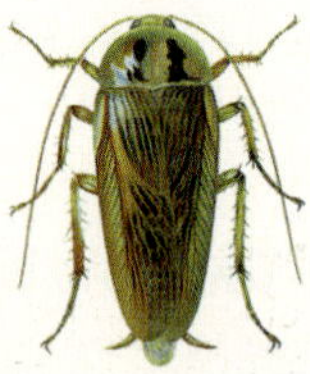

Deutsche Schabe
Körper bis 12 mm lang,
Spannweite bis 12 mm lang

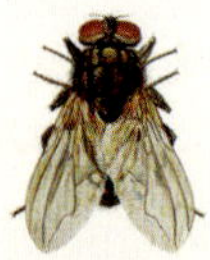

Stubenfliege
bis 8 mm lang

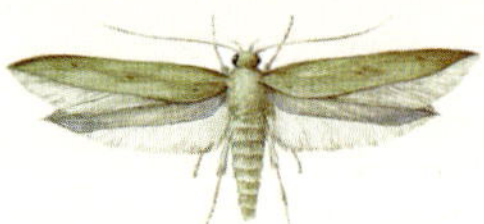

Getreidemotte
bis 19 mm Flügelspannweite

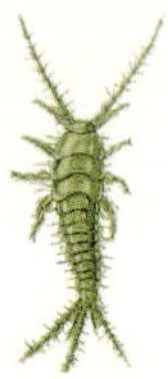

Silberfischchen

Mikroorganismen

Bakterien (z. B. Eitererreger, Salmonellen, Fäulnisbakterien, Bodenbakterien)

Schimmelpilze sind in der Luft und auf Lebensmitteln – auch unsichtbar – vorhanden.

Hefen leben vorwiegend von Zuckerstoffen. Gesundheitsschädlich sind ca. 600 „wilde" Arten.

1.4 Regeln

- Beim Einkauf und der Lagerung auf das Verfallsdatum achten.
- Hände, Arbeitsplatz und Arbeitsgeräte immer gründlich reinigen.
- Speisen erst direkt vor der Verwendung zerkleinern und zubereiten.
- Hackfleisch am Herstellungstag verarbeiten.
- Verdorbene Lebensmittel und Abfall sofort fachgerecht entsorgen.
- Lebensmittel sachgerecht lagern (abgedeckt, kühl, dunkel, nicht zu lange).
- Lebensmittel immer gut durchgaren (Salmonellengefahr z. B. bei Geflügel!).
- Tiefkühlware zum Auftauen aus der Verpackung nehmen, Auftauflüssigkeit wegschütten (Salmonellengefahr!), alle Arbeitsgeräte sofort gründlich mit heißer Spülmittellauge reinigen.
- Angebrochene Packungen in verschließbare Behälter umfüllen.
- Holz- und Kunststoffbretter mit einer Bürste abreiben, nach dem Abtrocknen an der Luft trocknen lassen (Schimmelgefahr!).
- Vorratsschränke und Kühlgeräte regelmäßig reinigen (s. S. 11).
- Spülgeräte (z. B. Bürste, Lappen, Schwamm, Handtücher) häufig wechseln.

Aufgaben

1. Beurteilen Sie, ob Ihre Arbeitskleidung den Anforderungen der persönlichen Hygiene entspricht.
2. Ein tiefgefrorenes Hähnchen soll gegart werden. Nennen Sie die betrieblichen und persönlichen Hygieneregeln, die beachtet werden müssen.
3. Sie haben sich beim Schneiden von Gemüse mit dem Messer an der Hand verletzt. Wie müssen Sie die Wunde versorgen?
4. Sie haben Geburtstag und bekommen eine Orchideenpflanze geschenkt. Dürfen Sie die Pflanze bis zum Abend auf das Fensterbrett an Ihrem Arbeitsplatz stellen?

1.5 Schadstoffe in der Nahrung

Durch Gesetze und Verordnungen schützt der Staat den Verbraucher vor gesundheitsschädigenden Lebensmitteln. Grundsätzlich können jede Kundin und jeder Kunde davon ausgehen, dass die zum Kauf angebotenen Lebensmittel zum Verzehr geeignet sind. Bedenklich können jedoch Nahrungsmittel sein, die aus besonders belasteten Anbaugebieten (in der Nähe von Industrieanlagen, Autobahnen, verschmutzten Gewässern) stammen.

Obst und Gemüse

Schwermetalle wie Blei, Quecksilber oder Cadmium gelangen durch die Luft, das Wasser oder den Boden auf oder in das Obst und Gemüse. Daher:
- immer gründlich waschen
- eventuell schälen
- äußere Blätter nicht verwenden.

Von Natur aus enthalten einige Lebensmittel giftige Stoffe. Daher:
- Kartoffeln dunkel lagern
- grüne Stellen und Keime an Kartoffeln großzügig entfernen
- keine rohen Bohnen essen
- Vorsicht bei Verwendung von Bittermandelöl.

Tipp: Kartoffeln vor dem Schälen immer waschen, da sie mit Antikeimmitteln behandelt werden und so Hautreizungen auslösen können!

Fleisch

Schwermetalle und Medikamentenrückstände lagern sich in den Nieren und in der Leber ab, Pflanzenschutzmittel hauptsächlich im Fettgewebe der Tiere. Deshalb:
- Nieren und Leber von Rindern und Schweinen nur 1x im Monat verzehren
- auf Hasennieren und -leber verzichten
- nicht zu häufig Speck essen.

Die meisten Wurstsorten sowie Schinken, Kasseler und Speck werden mit Pökelsalz behandelt. Durch hohe Temperaturen entstehen Nitrosamine, die Krebs erzeugend sein können. Daher:
- gepökelte Fleischwaren nicht so häufig verzehren
- Wurst, Kasseler und Schinken weder grillen noch braten.

Immer wieder kommt es zu schweren Erkrankungen durch Salmonellen. Daher:
- Verpackung und Auftauflüssigkeit von tiefgefrorenem Fleisch und Geflügel sofort entsorgen
- verwendete Arbeitsgeräte und Hände gründlich reinigen
- Fleisch und Geflügel gut durchgaren.

Durch erkrankte Tiere, die zu Tierfutter verarbeitet wurden, kann der gefährliche BSE-Erreger (Rinderwahnsinn) in Schlachtvieh gelangen. Dieser Erreger breitet sich vor allem im Hirn und vereinzelt in den Innereien der erkrankten Tiere aus. Er ist noch nicht nachzuweisen. Besonders britisches Rind- und Lammfleisch ist davon betroffen. Daher:
- kein Hirn verzehren
- Vorsicht bei anderen Innereien
- Fleisch nur in Fachgeschäften kaufen, die die Herkunft nachweisen können.

Sonstige Lebensmittel

Eier

Sie sind häufig mit Salmonellenerregern belastet. Es wird daher empfohlen, nur gegartes Eigelb zu verzehren.

Pilze

Frische Waldpilze lagern Umweltgifte (z. B. Cadmium) ein. Daher wird nur eine Pilzmahlzeit pro Woche empfohlen. Frische Pilze aus Zuchtbetrieben und aus Konserven sind in der Regel weniger oder gar nicht belastet.

1.6 Umweltschutz im Haushalt

Zum Schutz unserer bereits stark belasteten Umwelt kann jeder Haushalt beitragen. Hier nur einige Tipps, die ohne größeren Aufwand umgesetzt werden können.

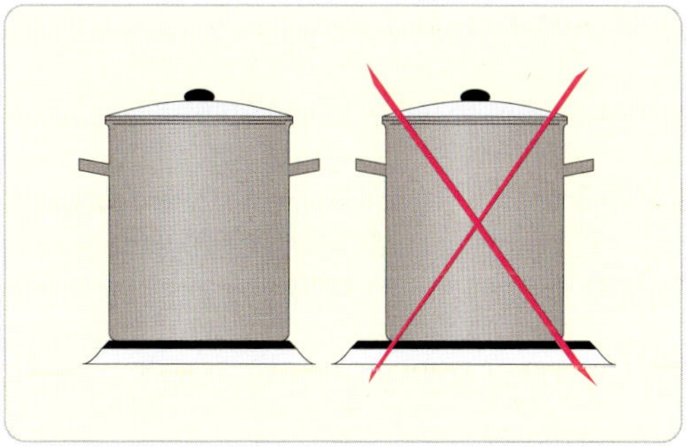

- Topfdurchmesser und Herdplattengröße sollen übereinstimmen
- Müll fachgerecht trennen und entsorgen

- Lebensmittel dünn schälen (Sparschäler verwenden)
- wenn Reste entstehen, diese möglichst weiterverwenden
- qualitativ hochwertige Töpfe verwenden
- Schnellkochtopf verwenden
- nur gut gefüllte Spül- und Waschmaschinen in Betrieb nehmen
- Kühl- und Gefriergeräte nicht unnötig öffnen und schnell wieder schließen
- Kühl- und Gefriergeräte regelmäßig abtauen
- Heißwassergeräte (z. B. Kaffeemaschine, Boiler) regelmäßig entkalken
- heißes Wasser nicht unnötig laufen lassen
- Zimmertemperatur absenken
- Heizkörperthermostate einbauen
- Energiesparlampen verwenden
- tropfende Wasserhähne gut schließen bzw. reparieren
- nur biologisch abbaubare Reinigungsmittel verwenden
- Reinigungsmittel sparsam verwenden
- regelmäßig lüften
- Pfandflaschen statt Einmalverpackungen kaufen
- Arbeitsabläufe gut planen, um Energie und Lebensmittel zu sparen.

Aufgaben

1. Welche rohen Lebensmittel können Salmonellenvergiftungen hervorrufen?
2. Informieren Sie sich
   a) bei Ihrem Stromlieferanten, b) bei Ihrem Wasserwerk
   über die durchschnittlichen monatlichen Kosten für einen 4-Personen-Haushalt.
   Welche Einsparungstipps werden von diesen Einrichtungen gegeben? Diskutieren Sie in Gruppen, welche davon in der Schule realisiert werden könnten.
3. Berechnen Sie die Energiekosten zur Herstellung von Rinderrouladen, Rotkohl und Salzkartoffeln: einmal bei herkömmlicher Herstellung, dann bei Verwendung eines Schnellkochtopfes. Vergleichen Sie!

1.7 Müll

In jedem Haushalt fällt Müll an. Dieser enthält wertvolle Rohstoffe wie z. B. Kunststoffe, Metalle und Papier. Da diese Stoffe immer knapper werden und die Lagerung von Müll enorme Kosten verursacht, sollen Abfallprodukte (Müll) aus den Haushalten und der Industrie wieder verwertet (recycelt) werden. Außerdem bauen sich viele Abfälle nicht von allein ab, was zu einer enormen Umweltbelastung führt. Jedem Haushalt entstehen hohe Kosten für die Beseitigung bzw. für das Recyceln des anfallenden Mülls. All dies hat zu einem Umdenken im Umgang mit Müll geführt.

Damit der Müll wieder verwertet werden kann, muss er nach seinen Ausgangsprodukten (Erdöl, Metall, Glas, Papier) getrennt gesammelt werden. Einige Mülltrennmaßnahmen sind bundesweit einheitlich geregelt, andere werden von den jeweiligen örtlichen Gemeindeverwaltungen erlassen.

Verpackungsmüll (gelbe Tonne/Sack)

Hierzu zählen ausschließlich Verkaufs- und Transportverpackungen mit dem „Grünen Punkt", z. B. Folien, Kunststoffflaschen, Kunststoffbecher, geschäumte Verpackungen, Metalle und Verbundstoffe (Saftkartons). Die gelbe Tonne kann nicht *grundsätzlich* zur Entsorgung von Kunststoffgegenständen angesehen werden. So gehören z. B. Kunststoffschüsseln oder Kinderspielzeug ohne den „Grünen Punkt" zum Restmüll (s. u.).

DER GRÜNE PUNKT

Bioabfälle (grüne oder braune Tonne)

In diesen Behälter kommen alle kompostierbaren Abfälle, z. B. Küchen- und Speiseabfälle, Blumen und Gartenabfälle.

Restmüll (graue Tonne)

Hierzu gehören alle Abfälle, die keiner anderen Tonne eindeutig zugeordnet werden können, z. B. Windeln, Papiertaschentücher, Asche, verschmutztes Papier, unbrauchbare Kleidungsstücke, Geschirr, Staubsaugerbeutel, Kabelreste, neue oder abgelöste

Tapeten und Flachglas. Nicht in die graue Tonne gehören Medikamente, Batterien, Lacke oder Kfz-Öl!

Altpapier (blaue Tonne)

In einigen Gemeinden stehen den Bürgern blaue Container zur Verfügung, um unverschmutztes Papier (z. B. Zeitungen, Kataloge) und unverschmutzte Pappe zu entsorgen. Zum Altpapier gehören keine neuen oder abgelösten Tapeten, Papiertaschentücher und -servietten (graue Tonne) oder Milch- und Safttüten (gelbe Tonne).

Glasmüll

Saubere Flaschen können nach Farben sortiert (weiß, grün, braun) in dafür vorgesehene Container entsorgt werden. In einigen Gemeinden wird das Altglas bei Wertstoffhöfen abgegeben. Informationen über die Containerstandorte sind bei der Gemeindeverwaltung erhältlich.

Sondermüll

Hierzu zählen Sperrmüll (z. B. Möbel, Matratzen), Batterien, Altreifen, Altöl, ätzende Reinigungsmittel, Elektrogroßgeräte, Elektronikgeräte und Medikamente.

Leere Batterien können in den Geschäften, in denen sie gekauft wurden, zurückgegeben werden. Medikamente (ohne Umverpackung) werden von den Apotheken kostenlos entsorgt. Für andere Sondermüllarten gibt es keine bundesweit einheitliche Regelung. Die genauen Bedingungen können bei der zuständigen Gemeindeverwaltung erfragt werden.

Noch tragbare Kleidung und Schuhe sollten bei speziellen Sammelstellen oder Containern entsorgt werden, um so eine sinnvolle Wieder- oder Weiterverwendung zu ermöglichen.

Aufgaben

1. Wo werden folgende Gegenstände entsorgt: Werkzeuge, Kochtöpfe, Tablettenstreifen, Tennisbälle, Synthetik-Strumpfhosen, Papierhandtücher, Styropor, Musikkassetten, Bügeleisen?
2. a) Informieren Sie sich, welche gemeinnützigen Organisationen Schuhe und Altkleidung sammeln.
   b) Wie werden diese weiterverwertet?
3. Erfragen Sie bei Ihrer Gemeinde die Kosten für die jährliche Müllbeseitigung für einen 4-Personen-Haushalt.

1.8 Reinigung von Geräten und Einrichtung

Material	Gegenstand	Reinigung	Reinigungsmittel	Tipps
Porzellan, Keramik	Teller, Tassen, Schüsseln, Platten, Auflaufformen;	heißes Wasser, Spüllappen, -bürste, Schwamm, Geschirrtuch, Mikrofasertuch;	Spülmittel, flüssiges Scheuermittel;	Vorsicht bei verseifter Stahlwolle; offenporiges Kochgeschirr (Römertopf) nur mit heißem Wasser reinigen und an der Luft trocknen lassen;
	Vasen, Ziergegenstände;	s. o.	s. o.	Kalkablagerungen lassen sich mit Essig entfernen
	Fliesen, Waschbecken, WC	Ledertuch, weicher Putzlappen, Mikrofasertuch, Bürste	s. o., Spezialreiniger	
Glas	Gläser, Schüsseln, Auflaufformen; Ziergegenstände;	heißes Wasser, Spüllappen, -bürste, Schwamm, flusenfreies Geschirr- oder Mikrofasertuch;	Spülmittel;	verseifte Stahlwolle nur bei Auflaufformen verwenden, keine spitzen Gegenstände verwenden
	Spiegel, Fensterscheiben, Tischplatten	Fensterleder oder Mikrofasertuch, Abzieher, Zeitungspapier	Spezialreiniger, Essig, Spiritus, (Vorsicht: Brandgefahr)	

Material	Gegenstand	Reinigung	Reinigungsmittel	Tipps
Glas-Keramik	Glas-Keramikkochfeld	Heißes Wasser, Spüllappen, Mikrofasertuch, Schwamm, Frotteehandtuch, Rasierklingenschaber	Spezialreiniger	Keine spitzen Gegenstände verwenden; gründlich mit klarem Wasser nachwischen, da sonst das Reinigungsmittel auf der Fläche einbrennt
Gusseisen	Pfannen, Töpfe	Heißes Wasser, Spüllappen, -bürste, Schwamm, Geschirr- oder Mikrofasertuch	Spülmittel, evtl. Scheuermilch	Keine spitzen Gegenstände verwenden, an der Luft trocknen lassen
Edelstahl	Besteck, Töpfe, Pfannen, Platten; Ziergegenstände;	Heißes Wasser, Spüllappen, -bürste, Schwamm, Geschirr- oder Mikrofasertuch;	Spülmittel, Scheuermilch	Vorsicht bei verseifter Stahlwolle (nur für Topfböden verwenden); keine spitzen Gegenstände verwenden
	Armaturen, Spülen	Frotteetuch	Spezialreiniger	
Silber, Gold	Besteck, Platzteller; Schmuck, Ziergegenstände	Heißes Wasser, Spüllappen, -bürste, Schwamm, Geschirr- oder Mikrofasertuch	Spezialreiniger (Paste, Putztuch, Tauchbad)	Nach der Reinigung nochmals in heißem Wasser mit Spülmittel reinigen, mit einem Geschirrtuch polieren; Gebrauchsanweisung beachten
Rohholz	Schneidebretter, Nudelholz, Kochlöffel, Tischplatten	Heißes Wasser, Bürste, Spüllappen, Geschirr- oder Mikrofasertuch	Spülmittel, Scheuerpulver	Nicht im Wasser liegen lassen, immer in Maserrichtung scheuern, an der Luft trocknen lassen, nicht auf den Heizkörper legen
Holzmöbel (lackierte Oberflächen)	Stühle, Tische, Schränke, Musikinstrumente;	Heißes Wasser, Mikrofasertuch, Frotteetuch	Spülmittel, Spezialreiniger	Zur Pflege sind Polituren im Handel erhältlich, die mit einem weichen Lappen aufgetragen werden; Gebrauchsanweisung beachten
	Fensterrahmen;	s. o.	s. o.	
	Treppen, Dielen, Parkett	Heißes Wasser, Bodentuch	Spezialreiniger	
Kunststoffe	Schüsseln, Kochlöffel, Schneidebretter, Besteck-, Topfgriffe;	Heißes Wasser, Spültuch, Frotteetuch, Mikrofasertuch	Spülmittel, Spezialreiniger	Gebrauchsanweisung beachten; keine spitzen Gegenstände oder scharfe Reinigungsmittel verwenden
	Kinderspielzeug	s. o.	s. o.	
Kunststoff-beschichtete Maschinen und Möbel	Handrührgerät, Spül-, Waschmaschine, Staubsauger;	Heißes Wasser, Reinigungstuch, Frotteetuch, Mikrofasertuch	Spülmittel, Spezialreiniger	Keine spitzen Gegenstände verwenden;
	elektronische Geräte;	s. o.	s. o.	elektrische Geräte nur feucht reinigen ⇒ Stromschlaggefahr!!!
	Kücheneinrichtung, Kleiderschränke, Regale, Stühle	s. o.	s. o.	

Beim Kauf von Haushaltsgegenständen werden vom Hersteller Empfehlungen zur Reinigung gegeben. So wird u. a. auf die Eignung zur Reinigung in der Spülmaschine hingewiesen. Die beigefügten Herstellerhinweise sollten, wie auch jede Gebrauchsanweisung, sorgfältig gelesen und aufbewahrt werden.

Reinigungsmittel können gesundheitsschädigende Substanzen enthalten. Zur eigenen Sicherheit müssen daher die Hinweise des Herstellers beachtet werden. Putz- und Pflegemittel sollen immer so aufbewahrt werden, dass sie für Kinder unzugänglich sind.

Durch die Verwendung von Mikrofasertüchern können Reinigungsmittel geringer dosiert oder sogar ersetzt werden.

Durch eine sinnvolle Arbeitsplatzgestaltung können an jedem Arbeitsplatz Zeit, Kraft, Geld und Energie gespart werden. Bei allen Überlegungen muss zuallererst an die Gesundheit des Menschen gedacht werden. Unfallverhütungsmaßnahmen sind daher bei allen anfallenden Tätigkeiten mit zu berücksichtigen.

2.1 Regeln zur Unfallverhütung

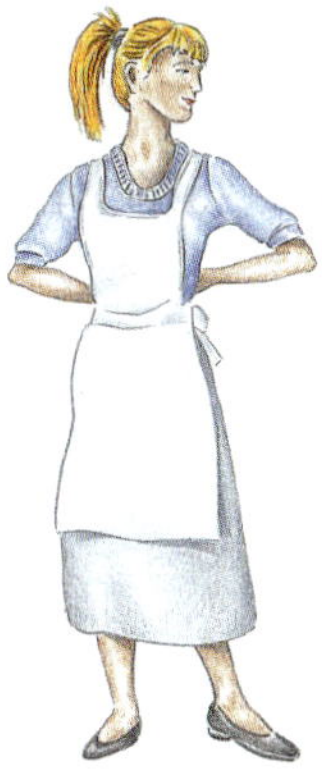

- Lange Haare zusammenbinden, da sie in rotierende Maschinenteile (z. B. Handrührgerät) kommen können.
- Flache Schuhe mit rutschfester Sohle tragen.
- Müll sofort entsorgen. Auf dem Boden liegende Lebensmittel bedeuten eine große Rutschgefahr.
- Unfallverhütung im Umgang mit Messern:
  - Nicht nach fallenden Messern greifen!
  - Messer nicht in das Spülwasser legen, da es beim Hineingreifen zu schweren Schnittwunden kommen kann.
  - Hände und Messergriffe müssen fettfrei und trocken sein.
  - Messer nicht mit Handtüchern abdecken.
  - Immer auf dem Brett und nie in der Hand schneiden.
- Bei Maschinen und Geräten immer die Gebrauchsanleitung lesen.
- Beschädigte Leitungen müssen von Fachbetrieben repariert werden.
- Elektrische Geräte nicht mit nassen Händen in Betrieb nehmen. Gehäuse nur feucht abwischen.
- Maschinen erst zusammenbauen und anschließend den Netzstecker einstecken. Vor dem Abbau eines elektrischen Gerätes zuerst den Netzstecker ziehen.
- Stecker beim Herausziehen anfassen, nicht an der Leitung ziehen.
- Trittleitern verwenden; niemals Hocker oder ähnliche Hilfsmittel benutzen.

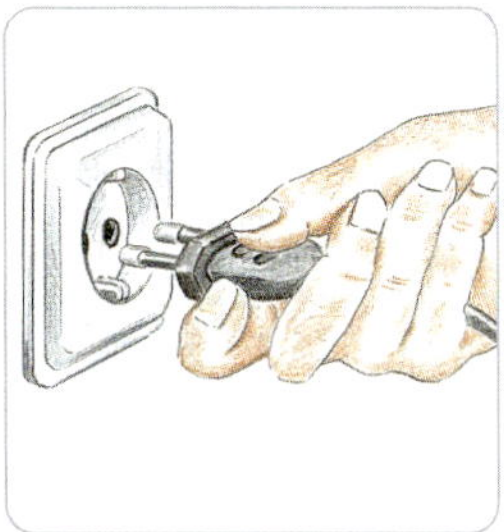

- Pfannengriffe nicht über den Herd ragen lassen. Im Vorbeigehen können die Pfannen heruntergerissen werden. Folge: ggf. schwere Verbrennungen.

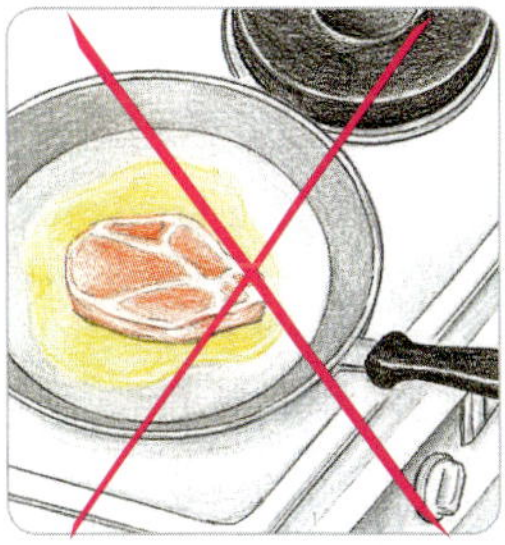

- Topflappen (ohne Lochmuster!) für Töpfe, Pfannen und Backbleche benutzen.
- Fritteusen und Pfannen mit heißem Fett nicht unbeaufsichtigt lassen.

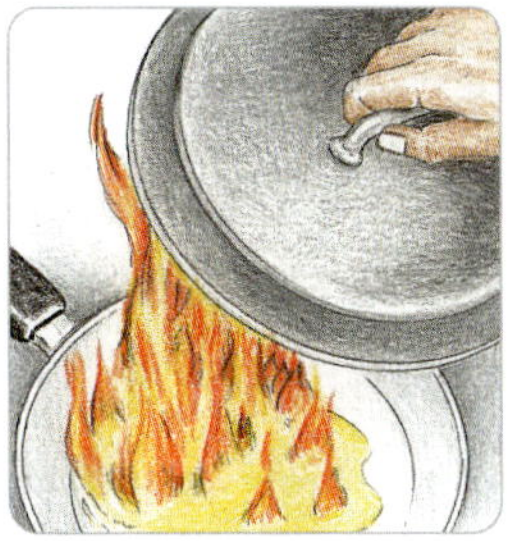

- Fettbrände mit einem Deckel oder einem Handtuch ersticken. Nie mit Wasser löschen, da es zu einer schweren Explosion kommen kann! Nicht vergessen, das Gerät auszuschalten!
- Flüssigkeiten nicht auf sich zu gießen – immer von sich weg oder seitlich.

Tipp:
Halten sich kleine Kinder in der Küche auf, so bedeutet dies immer eine erhöhte Unfallgefahr. Kinder greifen nach Leitungen, Kochtöpfen und Pfannengriffen oder fassen unvermutet auf heiße Herdplatten. Ein auf dem Fußboden spielendes Kind bedeutet eine Stolperquelle!

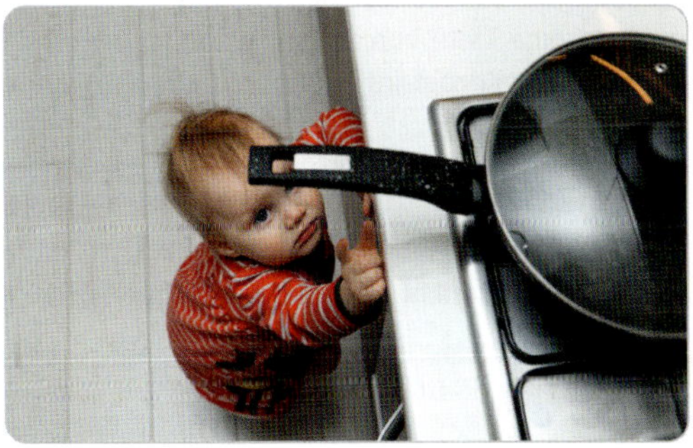

Aufgaben

1. Wie lauten die für Sie gültigen Telefonnummern für
   a) den Notarzt; b) die Giftzentrale?
2. Erklären Sie Ihrer Kollegin den von Ihnen zu nehmenden Fluchtweg von Ihrem Arbeitsplatz zum nächsten Notausgang.
3. Das Fett in der Fritteuse brennt. Welche Maßnahmen müssen Sie ergreifen?
4. Beschreiben Sie, wo sich an Ihrem Arbeitsplatz der nächste erreichbare Feuerlöscher befindet.
5. Erklären Sie die Handhabung eines Feuerlöschers.

2.2 Arbeitsplatzgestaltung

Durch falsche Körperhaltung können dauerhafte Gesundheitsschäden entstehen. So ist es z. B. besser, in die Knie zu gehen, als beim Aufheben einer schweren Last den Rücken zu krümmen. Langes statisches Stehen belastet die Wirbelsäule und sollte daher vermieden werden. Das Schälen und Schneiden von Lebensmitteln, aber auch z. B. das Bügeln von Textilien sollte im Sitzen durchgeführt werden.

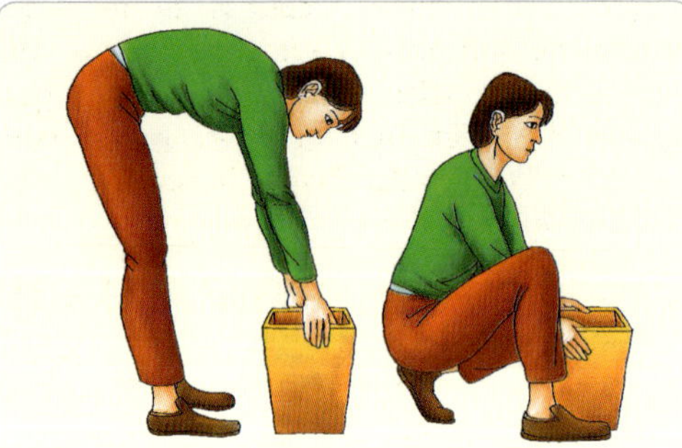

Falsch Richtig

Ein vollständig eingerichteter Arbeitsplatz erspart Zeit und Kraft. Hierdurch wird ein zügiges Arbeiten ermöglicht und unnötige Wege werden gespart.

Der Arbeitsplatz wird in einen inneren und einen äußeren Greifraum eingeteilt. Der innere Greifraum umfasst eine Tiefe von 35 bis 40 cm. Dies richtet sich nach der Körpergröße bzw. nach der Armlänge des Menschen. In den inneren Greifraum werden alle Dinge platziert, die sofort benötigt werden. Der äußere Greifraum umfasst eine Entfernung von 55 bis 60 cm. Dort werden die Dinge abgestellt, die erst später bzw. nicht so häufig benötigt werden.

Alle benötigten Geräte sollen so angeordnet werden, dass nicht über Kreuz gearbeitet werden muss.

Selbstverständlich ist, dass die Arbeitsfläche und die Sitzhöhe auf die arbeitende Person abgestimmt sein müssen. Da dies von den Körpermaßen des Menschen abhängig ist, bieten die Küchenhersteller variable Arbeitshöhen an, die auf die individuellen Bedürfnisse des Menschen eingestellt werden können. Als geeignete Sitzmöglichkeit wird ein Stuhl mit 5 Rollen empfohlen, dessen Sitzhöhe verstellbar ist.

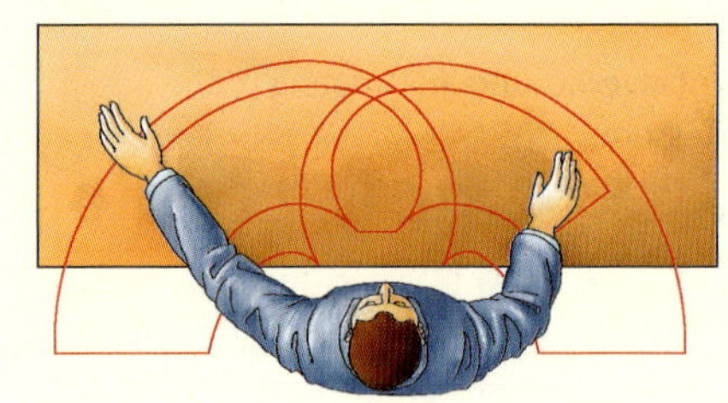

Zu einem guten Arbeitsplatz gehört eine gute Beleuchtung. Wenn möglich, sollte der Arbeitsplatz so geplant werden, dass er vom Tageslicht ausgeleuchtet wird. Künstliche Lichtquellen sind so zu installieren, dass sie den Arbeitsplatz von vorne oder von der linken Seite ausleuchten. Für Linkshänder muss sich die Lichtquelle natürlich an der rechten Seite befinden. Ausreichende und schattenfreie Beleuchtung schont die Augen und dient der Sicherheit am Arbeitsplatz.

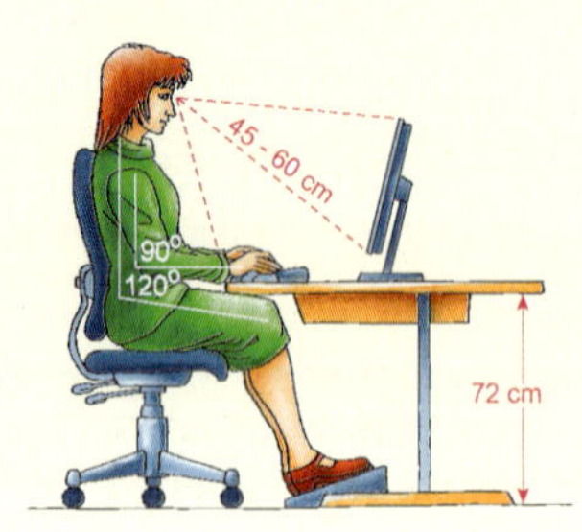

Aufgaben

1. Messen Sie Ihren inneren (angewinkelte Arme) und Ihren äußeren (ausgestreckte Arme) Greifraum aus.
2. Stellen Sie einen Rührkuchen (s. S. 317) her. Lassen Sie von Ihren Mitschülerinnen Ihren Arbeitsplatz und Ihren Arbeitsablauf (s. u.) beurteilen (und den fertigen Kuchen verkosten).

2.3 Arbeitsplanung

Wird ein Gericht geplant, so müssen verschiedene Planungsfaktoren berücksichtigt werden. Hierzu zählen Zeit, Geld, Geräte und Maschinen, Lebensmittelangebot und der Wissensstand der ausführenden Person.

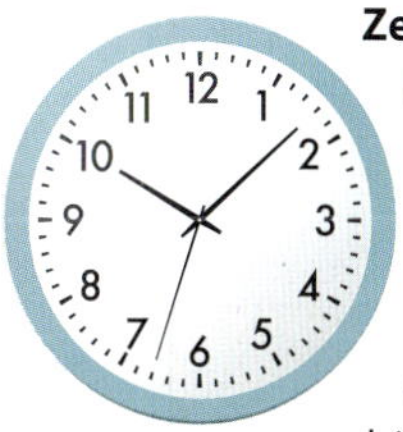

Zeit: Neben Vorbereitungs- und Zubereitungszeiten ist auch die Nachbereitungszeit zu berücksichtigen. Häufig werden keine Zeiten zum Anrichten und Garnieren berücksichtigt. Ebenso dürfen Kühlzeiten (z. B. bei Gebäck) nicht vergessen werden.

Geld: Dieser Faktor wird häufig unterschätzt. Bei der Planung von Speisen sollte auf eine hohe Qualität der Lebensmittel Wert gelegt werden. Lieber einen Gang weniger anbieten, als qualitativ minderwertige Zutaten zu verwenden. Eine gute Vorratshaltung und die Nutzung von Sonderangeboten helfen Geld zu sparen.

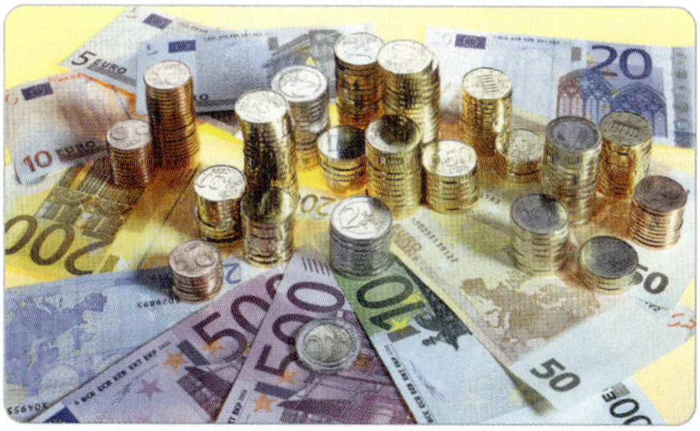

Geräte und Maschinen: Sie sind bei der Zubereitung unerlässlich. Beispiel: Werden mehr als 4 Herdplatten benötigt, so muss entweder ein anderes Menü gewählt oder überlegt werden, ob nicht einzelne Speisen im Backofen oder in der Mikrowelle zubereitet werden können. Ähnliches gilt für Topfgrößen, Geschirrmengen, ausreichende Arbeitsfläche und Kühlkapazitäten.

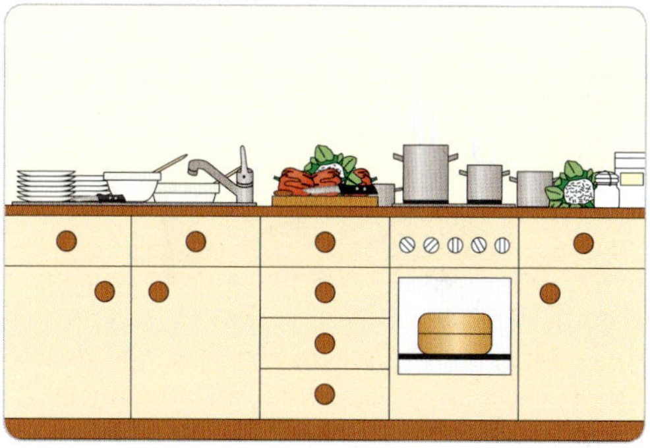

Lebensmittelangebot: Ein der Jahreszeit entsprechendes Lebensmittelangebot ist in der Regel preiswerter und qualitativ hochwertiger als die Wahl nicht saisonaler Lebensmittel. Nicht vergessen werden dürfen die gegebenen Einkaufsmöglichkeiten. Lange Einkaufswege beeinflussen den Zeit- und ggf. auch den Geldfaktor.

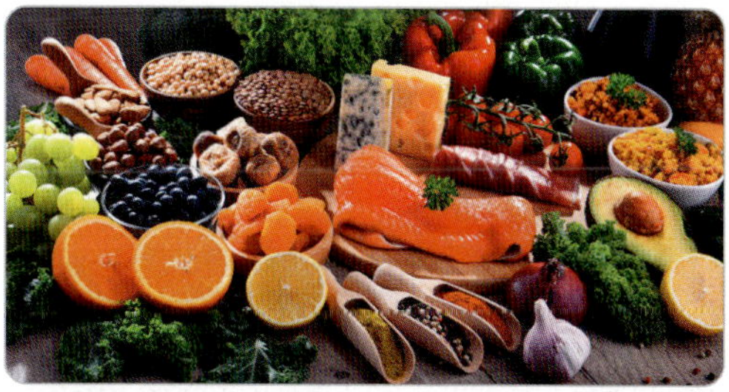

Wissensstand: Er entscheidet wesentlich über das Gelingen oder Misslingen der ausgewählten Gerichte. Nur Zubereitungstechniken, die sicher beherrscht werden, führen zum Erfolg. Neue Arbeitsweisen sollten erst an einfachen Gerichten ausprobiert werden. Übung macht den Meister!

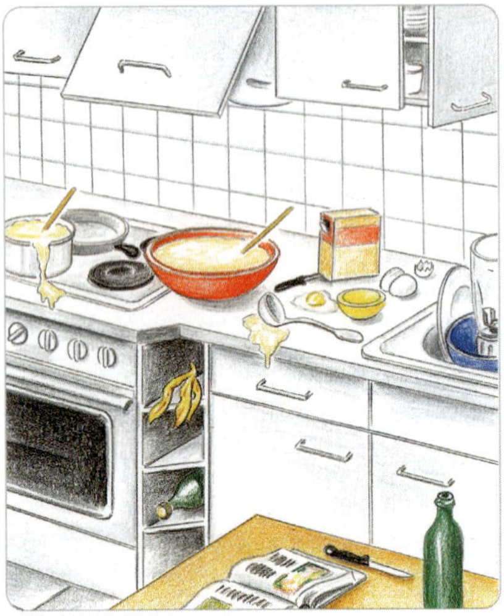

Tipps zur Arbeitsplanung

- Immer einen Arbeitsplan erstellen.
- Zeiten für das Aufräumen und das Reinigen von Arbeitsplatz und -geräten einplanen. Dies kann ggf. während des Garens oder Abkühlens von Speisen geschehen.
- Bei der Planung ist zu beachten, dass die Bestandteile des Menüs ausgewogen und farblich aufeinander abgestimmt sind.
- Mit den Speisen beginnen, die die längste Zubereitungszeit haben. Kühlzeiten nicht vergessen!
- Die letzten 10 Minuten für das Anrichten und Garnieren der Speisen einplanen.

Aufgaben

1. Erstellen Sie eine Einkaufsliste für: Lasagne, grüner Salat, Nougatcreme (siehe Rezepte im Buch).
2. Berechnen Sie die Kosten pro Person.
3. Planen Sie den Zeitablauf für die o. a. Gerichte.

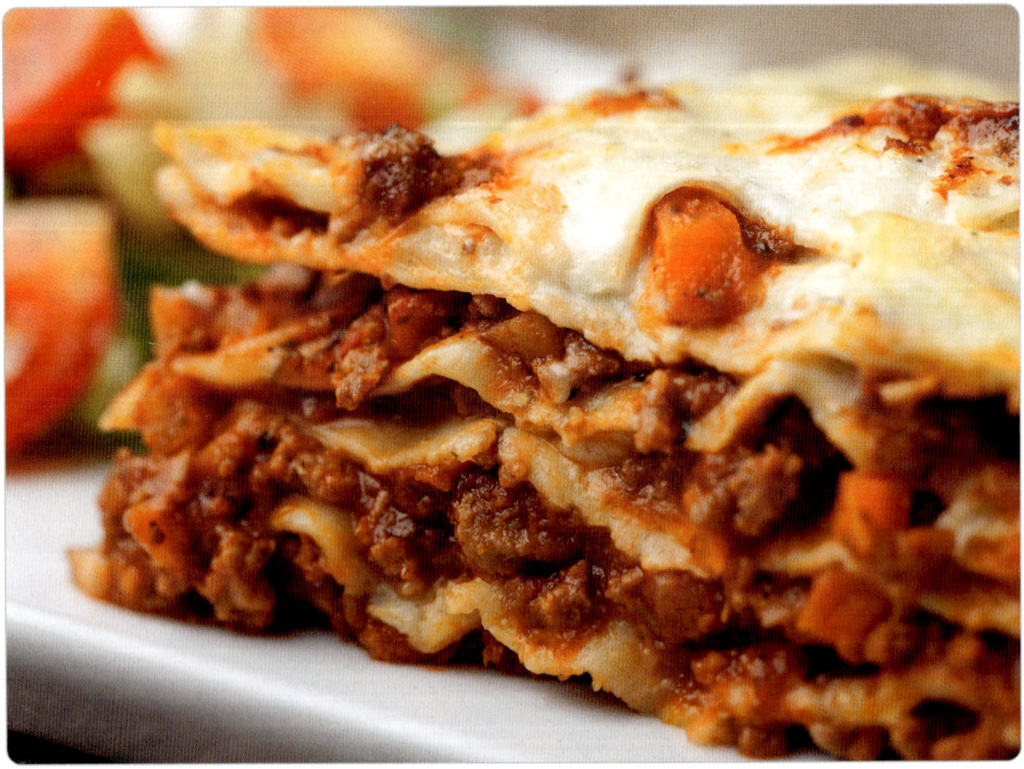

Nur wer hinreichende Kenntnisse über Maschinen und Geräte an seinem Arbeitsplatz hat, kann sinnvoll und gefahrlos mit ihnen umgehen. Daher sollen nur GS-geprüfte (**g**eprüfte **S**icherheit) Geräte und Maschinen eingesetzt werden. Die Hinweise des Herstellers dienen der Arbeitssicherheit und der Werterhaltung. Grundsätzlich gilt daher:

Die Gebrauchsanweisung ist vor Inbetriebnahme zu lesen und aufzubewahren!

3.1 Herde

Die wichtigsten Hilfsmittel bei der Herstellung von Speisen sind die Kochstellen des Herdes. Die Industrie bietet eine Vielzahl verschiedener Herde an. Gemeinsam sind allen Herden die genormten Kochstellen mit den Durchmessern 14,5 cm, 18 cm und 22 cm. Ovale oder eckige Kochstellen sind selten und werden meist in Verbindung mit Zweikreis-Kochzonen angeboten (s. unten).

Elektroherde

Die **Normalkochstelle** kann in der Regel in 6 verschiedenen Leistungsstufen geschaltet werden. Die **Blitzkochstelle** unterscheidet sich von der Normalkochstelle durch einen höheren Anschlusswert, d. h. es wird mehr Elektrizität zugeführt. Dies führt zu einem schnelleren Erhitzen. Blitzkochstellen sind beim Elektroherd durch einen roten Punkt in der Mitte gekennzeichnet.

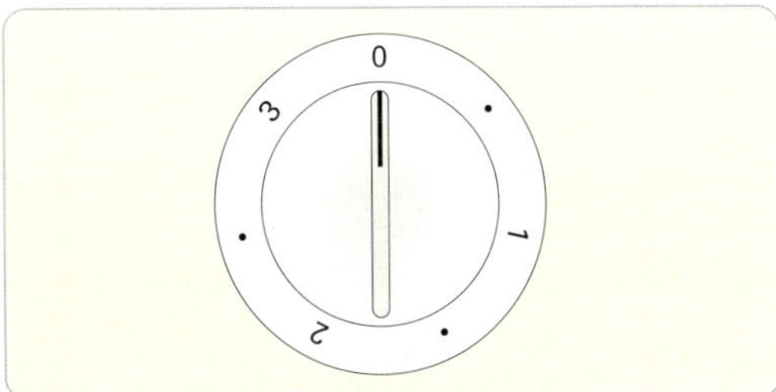

Bei Normal- und Blitzkochstellen muss man nach dem Ankochen auf höchster Stufe die Energiemenge durch Zurückschalten auf eine niedrigere Stufe reduzieren.

Die **Automatikkochstelle** regelt die benötigte Energiemenge selbsttätig. Nach der stufenlos regulierbaren Vorauswahl der Kochstufe heizt die Kochstelle mit voller Leistung auf. Wird die Temperatur der gewählten Kochstufe erreicht, so unterbricht ein Thermostat die Energiezufuhr. Sinkt die Temperatur der Kochstelle ab, so wird erneut Energie zugeführt, bis die gewählte Leistungsstufe erreicht ist.

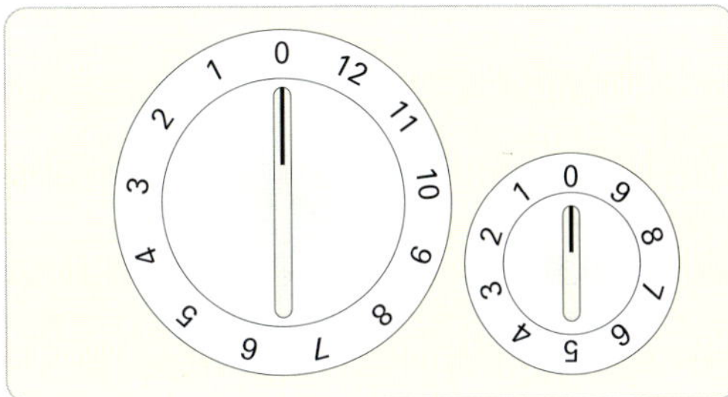

Während beim herkömmlichen Elektroherd die Kochstellen in Form von Kochplatten aus Gusseisen gearbeitet sind, haben Ceranherde **Kochfelder** mit einer Glas-Keramikoberfläche. Diese ist porenfrei, stoßfest und von hoher Kratzbeständigkeit. Beschädigungen entstehen häufig durch Zucker, der auf der heißen Oberfläche karamellisiert und so hohe Temperaturen erreichen kann, dass Löcher in der Oberfläche entstehen.

Kochfelder können in Form von *Zweikreis-Kochzonen* mehrfach genutzt werden (z. B. für runde oder ovale Töpfe).

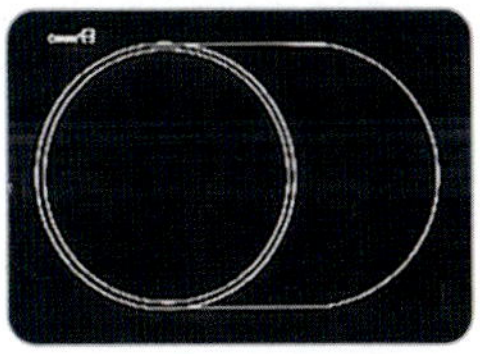

Die meisten Kochfelder sind mit einer Restwärmeanzeige ausgestattet, die unterhalb von 60 °C erlischt und damit anzeigt, dass dieser Bereich auch als Arbeitsfläche genutzt werden kann.

Kochfelder mit *Halogenbeheizung* haben eine verkürzte Ankochzeit. Die Strahlungsenergie kann durch die Glas-Keramikoberfläche hindurch das Kochgeschirr sofort erhitzen.

Alle elektrisch beheizten Kochstellen und Kochfelder haben Nachwärme. Um diese auszunutzen, sollte die Energiezufuhr einige Minuten vor Ende der Garzeit abgeschaltet werden.

Gasherde

Gaskochstellen liefern die Energie unmittelbar durch Brenner in einer Kochmulde. Die Zündung der Flamme erfolgt bei den heutigen Geräten durch einen elektrischen Zündfunken. Nur noch selten wird die Gasflamme mit einem Streichholz oder einem Gasanzünder entflammt. Alle Geräte sind mit einer Zündsicherung ausgestattet, die die Gaszufuhr unterbindet, wenn der Thermofühler erkaltet. Gaskochstellen sind sehr gut regulierbar und haben keine Energieverluste durch Nachwärme. Um eine größere Standsicherheit des Kochgeschirrs zu erreichen, bieten einige Hersteller feuerfeste Glasplatten mit den Durchmessern der Normalkochstellen über der Gasflamme an.

Reinigung der Kochstellen

Bei der Benutzung der Kochstellen ist es unvermeidbar, dass Verschmutzungen entstehen. Werden diese nicht möglichst schnell beseitigt, so verbrennen die Lebensmittelrückstände und müssen dann später mit viel Mühe entfernt werden. Grobe Verschmutzungen müssen sofort mit einem feuchten Lappen entfernt werden (Vorsicht Verbrennungsgefahr!). Geringere Verschmutzungen werden nach dem Abkühlen der Kochstelle mit Spülmittellauge entfernt. Gusseiserne Kochstellen können mit einem Scheuermittel gereinigt werden. Zur Pflege wird von Zeit zu Zeit eine Spezial-Pflegepaste aufgetragen. Edelstahlringe und Glas-Keramikkochfelder werden mit einem Spezialpflegemittel gereinigt. Hartnäckige Verschmutzungen auf einer Glas-Keramikkochzone können mit einem Rasierklingenschaber entfernt werden. Grundsätzlich sollten keine spitzen Gegenstände bei der Reinigung eingesetzt werden.

Aufgaben

1. Welche Vorteile bietet die Automatikschaltung gegenüber der Schaltung einer Normalkochstelle?
2. Erfragen Sie im Fachgeschäft die Vor- und Nachteile von Zweikreis-Kochzonen.
3. Bilden Sie Arbeitsgruppen zu folgenden Themen:
   a) „normale Kochstellen“; b) Glas-Keramikkochfelder; c) Gaskochstellen.
   Sammeln Sie Informationen in Fachgeschäften und Energieunternehmen zu folgenden Aspekten: Anschaffungs-, Betriebskosten, Handhabung und Reinigung.
4. Vergleichen und beurteilen Sie die unterschiedlichen Kochstellen unter Berücksichtigung der oben genannten Gesichtspunkte.

3.2 Backöfen

Als Backöfen werden geschlossene Garräume bezeichnet, in denen die Lebensmittel in heißer Luft gegart werden. Bei Backöfen mit **Ober- und Unterhitze** werden die obere und untere Backofenwand erhitzt und in den Garraum abgestrahlt. Da nur auf einer Ebene gebacken werden kann, muss die genaue Einschubhöhe eingehalten werden. Als Faustregel gilt: flache Gebäcke auf der mittleren Schiene, hohe Gebäcke auf der unteren Schiene garen. Bei empfindlichen Teigen und Massen ist ein Vorheizen erforderlich.

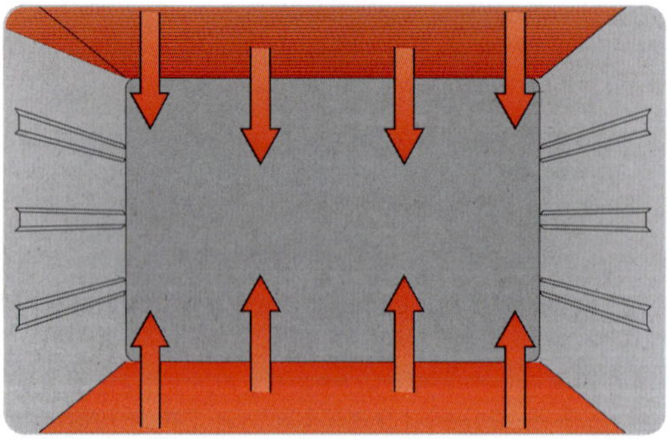

Bei **Umluftbacköfen** wird die erwärmte Luft durch einen Ventilator in den Garraum geführt und dort verteilt. Durch diese Luftbewegung wird eine stärkere Garwirkung erreicht, sodass die Gartemperatur um 20 bis 30 °C reduziert werden kann. Aufgrund der Heißluftverteilung kann auf mehreren Einschubebenen gegart werden. Ein Vorheizen ist in der Regel nicht erforderlich.

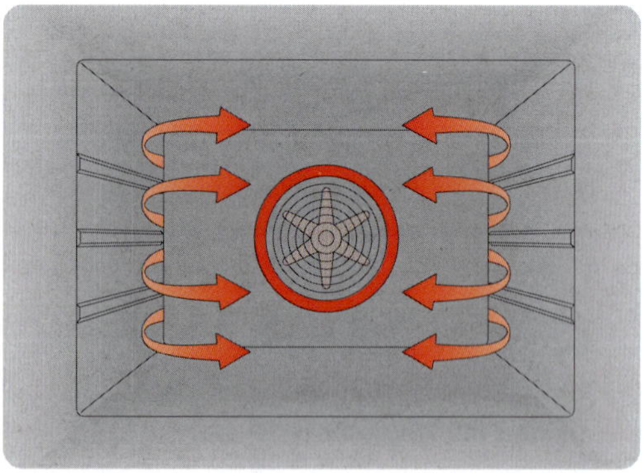

Bei **Kombinations-Backöfen** kann Ober- und Unterhitze oder Umluftbeheizung gewählt werden. Die Beheizungsart und die Temperatur werden jeweils durch einen Schalterknebel eingestellt. Zusätzlich können Backöfen mit einer **Grilleinrichtung** und/oder mit einem **Mikrowellenteil** (S. 21) ausgestattet sein. Diese Funktionen können einzeln oder kombiniert geschaltet werden (Gebrauchsanweisung beachten!).

Die im Handel erhältlichen Geräte verfügen in der Regel über ein Sichtfenster in der Backofentür und über eine Innenbeleuchtung, durch die das Gargut beobachtet werden kann.

Reinigung der Backöfen

Nach dem Abkühlen muss der Garraum mit einer heißen Spülmittellösung feucht ausgewischt werden. Hartnäckige Verschmutzungen können mit verseifter Stahlwolle, einem Rasierklingenschaber oder mit Backofenspray entfernt werden. Da die Reinigungssprays sehr aggressiv sind, sollten Handschuhe getragen und die Spraygase nicht eingeatmet werden. Der Garraum muss anschließend mit heißem Wasser gründlich ausgewaschen werden. Die Gebrauchsanweisung des Herstellers muss beachtet werden!

Aufgaben

1. Welche Unterschiede bestehen zwischen Backöfen mit Ober- und Unterhitze und Umluftbacköfen?
2. Führen Sie einen Preisvergleich der verschiedenen Backofenausstattungen durch.
3. Wie können stark verschmutzte Backöfen gereinigt werden?

3.3 Kochgeschirr

Zum Kochgeschirr gehören Töpfe, Pfannen und Gefäße aus verschiedenen Materialien, die zum Garen verwendet werden können (z. B. Metalle, Glas, Keramik). Das Material und die Größe des Kochgeschirrs bestimmen die Dauer und den Energieverbrauch beim Garen von Speisen. Der *Topfbodendurchmesser* sollte 1–2 cm größer als der Kochstellendurchmesser sein. Der Topfboden sollte eben und verstärkt sein, um so die Energie der Kochstelle schnell an das Gargut weiterleiten zu können. Die *Topf- und Deckelgriffe* müssen fest montiert und isoliert sein. Beim Kauf von Töpfen ist darauf zu achten, dass der Deckel gut schließt und der Topf über einen *Schüttrand* verfügt. Bei der Wahl der Topfgröße müssen die Inhaltsmenge und die Kochstellengröße berücksichtigt werden.

Bevor der Topf auf die Kochstelle gestellt wird, muss immer überprüft werden, ob der Topfboden trocken und frei von Speiseresten ist. Rückstände würden die Wärmeübertragung von der Kochstelle auf den Topfboden beeinträchtigen. Lebensmittelreste brennen auf der Kochstelle fest und sind nur schwer zu entfernen. In der Regel sind diese Kriterien auch für Pfannen und anderes Kochgeschirr gültig.

Materialien für Töpfe und Pfannen

Kochgeschirr aus *emailliertem Stahl* mit plangedrehtem Boden und *Edelstahl-Kochgeschirr* mit einem mehrschichtig aufgebauten Boden garantieren eine gute Wärmeübertragung und sind heute die gebräuchlichsten Materialien. *Emaille* ist ein glasartiger Überzug, der bei Stoß abplatzen kann. Aus diesem Grund sollte der Topf- und Deckelrand durch einen Edelstahlring geschützt sein.

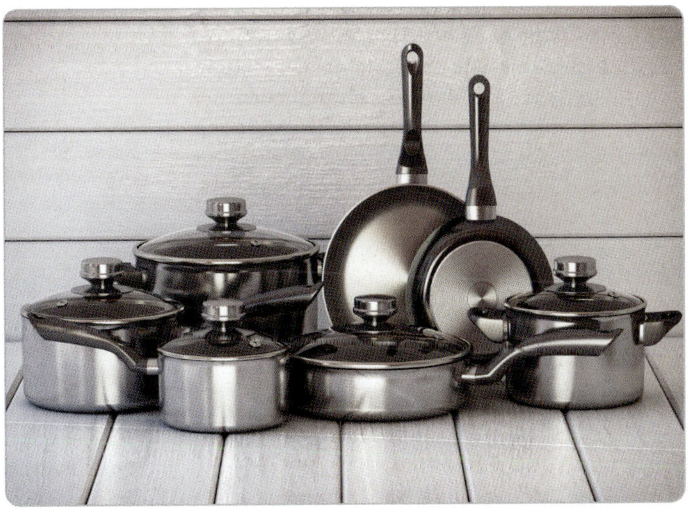

Aluminiumtöpfe leiten die Wärme gut und haben ein geringes Eigengewicht. Da sich das Material leicht verformt, liegt der Topfboden nicht eben auf der Kochstelle auf. Dies führt zu hohen Energieverlusten. Aluminiumtöpfe sind jedoch für Gasherde und aufgrund ihres geringen Eigengewichtes als Campingkochgefäße geeignet.

Gusseisen verfügt über eine gute Wärmeleitfähigkeit. Kochgeschirr aus diesem Material hat aber ein hohes Eigengewicht, kann rosten und ist nicht bruchfest.

Glas und Keramik besitzen keine gute Wärmeleitfähigkeit. Dieses Kochgeschirr eignet sich zum Garen im Backofen und im Mikrowellengerät (s. S. 21). Glas- und Keramikgeschirre können auch als Serviergeschirr verwendet werden. Pfannen werden häufig mit einer *Kunststoffbeschichtung* angeboten. Diese hat den Vorteil, dass mit wenig Fett gegart werden kann und dass diese Pfannen leicht zu reinigen sind. Beachtet werden muss, dass die Pfannen nicht zu hoch erhitzt und die Beschichtung nicht durch spitze Gegenstände beschädigt werden darf. Beides hat eine teilweise Ablösung der Beschichtung zur Folge. Ein Verzehr kann zu Gesundheitsschäden führen.

Tipp: Nicht in der Pfanne schneiden und Kunststoffpfannenwender verwenden.

3.4 Schnellkochtopf (SKT)

Beim Garen in einem Schnellkochtopf schließt der Deckel den Topf so dicht ab, dass der entstehende Wasserdampf nicht entweichen kann und so ein Überdruck erzeugt wird. Die Gartemperatur erhöht sich auf 110 bis 123 °C, was eine Verkürzung der Garzeit bis zu 80 % und damit eine Energie- und Zeitersparnis bedeutet. Der Fachhandel bietet diese Töpfe aus Edelstahl oder mit emaillierter Oberfläche an. Bei der Anschaffung eines Schnellkochtopfes sollte unbedingt auf das GS-Zeichen (**g**eprüfte **S**icherheit) geachtet werden. Alle geprüften SKT verfügen über ein Überdruckventil und können nicht explodieren! Das Grundprinzip der Funktionsweise eines SKT ist immer gleich. Lediglich in der Handhabung gibt es Unterschiede.

Vor jeder Benutzung:

- Dichtungsring und
- die Beweglichkeit der Ventile überprüfen.

1. Vorgeschriebene Flüssigkeitsmenge und Gargut in den SKT geben.

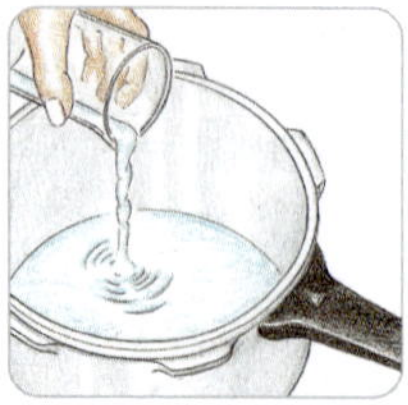

2. Deckel so auflegen, dass beide Pfeile übereinanderstehen.

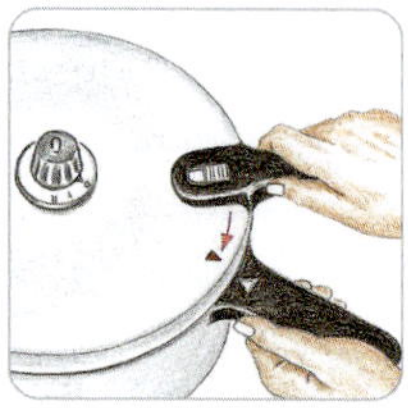

3. Griffe übereinander schieben, bis der Verschluss hörbar einrastet. (Hierbei darauf achten, dass der Deckel nicht verkantet.)

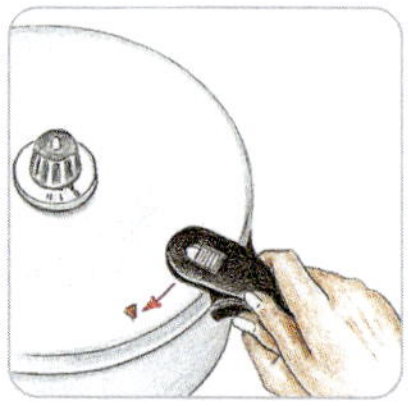

4. Garstufe wählen (I = schonendes Garen, II = besonders schnelles Garen). Auf höchster Stufe ankochen.

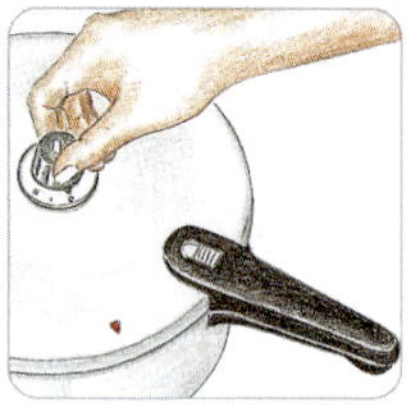

5. Wird die Markierung des Druckanzeigestiftes der gewählten Garstufe sichtbar, Kochstelle zurückschalten. Erst jetzt beginnt die Garzeit!

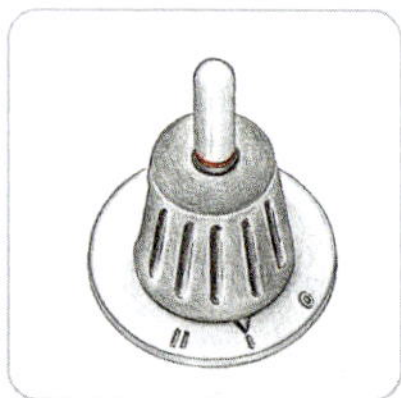

6. Nach Beendigung der Garzeit den Topf von der Kochstelle nehmen. Bevor der Topf geöffnet werden darf, muss der Druck vermindert werden. Topf nie mit Gewalt öffnen!

Es gibt mehrere Möglichkeiten, den Druck zu vermindern:

1. **Unter fließendem kalten Wasser.** Wasser so lange über den Topf (nicht über den Druckanzeiger!) laufen lassen, bis der Druckanzeigestift sich ganz gesenkt hat.

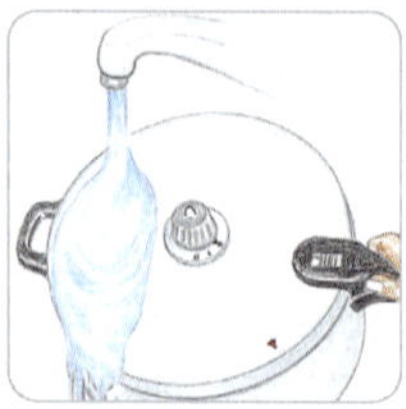

2. **Durch langsames Öffnen des Dampfreglers.** Hierbei entweicht heißer Wasserdampf. Vorsicht Verbrennungsgefahr! Wird der Regler zu schnell geöffnet, tritt kochende Flüssigkeit aus (Verbrennungsgefahr!). In diesem Falle den Regler sofort wieder schließen!

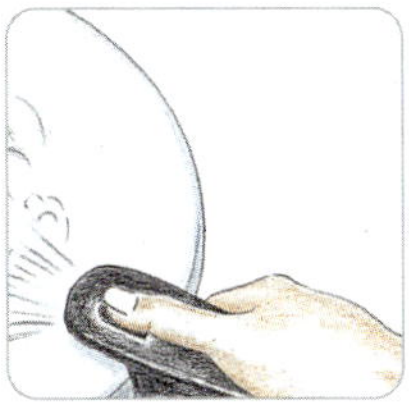

3. **Durch Abkühlen.** Hierbei wird der Druck durch das Abkühlen bei Raumtemperatur reduziert. Dies kann – je nach Topfinhaltsmenge – 30–60 Minuten dauern. Wichtig ist, diese Abkühlzeit auf die Garzeit anzurechnen, da die Lebensmittel im Topf weiterhin garen!

Bevor der Schnellkochtopf geöffnet werden darf, muss der Druckanzeigestift völlig abgesenkt sein!

Aufgaben

1. Wie groß sollte der Topfbodendurchmesser für eine Kochstelle mit 18 cm Durchmesser sein?
2. Nennen Sie Unfallgefahren beim Umgang mit einem Schnellkochtopf und stellen Sie Regeln zur Vermeidung dieser Gefahren auf.
3. Führen Sie in Gruppen einen Vergleich der verschiedenen Möglichkeiten zum Öffnen eines Schnellkochtopfes durch und beurteilen Sie diese.
4. Informieren Sie sich in Fachgeschäften über die Qualitäts- und Preisunterschiede von Bratpfannen.

3.5 Mikrowellengerät

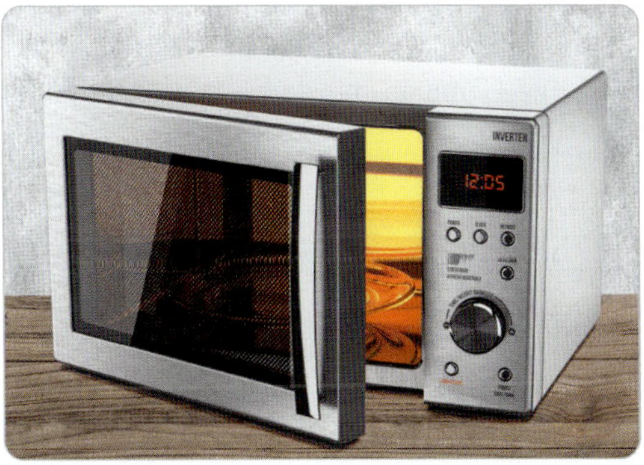

Bei diesem Gerät erzeugt ein Magnetron elektromagnetische Wellen, die in die Lebensmittel eindringen und die enthaltenen Wassermoleküle in Schwingungen versetzen. Dies führt zu einer Erhitzung, die das Garen der Lebensmittel bewirkt. Mikrowellen können Glas (ohne Goldrand), Porzellan und Kunststoffe (Duroplaste) durchdringen. Daher sind diese Materialien als Mikrowellengeschirr geeignet. Mikrowellen können keine Metalle durchdringen. Die elektromagnetischen Wellen werden reflektiert, was zur Funkenbildung und damit zur Zerstörung des Magnetrons führen kann.

Mikrowellengeräte werden mit einer Wattleistung von 600–2000 W angeboten. Eingesetzt werden können diese Geräte zum Auftauen, Erwärmen und Garen von Speisen. Die Garzeit richtet sich nach der Wattleistung des Gerätes und nach der Art und der Menge der Lebensmittel. Geeignet sind wasserhaltige kleine Mengen. Als Faustregel gilt: Mit Verdoppelung der Menge verdoppelt sich auch die Garzeit. Anhaltswerte für Garzeiten sind in jeder Gebrauchsanweisung zu finden. Speisen, die in der Mikrowelle gegart werden, bilden kaum Röststoffe. Diesen Nachteil können **Kombinationsgeräte** ausgleichen, die einen *Grill* enthalten. Außerdem sind Kombinationsgeräte mit *Umluft* im Handel erhältlich. Die verschiedenen Funktionen können allein oder in unterschiedlichen Kombinationen eingesetzt werden.

In der Praxis hat sich gezeigt, dass das Mikrowellengerät am häufigsten zum Auftauen und Erwärmen von vorgefertigten Speisen (s. Fertigprodukte S. 75) eingesetzt wird. Hierzu muss jedoch die Wattleistung reduziert werden.

Ein Mikrowellengerät ersetzt keinen Herd!

Aufgaben

1. Aus welchen Materialien können Gefäße zum Garen im Mikrowellengerät bestehen?
2. Ein Mikrowellengerät ersetzt keinen Herd! Begründen Sie diese Behauptung.
3. Welche Garmachungsarten können bei Kombinationsgeräten gewählt werden?

3.6 Fritteuse

Eine Fritteuse ist ein Gefäß, in dem viel Fett erhitzt wird, um darin Lebensmittel (Kartoffelstäbchen → Pommes frites, s. S. 204) zu garen. Da dies nicht ungefährlich ist, sollte eine Fritteuse mit einem Thermostat verwendet werden. Die Temperatursteuerung durch den Thermostat verringert die Gefahr eines Fettbrandes.

Wichtige Bau- und Zubehörteile sind:

- der Temperaturregler, mit dem die gewünschte Temperatur eingestellt wird
- die Kontrolllampe, die erlischt, wenn die gewählte Temperatur erreicht ist
- die Heizspirale, die ggf. nicht sichtbar im Gerät installiert ist
- die Stromzuführung
- eine Halterung für den Frittierkorb
- ein Frittierkorb mit ggf. abnehmbarem Griff
- evtl. ein Deckel (je nach System mit integriertem Luftfilter)

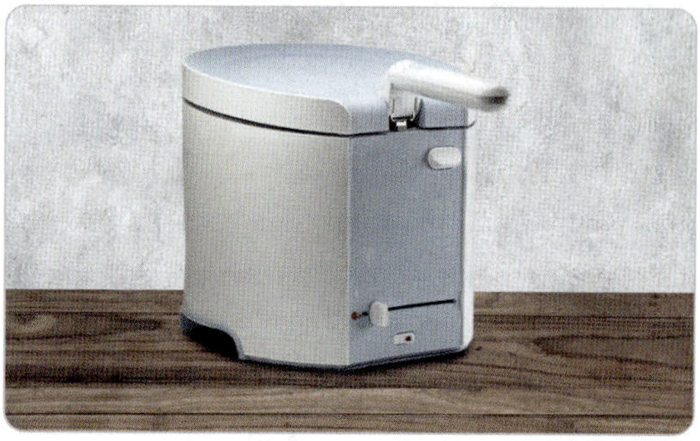

Notwendige Voraussetzung für das Frittieren ist die Auswahl des geeigneten Fettes. Es sollte hoch erhitzbar, wasser- und eiweißfrei sein. Die meisten Pflanzenöle, Plattenfette und Frittierfette sind zum Frittieren geeignet (geeignete Fette s. S. 27, Regeln zum Frittieren s. S. 100).

Ein Fettbrand darf nie mit Wasser gelöscht werden, da es zu einer schweren Explosion kommen kann.

Tipp: Die Flammen mit dem Deckel oder einer Decke ersticken.

Aufgaben

1. Erstellen Sie eine Liste mit geeigneten Fetten zum Frittieren (s. S. 27).
2. In welchem Temperaturbereich sollen Lebensmittel frittiert werden (s. auch S. 100)?

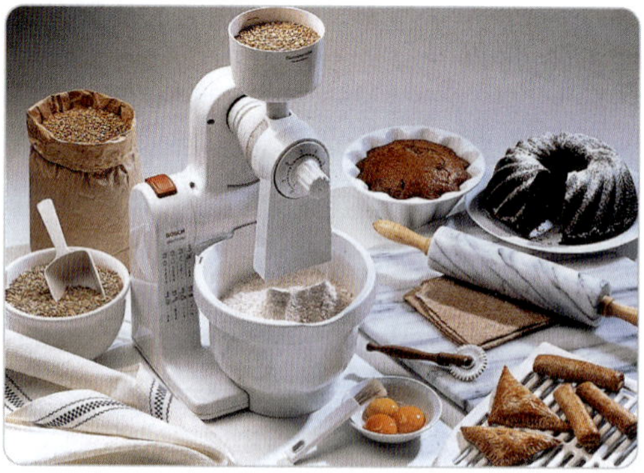

3.7 Küchenmaschine

Küchenmaschinen werden in einer Vielzahl von Größen und Bauarten im Fachhandel angeboten. Je nach Ausstattung und Leistungsfähigkeit kann die Küchenmaschine zum Zerkleinern und Mischen von Lebensmitteln eingesetzt werden. Mit ihr können Teige und Massen verarbeitet, Eischnee geschlagen, gehobelt, geraffelt, gerieben, gemixt, Teig geformt oder Fleisch zu Gehacktem verarbeitet werden. Eine Anschaffung lohnt sich nur, wenn die Maschine regelmäßig benutzt wird.

3.8 Grillgeräte

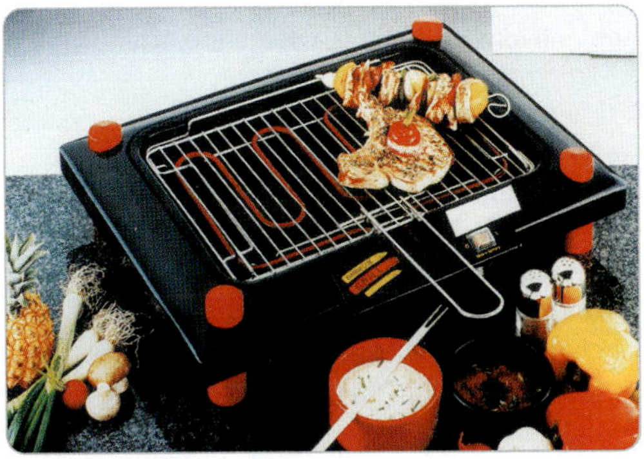

Bei diesen Geräten werden die Lebensmittel durch Strahlungs- bzw. Kontakthitze schnell gebräunt und gegart. Grillgeräte können unterschiedlich beheizt werden. Elektrizität, Gas oder Holzkohle liefern die benötigte Energie. Außer als Einzelgerät werden Grilleinrichtungen in Backöfen und Mikrowellengeräten als Kombination bzw. als Ergänzung angeboten.

3.9 Handrührgerät

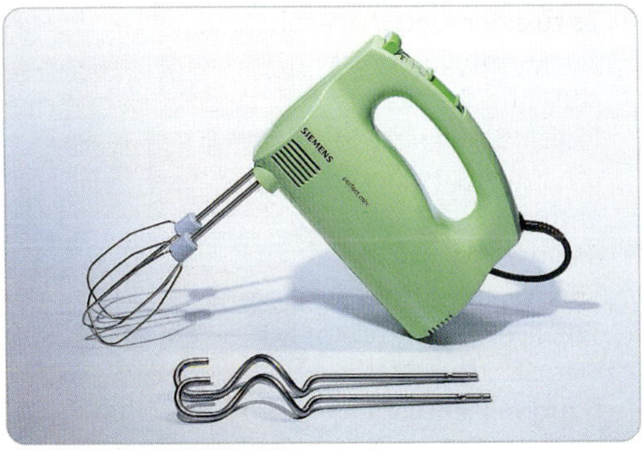

Dieses Gerät wird in fast jedem Haushalt zum Mischen von Lebensmitteln eingesetzt. Zur Grundausstattung des Motorteiles gehören ein Paar Rührbesen und ein Paar Knethaken.

Einige Hersteller bieten eine Zusatzausstattung an, die einen Einsatz wie eine Küchenmaschine ermöglicht. Vor dieser Anschaffung muss bedacht werden, dass der Motor des Handrührgerätes nicht die Leistungsfähigkeit des Motors einer Küchenmaschine hat.

Merke: Das Handrührgerät sollte nicht als „Mixer" bezeichnet werden.

3.10 Weitere elektrische Arbeitsgeräte

Brot-/Aufschnittmaschine

Mithilfe einer geschärften Metallscheibe – deren Schnittbreite variabel einstellbar ist – können Lebensmittel zerkleinert werden (Brot, Wurst, Gemüse). Bei der Anschaffung sollte auf einen leistungsstarken Motor und eine hohe Messerqualität geachtet werden. Neuere Geräte sind mit einer Kindersicherung ausgestattet.

Toaster

Mit diesem Gerät kann Brot geröstet werden. Im Handel sind Geräte erhältlich, die einen Aufsatz zum Toasten von Brötchen haben.

Kaffee-/Teemaschine, Espressomaschine

Diese Geräte dienen der Herstellung von heißen Getränken. Eine eingebaute Wärmeplatte verhindert das Erkalten der Flüssigkeit. Ein langes Verbleiben auf der Wärmeeinrichtung vermindert die Qualität des Geschmacks. Die Maschinen sollten regelmäßig entkalkt werden (Spezialmittel oder Essig).

Waffelautomat

Mit ihm kann in kurzer Zeit ohne Verwendung eines Backofens ein schmackhaftes Gebäck hergestellt werden.

Geräte zur Vorratshaltung s. S. 71 ff.

Aufgaben

1. Nennen Sie weitere elektrische Geräte, die
   a) in der Schulküche
   b) im Privathaushalt eingesetzt werden. (Informationen in Fachgeschäften)
2. Welche Kriterien sollten vor der Anschaffung von Maschinen und Geräten berücksichtigt werden?

4.1 Einleitung

Damit unser Körper arbeiten und wachsen kann, benötigt er Nährstoffe. Diese werden durch die Nahrung aufgenommen und vom menschlichen Organismus zum Zellenaufbau und als Energie verwendet.

Unter Nahrungsmitteln versteht man alle pflanzlichen und tierischen Stoffe, die in rohem oder gegartem Zustand der menschlichen Ernährung dienen.

Die Nahrungsmittel setzen sich aus verschiedenen Nährstoffen zusammen, die im menschlichen Körper unterschiedliche Aufgaben erfüllen. Die Bestandteile der Nahrung werden in Kohlenhydrate, Fette, Eiweißstoffe, Wasser sowie Mineralstoffe und Vitamine unterteilt.

Kohlenhydrate und Fette dienen dem Körper als Energiestoffe; Eiweißstoffe und Wasser dienen als Baustoffe; Mineralstoffe und Vitamine werden als Reglerstoffe bezeichnet.

4.2 Kohlenhydrate

Das in Pflanzen enthaltene Chlorophyll baut mithilfe der Sonnenenergie aus Kohlendioxid und Wasser Traubenzucker auf und gibt den dabei entstehenden Sauerstoff an die Umwelt ab. Dieser Vorgang wird als Fotosynthese bezeichnet.

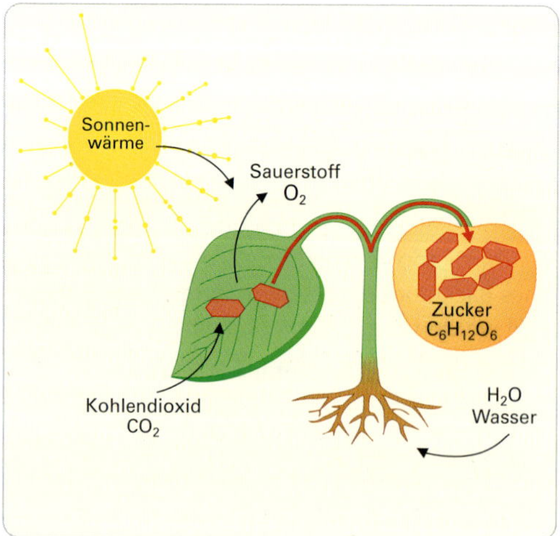

Kohlenhydrate bestehen aus den Elementen Kohlenstoff, Wasserstoff, Sauerstoff und werden je nach Struktur und Anzahl der Atome gegliedert in:

Monosaccharide (Einfachzucker)

Monosaccharide sind der kleinste Baustein der Kohlenhydrate. Es gibt u. a. folgende Arten:

- *Fructose* (Fruchtzucker). Sie ist enthalten in süßen Früchten und Honig, ist sehr süß und in Wasser löslich.

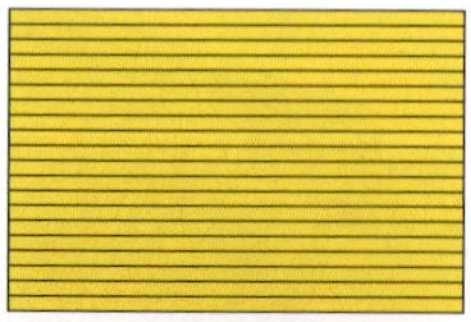

- *Glucose* (Traubenzucker). Sie kommt in Obst, Honig und Süßigkeiten vor, ist süß und in Wasser löslich.

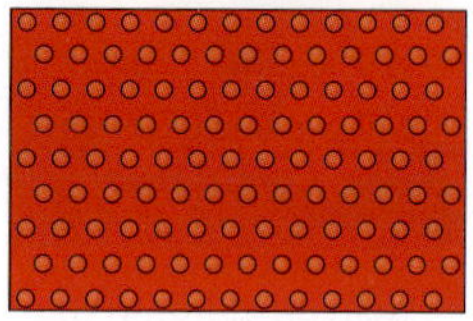

- *Galaktose* (Schleimzucker). Sie ist in Milch und Milchprodukten (z. B. Käse) enthalten, ist weniger süß und in Wasser löslich.

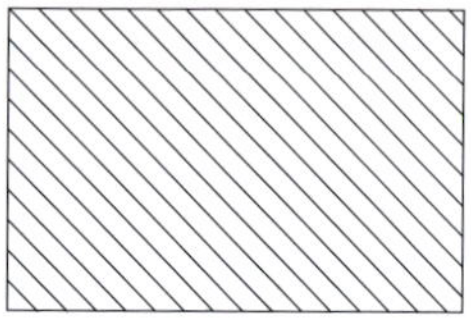

Disaccharide (Doppelzucker)

Sie werden aus zwei Molekülen Monosacchariden unter Abspaltung eines Wassermoleküls gebildet.

- *Saccharose* (Rohr- und Rübenzucker). Sie wird aus Glucose und Fructose gebildet, kommt in der Zuckerrübe und dem Zuckerrohr vor, ist süß und in Wasser löslich. Saccharose ist im Haushaltszucker enthalten.

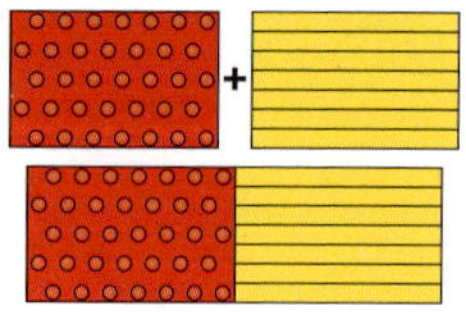

- *Maltose* (Malzzucker). Sie besteht aus zwei Teilen Glucose, ist in Bier, Gerste und Malzbonbons enthalten, weniger süß und in Wasser löslich.

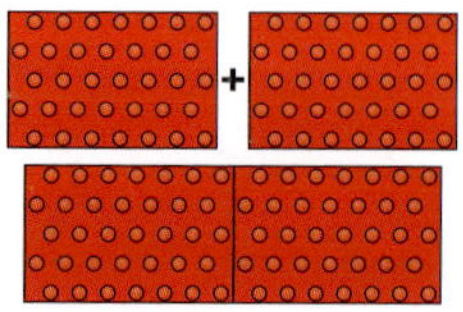

- *Lactose* (Milchzucker). Sie wird aus Glucose und Galaktose gebildet, kommt in Milch und Milchprodukten vor, ist wenig süß und in Wasser löslich.

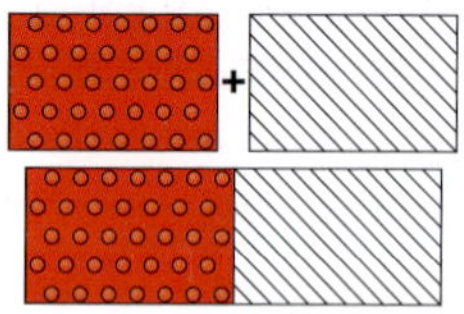

Polysaccharide (Vielfachzucker)

Polysaccharide werden unter Abspaltung von Wasser aus vielen Monosacchariden gebildet.

- *Stärke* besteht aus Traubenzuckerresten und dient der Pflanze als Speicherkohlenhydrat. Stärke kommt in Kartoffeln, Getreide und Hülsenfrüchten vor und ist wasserunlöslich.

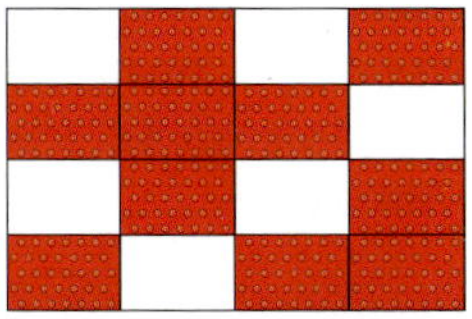

- *Glykogen* besteht aus Traubenzuckerresten und ist das Speicherkohlenhydrat von Mensch und Tier. Glykogen wird in der Leber und der Muskulatur gespeichert und ist wasserunlöslich.

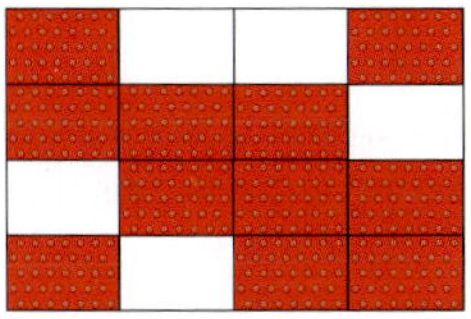

- *Cellulose* besteht ebenfalls aus Traubenzuckerresten und dient dem Gerüstaufbau der Pflanzen. Cellulose ist in Getreide, Gemüse, Obst, Hülsenfrüchten, Kartoffeln u. v. m. enthalten und ist wasserunlöslich.

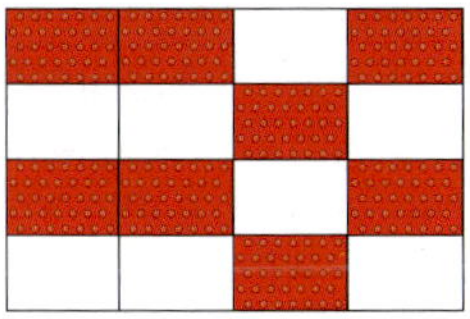

Die Bedeutung der Kohlenhydrate für die menschliche Ernährung

Kohlenhydrate sind Energiespender und haben unterschiedliche Aufgaben für den menschlichen Körper. Monosaccharide stehen dem Körper als Energielieferant sofort zur Verfügung. Disaccharide müssen erst in Monosaccharide aufgespalten werden. Mono- und Disaccharide haben eine geringe Verweildauer im Magen und daher einen geringen Sättigungswert. Bei einem Überangebot dieser Stoffe wandelt der Körper sie in Fett um und lagert sie im Körper ab. Daher sollte auf übermäßigen Genuss von Süßigkeiten und gesüßten Getränken verzichtet werden. Zum Abbau von Stärke muss der Körper diesen Nährstoff in Monosaccharide aufspalten. Dadurch entsteht für den Menschen ein Sättigungsgefühl. Ein wichtiger Bestandteil der Nahrung ist die Cellulose, die vom menschlichen Körper nicht verdaut wird und somit keine Energie liefern kann. Die Cellulose ist als Ballaststoff zur Anregung der Darmtätigkeit unerlässlich. Daher sollten viele Vollkornprodukte, Obst und Salate verzehrt werden.

Aufgaben

1. Welche Kohlenhydratarten liefern dem Körper sofort Energie?
2. Wie werden zu viel aufgenommene Kohlenhydrate vom Körper verarbeitet?
3. Warum ist Cellulose für den menschlichen Organismus so wichtig?
4. Stellen Sie in Gruppen eine Mittagsmahlzeit mit ballaststoffreichen Nahrungsmitteln zusammen.

4.3 Fette

Fette bestehen im Wesentlichen aus den Elementen Kohlenstoff, Wasserstoff und Sauerstoff. Drei Fettsäuren lagern sich unter Abspaltung von Wasser an ein Glyzerinmolekül an.

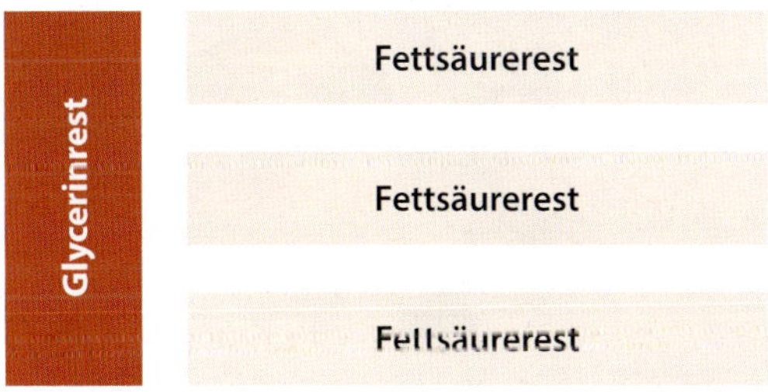

Fette werden nach ihrer Herkunft in tierische und pflanzliche Fette unterschieden.

Tierische Fette werden unterteilt in:

- Feste Fette. Hierzu zählen Speck, Rinder- und Hammeltalg.
- Halbfeste Fette. Dazu gehören Butter, Schweine- und Gänseschmalz.
- Flüssige Fette. Zu ihnen zählen Fischöl und Waltran. Sie haben im Haushalt eine untergeordnete Rolle.

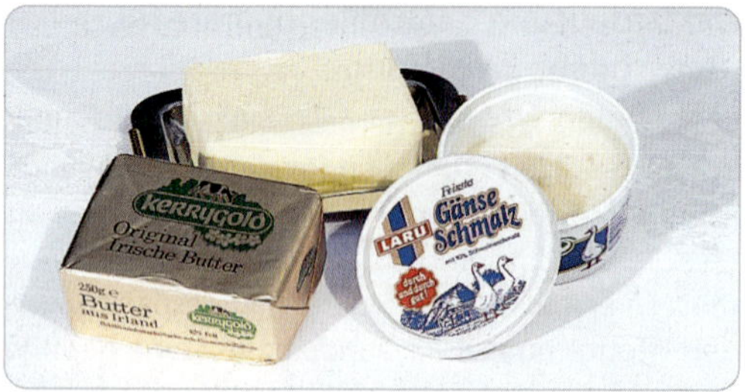

Pflanzliche Fette werden unterteilt in:

- Feste Fette. Zu ihnen gehören Kakaobutter, Kokos- und Palmkernfette.
- Halbfeste Fette. Dazu zählen die verschiedenen Pflanzenmargarinen.
- Flüssige Fette. Hierzu gehören Oliven-, Sonnenblumen-, Distel- und Sojaöle.

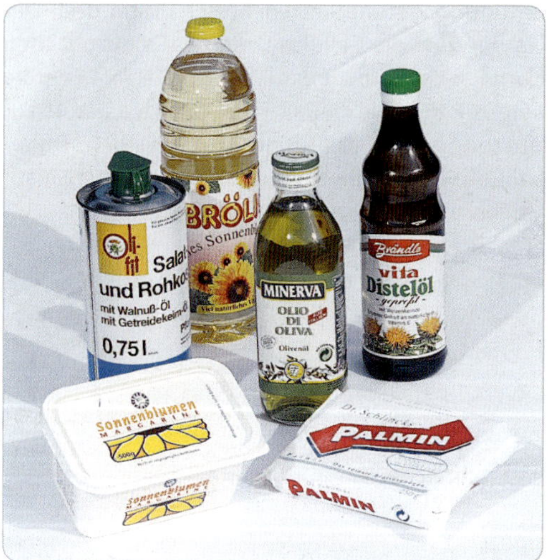

Die Konsistenz (Beschaffenheit) der Fette richtet sich nach dem Aufbau der Fettsäuren. Gesättigte und lange Fettsäuren bilden feste Fette, ungesättigte und kürzere Fettsäuren bilden weiche oder flüssige Fette.

Da Fette wasserunlöslich sind, werden zur Herstellung eines Gemisches aus Wasser und Fett Hilfsstoffe benötigt. Diese werden als **Emulgatoren** bezeichnet und sind in der Lage, die Fetttröpfchen im Wasser gleichmäßig zu verteilen.

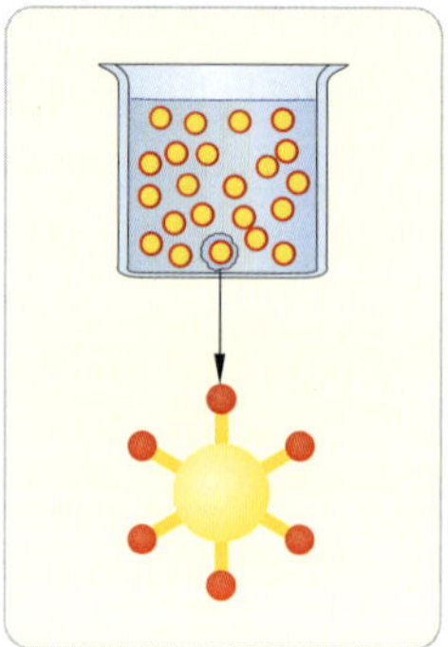

Die Menge der vorhandenen Emulgatoren beeinflusst die Haltbarkeit der Emulsion. Zu den Emulsionen zählen z. B. Milch, Butter, Leberwurst und Mayonnaise.

Die Bedeutung der Fette für die menschliche Ernährung

Für die menschliche Ernährung sind Fette mit mehrfach ungesättigten Fettsäuren essenziell (lebensnotwendig). Dies bedeutet, dass dem menschlichen Organismus diese Stoffe zugeführt werden müssen, da sie für das Funktionieren des menschlichen Körpers benötigt werden und nicht von ihm hergestellt werden können. Daher sollten diese Fette bei der Nahrungszubereitung Verwendung finden (z. B. Linolsäure). Fette sind bei der Vitaminaufnahme des Körpers unerlässlich. Zu den fettlöslichen Vitaminen gehören A, D, E und K (s. S. 29).

Fett ist der Hauptenergielieferant für den menschlichen Organismus. Aufgenommene Fette haben eine hohe Verweildauer im Magen und führen daher zu einem lang anhaltenden Sättigungsgefühl.

Im Körper angelagerte Fettpolster haben eine Schutzfunktion. Sie sind im Körper um die inneren Organe gelagert und schützen sie so vor Verletzungen.

In den Industriegesellschaften stehen dem Verbraucher viele fetthaltige Produkte zur Verfügung. Weniger körperliche Arbeit als früher und die hohe Fettaufnahme führen zu Übergewicht und beeinträchtigen die Gesundheit. Herz- und Kreislauferkrankungen sind in der heutigen Zeit die Todesursache Nr. 1. Um Übergewicht zu vermeiden, muss die Höhe der Fettaufnahme möglichst niedrig gehalten werden. Was häufig „übersehen" wird, ist die große Menge der „versteckten Fette". Diese „verstecken" sich z. B. in Wurst- und Käsewaren, fettem Fleisch und Geflügel, in allen frittierten Nahrungsmitteln und in vielen schokoladehaltigen Süßigkeiten.

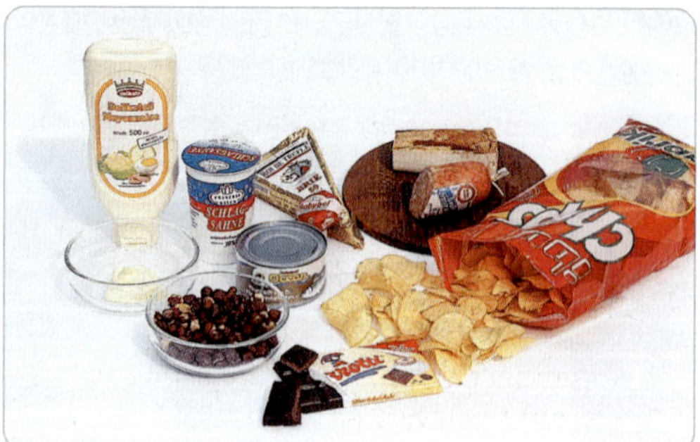

4.4 Fette in der Nahrungszubereitung

In unserer Wohlstandsgesellschaft essen wir viel zu viel Fett. Es führt zu Übergewicht und damit zu ernährungsbedingten Erkrankungen bis hin zum Tod (s. S. 37 ff.). Außerdem erhält die richtige Fettauswahl bei der Zubereitung der Speisen die Gesundheit. Dies bedeutet, dass falsch gewählte Fettarten zu gesundheitlichen Schäden führen können.

Hitzebeständigkeit

Eines der Kriterien ist die Hitzebeständigkeit der Fette. Beim Braten und Frittieren muss das Fett hoch erhitzt werden. Butter und Margarine verbrennen ab ca. 150 °C (Rauchpunkt). Die enthaltenen Kohlenhydrate und Eiweißstoffe verbrennen, werden schwarz und bilden Krebs erzeugende Stoffe. Besser geeignet sind daher Schmalz, Öle und Plattenfette. Sie können bis 230 °C erhitzt werden und sind daher für Speisen geeignet, die frittiert oder gebraten werden.

Geeignete Salatöle

Bei der Verwendung von Speiseöl zur Herstellung einer Salatmarinade (inkl. Mayonnaise) ist auf die Verwendung eines Öles mit reichlich mehrfach ungesättigten Fettsäuren zu achten (s. u.). Besonders empfehlenswert sind hier Distel-, Kürbiskern- und Sonnenblumenöl.

Hinweis

Alle fettreduzierten Fette (Diätmargarine, Halbfettbutter) dürfen nur als Streichfette verwendet werden!

Fettarten	Siede-/ Rauchpunkt	reich an Linolsäure	zum Backen	zum Braten	zum Schmoren	zum Dünsten	zum Frittieren	als Streichfett	als Salatöl
Butter	150 °C		X			X		X	
Margarine	150 °C	X	X			X		X	
Erdnussöl	230 °C	X							X
Kürbiskernöl		X							X
Olivenöl	230 °C			X	X	X	X		X
Distelöl		X							X
Sonnenblumenöl	230 °C	X		X	X	X	X		X
Plattenfette	230 °C			X	X		X		
Schmalz	230 °C			X	X	X	X	X	

Aufgaben

1. Wovon ist die Beschaffenheit der Fette abhängig?
2. Welche Vitamine sind fettlöslich?
3. Nennen Sie fettfreie bzw. fettarme Garverfahren.
4. Notieren Sie die Nahrungsmittel, die Sie an einem Tag verzehren.
   a) Berechnen Sie die Fettmenge.
   b) Wo könnten Sie Fett einsparen?
5. Warum sollten zur Zubereitung von Salatmarinaden möglichst Öle mit vielen mehrfach ungesättigten Fettsäuren verwendet werden?

4.5 Eiweißstoffe

Ohne Eiweißstoffe (Proteine) ist kein Leben möglich! Proteine werden auch als „Bausteine des Lebens" bezeichnet und aus den Grundstoffen Kohlenstoff, Wasserstoff, Sauerstoff, Stickstoff und Schwefel gebildet. Diese Elemente bilden in unterschiedlichen Kombinationen verschiedene Aminosäuren, die sich dann zu den Eiweißstoffen zusammensetzen.

Proteine

sind aus Aminosäuren und ggf. einem Nichteiweißstoff zusammengesetzte Eiweißstoffe. Hierzu zählen:

Albumine. Sie sind in Fleisch, Fisch, Ei, Milch, Gemüse, Getreide und Hülsenfrüchten enthalten. Sie sind wasserlöslich und gerinnen bei 70 °C.

Globuline kommen in Fleisch, Fisch, Ei, Milch, Nüssen, Getreide und Hülsenfrüchten vor. Sie sind in salzhaltigem Wasser löslich und gerinnen bei 70 °C.

Glutene (Klebereiweiße) sind in Getreide und Mais enthalten, sind wasserunlöslich und gerinnen bei 70 °C.

Kollagene kommen in Knochen, Knorpeln, Sehnen und Bindegeweben vor, sind wasserunlöslich bzw. lösen sich erst nach längerem Kochen.

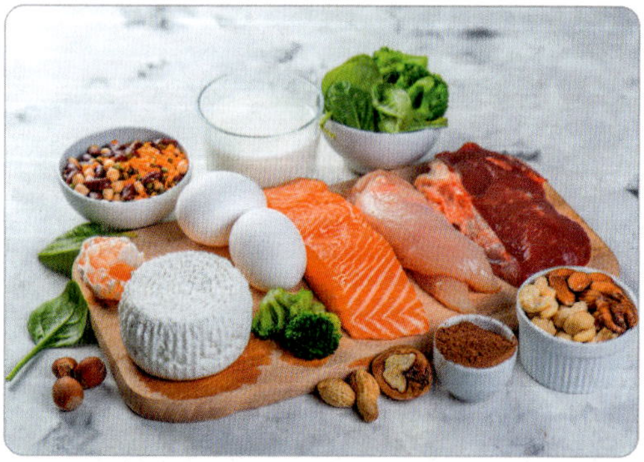

Casein kommt in Milch und Milchprodukten vor, ist in Wasser löslich und gerinnt in Verbindung mit Säuren und Enzymen (Lab).

Hämoglobin ist im Blut enthalten – also in Wasser gelöst –, gerinnt durch Hitze, wobei der rote Farbstoff grau wird.

Myoglobin ist im Fleisch vorhanden, in Wasser gelöst und gerinnt durch Hitze. Auch hier verändert sich die Farbe von Rot in Grau.

Die Bedeutung der Eiweißstoffe für die menschliche Ernährung

Der menschliche Organismus kann weder Eiweißstoffe speichern noch selbst herstellen. Dies bedeutet, dass die benötigten Stoffe durch die Nahrung aufgenommen werden müssen.

Eiweißstoffe werden aus mehr als 20 verschiedenen Aminosäuren gebildet. Acht von ihnen werden als „essenziell" bezeichnet, d. h. dass der menschliche Organismus diese Aminosäuren unbedingt benötigt, da er sie nicht selbst bilden kann. Um körpereigenes Eiweiß herzustellen, muss der Körper die mit der Nahrung zugeführten Eiweißstoffe in die Aminosäuren zerlegen, um dann daraus körpereigene Eiweißstoffe aufzubauen. Da nicht alle acht essenziellen Aminosäuren in der benötigten Kombination in einem Nahrungsmittel vorhanden sind, ist eine ausgewogene Mischkost notwendig.

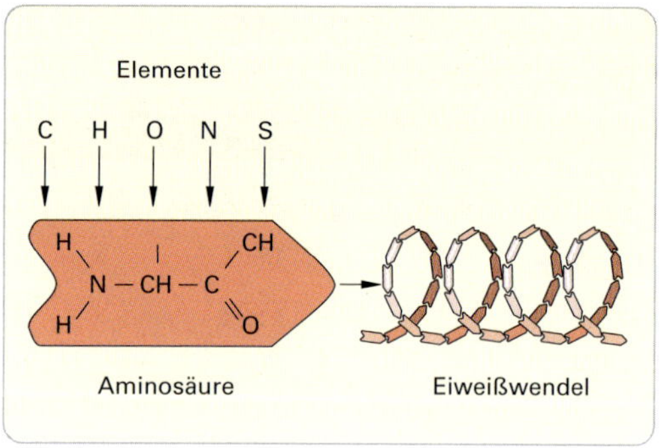

Aus der Kombination von Kartoffeln und Ei kann der Körper die meisten körpereigenen Eiweißstoffe bilden. Als Faustregel gilt, dass der menschliche Organismus aus einer Kombination von tierischen (Fleisch, Fisch, Ei, Milchprodukte) und pflanzlichen Nahrungsmitteln (Getreide, Hülsenfrüchte) am besten körpereigene Eiweißstoffe bilden kann.

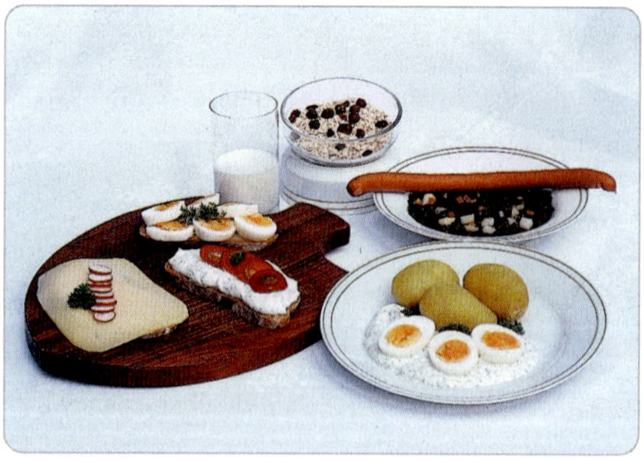

Aufgaben

1. Was ist ein Protein?
2. Erklären Sie den Begriff „essenziell".
3. Stellen Sie einen Ernährungs-Tagesplan auf, in dem die Kombination der unterschiedlichen Eiweißträger berücksichtigt wird.
4. Vergleichen Sie die Kosten für tierische und pflanzliche eiweißhaltige Nahrungsmittel (Informationen in Lebensmittelgeschäften).

4.6 Vitamine

Sie liefern dem Körper keine Energie, sind aber für den Menschen lebensnotwendig (essenziell) und müssen täglich aufgenommen werden. Vitamine wirken bereits in kleinsten Mengen und werden dem Körper mit der Nahrung zugeführt. Diese Wirkstoffe werden in fett- und wasserlösliche Vitamine unterteilt.[1]

Vitamine	Vorkommen	Wirkung	Mangelerscheinung
fettlösliche Vitamine			
Vitamin A Retinol (Provitamin Carotin)	Leber, Fette, Milch, Eigelb, Möhren, grünes Gemüse	Beteiligung am Sehvorgang, Hautbildung	Nachtblindheit, Verhornung der Haut und der Schleimhäute
Vitamin D Calciferol	Fisch, Butter, Eier, Pilze	Knochenbildung, Calciumstoffwechsel	Knochenerweichung (Rachitis)
Vitamin E Tocopherol	Pflanzliche Öle, Eigelb, Butter, Grüngemüse	Schutz der Zellmembran	Muskelschwund (sehr selten)
Vitamin K Phyllochinon	grünes Gemüse, Leber	fördert die Blutgerinnung	gestörte Blutgerinnung
wasserlösliche Vitamine			
Vitamin B_1 Thiamin	Vollkornprodukte, Schweinefleisch, Hefe	Coenzym für den Kohlenhydratabbau	verminderte Leistungsfähigkeit, Beri-Beri, Nervenschwäche
Vitamin B_2 Riboflavin	Milch, Fleisch, Eier, Vollkornmehle, Hefe	Coenzym des Stoffwechsels	Hautveränderungen, Nervenstörungen
Vitamin B_{12} Cobalamin	Tierische Lebensmittel	Coenzym beim Zellkernaufbau, Bildung der roten Blutkörperchen	verminderte Zellbildung, Nervenstörung, Anämie
Vitamin C Ascorbinsäure	Obst, Gemüse, Leber, Kartoffeln, Sauerkraut	am Stoffwechsel und Bindegewebsaufbau beteiligt, schützt vor Infektionen	Blutungen, verzögerte Wundheilung, Skorbut, Infektionsanfälligkeit

[1] Heute wird mehr und mehr dazu übergegangen, die Vitamine namentlich und nicht mehr mit Buchstaben zu bezeichnen.

Die Bedeutung der Vitamine für die menschliche Ernährung

Wie aus der Tabelle zu ersehen ist, sind Vitamine an vielen Prozessen im menschlichen Körper beteiligt. Dies bedeutet, dass ein Vitaminmangel zu ggf. dauerhaften gesundheitlichen Störungen führen kann.

Fertigprodukte, Gemeinschaftsverpflegung, einseitige Ernährung und eine gestörte Vitaminaufnahme des Körpers sind heute die Ursachen für Vitaminmangel. Frisches Obst und Gemüse, aber auch schonende Garverfahren beugen diesem Mangel vor.

Berücksichtigt werden sollte dabei, dass fettlösliche Vitamine nur vom Körper aufgenommen werden, wenn gleichzeitig Fett zugeführt wird. Vitamine werden durch Sauerstoff (Vitamin A, D, C, B_1), Hitze (Vitamin C, B_1, B_2) und durch Licht (Vitamin A, C, B_2) zerstört. Dies muss bei der Lagerung und Zubereitung beachtet werden.

Werden zu viele Vitamine aufgenommen – z.B. durch Vitaminpräparate –, so kann es zu einer Hypervitaminose kommen, die zu gesundheitlichen Schäden führen kann. Auf die regelmäßige Einnahme von Multivitaminpräparaten sollte daher verzichtet werden. Der tägliche Vitaminbedarf des Menschen kann mit einer ausgewogenen Mischkost gedeckt werden.

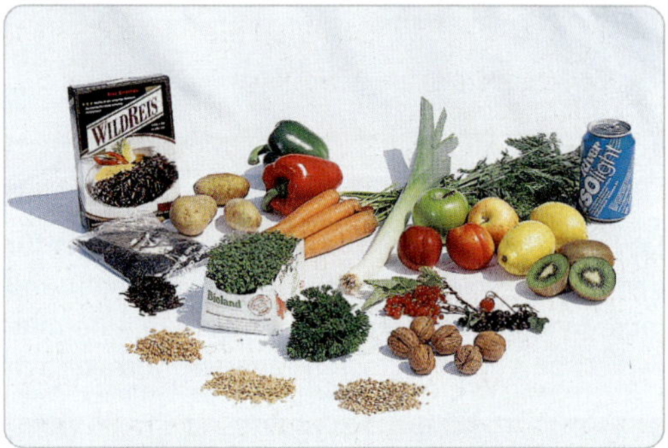

Aufgaben

1. Welche Mangelerkrankungen drohen bei Verzicht auf tierische Lebensmittel?
2. Wie sollten Lebensmittel gelagert und gegart werden, die Vitamin C enthalten?
3. Was benötigt der menschliche Organismus, um die Vitamine in rohen Möhren aufnehmen zu können?

4.7 Mineralstoffe

Mineralstoffe sind essenziell und müssen – wie auch Vitamine – täglich mit der Nahrung dem Körper zugeführt werden. Der menschliche Organismus kann Mineralstoffe nicht selbst herstellen, benötigt sie jedoch als Bau- und Reglerstoffe. Mineralstoffe sind als Baustoffe zur Bildung des Knochengerüstes, der Zähne und des Blutes notwendig. Als Reglerstoffe regulieren Mineralstoffe den Zelldruck und beeinflussen die Erregbarkeit von Muskeln und Nerven.

Benötigt der Körper weniger als 1 g pro Tag, so spricht man von Spurenelementen. Zu den wichtigsten gehören Eisen, Kupfer, Zink, Jod, Fluor und Mangan. Mineralstoffe, deren Tagesbedarf über 1 g liegt, werden als Mengenelemente bezeichnet. Hierzu gehören Natrium, Kalium, Calcium, Magnesium, Chlor und Phosphor.

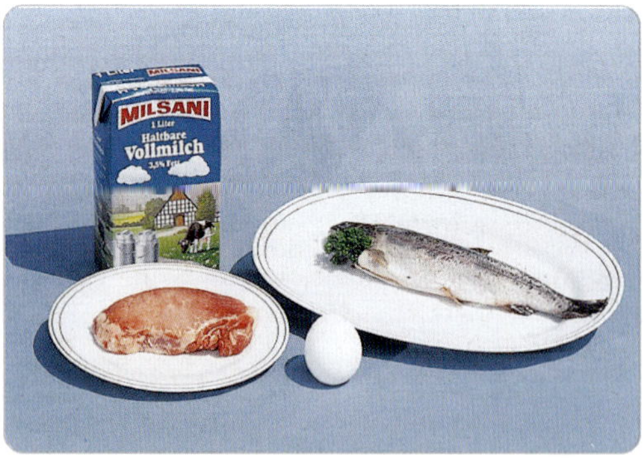

Die Bedeutung der Mineralstoffe für die menschliche Ernährung

Alle essenziellen Mineralstoffe kommen in ausreichenden Mengen in unseren Lebensmitteln vor.

Gemüse, Obst, Fleisch, Fisch, Eier, Milch und Getreide können den Tagesbedarf decken. Bei der Zubereitung muss berücksichtigt werden, dass Mineralstoffe wasserlöslich sind. Aus diesem Grund sollte der Kochsud weiter verwendet werden.

Ebenso wie bei Vitaminpräparaten ist Vorsicht bei Präparaten geboten, die den Mineralstoffbedarf decken sollen. Dies gilt auch für Getränke, die mit Mineralstoffen und Vitaminen angereichert wurden.

Aufgaben

1. Welche Aufgabe haben Bau- und Reglerstoffe für den menschlichen Körper?
2. Warum sollen Lebensmittel nicht in zerkleinertem Zustand gewaschen werden?
3. Erstellen Sie einen Tageskostplan, bei dem der Vitamin- und Mineralstoffbedarf gedeckt wird.

In Deutschland wird die gesunde Mischkost immer mehr durch eine einseitige Ernährung mit zu hohen Kohlenhydrat- und Fettanteilen verdrängt. Stark gesüßte Getränke und sehr fettreiche Fertiggerichte werden zu häufig verzehrt, sodass Übergewicht und ernährungsbedingte Erkrankungen die Folge sind.

In diesem Kapitel werden einige der gebräuchlichsten Ernährungs- und Kostformen kritisch erläutert.

4.8 Vollwertige Ernährung

Bei der vollwertigen Ernährung werden keine Kalorien bzw. Kilojoule gezählt. Vielmehr geht es um eine schmackhafte, schonend zubereitete und ausgewogene Ernährung. Wer genauer hinschaut, sieht sehr schnell, dass es hier nicht um eine karge Körnerkost geht.

Führend für die vollwertige Ernährung sind die 10 Regeln der Deutschen Gesellschaft für Ernährung (DGE) (Quelle: Deutsche Gesellschaft für Ernährung e.V., Bonn).

1. Lebensmittelvielfalt genießen

Nutzen Sie die Lebensmittelvielfalt und essen Sie abwechslungsreich. Wählen Sie überwiegend pflanzliche Lebensmittel.

Kein Lebensmittel allein enthält alle Nährstoffe. Je abwechslungsreicher Sie essen, desto geringer ist das Risiko einer einseitigen Ernährung.

2. Gemüse und Obst – nimm „5 am Tag"

Genießen Sie mindestens 3 Portionen Gemüse und 2 Portionen Obst am Tag. Zur bunten Auswahl gehören auch Hülsenfrüchte wie Linsen, Kichererbsen und Bohnen sowie (ungesalzene) Nüsse.

Gemüse und Obst versorgen Sie reichlich mit Nährstoffen, Ballaststoffen sowie sekundären Pflanzenstoffen und tragen zur Sättigung bei. Gemüse und Obst zu essen, senkt das Risiko für Herz-Kreislauf- und andere Erkrankungen.

3. Vollkorn wählen

Bei Getreideprodukten wie Brot, Nudeln, Reis und Mehl ist die Vollkornvariante die beste Wahl für Ihre Gesundheit.

Lebensmittel aus Vollkorn sättigen länger und enthalten mehr Nährstoffe als Weißmehlprodukte. Ballaststoffe aus Vollkorn senken das Risiko für Diabetes mellitus Typ 2, Fettstoffwechselstörungen, Dickdarmkrebs und Herz-Kreislauf-Erkrankungen.

4. Mit tierischen Lebensmitteln die Auswahl ergänzen

Essen Sie Milch und Milchprodukte wie Joghurt und Käse täglich, Fisch ein- bis zweimal pro Woche. Wenn Sie Fleisch essen, dann nicht mehr als 300 bis 600 g pro Woche.

Milch und Milchprodukte liefern gut verfügbares Protein, Vitamin B_2 und Calcium. Seefisch versorgt Sie mit Jod und fetter Fisch mit wichtigen Omega-3-Fettsäuren. Fleisch enthält gut verfügbares Eisen sowie Selen und Zink. Fleisch und insbesondere Wurst enthalten aber auch ungünstige Inhaltsstoffe.

5. Gesundheitsfördernde Fette nutzen

Bevorzugen Sie pflanzliche Öle wie Rapsöl und daraus hergestellte Streichfette. Vermeiden Sie versteckte Fette. Fett steckt oft „unsichtbar" in verarbeiteten Lebensmitteln wie Wurst, Gebäck, Süßwaren, Fast-Food und Fertigprodukten.

Pflanzliche Öle liefern, wie alle Fette, viele Kalorien. Sie liefern aber auch lebensnotwendige Fettsäuren und Vitamin E.

6. Zucker und Salz einsparen

Mit Zucker gesüßte Lebensmittel und Getränke sind nicht empfehlenswert. Vermeiden Sie diese möglichst und setzen Sie Zucker sparsam ein. Sparen Sie Salz und reduzieren Sie den Anteil salzreicher Lebensmittel. Würzen Sie kreativ mit Kräutern und Gewürzen.

Zuckergesüßte Lebensmittel und Getränke sind meist nährstoffarm und enthalten unnötige Kalorien. Zudem erhöht Zucker das Kariesrisiko. Zu viel Salz im Essen kann den Blutdruck erhöhen. Mehr als 6 g am Tag sollten es nicht sein. Wenn Sie Salz verwenden, dann angereichert mit Jod und Fluorid.

7. Am besten Wasser trinken

Trinken Sie rund 1,5 Liter jeden Tag. Am besten Wasser oder andere kalorienfreie Getränke wie ungesüßten Tee. Zuckergesüßte und alkoholische Getränke sind nicht empfehlenswert.

Ihr Körper braucht Flüssigkeit in Form von Wasser. Zuckergesüßte Getränke liefern unnötige Kalorien und kaum wichtige Nährstoffe. Der Konsum kann die Entstehung von Übergewicht und Diabetes mellitus Typ 2 fördern. Alkoholische Getränke sind ebenfalls kalorienreich. Außerdem fördert Alkohol die Entstehung von Krebs und ist mit weiteren gesundheitlichen Risiken verbunden.

8. Schonend zubereiten

Garen Sie Lebensmittel so lange wie nötig und so kurz wie möglich, mit wenig Wasser und wenig Fett. Vermeiden Sie beim Braten, Grillen, Backen und Frittieren das Verbrennen von Lebensmitteln.

Eine schonende Zubereitung erhält den natürlichen Geschmack und schont die Nährstoffe. Verbrannte Stellen enthalten schädliche Stoffe.

9. Achtsam essen und genießen

Gönnen Sie sich eine Pause für Ihre Mahlzeiten und lassen Sie sich Zeit beim Essen.

Langsames, bewusstes Essen fördert den Genuss und das Sättigungsempfinden.

10. Auf das Gewicht achten und in Bewegung bleiben

Vollwertige Ernährung und körperliche Aktivität gehören zusammen. Dabei ist nicht nur regelmäßiger Sport hilfreich, sondern auch ein aktiver Alltag, in dem Sie z. B. öfter zu Fuß gehen oder Fahrrad fahren.

Pro Tag 30 bis 60 Minuten moderate körperliche Aktivität fördern Ihre Gesundheit und helfen Ihnen dabei, Ihr Gewicht zu regulieren.

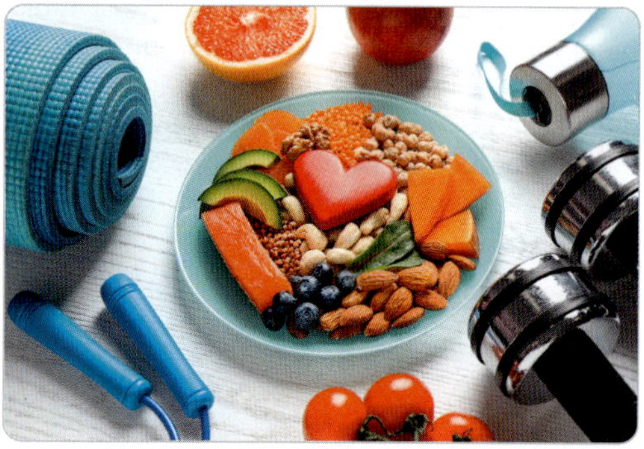

4.9 Vollwert-Ernährung

Die Vollwert-Ernährung entstand aus den Erkenntnissen von Professor Kollath, der „Die Ordnung der Nahrung" entwickelte.

In der Gießener Formel (nach Leitzmann, v. Kürten, Männle) wurde die Ordnung der Nahrung durch neue ernährungswissenschaftliche Erkenntnisse erweitert und wie folgt definiert:

„Vollwert-Ernährung ist eine Ernährungsweise, in der ernährungsphysiologisch wertvolle Lebensmittel schmackhaft und abwechslungsreich zubereitet werden. Sie besteht vornehmlich aus pflanzlichen Lebensmitteln – Vollgetreide, Gemüse und Obst, möglichst aus kontrolliertem Anbau – sowie Milch und Milchprodukten. Etwa die Hälfte der Lebensmittel wird als Frischkost verzehrt, Fleisch und Eier spielen eine untergeordnete Rolle.

Vollwert-Ernährung unterscheidet sich von üblicher Mischkost durch das Vermeiden übertriebener Be- und Verarbeitung der Lebensmittel sowie das Vermeiden von Zusatzstoffen."

1. Gesundheitlich wertvoll

Die Vollwert-Ernährung betont den Zusammenhang zwischen einer ausgewogenen Ernährung mit wertvollen Lebensmitteln und der Gesundheit des Menschen. Hierbei ist wichtig, dass eine Vollwert-Ernährung mit einem hohen Anteil von rohen und frischen pflanzlichen Lebensmitteln abwechslungsreich und schmackhaft ist.

Fleisch und Wurst sollten nur selten – und wenn, aus biologischem Anbau – verzehrt werden. Empfohlen wird eine Fleischmahlzeit pro Woche. Fisch – vor allem Seefische – sollte regelmäßig auf dem Speiseplan stehen.

2. Umweltverträglichkeit

Die Erzeugung von landwirtschaftlichen Produkten hat auch Auswirkungen auf die Umwelt. Hiervon sind vor allem Wasser (erhöhter Verbrauch), Boden (Auslaugung der Böden) und Artenvielfalt (nur wenige Sorten werden angebaut) betroffen. Eine große Belastung für alle Bereiche der Umwelt stellt die Verwendung von chemischen Schädlingsbekämpfungsmitteln, Dünger und Hormonen dar.

Eine belastete Umwelt (Luft, Wasser, Boden) schädigt jeden Menschen – auch wenn er keine belasteten Lebensmittel zu sich nimmt!

Die Vollwert-Ernährung legt Wert auf eine umweltfreundliche Verarbeitung, Vermarktung, Verpackung und einen umweltfreundlichen Transport der Lebensmittel.

3. Sozialverträglichkeit

Ziel einer Vollwert-Ernährung ist es, die soziale Situation der Erzeuger weltweit zu fördern. Faire Preise und gerechte Löhne sollen gezahlt werden. Befürworter einer Vollwert-Ernährung werben für den Kauf von Lebensmitteln in Dritte-Welt-Läden (z. B. Kaffee).

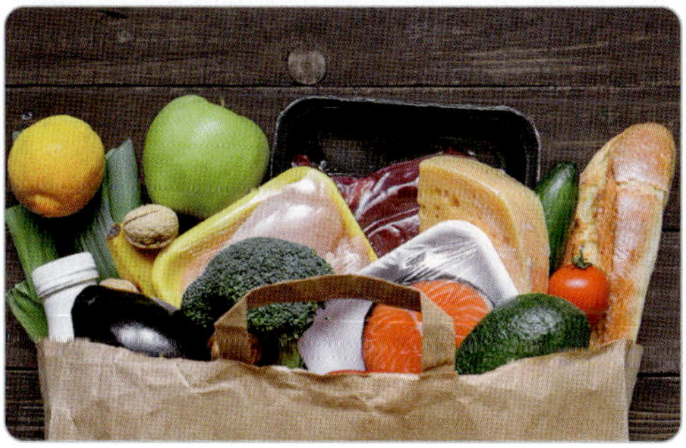

4.10 Vegetarismus

Als Vegetarismus wird eine Ernährung bezeichnet, bei der ausschließlich oder vorwiegend pflanzliche Produkte verzehrt werden. Je nach erlaubten tierischen Produkten und Art der Zubereitung werden verschiedene Formen des Vegetarismus unterschieden.

Ovo-Lacto-Vegetarier

Eier, Milch und Milchprodukte stehen neben pflanzlichen Produkten auf dem Speiseplan. Fleisch und Fisch werden nicht verzehrt.

Lacto-Vegetarier

Diese Kostform erlaubt keine Eier, kein Fleisch und keinen Fisch. Lacto-Vegetarier ernähren sich von pflanzlichen Produkten, Milch und Milchprodukten.

Veganer

Sie werden als strenge Vegetarier bezeichnet und ernähren sich ausschließlich von pflanzlicher Kost. Es sind alle tierischen Produkte verboten, so auch z. B. Honig.

Rohköstler

Die neuen Vegetarier verzichten auf Fleisch, Fisch, Eier, Milch und Milchprodukte und nehmen ihre Nahrung nur in roher Form zu sich.

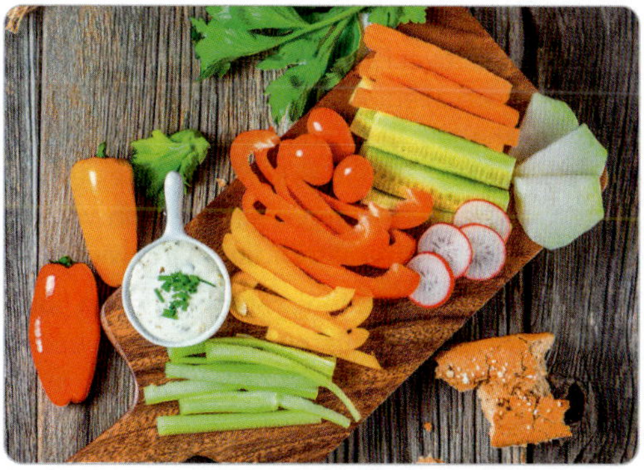

Beurteilung dieser Ernährungsformen

Alle Vegetarier müssen über gute Grundkenntnisse der Ernährungslehre verfügen um alle benötigten Nähr- und Mineralstoffe sowie Vitamine in ausreichendem Maße zu sich nehmen zu können, und nicht gesundheitliche Schäden durch Mangelernährung zu erleiden.

4.11 Neuartige Lebensmittel

Zunehmend entwickelt die Lebensmittelindustrie neue Produkte, die eine englische Bezeichnung haben und mit einem bestimmten Effekt versehen und beworben werden. Hierzu gehören Begriffe wie Novel Food, Designer Food, Functional Food u.a.

Functional Food/Designer Food

Diese Bezeichnungen werden für die gleiche Art von Lebensmitteln verwendet. Bei ihnen wird eine besonders gesundheitsfördernde Wirkung hervorgehoben. Zum Teil werden diesen Produkten bestimmte Stoffe (Vitamine, Mineralstoffe) zugefügt um so einen positiven Effekt auf die physische Leistungsfähigkeit des Menschen zu erzielen.

Zu den im Handel erhältlichen Produkten gehören z.B. Probiotika (in Milchprodukten), bestimmte Ballaststoffe (Kleie), Antioxidantien in A-C-E-Getränken oder die Zugabe von Omega-3-Fettsäuren.

Zurzeit gibt es in Deutschland, der EU und in den USA noch keine rechtliche Grundlage für eine einheitliche Bezeichnung von „Functional Food". So können in den USA synthetische Substanzen in den Produkten enthalten sein.

Probiotika

Diese Lebensmittel (z.B. Joghurt) enthalten lebende, gesundheitsfördernde Mikroorganismen, denen ein positiver Einfluss auf die Darmflora zugeschrieben wird. Hierdurch sollen das Risiko für Infektionskrankheiten, der Cholesterinspiegel und das Krebsrisiko gesenkt werden können. Diese gesundheitsfördernden Wirkungen sind jedoch wissenschaftlich noch nicht vollständig nachgewiesen.

Um die positive Wirkung von probiotischen Substanzen zu erzielen, müssen diese täglich und in ausreichender Menge zugeführt werden.

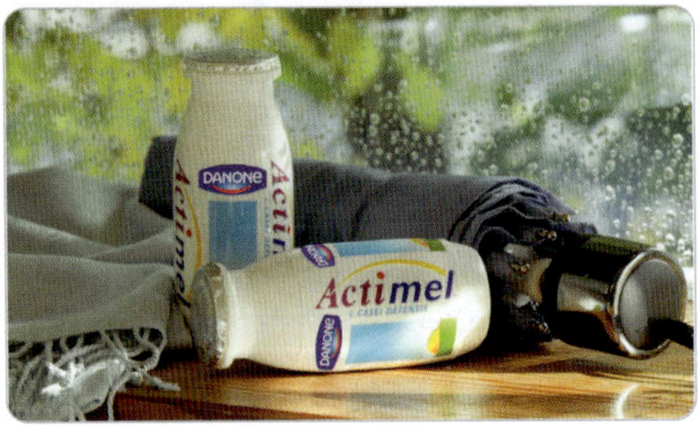

Novel Food

Unter Novel Food werden im Wesentlichen Lebensmittel verstanden, die eine veränderte Struktur aufweisen bzw. mit bisher unüblichen Produktionsverfahren hergestellt wurden.

Die bekannteste Gruppe ist die der gentechnisch veränderten Lebensmittel. Hierbei werden Informationen des Erbgutes der Pflanze manipuliert, sodass diese z.B. widerstandsfähig gegen Schädlinge, pilzresistent oder ertragreicher wird. Das bekannteste Produkt ist der Gen-Mais. Dieser ist auch in Deutschland erhältlich, muss aber als solcher gekennzeichnet sein.

Im Gegensatz zu Functional Food gibt es eine EU-Verordnung für Novel Food.

Genfood

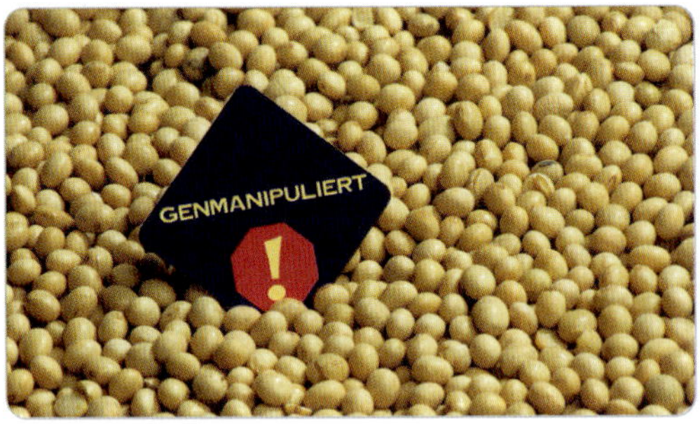

Pflanzliche und tierische Lebensmittel können gentechnisch verändert sein. Dies betrifft dann infolge auch die Produkte, in denen pflanzliche oder tierische Produkte verwendet werden.

Durch eine Manipulation des Erbgutes sollen bestimmte Eigenschaften der Pflanze verbessert werden. So z.B. Resistenzen gegen Schimmel, Ungeziefer, Unkrautvernichtungsmittel, eine Erhöhung des Vitamingehaltes, eine Reifeverzögerung und eine erhöhte Haltbarkeit. Bei Tieren werden ein schnelleres Wachstum und eine Erhöhung der Milchproduktion angestrebt.

Gegner von Genfood bemängeln, dass es keine langfristigen Studien über eventuelle Schädigungen von Pflanzen, Tieren und von Menschen gibt und, dass bei auftretenden Schäden das eingesetzte Erbgut nicht mehr aus der Natur entfernt werden kann. Ferner werden z.B. Pflanzen durch Samen der angrenzenden Felder verunreinigt, sodass in absehbarer Zeit nur noch genmanipulierte pflanzliche Lebensmittel im Handel erhältlich sind.

Seit 1997 müssen Lebensmittel innerhalb der EU als Genfood gekennzeichnet sein. Außer der Auflistung in der Zutatenliste müssen auch Hinweise über den Nährwert, die Zusammensetzung, den Verwendungszweck, die Unterscheidung zu einem herkömmlichen Lebensmittel und die ggf. gesundheitlichen Auswirkungen gegeben werden. Restaurants und Kantinen müssen in ihren Speisekarten oder durch Aushang auf die Verwendung von Genfood aufmerksam machen.

4.12 Diäten (Gewichtsreduktion)

In unserer reichen westlichen Welt verfügen wir über ein reichhaltiges Lebensmittelangebot, was bei vielen Menschen dazu führt, dass sie zuviel und die „falschen" Lebensmittel essen. Zu dem Nahrungsüberfluss kommen noch der Bewegungsmangel und die genetische Veranlagung. Diese Faktoren führen in der Zwischenzeit bei vielen Menschen zu Übergewicht. Dem entgegen steht das Idealbild eines Menschen, der schlank, gesund und körperlich aktiv ist. Dies hat dazu geführt, dass nahezu – statistisch gesehen – jeder Erwachsene bereits mindestens eine Diät zur Gewichtsreduzierung versucht hat.

Aufgrund dieser Fakten ist der Boom an Reduktionsdiäten mit der dazu gehörigen Literatur leicht erklärbar. Die Zahl der verschiedenen Diäten und der Schlankheitsprodukte ist in der Zwischenzeit unüberschaubar und deren Wirksamkeit für den Laien nicht zu überprüfen. Immer wieder wird in den Medien vor gesundheitsschädigenden Produkten und Diäten gewarnt.

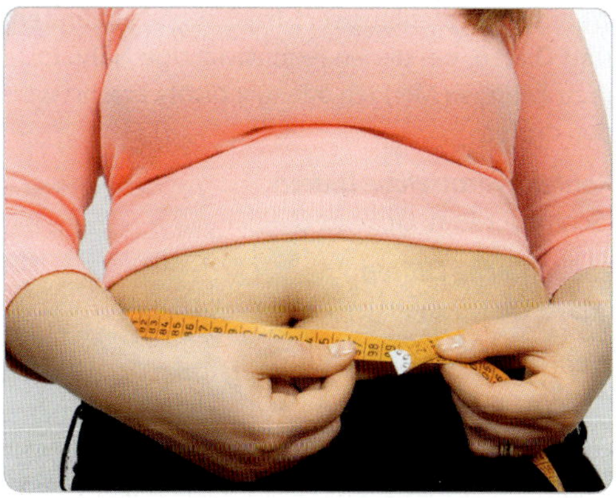

Body Mass Index (BMI)

Da viele Menschen ein gestörtes Körpergefühl haben, ist es wichtig einen Richtwert angeben zu können, ab wann eine Reduktionsdiät sinnvoll und notwendig ist. Dies wird in der wissenschaftlichen Literatur durch den Body Mass Index errechnet.

Die Grade II und III müssen behandelt werden, da ein erhöhtes Risiko für Herzerkrankungen und Diabetes mellitus besteht.

Bei der Beurteilung des persönlichen BMI fließen noch das Alter, Muskelbildung durch intensiven Sport und die Verteilung des überschüssigen Fettes eine Rolle. Ein starker Fettansatz im Taillenbereich (Apfelform) birgt ein höheres Risiko für Herzerkrankungen als ein starker Fettansatz im Hüftbereich (Birnenform; siehe unten stehende Abb.).

Der BMI ist eine Maßzahl für die Bewertung des Körpergewichts eines Menschen im Verhältnis zum Quadrat seiner Größe und wird wie folgt berechnet und bewertet:

$$\text{BMI} = \frac{\text{Körpergewicht (kg)}}{\text{Körpergröße (m)}^2}$$

Der empfehlenswerte BMI ist abhängig vom Alter (s. Tab.):

Alter	BMI
19 – 24 Jahre	19 – 24
25 – 34 Jahre	20 – 25
35 – 44 Jahre	21 – 26
45 – 54 Jahre	22 – 27
55 – 64 Jahre	23 – 28
> 64 Jahre	24 – 29

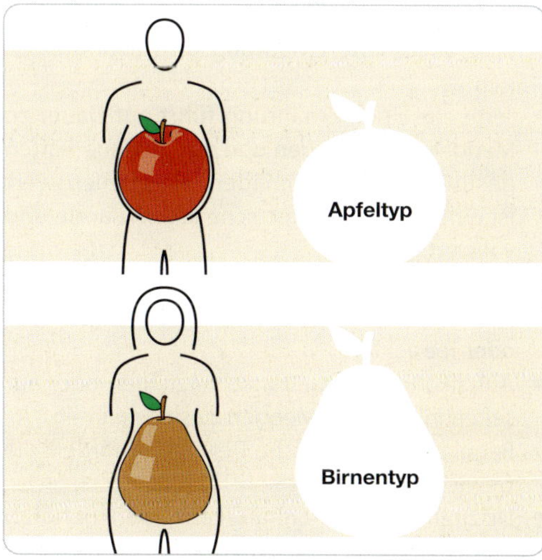

Mithilfe folgender Abbildung lässt sich der BMI leicht ablesen (nach WHO, 2000).

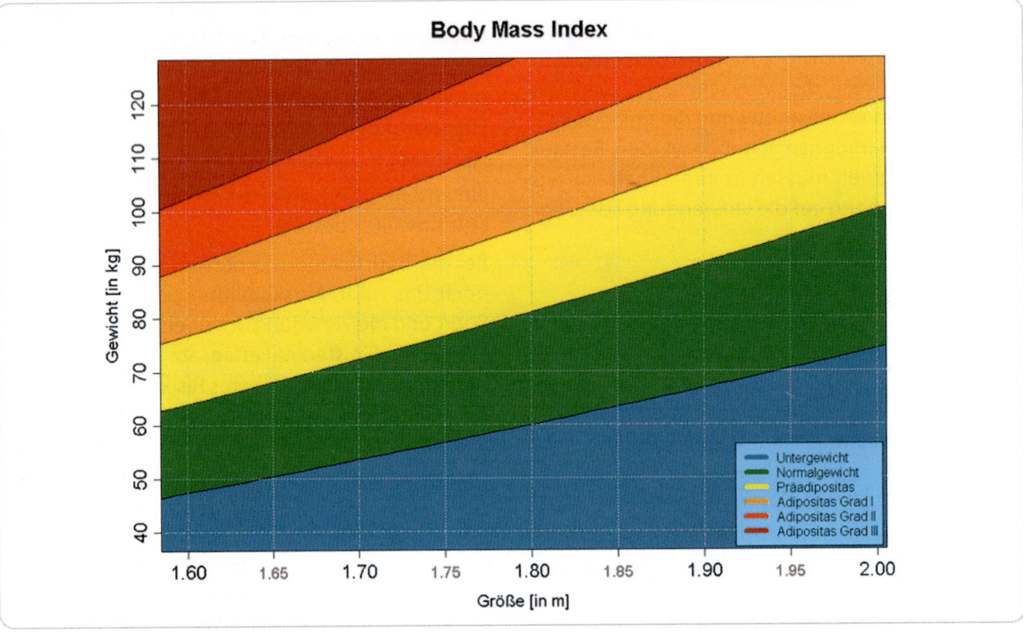

Abnehmen, aber wie?

Um eine Diät zur Gewichtsreduktion erfolgreich durchzuführen, sind einige grundlegenden Überlegungen notwendig. Jede abgebrochene Diät erhöht den Frust und mindert das Selbstwertgefühl. Magersucht und Bulimie können die Folge sein.

- Was man sich über Jahre an Fettpolstern angefuttert hat, wird man nicht in wenigen Wochen wieder los!
- Mit der Gewichtsreduktion sollte unbedingt eine dauerhafte Ernährungsumstellung erfolgen.
- Jede einseitige Ernährung führt auf Dauer zu Mangelerscheinungen und ggf. zu dauerhaften gesundheitlichen Schäden. Empfehlenswert ist eine abwechslungsreiche kalorienarme und vollwertige Kost.
- Auf ausreichende Flüssigkeitszufuhr durch Mineralwasser, kalorienarme Fruchtsaftgetränke oder Tee achten.
- Auf alkoholische Getränke verzichten oder nur selten in geringen Mengen zu sich nehmen.
- Regelmäßige sportliche Bewegung fördert die Gewichtsabnahme.
- Disziplin und Durchhaltevermögen gehören immer zu einer Gewichtsreduktion dazu.
- Keine Null-Diät ohne ärztliche Aufsicht!
- Werbeversprechungen das Gewicht um 1 kg oder mehr pro Woche zu reduzieren, sind skeptisch zu bewerten.

Übersicht über die gängigsten Diäten

Von Ernährungswissenschaftlern und Medizinern werden alle Mischkost-Diäten zur Gewichtsreduktion empfohlen.

Mischkost-Diäten
(Brigitte-Diät, 5 am Tag, Fit for fun, Glyxs-Diät, Fit for Life)

Weniger empfehlenswert bzw. sogar abzuraten, sind Diäten, bei denen lebenswichtige Nährstoffe in zu geringen Mengen oder gar nicht verzehrt werden dürfen.

Kohlenhydratreiche Diäten
(Schnitzler-Diät, Dr. Haas-Diät)

Eiweißreiche Diäten
(Mayo-Diät, Scarsdale-Diät, Atkins-Diät)

Trennkost-Diäten
(Hollywood-Diät, Fit for Life, Haysche-Trennkost)

Fastenkuren/Formula-Diäten
(Schroth-Kur, Saftfasten, Formula-Diäten)

4.13 Ernährungsbedingte Erkrankungen

Falsche Ernährung kann zu schwerwiegenden und dauerhaften Erkrankungen führen. Sie können unterschieden werden in Stoffwechselstörungen, Erkrankungen einzelner Organe und in Mangelerkrankungen. Auslöser für diese Erkrankungen können eine ungesunde Lebensführung, genetische sowie psychische Faktoren sein.

Stoffwechselstörungen

Diese Erkrankungen haben ihre Entstehung zumeist in der übermäßigen Aufnahme von Nahrungsmitteln (Übergewicht), zu wenig körperlicher Bewegung, Gebrauch von Suchtmitteln (Alkohol, Nikotin, Drogen, Medikamente), genetischen Veranlagungen und auch psychischen Ursachen (Stress).

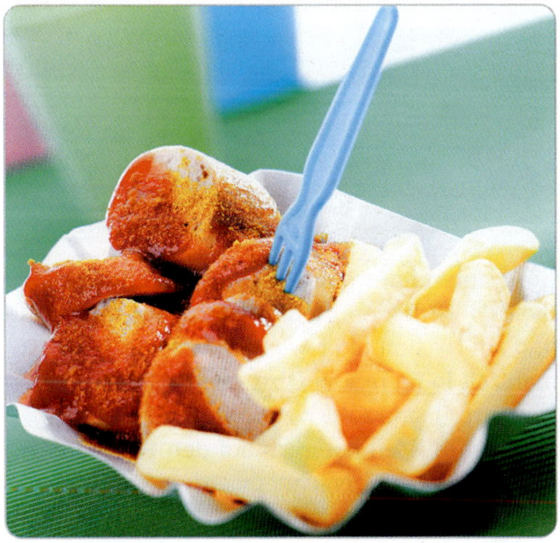

An erster Stelle stehen die ***Herz- und Kreislauferkrankungen***. Sie sind die häufigste Todesursache in den industrialisierten Ländern. Weitere Erkrankungen sind ***Diabetes mellitus*** und ***Gicht***. In der Zwischenzeit wird davon ausgegangen, dass neben anderen Umweltfaktoren auch eine falsche Ernährung die Bildung und den Wachstum von ***bösartigen Tumoren*** begünstigt. Hierzu zählen eine fettreiche und ballaststoffarme Kost, Giftstoffe durch Schimmelpilze und toxische Stoffe die z.B. durch das Grillen von gepökelten Lebensmitteln entstehen. Übermäßiger und regelmäßiger Alkoholgenuss zählt ebenso zu den Faktoren, die eine Krebserkrankung auslösen können.

Erkrankungen einzelner Organe

Schon eine falsche Ernährung im Säuglingsalter kann zu einer dauerhaften Schädigung der ***Zähne*** durch Karies führen. Hier ist in erster Linie der Zucker als Verursacher zu nennen, der den Mikroorganismen im Mund einen idealen Nährboden bietet. Beim Abbau des Zuckers durch die Mikroorganismen werden Säuren gebildet, die den Zahnschmelz angreifen. Speisen und Getränke sollten daher, wenn möglich, gar nicht oder mit Süßstoff gesüßt werden. Honig ist keine Alternative, da auch er von den Mikroorganismen abgebaut wird. Nach dem Verzehr von zuckerhaltigen Speisen ist das gründliche Putzen der Zähne der beste Schutz vor Karies.

Immer noch wird die Gefahr durch den regelmäßigen Genuss von alkoholischen Getränken unterschätzt. Alkohol ist ein Gift, welches viele Organe dauerhaft schädigen kann. Hierzu zählen insbesondere die ***Leber***, die ***Bauchspeicheldrüse*** und die ***Schleimhäute des Verdauungstraktes***. Auch das ***Gehirn*** und das ***Nervensystem*** können dauerhaft geschädigt werden.

Darmträgheit (Verstopfung) ist eine weit verbreitete Erkrankung in Deutschland. Ursachen hierfür können eine ballastarme Kost, zu geringe Flüssigkeitszufuhr, Bewegungsmangel, Stress oder auch Medikamente sein. Eine allmähliche Umstellung der Ernährung (rohes Obst, Salate, Gemüse, Vollkornprodukte) und eine ausreichende Flüssigkeitszufuhr sowie viel Bewegung können in vielen Fällen die Darmträgheit beseitigen.

Mangelerkrankungen

An erster Stelle sei hier die Unterversorgung mit Jod genannt. Selbst bei einer ausgewogenen Mischkost wird der tägliche Bedarf an Jod nicht gedeckt. Dies kann zur ***Störung der Schilddrüse*** bis hin zur Kropfbildung führen (s. Bild). Um diesem Jodmangel zu begegnen, wird die Verwendung von jodiertem Speisesalz und der Verzehr von Seefischen (Seelachs, Kabeljau, Rotbarsch) und Milchprodukten empfohlen.

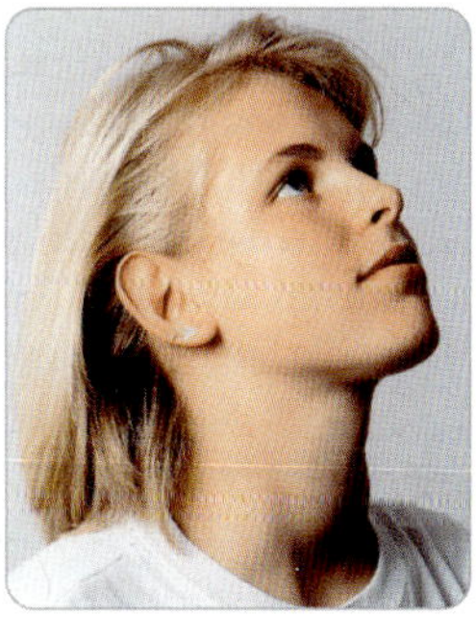

Essstörungen

Der Wunsch nach einer schlanken Figur und psychische Störungen werden als Auslöser für Magersucht und Ess-Brechsucht genannt.

Vor allem junge Frauen (15–25 Jahre) sind von diesen Krankheiten betroffen. In den vergangenen Jahren wurden die Krankheitssymptome auch zunehmend bei jungen Männern beobachtet.

Bei der ***Magersucht*** (Anorexia nervosa) hat die Kranke den unbedingten Willen ihr Körpergewicht zu reduzieren. Hierfür hungert sie, treibt intensiv Sport und verwendet Abführ- und Entwässerungsmittel. Selbst bei extremem Untergewicht empfindet die Kranke sich als dick. Diese gestörte Selbstwahrnehmung wird von den betroffenen Personen nicht als krankhaft empfunden, was eine erfolgreiche Behandlung extrem schwierig gestaltet und bis zum Tode durch Verhungern führen kann.

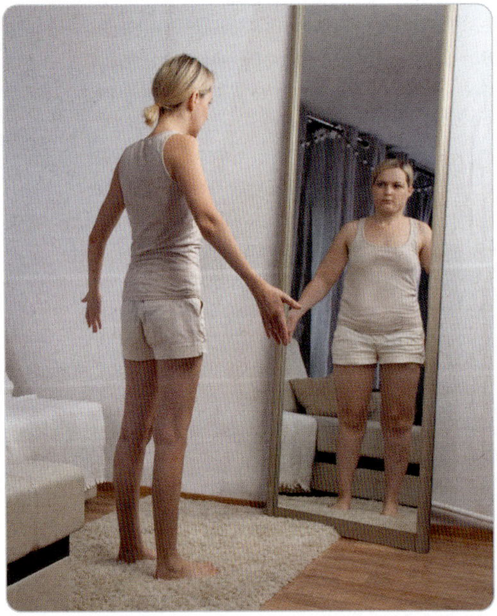

Die ***Ess-Brechsucht*** (Bulimia nervosa) hat ähnliche Ursachen wie die Magersucht. Die Kranke wird jedoch nach Hungerperioden von Essanfällen überfallen. Um die übermäßige Nahrungsaufnahme zu reduzieren, wird ein Erbrechen ausgelöst, was auf Dauer die Speiseröhre, den Rachen- und Mundbereich sowie die Zähne durch die Magensäure schädigt. Da die Kranke unter ihrem Verhalten leidet, ist eine Therapie erfolgsversprechend. Eine Ess-Brechsucht kann sich zur Magersucht wandeln.

4.14 Nährstoffbedarf

Um die Funktion des Körpers (Herz-, Magen-, Darmtätigkeit) und die Leistungsfähigkeit des Menschen zu erhalten, muss dem Körper regelmäßig Energie in Form von Nahrung zugeführt werden. Hierbei ist die Zusammensetzung (Eiweißstoffe, Fette, Kohlenhydrate, Vitamine, Mineralstoffe) und deren Menge von entscheidender Bedeutung.

Nach der Nachtruhe, in der dem Körper über längere Zeit keine Nahrung zugeführt wurde, benötigt der menschliche Organismus Energie. Diese soll mit einem geeignetem Frühstück erfolgen. Als Beispiele seien hier Müsli mit frischem Obst, Vollkornbrot, -brötchen, Käse, Wurst, Ei, Konfitüre, Butter/Margarine, Quark und Joghurt genannt. Dies bedeutet nicht, dass alle diese Lebensmittel verzehrt werden müssen. Ein abwechslungsreiches Frühstück – in Ruhe eingenommen – ist der beste Start in den Tag.

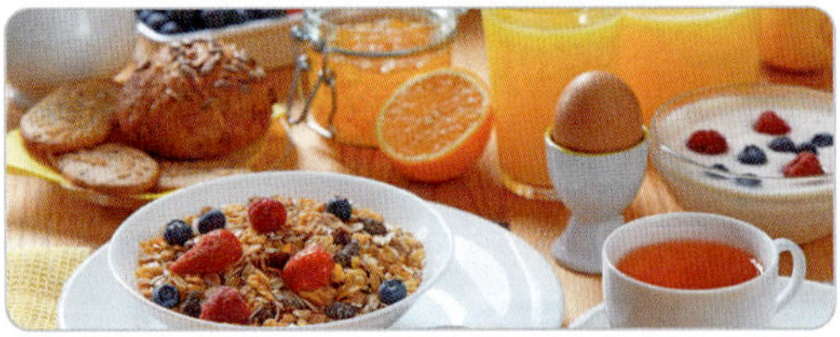

Um während des ganzen Tages leistungsfähig zu bleiben ist es empfehlenswert, am Vormittag und am Nachmittag jeweils eine kleine Zwischenmahlzeit in Form von Obst oder Milchprodukten (Joghurt, Quark) zu sich zu nehmen. Diese Energiemengen müssen natürlich auf den Gesamttagesenergiebedarf angerechnet werden. Sehr umfangreiche Mahlzeiten belasten das Verdauungssystem und führen zu einem lang anhaltendem Leistungstief.

Grundsätzlich gilt, dass alle Mahlzeiten in Ruhe eingenommen und gut gekaut werden sollen. Das Sättigungsgefühl tritt erst ca. 15 Minuten nach der Nahrungsaufnahme ein. Wird die Nahrung hastig verzehrt, so wird mehr als notwendig gegessen, was zu Übergewicht führen kann.

Bei mittelschwerer Arbeit wird ein durchschnittlicher Nährstoffbedarf/Tag für einen Erwachsenen von 10.000 kJ empfohlen. Dieser Bedarf kann durch folgende Faktoren variieren: Alter, körperliche Arbeit, Geschlecht, Krankheit, Wachstum, Sport, Schwangerschaft und Stillzeit.

Tageskostplan für Jugendliche

Der Tagesenergiebedarf eines Jugendlichen beträgt im Alter von 13–15 Jahren täglich 9.620–10.460 kJ. Jugendliche im Alter von 15–18 Jahren können täglich 10.040–12.550 kJ zu sich nehmen. Der kleinere Joulewert bezieht sich jeweils auf weibliche Jugendliche.

Als Faustregel gilt, dass $^1/_3$ der benötigten Energiemenge auf den Vormittag, $^1/_3$ auf die Mittagsmahlzeit und $^1/_3$ auf den Abend aufgeteilt werden sollen. Hierbei muss bedacht werden, dass ein kleiner Teil der Joulemenge für je eine kleine Zwischenmahlzeit am Vormittag und am Nachmittag berücksichtigt wird.

Frühstück	
40 g Cornflakes	589 kJ
$^1/_8$ l Milch 3,5 %	33 kJ
20 g Zucker	336 kJ
1 Brötchen	569 kJ
20 g Butter/Margarine	631 kJ
50 g Edamer 30 % i. Tr.	530 kJ
Zwischenmahlzeit	
1 Banane	341 kJ
Mittag	
$^1/_4$ l Blumenkohlsuppe	672 kJ
60 g Spaghetti	871 kJ
1 Port. Bolognese Sauce (Hackfl.)	963 kJ
1 Port. Kopfsalat (Essig-Öl-Dressing)	425 kJ
Zwischenmahlzeit	
100 g Marmorkuchen	159 kJ
Abendessen	
60 g Roggenmischbrot	527 kJ
40 g Butter/Margarine	1262 kJ
20 g gekochter Schinken	161 kJ
20 g Salami	330 kJ
100 g Tomaten	73 kJ
Gesamt	**8.472 kJ**

Nicht mit berechnet wurden die Getränke. Sie schlagen mit hohen Joulewerten enorm zu Buche. Ein Jugendlicher sollte ca. 2,5 Liter Flüssigkeit pro Tag zu sich nehmen. Wird dieser Flüssigkeitsbedarf mit Getränken gedeckt, die einen hohen Energiewert haben, so wird die empfohlene Tagesjoulemenge erheblich überschritten.

Als Beispiel seien folgende Getränke genannt:	
1 l Cola	2.370 kJ
1 l Fruchtsaftgetränk	2.060 kJ
1 l Mineralwasser	0 kJ
1 l Tee/Kaffee	0 kJ

(ggf. muss der Zucker berechnet werden)

Häufig unterschätzt werden die süßen und salzigen Naschereien. Sie sind meistens sehr joulehaltig und führen so zu unerwünschtem Übergewicht.

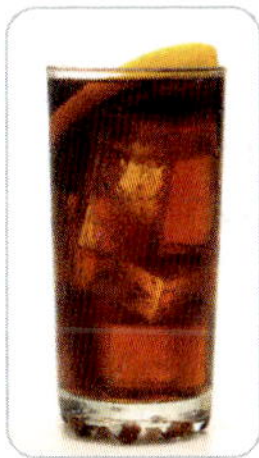

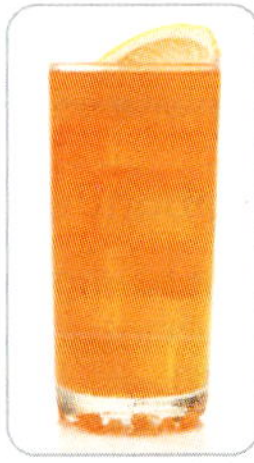

100 g Eis (je nach Sorte)	600 kJ
100 g Gummibärchen	1.377 kJ
100 g Vollmilchschokolade	2.200 kJ
1 Müsli-Riegel (25 g)	464 kJ
100 g Chips	2.254 kJ
100 g Pistazienkerne	2.500 kJ

Die mit der Nahrung zugeführten Nährstoffe liefern dem Körper unterschiedliche Energiemengen. Die folgende Tabelle verdeutlicht, welche Nährstoffe dem Körper in welchem Mengenverhältnis zugeführt werden sollen.

	Energie	Tagesbedarf je kg Körpergewicht
Kohlenhydrate	17 kJ	6 g
Eiweiß	17 kJ	1,5 g
Fett	39 kJ	1,3 g

Aufgaben

1. Nennen Sie nährstoff- und vitaminschonende Garverfahren (Informationen im Buch).
2. Welche Nahrungsmittel können roh und gegart verzehrt werden?
3. Zählen Sie Krankheiten auf, die aufgrund falscher Ernährung entstehen können.
4. Welche Symptome weisen a) auf Magersucht, b) auf Ess-Brechsucht hin?
5. Verschiedene Faktoren beeinflussen die empfohlene Tagesenergiemenge des Menschen.
   a) Nennen Sie diese Faktoren, b) Welche der unter a) genannten Faktoren treffen auf Sie zu?
6. Berechnen Sie die Energiemenge der Lebensmittel, die Sie an einem Tag verzehren. Vergessen Sie nicht die Getränke!

5.1 Suppen

Klare Brühe

Als Vorspeise für vier Personen wird 1 l Flüssigkeit gerechnet. Gegebenenfalls kann $^1/_4$ l als Verlust während des Ausfüllens dazu gerechnet werden.

Die klare Brühe kann aus Gemüse, Knochen, verschiedenen Fleischsorten, Fisch oder aus Fertigprodukten hergestellt werden. Eventuell vorhandene Trübstoffe (Eiweiß vom Fleisch) können durch Eiklar gebunden und dann durch ein Sieb heraus gefiltert werden. Hierzu wird die erkaltete Brühe mit einem Eiklar gemischt, langsam erhitzt und dann gefiltert. Eine weitere Möglichkeit, eine klare Brühe ohne Trübstoffe zu erhalten, ist, die heiße Brühe durch einen Papierfilter zu gießen.

Um den Sättigungsgehalt zu erhöhen, der Suppe einen intensiveren Geschmack zu verleihen und auch aus optischen Gründen kann die Brühe mit einer oder mehreren Suppeneinlagen angeboten werden. Die Suppeneinlage sollte so beschaffen sein, dass sie bequem mit dem Löffel gegessen werden kann und nicht mehr geteilt werden muss. Lebensmittelreste (Reis, Nudeln, Fleisch, Fisch, Gemüse) können als Suppeneinlage oder zu deren Herstellung verwendet werden.

Gebundene Suppe

Am häufigsten erhält diese Art der Vorspeise ihre Bindung durch ein erhitztes Fett-Mehlgemisch, welches mit Flüssigkeit aufgegossen und aufgekocht wird. Die Geschmacksrichtung erfolgt durch die Flüssigkeit (Gemüse-, Fleisch-, Fischbrühe), die Suppeneinlage (Gemüse, Fleisch, Fisch), Geschmack gebende Zutaten (Käse, Tomatenmark, Kräuter, Alkohol) und durch die Gewürze.

Eine weitere Möglichkeit, eine Bindigkeit der Flüssigkeit zu erreichen, ist das Pürieren von Gemüse. Hierzu wird das zerkleinerte Gemüse mit ausreichender Flüssigkeit gegart und anschließend püriert. Dies erfordert einen hohen Stärkeanteil des Gemüses (Kartoffeln, Möhren, Brokkoli).

Gebundene Suppen können durch verschiedene Lebensmittel verfeinert werden. Sahne, Butter und Eigelb dürfen erst kurz vor dem Servieren zugefügt werden, da sie beim Kochen gerinnen können. Das Eigelb kann nicht direkt in die heiße Suppe gegeben werden, sondern muss in einem Gefäß, in das nach und nach heiße Suppe eingerührt wird, gemischt und dann der restlichen Suppe unter Rühren zugefügt werden. Bei der Zugabe von Butter, Sahne und Eigelb ist zu beachten, dass diese Lebensmittel Flüssigkeit binden und die Suppe somit eine dickere Konsistenz hat.

Klare und gebundene Suppen sind wegen ihrer leichten Verdaulichkeit als Krankenkost geeignet (Vorsicht bei Verfeinerungszutaten!).

Eintopf/Dicke Suppe

Speisen werden als Suppe bezeichnet, wenn sie mit einem Suppenlöffel gegessen werden. Einige Gerichte werden als Eintopf bezeichnet, die eigentlich zu den dicken Suppen gerechnet werden müssen. Eintöpfe sind Gerichte, die mit Messer und Gabel gegessen werden (Pichelsteiner, Krakauer Reiseintopf) und einen deutlich geringeren Flüssigkeitsanteil ($^1/_2$ l) aufweisen als Suppen. Da sich aber im Sprachgebrauch die Bezeichnung Eintopf durchgesetzt hat, wird in diesem Buch keine Unterscheidung zwischen „dicker Suppe" und „Eintopf" vorgenommen.

Eintöpfe – alles wird in einem Topf gekocht – werden als Hauptgericht gereicht. Für 4 Personen wird eine Flüssigkeitsmenge von 2 l gerechnet. $^1/_8$ – $^1/_4$ l kann als Ausfüllverlust zusätzlich kalkuliert werden.

Als Grundlage von Eintöpfen können eine oder mehrere Gemüsesorten oder Hülsenfrüchte (Erbsen, Bohnen, Linsen) dienen. Fleisch, Wurst oder Fisch werden mit den restlichen Zutaten gegart bzw. erhitzt, was zu einem intensiven Geschmack des Gerichtes führt. Soll die Flüssigkeit gebunden sein, so kann dies ggf. durch ein Fett-Mehlgemisch erreicht werden.

Alle Suppen sollten mit frischen Kräutern garniert werden, da durch den Garprozess die hitzeempfindlichen Vitamine zerstört werden.

5.2 Kartoffeln

Sie sind die Beilage, die in der deutschen Küche am meisten verwendet wird.

Kartoffeln sind reich an Kohlenhydraten, hochwertigem Eiweiß, Vitaminen und Mineralstoffen und führen in der Kombination mit tierischem Eiweiß zu einem hohen biologischen Ergänzungswert.

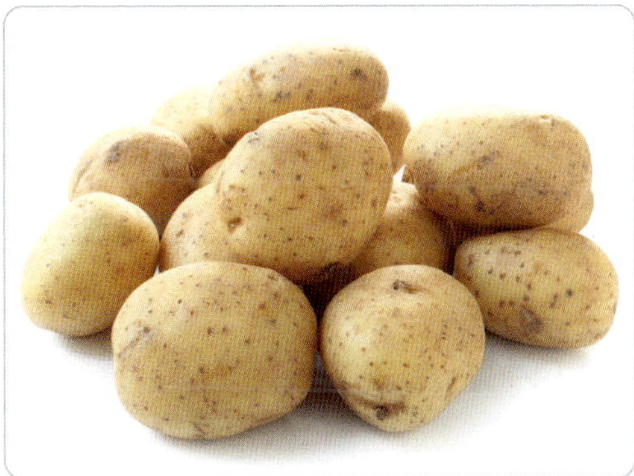

Je nach Kocheigenschaften lassen sich Kartoffeln zu den unterschiedlichsten Gerichten verarbeiten und bieten so eine ungeahnte Bandbreite für den Speiseplan.

In der Zwischenzeit bieten Lebensmittelgeschäfte das ganze Jahr über verschiedene Kartoffelsorten an. Gängigste Packungsgröße ist 2,5 kg. Gelegentlich werden aber auch 5 kg und 10 kg angeboten.

Die Kocheigenschaften der Kartoffeln entscheiden über das Gelingen des Gerichtes. Daher ist beim Einkauf auf den entsprechenden Kochtyp der Kartoffeln zu achten.

Kochtypen

Festkochende Sorten zeichnen sich durch Formbeständigkeit beim Kochen, Braten und Backen aus. Ihr Stärkegehalt ist niedriger als bei den beiden anderen Kartoffeltypen. Bekannte Sorten sind Cilena, Hansa, Linda, Nicola, Princess, Selma, Sieglinde u. a.

Vorwiegend festkochende Sorten sind die meist verwendeten. Dieser Kartoffeltyp kann für sehr viele Gerichte verwendet werden. So eignen sich die vorwiegend fest kochenden Kartoffeln für Salz- und Pellkartoffeln, Aufläufe, Röstis und Pommes frites. Die bekanntesten Sorten heißen Agria, Berber, Christa, Granola, Laura, Leyla, Marabel, Quarta, Rosara, Satina, Secura, Solara u. a.

Mehlig kochende Sorten haben einen hohen Stärkegehalt und platzen beim Kochen auf. Sie werden als Beilage zu Gerichten mit Sauce gereicht, für Suppen und Eintöpfe verwendet oder zu Klößen und Püree verarbeitet.

Die gängigsten Sortennamen lauten Adretta, Afra, Bintje, Karlena, Likaria u. a.

Neben den verschiedenen Kartoffelsorten bietet die Lebensmittelindustrie ein kaum überschaubares Angebot von Kartoffelfertig- und Halbfertigprodukten an. Pommes frites, Röstis, Reibekuchen, Klöße u. Ä. können als Tiefkühlware, Pulver und Frischware gekauft werden.

Verarbeitungshinweise

Vor der Verarbeitung müssen Kartoffeln unbedingt gewaschen werden, da die im Handel erhältlichen Kartoffeln mit Antikeimmitteln behandelt werden, welche Hautreizungen hervorrufen können.

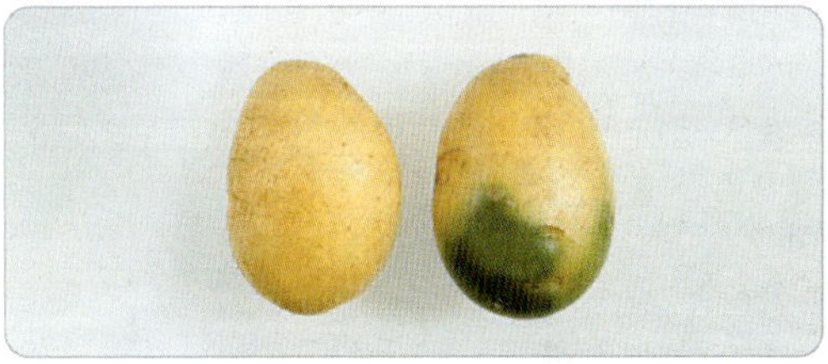

Grüne Stellen (s. Bild) an Kartoffeln dürfen nicht verwendet werden, da sie das giftige Solanin enthalten und zu Übelkeit und Durchfall führen können.

Geschälte Kartoffeln müssen in kaltes Wasser gelegt werden, da sie sonst braun werden können. Die Lagerdauer im Wasser sollte nur kurz sein, da wichtige Inhaltsstoffe aus der Kartoffel in das Wasser gelangen.

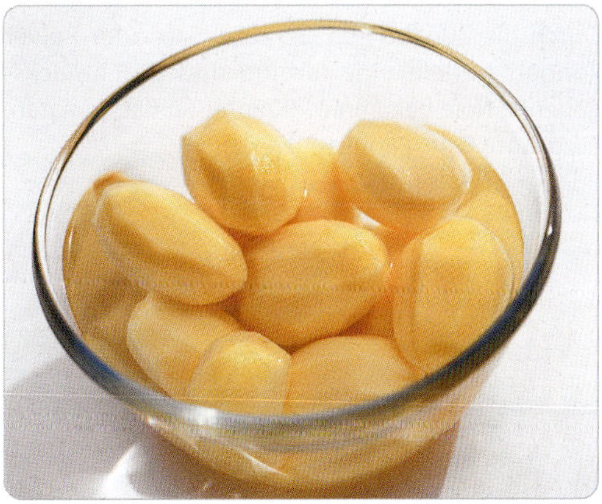

5.3 Teigwaren

Unter Teigwaren werden Produkte aus Getreidemahlerzeugnissen verstanden.

Hierzu gehören Nudeln (in verschiedenen Formen), Spätzle, Maultaschen und Tortellini. Gnocchi, Glas- oder Reisnudeln gehören im eigentlichen Sinne nicht in die Kategorie der Teigwaren.

Der Hauptbestandteil der **Nudeln** ist Hartweizengrieß. Gemahlener Buchweizen, Dinkel, Roggen, Hafer, Hirse und Mais können teilweise oder als Hauptbestandteil bei der Herstellung Verwendung finden.

Wasser, Salz und ggf. Ei werden gemischt, geformt und getrocknet.

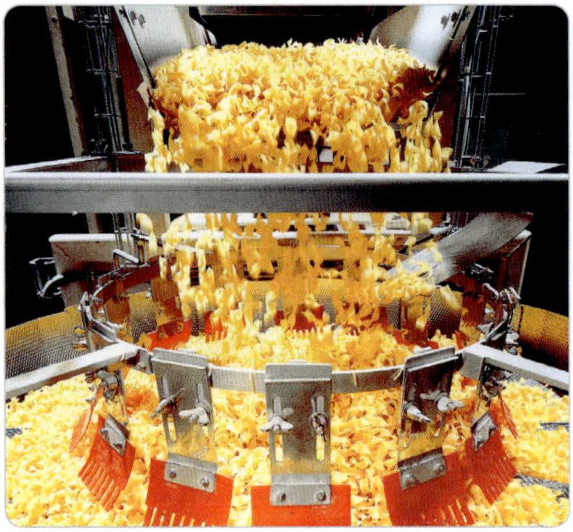

Werden Eier bei der Herstellung verwendet, so kommen sie als **Eier-Nudeln** in den Handel. Die Eizugabe verleiht den Nudeln ein gelbliches Aussehen und verbessert die Kocheigenschaften, erhöht aber auch den Nährwert.

Durch die Zugabe von Gemüse, Saft oder Pulver können Nudeln eine farbige und geschmacksgebende Note bekommen (Kräuter, Spinat, Tomaten, Pilze, Rote Bete, Paprikapulver).

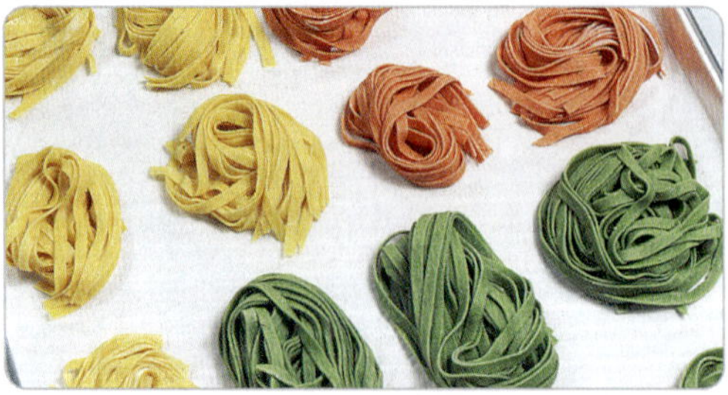

Je nach Form werden unterschieden:

Langware

- Spaghettini, Fettuccine, Makkaroni

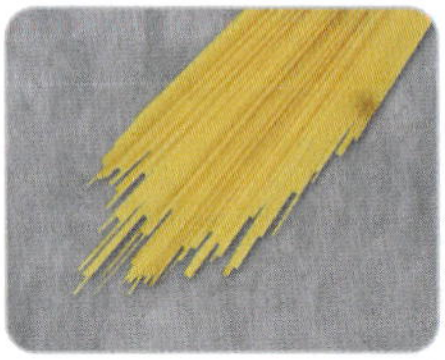

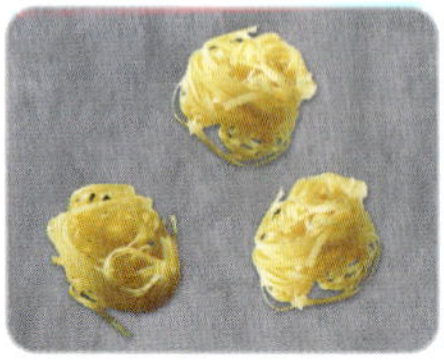

Kurzware

- Hörnchen, Spiralen, Schleifen, Spätzle, Farfalle, Fussilli

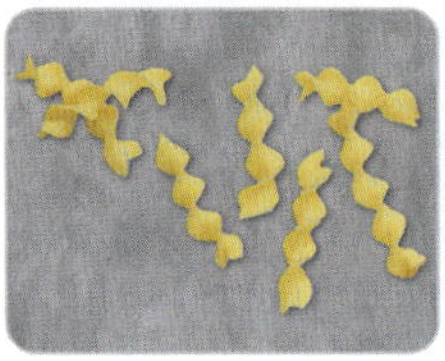

Suppennudeln

- Sternchen, Buchstaben, Faden, Muscheln

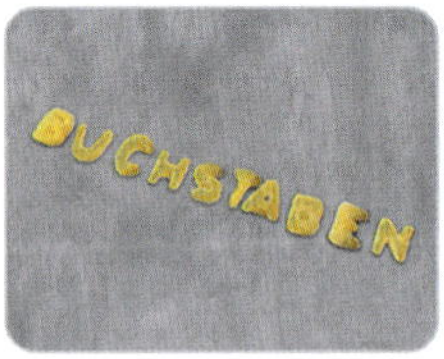

Glasnudeln

Glasnudeln sind durchsichtig und werden aus Wasser und Mungobohnenstärke in langen dünnen Strängen hergestellt. In getrocknetem Zustand sind sie milchig weiß, gegart werden sie durchsichtig. Die Besonderheit bei der Zubereitung besteht darin, dass Glasnudeln nicht in Wasser gekocht werden. Sie werden entweder in heißem Wasser eingeweicht, mit kochendem Wasser überbrüht oder z. B. direkt in die Suppe gegeben.

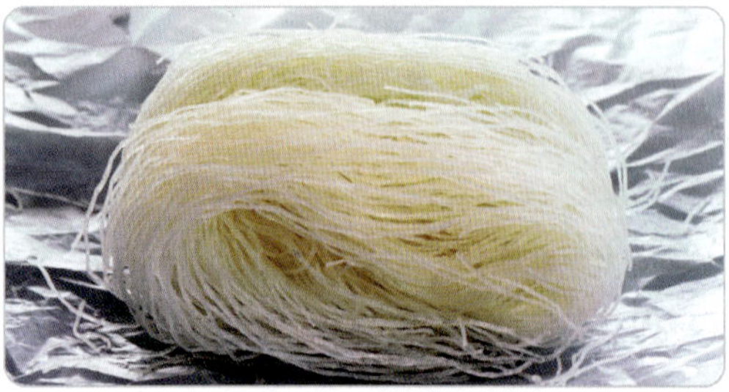

5.4 Reis

Reis ist für die Hälfte der Menschheit ein Grundnahrungsmittel.

Aufgrund der **Bearbeitung** des Reiskornes erfolgt die unterschiedliche Bezeichnung.

Nach dem Ernten wird der Reis getrocknet, gedroschen und die Spelzen (Strohhülsen) werden entfernt. Dadurch entsteht der **Naturreis**, auch **Braunreis** genannt. Dieses Reiskorn enthält noch alle wertvollen ernährungsphysiologischen Bestandteile.

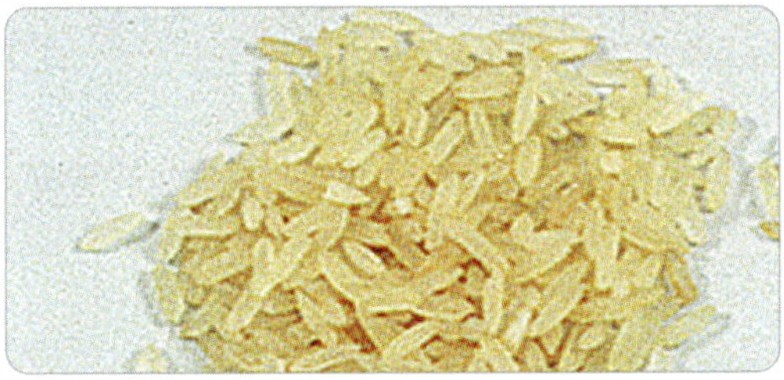

Viele Verbraucher wünschen jedoch ein weißes Reiskorn. Hierfür wird das Silberhäutchen abgeschliffen, der Keimling entfernt und das Reiskorn poliert, sodass der **Weißreis** entsteht. Durch diese Bearbeitung gehen jedoch wertvolle Vitamine, Mineral- und Nährstoffe verloren.

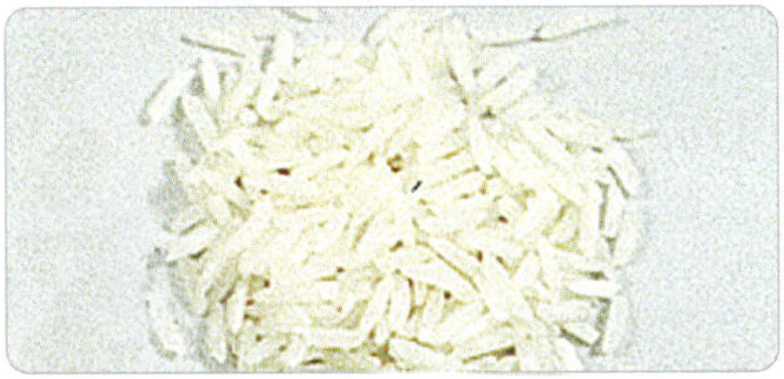

In Asien wurde ein Verfahren entwickelt, bei dem der Naturreis eingeweicht und dann mit Druck behandelt wird, was dazu führt, dass die Vitamine und Mineralstoffe in das Innere des Reiskornes wandern. Erst danach wird das Reiskorn geschliffen und poliert und kommt unter der Bezeichnung **Parboiled Reis** in den Handel.

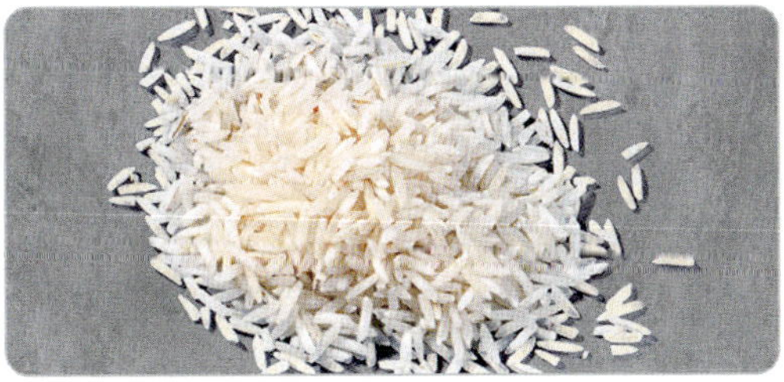

Schnellkochreis ist bereits vorgegart und anschließend wieder getrocknet worden. Dieser Reis braucht nur noch kurz gegart zu werden und quillt sehr stark – ist also sehr ergiebig.

Kochbeutelreis ist fertig portioniert. Er schwimmt beim Kochen im Beutel und kann daher weder ansetzen noch anbrennen.

Eine weitere Unterscheidung erfolgt durch die Form des Reiskornes.

Die bekanntesten Sorten des **Langkornreises** sind der Patnareis und der aromatisch schmeckende Basmatireis. Diese Reissorten haben einen hohen Kleberanteil und kochen locker, trocken und körnig.

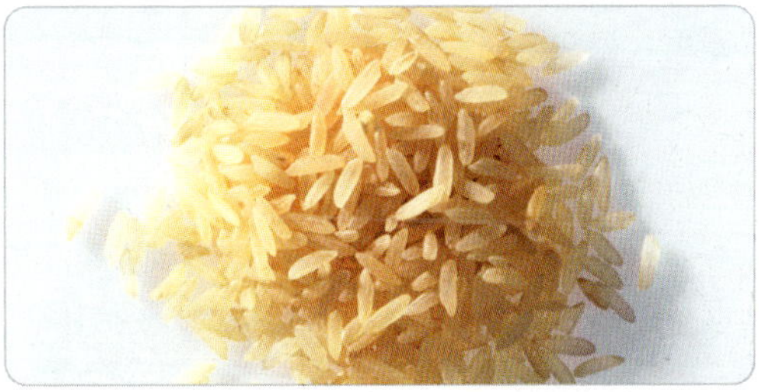

Rundkornreis (auch Milchreis genannt) enthält weniger Kleber als der Langkornreis. Beim Kochen wird er weich und eignet sich besonders für Süßspeisen und Risottos.

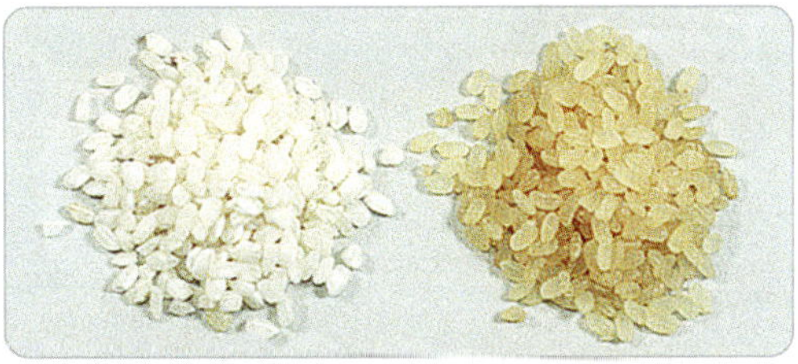

Wildreis ist im botanischen Sinne der Samen eines Wassergrases und wird daher nicht dem Reis zugeordnet, kommt aber unter dem Begriff Wildreis in den Handel. Er hat ein schwarzes Aussehen und einen intensiven und nussigen Geschmack.

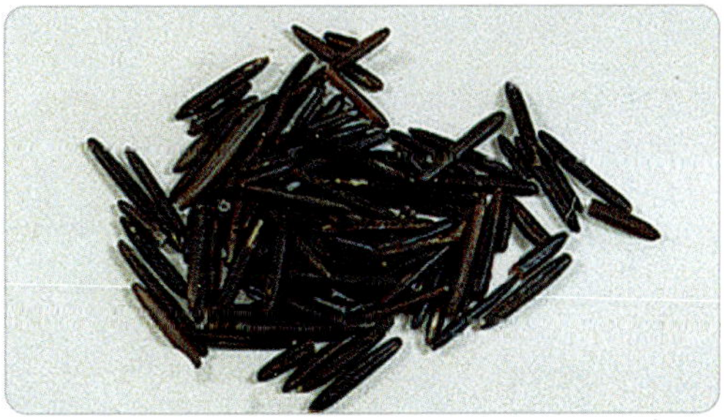

5.5 Getreide

In der Vollwertküche werden in der Regel kaum voll ausgemahlene (weiße) Mehle verwendet. Das Getreide wird am besten als volles Korn gekauft und dann je nach Verwendung selbst gemahlen, geschrotet oder als ganzes Korn verarbeitet. Nach der Zerkleinerung werden **alle** Bestandteile des Kornes verwendet.

Folgende Getreidearten können problemlos in Naturkostläden und Supermärkten gekauft werden:

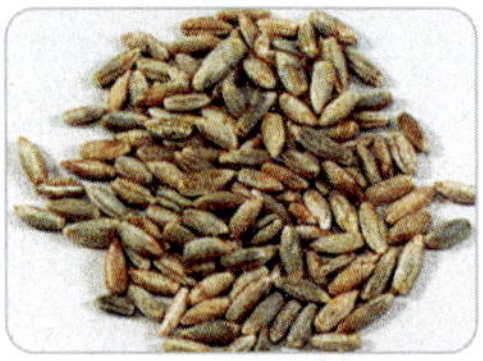

Roggen

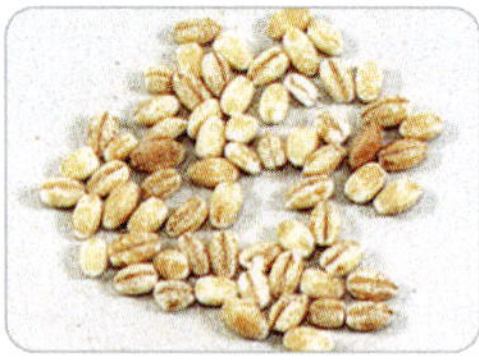

Gerste

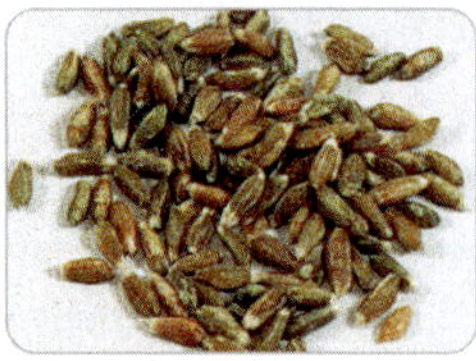

Grünkern

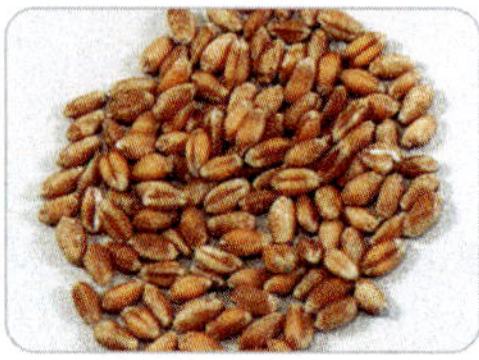

Weizen

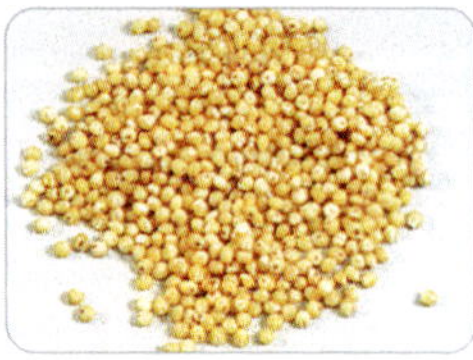

Hirse

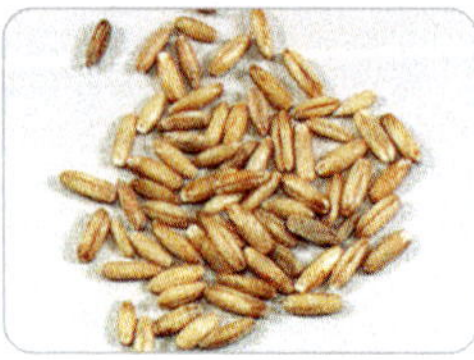

Hafer

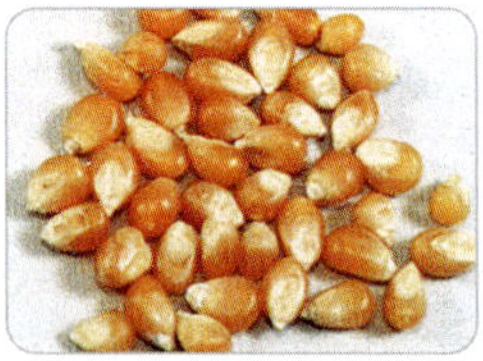

Mais

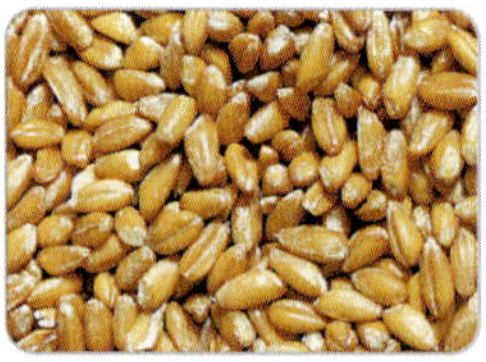

Dinkel

Je nach Zerkleinerung wird unterschieden in:

- **Mehl**
  fein gemahlenes Getreide

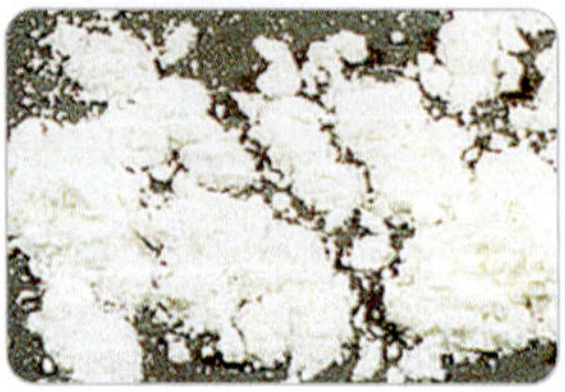

- **Schrot**
  grob gemahlenes Korn (Weizen, Roggen, Gerste, Hafer, Dinkel, Grünkern).

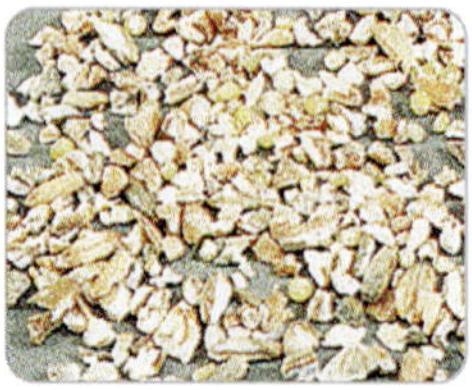

- **Flocken**
  gedämpftes, gequetschtes und getrocknetes ganzes Korn (grobe Flocken) oder Schrot (feine Flocken).

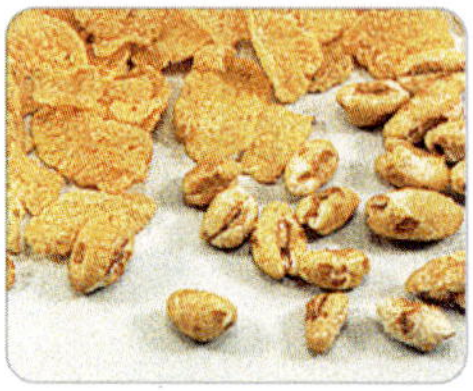

- **Grieß** – grob gemahlener Mehlkörper oder ganzes Korn (Vollkorngrieß) aus Weizen, Mais, Reis.

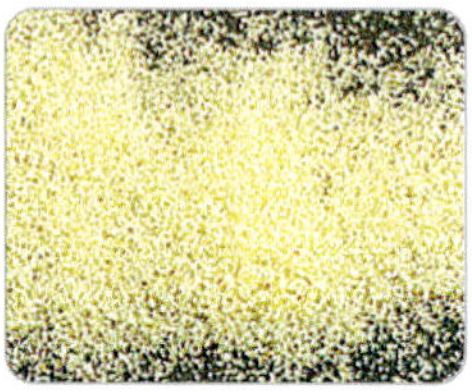

Getreideähnliche Körner

Immer öfter werden in der deutschen Küche auch getreideähnliche Körner verwendet.

Amaranth zählt zu den ältesten Nutzpflanzen. Es zeichnet sich durch hohe Ballaststoff-, Zink-, Eisen-, Magnesium- und Calciumgehalte aus und ist glutenfrei.

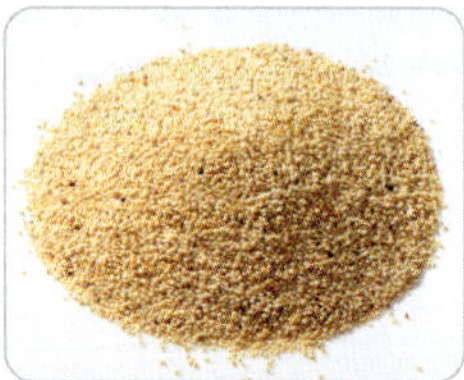

Buchweizen gehört zur Familie des Knöterichs. Das Korn enthält kein Gluten und ist somit auch für Menschen geeignet, die dieses nicht vertragen.

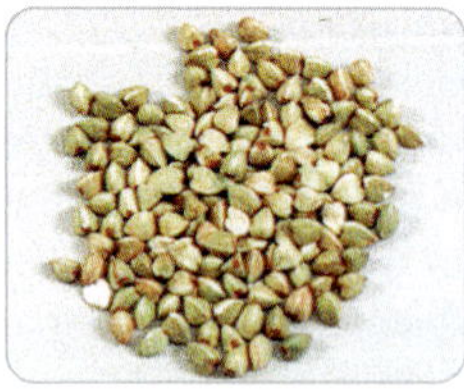

Quinoa ist wie Amaranth glutenfrei und hat einen sehr hohen Gehalt an Eiweiß, Magnesium und Eisen.

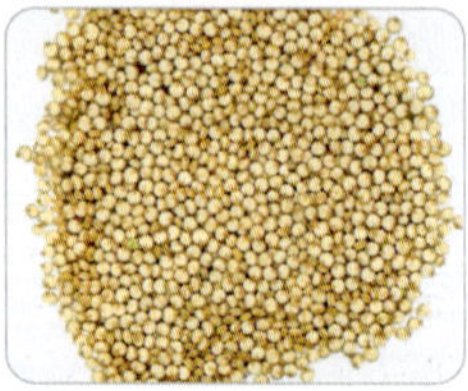

Sprossen

In der Vollwertküche werden häufig Sprossen verwendet. Sie können leicht selbst hergestellt und vielseitig in Suppen, Salaten, Müslis und als Gemüse verwendet werden.

Sprossen werden aus Samen (Getreide, Hülsenfrüchte) gebildet, die in Form des harten Kornes für die menschliche Ernährung nicht geeignet sind.

Zur Sprossenherstellung wird der Samen gewaschen und mit Wasser zum Quellen angesetzt. Je nach Sorte werden die Samen nach 4 bis 12 Stunden gewaschen und zum weiteren Wachstum an einem warmen Ort (Zimmertemperatur) aufbewahrt. Der Spülvorgang wird wiederholt und je nach Samensorte können die Sprossen nach 2 bis 4 Tagen verzehrt werden.

Sprossen sind äußerst nahrhaft, da sie alle wichtigen Stoffe für die menschliche Ernährung enthalten. Besonders der hohe Vitamingehalt, reichlich Ballaststoffe und hochwertige Proteine verhindern Mangelerscheinungen.

Folgende Samensorten können zu Sprossen gezüchtet werden:

- Alfalfa,
- Bockshornklee, Buchweizen,
- Erbsen, Gerste, Hafer, Hirse,
- Kichererbsen, Kresse, Kürbis,
- Leinsamen, Linsen, Lunjabohnen,
- Mungobohnen, Rettich, Roggen,
- Senf, Sesam, Sojabohnen, Sonnenblumenkerne, Weizen.

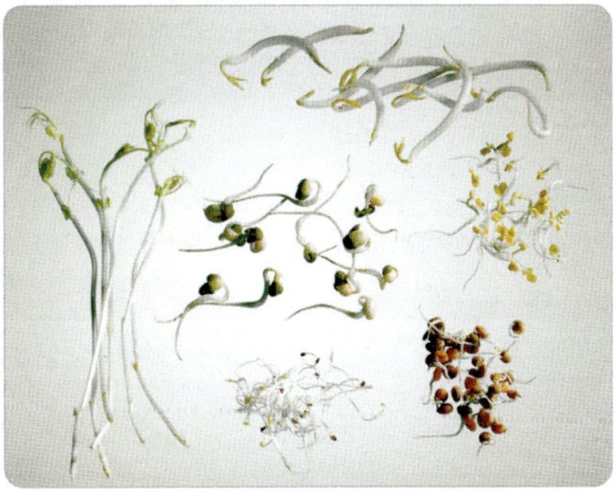

Die Samen sind in Naturkostläden und Supermärkten erhältlich. Fertig gekeimte Sprossen können in fast jedem Supermarkt und in der Zwischenzeit auch in etlichen Discountern gekauft werden.

5.6 Hülsenfrüchte

Hülsenfrüchte sind reife, getrocknete Samen der Schmetterlingsblütler.

Sie sind reich an Kohlenhydraten, Eiweiß-, Ballast- und Mineralstoffen sowie Vitaminen. Hülsenfrüchte sind fettarm (bis auf die Sojabohne) und haben einen hohen biologischen Ergänzungswert.

Die wichtigsten Hülsenfrüchte sind Erbsen, Bohnen und Linsen.

Erbsen

Es gibt grüne und gelbe Erbsen.

Bohnen

Als getrocknete Hülsenfrucht gibt es eine große Vielfalt. Hierzu gehören Puffbohnen (dicke Bohnen/Saubohnen), weiße und schwarze Bohnen, rote Kidney-, Adzuki-, Wachtel-, Cannellini-, Borlotti-, Mungo- und Sojabohnen.

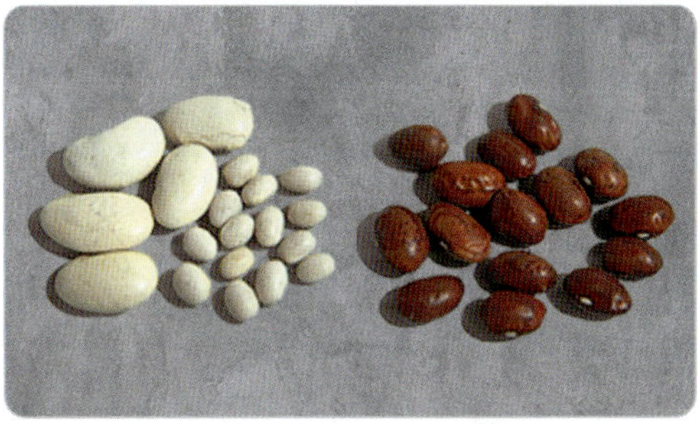

Weiße Bohnen *Kidneybohnen*

Linsen

Am gebräuchlichsten sind die grünen Linsen, die in getrockneter Form eher braun aussehen. Unterschieden werden sie in Riesenlinsen (7 mm), Tellerlinsen (6 bis 7 mm) und Mittellinsen (4,5 bis 6 mm). Noch kleiner sind die roten Linsen.

Hülsenfrüchte sind im Handel in geschälter und ungeschälter Form erhältlich. Ungeschälte müssen vor dem Garen in Wasser eingeweicht werden (quellen lassen). Geschälte Hülsenfrüchte sind leichter verdaulich, haben eine kürzere Garzeit; enthalten aber weniger Vitamine und Mineralstoffe als ungeschälte.

Verarbeitet werden Erbsen, Bohnen und Linsen zu Suppe, Eintopf, Beilage, Salat und Brotaufstrich. Hülsenfrüchte sind lange lagerfähig. Sie sollten trocken, dunkel und luftig aufbewahrt werden.

5.7 Gemüse

Gemüse spielt in unserer Ernährung eine wichtige Rolle

Gemüse ist reich an wertvollen Vitaminen und Mineralstoffen. Zusätzlich sind viele Ballaststoffe enthalten, die keine zusätzliche Energie liefern und die Verdauung unterstützen.

Zum Garen von Gemüse sollten schonende Gartechniken ausgewählt werden, damit die Inhaltsstoffe weitgehend erhalten bleiben.

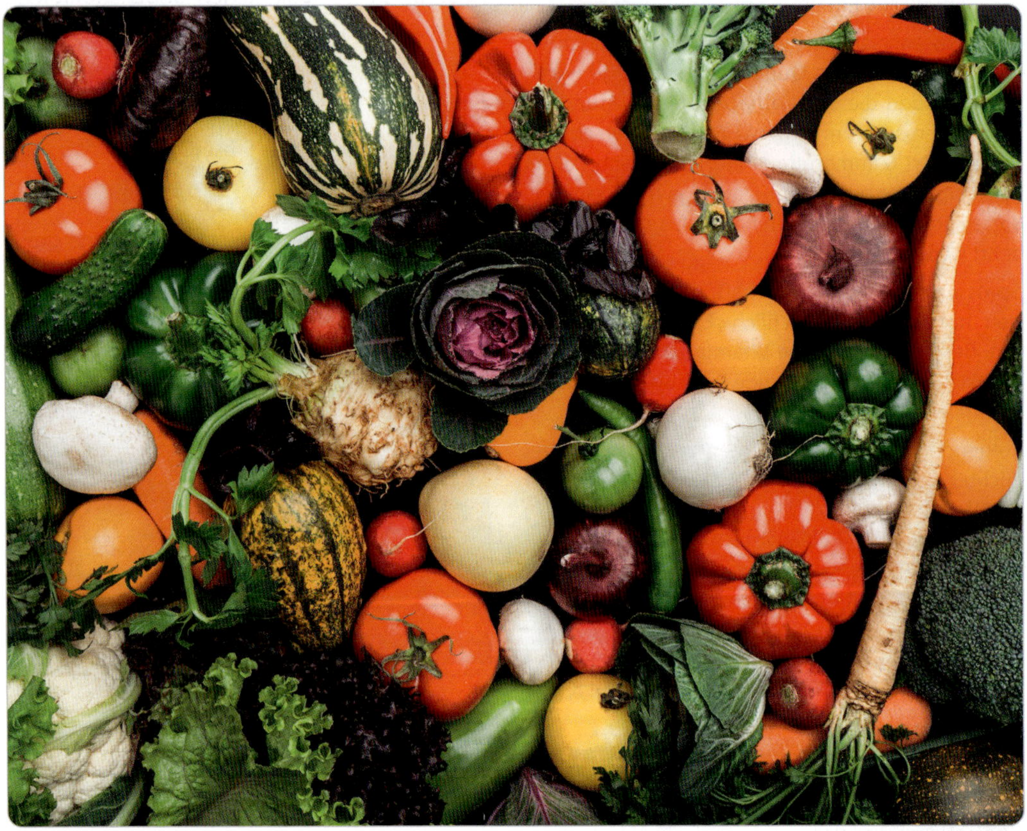

Folgende Gemüsesorten werden im Handel angeboten:

Wurzel- und Knollengemüse	Kohlgemüse	Blattgemüse und Blattsalate	Fruchtgemüse
Fenchel, Möhren, Rote Bete, Schwarzwurzeln, Sellerie	Blumen-, China-, Grün-, Rosen-, Rot-, Weißkohl, Brokkoli, Kohlrabi, Wirsing	Chicorée, Endivien-, Eisberg-, Feld-, Frisée-, Kopfsalat, Radicchio, Spinat	Auberginen, Gurken, Kürbis, Mais, Paprika, Tomaten, Zucchini, Erbsen, grüne Bohnen
Zwiebelgemüse	**Wurzelsprossen und Blütengemüse**	**Pilze**	**Hülsenfrüchte**
Knoblauch, Lauch, Schalotten, Zwiebeln	Spargel, Artischocken	Champignons, Pfifferlinge, Steinpilze, Trüffel	Bohnen, Erbsen, Linsen

5.8 Milch

Im Handel wird der Begriff Milch ausschließlich für Kuhmilch verwendet. Stammt die Milch von einem anderen Tier, muss eine entsprechende Bezeichnung verwendet werden; z. B. Ziegen-, Schafs-, Stutenmilch.

Trinkmilch wird in drei unterschiedlichen **Fettstufen** angeboten:
- Vollfette Milch (Vollmilch) mit 3,5 % Fettgehalt
- Fettarme Milch (teilentrahmte Milch) mit 1,5 % Fettgehalt
- Entrahmte Milch (Magermilch) mit 0,3 % Fettgehalt.

Trinkmilch ist ein sehr hochwertiges Nahrungsmittel. Das Milcheiweiß hat eine hohe biologische Wertigkeit (ca. 86 %) und kann sehr gut in körpereigenes Eiweiß umgewandelt werden.

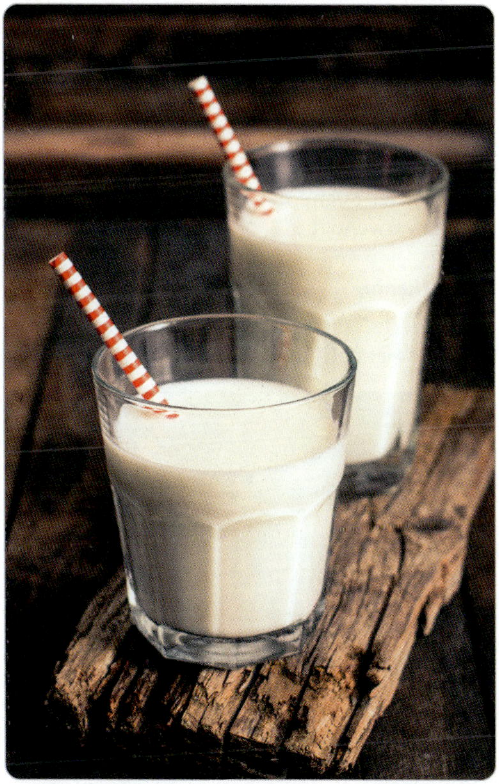

Neben Fett und Eiweiß enthält Milch Laktose (Milchzucker), Calcium, Jod und die fettlöslichen Vitamine A und D.

Durch die zahlreichen Inhaltsstoffe (Fett, Eiweiß, Kohlenhydrate) ist Milch kein kalorienarmer Durstlöscher, sondern muss als Nahrungsmittel in flüssiger Form bei der Nährstoffberechnung gewertet werden.

Rohmilch

Diese Milch ist vollkommen unbehandelt und ist gekühlt nur wenige Tage haltbar. Abgepackt kommt sie als Vorzugsmilch in den Handel.

Schwangere, Stillende, kleine Kinder, alte und kranke Menschen sollten keine Roh-/Vorzugsmilch trinken, sondern diese vor dem Verzehr abkochen um damit Krankheitskeime abzutöten.

Industriell verarbeitete Milch wird durch unterschiedliche Hitzeverfahren, bei denen Mikroorganismen abgetötet werden, haltbar gemacht.

Vor der **Haltbarmachung** wird die Milch homogenisiert. Dies bedeutet, dass sie mit hohem Druck durch feine Düsen gepresst wird. Die Fetttröpfchen, die von einer Eiweißschicht umhüllt sind, werden zerstört, gelangen in die Milch und können vom menschlichen Körper aufgenommen werden. Das Fett wird bei diesem Verfahren zerkleinert und verteilt sich gleichmäßig in der Flüssigkeit. Hierdurch wird die Bildung einer Fettschicht verhindert (Aufrahmen).

Pasteurisieren

Bei diesem Verfahren wird nach drei verschiedenen Temperaturstufen unterschieden:
- Dauererhitzung auf 62 bis 65 °C für 30 Minuten
- Kurzerhitzung auf 72 bis 75 °C für 15 bis 30 Sekunden
- Hocherhitzung auf 85 °C für 4 bis 10 Sekunden.

Anschließend wird die Milch auf 4 °C abgekühlt und abgepackt. Gekühlt gelagert ist diese Trinkmilch 6 bis 10 Tage haltbar.

Ultrahocherhitzen

Die Milch wird auf 75 °C vorgewärmt, dann schnell auf 135 °C erhitzt und anschließend schnell wieder abgekühlt.

Abgepackt kommt diese Milch in unterschiedlichen Fettstufen als H-Milch in den Handel. Sie ist ungekühlt sechs Wochen und länger haltbar.

Sterilisieren

Bei diesem Verfahren wird die Milch für 20 Minuten auf 120 °C erhitzt. Hierbei wird ein Großteil der hitzeempfindlichen Vitamine zerstört und die biologische Wertigkeit des Eiweißes wird verringert. Diese Milch ist für die Ernährung von Säuglingen und Kleinkindern nicht geeignet. Sterilisierte Milch ist nahezu unbegrenzt haltbar.

Milchprodukte

Durch die Zugabe verschiedener Säurekulturen wird die Trinkmilch zu beliebten Milchprodukten umgewandelt, die in „natur" oder mit Fruchtzusätzen und auch mit Getreideprodukten in den Handel gelangen. Wie auch die Milch werden die unterschiedlichen Sauermilchprodukte in verschiedenen Fettstufen im Handel angeboten.

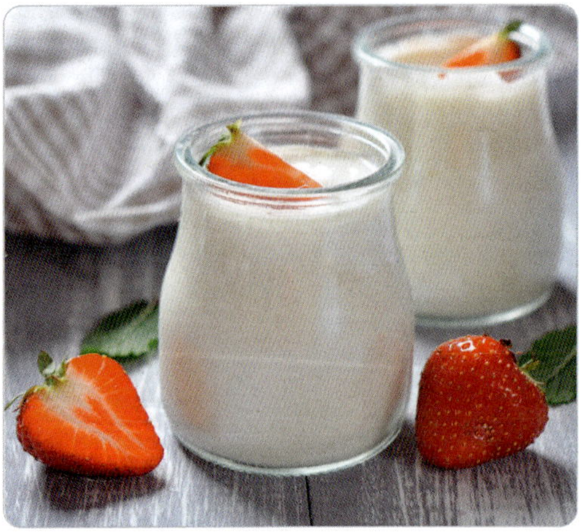

Joghurt, **Dickmilch** und **Kefir** werden durch entsprechende Milchsäurebakterien hergestellt. Hierbei wandeln sie die vorhandene Laktose (Milchzucker) in Milchsäure um und lassen das Eiweiß gerinnen, was zu einer Verdickung des Produktes führt. Soll z. B. Joghurt fest werden, so wird ihm zusätzlich ein Bindemittel (z. B. Gelatine) zugesetzt. Kefir wird aus Rohmilch hergestellt und durch die spezielle Milchsäurekultur entstehen geringe Alkohol- und Kohlensäuremengen, was häufig zu einer Wölbung des Deckels der abgepackten Ware führt.

Buttermilch enthält in der Regel nur 1 % Fett, aber alle Vitamine und Mineralstoffe der Milch und erfreut sich daher großer Beliebtheit bei Reduktionsdiäten. Früher entstand Buttermilch als Nebenprodukt bei der Butterherstellung.

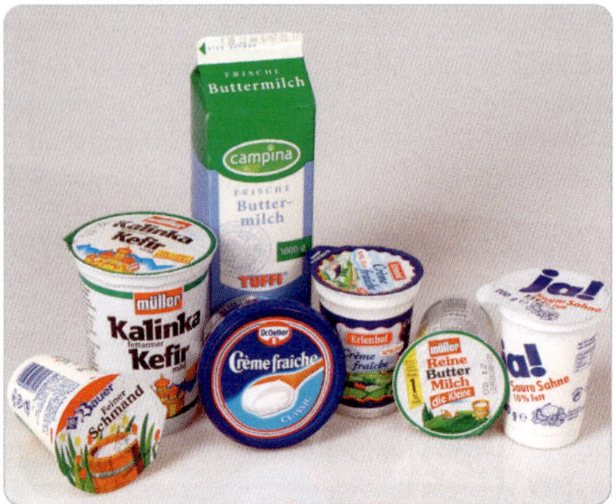

Kondensmilch (Kaffeesahne) wird homogenisiert und sterilisiert und ist mit einem Fettgehalt von 4 %, 7,5 %, 10 % und 15 % erhältlich. Diesem Milchprodukt darf Zucker zugesetzt werden und wird daher in der Küche häufig zur Verfeinerung von Speisen verwendet.

Sahne (Rahm)

Ungesäuerte Sahne wird in unterschiedlichen Fettstufen im Handel angeboten.

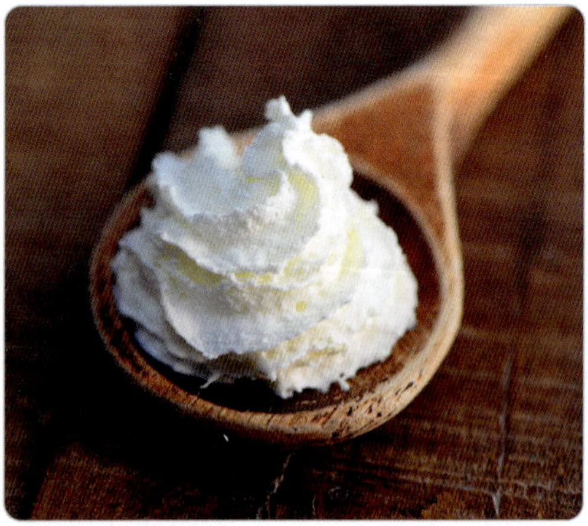

Flüssige Sahne hat einen Fettanteil von 22 bis 29 %. Ein Fettgehalt von unter 30 % garantiert nicht, dass sich die Sahne aufschlagen lässt. Flüssige Sahne wird in der Küche zur Verfeinerung von Suppen und Saucen eingesetzt.

Schlagsahne kommt homogenisiert und zumeist sterilisiert in den Handel. Der Fettgehalt muss mindestens 30 % betragen. Damit die Schlagsahne aufgeschlagen werden kann, muss sie gut gekühlt sein.

Der Fettgehalt von **Crème double** beträgt mindestens 40 %.

Saure Sahne (Sauerrahm)

Bei diesem Milchprodukt werden der Sahne Milchsäurebakterien zugesetzt. Dies führt zur Gerinnung, einem säuerlichen Geschmack und einer festeren Konsistenz als Sahne. Der Fettanteil von saurer Sahne beträgt 10 %.

Schmand wird wie die saure Sahne hergestellt, enthält jedoch einen höheren Fettanteil von 24 bis 29 %. Häufig wird ein Bindemittel (Stärke) zugesetzt um eine hohe Festigkeit zu erhalten.

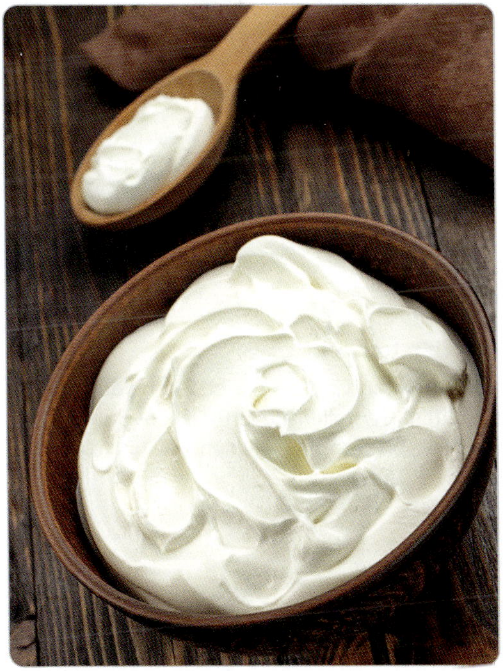

Crème fraîche enthält einen Fettanteil von mindestens 30 %. Der Masse kann Saccharose (Zucker) zugesetzt werden.

Diskurs zu Milch und Milchprodukten

Zunehmend rückt die **Laktoseintoleranz** in den Fokus der Verbraucherinnen und Verbraucher. Bei dieser Erkrankung – die häufig im jugendlichen Alter beginnt – kann der Milchzucker, der durch die Nahrung aufgenommen wird, nicht abgebaut werden. Als Beschwerden können Durchfall, Darmbeschwerden, Kopfschmerzen oder Konzentrationsschwächen auftreten. Sauermilchprodukte werden häufig vertragen, da ein Großteil der Laktose bereits durch die Milchsäurebakterien abgebaut wurde.

Diese Lebensmittelunverträglichkeit ist in asiatischen und afrikanischen Ländern sehr viel höher als in Amerika, Australien und Europa. In Deutschland liegen die Schätzungen bei bis zu 20 % Betroffener bei der erwachsenen Bevölkerung. Diesem Umstand haben die Supermärkte und Discounter bereits Rechnung getragen und bieten zunehmend laktosefreie Milch und Schlagsahne an.

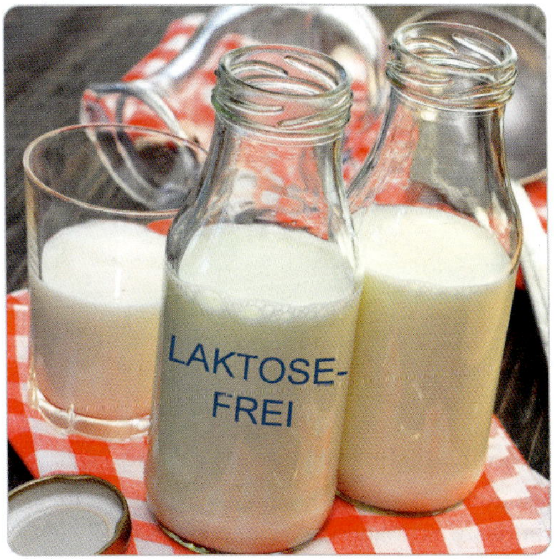

In den 10 Regeln für eine vollwertige und gesunde Ernährung der Deutschen Gesellschaft für Ernährung (DGE) wird auch weiterhin der tägliche Verzehr von Milch und Milchprodukten empfohlen (s. S. 31).

5.9 Eier

Das gebratene oder hart gekochte Ei ist ein beliebtes und preiswertes Lebensmittel und bei der Menüplanung nicht wegzudenken. Für Teige und Massen dient es als **Lockerungs-**, **Binde-**, **Färbe-** und **Verfeinerungszutat**. Auch als **Garnitur** findet das Hühnerei in der Küche häufig Verwendung, da es durch den starken Farbkontrast eine hohe Wirkung erzielt.

Eier sind jedoch anfällig für Salmonellen. Deshalb müssen sie frisch verarbeitet und möglichst vollständig gegart werden. Gerichte, bei denen Rohei verwendet werden muss, sollten unmittelbar nach der Zubereitung verzehrt werden.

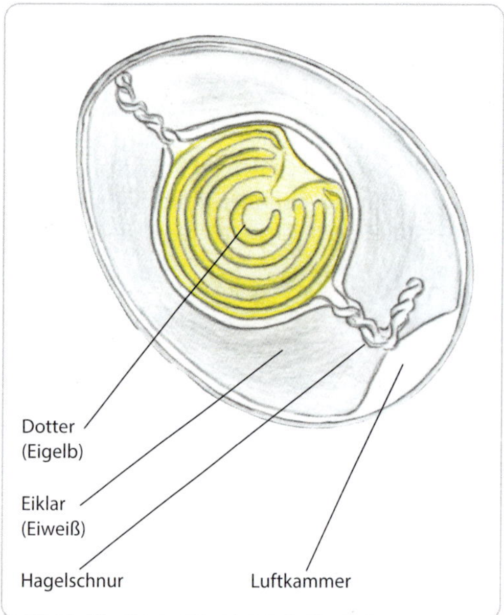

EU-einheitliche Eierkennzeichnung

Seit 2004 gilt eine einheitliche Verordnung der EU zur Kennzeichnung von Hühnereiern. Diese Kennzeichnung erfolgt durch einen Stempel auf der Schale eines jeden Eies. Die erste Zahl gibt Auskunft über die **Haltungsform** des Huhnes.

3 = Kleingruppenhaltung
Die Kleingruppe bietet den Legehennen ein abgedunkeltes Nest zur ungestörten Eiablage, Sitzstangen zum Ruhen und Einstreu zum Scharren und Picken. Die Gruppengröße beträgt 20 bis 60 Hennen.

2 = Bodenhaltung
Bei dieser Haltungsform ist ein Quadratmeter Bodenfläche für neun Hennen vorgeschrieben. Mindestens ein Drittel des Stalles muss eingestreut sein, sodass die Tiere scharren können. Den Hennen stehen Nester in mehreren Etagen zur Verfügung, in denen sie ihre Eier legen können.

1 = Freilandhaltung
Bei dieser Haltungsform stehen jeder Henne neben Sitzstangen, Nestern und Einstreu noch vier Quadratmeter Auslauffläche zur Verfügung.

0 = Ökologische Erzeugung
Eier aus ökologischer Haltung dürfen nur so gekennzeichnet sein, wenn höchstens sechs Hühner auf einem Quadratmeter gehalten werden und jedem Huhn vier Quadratmeter Auslauf zur Verfügung stehen. Das Futter (Mais, Getreide) soll vorwiegend aus ökologischem Anbau bestehen. Leistungsfördernde Antibiotika, gentechnisch verändertes Futter und Fischmehl dürfen nicht verfüttert werden.

Die folgenden Buchstaben stehen für das **Erzeugerland** des Eies:

AT	Österreich	**IT**	Italien
BE	Belgien	**IE**	Irland
CZ	Tschechische Republik	**LV**	Lettland
		LU	Luxemburg
CY	Zypern	**MT**	Malta
DE	Deutschland	**NL**	Niederlande
DK	Dänemark	**PL**	Polen
EE	Estland	**PT**	Portugal
ES	Spanien	**SE**	Schweden
FI	Finnland	**SK**	Slowakei
FR	Frankreich	**SL**	Slowenien
GR	Griechenland	**UK**	Vereinigtes Königreich
HU	Ungarn		

Der Eierstempel

In Deutschland geben die ersten beiden Zahlen nach dem Herstellerland (z. B. DE) das Bundesland, die dritte bis sechste Stelle den Stall und die siebte Stelle das Huhn an.

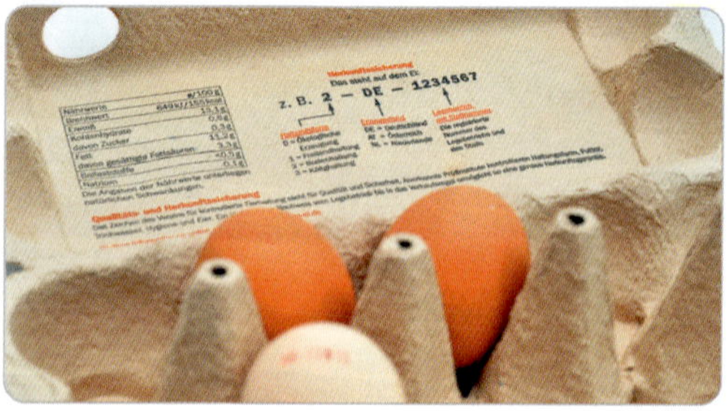

Die Zahlen der Bundesländer:

01	Schleswig-Holstein	09	Bayern
02	Hamburg	10	Saarland
03	Niedersachsen	11	Berlin
04	Bremen	12	Brandenburg
05	Nordrhein-Westfalen	13	Mecklenburg-Vorpommern
06	Hessen	14	Sachsen
07	Rheinland-Pfalz	15	Sachsen-Anhalt
08	Baden-Württemberg	16	Thüringen

Die folgende Nummer gibt den Erzeugerbetrieb an. Jeder Verbraucher kann somit das Ei über den Betrieb bis in den Hühnerstall zurückverfolgen. Diese Information ist über das Internet möglich.

Güteklassen

Es dürfen nur Eier der Güteklasse „A" in den Handel kommen. Die Eierschale muss unbeschädigt sein und die Eier dürfen weder gewaschen noch anderweitig gereinigt, nicht haltbar gemacht oder gekühlt werden.

Eier der Güteklasse „B" dürfen nur in zugelassenen Betrieben der Nahrungsmittelindustrie verarbeitet werden und sind somit nicht im freien Handel erhältlich.

Kennzeichnung der Eierverpackung

In Deutschland sind folgende Kennzeichnungen auf jeder Verpackung vorgeschrieben. Die unterschiedlichen Angaben über Herkunft, Verpackungsort und die Lagerung des Eies werden nachstehend aufgeführt:

- Haltungsform, Güteklasse, Gewichtsklasse
- Erläuterung des Erzeugercodes
- Mindesthaltbarkeitsdatum
- Anzahl der verpackten Eier
- Betriebsnummer der Verpackungsstelle
- Name und Anschrift der Packstelle
- Verbraucherhinweise zur Lagerung und Verwendung der Eier

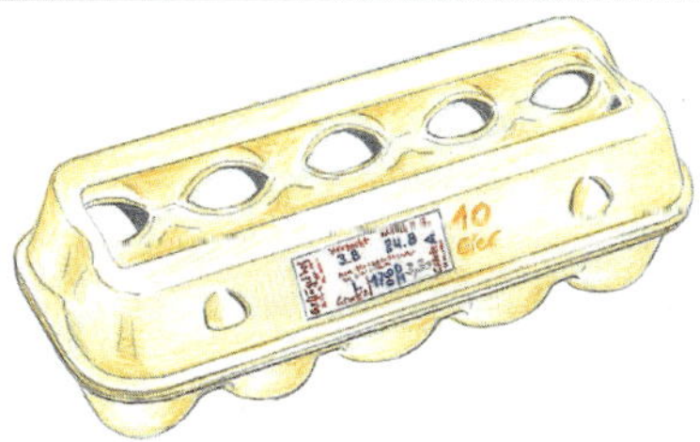

Lagerung von Eiern

Rohe Eier werden am günstigsten im Kühlschrank in dem dafür vorgesehenen Fach gelagert. Sie halten sich dort vier bis sechs Wochen.

Ungünstig ist die Lagerung in einem Pappbehälter. Da Eier eine poröse Schale haben, entweicht Feuchtigkeit, die sich in der Pappe absetzt und so einen hervorragenden Nährboden für Bakterien bildet, die wiederum zu einem schnelleren Verderb führen.

Besteht keine Möglichkeit die frischen Eier in dem dafür vorgesehenen Fach zu lagern, so sollte im Kühlschrank immer derselbe Platz gewählt werden, da an den Eiern und an dem Pappkarton Salmonellenerreger anhaften, die dann auch auf die Auflagen des Kühlschrankes übertragen werden.

Ungekochte Eier werden mit dem dickeren (stumpferen) Ende nach oben gelagert. Die Luftblase verbleibt so in diesem Bereich und kann später vor dem Kochen von Eiern angepiekst werden, um so ein Platzen der Eierschale zu verhindern.

Rohe Eier nicht in der Nähe von stark riechenden Lebensmitteln (Fisch, Salami) lagern, da die Geruchsstoffe durch die Schale in das Ei gelangen und den Geschmack des Eies beeinflussen können.

Frischezustand von Eiern im Vergleich

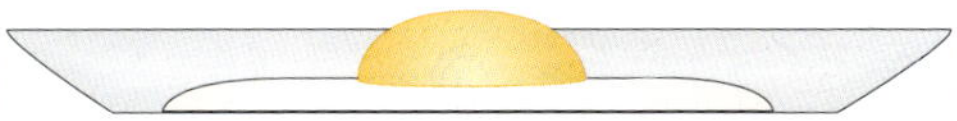

Frisches Ei

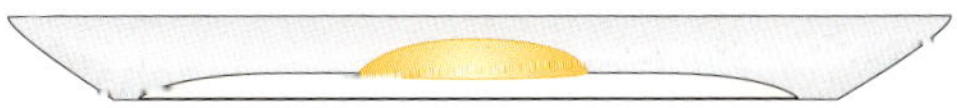

Altes Ei

5.10 Fisch

Fisch enthält hochwertiges Eiweiß, ist leicht verdaulich und liefert dem Körper wertvolle Mineralstoffe wie Phosphor, Jod und Kalium sowie viele Vitamine, zum Beispiel A, B1, B2, Niacin und Vitamin D.

Fische werden nach ihrer Herkunft in zwei Gruppen eingeteilt:

Salzwasserfische

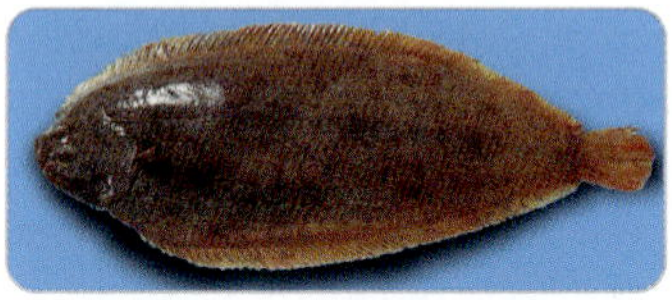

Seezunge

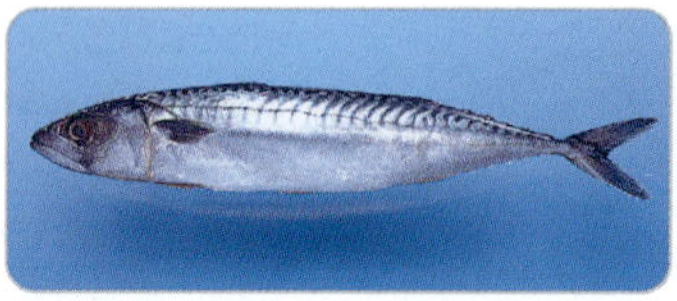

Makrele

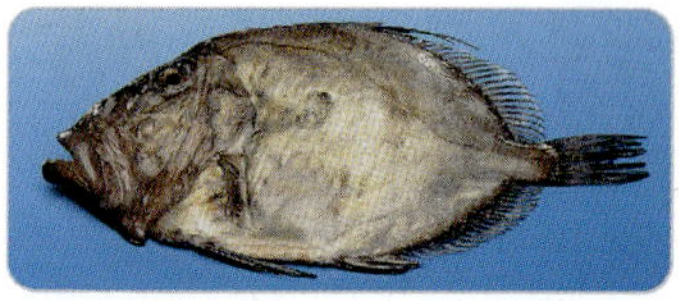

Petersfisch

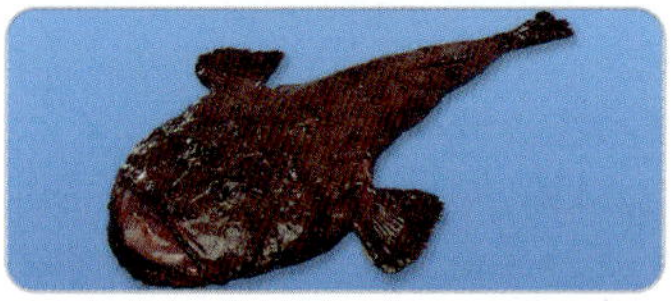

Seeteufel

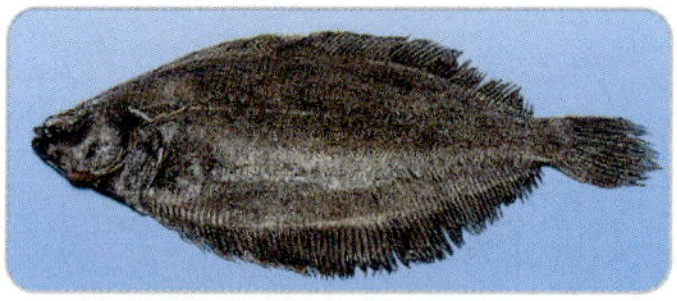

Heilbutt

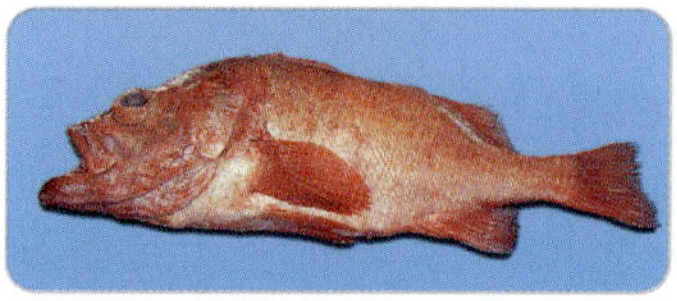

Rotbarsch

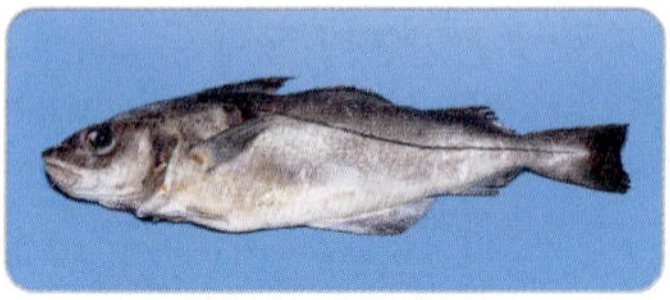

Schellfisch

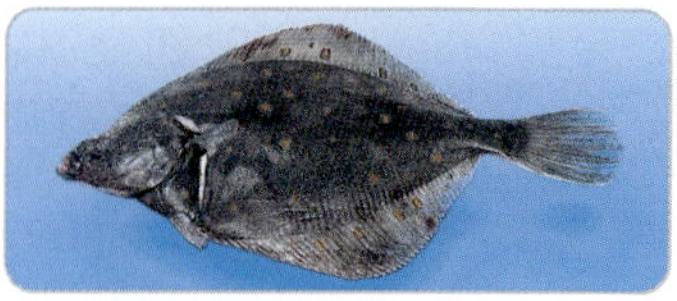

Scholle

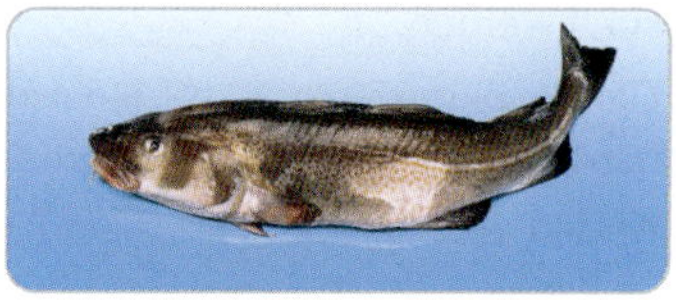

Kabeljau

Süßwasserfische

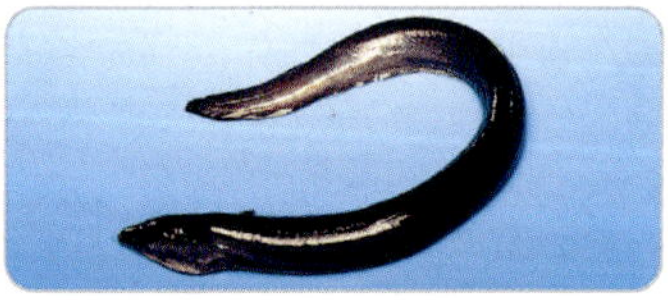

Aal

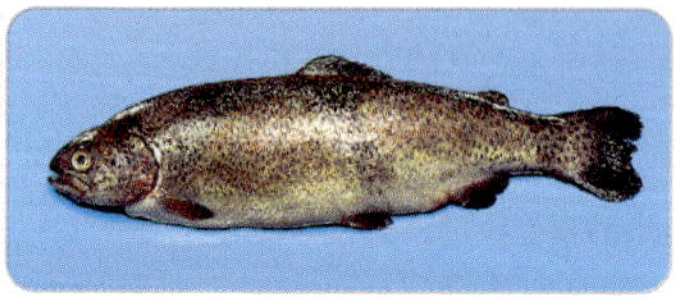

Forelle

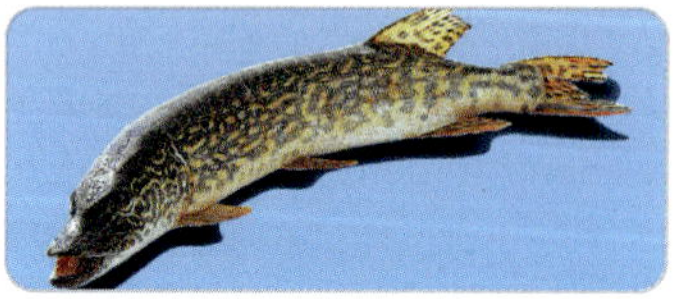

Hecht

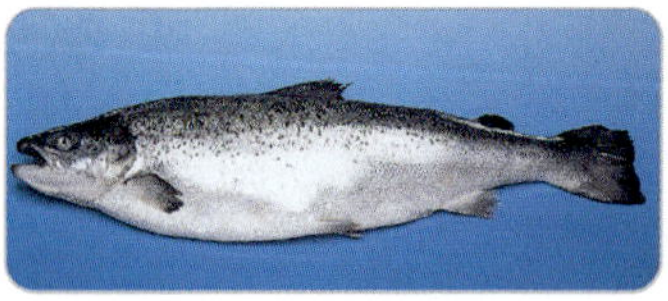

Lachs

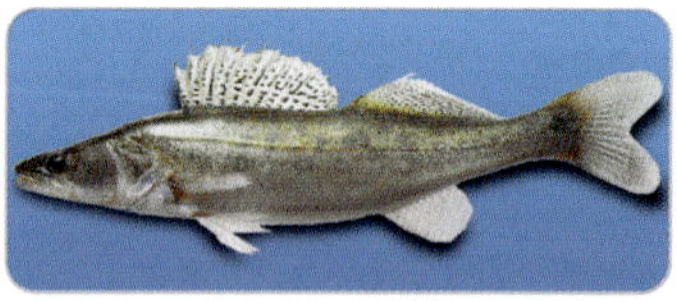

Zander

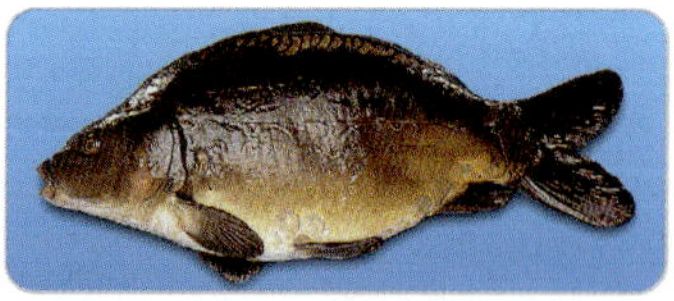

Karpfen

Fische werden nach ihrem Energiegehalt eingeteilt:

Fettfische	Magerfische
zum Beispiel: Aal, Thunfisch, Sardelle, Hering, Lachs	zum Beispiel: Kabeljau, Forelle, Schellfisch, Hecht, Barsch

Wichtige Einkaufsregeln

Fisch muss frisch sein, wenn er im Handel angeboten wird. An folgenden Merkmalen kann man dies erkennen:

1. Klare und glänzende Augen	4. Fest anliegende, hellrote Kiemen
2. Schuppen haften fest an der Haut	5. Frischer aromatischer Geruch (riecht nicht nach Fisch)
3. Frisches Fischfleisch ist elastisch und federt zurück, wenn man mit dem Finger darauf drückt	

Richtige Lagerung

Frisch geschlachtete Fische werden bei +/–0 Grad im Kühlschrank gelagert. Empfehlenswert ist die Lagerung auf Eiswürfeln.

Lebende Fische werden in Aquarien gehalten. Die Wassertemperatur beträgt zwischen + 9 und + 12 Grad. Ein guter Wasserzulauf ist Voraussetzung für eine ausreichende Sauerstoffzufuhr. Die Aquarien müssen jede Woche gereinigt werden.

Fisch kann durch verschiedene Gartechniken gegart werden:

Die gängigste Methode ist das Garziehen. Fisch kann aber auch durch Grillen, Braten, Frittieren, Backen, Dämpfen, Dünsten (Garen in Folie), Garen durch Mikrowellen oder im Römertopf gegart werden.

Verschiedene Gartechniken und durchschnittliche Garzeiten in der Übersicht:

Gartechnik	Fischart	Angebotsform	Garzeit
Dämpfen	Kabeljau, Rotbarsch	Fischfilet	25–30 Minuten
Garziehen	Kabeljau, Schellfisch, Hecht, Barsch	ganzer Fisch Fischfilet	20–30 Minuten 10–15 Minuten
Garziehen	Lachs	ganzer Fisch Fischfilet	20–40 Minuten 20–25 Minuten
Garziehen	Forelle, Makrele	ganzer Fisch Fischfilet	15–20 Minuten 8–10 Minuten
Garen durch Mikrowellen	Kabeljau, Schellfisch, Barsch	ganzer Fisch Fischfilet	20 Minuten bei 600 Watt
Braten	Kabeljau, Schellfisch, Barsch	Fischfilet	15–20 Minuten 10–15 Minuten
Braten	Forelle, Makrele	ganzer Fisch Fischfilet	10–15 Minuten 8–10 Minuten
Grillen	Kabeljau, Schellfisch, Rotbarsch	ganzer Fisch Fischfilet	12–15 Minuten 8–10 Minuten
Grillen	Forelle, Makrele, Plattfische	ganzer Fisch Fischfilet	5–8 Minuten 4–6 Minuten

Vorbereiten von Frischfisch

Abziehen	Aal, Seezunge, Steinbutt und Scholle haben eine feste Haut, die abgezogen werden muss. Haut an der Schwanzflosse einschneiden, danach vorsichtig erst die eine, dann die andere Seite abziehen.
Ausnehmen	Mit einem Messer wird der Fisch an der Unterseite von der Schwanzflosse in Richtung Kopf aufgeschnitten. Durch die entstehende Öffnung werden die Innereien vorsichtig herausgezogen. Festsitzende Teile können mit einer Küchenschere abgeschnitten werden.
Schuppen entfernen	Fisch an der Schwanzflosse festhalten und unter fließendem Wasser mithilfe eines Fischschuppers oder eines Küchenmessers gegen den Strich entschuppen.
Tranchieren/Filetieren	Kopf und Schwanzflosse abschneiden. Haut entlang der Rückenflosse vom Kopf bis zum Schwanz mit einem scharfen Messer einschneiden. Filet vorsichtig von den Gräten ablösen. Gräten herausnehmen, feine Gräten von Hand nachträglich entfernen, evtl. Pinzette verwenden. Fischfilets häuten. Bei kleinen Fischen wird die Haut vor dem Filetieren abgezogen.

Säubern – Säuern – Salzen

Säubern 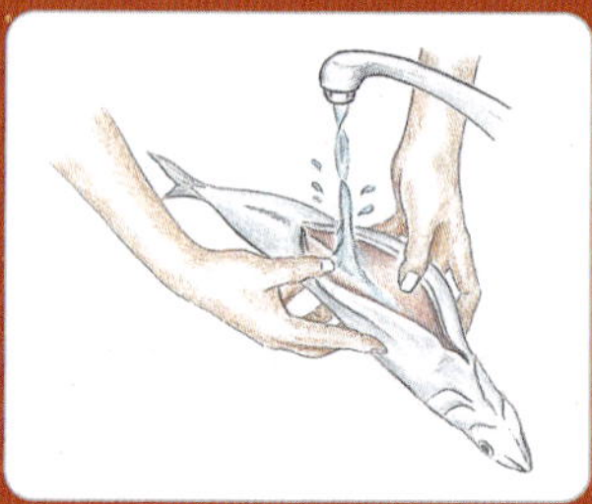	Den ganzen Fisch innen und außen gründlich unter fließendem Wasser reinigen. Mit einem Küchenkrepp trocken tupfen.
Säuern 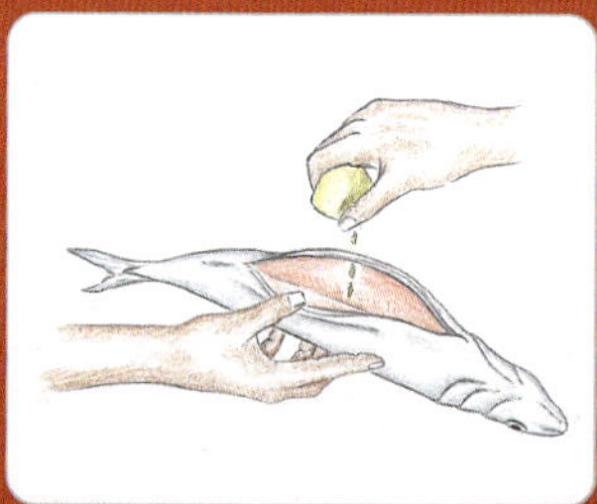	Etwa 10 Minuten vor der Zubereitung den Fisch innen und außen mit Zitronensaft beträufeln. Durch die Säure gerinnt das Eiweiß an den Randschichten. Die Poren verschließen sich und halten den Eigensaft eingeschlossen.
Salzen 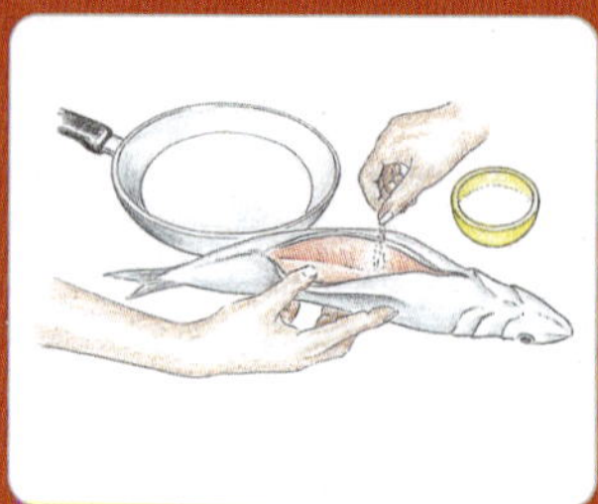	Unmittelbar vor der Zubereitung wird der Fisch gesalzen. Salz wirkt hygroskopisch (wasseranziehend) und entzieht dem Fisch Flüssigkeit. Gesalzenen Fisch nicht lange liegen lassen.

5.11 Kalb

Kalbfleisch im Überblick

① Oberschale
② Filet
③ Rücken
④ Nacken (Hals)
⑤ Schulter
⑥ Kalbsbrust
⑦ Kalbsnuss
⑧ Kalbshaxe
⑨ Unterschale

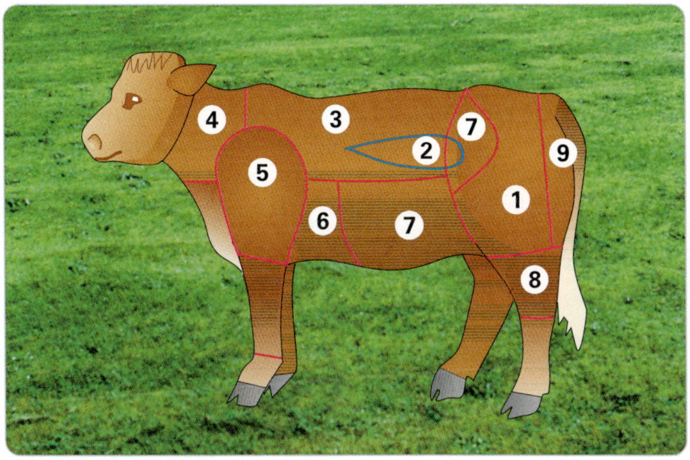

Fleischteile vom Kalb

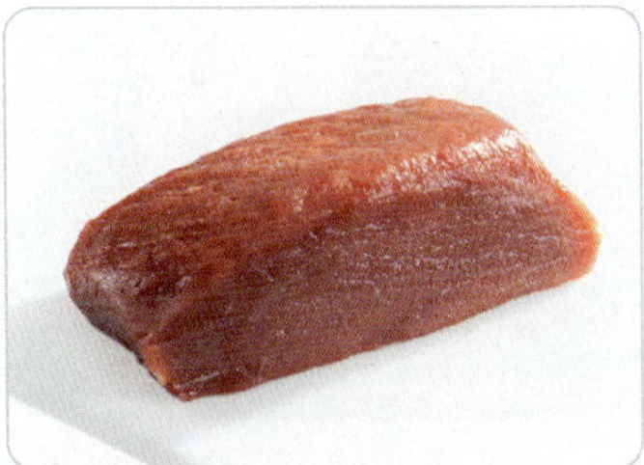
Unterschale

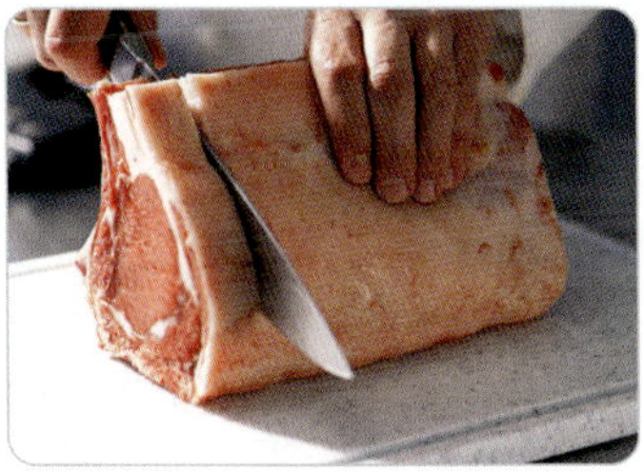
Kotelett

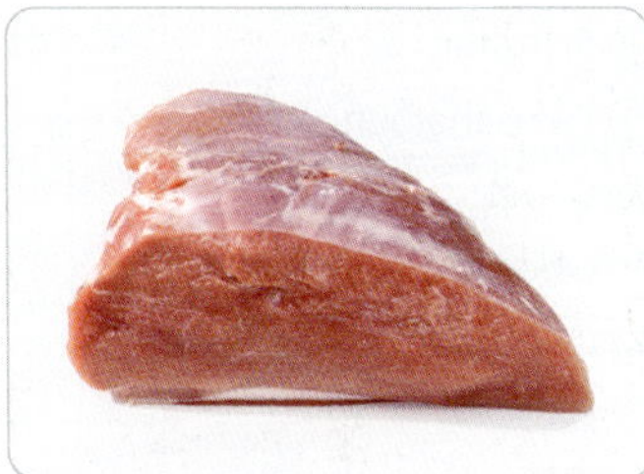
Dicker Bug/Schulter

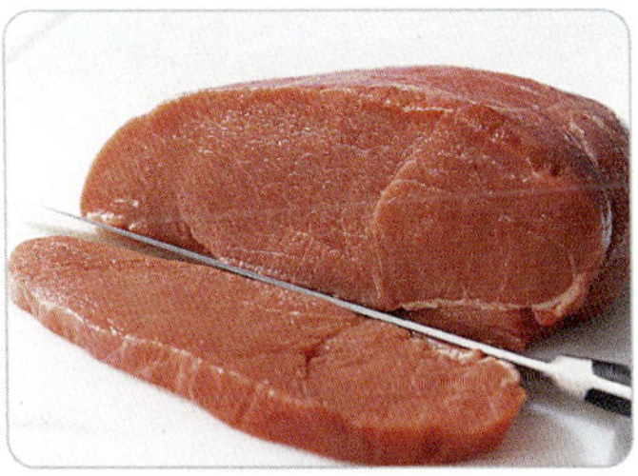
Oberschale, pariert

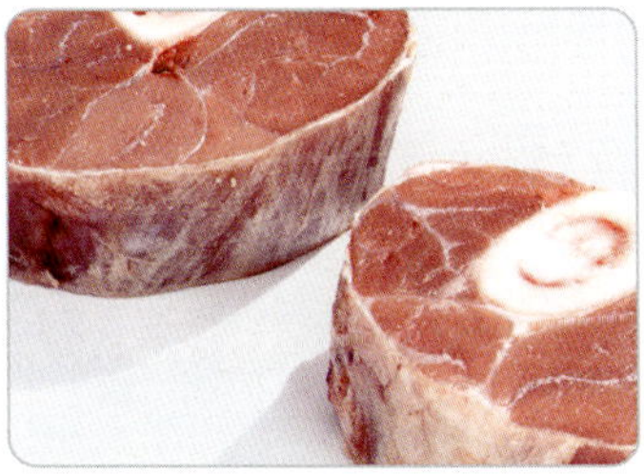
Beinscheiben

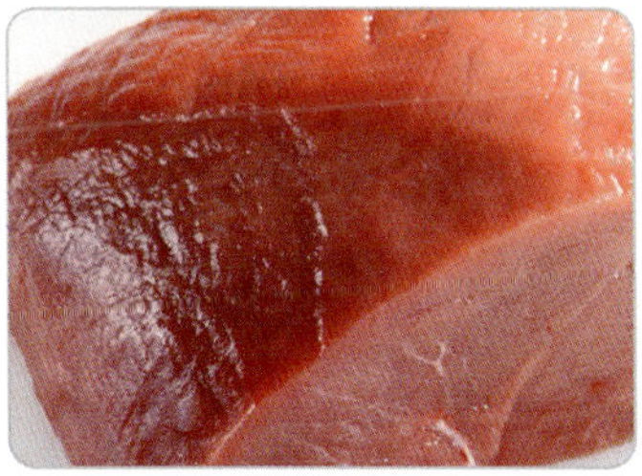
Kalbsnuss

Verwendung der Fleischteile

Fleischteil	Beschaffenheit	Geeignete Gartechniken
Hals	saftiges, zartes Fleisch, mit Fett durchzogen	Kochen, Schmoren
Schulter	zartes, saftiges Fleisch	Kochen, Schmoren
Keule	mageres, sehr saftiges, teures Fleisch	Kurzbraten, Grillen, Garen in Folie
Rücken	saftiges Fleischstück	Grillen, Kurzbraten, Schmoren

5.12 Rind

Verwendung von Rindfleisch

Seit einiger Zeit wird der Kauf von Rindfleisch in Frage gestellt, da die Wissenschaft festgestellt hat, dass die Krankheit Rinderwahnsinn auch auf den menschlichen Körper übertragen und verheerende Folgen nach sich ziehen kann. Zum Schutz des Verbrauchers muss das Rindfleisch gekennzeichnet sein. Jeder Verbraucher kann ersehen, woher das Fleisch stammt. Nach dem augenblicklichen Stand der Wissenschaft ist der Verzehr von Muskelfleisch nahezu unbedenklich. Auf den Verzehr von Hirn und Knochenmark sollte unbedingt verzichtet werden.

Rindfleisch im Überblick

① Filet
② Roastbeef
③ Hüfte
④ Schwanzstück
⑤ Rinderbrust
⑥ Hohe Rippe
⑦ Schulterspitze
⑧ Schulter
⑨ Beinscheiben
⑩ Kugel
⑪ Oberschale
⑫ Quer- oder Flachrippe
⑬ Hals

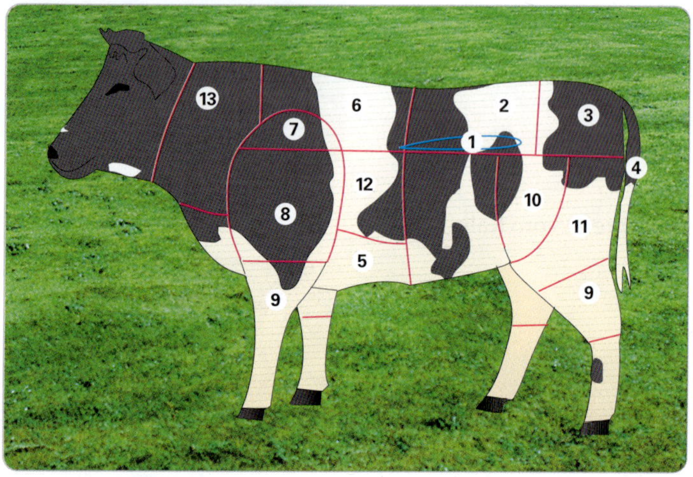

Fleischstücke vom Rind

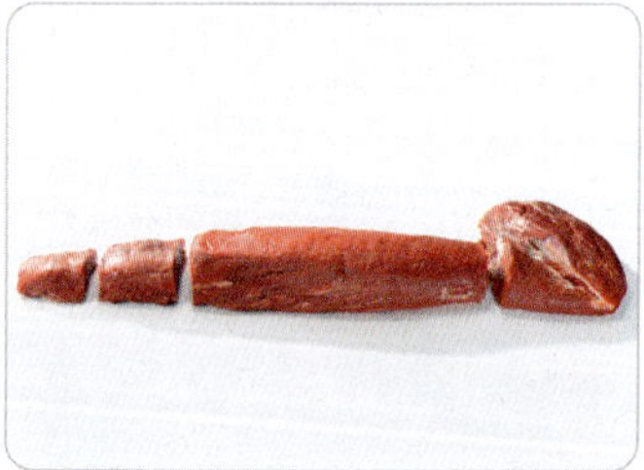
Filet

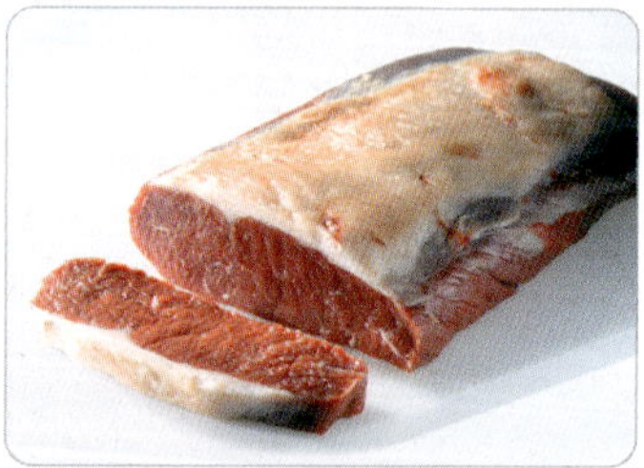
Roastbeef

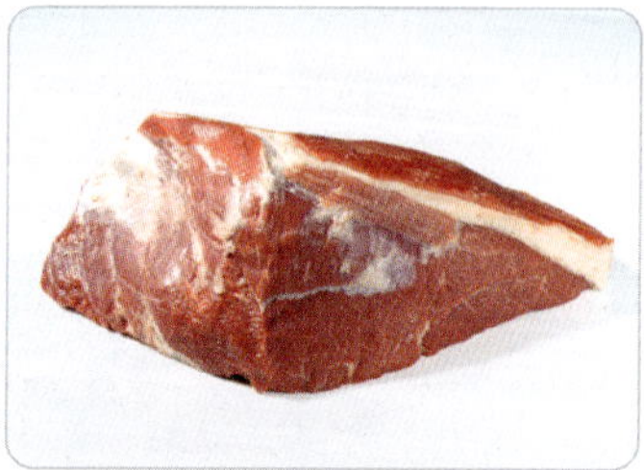
Hüfte

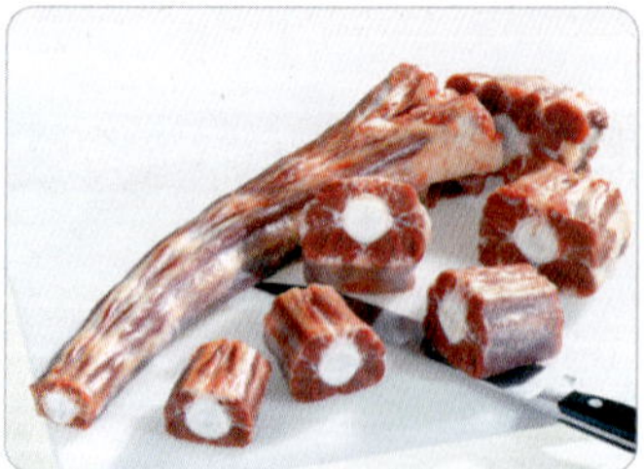
Ochsenschwanz

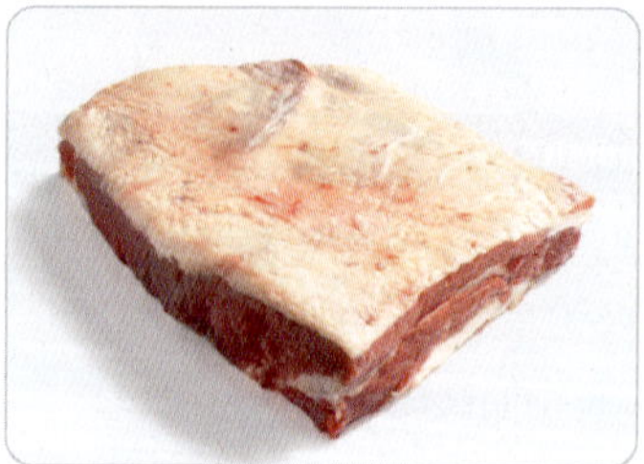
Rinderbrust

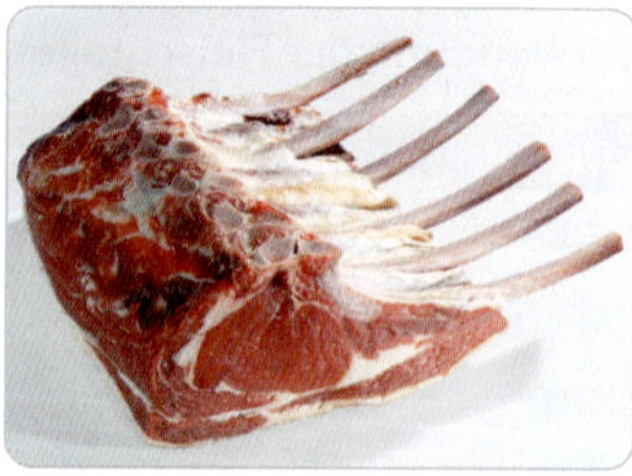
Hohe Rippe

Fleischstücke vom Rind

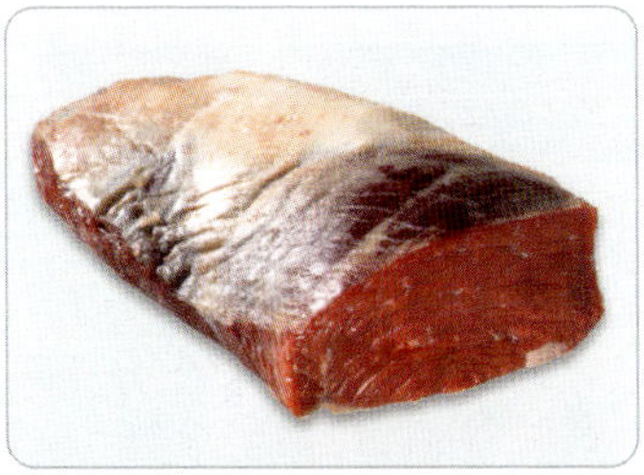

Tafelspitz

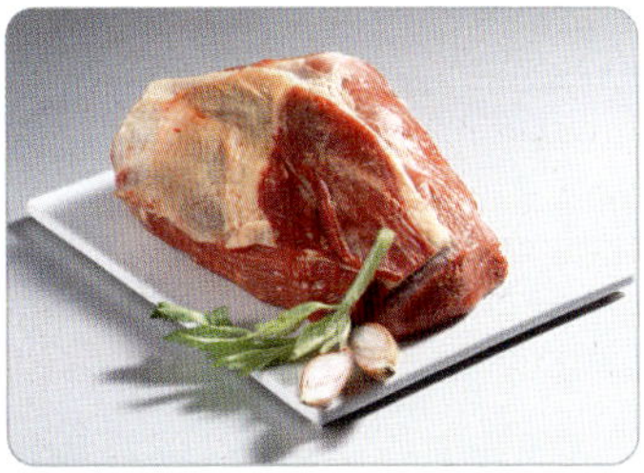

Schulter

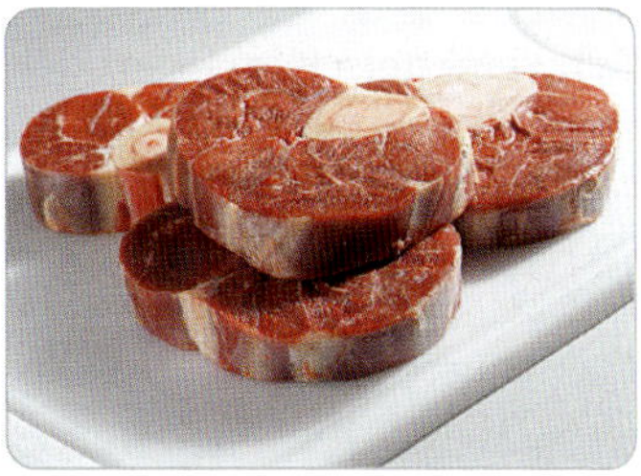

Beinscheiben

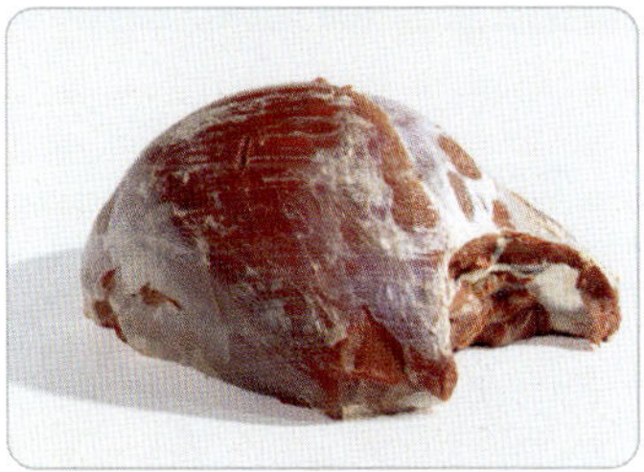

Kugel

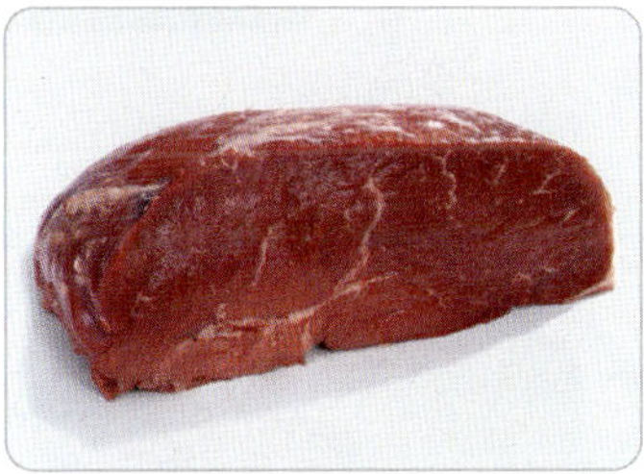

Oberschale

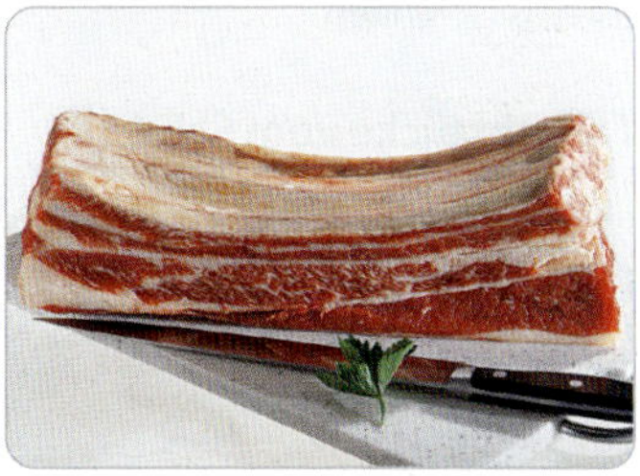

Querrippe

Verwendung der Fleischstücke

Fleischteil	Beschaffenheit	Geeignete Gartechniken
Filet	sehr zartes, teures, hochwertiges Fleisch	Kurzbraten, Grillen
Roastbeef	sehr mageres Fleisch aus dem mittleren Rücken	Braten, Grillen, Schmoren
Hals	durchwachsenes Fleisch mit kräftiger Fleischfaser	Kochen
Hüfte	mageres, zartes, relativ teures Fleisch	Braten, Grillen, Schmoren
Schwanzstück	mageres, kleines Fleischstück aus der hinteren Keule	Braten, Grillen, Schmoren
Rinderbrust	zähes, langfaseriges Fleisch	Kochen
Lappen	mit Fett und Sehnen durchwachsenes Fleisch	Kochen
Kamm	Zungenstück aus dem unteren Teil des Halses	Kochen
Beinscheiben	mageres, mit Sehnen durchwachsenes Fleisch mit Knochen und Knochenmark	Kochen
Schulter	zartes Fleischstück aus der Keule	Braten, Grillen, Schmoren
Oberschale	mageres Fleischstück aus der Keule mit feinen Fettadern durchzogen	Braten, Grillen
Quer- oder Flachrippe	ein hinter der Vorderkeule gelegenes langfaseriges, zähes Fleischstück	Kochen

5.13 Schwein

Schweinefleisch im Überblick

① Ober- und Unterschale, Schnitzel
② Kotelettstrang
③ Filet
④ Nacken
⑤ Schulter
⑥ + ⑦ Bauch, Wamme
⑧ Eisbein
⑨ Hüfte
⑩ Nussschinken

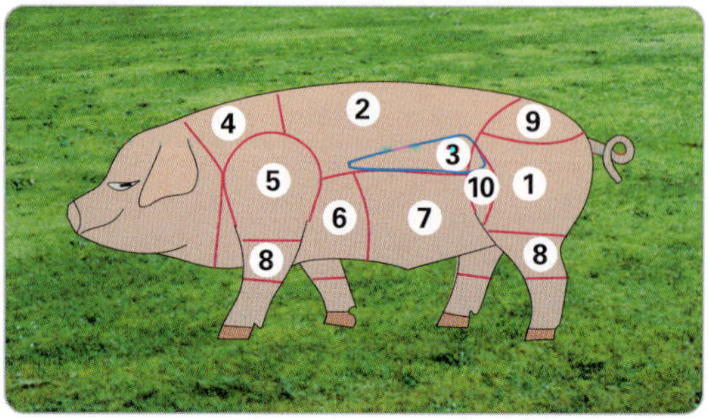

Fleischstücke vom Schwein

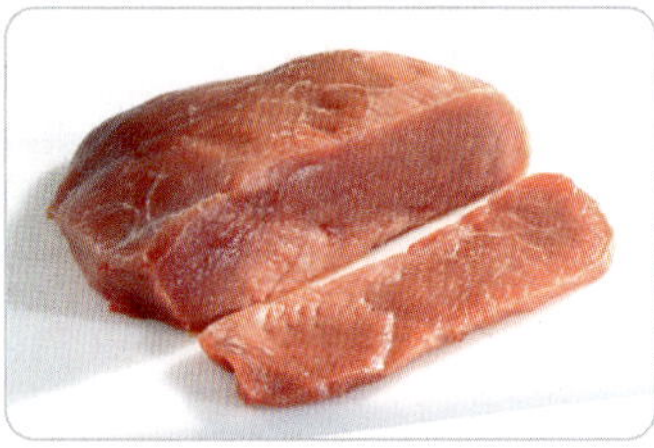
Oberschale

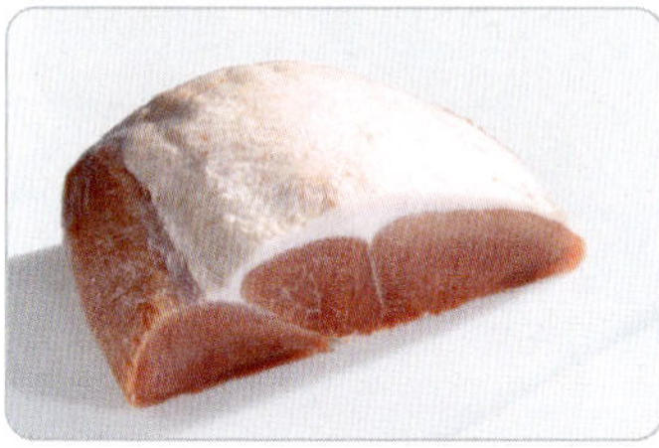
Schinkenstück mit Speck

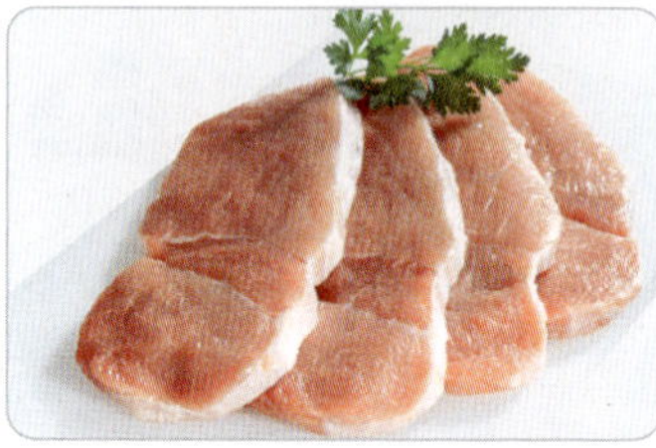
Schnitzel

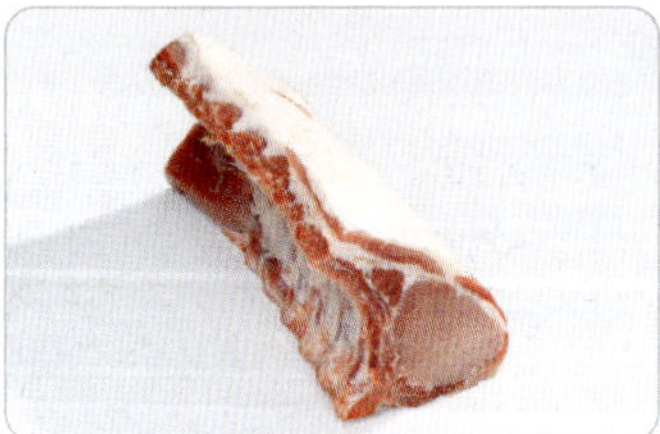
Kotelett, Nierenstück

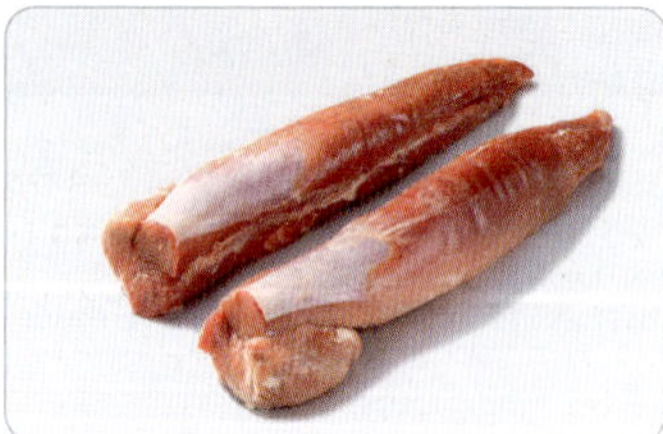
Filet

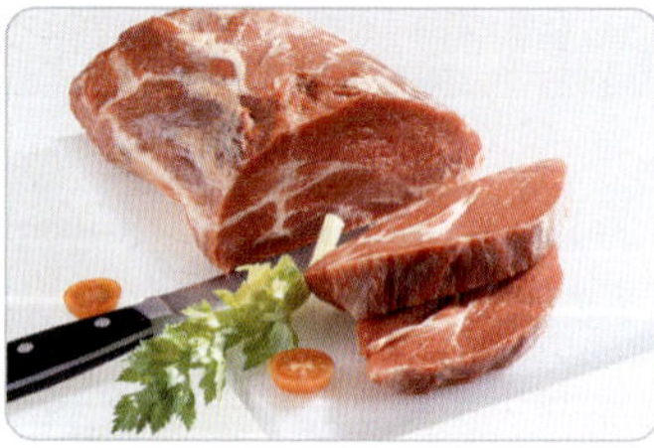
Nacken

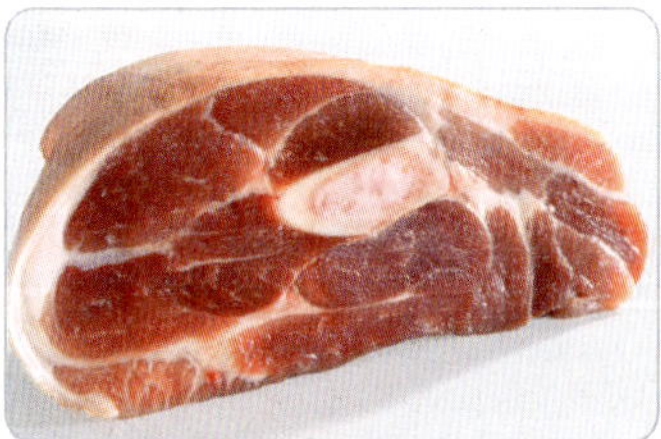
Schulter

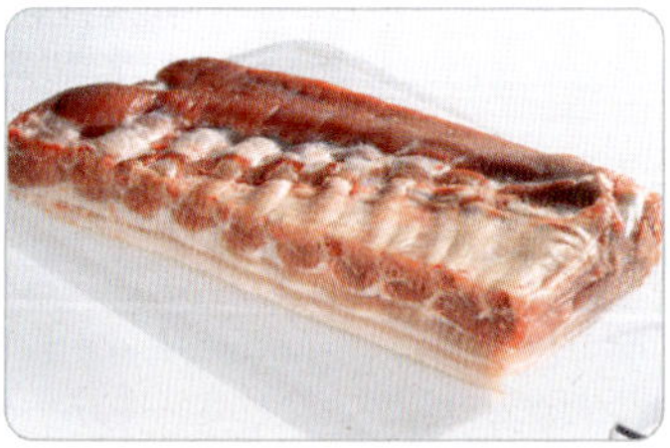
Bauch

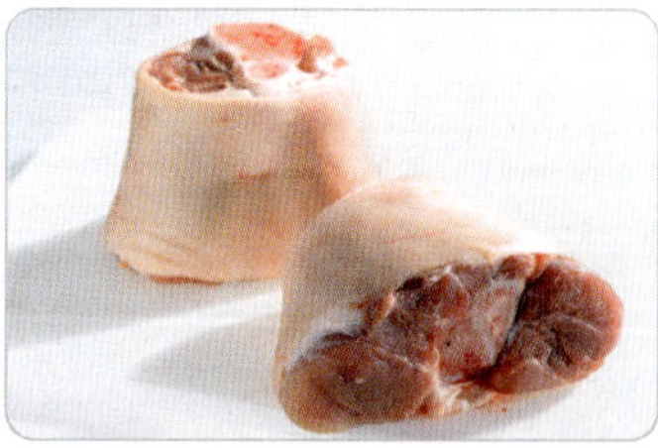
Eisbein, Haxe

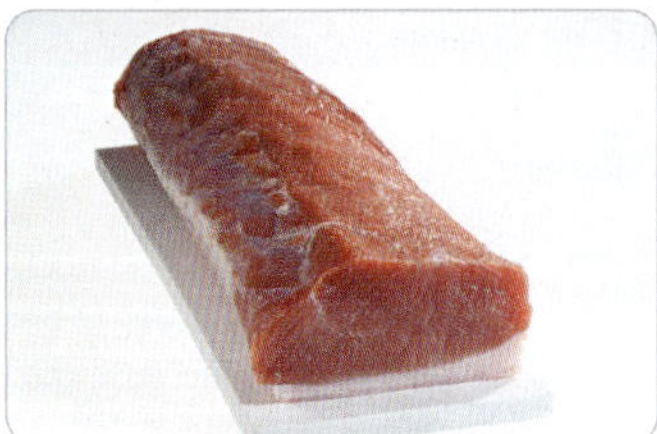
Kotelettstück ohne Knochen

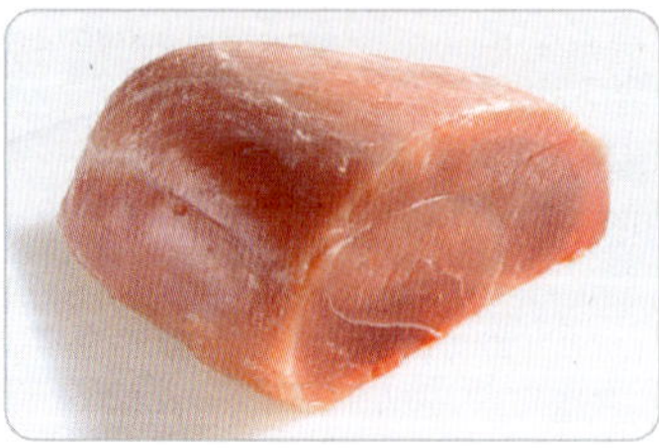
Nuss

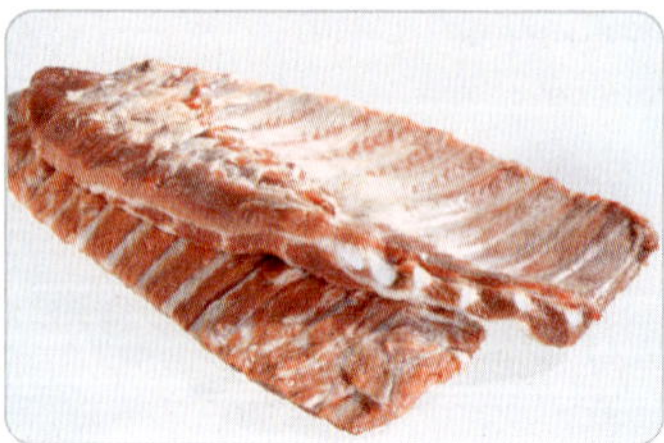
Schälrippchen

Verwendung der Fleischteile

Fleischteil	Beschaffenheit	Geeignete Gartechniken
Oberschale	mageres, trockenes Fleisch aus der Keule	Braten, Schmoren
Unterschale	mageres und zartes Fleischstück aus der Keule	Braten, Schmoren
Nacken	zartes, mit Fett durchwachsenes Fleischstück	Braten, Grillen, Frittieren
Schulter	zartes, leicht mit Fett durchzogenes Fleisch	Braten, Schmoren, Frittieren
Kotelettstrang	zartes, mageres Fleisch	Braten, Grillen, Frittieren
Bauch	sehr saftiges, fettes Fleischstück	Braten, Grillen, Kochen
Rippenknochen	Knochen, die von zartem Fleisch umgeben sind	Kochen, Grillen, Schmoren
Filet	zartes, mageres, saftiges, sehr teures Fleisch	Braten, Grillen, Dünsten, Garen in Folie, Garen im Römertopf
Hüfte	enthält eine dicke Fettschwarte und stammt aus dem oberen Teil der Keule	Braten, Grillen, Schmoren
Nussschinken	sehr zartes, teures Fleisch aus der Keule	Kochen, Grillen, Schmoren
Eisbein	zartes, kurzfaseriges Fleisch	Grillen, Schmoren, Braten im Backofen

5.14 Innereien

Sie stehen zunehmend in der Diskussion, da sie häufig mit Schadstoffen belastet sind. Es wird daher empfohlen, Leber und Nieren nur 1 x im Monat zu verzehren. Hirn und Knochenmark sollten nicht mehr verarbeitet werden, da hierdurch der BSE-Erreger (Rinderwahnsinn) übertragen werden kann, der auch durch den Garprozess nicht zerstört wird. Eindeutige wissenschaftliche Ergebnisse, die den Verzehr verbieten würden, liegen jedoch noch nicht vor.

Innereien sind preiswerter als Muskelfleisch, enthalten hochwertiges Eiweiß und sind reich an Vitaminen und Mineralstoffen. Sie haben eine kurze Garzeit und einen relativ geringen Fettgehalt.

Arten von Innereien

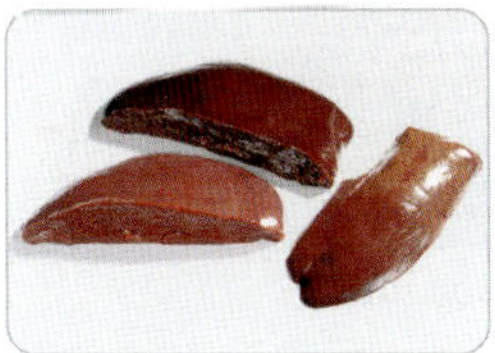

Leber vom Kalb, Rind und Schwein

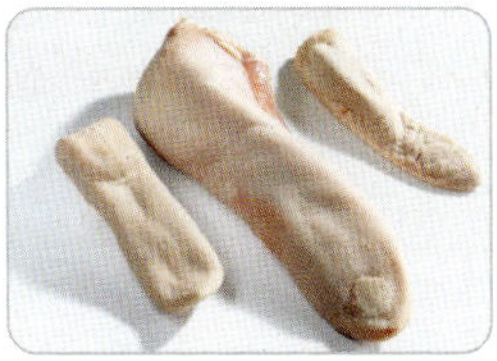

Zunge von Kalb, Rind und Schwein

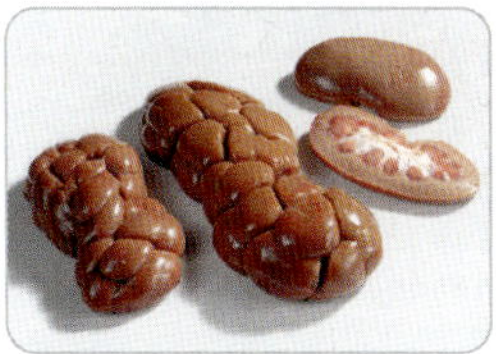

Niere von Kalb, Rind und Schwein

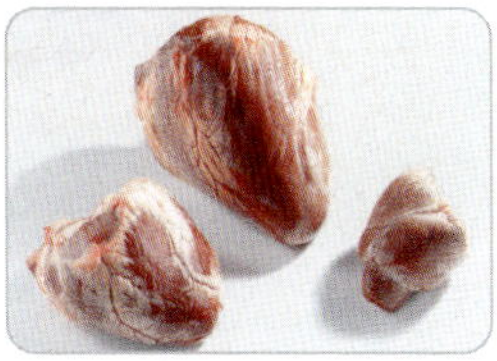

Herz von Kalb, Rind und Schwein

5.15 Hackfleisch

Hygienevorschriften

Hackfleisch bietet aufgrund seiner großen Oberfläche einen idealen Nährboden für Bakterien. Es ist daher ein leicht verderbliches Lebensmittel und muss mit besonderer Sorgfalt behandelt werden.

- Hackfleisch muss an dem Tag seiner Zubereitung verkauft oder weiterverarbeitet werden.
- Frisches Hackfleisch sollte nur kurz, kühl gelagert und am Einkaufstag verbraucht werden.
- Zur Herstellung von Fleischmasse Gabel oder Rührgerät (Knethaken) verwenden.
- Vor und nach dem Formen von Hackfleischgerichten die Hände sorgfältig waschen.
- Handverletzungen sorgfältig verbinden und nach der Hackfleischverarbeitung Verband wechseln.
- Keine Holzbretter zur Ablage von rohem Hackfleisch verwenden. Bakterien können sich im Holz festsetzen und auf andere Lebensmittel übertragen werden.
- Hackfleischgerichte müssen völlig durchgegart werden, da Bakterien erst bei ca. 70 Grad absterben. Bei dieser Temperatur ist das gesamte Eiweiß geronnen. Hackfleischgerichte müssen im Inneren eine weißgraue Farbe haben. Ist das Fleisch innen noch rot, so muss es nochmals gegart werden.
- Hackfleischgerichte nicht warm halten. Lieber erkalten lassen, kühl lagern und zum Verzehr erneut erwärmen.

Angebotsformen

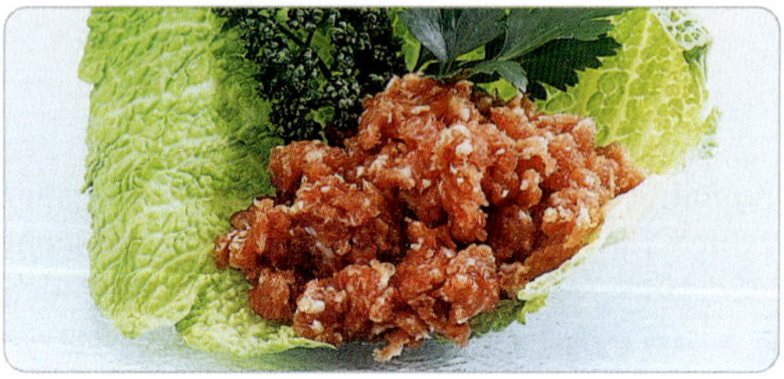

Schweinehackfleisch: *Fettanteile bis zu 35 %*

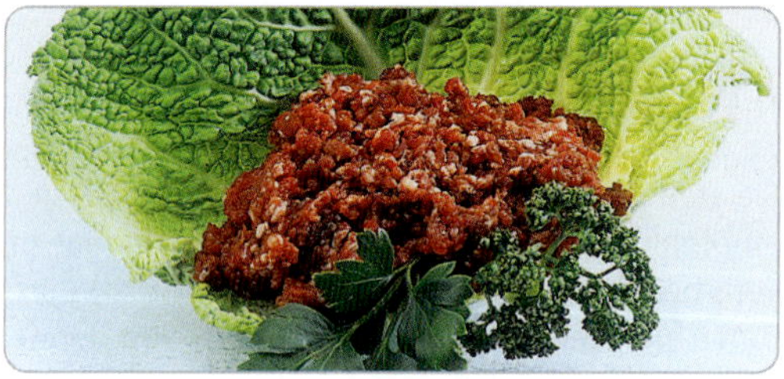

Rinderhackfleisch: *Fettanteile bis zu 20 %*

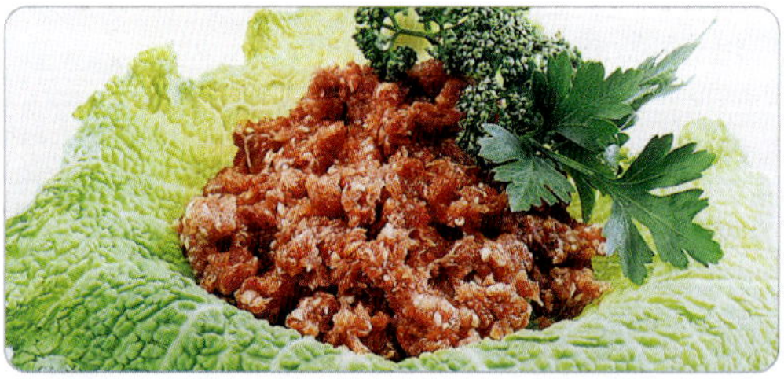

gemischtes Hackfleisch (Schwein/Rind): *Fettanteile bis zu 30 %*

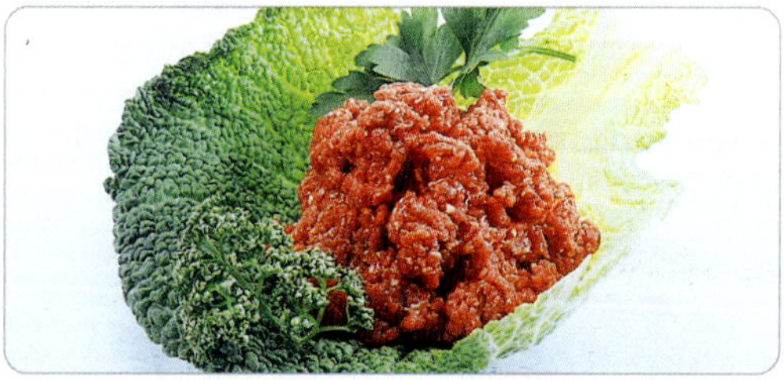

Tatar/Schabefleisch: *Fettanteile bis zu 6 %*

Tatar wird aus edlem Rindfleisch hergestellt.
Es ist sehr teuer und wird in der Regel roh verzehrt.

HINWEIS

Hackfleisch möglichst frisch beim Metzger zubereiten lassen. Abgepackte Ware wird begast und ist durch dieses Verfahren länger haltbar. Die vorgeschriebene Lagertemperatur beträgt 3 °C. In der Regel sind Kühlschränke deutlich wärmer. Deshalb kann das Hackfleisch auch vor Ablauf des Verfallsdatums verdorben sein.

5.16 Geflügel

Beurteilung für unsere Ernährung

Geflügel ist vielseitig verwendbar und hat einen hohen Eigengeschmack. Es wird nach seinem Fettgehalt in Mager- und Fettgeflügel unterteilt. Magergeflügel ist leicht verdaulich und bei schonender Zubereitung auch für Diäten geeignet. Geflügel enthält hochwertiges Eiweiß.

Angebotsformen

• Frisches Geflügel	• Tiefkühlgeflügel
• Geflügelteile	• Bratfertiges Geflügel (mit Innereien)
• Verzehrfertiges Geflügel	• Kochfertiges Geflügel (mit Innereien)
	• Grillfertiges Geflügel (ohne Innereien)

Güteklassen

Geflügel wird in unterschiedlichen Güteklassen gehandelt:

A	Beste Qualität. Ohne Verletzungen oder Hautverfärbungen.
B	Gesundes Geflügel mit kleinen Verletzungen, zum Beispiel Hautrissen. Es können bei dieser Klasse Verfärbungen sichtbar sein.
C	Gesundes Geflügel mit stärkeren Verletzungen. Diese Tiere werden ausschließlich in der Industrie verarbeitet.

Kennzeichnungspflicht

Folgende Angaben müssen beim Verkauf von Geflügel gemacht werden:

Handelsklasse	**Herstellungsland**	**Hersteller**	**Gewicht**
Angebotszustand	**Haltbarkeitsdatum**	**Preis**	**Sorte**

Lagerung von Geflügel

Geflügel bietet guten Nährboden für Bakterien. Es muss deshalb so schnell wie möglich verarbeitet werden. Frisches Geflügel ist bis zu zwei Tagen lagerfähig. Zur Aufbewahrung wird ein Sieb in eine Schüssel gestellt. Das Geflügel wird in das Sieb gelegt und gut abgedeckt in den Kühlschrank gestellt.
Tiefkühlgeflügel kann bei fachgerechter Lagerung bis zum Ablauf des Haltbarkeitsdatums in der Tiefkühltruhe gelagert werden.

Regeln im Umgang mit Geflügel

- Geflügel aus der Verpackung nehmen, in ein Sieb legen, abdecken und in eine Schüssel stellen.
  Danach entweder rasch in der Mikrowelle oder über Nacht im Kühlschrank auftauen lassen.
  Tiefkühlgeflügel niemals in der Verpackung auftauen lassen.
- Geflügel sorgfältig innen und außen waschen, Federreste abzupfen.
- Keine Holzbretter verwenden, da sich Bakterien leicht im Holz festsetzen und auf andere Lebensmittel übertragen werden können (Salmonellenerreger).
- Vor und nach der Verarbeitung von Geflügel Hände waschen.
- Geflügelgerichte sorgfältig durchgaren. Bakterien sterben erst ab 70 Grad ab. Außerdem entfaltet das Geflügel erst im gegarten Zustand sein volles Aroma.
- Geflügel nicht warm halten. Essensreste abkühlen lassen und zum Verzehr erneut aufwärmen.

Geflügelarten

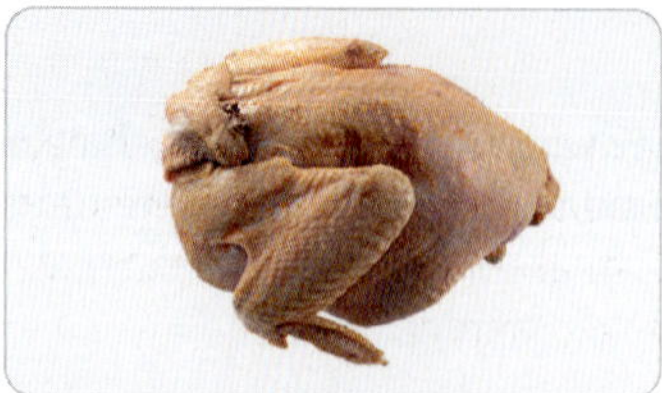

Gans

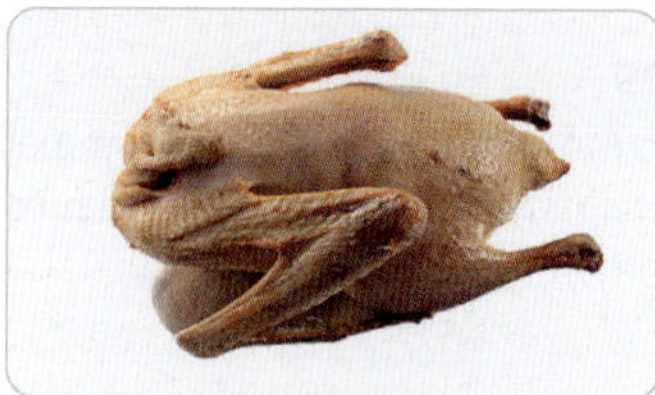

Ente

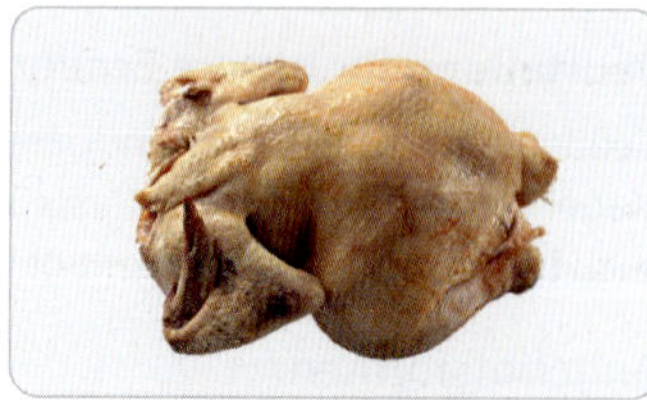

Pute

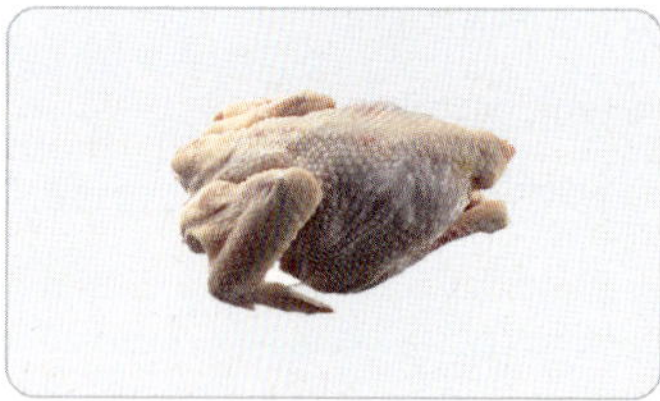

Poularde

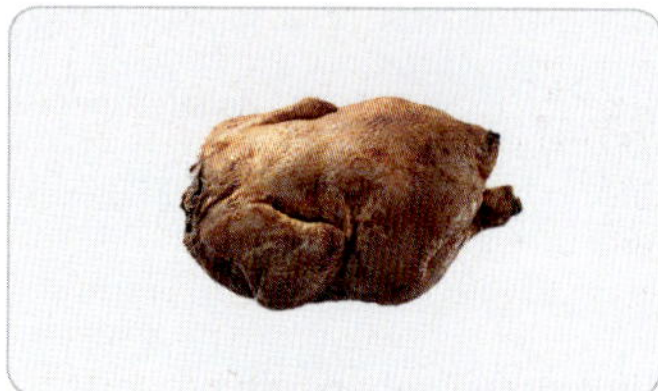

Hähnchen

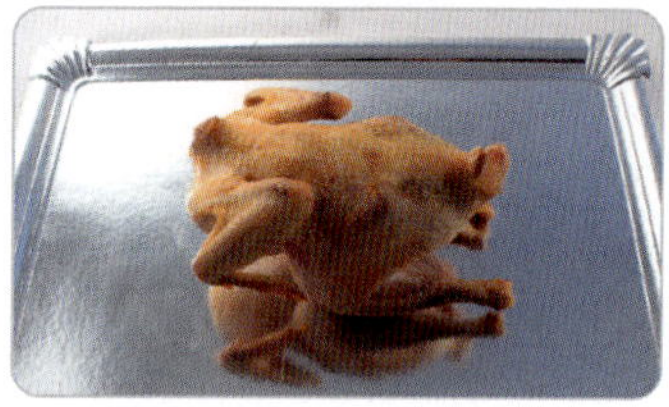

Stubenküken

Verwendung von Geflügel

Magergeflügel	Alter	Beschaffenheit	Geeignete Gartechniken
Hähnchen 700 g–1000 g	männliche oder weibliche Jungtiere, die vor der Geschlechtsreife geschlachtet werden	sehr zartes, mageres, weißes Fleisch	Grillen, Braten, Garen in Folie, Kochen, Dünsten, Frittieren, durch Mikrowellen
Poularde 1200 g–1500 g	gemästete Jungtiere, die vor der Geschlechtsreife geschlachtet werden	sehr zartes, saftiges Fleisch, etwas fetter als Hähnchenfleisch	Grillen, Braten, Garen in Folie, Kochen, Dünsten, Frittieren, Garen durch Mikrowellen
Hühner 1500 g–1800 g	ältere Tiere, die zum Teil schon bis zu zwei Legeperioden durchlaufen haben	geschmacksintensives, fettes, zähes Fleisch, geeignet für Brühen	Kochen, Dampfdruckgaren
Puten 1500 g–2000 g	männliche oder weibliche Jungmasttiere, die nach der Geschlechtsreife geschlachtet werden	mageres, zartes Fleisch mit hohem Geschmackswert	Grillen, Braten, Garen in Folie, Dünsten, Frittieren, Garen durch Mikrowellen
Fettgeflügel			
Grillenten 900 g–1100 g	männliche oder weibliche Jungtiere, die vor der Geschlechtsreife geschlachtet werden	mageres, zartes, saftiges Fleisch	Grillen, Braten, Dünsten
Jungmastenten 1200 g–1600 g	männliche oder weibliche Jungtiere, die vor der Geschlechtsreife geschlachtet werden	saftiges Fleisch, guter Geschmack, nicht so mager wie Grillenten	Grillen, Braten, Dünsten
Mastenten 2000 g–2500 g	über ein Jahr alte Tiere, die nach der Geschlechtsreife geschlachtet werden	je nach Alter unterschiedlich fett, geschmacksintensiv	Grillen, Kochen, Schmoren
Jungmastgänse 3500 g–5000 g	werden nach der ersten Federreife geschlachtet	zartes, saftiges Fleisch mit hohem Eigengeschmack	Grillen, Braten, Dünsten

5.17 Obst

Bedeutung für unsere Ernährung

Aufgrund des hohen Wasser-, Vitamin-, Mineralstoff- und Ballaststoffgehaltes von Obst sollte es auf dem täglichen Speiseplan nicht fehlen. Um die wertvollen Inhaltsstoffe durch Garen nicht zu zerstören, empfiehlt es sich, das Obst roh zu verzehren. Da sich viele Vitamine und Mineralstoffe direkt unter der Schale befinden, sollte diese mitverzehrt werden. Das Obst muss jedoch vorher gut gewaschen werden.

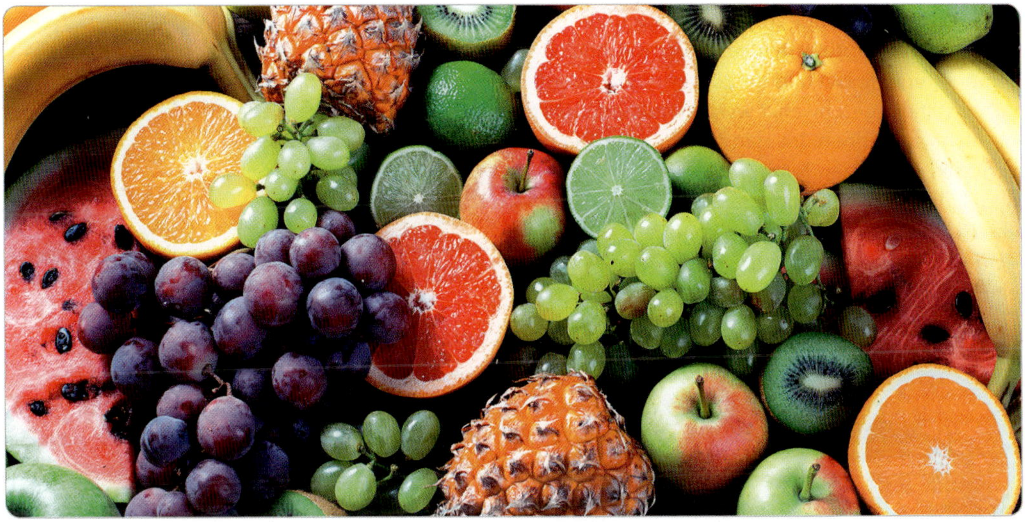

Im Handel erhältliche Obstsorten

Kernobst	Äpfel, Birnen, Quitten
Steinobst	Aprikosen, Kirschen, Mirabellen, Nektarinen, Pfirsiche, Pflaumen, Zwetschgen
Beerenobst	Brom-, Blau-, Erd-, Him-, Johannis-, Preisel-, Stachel-, Weinbeeren
Süd- und Zitrusfrüchte	Ananas, Bananen, Grapefruits, Limetten, Mandarinen, Orangen, Zitronen
Exotische Früchte	Avocados, Datteln, Feigen, Granatäpfel, Kiwis, Litschis, Mangos, Passionsfrüchte (= Maracuja), Sternfrüchte
Schalenobst	Hasel-, Kokos-, Walnüsse, Kastanien, Mandeln, Pistazien, Pinienkerne

5.18 Internationale Küche

Für die internationalen Rezepte werden Geräte und Zutaten benötigt, die nicht jedem bekannt sind.

Wok

Der Wok ist ein Gargefäß, welches in der Regel unabhängig von einer Kochstelle benutzt werden kann. Dieser halbrunde „Topf" wird von unten beheizt, was bedeutet, dass sich dort die höchste Temperatur befindet und die zu garenden Lebensmittel ständig geschwenkt werden müssen, damit sie nicht anbrennen. Im Handel käufliche Geräte verfügen über einen Temperaturregler, sind in der Regel mit Teflon beschichtet und werden mit einem Deckel angeboten. Um die asiatischen Gerichte zubereiten zu können, ist die Anschaffung eines Woks jedoch nicht unbedingt notwendig. Eine Pfanne mit einem hohen Rand erfüllt den gleichen Zweck.

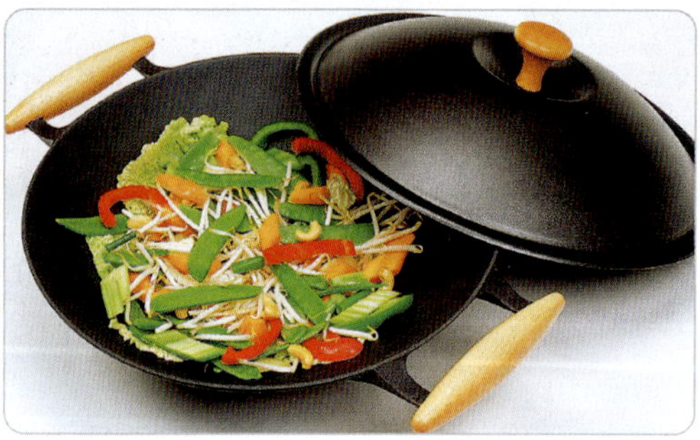

Seetang

Er gehört in Asien neben Tofu und Reis zu den wichtigsten pflanzlichen Eiweißlieferanten. Im Handel werden zwei Sorten angeboten. Hiziki ist dunkelgrüner Seetang, der zu Gemüsegerichten verarbeitet wird. Nori (Purpurtang) wird in Form von dünn gepressten Blättern im Handel angeboten.

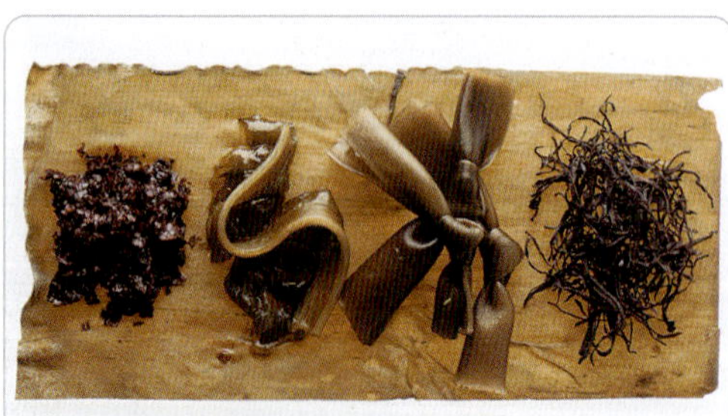

Tofu

Das pflanzliche Produkt Tofu wird aus Sojamilch (Gewinnung aus der Sojabohne) hergestellt. Es hat eine weißliche Farbe, eine feste Form und ist unterschiedlich gewürzt im Handel erhältlich.

Tofu kann als Brotbelag, Fleisch- und Quarkersatz sowie statt Käse in Salaten verwendet werden.

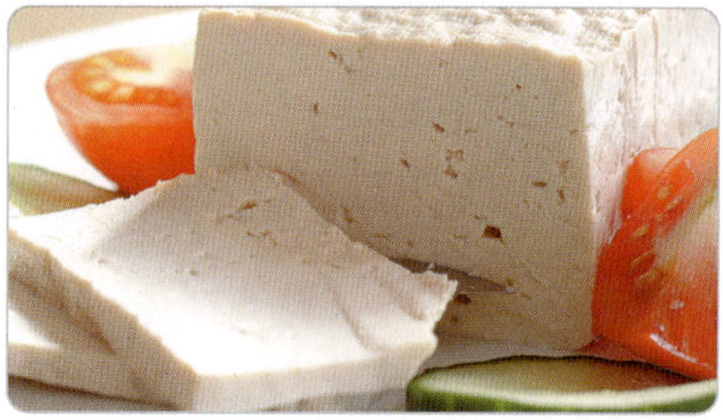

Sojasauce

Sie wird durch Fermentation von Sojabohnen und Getreide hergestellt. Im Handel erhältlich sind helle und dunkle (Zusatz von Couleur) Sojasaucen. Bei der Verwendung muss beachtet werden, dass Sojasauce Salz enthält.

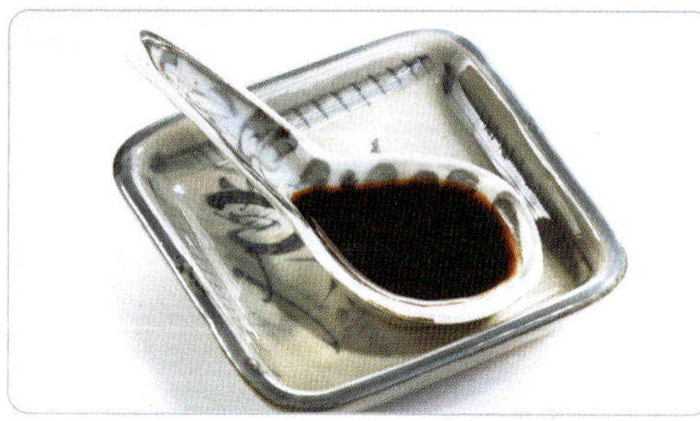

Wasabi

Dieses scharfe Gewürz wird auch japanischer Meerrettich genannt. Im Handel ist es als Pulver oder Würzpaste erhältlich.

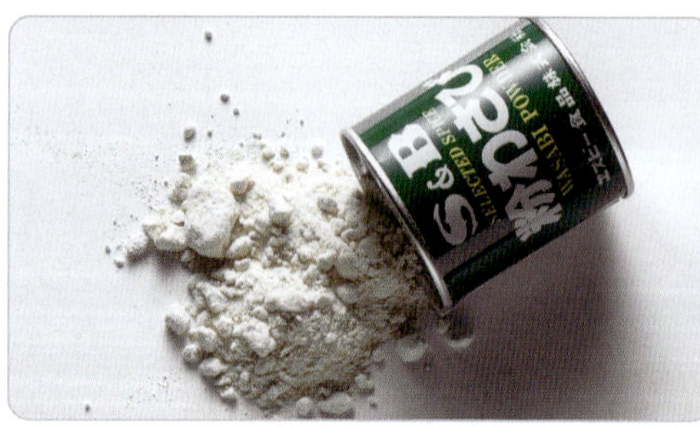

Sambal

Sambals sind dickflüssige Würzsaucen (Pasten), die aus der Chillischote hergestellt werden. Je nach den weiteren Würzzutaten ändert sich der Beiname.

Am Bekanntesten ist wohl **Sambal Olek**, was bedeutet, dass bei der Herstellung Essig und Salz zugesetzt worden sind.

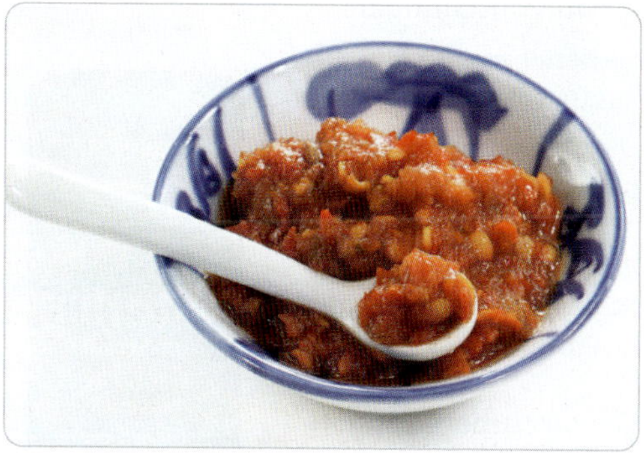

Mozzarella

Dieser, meist zu Kugeln geformte, italienische Frischkäse wurde früher aus Büffel- und Kuhmilch hergestellt.

Der in Deutschland erhältliche Mozzarella wird aus Kuhmilch hergestellt und ist in einer Salzlake eingelegt.

Durch seinen geringen Fettgehalt von 18 % findet er mehr und mehr Verwendung in Salaten, auf Pizzas und zum Überbacken von Aufläufen.

Dieser Käse ist in Form von Kugeln, Kügelchen, in Scheiben und geraffelt im Handel erhältlich.

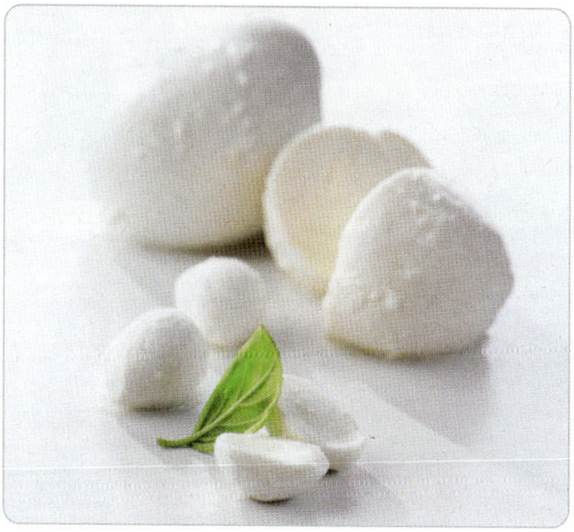

Halloumi

Halloumi ist eine halbweiche Käsespezialität aus Zypern. Hergestellt wird sie aus Ziegen-, Schafs- und Kuhmilch. Die Besonderheit besteht darin, dass dieser Käse beim Grillen oder Braten nicht schmilzt.

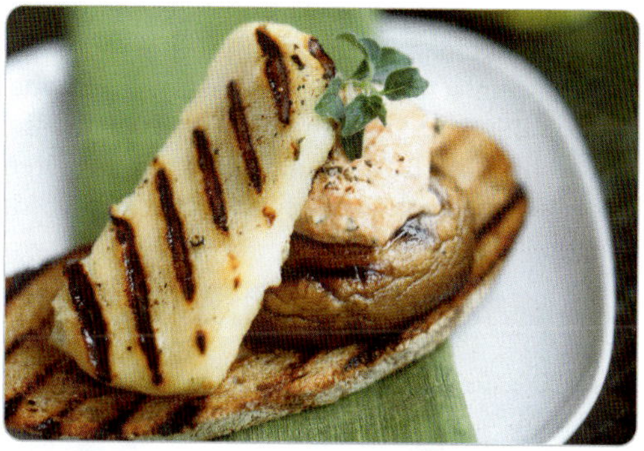

Ahornsirup

Der Saft des Zuckerahornbaumes wird zu einem Sirup eingekocht. Die höchste Qualität hat der Ahornsirup der Stufe „C". Er hat eine dunkle Farbe und ein intensives Aroma.

Eine geöffnete Ahornsirupflasche ist nur begrenzt haltbar und sollte im Kühlschrank gelagert werden.

Erhältlich ist dieser Sirup in größeren Supermärkten und Naturkostläden.

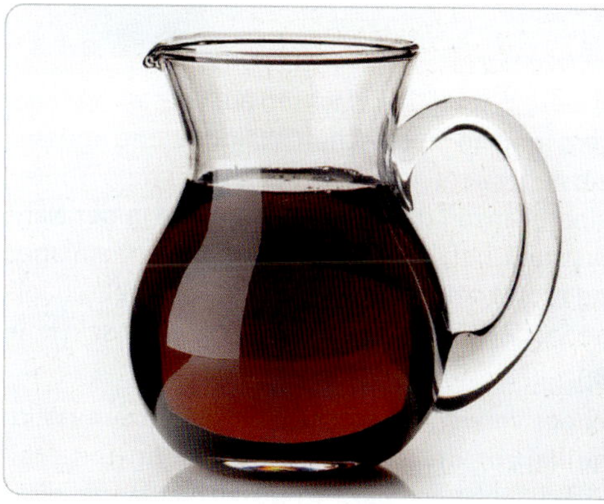

Einkauf

Die ausländische Küche erfreut sich immer größerer Beliebtheit in Deutschland.

Ihre Spezialitäten und die oben genannten Zutaten sind in länderspezifischen Lebensmittelgeschäften, Naturkostläden, Supermärkten und auch schon in vielen Discountern erhältlich.

5.19 Kräuter und Gewürze

Wildkräuter

Unter dieser Bezeichnung werden alle Kräuter und Pflanzen verstanden, die bisher in der Regel nicht gezielt angebaut und vermarktet werden. Zu ihnen gehören z. B. Löwenzahn-, Brennnessel-, Taubnesselblätter, Brunnenkresse, Schafsgabe, (Spitz)Wegerich, Sauerampfer, Kapuzinerkresse, Bärlauch sowie Blätter und aufgehende Blüten von Gänseblümchen. Das folgende Bild zeigt Pimpinelle.

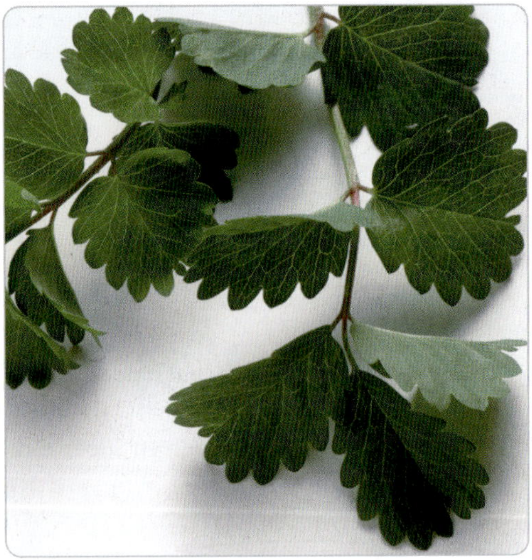

All diese Wildkräuter wachsen auf Wiesen, an Flussufern und in heimischen Wäldern und müssen selbst gesucht werden. Beim Sammeln sollten keine Pflanzen gepflückt werden, die in der Nähe von stark befahrenen Straßen, Industrieanlagen und Atomkraftwerken wachsen, da umweltschädliche Stoffe in diesen Kräutern eingelagert sein können.

Bei der Verwendung von Bärlauchblättern (Wildknoblauch) muss eine Verwechslung mit Maiglöckchenblättern ausgeschlossen werden, da diese sehr giftig sind.

Bei Löwenzahn- und Nesselblättern sollten nur junge Pflanzen vor der Blüte verwendet werden.

Alle Wildkräuter sind reich an Vitaminen, Mineralstoffen und ätherischen Ölen und haben einen hohen Eigengeschmack. Vereinzelt werden in der Zwischenzeit Wildkräuter auf Wochenmärkten angeboten.

Würzmittel

Unter Würzmitteln werden alle Lebensmittel verstanden, die zum Würzen von Speisen verwendet werden.

In der Zwischenzeit bietet der Markt ein kaum überschaubares Angebot von fertigen Würzmitteln an. Hierzu gehören:

Gewürzmischungen

Sie bestehen ausschließlich aus Gewürzen.

Die Bezeichnung erfolgt nach der:

- Verwendung (Gulasch-, Einmachgewürz)
- oder der Art (Kräuter der Provence).

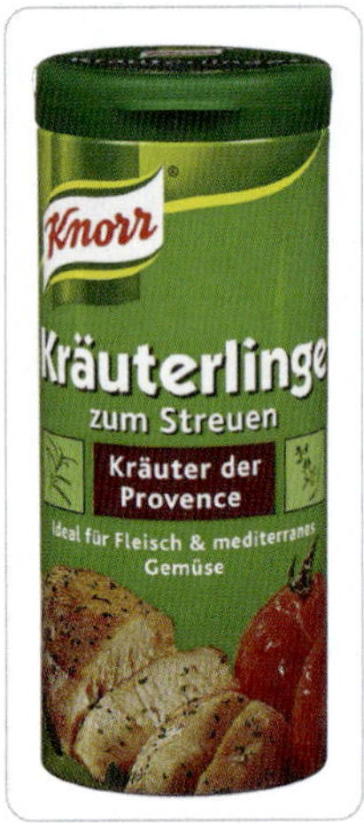

Gewürzzubereitungen

Sie bestehen zu mindestens 60 % aus Gewürzen und geschmacksgebenden Zutaten (Zucker, Stärke, Geschmacksverstärker).

Würzsaucen

Ketchup, Soja-, Knoblauch-, Schaschlik-, Cumberland-, Worcester- und Tabascosauce.

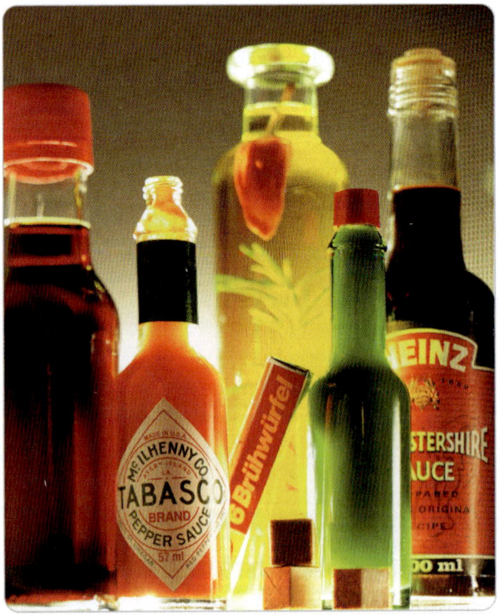

Flüssige Speisewürze („Maggi“)

Der typische Geruch und Geschmack dieses Gewürzes erinnert an Liebstöckel (Maggikraut). Zur Herstellung der flüssigen Speisewürze wird ein Extrakt aus Rindfleisch und/oder Gemüse verwendet. Dieses Würzmittel enthält kein Fett, ist aber gesalzen.

Essig

Dieses Würzmittel wird in der Regel aus Wein hergestellt und in verschiedenen Geschmacksrichtungen angeboten (Wein-, Tafel-, Obst-, Kräuter-, Balsamicoessig).

Essigessenz enthält einen hohen Essigsäureanteil und darf unverdünnt nicht verwendet werden (lebensgefährliche Verätzungen).

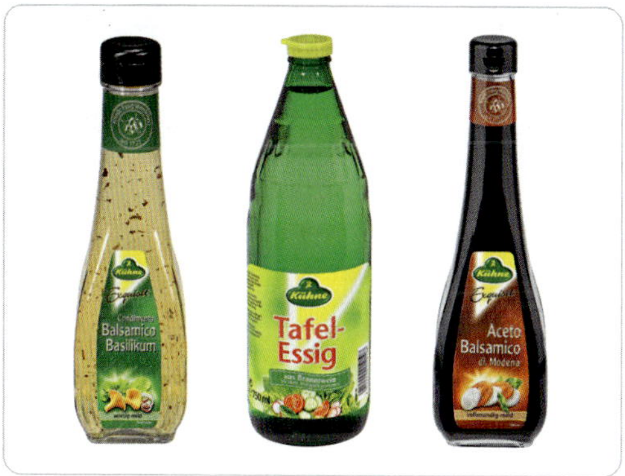

Senf (Tafelsenf, Mostrich)

Speisesenf wird aus gemahlenen Senfkörnern und anderen Gewürzen hergestellt und ggf. mit Kräutern, Meerrettich, Tomaten, Zucker und Aromen verfeinert. Folgende klassische Sorten werden im Handel angeboten: scharfer, mittelscharfer, milder und süßer Senf.

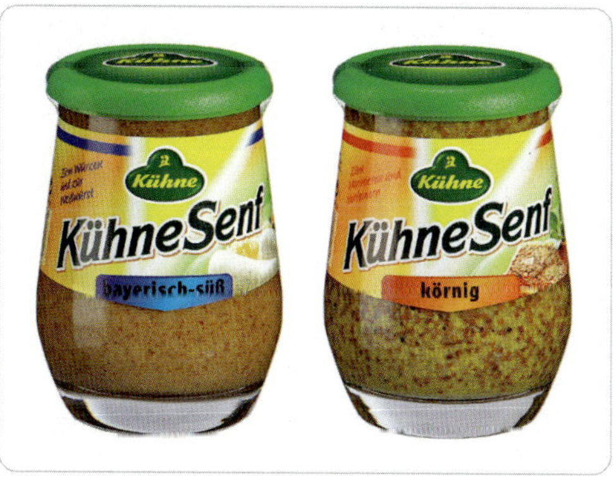

Würzen

Sie sind in fester (Würfel, Pulver), pastenförmiger und flüssiger Form im Handel erhältlich. Neben Salz enthalten sie einen Extrakt aus Getreidestärke/Fleisch/Fisch/Pilzen/Gemüse, Fett, Hefe, Geschmacksverstärkern und Kräutern.

Der Fettgehalt, die Qualität und der Preis dieser Würzen ist sehr unterschiedlich. Bezeichnet werden sie als Brühwürfel, Brühpaste, gekörnte Brühe oder Streuwürze.

Diese Würzmittel bieten bei der Nahrungszubereitung eine problemlose, preiswerte und schnelle Möglichkeit Speisen den gewünschten Geschmack zu verleihen. Zeit- und kostenaufwendige Herstellungen von Brühen entfallen und verkürzen so die Zubereitung von Suppen, Saucen, Salaten, Fleisch- und Fischgerichten.

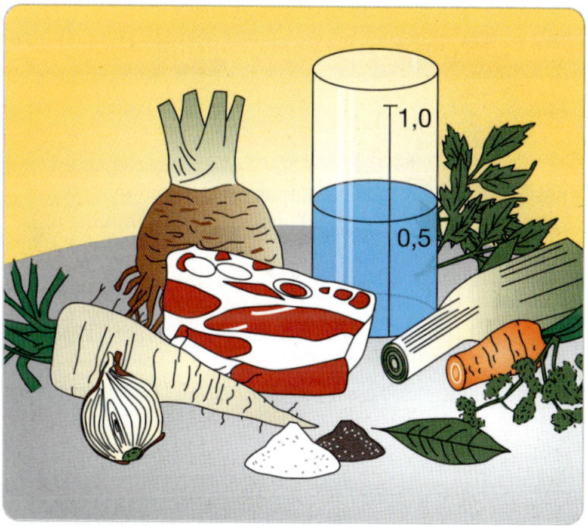

Für die Rezepte in diesem Buch ist die Bezeichnung „Brühwürfel“ gewählt worden, da dieser – im Gegensatz zur Brühpaste und zur Würze in Pulverform – eine klar definierte Größe und in der Regel auf $^1/_2$ l Flüssigkeit bezogen ist. Selbstverständlich kann der Brühwürfel durch eine entsprechende Brühe ersetzt werden. Zutaten:

- $^1/_2$ l Wasser
- 250 g Suppenfleisch
- $^1/_2$ Möhre, $^1/_4$ Sellerieknolle
- 1 kleines Stück Lauch
- Petersilienwurzel
- $^1/_2$ Zwiebel
- Liebstöckelblätter, 1 Lorbeerblatt
- Petersilie, Salz, Pfeffer

Garzeit: ca. 60 bis 70 Minuten

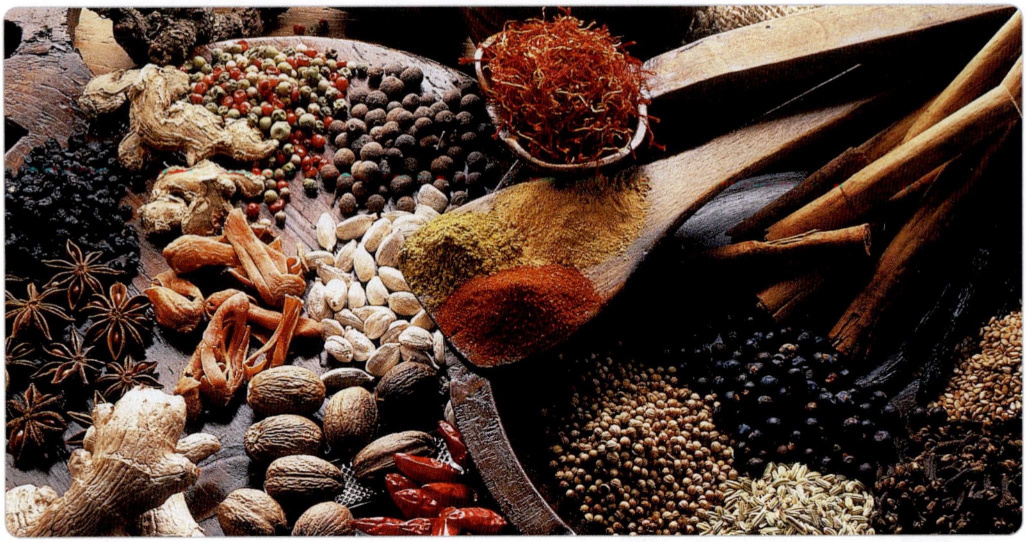

Name	Verwendungsmöglichkeiten	Besonderheiten
Anis	Kompott, süße Gebäcke, Rote Bete	Wirkt verdauungsanregend, hilft gegen Blähungen, verliert rasch an Geschmack
Basilikum	Fleisch- und Fischgerichte, Eierspeisen, Fleischmassen, Tomatengerichte	Basilikum harmoniert gut mit Rosmarin und Salbei
Beifuß	Schmorgerichte, Weißkraut, Gänsefleisch, Kräutersaucen	Es werden Knospen und Blüten des Beifußes verwendet, Blätter sind ungenießbar.
Bohnenkraut	Bohnengemüse, Kohlgemüse, Fleischmassen	Auch „Pfefferkraut" genannt
Borretsch	Salate, Kräutersaucen, Eiergerichte, salzige Quarkspeisen	Borretsch nicht erhitzen. Er enthält Giftstoffe, daher nur in kleinen Mengen verzehren.
Cayennepfeffer	Fleisch- und Fischgerichte, Saucen	Sehr scharfes Gewürz, muss sparsam dosiert werden
Curry	Helle Fleischgerichte (Geflügel), Reis und Fischgerichte	Dominantes Gewürz, typisch für die indische Küche
Dill	Gurkensalat, Quarkspeisen, Fischgerichte	Starker Eigengeschmack
Estragon	Suppen, Saucen, Salate, Wildgerichte	Harmoniert gut mit Petersilie und Dill
Fenchel	Tee, Gemüse	Starker Eigengeschmack, wirkt krampflösend, geeigneter Tee für Säuglinge
Glutamat	Fleisch-, Fisch- und Reisgerichte, asiatische Gerichte	Verstärkt den Eigengeschmack der Lebensmittel ohne selbst hervorzutreten. Die Verwendung ist umstritten, da gesundheitliche Nebenwirkungen nicht auszuschließen sind. Wissenschaftlich ist dieser Verdacht jedoch nicht bestätigt.

Name	Verwendungsmöglichkeiten	Besonderheiten
Ingwer	Lebkuchen, Reisgerichte, Kompott, Saucen, Suppen	Ingwer kommt aus Jamaika, China, Indien oder Afrika
Kapern	Suppen, helle Saucen, Fisch und Fleischmassen, typisch für Königsberger Klopse	Kapern sind Blüten des Kapernstrauches und werden in Salz eingelegt
Kerbel	Saucen, Suppen, Salate, Spinat	Passt zu Dill und Petersilie
Knoblauch	Passend zu fast allen salzigen Gerichten	Sehr geschmacksintensiv und sehr gesund
Koriander	Brot, Lebkuchen, Gewürzkuchen, Rote Bete und Kohlgemüse	Soll nur getrocknet verwendet werden
Kresse	Salat, Quarkspeisen, Wurst, Garnitur	Sollte nicht gegart werden, reich an Vitamin C
Kümmel	Kartoffelgerichte, Zwiebelkuchen, salzige Gebäcke, Sauerkraut, Saucen, Weißkrautsalat, Gulasch	Sehr geschmacksintensiv, wirkt gut gegen Blähungen, Kümmel ist auch gemahlen erhältlich.
Kurkuma	Helle Fleischgerichte (Geflügel), Fisch- und Reisgerichte	Ist mildwürzig, leicht bitter und gehört zu den Ingwergewächsen. Kurkuma, auch „Gelbwurz" genannt, ist stark gelb färbend und dient deshalb als günstiger Safranersatz und Farbstoff für Senf, Currygewürz und Teigwaren.
Liebstöckel	Suppen, Eintöpfe, Blattsalate	Auch „Maggikraut" genannt
Lorbeer	Linsengerichte, Beizen, Sauerkraut, dunkle Saucen und Suppen	Lorbeerblätter stammen von dem Lorbeerbaum und werden frisch oder getrocknet angeboten
Majoran	Pizza, Fleischmassen, Tomatensauce	
Meerrettich	Helle Saucen, Fisch- und Fleischgerichte, Räucherfisch, Salate und kalte Platten	Auch „Kren" genannt; sehr scharf
Melisse	Salate, Kräutersaucen, Fisch- und Fleischgerichte, Garnitur für Desserts	
Muskatblüte	Lebkuchengewürz, Gewürzkuchen	Muskatblüte ist würziger als Muskatnuss
Muskatnuss	Kartoffel-, Nudelgerichte, Saucen, Spinat	Muskat kommt aus Asien, Mittel- und Südamerika
Nelken	Sauerbraten, Backwaren, Beizen, Kompott, Reis, Wildgerichte, Gewürzkuchen	Nelkengewürz stammt aus Indonesien, Madagaskar und Sansibar
Oregano	Pizza, Nudel-, Tomaten-, Fisch- und Fleischgerichte und Fleischmassen	Oregano ist wilder Majoran und kommt aus Italien
Paprika	Fleisch- und Fischgerichte, fast zu allen salzigen Gerichten passend	Paprika wird in verschiedenen Schärfestufen angeboten. Paprika kann in heißem Fett schwarz werden
Peperoni	Suppen, Saucen, Pizza	Sehr scharfes Gewürz

Name	Verwendungsmöglichkeiten	Besonderheiten
Petersilie	Passend zu allen salzigen Gerichten, Garnitur	Petersilie gehört zu den meist verwendeten Kräutern, reich an Vitamin C
Pfeffer	Passend zu allen salzigen Gerichten, Garnitur	Wird schwarz, weiß, gemahlen oder als Korn angeboten
Pfefferminze	Tee, Fischgerichte, Garnitur	Nur in kleinen Mengen verwenden
Piment	Beizen, Fischsud, Wildgerichte	Piment besteht aus unreifen Beeren des Nelkenpfefferbaumes
Pimpinelle	Fischgerichte, Räucherfisch, Kräutersaucen, Tomatensauce	Wächst wild
Rosmarin	Tomatensuppe, Hammelfleisch, Geflügel, Wild- und Eintopfgerichte	Blätter des Rosmarins sehen wie feine Nadeln aus
Safran	Sandkuchen, Reis- und Geflügelgerichte	Safran färbt das Gericht stark gelb. Er zählt zu den teuersten Gewürzen der Welt
Salbei	Fleischgerichte, Fischgerichte, Saucen, Omeletts, Tee	Kommt vom Balkan
Salz	Für alle salzigen Gerichte	Nach Möglichkeit Jodsalz (mit Fluor) verwenden
Sauerampfer	Kräutersuppe, Kräutersauce, Salate	Wächst wild
Schnittlauch	Salat, Kräuterquark, Kräutersaucen, Brühen, Fisch- und Fleischgerichte, Garnitur	Reich an Vitamin C
Sellerie	Grundlage zur Herstellung von Suppen und Saucen	Reich an Vitaminen und Mineralstoffen
Selleriesalz	Fleischgerichte, Fischgerichte, Suppen, Saucen	Wird aus Kochsalz und Sellerieauszügen oder Selleriepulver hergestellt
Senfkörner	Marinaden, Essiggurken, Beizen, verschiedene Wurstsorten	Senfkörner sind die Grundlage für Tafelsenf
Thymian	Kartoffelgerichte, Wild- und Fleischgerichte, Salate, Pizza	Auch „Römischer Quendel" genannt
Vanille	Desserts, süße Gebäcke	Vanille stammt aus dem Mark der Vanilleschote
Wacholderbeeren	Wildgerichte, Beizen, dunkle Suppen und Saucen, Sauerkraut und Schmorgerichte	Sehr intensiver Geschmack
Zimt	Kompott, Desserts, Glühwein, Punsch, Backwaren	Gemahlen und als Stange erhältlich
Zitrone	Zu panierten Fleisch- und Fischgerichten, Desserts, Gebäcke und Getränke	Saft und unbehandelte Schale (gerieben) verwendbar
Zwiebel	Salate, Marinaden, Suppen, Saucen, Eintöpfe, Gemüse, Zwiebelschmelzen, Räucherfisch, Garnitur von kalten Platten oder frischen Salaten	Reich an Vitamin C

Bei der Vorratshaltung werden Lebensmittel gelagert, um sie bei Bedarf zubereiten und verzehren zu können. Hierfür müssen geeignete Lagermöglichkeiten vorhanden sein. Für die kurzfristige Lagerung können ein Vorratsraum (10 bis 18 °C), für längere Lagerung ein kühler Keller (4 bis 10 °C) dienen. Da die heutigen Wohnbedingungen nicht immer diese Möglichkeiten eröffnen, werden Lebensmittel zum Teil in Kühl- und Tiefkühlgeräten gelagert (siehe auch Kapitel „Hygiene").

Da Lebensmittel durch Mikroorganismen zersetzt werden und damit für den Verzehr des Menschen nicht mehr geeignet sind, müssen frische Lebensmittel haltbar gemacht werden. Die unterschiedlichen Verfahren zur Haltbarmachung von Lebensmitteln werden als **Konservieren** bezeichnet. Die im Haushalt gebräuchlichsten Verfahren sind das Kühlen und Erhitzen von Lebensmitteln. Bei industriellen Produkten werden häufig chemische Zusatzstoffe zur Haltbarmachung eingesetzt.

Verfahren	**Temperatur**
Sterilisieren	120 bis 140 °C
Pasteurisieren	70 bis 100 °C
Kühlen	0 bis 10 °C
Gefrieren	–18 bis 0 °C
Tiefgefrieren	–40 bis –18 °C

6.1 Kühlschrank

Das Gerät besteht im Wesentlichen aus drei Bauteilen:

- dem *Kühlschrankgehäuse* mit Abstellflächen (Türfächer, Roste, Glasplatten, Schubladen) und der Beleuchtung;
- dem *Kühlaggregat*, das durch Wärmeentzug den Innenraum des Kühlschrankes abkühlt und
- der *Reglereinrichtung*, mit der die gewünschte Kühltemperatur eingestellt wird.

Die Lagerung der Lebensmittel in einem Kühlschrank kann den Lebensmittelverderb durch Mikroorganismen nur verzögern. Das bedeutet, dass auch im Kühlgerät nur eine zeitlich befristete Lagerung bei 2 bis 8 °C möglich ist. Innerhalb des Kühlschrankes ist der Bereich direkt unterhalb des Kühlaggregates am kältesten. Hier sollten Fleisch und Wurstwaren gelagert werden. Im unteren Bereich des Kühlschrankes (Gemüsefach) werden Lebensmittel gelagert, die bei zu geringen Temperaturen an Qualität verlieren würden (Salat). Die Lagerdauer richtet sich nach der Art der Lebensmittel. Bevor diese in den Kühlschrank geräumt werden können, müssen sie verpackt werden.

- **Fleisch** in gut verschließbaren Behältern lagern.
- **Frischfisch** muss auf Eis in verschlossenen Gefäßen gelagert werden, da sonst eine Geruchsübertragung auf andere Lebensmittel erfolgen kann.
- **Wurst** getrennt von Käse in Behälter verpacken.
- Käse nicht luftdicht verpacken, da er sonst schimmelt. Geeignetes Verpackungsmaterial ist eine Käseglocke oder Papier.
- **Fette** luftdicht verpacken, da sie schnell fremde Gerüche annehmen.
- **Milch und Milchprodukte** möglichst verschlossen lagern, da sie schnell fremde Gerüche annehmen.
- **Speisereste** abgedeckt oder verpackt im Kühlschrank lagern.
- **Obst und Gemüse** in Papier einschlagen. Folien nehmen keine Feuchtigkeit auf und fördern das Faulen.
- **Eier** sollten wegen der Salmonellengefahr *nicht* im Kühlschrank gelagert werden. Ist dies nicht zu umgehen, so sollte immer der gleiche Platz im Gerät gewählt werden.

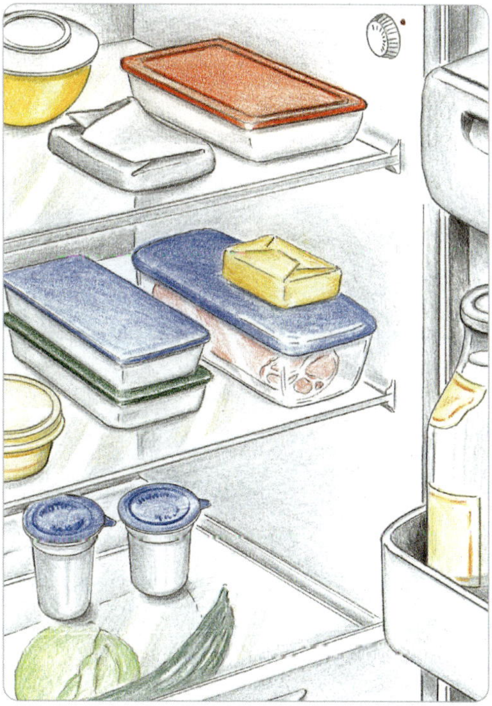

Reinigung

Jeder Kühlschrank muss regelmäßig gereinigt werden. Hierzu wird das Gerät ausgeschaltet und alle Lebensmittel werden ausgeräumt. Der Kühlschrank wird mit einer heißen Spülmittellauge innen und außen gereinigt. Anschließend empfiehlt es sich, das Gerät innen mit etwas Essig auszuwischen, da dieser keimtötend und geruchsbindend ist. Mit einem sauberen Tuch trocknen, den Kühlschrank einschalten und die Lebensmittel wieder einräumen.

6.2 Tiefkühlgeräte

Tiefkühlgeräte werden in Form von Schränken und Truhen angeboten. Die Lagerung der Lebensmittel erfolgt bei mindestens –18 °C. Schränke sind meistens mit Schubladen ausgestattet und daher sehr übersichtlich. Im Vergleich zu Gefriertruhen benötigen sie jedoch mehr Strom. Bei der Anschaffung sollten energiesparende Modelle gewählt werden.

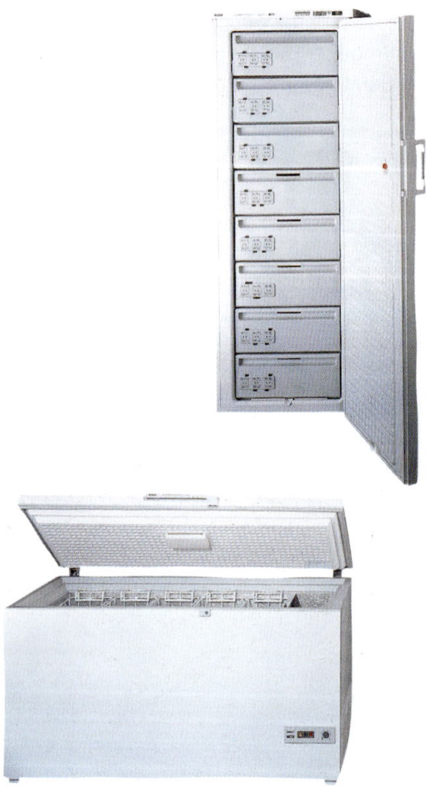

Die Geräte sind ähnlich wie der Kühlschrank aufgebaut.

Frische Lebensmittel, die im Tiefkühlgerät haltbar (konserviert) werden sollen, müssen vorbereitet werden, um ihre Qualität zu erhalten. Grundsätzlich sollten nur qualitativ hochwertige und frische Lebensmittel eingefroren werden. Unbedingt ist auf eine luftdichte Verpackung aller Lebensmittel zu achten. Der Gefrierprozess muss sehr rasch stattfinden, da sich sonst in den Zellen der Lebensmittel scharfkantige Eiskristalle bilden, die dann die Zellwände beschädigen. Nach dem Auftauen tritt dieser Zellsaft aus und die Lebensmittel sind trocken oder matschig.

Alle Lebensmittel müssen luftdicht verpackt sein.

Als *Verpackungsmaterial* eignen sich Kunststoffbehälter mit gut schließendem Deckel und Gefrierbeutel aus Kunststoff. Alu-Folie ist nur bedingt geeignet, da sie leicht beschädigt werden kann und wenig umweltfreundlich ist.

- **Obst** wird gewaschen, abgetrocknet, ggf. geputzt und zerkleinert und ggf. gegart. Damit Beerenfrüchte einzeln entnommen werden können, werden diese auf einem Tablett kurz vorgefroren und dann erst verpackt.
- **Gemüse** wird gewaschen und geputzt und ggf. zerkleinert. Ein Blanchieren (s. S. 89) ist notwendig, um einen Teil der Enzyme zu zerstören, die die Zersetzung der Lebensmittel bei –18 °C – wenn auch verlangsamt – bewirken würden.
- **Fleisch und Fisch** können roh oder gegart tiefgefroren werden.
- **Gebäck und Teige** werden luftdicht verpackt. Da Sahnetorten durch die Verpackung beschädigt werden könnten, können sie angefroren und dann erst verpackt werden.
- **Flüssigkeiten** vergrößern während des Gefriervorgangs ihr Volumen und können dadurch den Behälter (z. B. Flaschen) beschädigen. Gefäße sollten daher nur $^3/_4$ voll gefüllt werden.

Regeln

- Alle Verpackungen müssen beschriftet werden: Inhalt (Lebensmittel), Menge und Datum. Hierfür eignen sich Klebeetiketten oder Spezialstifte.
- Nur kalte Lebensmittel in das Gefriergerät legen.
- Rohe Eier in Schale sind ungeeignet, da sie platzen (rohe Eier können ohne Schale in einem

fest verschlossenen Gefäß eingefroren werden, sollten aber nach dem Auftauen unbedingt gegart werden → Salmonellengefahr).

Reinigung

Sie sollte rechtzeitig geplant werden, da alle Lebensmittel aus dem Gefriergerät geräumt werden müssen. Nur wenige Haushalte haben die Möglichkeit, größere Mengen Tiefkühlware in einem zweiten Gerät bei –18 °C zu lagern. Kleinere Mengen können für kurze Zeit in Zeitungspapier eingeschlagen im Kühlschrank gelagert werden.

Mindestens 2-mal im Jahr sollte das Tiefkühlgerät abgetaut werden. Starke Reifbildung führt zu einem sehr hohen Energieverbrauch!

Vorgehensweise: Gerät ausschalten und ausräumen. Geöffnet abtauen lassen (evtl. Wasserauffangschalen verwenden). Tiefkühlgerät wie den Kühlschrank reinigen und trocknen. Das Gerät auf höchster Stufe anstellen. Ist die gewünschte Temperatur (–18 bis –24 °C) erreicht, die tiefgefrorenen Lebensmittel zügig einräumen.

6.3 Sonstige Geräte

Weitere Möglichkeiten, Tiefkühlware zu lagern bzw. herzustellen, bestehen durch **Kombinationsgeräte** oder **Kühlschränke mit einem Kühlfach**.

Kombinationsgeräte bestehen aus einem Gehäuse mit getrennt gesteuerten Kühlräumen, die auch getrennt geöffnet werden können. Im Grunde handelt es sich um Geräte mit einem Kühl- und einem Tiefgefrierschrank.

Das **Kühlfach im Kühlschrank** wird je nach Kältegraden mit Sternchen gekennzeichnet.

* = Eisfach (–6 °C) zur Lagerung von Tiefkühlware bis zu 3 Tagen

** = Frostfach (–12 °C) zur Lagerung von Tiefkühlware bis zu 4 Wochen

*** = Tiefkühlfach (–18 °C) zur Lagerung und Herstellung von Tiefkühlware

Die Reinigung dieser Geräte erfolgt genauso wie die eines Kühl- bzw. Tiefkühlgerätes.

Aufgaben

1. Warum sollten keine Eier im Kühlschrank gelagert werden?
2. Nennen Sie umweltfreundliche Verpackungen. Begründen Sie Ihre Auswahl.
3. Warum sollen Kühlgeräte mit Essig ausgewischt werden?
4. Führen Sie einen Vergleich von
   a) Tiefkühlschränken und
   b) Tiefkühltruhen durch (Fassungsvermögen, Anschaffungs-, Betriebskosten, Platzbedarf und Handhabung).

6.4 Haltbarmachung von Lebensmitteln

Zuckern

Sterilisieren s. S. 374

Salzen

Dieses Verfahren wird bei der Haltbarmachung von Gemüse und Fleisch angewandt. Durch die Zugabe von Salz wird dem Lebensmittel Wasser entzogen. In dieser salzigen Lösung können die vorhandenen Bakterien nicht leben und sich auch nicht vermehren.

Bei Gemüse kommt es zu einer milchsauren Gärung. In dem austretenden Gemüsesaft wird auch Zucker aus dem Lebensmittel entzogen. Die in der Luft befindlichen Milchsäurebakterien spalten diesen Zucker in Milchsäure auf, welche den Verderb der Lebensmittel verhindert. Geeignete Gemüsesorten sind Blumenkohl, Bohnen, Möhren, Gurken und natürlich der Weißkohl, der so zu dem bekannten und sehr gesunden Sauerkraut wird.

Bei Fleisch wird zum Salz noch zusätzlich eine geringe Menge Salpeter gegeben. Dieser hat nur geringen Einfluss auf die Haltbarmachung. Die Hauptaufgabe des Salpeters besteht darin, die rote Farbe des Fleisches zu erhalten. Die Haltbarmachung mit Salz und Salpeter wird auch als Pökeln bezeichnet.

Säuern

Bei dieser Konservierungsmethode (Konservieren = Haltbarmachen) werden vorbereitetes Obst oder Gemüse mit Essig und ggf. anderen Gewürzen übergossen. Je nach Säuregehalt der Essiglösung wird das abgedeckte Gefäß an einem kühlen Ort aufbewahrt oder vorher in Einkochgläsern auf mindestens 60 °C erhitzt. Die Haltbarmachung durch Essig beruht darauf, dass die Säure die Lebensmittel durchdringt und so den Mikroorganismen die Lebensgrundlage entzogen wird. Häufig wird eine Kombination aus einer Essig-Zuckerlösung verwendet. Geeignet hierfür sind z. B. Tomaten, Gurken, Mais, Zwiebeln, Paprika, Kürbis und vieles mehr.

Einlegen in Alkohol

Wer kennt nicht die in Alkohol eingelegten Früchte aus einem Rumtopf? Durch den hohen Alkoholgehalt wird dafür gesorgt, dass keine Mikroorganismen überleben können. Hierfür werden gerade eben reife Früchte in hochprozentigem Alkohol wie Weinbrand, Korn, Whisky oder Rum eingelegt. Zu reife Früchte würden zu weich. Eine geringe Zuckerzugabe verhindert, dass die Früchte hart werden. Die Einlegeflüssigkeit kann als leckerer Dessertlikör verwendet werden, wobei die eingelegte Obstsorte die Geschmacksrichtung des Getränkes bestimmt. Fast alle Obstsorten können als Kombination oder alleinige Fruchtsorte in Alkohol haltbar gemacht werden. Geeignete Obstsorten sind z. B. Kirschen, Erd-, Him-, Stachel-, Johannis-, Blau-, Holunderbeeren, Birnen, Pflaumen, Pfirsiche und Aprikosen.

Trocknen/Räuchern

Bei diesem Konservierungsverfahren wird dem Lebensmittel Feuchtigkeit entzogen und damit auch den Mikroorganismen. Das Trocknen kann an der Luft oder in speziellen Geräten (Dörrapparat) erfolgen. Geeignete Lebensmittel sind Pilze, Kräuter und Obst (Dörrobst).

Beim Räuchern wird – wie beim Trocknen – Lebensmitteln im Rauch von glimmenden Spänen Feuchtigkeit entzogen und die Bakterien werden durch den Rauch abgetötet. Die Holzsorte der Späne beeinflusst den Geschmack der Lebensmittel und verleiht ihnen ein würziges Aroma. Geräuchert werden Fleisch, Wurst, Speck, Fisch und Käse.

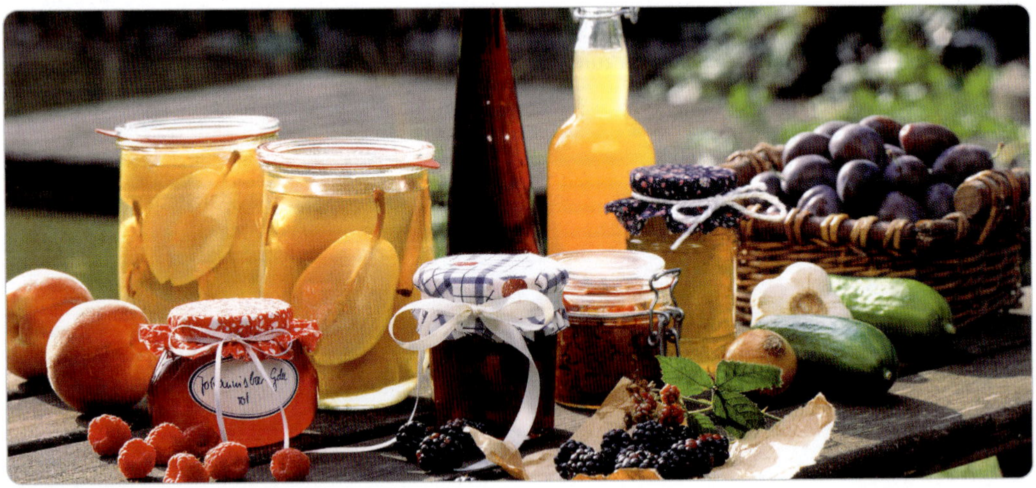

Aufgaben

1. Welche Möglichkeiten der Haltbarmachung stehen Ihnen in Ihrem Haushalt zur Verfügung?
2. Sie möchten 10 kg Äpfel haltbar machen.
   a) Zählen Sie mögliche Verfahren auf.
   b) Welche Speisen können Sie mit den auf unterschiedliche Art und Weise konservierten Äpfeln zubereiten?

Die Familienstruktur in unserer Industriegesellschaft hat sich in den letzten 40 Jahren enorm gewandelt. Immer mehr Frauen sind erwerbstätig und viele Menschen leben allein (Single-Haushalte). Auch die Teilnahme an immer mehr und immer abwechslungsreicheren Freizeitangeboten verringert die Zeit, die den Menschen zur Zubereitung einer Mahlzeit zur Verfügung steht. Diese Gegebenheiten haben dazu geführt, dass immer mehr Haushalte auf industriell vorgefertigte Lebensmittel zurückgreifen.

Auf diesen Bedarf hat sich die Lebensmittelindustrie eingestellt und ein fast unüberschaubares Angebot von Halbfertig- und Fertigprodukten auf den Markt gebracht.

Aufgrund der technischen Möglichkeiten wie Kühlschrank, Tiefkühl- und Mikrowellengerät, die heute in den meisten Haushalten zur Verfügung stehen, sind wir in der Lage, vorbereitete Gerichte zu lagern und schnell verzehrfertig zuzubereiten.

Spricht man von Convenience-Produkten (Convenience = Bequemlichkeit), so wird zwischen Halbfertig- und Fertigprodukten unterschieden. Sie können vom Verbraucher als ein komplettes Menü oder Teile eines Menüs verwendet werden.

7.1 Halbfertigprodukte

Hierbei wird in küchenfertige und garfertige Ware unterteilt.

Bei **küchenfertiger** Ware entfallen für den Verbraucher die Vorbereitungsarbeiten wie Putzen, Schälen,

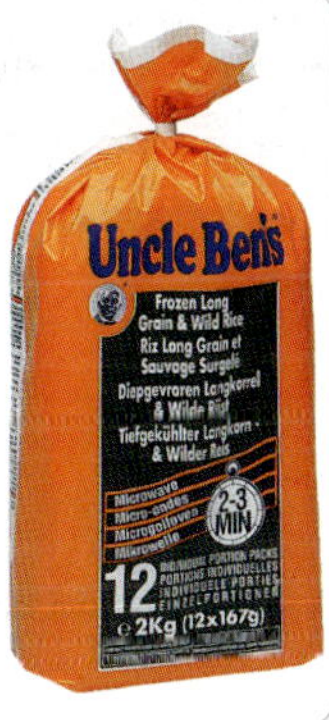

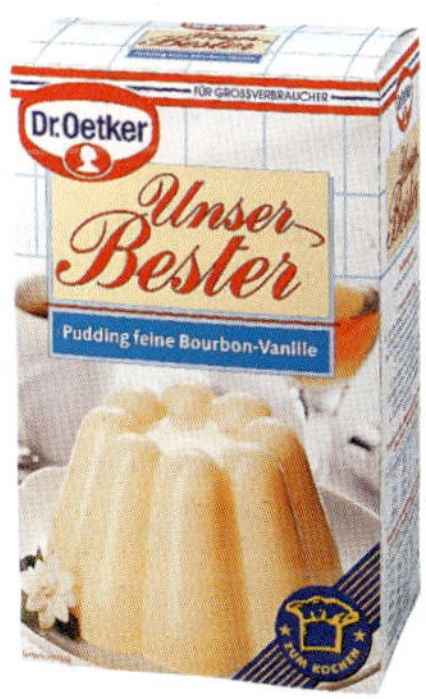

Ausbeinen, Rupfen oder Ausnehmen. Küchenfertige Waren gelangen in Form von Brathähnchen, geschälten Kartoffeln, Kloßpulver, Reibekuchen, verschiedenen Teigwaren, Dessertpulvermischungen und Backmischungen in den Handel.

Bei **garfertiger** Ware entfallen zusätzliche Vorbereitungsarbeiten wie Panieren, Spicken, Zerkleinern oder Formen. So werden z. B. paniertes Fischfilet, Klöße, Reis im Kochbeutel, vorgegarte Kroketten und Pommes frites angeboten.

7.2 Fertigprodukte

Bei **aufbereitungsfertigen Lebensmitteln** handelt es sich um Speisen, die bereits gegart sind und vor dem Verzehr nur noch erwärmt werden müssen. Hierzu zählen z. B. Gemüse-, Würstchen- und Suppenkonserven, Fertiggerichte und Instantprodukte.

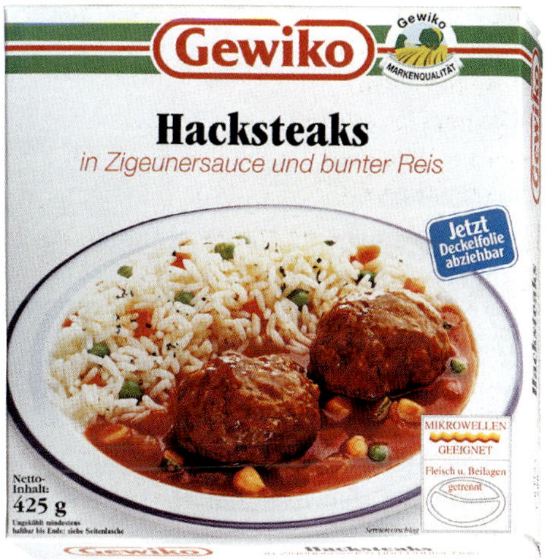

Verzehrfertige Lebensmittel müssen nur noch angerichtet und ggf. garniert werden. Diese Speisen gelangen in Form von Wurst, Feinkost-Salaten, Käse, portionierten Nachspeisen, Jogurtzubereitungen, Backwaren, Snacks und Chips in den Handel.

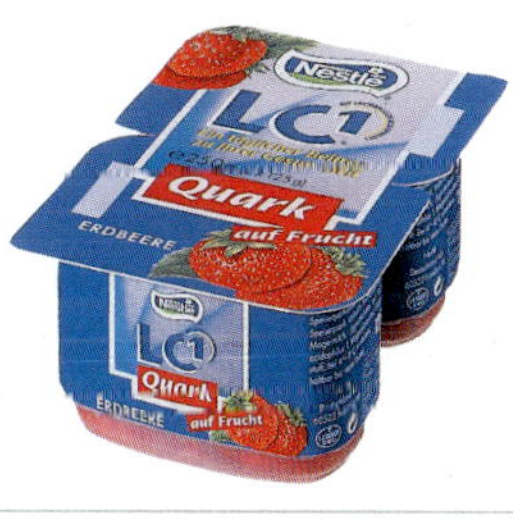

7.3 Verfeinerungsmöglichkeiten

- Salzige Gerichte können mit frischen Kräutern (Petersilie, Schnittlauch, Kresse, Basilikum, Dill, Zitronenmelisse u. Ä. s. S. 68 ff.) verfeinert werden.
- Suppen und Saucen können mit Sahne, Wein oder Zitronensaft verfeinert werden.
- Süßspeisen erhalten eine Geschmacks- und Qualitätsverbesserung durch frisches Obst, Sahne, Nüsse, Mandeln u. Ä.

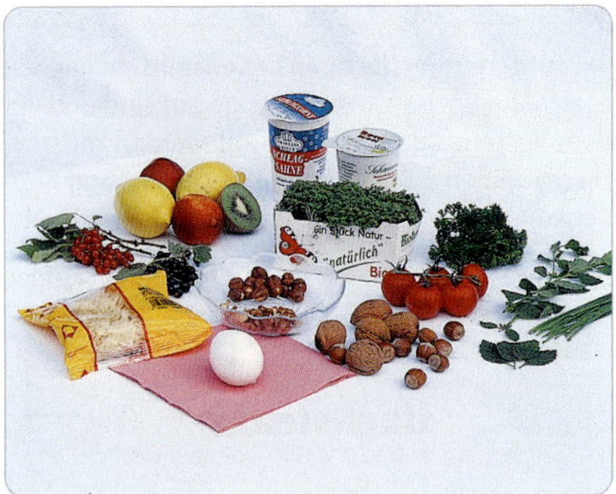

Bevor eine Verfeinerung oder Abwandlung vorgenommen wird, muss unbedingt die Anleitung des Herstellers beachtet werden, da dieser eventuell einzelne Lebensmittel ausschließt.

Grundsätzlich sollte bei Verwendung von Convenience-Food Folgendes bedacht werden:

- Verfallsdatum nie überschreiten
- Verarbeitungshinweise des Herstellers unbedingt einhalten
- nicht ausgewogene Nährstoffzusammensetzung durch z. B. frische Kräuter oder Salate (Obst) ausgleichen

7.4 Vorteile von Convenience-Food

- hohe Qualität der Rohware, da lange Transportwege entfallen (LM bleiben frisch und werden sofort verarbeitet)
- hoher Nährwert, da die Lebensmittel industriell schonend verarbeitet werden
- Zeitersparnis
  - da Vorbereitungsarbeiten entfallen
  - da die Lebensmittel vorgegart sind
  - da Großeinkäufe möglich sind
- vielfältigeres Angebot von Nahrungsmitteln, da sie unabhängig von Jahreszeit und Klima angeboten werden können
- eine Zubereitung ist ohne spezielle Fachkenntnisse möglich

7.5 Nachteile von Convenience-Food

- die Produktionsverfahren bedingen Zusatzstoffe, die zu Unverträglichkeiten führen können (Allergien)
- höherer Preis im Vergleich zur Eigenherstellung
- häufig einheitlicher Geschmack durch Verwendung von industriell hergestellten Würzprodukten
- die Portionsgrößen sind vorgegeben und häufig knapp bemessen
- die Gebrauchsanweisung muss genau eingehalten werden (bei Abweichung kann es zu Fehlprodukten kommen)
- es entsteht sehr viel Verpackungsmüll und damit eine hohe Umweltbelastung
- individuelle und regionale Geschmackseigenheiten werden nicht berücksichtigt

Aufgaben

1. In welchen Angebotsformen können Kroketten, Frikadellen und Vanillecreme gekauft werden?
2. Sie kommen aus der Schule und möchten eine warme Mahlzeit zu sich nehmen. Bereiten Sie die Pizza selbst zu oder backen Sie eine tiefgefrorene Pizza? Begründen Sie Ihre Entscheidung!
3. Vergleichen Sie verschiedene Marmorkuchen:
   a) aus eigener Herstellung (s. S. 316), b) aus einer Backmischung hergestellt,
   c) im Fachgeschäft gekauft.
   Bei der Beurteilung sollten folgende Kriterien berücksichtigt werden: Kosten (Personal- und Energiekosten, Räume, Geräte, Maschinen, Zutaten), Zeitbedarf, Geschmack, Inhaltsstoffe, optischer Eindruck.

Nach der Zubereitung und dem Anrichten der Speisen müssen diese auch fachlich korrekt serviert werden. Dies erfordert einige Grundkenntnisse, die berücksichtigt werden müssen, damit der Gast an einem schön gedeckten Tisch Platz nehmen und das Essen genießen kann.

8.1 Anforderungen an das Servierpersonal

Der Umgang mit den Gästen und das Servieren von Speisen und Getränken erfordert, dass das Servierpersonal über angenehme Umgangsformen und ein gepflegtes Äußeres verfügt. Hierzu muss beachtet werden:

- einwandfreie persönliche Hygiene
- dezente Kleidung, ggf. dezentes Make-up
- ansprechende Umgangsformen
- gepflegte Sprache
- Fachkenntnisse
- Diskretion
- Fremdsprachenkenntnisse

8.2 Tisch- und Tafelformen

Die Tische, an denen der Gast Platz nehmen soll, müssen standsicher sein und dem Gast eine bequeme Höhe bieten. Die Tische werden in verschiedenen Formen und Größen angeboten. Bei der Anschaffung müssen die räumlichen Gegebenheiten und die vorgesehenen Einsatzmöglichkeiten berücksichtigt werden. Vorsicht bei Sondergrößen: Passende Tischwäsche ist teuer und muss ggf. extra angefertigt werden!

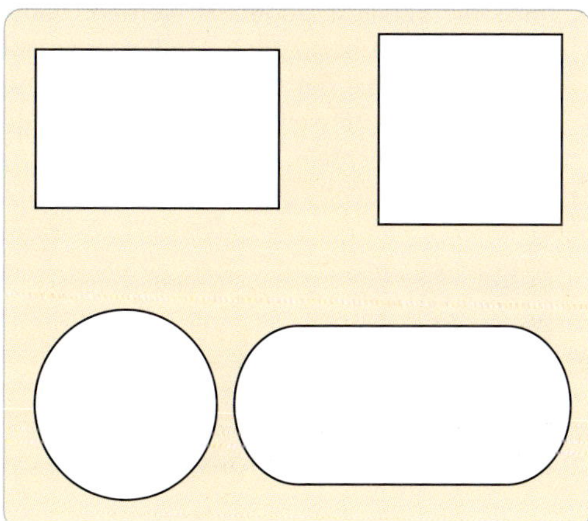

Werden mehrere Tische aneinander gestellt, so spricht man von einer **Tafel**. Diese Form, Tische zu stellen, wird in erster Linie bei größeren Gruppen gewählt (z. B. bei Geschäfts-, Familien-, Vereinsveranstaltungen).

- Die Tafelform richtet sich nach der Raumgröße und der Anzahl der Personen.
- Alle Tische für eine Tafel müssen die gleiche Höhe und Breite haben.
- Der Platzbedarf pro Person beträgt 70 cm.
- Der Ehrengast sitzt in der Mitte oder an der Stirnseite der Tafel.

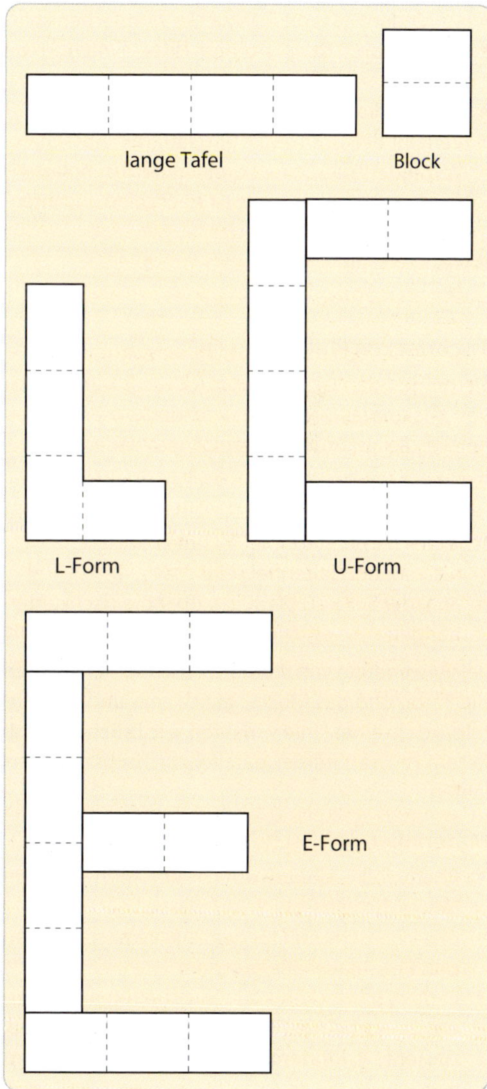

8.3 Tischwäsche

Als Tischwäsche werden Moltons, Tischdecken und Mundservietten bezeichnet.

Molton

Ein Molton ist eine flauschige Unterlage, die unter der Tischdecke auf der Tischplatte liegt und ggf. mit Bändern an den Tischbeinen befestigt wird. Bei runden und ovalen Tischen wird das Molton mithilfe eines eingenähten Gummizuges über die Tischplatte gespannt.

Aufgaben des Moltons:

- verhindert, dass die Tischdecke verrutschen kann
- schützt die Tischplatte vor Hitze, Feuchtigkeit und Kratzern
- dämpft die Geschirr- und Besteckgeräusche
- verleiht der Tischdecke ein „satteres" Aussehen
- verhindert das Durchscheinen der Tischplattenfarbe und erhöht so eine einheitlichere und intensivere Gesamtwirkung der Tafel

Statt eines Moltons kann ersatzweise eine Schaumstoffdecke verwendet werden.

Tischdecken (Tafeltücher)

Sie prägen den Gesamteindruck einer Tafel. Durch das Zusammenfalten der Tischdecken entstehen Knicke, die als „Brüche" bezeichnet werden.

Bei der Auswahl der Tischdecke ist zu beachten, dass sie farblich mit dem Geschirr und dem Tischschmuck harmoniert. Die Tischdecke muss:

- flecken- und faltenfrei sein
- an jeder Seite 20 bis 30 cm über die Tischkanten hängen.

Bei Verwendung von mehreren Tischdecken müssen die Farbe und das Muster gleich sein und der Mittelbruch in einer Linie verlaufen. Die Brüche (Bügelfalten) müssen immer parallel zur Tischkante verlaufen.

Materialien für Tischdecken

- Baumwolle, Leinen oder Halbleinen sind ein „Muss" für alle festlichen Anlässe.
- Chemiefasern sind für rustikale Veranstaltungen und Privathaushalte geeignet.
- Papiertischdecken können zur einmaligen Verwendung bei rustikalen Veranstaltungen (z. B. Gartenfest, Kindergeburtstagsfeiern) aufgelegt werden.

Für festliche Tafeln sollten weiße, für Frühstücks- und Kaffeetafeln können pastellfarbene Tischdecken aufgelegt werden. Bei rustikalen Anlässen können kräftige Farben und Muster gewählt werden.

Mundserviette

Sie hat verschiedene Aufgaben und dient

- auf dem Schoß liegend als Schutz der Kleidung vor evtl. herabfallenden Speisen
- zum Abtupfen oder Abwischen des Mundes (z. B. um Fettspuren am Glas zu vermeiden)
- als dekorativer Bestandteil der gedeckten Tafel. Das Material und die Farbe müssen auf die Tischdecke(n) abgestimmt werden.

Servietten können an verschiedenen Stellen des Gedeckplatzes eingedeckt werden:

- links neben dem Gedeck
- auf dem Teller bzw. zwischen dem Besteck
- oberhalb des Gedeckes
- im Glas

Materialien für Servietten:
siehe „Materialien für Tischdecken"

Serviettenformate und -faltungen

Je umfangreicher die Mahlzeit ist, umso größer sollte die Serviette sein. Gängige Größen sind 20 x 20 cm, 33 x 33 cm und 40 x 40 cm.

Werden Servietten vor dem Eindecken gefaltet, so müssen einige Regeln beachtet werden.

- Alle Faltungen müssen exakt ausgeführt werden.
- An einem Tisch/einer Tafel immer die gleiche Faltung wählen.
- Je aufwändiger die Faltung ist, umso häufiger muss die Serviette angefasst werden. Dabei kommt es zur Übertragung von Bakterien auf die Serviette, die der Gast später zum Mund führt. Deshalb müssen Hände und Unterlage unbedingt sauber sein.

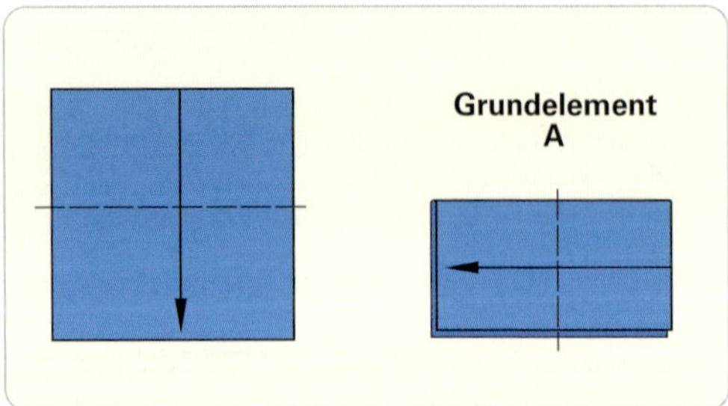

Einfacher Tafelspitz

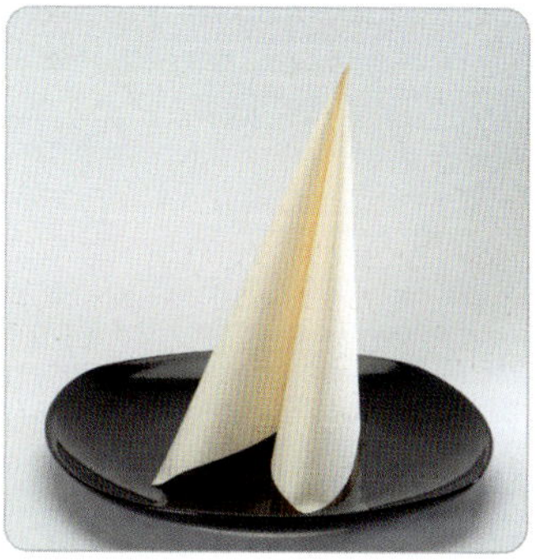

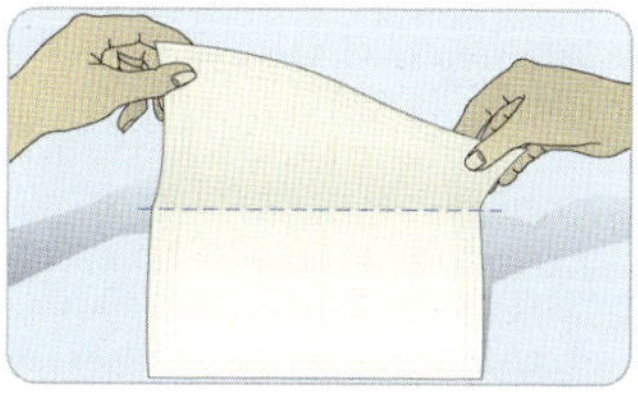

Serviette so zur Hälfte falten, dass die Bruchkante oben liegt

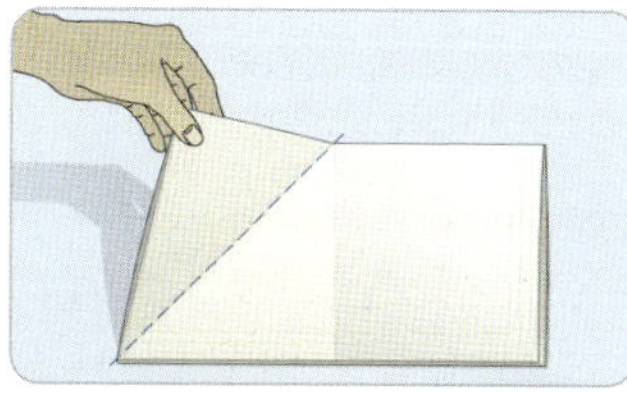

linke obere Ecke diagonal nach unten zum Mittelbruch legen

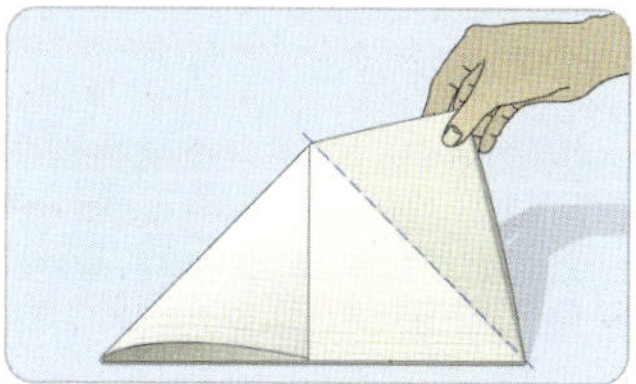

rechte obere Ecke diagonal nach unten zum Mittelbruch legen

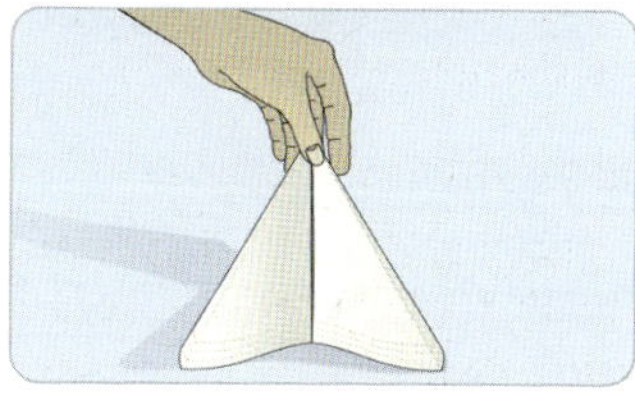

an der Spitze anfassen und aufstellen

Doppelter Tafelspitz

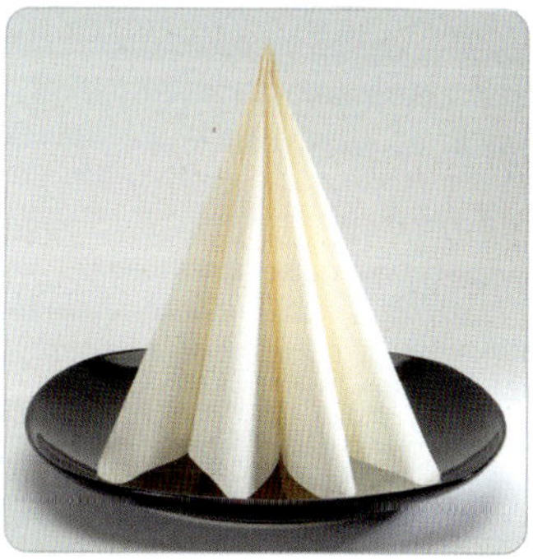

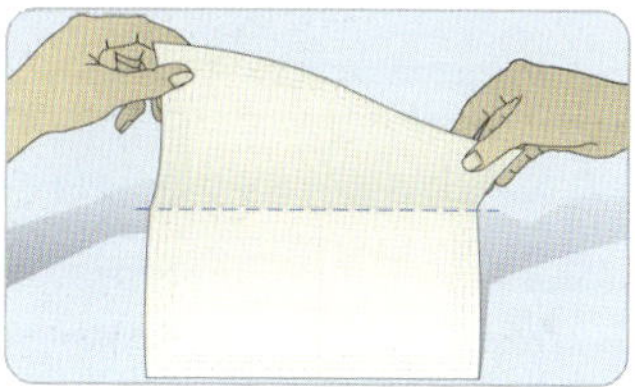

Serviette so zur Hälfte falten, dass die Bruchkante oben liegt

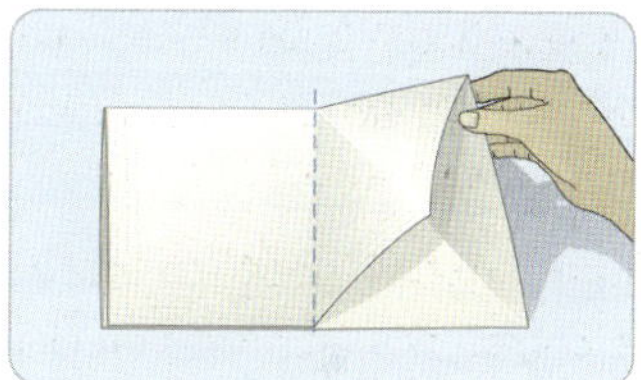

linke obere Ecke diagonal nach unten zum Mittelbruch legen

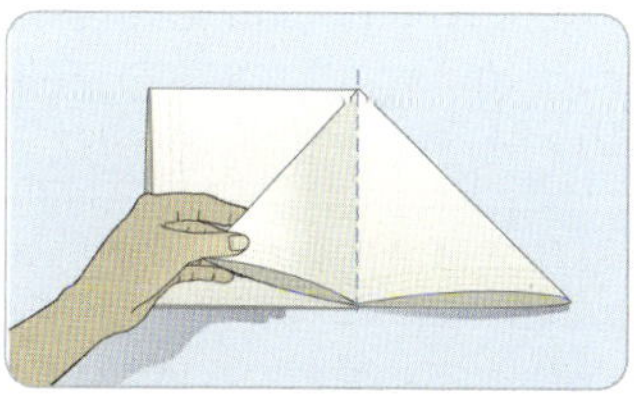

entstandenen Fächer nach rechts auf das Dreieck legen

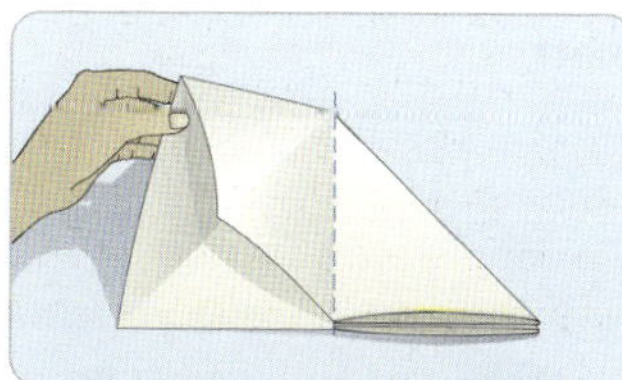

die untere linke Ecke der oberen Lage auf die rechte untere Ecke ziehen, dabei entsteht der dritte Fächer auf der rechten Seite

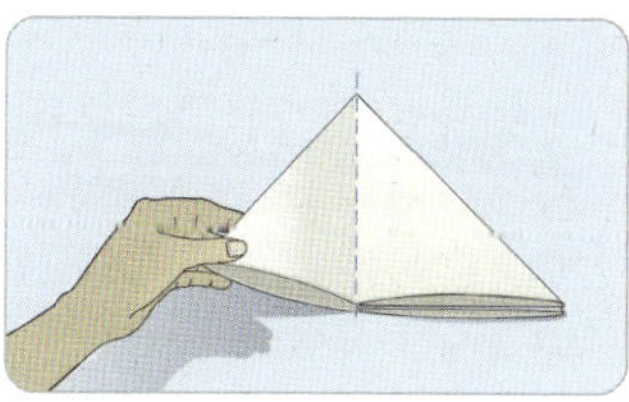

das entstandene Dreieck auf der rechten Seite wird als vierter Fächer nach rechts gelegt

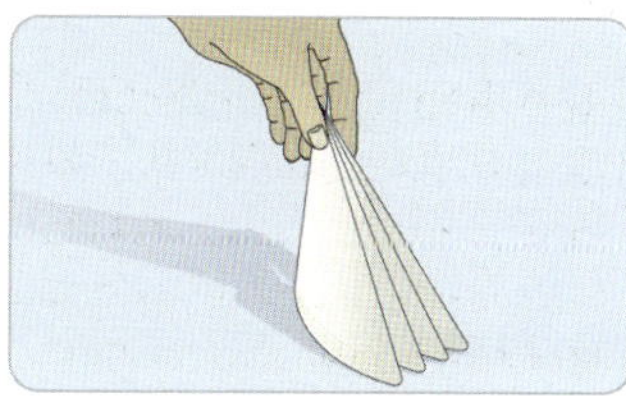

an der Spitze anfassen und aufstellen

Hut (Tüte)

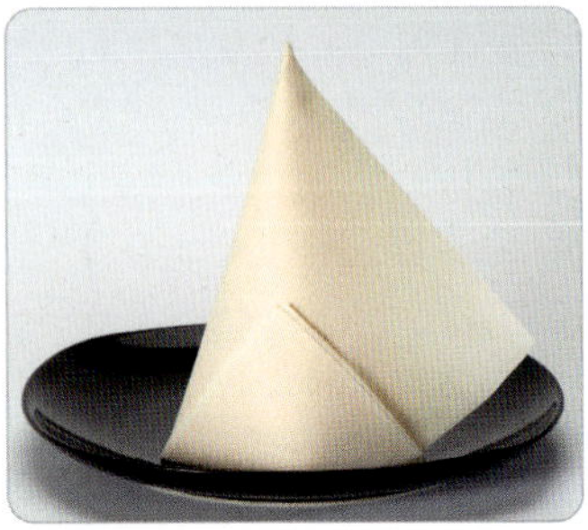

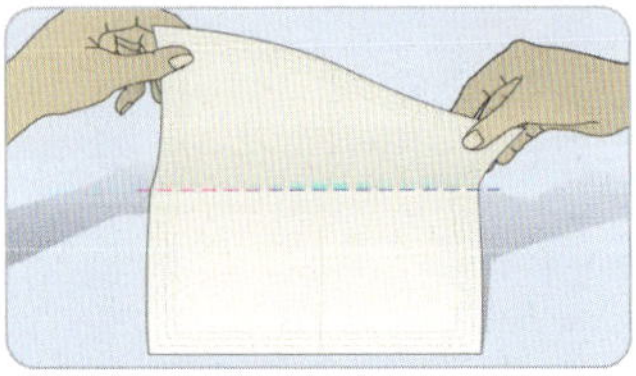

Serviette so zur Hälfte falten, dass die Bruchkante oben liegt

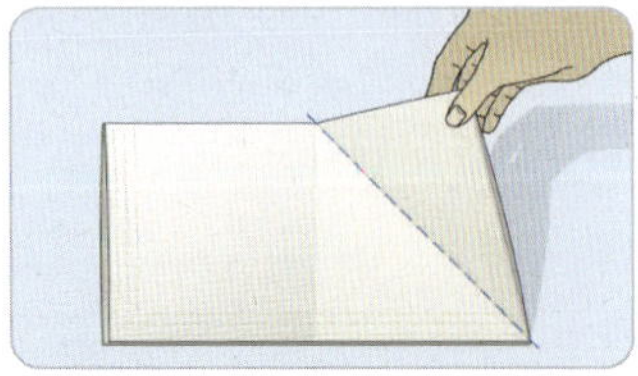

rechte obere Ecke auf die untere Spitze des Mittelbruchs legen, Kante nicht glatt streichen

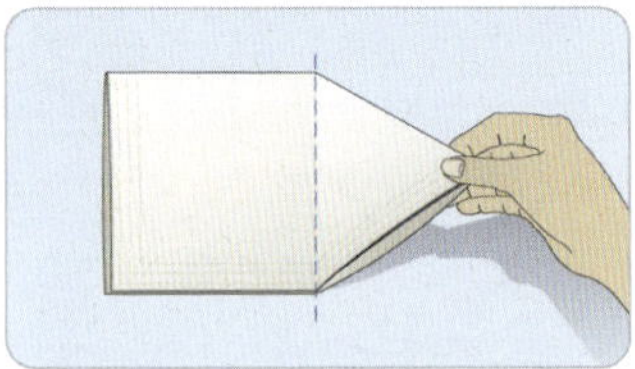

entstandenes Dreieck im Mittelbruch auf die linke Seite umklappen

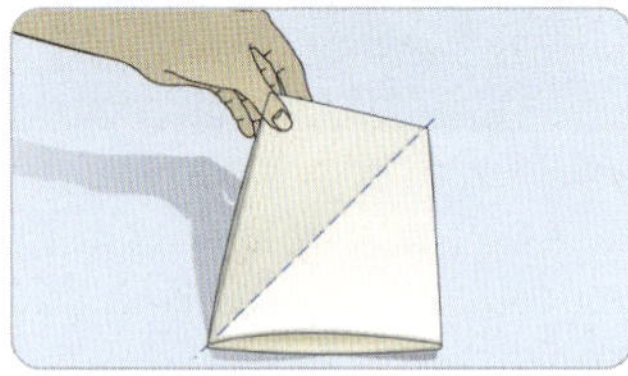

linke obere Ecke des überstehenden Dreiecks nach rechts zum Mittelbruch falten

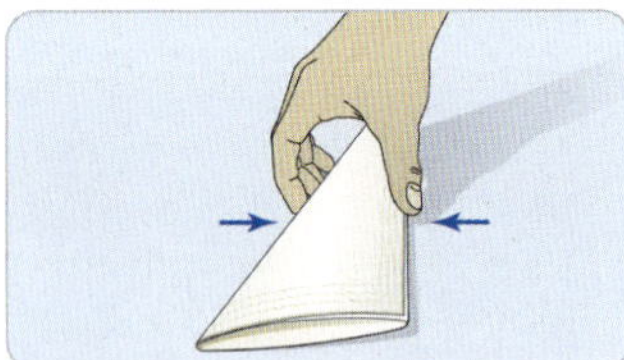

in die untere Öffnung fassen und so glatt ziehen, dass am Mittelbruch eine gerade Kante entsteht und sich an der vorderen Rundung ein überstehendes Dreieck bildet

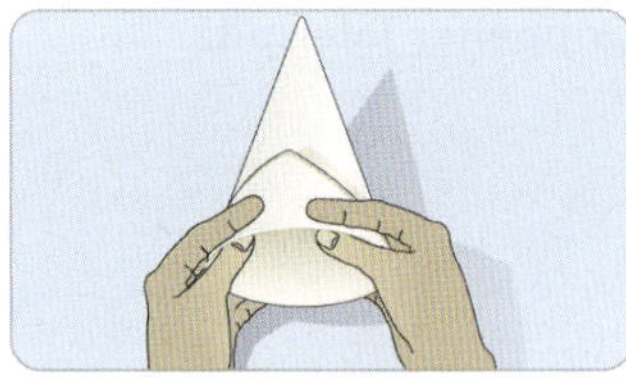

Dreieck nach außen umklappen, sodass die untere Kante zu einem Kreis und einer geraden Standfläche wird. Mütze aufstellen

Blatt

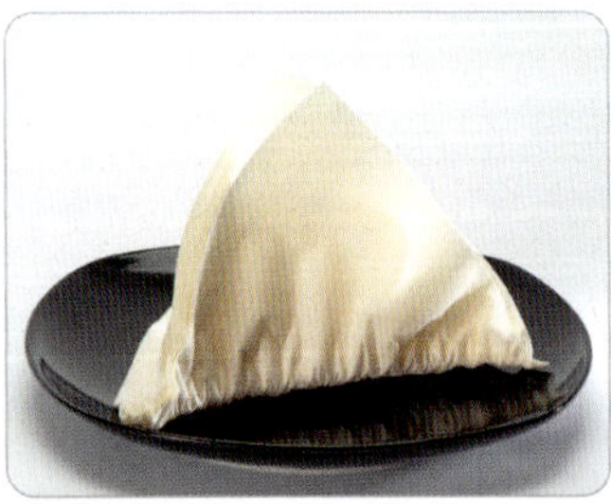

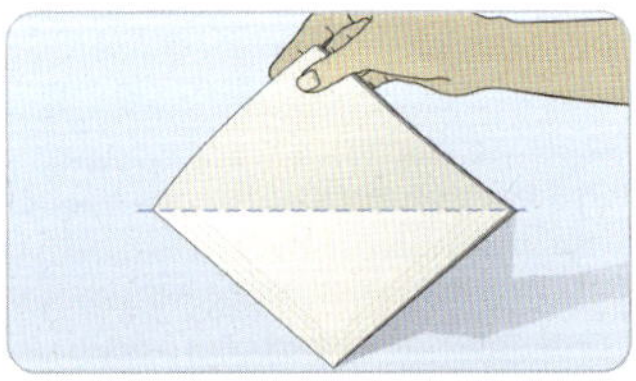

Serviette zu einem Dreieck falten

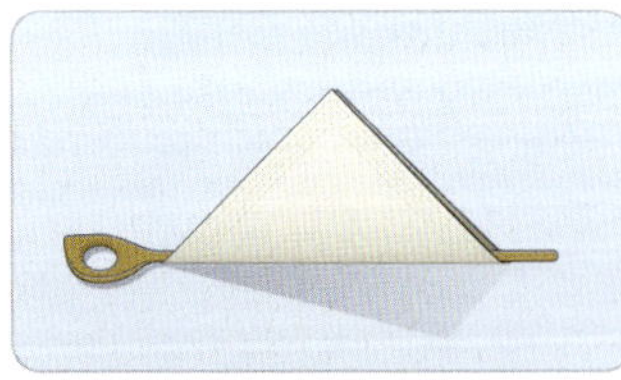

Kochlöffel in die Serviette an den Mittelbruch legen

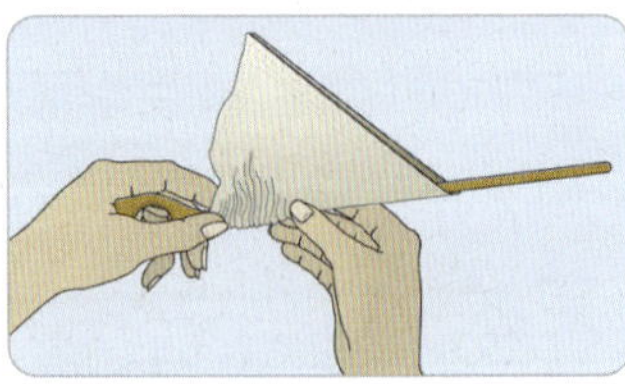

linke Spitze der Serviette fest an den Kochlöffel drücken. Mit der anderen Hand die Serviette so zusammen schieben, dass gleichmäßige Falten entstehen

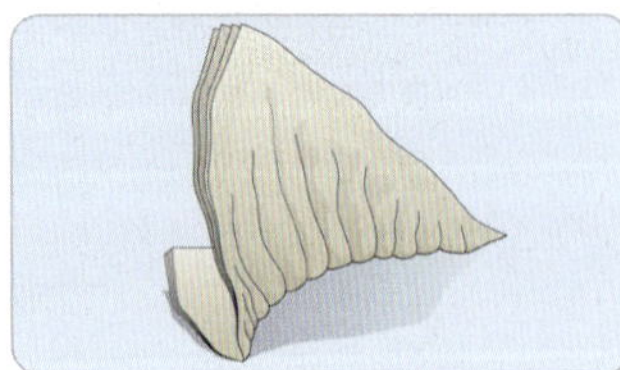

Kochlöffel herausnehmen, Serviette aufstellen

Fächer

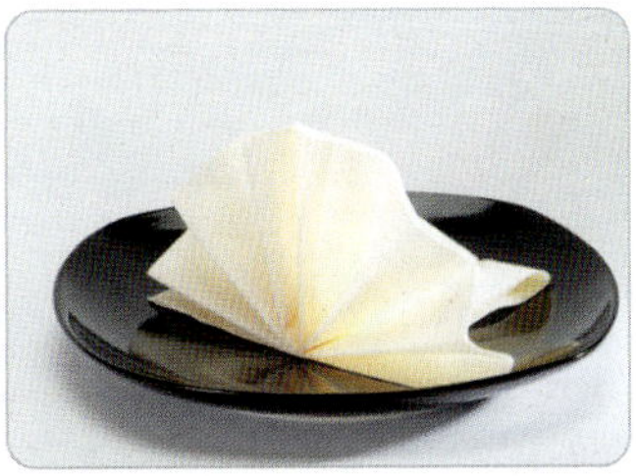

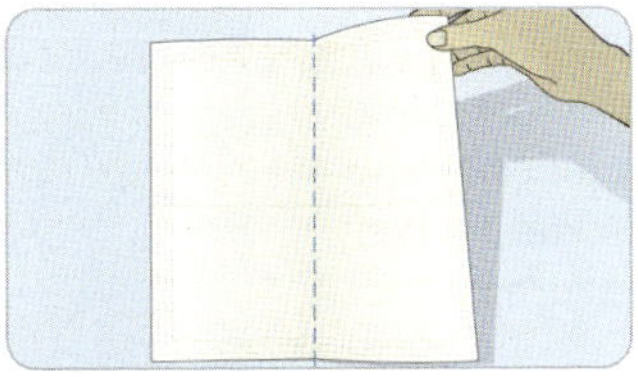

Serviette so zur Hälfte falten, dass die Bruchkante senkrecht an der Seite liegt

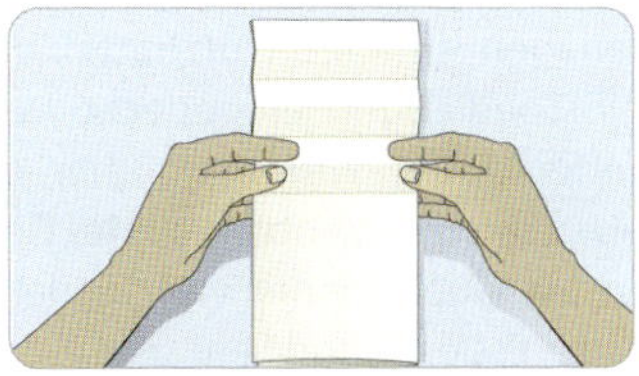

Serviette bis zur Hälfte in ca. 1,5 cm breite Falten legen (Ziehharmonika-system)

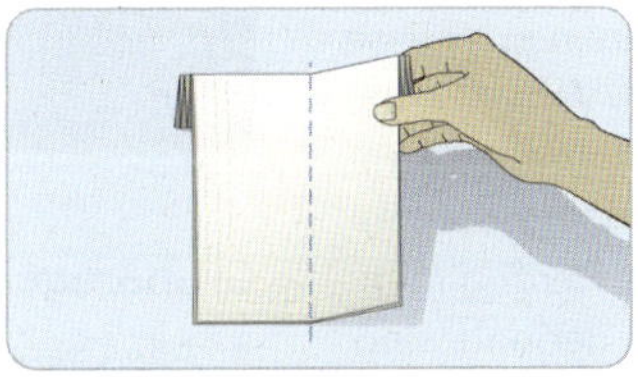

Serviette so auf den Tisch legen, dass die Fächerfaltung nach unten zeigt. Danach in der Mitte falten, dass die Fächer aufeinander liegen

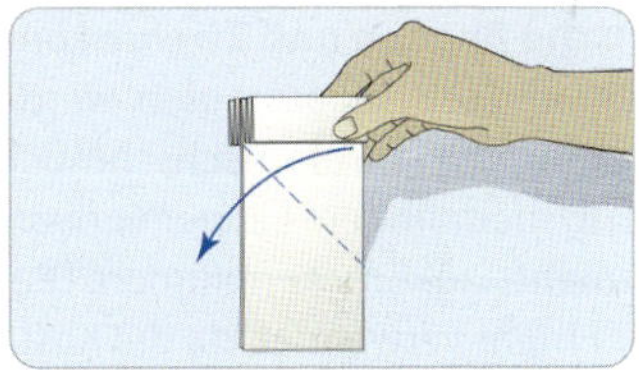

rechte obere Ecke nach links unten ziehen. Dabei bildet die seitliche Kante zusammen mit der Fächer-faltung eine senkrechte Linie. Bruchkante fest andücken

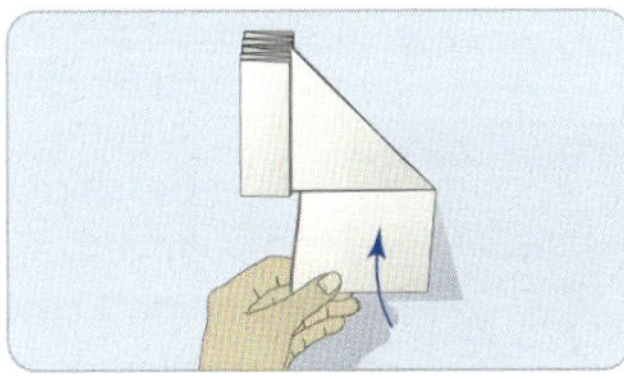

Serviette wenden und überstehendes Rechteck um die Bruchkante falten

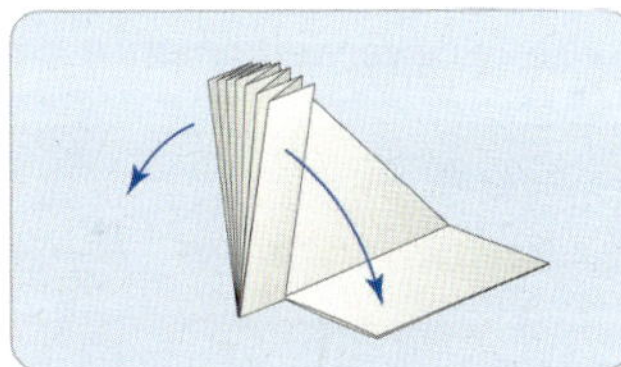

Serviette aufstellen und Fächer auseinanderfallen lassen

Palmwedel

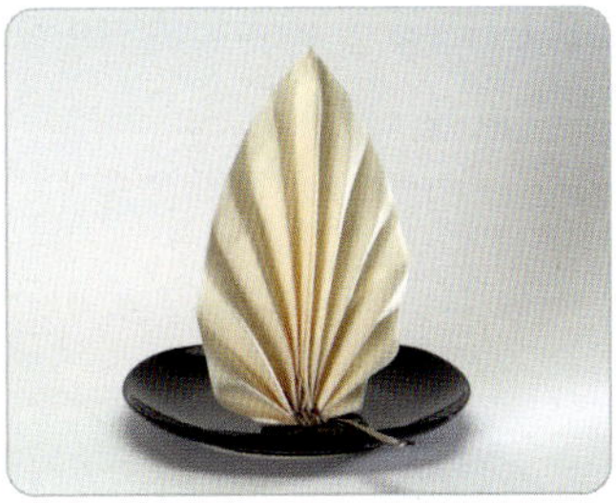

Serviette ganz auseinander falten

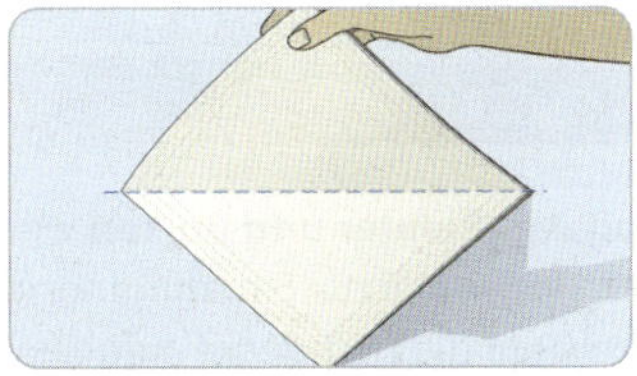

Serviette zu einem Dreieck falten

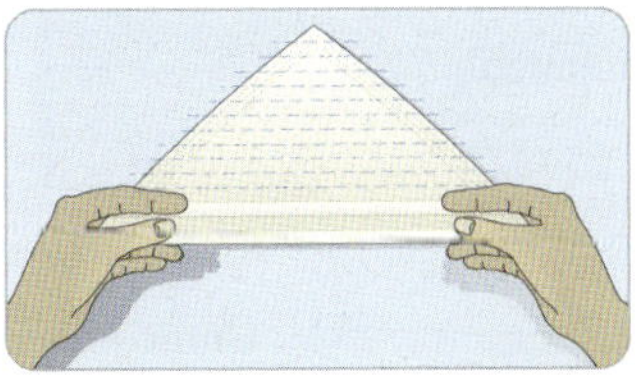

gesamtes Dreieck in ca. 1,5 cm breite Falten legen (Ziehharmonikasystem)

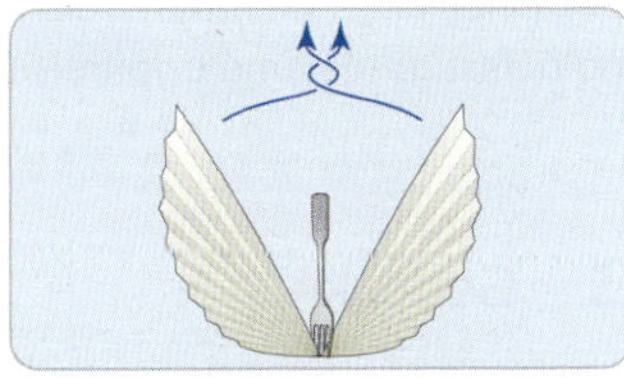

Serviette zu einem Blatt falten, obere Öffnung durch ineinanderdrehen der Spitzen verschließen, mit Hilfe einer Gabel aufstellen.

8.4 Menagen und Tischschmuck

Menagen sind alle Würzmittel, die dem Gast zur Selbstbedienung eingedeckt werden. Salz- und Pfefferstreuer werden immer eingedeckt und haben ihren Platz oberhalb des Gedecktellers. Weitere Menagen können verschiedene Saucen, Streuwürze, Essig, Öl und Senf sein.
Ein freundlich gestalteter Tisch ist die beste Einladung für eine Mahlzeit. Hierfür eignen sich Servietten (s. S. 78 f.), Blumen, Kerzen und Bänder.
Frische Blumen und Zweige können in einer Vase oder als Gesteck arrangiert werden. Verwelkende Blumen dürfen als Tischschmuck keine Verwendung mehr finden. Länger verwendbar sind Arrangements aus Trockenblumen. Diese werden mehr und mehr verwendet, da die Kosten geringer sind. Um eine Unterhaltung mit dem gegenüber sitzenden Gast zu ermöglichen, sollte die Höhe des Gesteckes 30 cm nicht überschreiten. In Erde gepflanzte Blumen sollten aus hygienischen Gründen nicht eingesetzt werden. Kunstblumen finden im Service keine Verwendung!

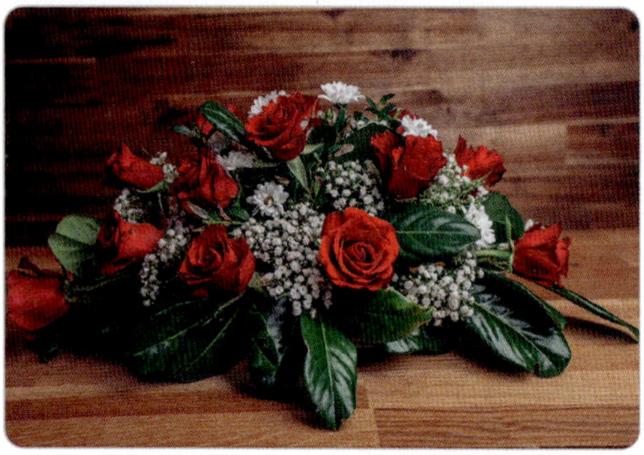

Spitzen, Bänder und Borten werden in der Mitte der Tafel oder zur Einrahmung von Ehrenplätzen direkt auf die Tischdecke aufgelegt.
Kerzen unterstützen den festlichen Gesamteindruck einer Tafel. Sie müssen sicher in einer Halterung befestigt sein und tropffrei abbrennen.

8.5 Gedecke

Unter Gedecken werden alle Gläser, Geschirr- und Besteckteile für verschiedene Mahlzeiten (Frühstück, Mittagessen, Kaffee, Abendessen, Festtafeln, kaltes Büfett) verstanden.

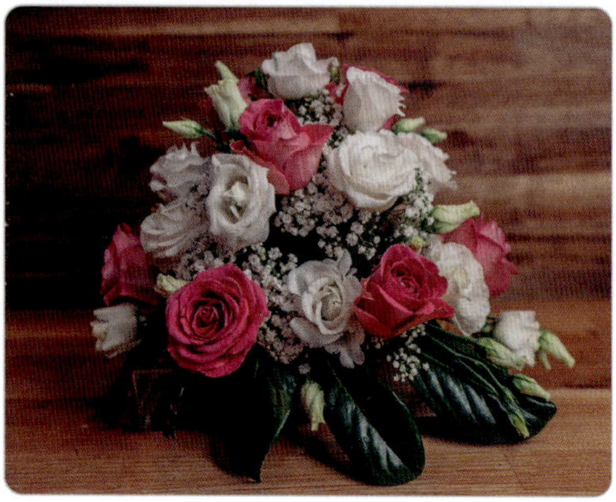

Grundregeln

- Alle Gläser, Geschirr- und Besteckteile müssen sauber und unbeschädigt sein.
- Die einzudeckenden Teile werden mit einem fusselfreien Tuch poliert. Das Anhauchen ist unhygienisch und muss daher unterlassen werden.
- An einem Tisch müssen die jeweiligen Teile einer Serie eingedeckt werden (kein Sammelsurium).
- Geschirr- und Besteckteile, die an der Tischkante liegen, sind grundsätzlich mit einem Abstand von 1 cm einzudecken.
- Werden mehrere Gedecke eingedeckt, so liegen alle Besteckteile in einer Höhe bzw. genau gegenüber.

Grundgedeck

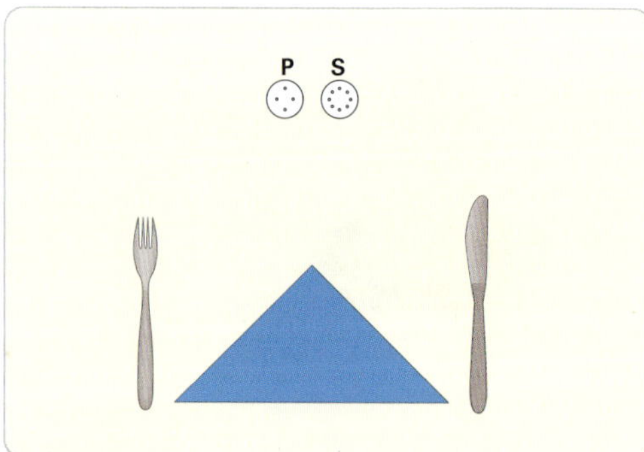

Unter Beachtung der Grundregeln werden das Messer und die Gabel, die Serviette sowie Salz und Pfeffer eingedeckt. Der Abstand zwischen den Bestecken muss so gewählt werden, dass der Teller bequem eingesetzt werden kann.

Erweiterte Grundgedecke

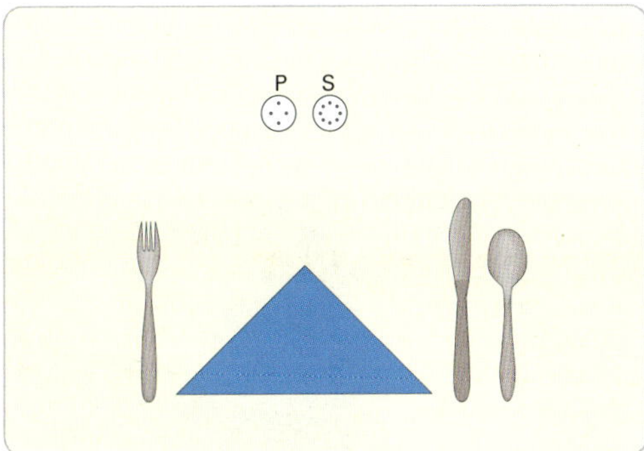

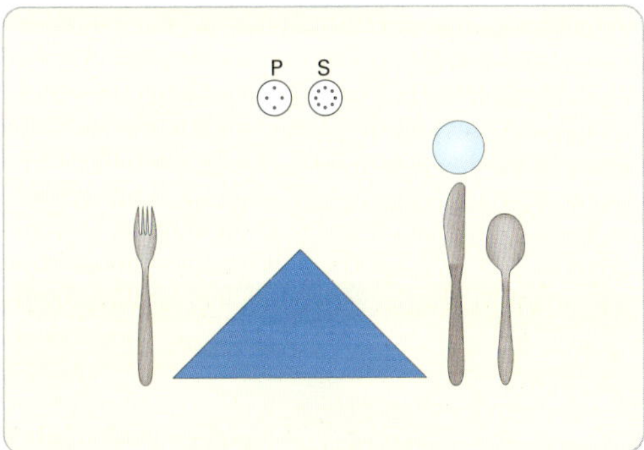

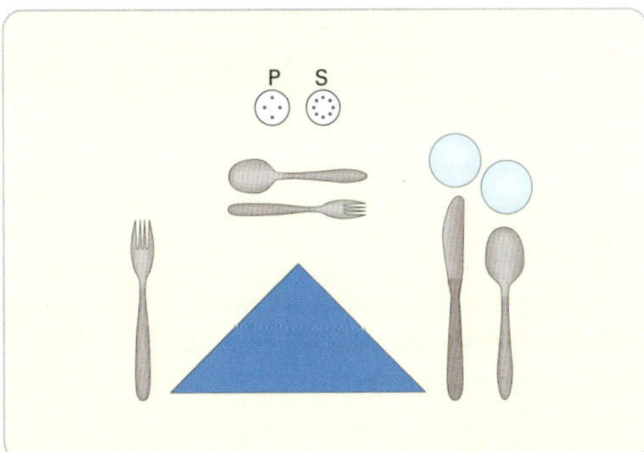

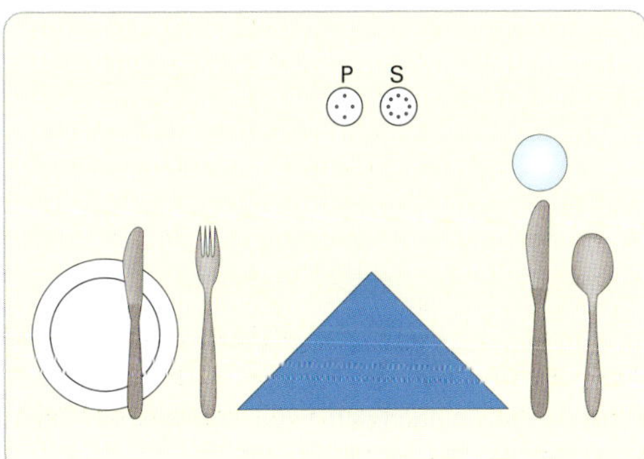

8.6 Eindecken von Gläsern

Wird ein Glas benötigt, so wird dieses oberhalb des Messers eingedeckt (Richtglas). Werden mehrere Gläser benötigt, so werden diese immer vom Richtglas ausgehend eingedeckt (s. o.).

8.7 Festtafel

Hierbei muss die Tafel für mehrere Speisen (Gänge) eingedeckt werden. Begonnen wird mit den Besteckteilen, die von innen nach außen eingedeckt werden. Wird kein Teller eingedeckt, so muss ausreichend Platz dafür vorgesehen werden.

Alle Besteck- und Geschirrteile werden in einer Höhe (1 cm von der Tischkante entfernt) und genau gegenüberliegend eingedeckt. Ist eine zweite Gabel erforderlich, so wird diese leicht nach oben verschoben. Die dritte Gabel wird – wie die erste auch – wieder 1 cm von der Tischkante entfernt eingedeckt.

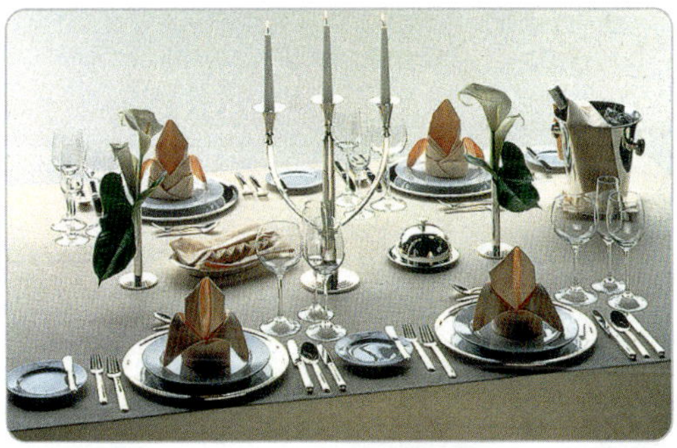

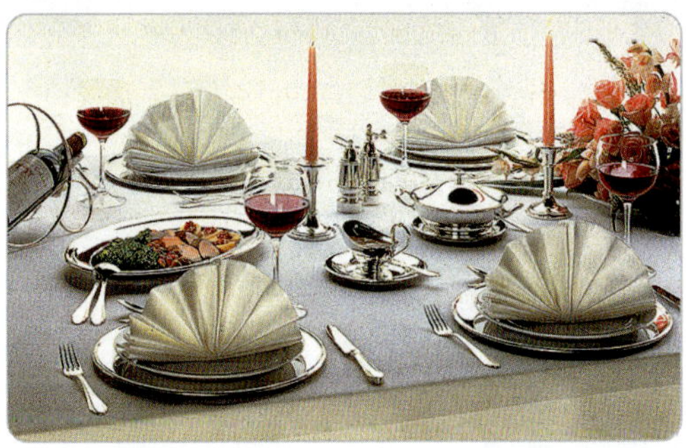

Besteht das Menü aus mehr als fünf Gängen, so werden nur die Besteckteile für fünf Gänge eingedeckt. Die weiteren benötigten Besteckteile werden rechtzeitig zu den jeweiligen Speisen eingedeckt.

8.8 Servieren von Speisen

Das Einsetzen und Ausheben von Tellern

Teller werden mit der **rechten Hand** von der **rechten Seite** des Gastes eingestellt und ausgehoben.

Ausnahmen: Die Platzverhältnisse lassen das Bedienen von rechts nicht zu sowie bei Tellern, die links vom Hauptteller stehen (z. B. für Toast, Salat).

Das Tragen von Tellern

Ein Teller
Den Teller zwischen dem Zeigefinger und dem Daumen halten und mit den übrigen Fingern unterstützen. Dabei darf der Daumen nicht in den Teller hinein ragen, sondern muss angewinkelt auf dem Rand des Tellers liegen.

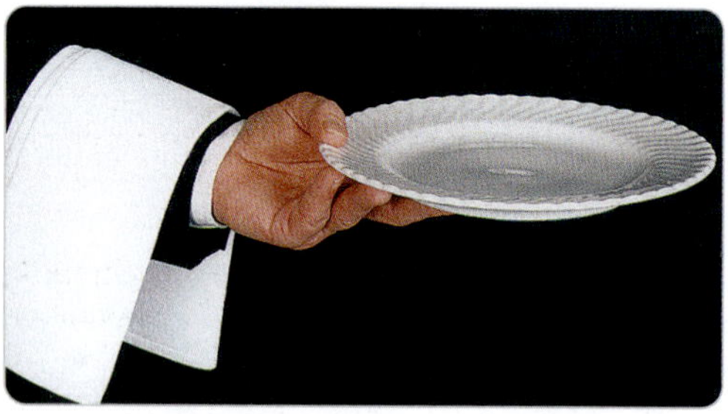

Zwei Teller (Untergriff)
Den zweiten Teller muss man unter dem Handteller bis an den Zeigefinger heranschieben und mit den restlichen, fächerartig gespreizten Fingern unterstützen *(Unterteller)*.

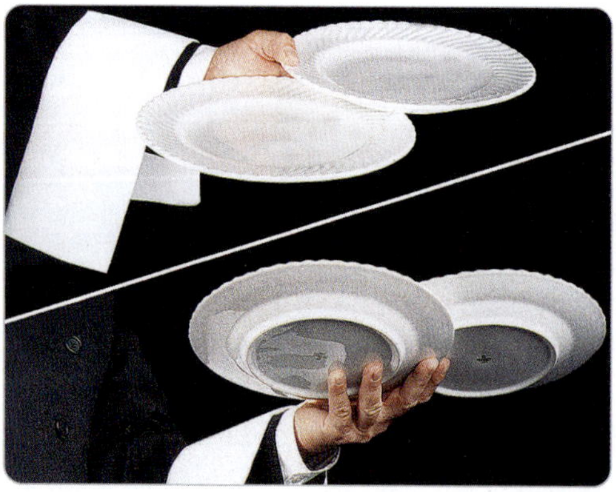

Drei Teller (Untergriff)
Den ersten Teller als Handteller aufnehmen, den zweiten Teller unterschieben *(Unterteller)*, das Handgelenk nach innen abwinkeln, den dritten Teller auf den Rand des Untertellers und den Unterarm aufsetzen *(Oberteller)*.

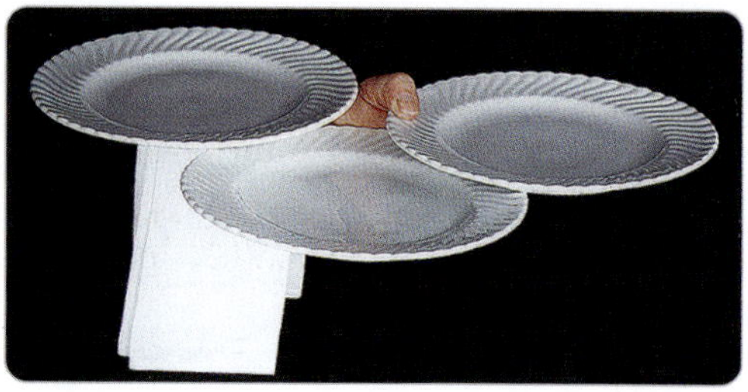

Zwei Teller (Obergriff)
Den ersten Teller als Handteller aufnehmen und die Hand leicht einwärts drehen, den zweiten Teller auf den Handballen, den Unterarm und die seitlich hochgestellten Finger aufsetzen *(Oberteller)*.

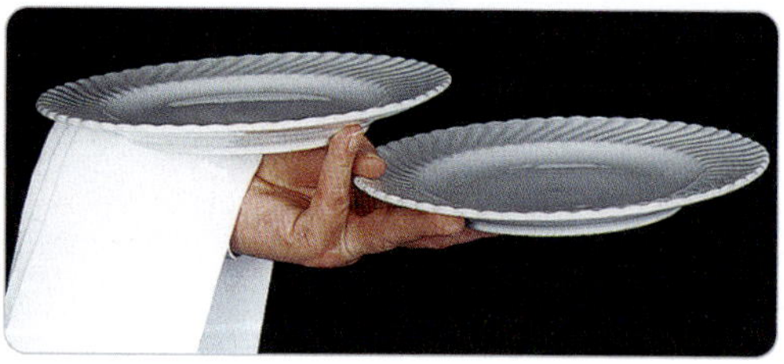

Plattenservice

Beim Plattenservice müssen vor den Platten die Teller eingedeckt sein!

Zum Plattenservice gehört im weiteren Sinne auch das Servieren von Speisen in Schüsseln.

Keine Platte oder Schüssel darf ohne ein entsprechendes Vorlegebesteck serviert werden. Vorlegebestecke sind Bestecke, mit deren Hilfe die Speisen von Platten oder aus Schüsseln auf den Teller vorgelegt werden.

Auf Platten angerichtete Speisen können auf unterschiedliche Weise serviert werden:

- Platten am Tisch einsetzen,
- Platten am Tisch darbieten,
- Speisen am Tisch vorlegen,
- Speisen am Beistelltisch vorlegen.

Platten und Schüsseln werden in der Regel von der linken Seite des Gastes angereicht.

Beim Ausheben nach dem Essen müssen die Platten und Schüsseln vor den Tellern ausgehoben werden.

Das Frühstück

Das Frühstück ist die erste Mahlzeit des Tages. Je freundlicher das Ambiente ist, umso positiver ist der Mensch auf den beginnenden Tag eingestimmt. Deshalb ist es wichtig, diese Mahlzeit in Ruhe und einer ansprechenden Umgebung einzunehmen. Dazu gehören auch die richtigen Speisen und Getränke.

Das einfache Frühstück

Getränk: Kaffee, Tee, Milch, Trinkschokolade.

Getreideprodukte: Graubrot, Brötchen.

Brotbelag: Butter, Konfitüre, Honig.

Das erweiterte Frühstück

Neben den Zutaten eines einfachen Frühstückes wird das Angebot erweitert, wobei häufig nur ein Teil der nachfolgenden Speisen und Getränke angeboten wird.

Getränke: verschiedene Obst- und Gemüsesäfte.

Getreideprodukte: verschiedene Brot- und Brötchensorten, Kuchen, Haferflocken, verschiedene Müslisorten, Cornflakes u. Ä.

Brotbelag und Beilagen: Schinken, verschiedene Wurst- und Käsesorten, Fisch, Salate, Quark, Joghurt, Obst und Obstzubereitungen.

Heiße Speisen: Suppen, Würstchen, Eier und Eierspeisen, kleine Fleisch-, Fisch- und Geflügelgerichte.

Das Frühstücksbüfett

Aus organisatorischen und finanziellen Gründen wird in vielen gastronomischen Betrieben ein Frühstücksbüfett angeboten. Hierbei kann sich der Gast sein Frühstück aus einer Vielzahl von Speisen und Getränken individuell zusammenstellen.

Die heißen Getränke werden dem Gast serviert.

Servierregeln

- Alle heißen Gerichte heiß servieren, kalte Gerichte kalt servieren.
- Nahrungsmittel nicht mit den Händen anfassen.
- Kleine Gebrauchsgegenstände, wie Bestecke, Menagen, Gläser usw., immer auf einem Tablett oder Teller tragen.
- Schmutziges Geschirr nicht auf Abstelltischen oder Servierwagen stapeln.
- Erst den geladenen Gästen, dann den Gastgebern servieren.
- Mit dem Abräumen des Tisches erst beginnen, wenn alle Gäste den Gang beendet haben.
- Die Teller nicht überladen.
- Bestecke, die herunterfallen, sind als schmutzig zu betrachten und in die Spülküche zu bringen.
- Frittierte Gerichte nicht zudecken.
- Bei Anwesenheit von Gästen alle Gespräche zwischen den Servierenden auf ein Minimum beschränken.
- Nicht auf Edelstahl- oder Silbergeschirr schneiden.
- Auf den gedeckten Tischen nichts abstellen.
- Freundlichkeit und Höflichkeit lassen manchen kleineren Fehler vergessen.

Aufgaben

1. Welche Anforderungen werden an das Servierpersonal gestellt?
2. Aus welchen Gründen wird ein Molton aufgelegt?
3. An welcher Stelle des Gedeckplatzes kann eine Serviette eingedeckt werden?
4. a) Stellen Sie verschiedene Dekorationen für eine Tafel her.
   b) Berechnen Sie die Kosten für das Material und bewerten Sie den Zeitaufwand für die Herstellung.
5. Welche Grundregeln müssen beim Eindecken eines Grundgedeckes beachtet werden?
6. Warum gehen immer mehr gastronomische Betriebe zu einem Frühstücksbüfett über?
7. Nennen Sie Servierregeln.
8. Planen Sie eine Veranstaltung (Kindergeburtstag, Konfirmation, Taufe, Abschlussfeier, Herrenabend) für 12 Personen und decken Sie dafür ein.

PRAXIS UND REZEPTE

1 Vorbereitungstechniken

Putzen/Schälen

Ungenießbare Teile – Schalen, Wurzeln, Stiele, Kerne, welke und faule Blätter – werden entfernt.

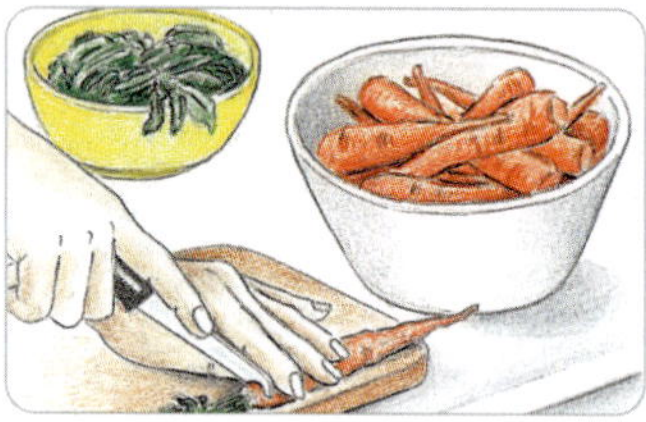

Möhren, Rettich schälen, Wurzeln und Blätter abschneiden

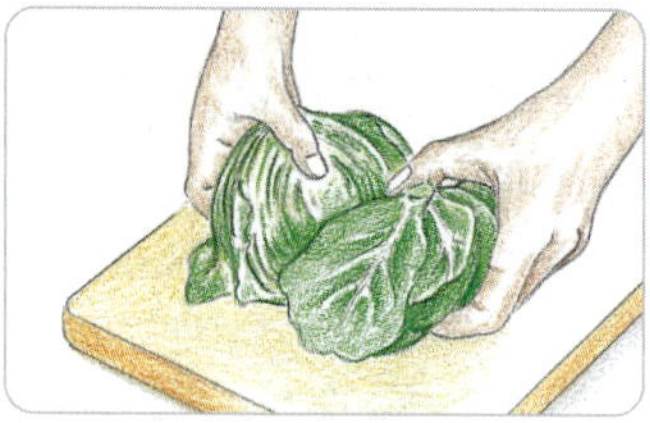

welke Blätter vom Kopfsalat entfernen, Salat in einzelne Blätter teilen

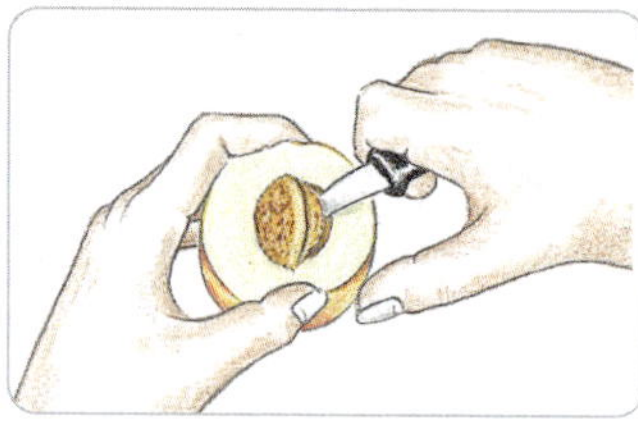

Zwetschgen, Pfirsiche werden entsteint

Waschen

Lebensmittel werden unter fließendem oder in ruhendem kalten Wasser gewaschen.

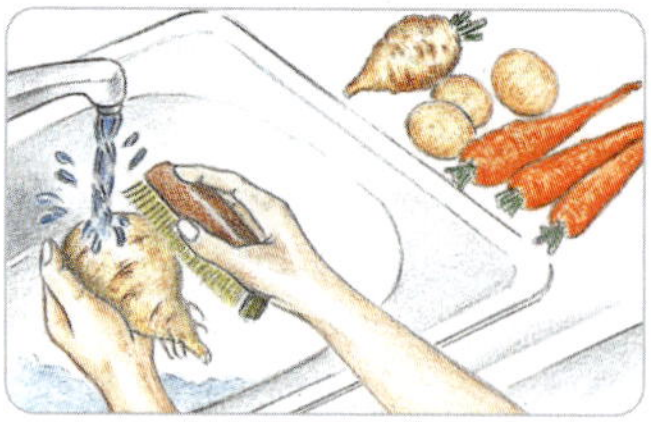

Lebensmittel mit fester Zellstruktur werden unter fließendem Wasser gereinigt

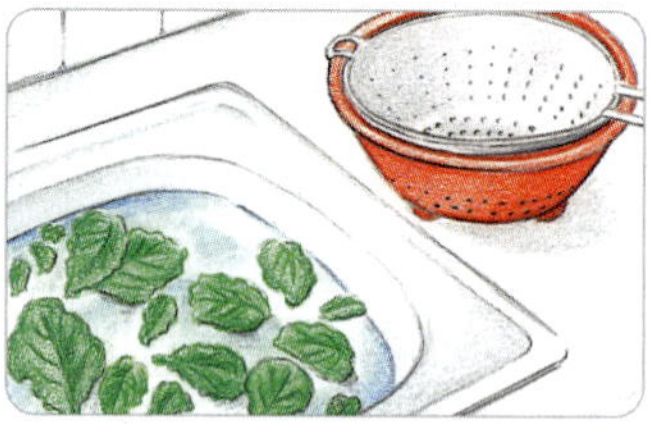

Lebensmittel, die leicht zerfallen können, werden 2–3-mal in ruhendes Wasser gelegt und vorsichtig gereinigt

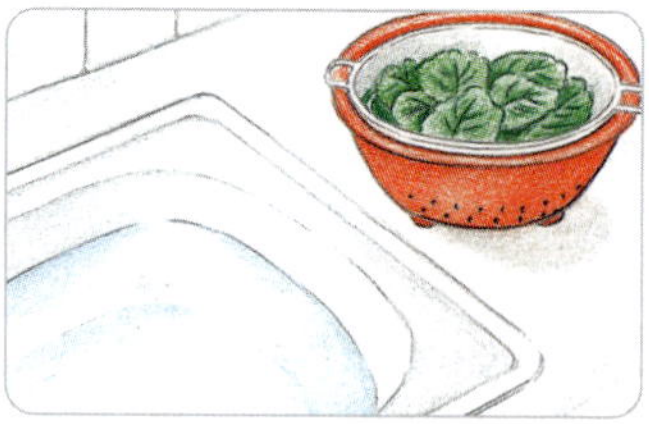

Lebensmittel nicht zu lange im Wasser liegen lassen (Vitamin- und Nährstoffverlust)

Beim Waschen werden entfernt:	**So sollten Lebensmittel gewaschen werden:**
• Staub • Erde • Schmutz • Insekten • Schädlingsbekämpfungsmittel	• schnell • gründlich • unzerkleinert • in kaltem Wasser

Tipp: In heißem Wasser können z. B. Gurken und Äpfel gewaschen werden, um chemische Stoffe und Wachs besser entfernen zu können.

Wässern

Lebensmittel werden in kaltes oder lauwarmes Wasser gelegt, um Insekten, Salz oder Bitterstoffe herauszulösen.

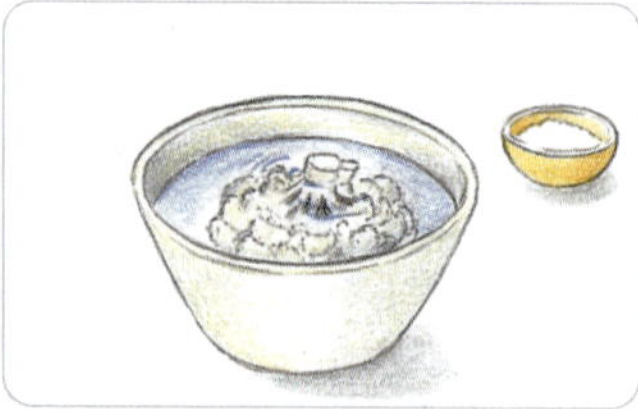

Insekten werden herausgelöst (1 El Salz zufügen)

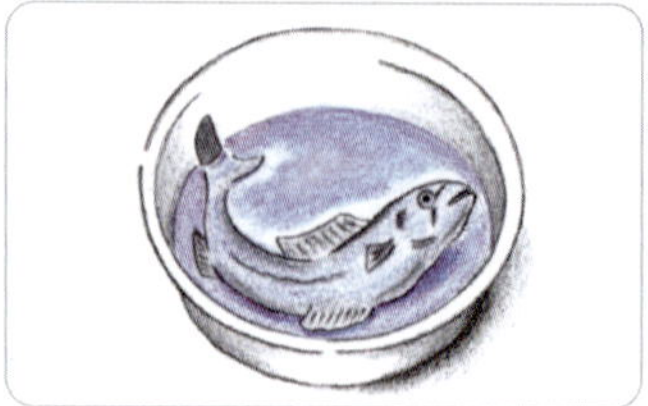

Salz wird gelöst (Salzheringe)

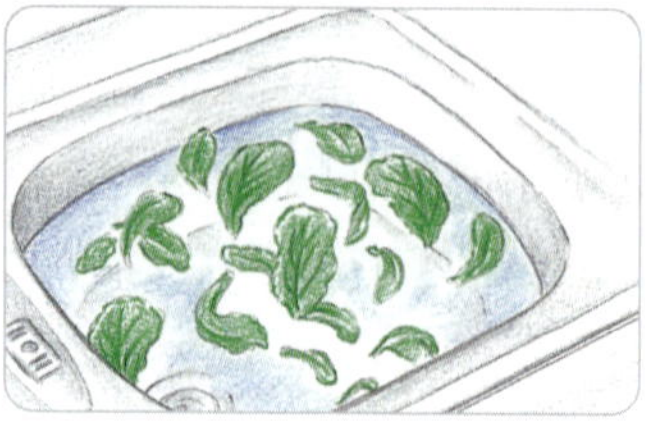

Bitterstoffe werden herausgelöst

Parieren/Säubern

Beim Parieren werden an frischem Schlachtfleisch Sehnen, Knorpel und Häute entfernt.
Beim Säubern werden bei frischen Fischen Gräten, Flossen, Innereien und Schuppen entfernt.

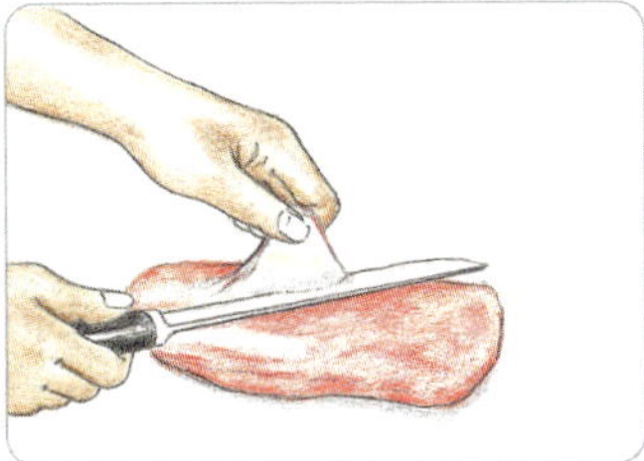

Fleisch parieren

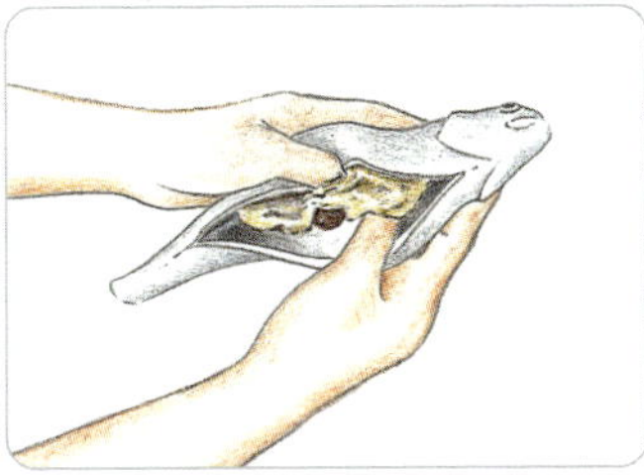

Fisch säubern

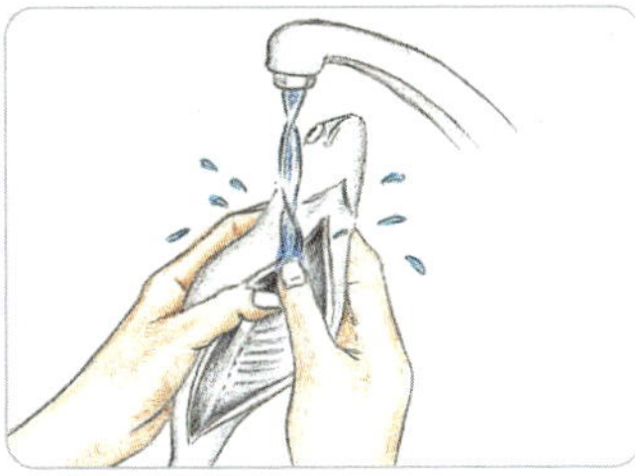

Fisch wird unter fließendem Wasser gewaschen

Panieren

Lebensmittel werden vor dem Garen umhüllt. Durch das Panieren vermindert sich der Saftaustritt.
Die Panade beeinflusst den Geschmack und kann aus Mehl, Ei, Paniermehl oder Nüssen bestehen.

Panieren „Wiener Art“

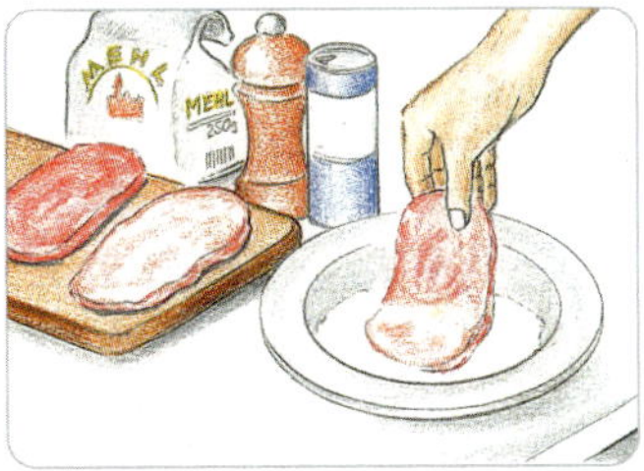

Lebensmittel würzen, in Mehl wenden

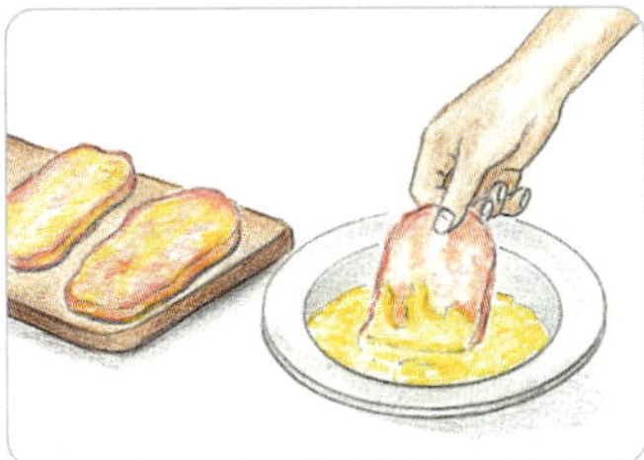

danach in einem verquirlten Ei wenden

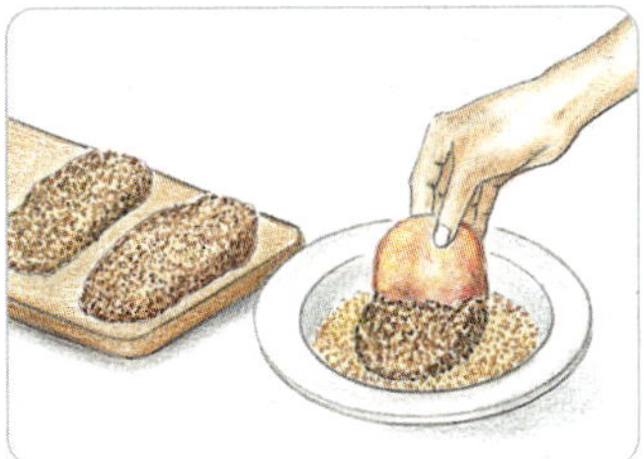

zum Schluss in Paniermehl wenden

Panieren durch Teigummantelung

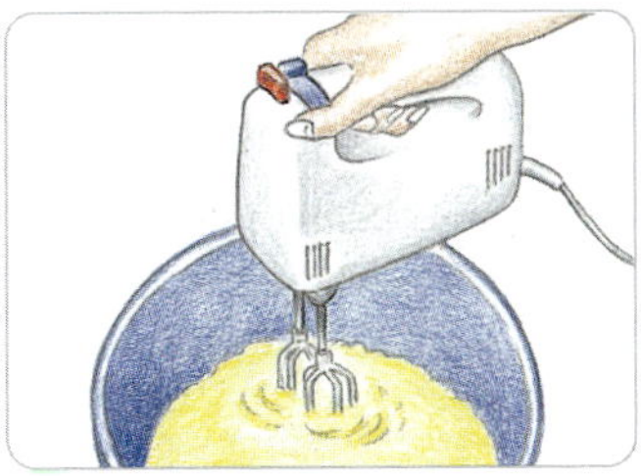

Ausbackteig herstellen

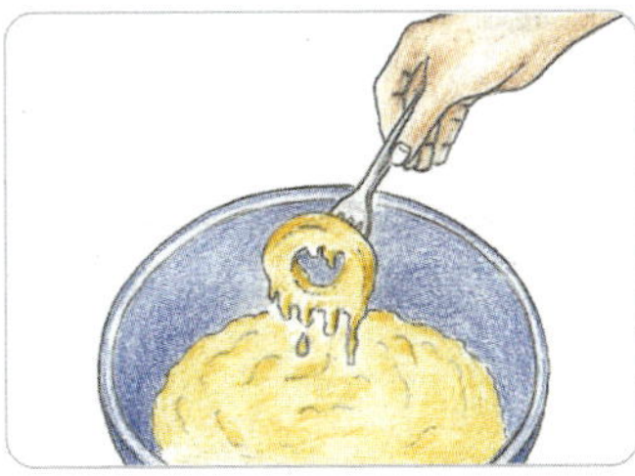

Lebensmittel mithilfe einer Gabel in den Teig eintauchen

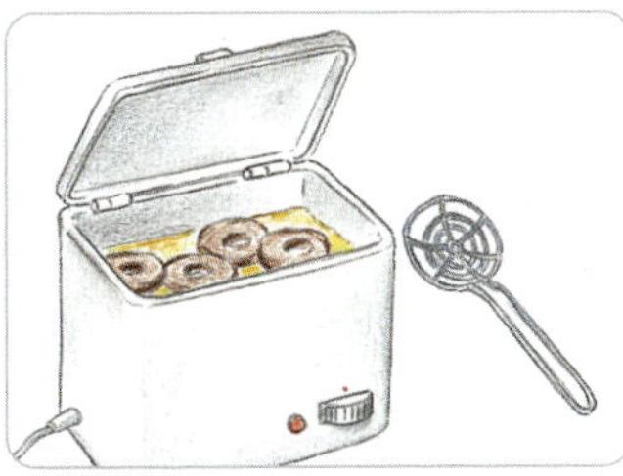

direkt in das heiße Fett geben und danach herausschöpfen

Geeignete Lebensmittel:	Kurzfaseriges Fleisch, Wurstscheiben, Fisch, Gemüse (Blumenkohl, Brokkoli, Selleriescheiben usw.), Kartoffelteig (Kroketten, Kartoffelbällchen), Camembert oder Obst (Apfel-, Ananasscheiben), Gebäck

Manuelle Zerkleinerung

Werden Lebensmittel von Hand zerkleinert, so sind die richtige Auswahl des Schneidegerätes und die sachgerechte Handhabung Voraussetzung für ein gutes Gelingen.

Unfallverhütung

Die richtige Handhabung verhindert Schnittverletzungen.

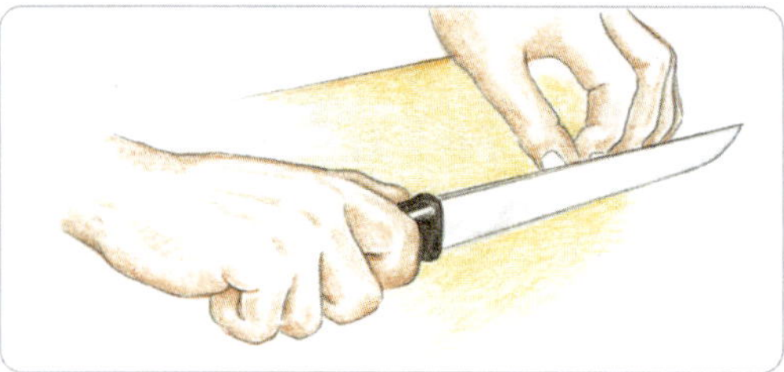

richtige Handhabung

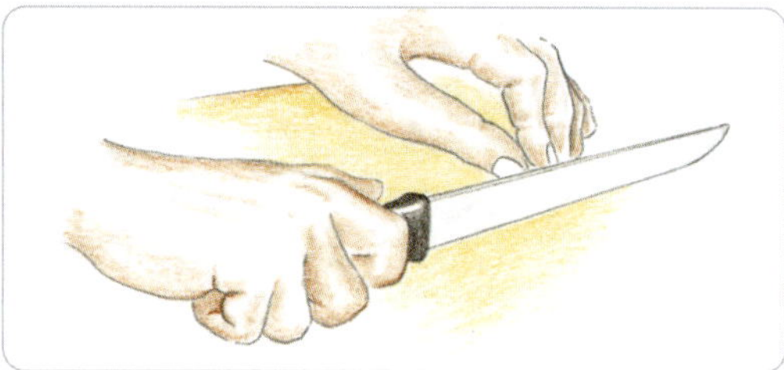

falsche Handhabung

Schnittformen

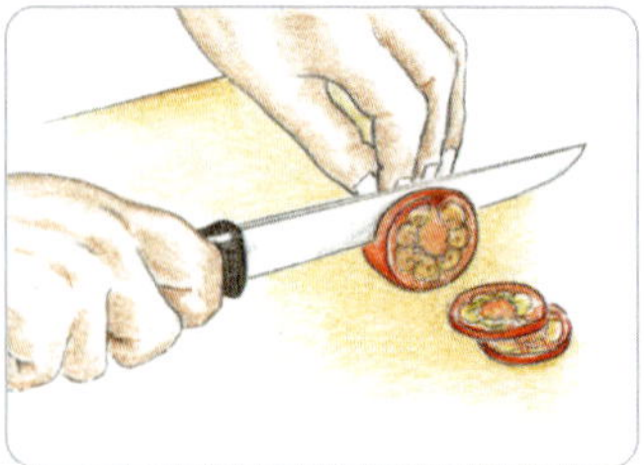

in Scheiben

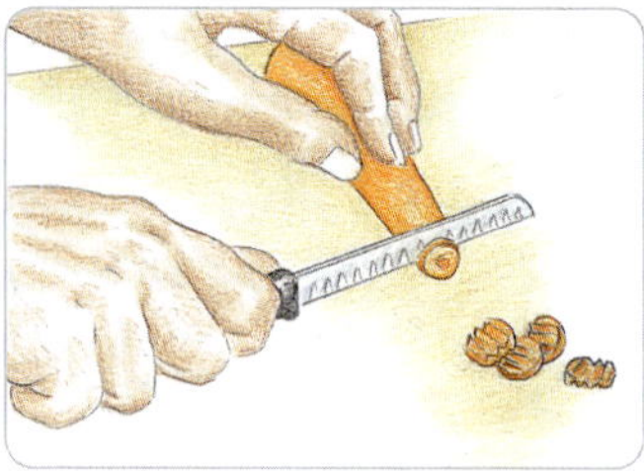

mit dem Buntmesser in Scheiben

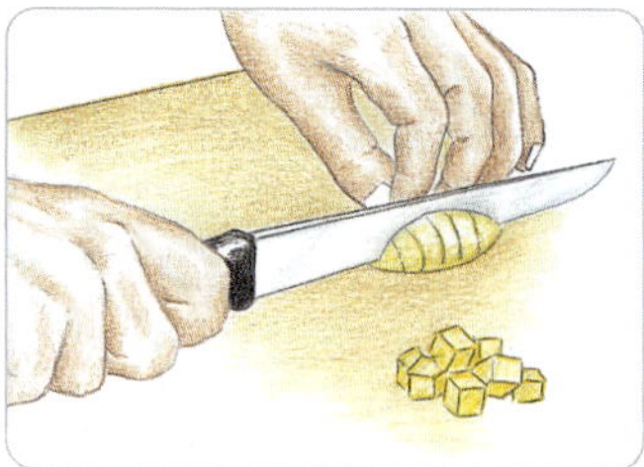

in Würfel

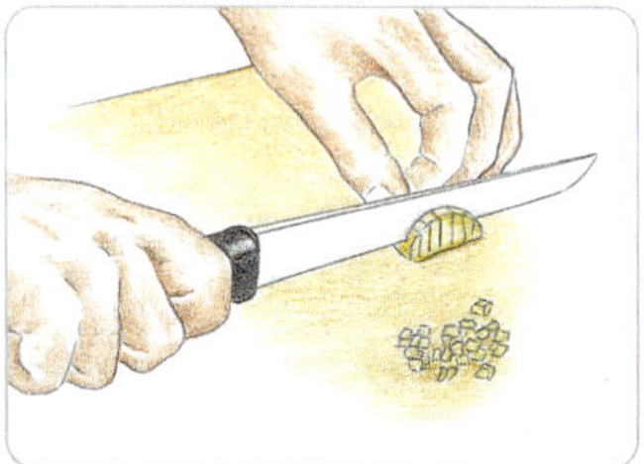

in kleine Würfel (Brunoise)

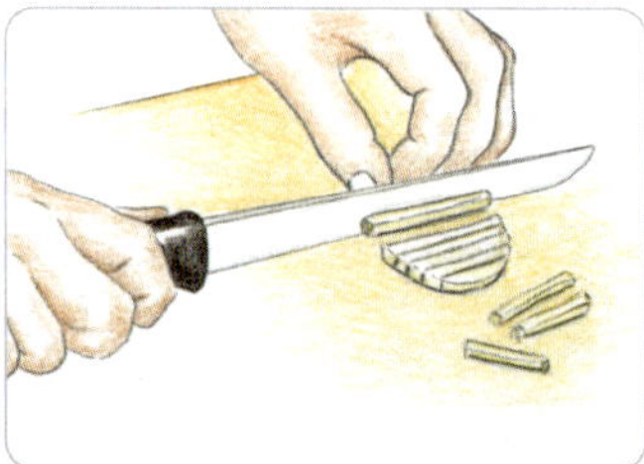

in Streifen

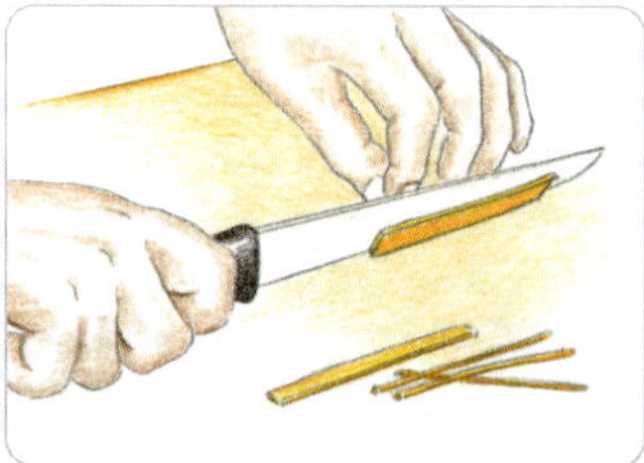

in hauchdünne Streifen (Julienne)

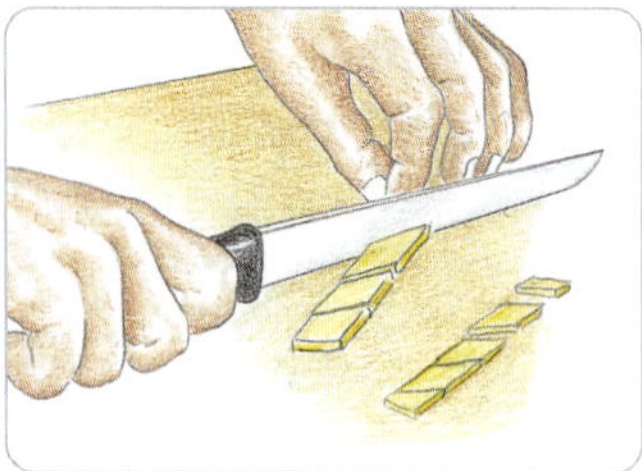

in Rautenblättchen (Paysanne)

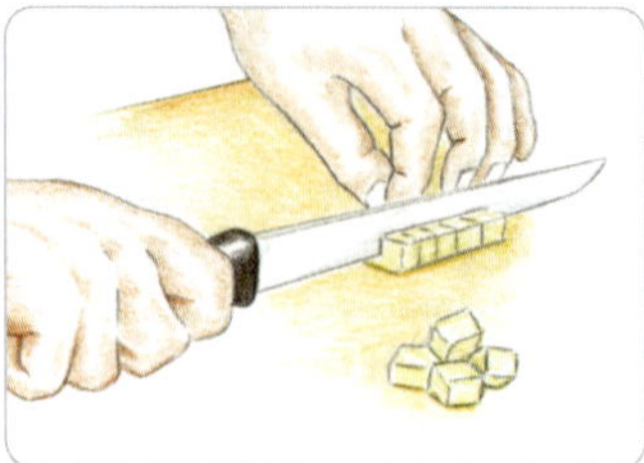

für Brühen größere Würfel oder Stücke (Mire Poix)

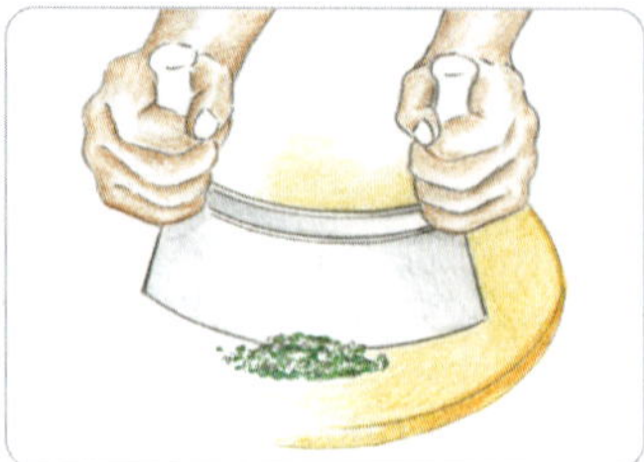

mit dem Wiegemesser in kleine Teilchen

Zerkleinern von Lebensmitteln

Vorteile	Nachteile
• mundgerecht, leichter zu kauen und leichter zu verdauen • kürzere Garzeiten • optisch schön • Gewürze können leichter in das Lebensmittel eindringen	• Lebensmittel altern sehr schnell • hoher Zeitaufwand • Vitaminverlust • Zellen werden geteilt, Saft läuft aus • große Angriffsfläche für Mikroorganismen • es entsteht evtl. Abfall

Maschinelle Zerkleinerung

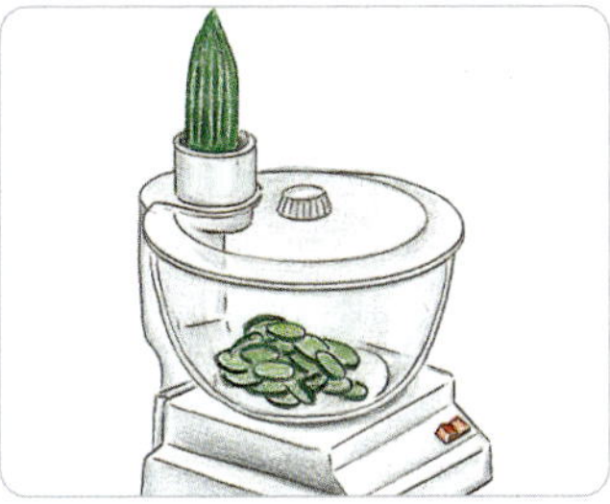

in Scheiben

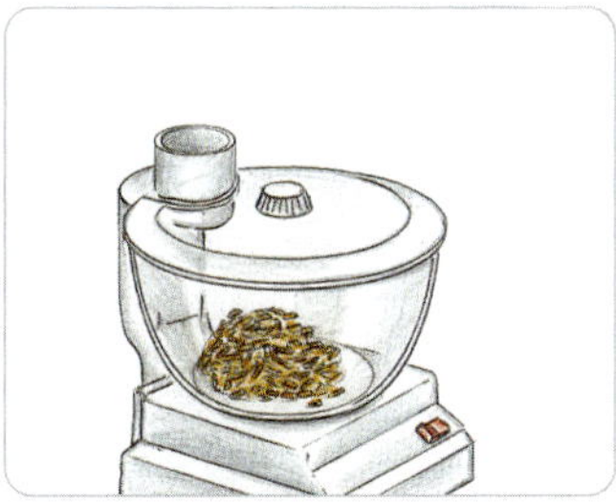

in Stifte (grob, fein)

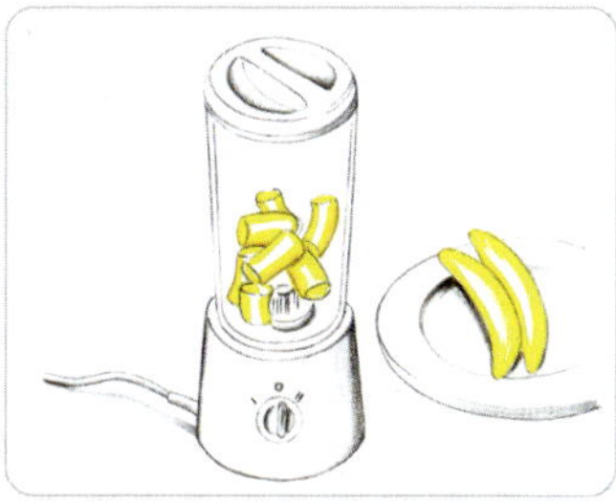

mahlen, mixen

Blanchieren

Lebensmittel werden kurz in kochender Flüssigkeit angegart und danach in Eiswasser abgeschreckt, um ein Weitergaren zu vermeiden.

Ziele des Blanchierens

- Mikroorganismen werden abgetötet, Lebensmittel können eingefroren werden
- Lebensmittel werden elastisch und können geformt werden (Kohl-, Weinblätter)
- Lebensmittel lassen sich häuten (Tomaten, Pfirsiche, Mandeln usw.)
- Reizstoffe werden herausgelöst (Lauch)
- Farbe wird intensiver (Erbsen, Möhren, Rosenkohl, Bohnen, Rote Bete usw.)
- Trübstoffe werden herausgelöst (Knochen zur Herstellung von Brühen)

Lebensmittel können in Fett blanchiert werden. Diese werden jedoch danach nicht abgeschreckt. Fettblanchierte Lebensmittel: Pommes Frites, Kroketten, Lebensmittel mit Teigummantelung.

Durchführung

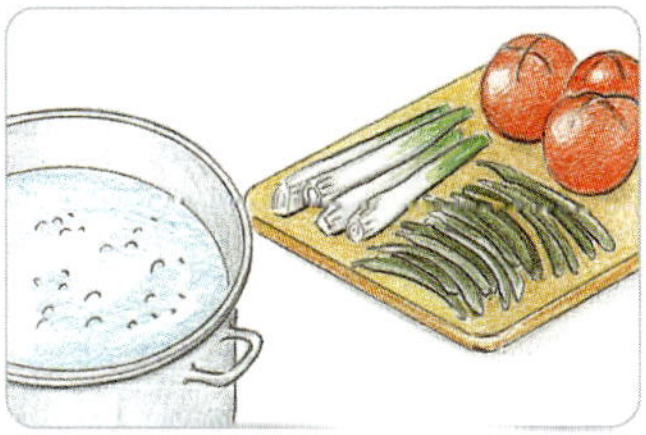

Lebensmittel vorbereiten (waschen, putzen, schälen, evtl. grob zerkleinern)

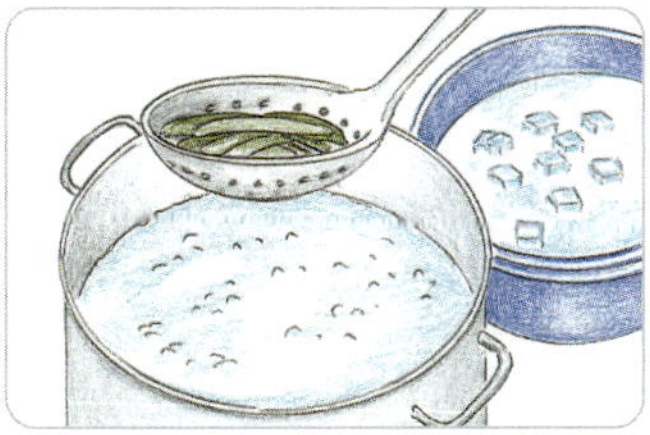

kurz ins kochende Wasser eintauchen, je nach Beschaffenheit kurz oder länger angaren

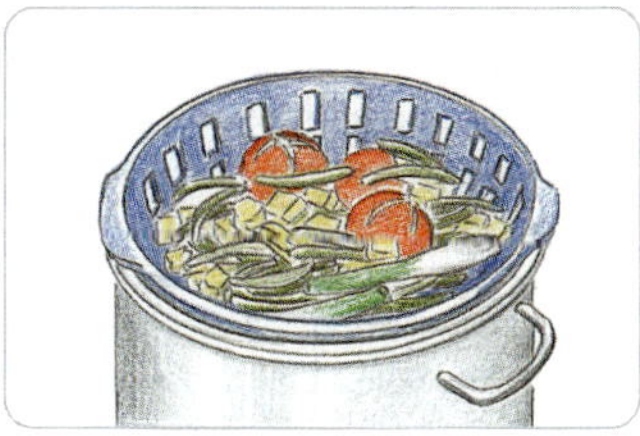

herausschöpfen und in Eiswasser legen, später in einem Sieb abtropfen lassen

Kochen

ist ein Garen in reichlich Flüssigkeit bei 100 °C.	**Anwendung**
	Teigwaren (Nudeln, Spätzle), Reis, Gemüse, Fleisch und Hülsenfrüchte

Maschinelle Zerkleinerung

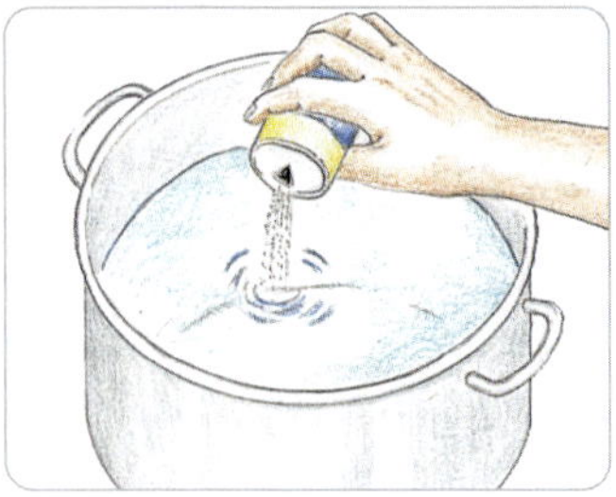

Topf mit Wasser füllen, würzen, zum Kochen bringen

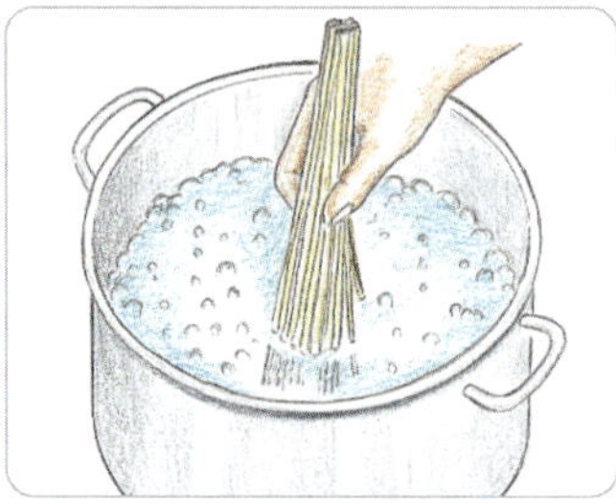

Lebensmittel zugeben, garen

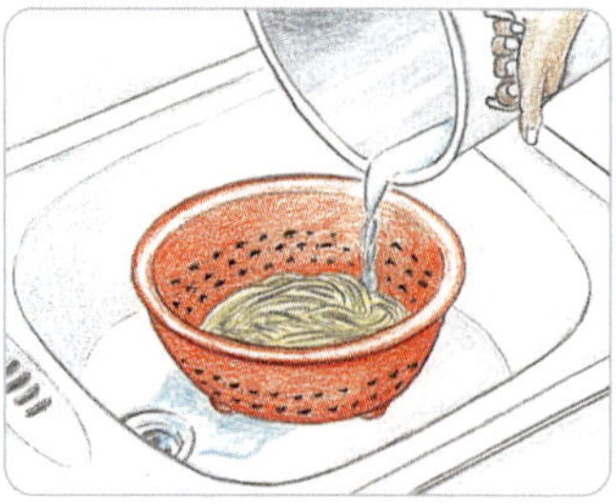

Lebensmittel in ein Sieb abgießen

Geräteauswahl

Töpfe in unterschiedlichen Größen mit passendem Deckel

Regeln zum Kochen

1. Stärkehaltige Lebensmittel, deren Form erhalten bleiben soll (Teigwaren), müssen in die kochende Flüssigkeit eingelegt werden.
2. Lebensmittel, die stark ausgelaugt werden sollen (Brühenherstellung), müssen in kaltes Wasser eingelegt und langsam zum Kochen gebracht werden.
3. Lebensmittel mit festem Bindegewebe (Kochfleisch, Suppenhuhn) müssen gekocht werden.
4. Während des Garprozesses den Topf mit dem Deckel schließen und die Kochzone zurückschalten. Lebensmittel können auf schwacher Stufe fertig gegart werden.
5. Beim Kochen entsteht eine starke Wasserbewegung. Lebensmittel reiben aneinander und werden stark ausgelaugt. Fast alle wasserlöslichen Inhaltsstoffe werden herausgelöst. Dadurch wird der Kochsud wertvoll und sollte deshalb zur Herstellung von Suppen und Saucen verwendet werden.
6. Zum Garen von Gemüse sollte möglichst eine schonendere Gartechnik eingesetzt werden.

Beurteilung der Gartechnik	**Rezepthinweise**
+ Lebensmittel sind leicht verdaulich + auch zähe und bindegewebsreiche Lebensmittel können genießbar gemacht werden – Lebensmittel verlieren wertvolle Inhaltsstoffe (Farb- und Geschmacksstoffe, wasserlösliche Vitamine und Mineralstoffe) – Lebensmittel mit zarter Zellstruktur (Fisch, Klöße) reiben aneinander und zerfallen durch die starke Wasserbewegung	Nudeln Spätzle, Tafelspitz Brühe mit Eierstich Nudelsuppe

Dünsten

ist ein Garen im eigenen Saft mit oder ohne Fettzugabe unter Bildung von leichten Aromastoffen bei Temperaturen um 100 °C.	**Anwendung** Gemüse, Reis, Fisch, Schalen- und Krustentiere, Geflügel, Obst

Durchführung

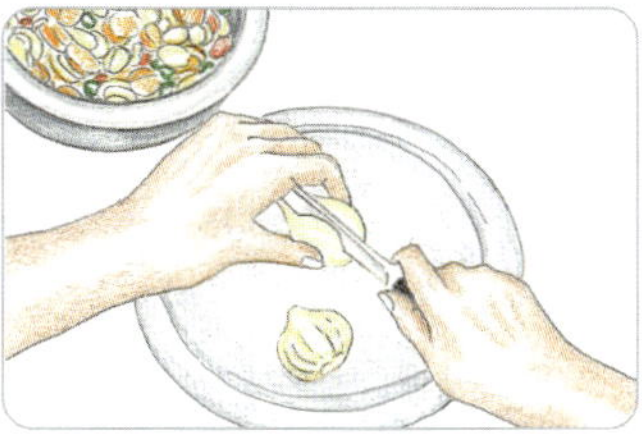

Lebensmittel vorbereiten, Zwiebeln schälen, würfeln

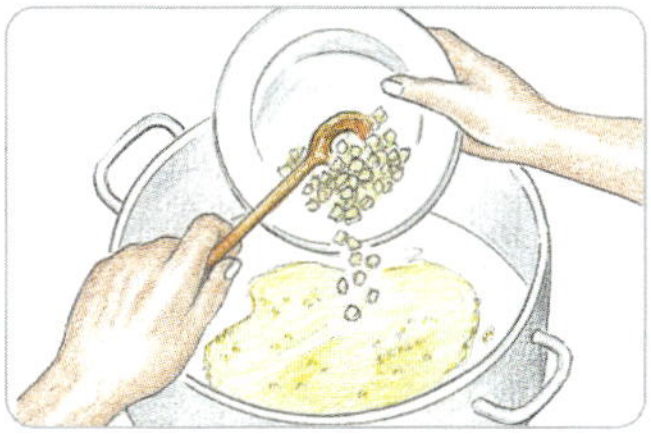

Fett in einem Topf erhitzen, Zwiebeln zufügen, andünsten

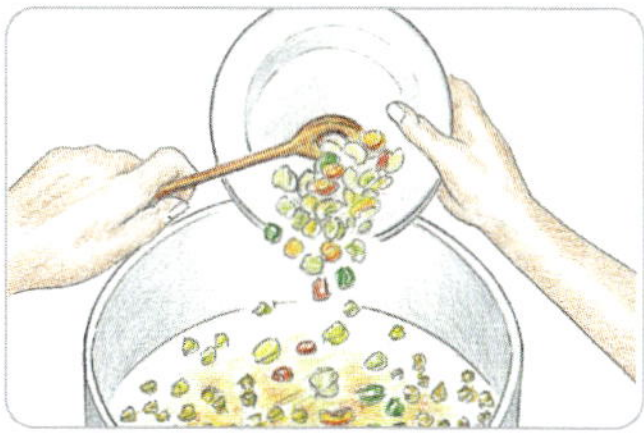

Lebensmittel zufügen, dünsten

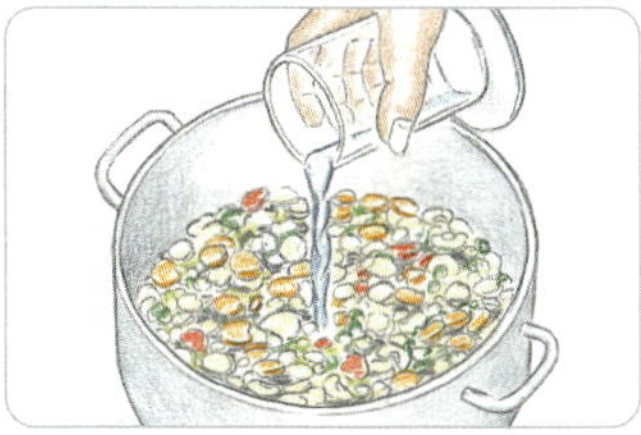

evtl. etwas Flüssigkeit zufügen

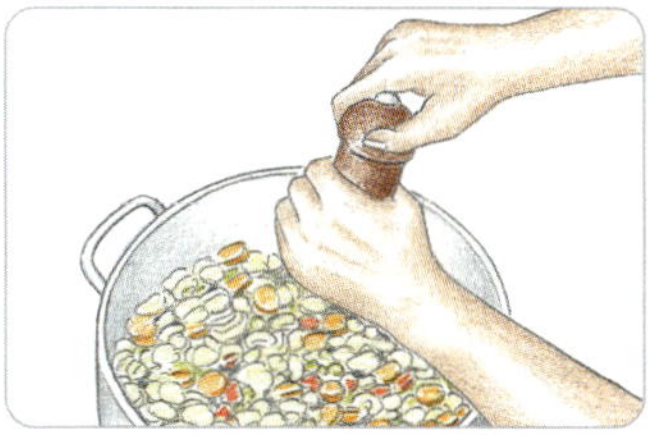

würzen, Topfdeckel schließen, garen (Kochstelle zurückschalten)

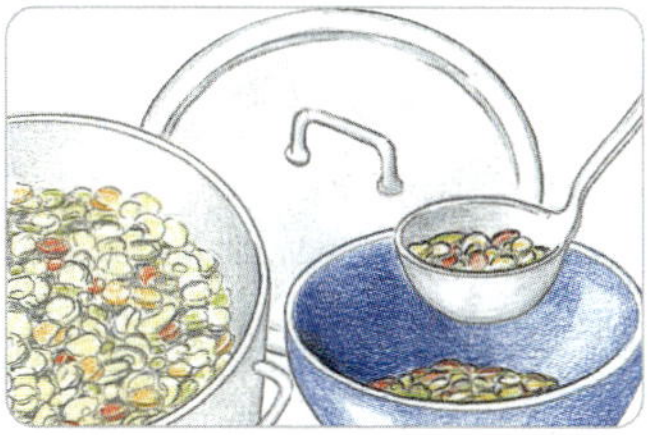

Lebensmittel abschmecken und anrichten

Geräteauswahl

Töpfe in unterschiedlichen Größen mit passendem Deckel

Regeln zum Dünsten

1. Nur so viel Flüssigkeit zufügen, dass die Lebensmittel nicht anbrennen können. Größere Restflüssigkeitsmengen müssen vor dem Anrichten abgeschüttet werden. Dadurch gehen wertvolle Inhaltsstoffe verloren.
2. Wird Reis gedünstet, so muss genau das Doppelte der Reismenge an Flüssigkeit zugegeben werden. Der Reis quillt beim Garprozess und nimmt die Flüssigkeit vollständig auf. Reis darf nach dem Ablöschen nicht mehr umgerührt werden. Er ist mit einer festen Zelluloseschicht umgeben, die durch das Rühren gelockert wird. Dabei wird Stärke freigelegt und der Reis brennt an.
3. Lebensmittel werden unter dem Siedepunkt bei geschlossenem Topfdeckel fertig gegart. Hierzu muss die Energiezufuhr genau geregelt werden. Ist die Temperatur zu hoch, entweicht viel Wasserdampf aus dem Topf und die Lebensmittel können anbrennen.

Beurteilung der Gartechnik	Rezepthinweise
+ Inhaltsstoffe bleiben weitgehend erhalten, da sie kaum auslaugen und nicht durch hohe Temperaturen zerstört werden + hoher Eigen-Geschmackswert der Lebensmittel + Lebensmittel können auch ohne Fettzugabe gedünstet werden + für die Zubereitung von Krankenkost geeignet, da die Lebensmittel ohne Fettzugabe gegart werden können und dadurch leicht verdaulich sind	Erbsengemüse Möhrengemüse gedünsteter Reis

Garziehen (Direktes Pochieren)

ist ein Garen in reichlich Flüssigkeit unter dem Siedepunkt bei Temperaturen zwischen 75 °C und 95 °C.

Anwendung

Lebensmittel, die bei anderen Gartechniken zerfallen würden, z. B. Fisch, Klöße, Würstchen

Durchführung

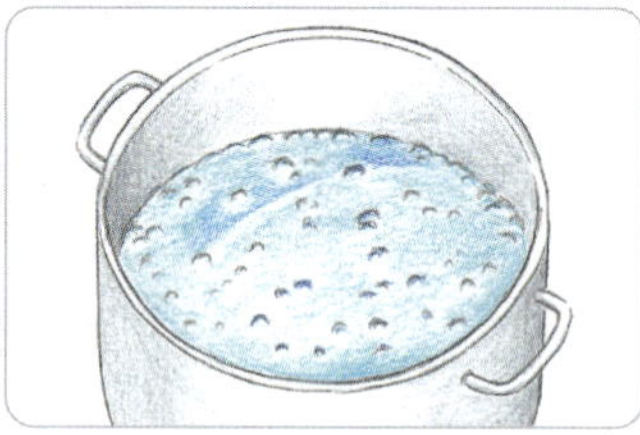

Topf mit Wasser füllen, Wasser zum Kochen bringen

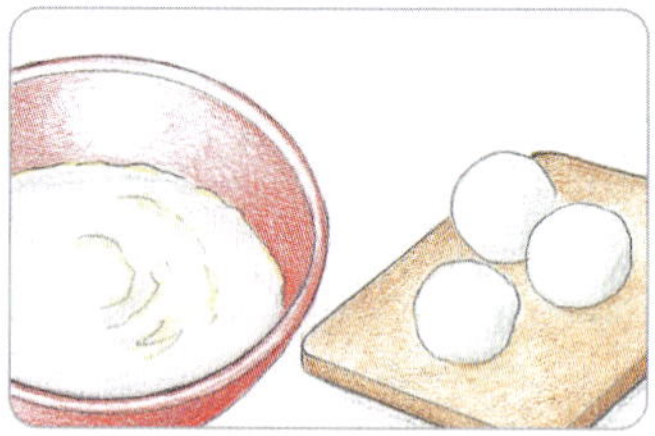

Lebensmittel vorbereiten

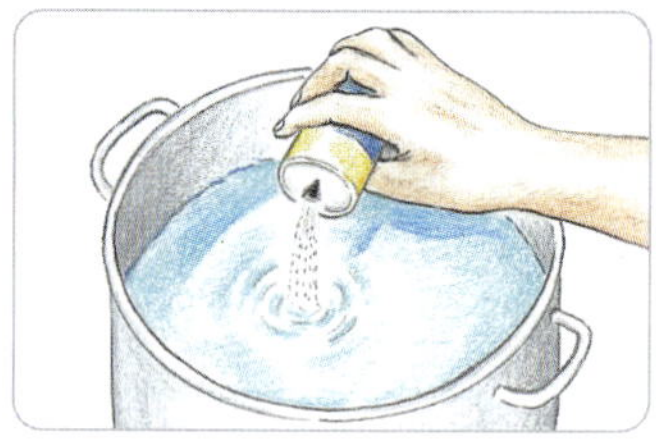

Flüssigkeit würzen

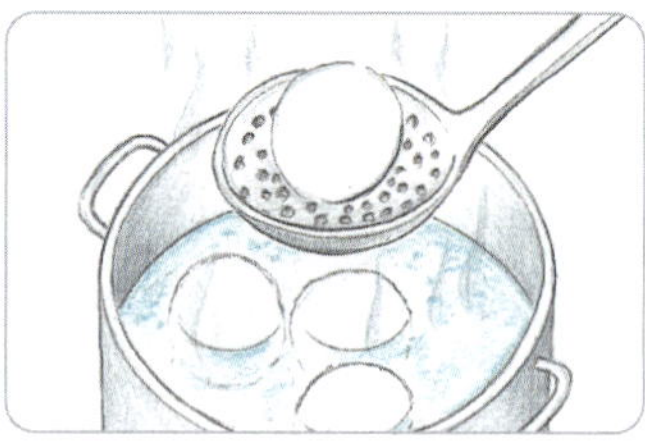

Lebensmittel in die Flüssigkeit einlegen

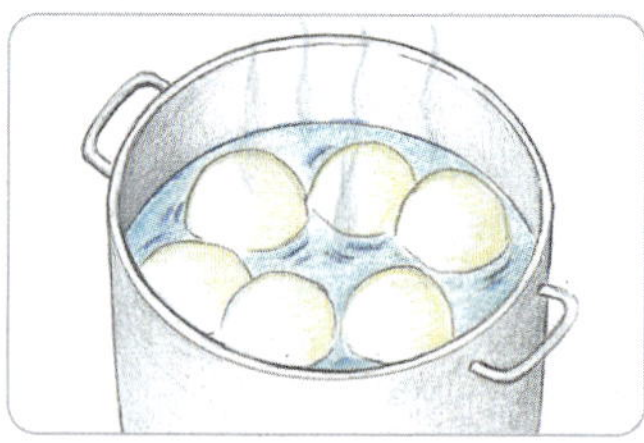

Lebensmittel in ruhender Flüssigkeit garen

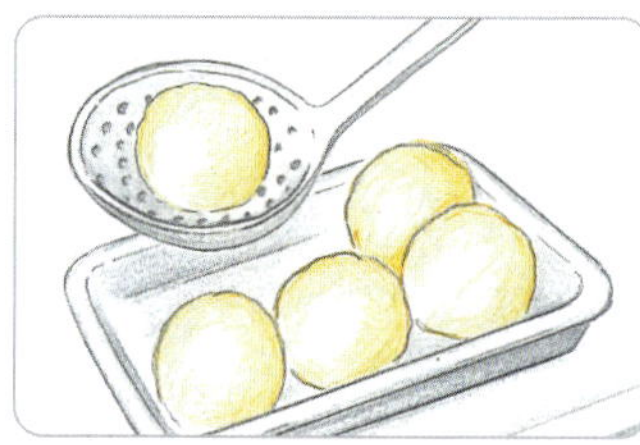

Lebensmittel vorsichtig aus dem Sud schöpfen, anrichten

Geräteauswahl

Töpfe in unterschiedlichen Größen

Regeln zum Garziehen (Direktes Pochieren)

1. Lebensmittel werden in die kochende Flüssigkeit eingelegt. Danach darf die Flüssigkeit nicht mehr kochen.
2. Topfdeckel nicht schließen, da die Flüssigkeit sonst zu kochen beginnen würde und die Lebensmittel zerfallen würden.
3. Die Garzeiten müssen genau eingehalten werden, da übergare Lebensmittel ebenfalls zerfallen können.
4. Kochsud zur Herstellung von Suppen und Saucen möglichst weiter verwenden.

Beurteilung der Gartechnik

+ Lebensmittel, die leicht zerfallen oder platzen, behalten bei dieser Gartechnik ihre Form
+ Lebensmittel sind leicht verdaulich (Krankenkost)
- Lebensmittel werden stark ausgelaugt. Wasserlösliche Inhaltsstoffe werden zum Teil in die Garflüssigkeit geschwemmt
- durch die lange Garzeit und die große Flüssigkeitsmenge wird viel Energie benötigt

Rezepthinweise

Semmelklöße
Grießklößchensuppe
Forelle blau
Kartoffelklöße

Garziehen (Indirektes Pochieren)

ist ein Garen von Lebensmitteln im Wasserbad. Lebensmittel werden in Formen gefüllt und zwischen 75 °C und 95 °C gegart.	**Anwendung** süße und salzige Puddinge, Eierstich

Durchführung

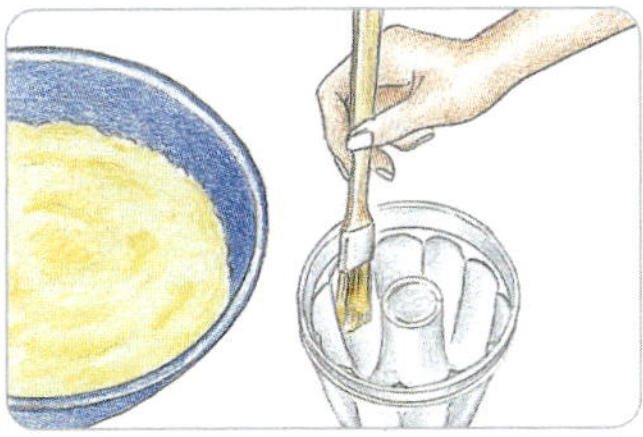

Masse zubereiten, Form fetten

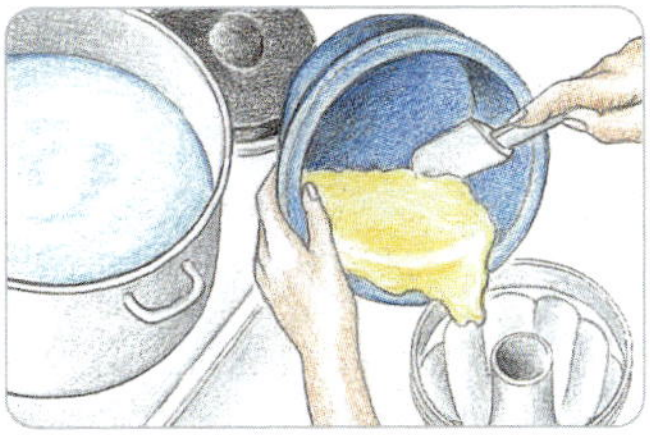

Wasserbad aufsetzen, Masse in die Form geben

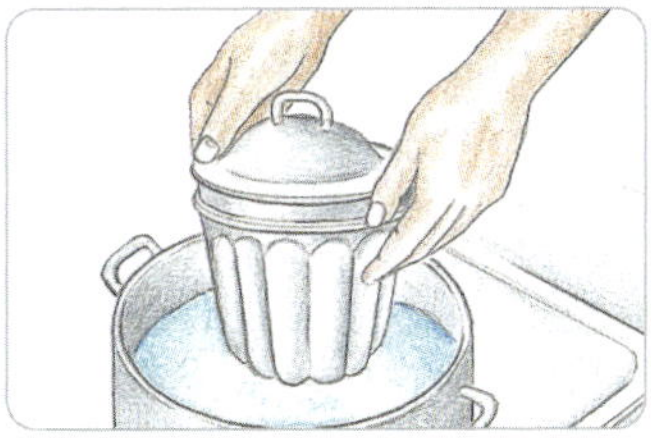

Puddingform schließen, ins Wasserbad stellen

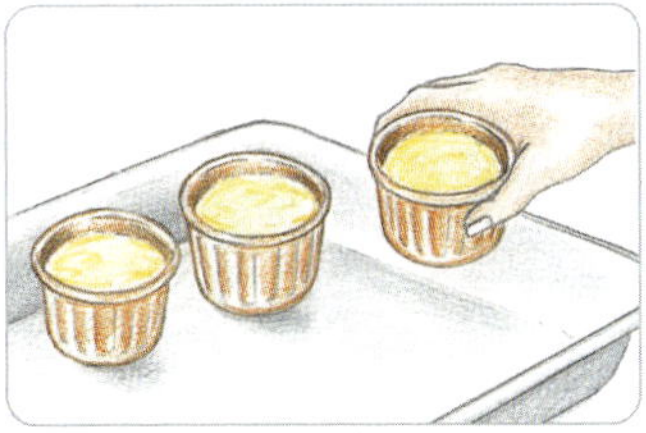

bei kleinen Förmchen: Masse einfüllen, in eine Fettpfanne stellen

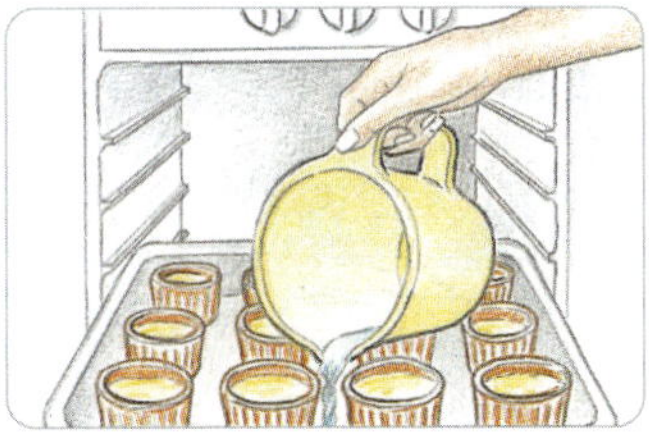

heißes Wasser in die Fettpfanne gießen, Speisen garen

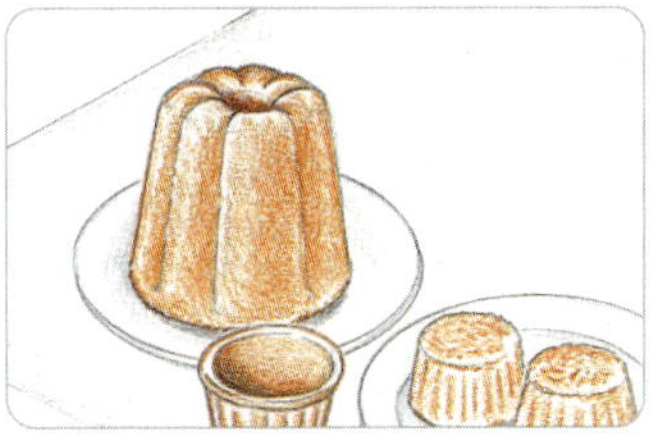

Speisen auf eine Platte, Schälchen oder Teller stürzen

Geräte

Flammeriförmchen, Puddingformen, hitzebeständige Formen, Wasserbad (großer, breiter Topf oder mit Wasser gefüllte Fettpfanne)

Regeln zum Garziehen (Indirektes Pochieren)

1. Das Wasserbad sollte nicht kochen, da bei zu hohen Temperaturen die Speisen rasch aufgehen und danach wieder zusammenfallen.
2. Formen gut fetten, damit sich die Speisen nach dem Garprozess gut lösen und gestürzt werden können.
3. Speisen vor Zugluft schützen. Formen nicht vor Ende der Garzeit aus dem Wasserbad nehmen, da sie sonst zusammenfallen.

Beurteilung der Gartechnik	Rezepthinweise
+ Lebensmittel werden schonend zubereitet. Alle Inhaltsstoffe bleiben im Lebensmittel erhalten + Speisen sind leicht verdaulich – Lebensmittel haben eine sehr lange Garzeit und benötigen deshalb viel Energie	Mohr im Hemd Brühe mit Eierstich

Braten (Kurzbraten)

ist ein Garen und Bräunen von Lebensmitteln in wenig wasser- und eiweißfreiem Fett bei Temperaturen zwischen 120 °C und 180 °C.	**Anwendung**
	Kurzfaseriges Fleisch (Schnitzel, Steaks, Hackfleisch), Fisch und Crêpes, Kartoffeln

Durchführung

Rohe Lebensmittel

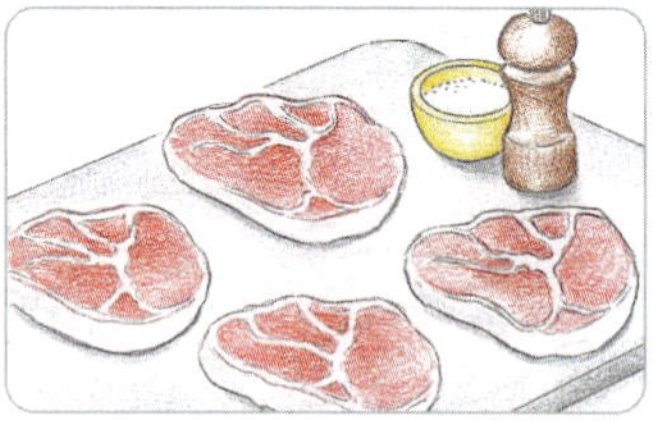

Lebensmittel vorbereiten, zum Teil würzen

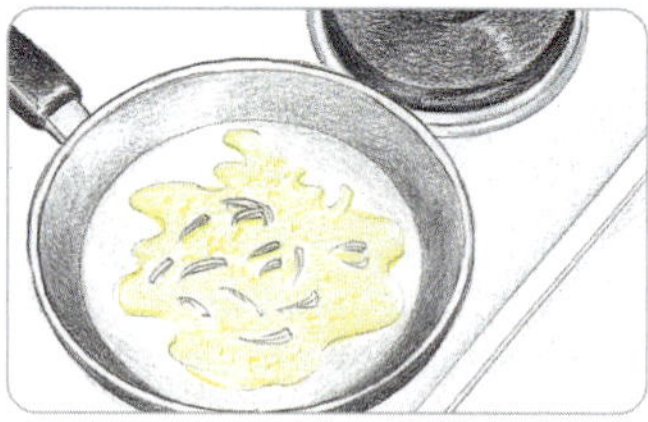

Fett in der Pfanne erhitzen

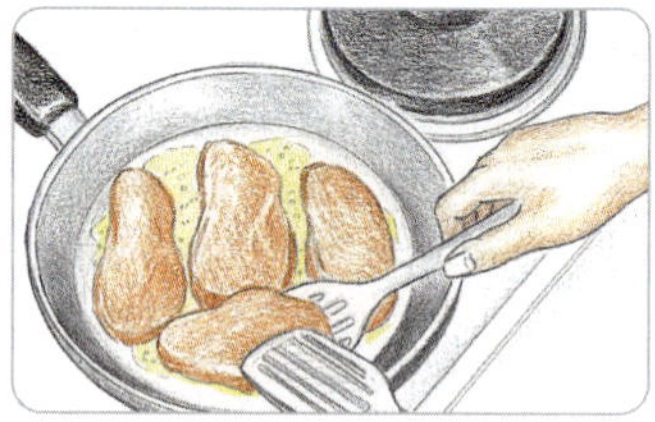

Lebensmittel in das Fett einlegen, auf beiden Seiten braten

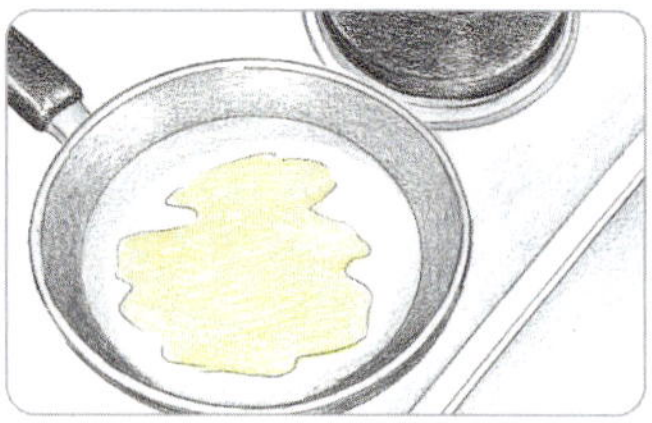

Fett in einer Pfanne erhitzen

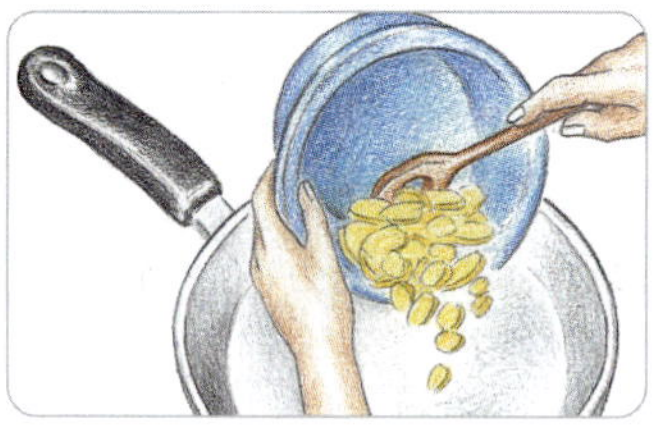

Lebensmittel zugeben, bei 120–130 °C braten

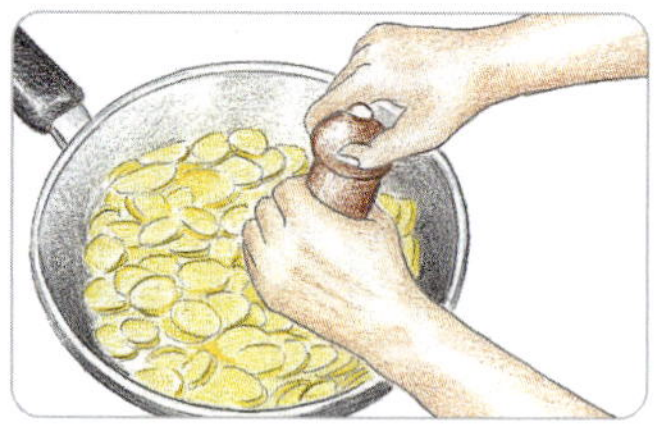

Lebensmittel evtl. würzen und anrichten

Geräteauswahl

Pfannen in unterschiedlichen Größen oder Bräter

Regeln zum Braten (Kurzbraten)

1. Wasser- und eiweißfreies Fett verwenden, Margarine und Butter werden schwarz und spritzen.
2. Lebensmittel trocken tupfen. Flüssigkeitsanteile könnten spritzen (Verbrennungsgefahr).
3. Fett nicht überhitzen. Es entsteht ein grauer, Krebs erregender Qualm.
4. Stumpfe Gegenstände zum Wenden des Gargutes verwenden. Wird zum Beispiel in Fleisch eingestochen, dann wird die Kruste verletzt, der Fleischsaft tritt aus und das Fleisch wird zäh.
5. Pfannen mit Beschichtung benutzen, da die Fettzugabe reduziert werden kann und die Lebensmittel nicht so schnell anbrennen können.
6. Werden bereits gegarte Lebensmittel (Bratkartoffeln, Nudeln, Spätzle, Würstchen) in Fett gebräunt, so darf die Temperatur 140 °C nicht übersteigen.

Beurteilung der Gartechnik	**Rezepthinweise**
+ hoher Geschmackswert aufgrund der Röststoffbildung + kurze Garzeit, geringer Energieaufwand – zusätzliche Fettzugabe macht die Speisen energiereich und schwer verdaulich	Schnitzel, Frikadellen, Zwiebelrostbraten, Bratkartoffeln, Fischstäbchen, Crêpes

Braten im Backofen

ist ein Garen und Bräunen von Lebensmitteln im Backofen durch heiße Luft, mit oder ohne Fettzugabe bei Temperaturen zwischen 150 °C und 250 °C.

Anwendung

Schmorbraten, Geflügelgerichte (Gans, Pute, Ente, Hähnchen)

Durchführung

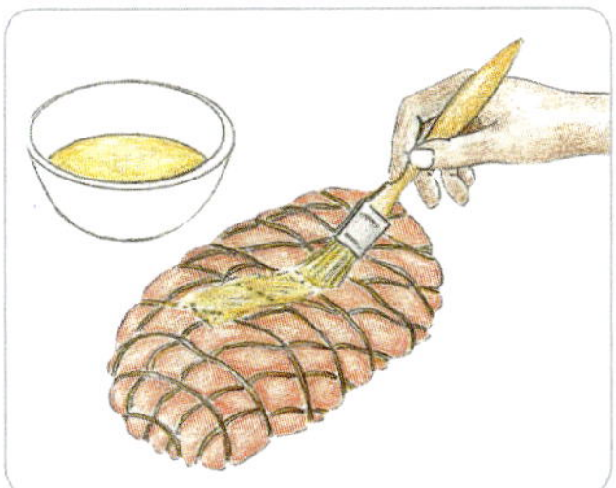

Backofen evtl. vorheizen, Lebensmittel vorbereiten und mit Marinade würzen

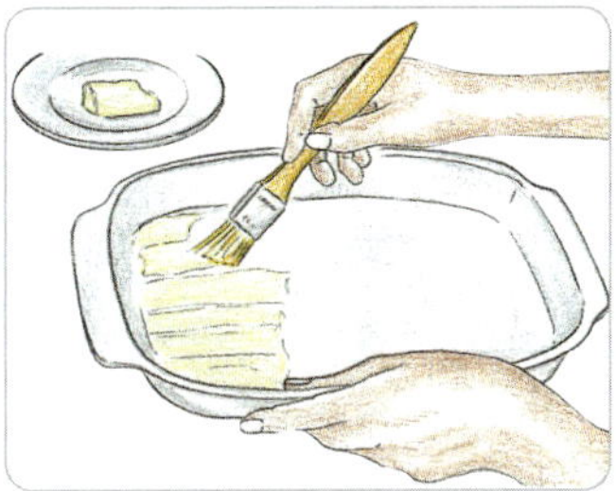

Form fetten, Lebensmittel in die Form einlegen, garen, Garzeiten einhalten

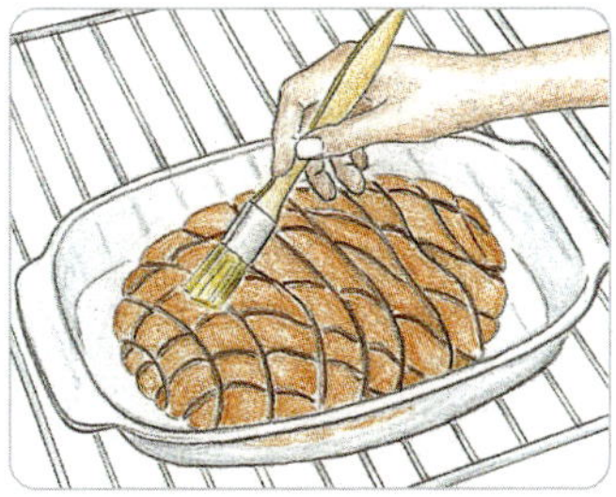

Lebensmittel während des Garprozesses mit der restlichen Marinade einstreichen

Geräteauswahl

Backofen mit Ober- und Unterhitze oder Umluftbackofen, s. S. 18, hitzebeständige Formen (Auflaufform, Bräter)

Regeln zum Braten im Backofen

1. Backofen vorheizen, damit eine rasche Eiweißgerinnung an den Randschichten erfolgen kann und wertvolle Inhaltsstoffe eingeschlossen werden können.
2. Fleischgerichte können im Bräter kurz angebraten werden. Dabei entsteht eine Kruste und das Fleisch bleibt saftig.
3. Während des Garprozesses nicht in das Fleisch einstechen. Es würde die Kruste verletzt, Saft würde austreten und das Fleisch würde zäh werden.
4. Nach Ablauf der Garzeit kann die gebildete Grundsauce in einen Topf gegeben werden. Sie ist meist sehr konzentriert und kann verdünnt werden. Mit einem Mehl-Wassergemisch kann die Sauce dann etwas angedickt werden.
5. Zum Servieren wird Fleisch gegen die Faser aufgeschnitten.

Beurteilung der Gartechnik

+ schöne Farbe durch Röststoffbildung
+ während des Garens von Fleisch entsteht eine wohlschmeckende Grundsauce
+ es kann ohne zusätzliches Fett gegart werden
– Lebensmittel verlieren wertvolle Inhaltsstoffe
– Lebensmittel sind schwer verdaulich aufgrund der Krustenbildung

Rezepthinweise

Ente in Fruchtsauce
Bayrische Kalbshaxe
Fleisch im Blätterteigmantel

Dämpfen

ist ein Garen in strömendem Wasserdampf bei Temperaturen über 100 °C.	**Anwendung**
	Lebensmittel, die einen Eigenanteil an Wasser haben, z. B. Gemüse (Möhren, Erbsen, Fenchel, Blumenkohl, Zucchini usw.), helles Geflügel (Hähnchen, Pute) oder Fisch

Durchführung

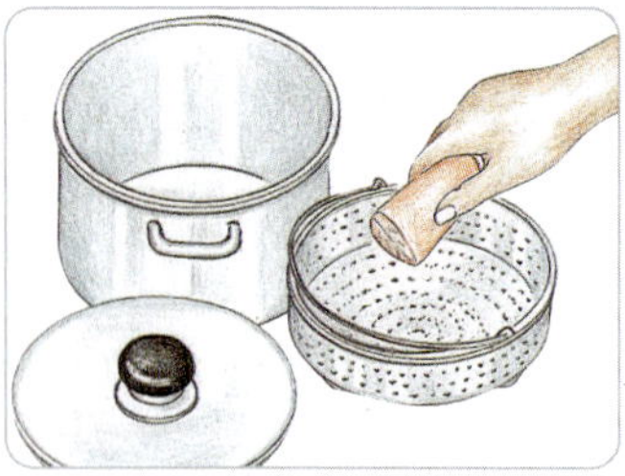

Lebensmittel vorbereiten und in ein Sieb einlegen

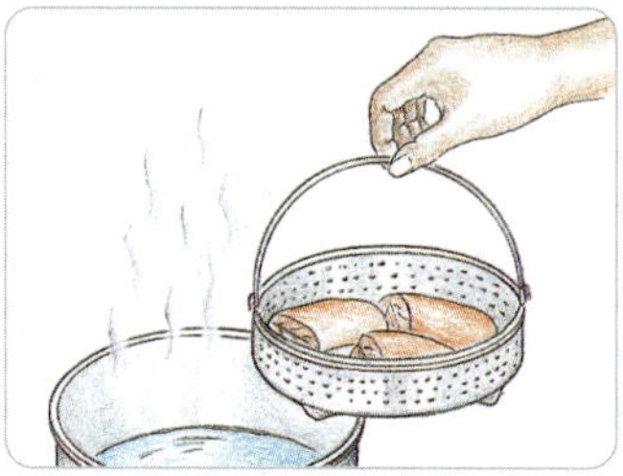

Wasserbad vorbereiten, Sieb über das kochende Wasser stellen

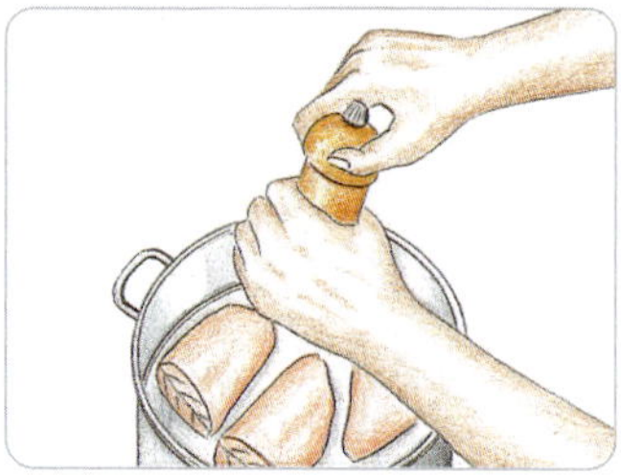

würzen; Vorsicht: kann zu Verfärbungen führen (Kartoffeln)

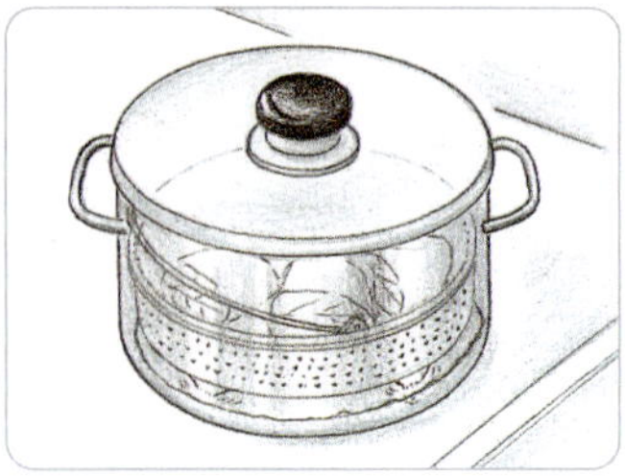

Topfdeckel schließen, Lebensmittel garen

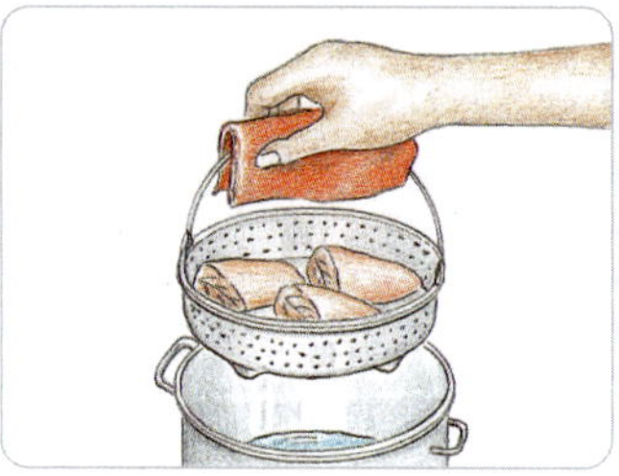

Sieb aus dem Topf nehmen

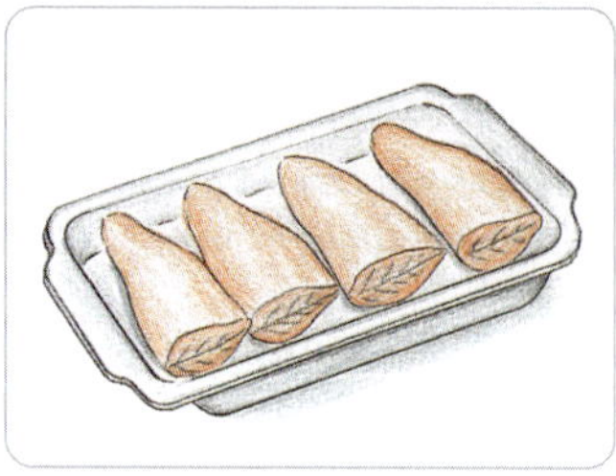

Lebensmittel anrichten

Geräteauswahl

Dämpftopf, Topf mit passendem Siebeinsatz, der über die Flüssigkeit gehängt werden kann

Regeln zum Dämpfen

1. Lebensmittel müssen vor dem Garen gewürzt werden, da sie mit dem Wasserbad nicht in Berührung kommen.
2. Während des Garprozesses muss der Topfdeckel geschlossen sein. Ohne Deckel würden die Lebensmittel nicht garen, da sie nicht vom heißen Wasserdampf umschlossen würden.

Beurteilung der Gartechnik	**Rezepthinweise**
+ da die Lebensmittel mit dem Wasser nicht in Berührung kommen, bleiben alle Inhaltsstoffe weitestgehend erhalten + Lebensmittel sind leicht verdaulich + Speisen können ohne großen Nährwertverlust warm gehalten werden – Lebensmittel haben eine lange Garzeit – hoher Energieverbrauch	Bunte Gemüsevielfalt Dampfnudeln

Dampfdruckgaren

ist ein Garen im fest verschlossenen Topf bei Temperaturen bis zu 120 °C und einem Druck zwischen 1,5 und 1,8 bar.

Anwendung

Lebensmittel mit langer Garzeit, z. B. Suppenfleisch, Gulasch, Hülsenfrüchte, Bohnen, Rosenkohl, Kartoffeln

Durchführung

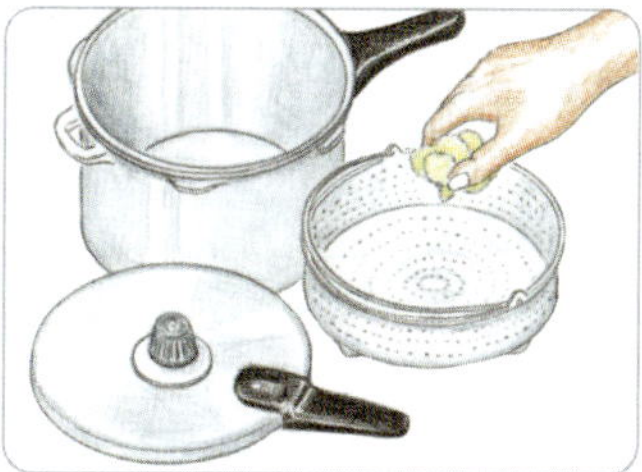

Lebensmittel vorbereiten, in einen Siebeinsatz legen

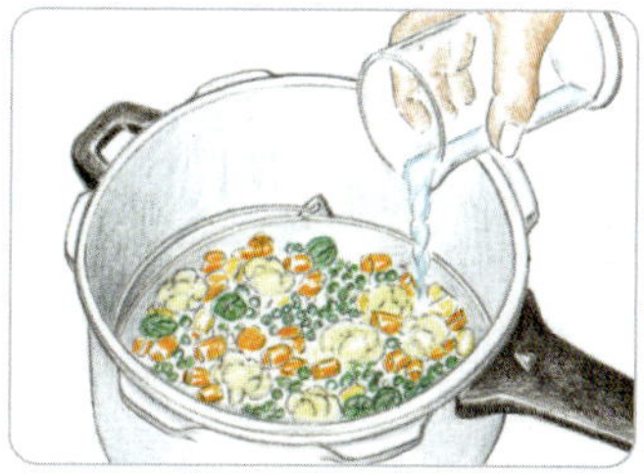

mindestens $^1/_4$ l Flüssigkeit zugeben

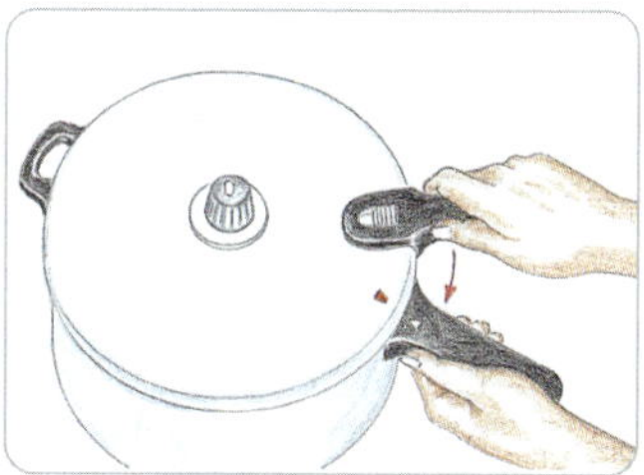

Lebensmittel vorbereiten, in einen Siebeinsatz legen

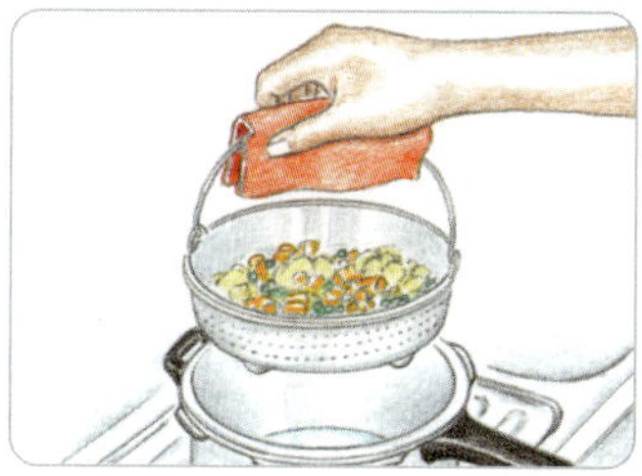

mindestens $^1/_4$ l Flüssigkeit zugeben

Geräteauswahl

Schnellkochtopf s. S. 20

Regeln zum Dampfdruckgaren

1. Vor der Benutzung Dichtungsring und Deckel überprüfen.
2. Gedämpfte Lebensmittel müssen in einen Siebeinsatz gelegt werden.

Zum Kochen oder Schmoren darf der Topf nur zu $^2/_3$ gefüllt werden. Der entstehende Überdruck kann Flüssigkeiten durch das Ventil pressen (Verbrennungsgefahr). Den Druck durch Überbrausen mit kaltem Wasser reduzieren. Erst wenn das Ventil in seiner Ausgangsstellung ist, darf der Topf geöffnet werden.

Beurteilung der Gartechnik

+ aufgrund der hohen Temperatur kann sich die Garzeit bis zu 80 % verkürzen. Inhaltsstoffe bleiben weitestgehend erhalten
+ geringer Energieaufwand aufgrund der verkürzten Garzeiten
+ der Topf kann zum Dämpfen, Kochen, Schmoren und Sterilisieren verwendet werden
+ es können mehrere Gerichte gleichzeitig in einem Topf gegart werden
– Garprozesse sind im fest verschlossenen Topf schlecht überprüfbar
– erhöhte Unfallgefahr bei falscher Handhabung
– hohe Anschaffungskosten für einen Schnellkochtopf

Rezepthinweise

Blumenkohl-, Brokkoligemüse
Rosenkohl, Salzkartoffeln
Petersilienkartoffeln
Fleischbrühe, Gulasch,
Rouladen
gefüllte Paprikaschoten

Sterilisieren von Obst und Gemüse

Schmoren

ist eine Mischung aus den beiden Gartechniken Braten und Kochen. Die Lebensmittel werden unter Bildung von Röststoffen in wenig wasser- und eiweißfreiem Fett bei einer Temperatur von 180 °C scharf angebraten, mit heißer Flüssigkeit abgelöscht und bei ca. 100 °C fertig gegart.

Anwendung

Lebensmittel mit festem Bindegewebe,
z. B.: Schmorbraten, Gulasch, Rinderrouladen

Durchführung

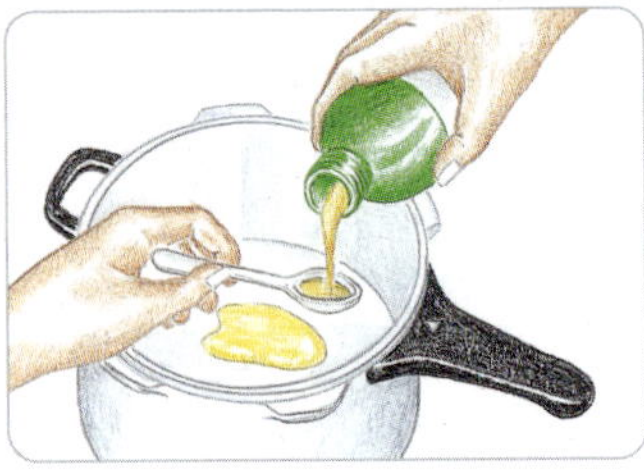

Lebensmittel trocken tupfen, Fett erhitzen

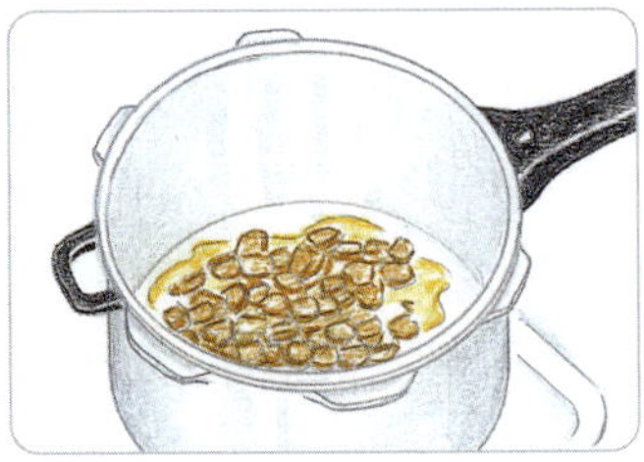

Lebensmittel portionsweise anbraten, in eine Schüssel geben

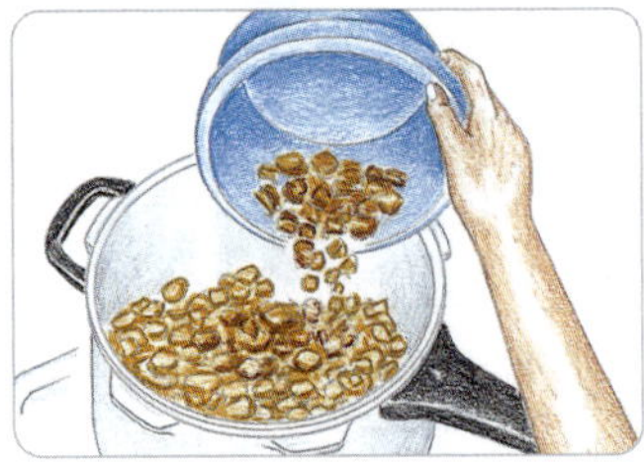

alle Lebensmittel, evtl. mit weiteren Zutaten, in den Topf geben

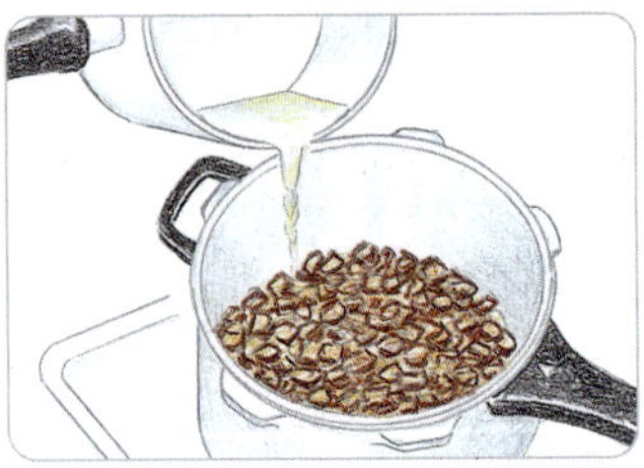

Lebensmittel mit wenig heißer Flüssigkeit ablöschen, Flüssigkeit bei starker Hitze einkochen lassen, Vorgang wiederholen

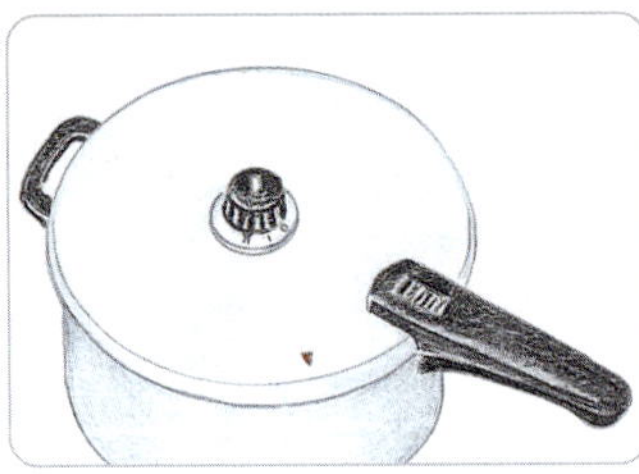

gesamte Flüssigkeit zugeben, würzen, Deckel schließen, auf kleiner Stufe garen

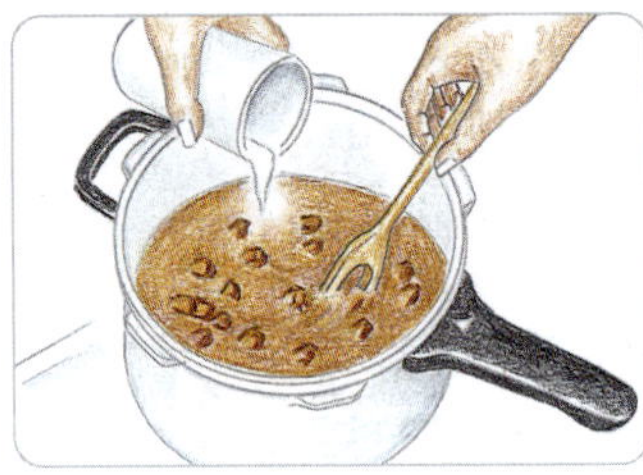

nach Ablauf der Garzeit Sauce fertigstellen

Geräteauswahl

Breiter Topf mit passendem Deckel, Schnellkochtopf s. S. 20 oder Bräter

Regeln zum Schmoren

1. Lebensmittel portionsweise anbraten. Zu große Portionen senken die Temperatur herab. Die Poren schließen sich nicht, sodass Zellsaft austritt. Durch diese Flüssigkeit werden die Lebensmittel nicht gebraten, es kommt zu keiner Röststoffbildung.
2. Zwiebeln erst nach dem Anbraten zugeben, da sie durch hohe Temperaturen rasch verbrennen.
3. Lebensmittel werden mit heißer Flüssigkeit abgelöscht. Durch die hohe Fett-Temperatur würde es sonst stark spritzen (Verbrennungsgefahr).
4. Flüssigkeit mehrmals einkochen lassen. Der Geschmack der Sauce wird dadurch intensiver.

Beurteilung der Gartechnik

+ geeignete Gartechnik für zähes, bindegewebsreiches Fleisch
+ bildet eine wohlschmeckende Sauce
– schwer verdaulich aufgrund der Röststoffbildung

Rezepthinweise

Schmorbraten, Hirschgulasch
Sauerbraten, Rahmgulasch
Zigeunergulasch

Grillen

ist ein Garen unter Bildung von Röststoffen von Lebensmitteln unter Strahlungshitze oder Kontaktwärme mit oder ohne Fettzugabe bei Temperaturen zwischen 250 °C und 300 °C.

Anwendung

Fisch und Fleisch mit zartem Bindegewebe (Schnitzel, Hackfleisch, Geflügel usw.),
Gemüse mit hohem Wasseranteil (Tomaten, Mais, Zucchini) und Obst (Birnen, Äpfel)

Durchführung

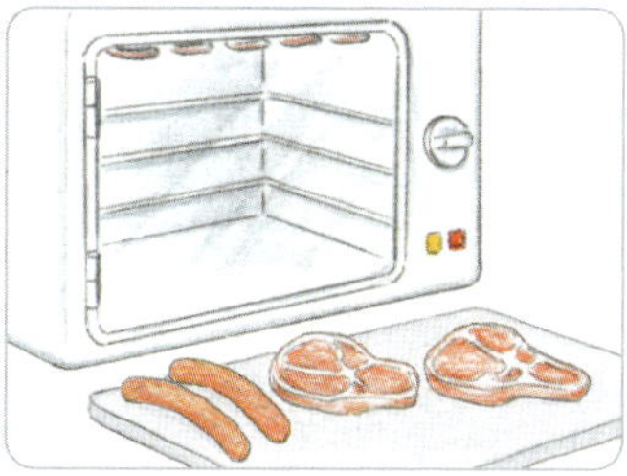

Grill vorheizen, Lebensmittel vorbereiten

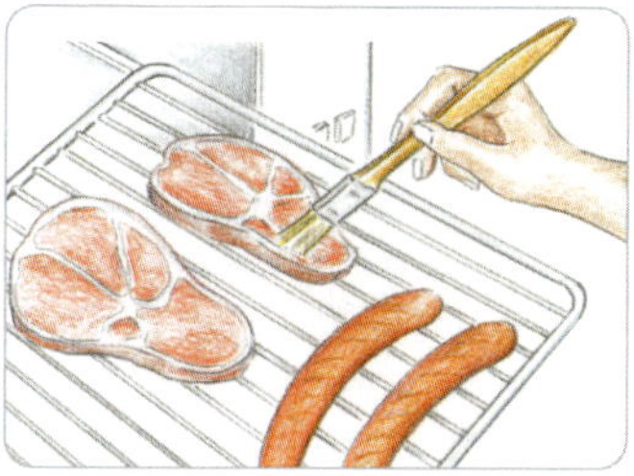

Rost fetten, Lebensmittel auf den Rost legen, garen

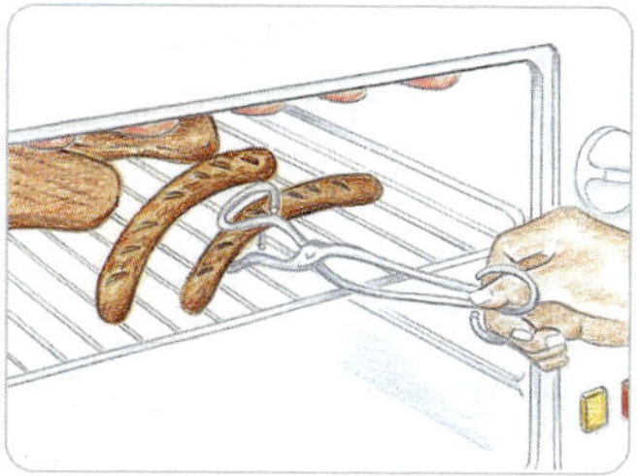

Lebensmittel mit einer Grillzange wenden, fertig garen

Geräteauswahl

Holzkohlegrill, Tischgrill, Kontaktgrill, Elektrogrill, Gasgrill, Kombinationsgeräte (Grilleinrichtung im Backofen oder Mikrowellengerät)

Regeln zum Grillen

1. Grillgerät 10–15 Minuten vorheizen, damit sich die Poren der Lebensmittel rasch schließen können und der Saft eingeschlossen werden kann.
2. Rost mit Öl einfetten, damit die Lebensmittel nicht festkleben und beim Wenden die entstandene Kruste nicht verletzt werden kann.
3. Lebensmittel mit stumpfen Gegenständen wenden (Grillzange, Bratenwender). Wird in das Fleisch eingestochen, so tritt Fleischsaft aus und das Fleisch wird zäh.
4. Die Temperatur des Grillgerätes ist durch die Veränderung des Abstandes zwischen Lebensmittel und Heizquelle regulierbar.

Hohes Gargut – kleine Hitze → **großer Abstand zur Heizquelle (evtl. Drehspieß verwenden)**
Flaches Gargut – große Hitze → **geringer Abstand zur Heizquelle (1–2-mal wenden)**

Beurteilung der Gartechnik

+ kurze Garzeit aufgrund der hohen Temperaturen
+ Lebensmittel haben einen hohen Eigengeschmack
+ Lebensmittel können ohne zusätzliches Fett gegart werden. Überschüssige Fettanteile tropfen ab, sodass gegrillte Lebensmittel auch für Reduktionsdiäten verwendbar sind
– Röststoffe sind schwer verdaulich
– erhöhte Verbrennungsgefahr
– tropft Fett auf die Heizquelle, so verbrennt es sofort. Dadurch können Krebs erregende Stoffe entstehen

Rezepthinweise

Grillhähnchen
Schaschlik
Gemüsespieße

Frittieren

ist ein Garen und Bräunen von Lebensmitteln in heißem Fett schwimmend (Fettbad) bei Temperaturen zwischen 160 °C und 190 °C.

Anwendung

Fleisch mit zartem Bindegewebe (Schnitzelfleisch, Geflügel), Fisch, Pommes frites, Kroketten, Obst und Gemüse, Gebäck

Durchführung

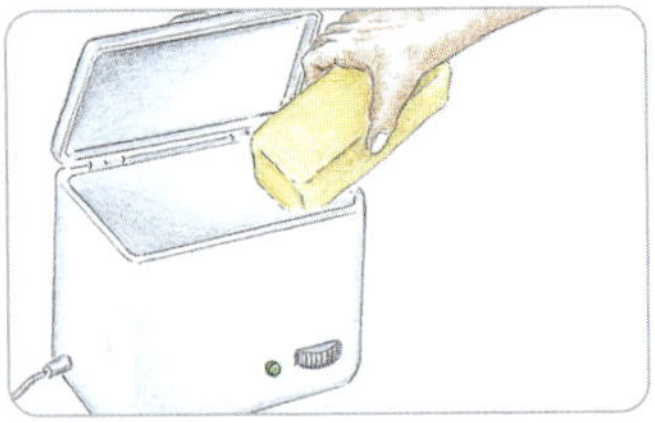

Fett in eine Fritteuse geben, bei ca. 80 °C schmelzen, danach die gewünschte Temperatur wählen

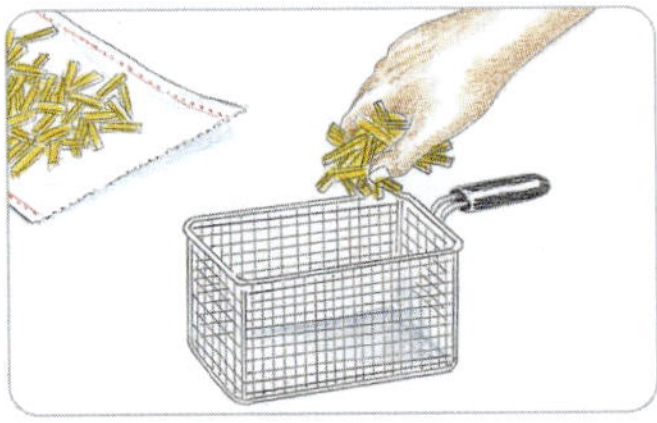

Lebensmittel vorbereiten, abtupfen, in den Drahtkorb einlegen

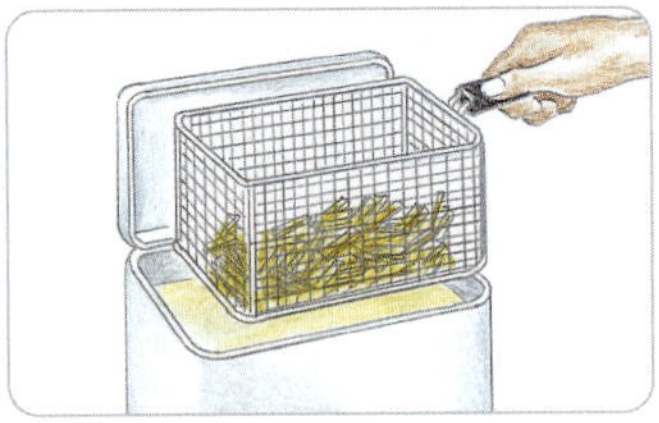

Lebensmittel kurz in das Fettbad tauchen, Gerät erneut aufheizen lassen

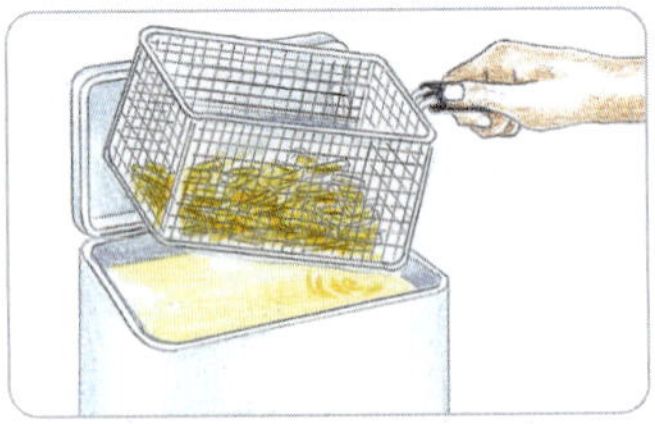

Lebensmittel fertig frittieren

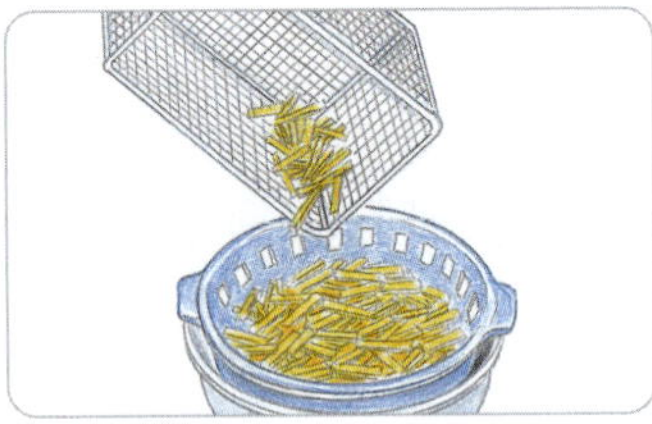

Lebensmittel abtropfen lassen, in ein Sieb geben, würzen

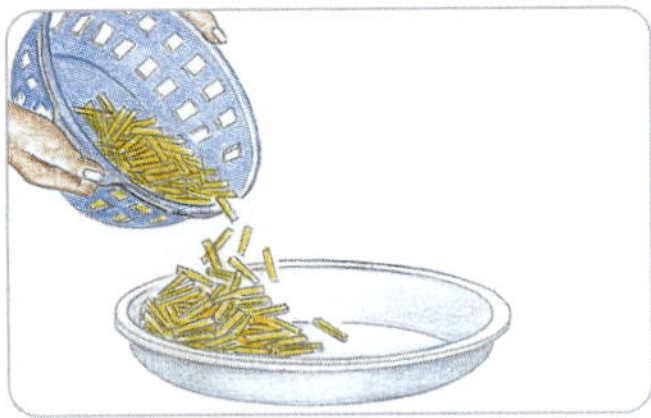

Lebensmittel in einer vorgewärmten Schüssel anrichten, sofort servieren

Geräteauswahl

Fritteuse s. S. 22

Regeln zum Frittieren

1. Lebensmittel abtupfen oder Eiskristalle abschütteln, damit das Fett nicht so stark spritzt (Verbrennungsgefahr) und die Fetttemperatur nicht so stark absinkt.
2. Lebensmittel nur kurz ins Fettbad eintauchen, danach sofort herausnehmen und das Gerät erneut aufheizen. Kühlt das Fett zu stark ab, dann können sich die Poren an den Randschichten der Lebensmittel nur langsam schließen und die Lebensmittel saugen sich mit Fett voll. Sie werden dadurch schwer verdaulich und sehr energiereich.
3. Lebensmittel nie über dem Fettbad salzen, da das Fett sonst rasch verdirbt.
4. Fett nach jeder Benutzung filtern und kühl und dunkel lagern.
5. Fett häufig wechseln. Verbrauchtes Fett umweltgerecht entsorgen.

Beurteilung der Gartechnik

+ intensiver Geschmack
+ kurze Garzeit
- schwer verdaulich
- sehr energiereich
- Verbrennungsgefahr

Rezepthinweise

Pommes frites, Kroketten
Kartoffelbällchen, Schnitzel
Apfelküchlein/Apfelbeignets
Berliner

Garen durch Mikrowellen

ist ein Erhitzen unter Einwirkung von elektromagnetischen Wellen in sehr kurzer Zeit. Dabei entstehen keine Röststoffe.

Anwendung

Lebensmittel aller Art, die einen Eigenanteil an Wasser haben, z. B.: Obst, Gemüse, Fleisch, Fisch, Kartoffeln usw.

Durchführung

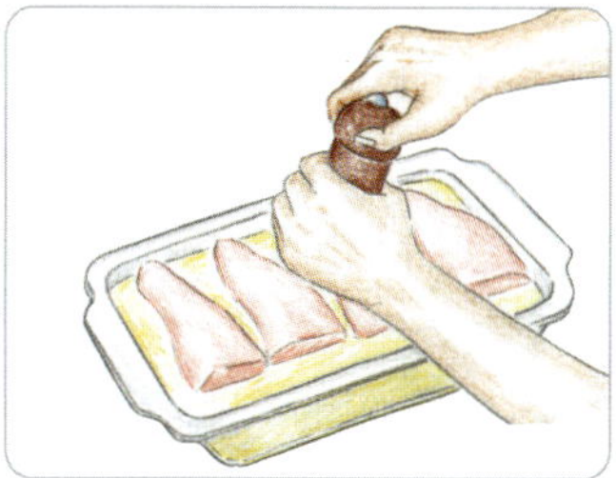

Lebensmittel vorbereiten, in ein geeignetes Gefäß geben, würzen

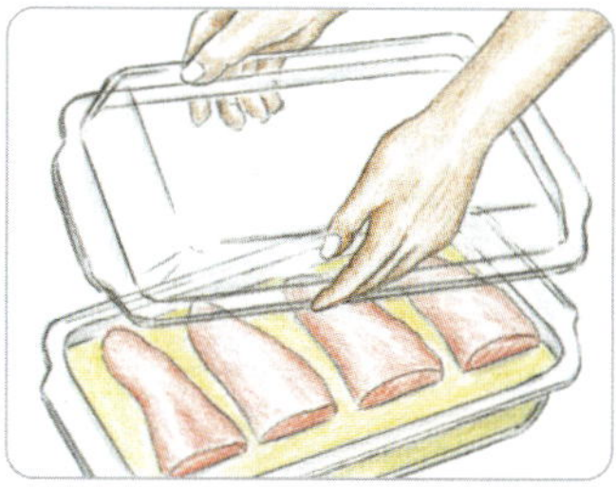

Deckel schließen, Gargefäß in das Mikrowellengerät stellen

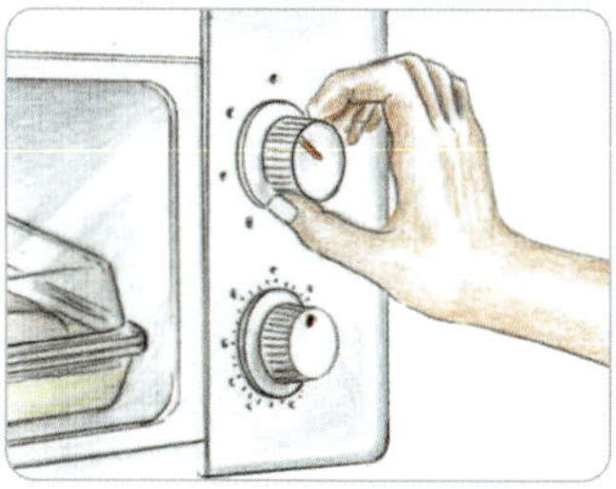

Programm wählen, Temperatur und Wattleistung einstellen, Speisen garen

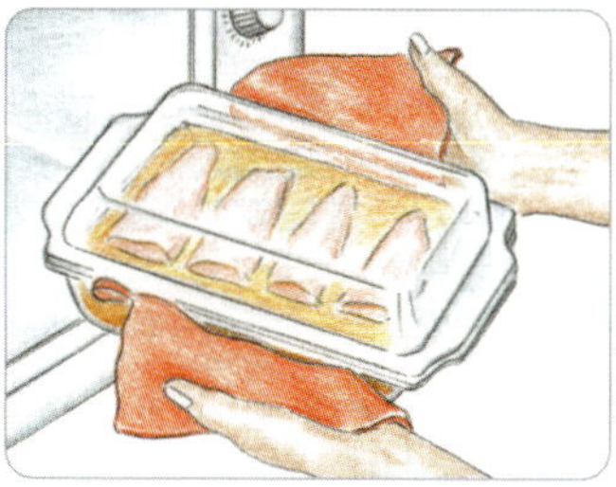

Lebensmittel aus dem Mikrowellengerät nehmen

Geräteauswahl

Mikrowellengerät und geeignetes Geschirr, s. S. 21

Regeln zum Garen durch Mikrowellen

1. Geeignetes Geschirr verwenden (Mikrowellengeschirr, Porzellan, Keramik, einige Kunststoffarten, Glas).
2. Kein Metall verwenden (Goldränder, Bestecke, Töpfe, Folien).
3. Lebensmittel, die keine Flüssigkeitsanteile haben, lassen sich nur durch Zugabe von Wasser garen.
4. Je größer die Lebensmittelmenge, umso länger ist die Garzeit.

Beurteilung der Gartechnik

+ vielseitig verwendbar, da das Gerät sich zum Auftauen, Erwärmen und Garen eignet
+ nährstoffschonend aufgrund der kurzen Garzeit
+ leicht verdaulich, da kein zusätzliches Fett benötigt wird und keine Röststoffe entstehen
– Lebensmittel werden durch elektromagnetische Wellen gegart, deren Auswirkung auf den menschlichen Körper noch nicht vollständig erforscht ist
– es werden keine Röststoffe gebildet
– nur für kleine Mengen rentabel

Rezepthinweise

Fischauflauf
Lachsgratin

Garen in Folie

ist ein Garen im eigenen Saft mit oder ohne Fettzugabe bei Temperaturen zwischen 150–250 °C (im Backofen) und 300 °C (auf dem Grill).

Anwendung

Lebensmittel mit einem Eigenanteil an Wasser, z. B.: Obst, Gemüse, Fleisch, Fisch, Kartoffeln

Durchführung

Bratschlauch

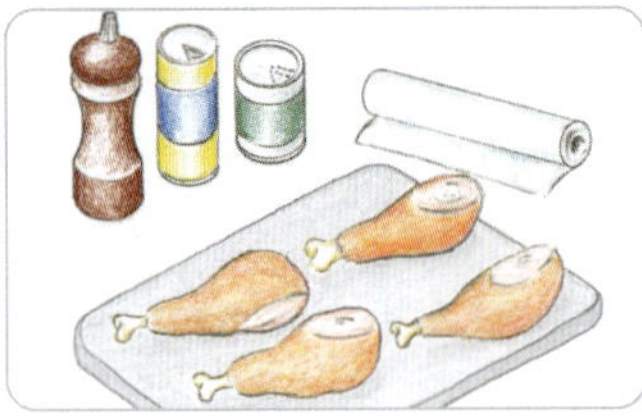

Lebensmittel vorbereiten

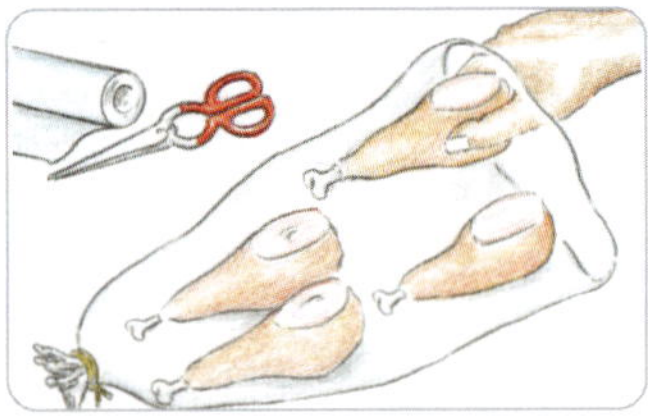

Bratschlauch abmessen, Lebensmittel in den Schlauch legen

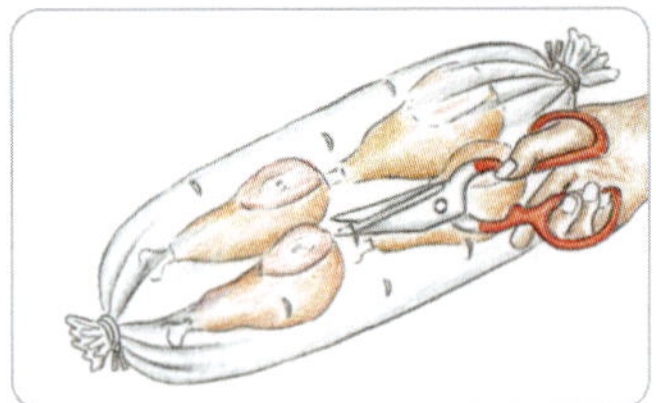

Bratschlauch verschließen, Luftlöcher einschneiden, im Backofen garen

Alufolie

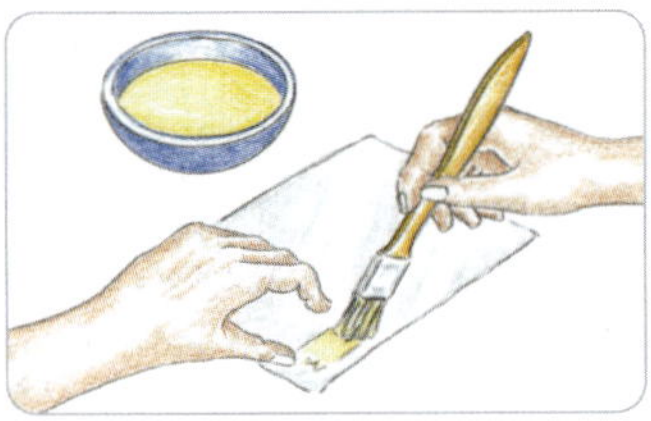

Lebensmittel vorbereiten, Alufolie zuschneiden und glänzende Seite fetten

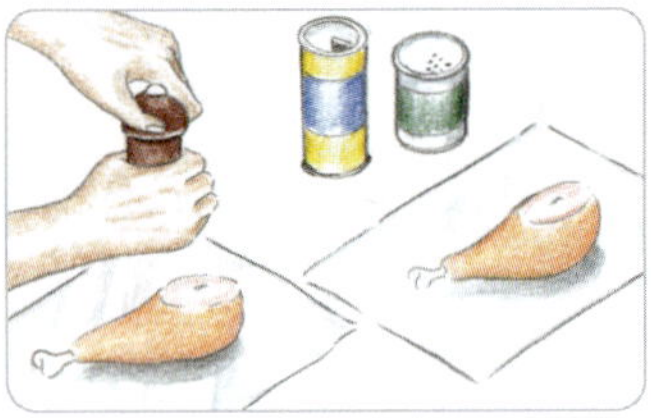

Lebensmittel würzen

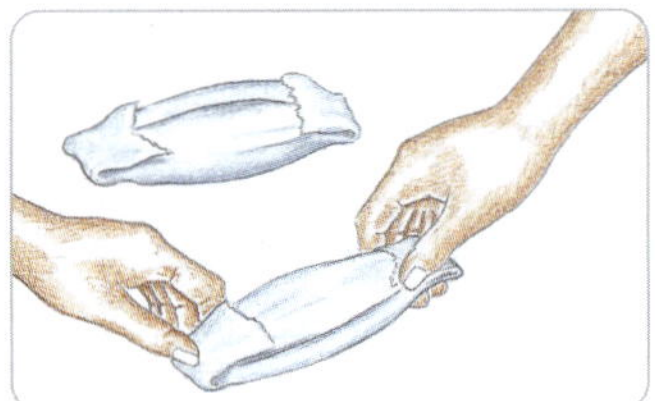

Lebensmittel in die Folie einschlagen, im Backofen oder auf dem Grill garen.

Geräteauswahl

Bratfolie in unterschiedlicher Größe (bis zu 220 °C hitzebeständig)
Alufolie in unterschiedlicher Dicke (bis zu 300 °C hitzebeständig)

Regeln zum Garen in Folie

1. Fest verschlossene Bratfolien einschneiden, damit entstehender Dampf entweichen kann. Die Folie würde durch den entstehenden Druck aufplatzen und starke Verschmutzungen im Backofen verursachen.
2. Folien sparsam verwenden. Sie können nur einmal benutzt werden und müssen nach Gebrauch entsorgt werden (Umweltbelastung).
3. Bei der Verwendung von Alufolie darauf achten, dass die glänzende Seite nach innen geschlagen wird. Sie würde sonst Wärmestrahlen reflektieren und schlechte Ergebnisse erzielen.

Beurteilung der Gartechnik

+ Inhaltsstoffe bleiben weitestgehend erhalten, da im eigenen Saft gegart wird
+ Lebensmittel können ohne Fett gegart werden
+ Speisen sind leicht verdaulich, da kaum Röststoffe gebildet werden (für Diät geeignet)
– Folien sind umweltbelastend
– hohe Kosten, da nur einmal zu verwenden

Rezepthinweise

Forelle in Folie
Hähnchenkeule in Folie
Kartoffeln in Folie

Garen im Römertopf

ist ein Garen in einem gewässerten, geschlossenen Tontopf im eigenen Saft mit oder ohne Wasser- und Fettzugabe bei Temperaturen zwischen 180 °C und 220 °C.

Anwendung

Süße oder salzige Gerichte, z. B.: Fisch, Fleisch, Geflügel, Gemüse, Obst, Beilagen (Reis, Kartoffeln)

Durchführung

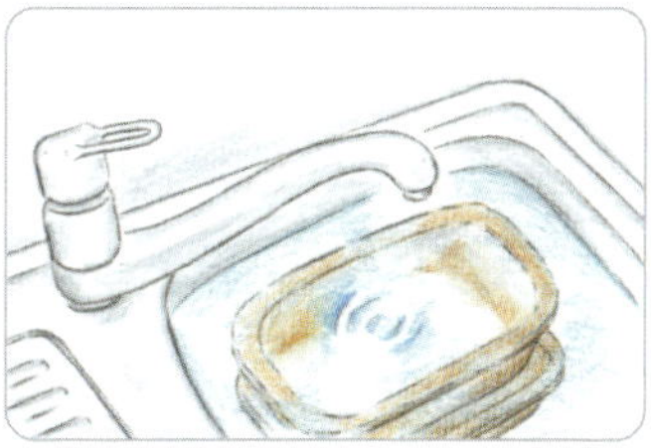

Römertopf vor Gebrauch mindestens 15 Minuten in Wasser legen

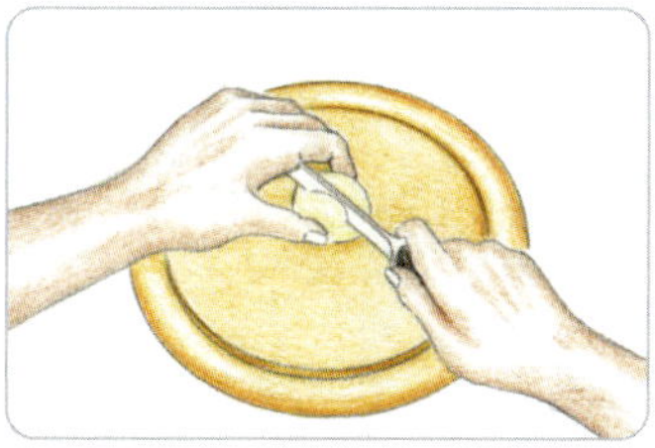

Lebensmittel vorbereiten

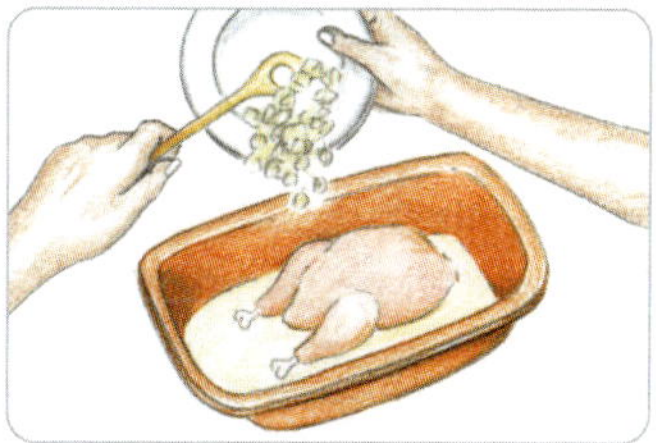

Lebensmittel in den Römertopf einlegen

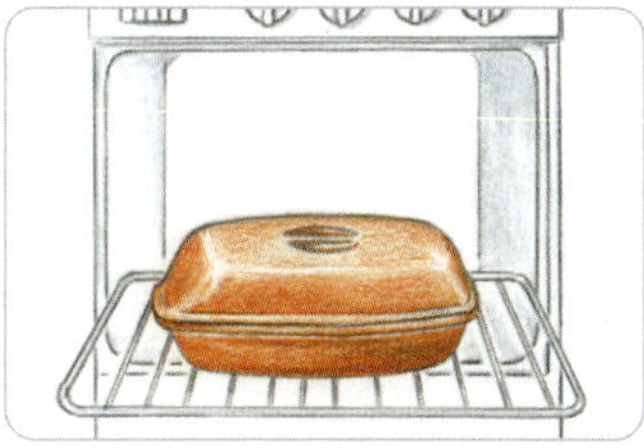

Römertopf in den kalten Backofen stellen, Lebensmittel garen

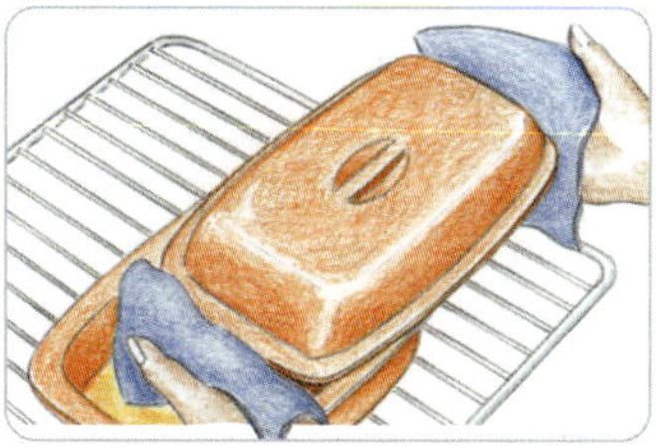

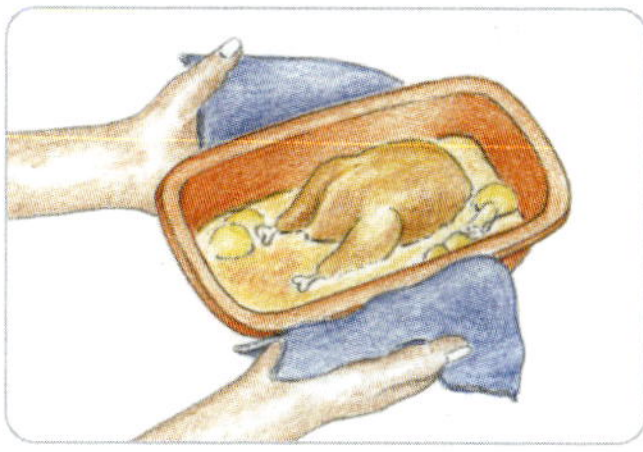

Um eine Kruste zu erhalten, muss der Deckel 15–20 Minuten vor Ende der Garzeit abgenommen werden. Speisen werden im Römertopf angerichtet und serviert.

Geräteauswahl

Römertopf

Regeln zum Garen im Römertopf

1. Vor dem ersten Gebrauch muss der Römertopf ca. 60 Minuten gewässert und mit einer Spülbürste gründlich gereinigt werden.
2. Vor jedem weiteren Gebrauch muss der Römertopf 15 Minuten gewässert werden, da der Topf sonst während des Garprozesses zerspringen kann.
3. Starke Temperaturschwankungen vermeiden (in den kalten Backofen einsetzen; nicht auf eine heiße Kochzone stellen; nicht im Mikrowellengerät verwenden).
4. Nach der Verwendung muss der Topf mit heißem Wasser und einer Bürste gereinigt werden. Es dürfen keine Reinigungsmittel verwendet werden, da der Tontopf offenporig ist und sich das Putzmittel in den Poren festsetzen würde. An der Luft trocknen lassen.

Beurteilung der Gartechnik

+ hoher Geschmackswert
+ Inhaltsstoffe bleiben weitestgehend erhalten
+ für Diät geeignet
– lange Garzeit, hoher Energieaufwand

Rezepthinweise

Türkischer Fleischtopf
Serbisches Pilaw

Backen

ist ein Garen und Bräunen von Lebensmitteln in trockener Hitze bei Temperaturen zwischen 150 °C und 260 °C.	**Anwendung**
	Süße und salzige Gebäcke, süße und salzige Aufläufe

Durchführung

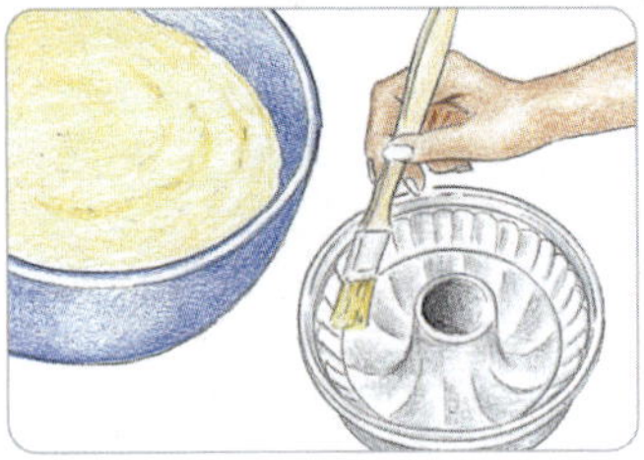

Backofen evtl. vorheizen, Backform vorbereiten, Teig herstellen

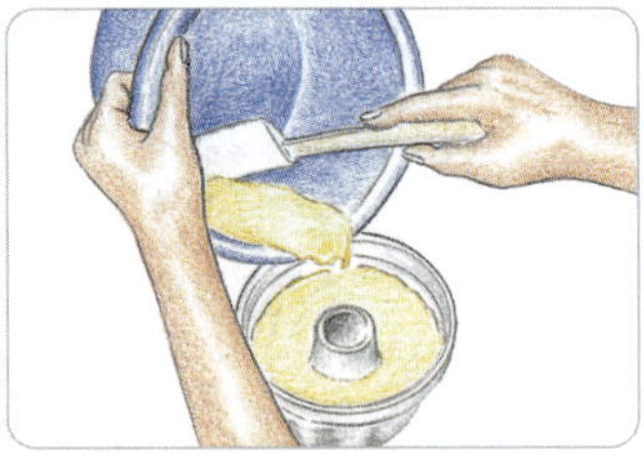

Teig in die Form geben

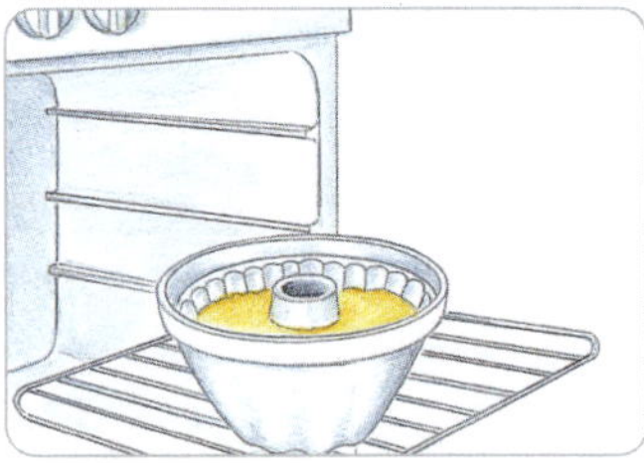

Form in den Backofen stellen, Einschubhöhe beachten, backen

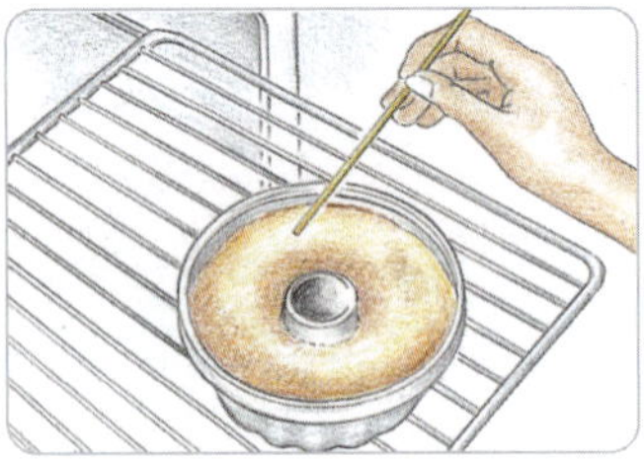

Garprobe durchführen

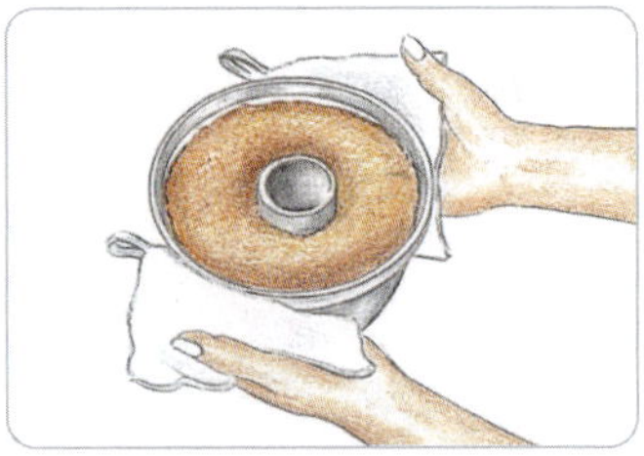

Gebäck aus dem Backofen nehmen

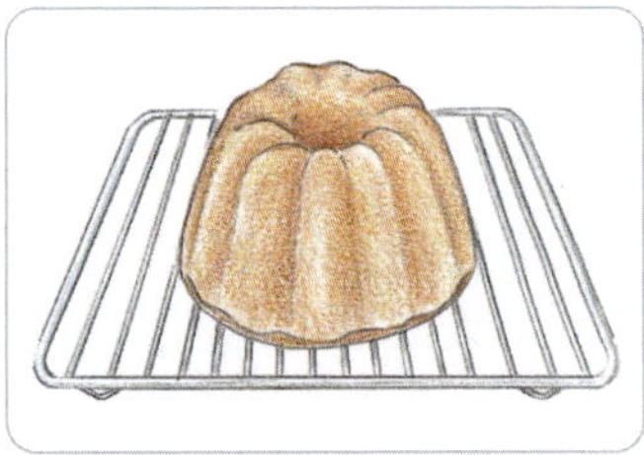

Gebäck auf einem Gitter auskühlen lassen oder anrichten und evtl. heiß servieren

Geräteauswahl

Backofen mit Ober- und Unterhitze, Umluftbackofen s. S. 18, geeignete Backformen, hitzebeständige Formen, Backblech

Regeln zum Backen

1. Bei Backöfen mit Ober- und Unterhitze muss die Einschubhöhe beachtet werden. Je höher das Gebäck ist, desto weiter unten muss es eingeschoben werden. Flachgebäcke (Biskuitrollen oder Kleingebäck) werden in der mittleren Schiene gebacken.
2. Backofen nicht vor Ende der Garzeit öffnen. Gebäcke, die durch Luft, Feuchtigkeit oder Triebmittel (Hefe, Backpulver) gelockert werden, fallen bei Zugluft zusammen.
3. Nach Ablauf der Garzeit Garprobe durchführen. Bei hohen Gebäcken wird dies mithilfe eines Holzspießes festgestellt. Wenn an dem Spieß Teig kleben bleibt, dann ist das Gebäck noch nicht gar. Bei Flachgebäcken kann die Garprobe durch Druck ertastet werden. Federt das Gebäck zurück, so ist es fertig gebacken.

Beurteilung der Gartechnik	**Rezepthinweise**
+ ansprechende Farbe + guter Geschmack	Nudelauflauf, Marmorkuchen Kirschenmichel Schokoladenkuchen Käsekuchen

Salatmarinade

Grundrezept		Zutaten für 2 Personen	
3 El Essig	1/2 Tl Senf	2 El Essig	1/4 Tl Senf
3/4 Tl Salz	2 Pr Pfeffer	1/2 Tl Salz	1 Pr Pfeffer
1/2 Tl Zucker	1 El Wasser	1/2 Tl Zucker	1 Tl Wasser
1 Zwiebel	3 El Öl	1/2 kl Zwiebel	2 El Öl
	2 El Petersilie		1 El Petersilie

Zubereitung

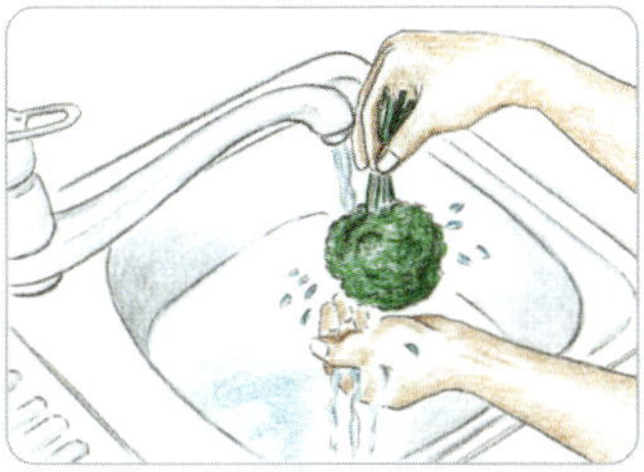
Zutaten vorbereiten, Kräuter waschen

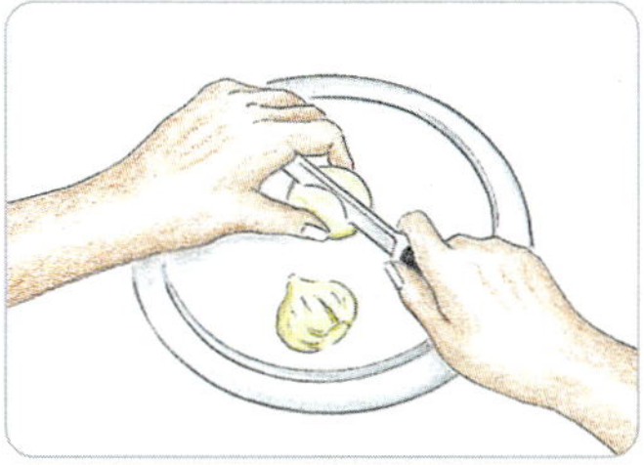
Zwiebel schälen, fein würfeln

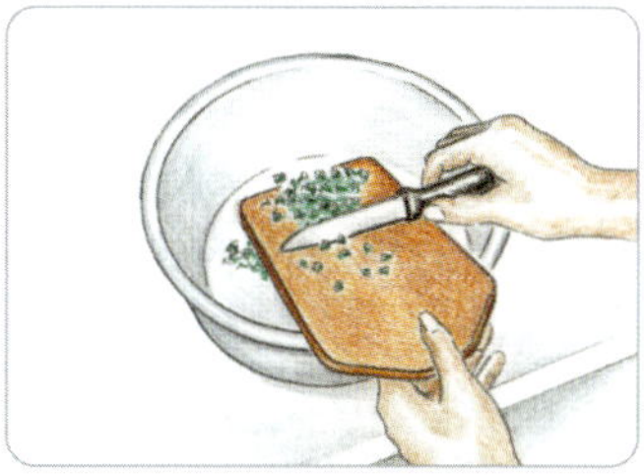
Kräuter fein wiegen, in ein Schälchen geben, Zwiebeln zufügen

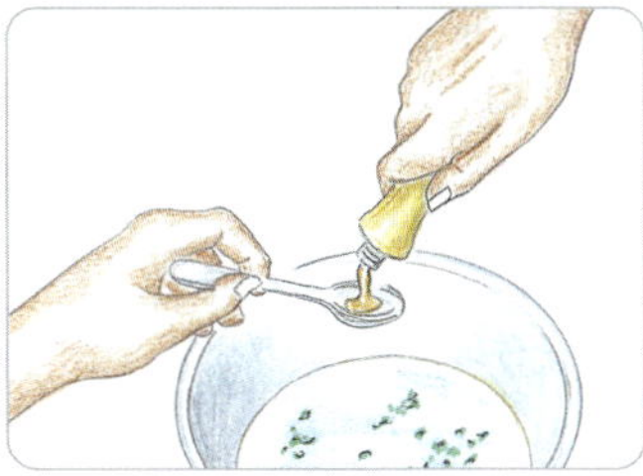
restliche Zutaten mischen

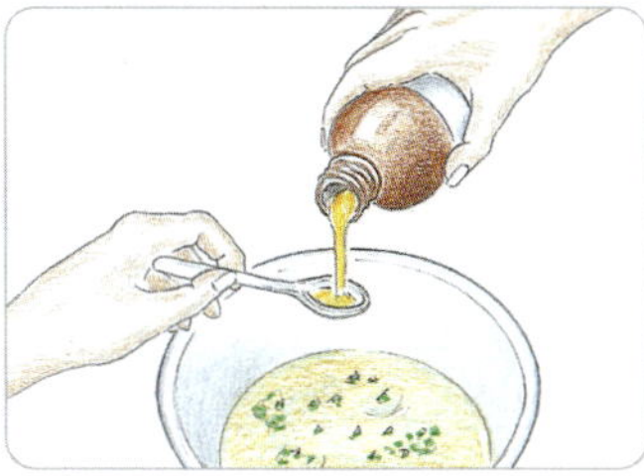
Öl zum Schluss zufügen

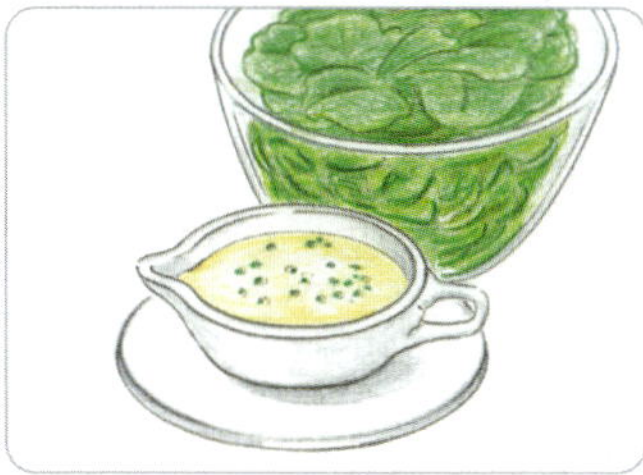
Marinade nach Bedarf weiterverarbeiten

Regeln zur Herstellung

1. Die Zutaten der Salatsauce erst ohne Öl verrühren, bis das Salz und der Zucker sich aufgelöst haben. Erst dann das Öl zufügen.
2. Gegarte Salate (Kartoffel-, Blumenkohl-, Bohnensalat usw.) sofort heiß marinieren, damit sie gut durchziehen können.

Marinierregeln		Variationen	Rezepthinweise
Blattsalate	direkt vor dem Servieren marinieren	Essig kann durch Zitronensaft ersetzt werden. Der Marinade kann Sahne, Crème fraîche, Naturjoghurt, Meerrettich, Knoblauch, Dill oder Schnittlauch zugefügt werden	Feldsalat Kopfsalat Chinakohlsalat Tomatensalat Blumenkohlsalat Wurstsalat Kartoffelsalat
Fruchtsalate	15 Minuten vor dem Servieren marinieren		
Wurzel- und Knollensalate	sofort marinieren, da sie durchziehen müssen		
gegarte Salate	heiß marinieren, ziehen lassen		

Gemüsebrühe

Grundrezept	Zutaten für 2 Personen
2 Möhren 1/2 Kn Sellerie 1 Stange Lauch 1 Zwiebel 1 1/4 l Wasser 2 Brühwürfel 1 Msp Pfeffer	1 Möhre 1/4 Kn Sellerie 1/2 Stange Lauch 1/2 Zwiebel 3/4 l Wasser 1 Brühwürfel 1 Pr Pfeffer

Garzeit: 20 Minuten im Topf, 10 Minuten im Schnellkochtopf

Fleischbrühe (Hühnerbrühe)

Grundrezept	Zutaten für 2 Personen
1 Möhre 1/4 Kn Sellerie 1/4 Stange Lauch 1 Zwiebel 2 Brühwürfel 1 1/4 l Wasser 1 Msp Pfeffer 500 g Suppenfleisch (1 Suppenhuhn)	1/2 Möhre 1/8 Kn Sellerie 1/8 Stange Lauch 1/2 Zwiebel 1 Brühwürfel 3/4 l Wasser 2 Pr Pfeffer 250 g Suppenfleisch (2 Hähnchenkeulen)

Garzeit: 90 Minuten im Topf, 45 Minuten im Schnellkochtopf

Knochenbrühe

Grundrezept	Zutaten für 2 Personen
1 Möhre 1/4 Kn Sellerie 1/4 Stange Lauch 1 Zwiebel 2 Brühwürfel 1 1/4 l Wasser 1 Msp Pfeffer 4 Suppenknochen	1/2 Möhre 1/8 Kn Sellerie 1/8 Stange Lauch 1/2 Zwiebel 1 Brühwürfel 3/4 l Wasser 2 Pr Pfeffer 2 Suppenknochen

Garzeit: 30 Minuten im Topf, 15 Minuten im Schnellkochtopf

Brühen

Zubereitung

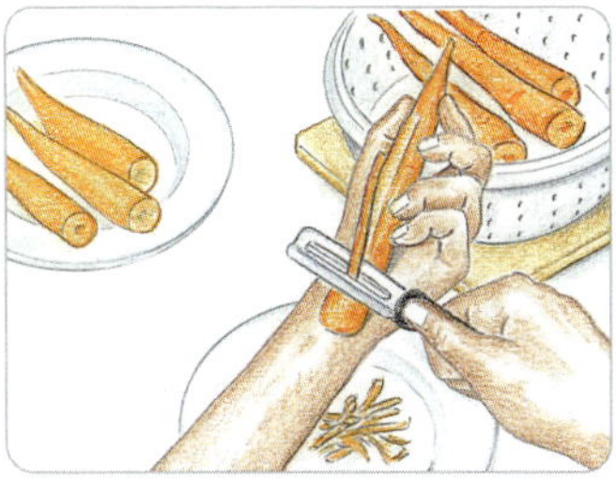

Zutaten vorbereiten, Gemüse waschen, putzen

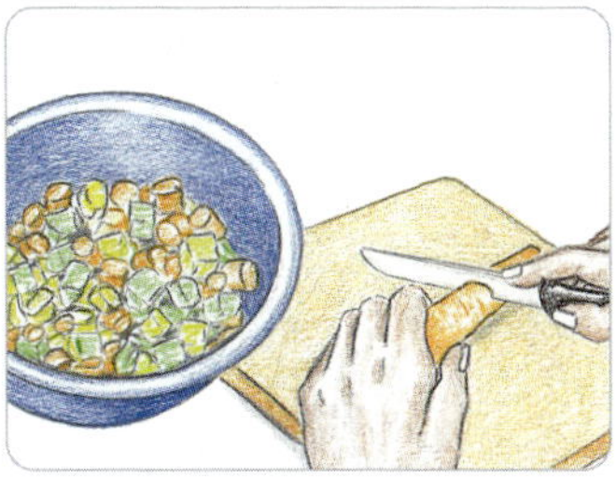

Gemüse grob zerkleinern

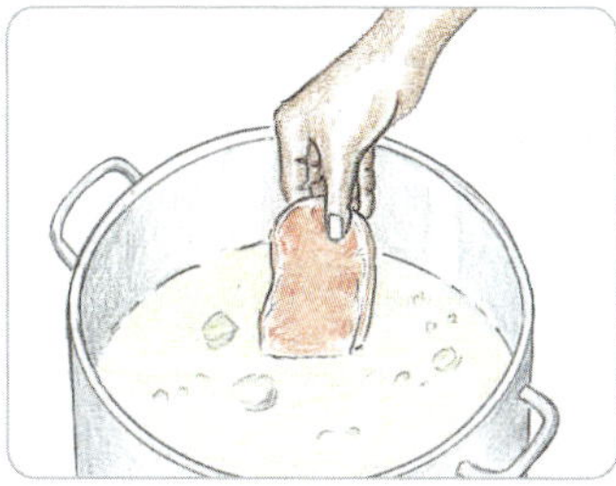

je nach Brühe Knochen, Fleisch oder Geflügel zufügen

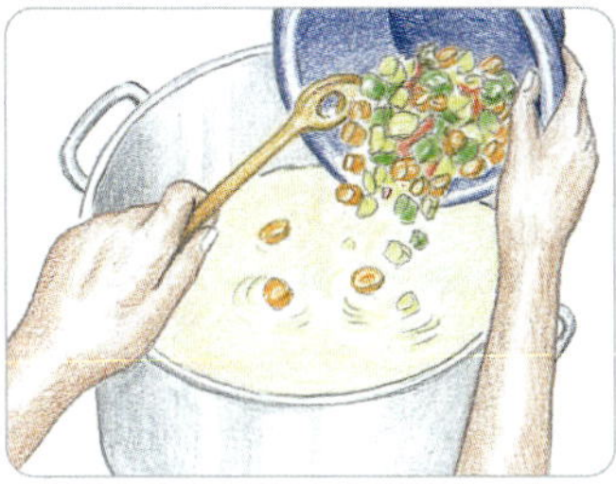

Gemüse und Gewürze zugeben

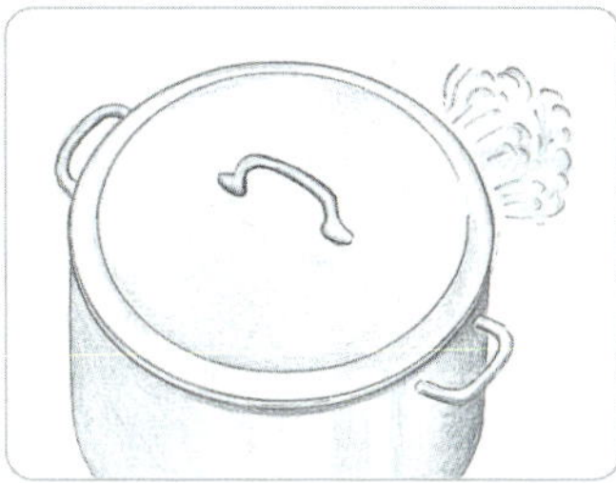

Topfdeckel schließen, Lebensmittel garen

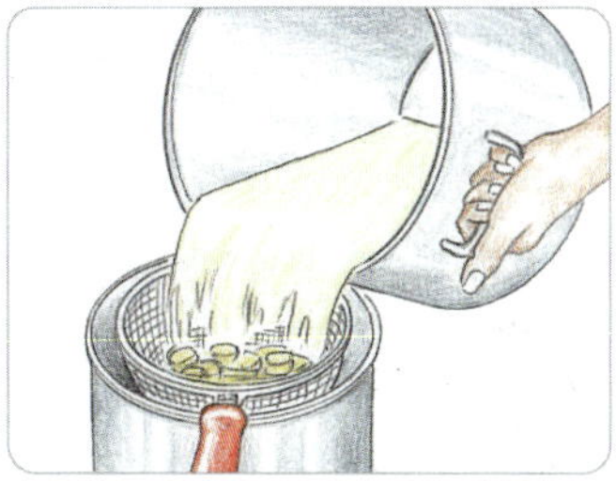

Brühe durch ein Haarsieb gießen, würzen

Informationen und Regeln zur Brühenherstellung

1. Brühen bieten die Grundlage für alle klaren Suppen und werden zur Herstellung von Saucen mitverwendet. Bei vielen Gerichten rundet die Brühe den Geschmack der Speisen ab.
2. Damit der Geschmack kräftiger wird, können sorgfältig gesäuberte Gemüseblätter (Sellerieblätter, Liebstöckel = Maggikraut, Petersilie) mitgegart werden. Sie werden nach dem Garprozess wieder herausgeschöpft.
3. Für Fleischbrühen können verschiedene Fleischsorten verwendet werden. In der Regel ist es von der Verwendung der Brühe abhängig. Es eignen sich Suppenfleisch (Rind), Kalbfleisch oder Geflügelfleisch.
4. Alle Zutaten werden kalt aufgesetzt. Bei langsamem Erwärmen gelangen die Inhaltsstoffe in die Brühe, da die Außenschichten erst ab 100 °C gerinnen und sich verschließen.

Bedeutung der Zutaten		**Variationen**	**Rezepthinweise**
Gemüse, Knochen/Fleisch Wasser Gewürze	Geschmacks-, Farbzutaten Grundzutat Geschmackszutaten	frische Kräuter: Liebstöckel (Maggikraut), Petersilie, Schnittlauch, Speckschwarte können zugefügt werden	Windbeutelsuppe Flädlesuppe Brühe mit Eierstich Lauchsuppe Nudelsuppe

Helle Mehlschwitze (Suppen)

Grundrezept	Zutaten für 2 Personen
40 g Margarine 1 Zwiebel 40 g Mehl 1 1/4 l Wasser 2 Brühwürfel 2 Msp Pfeffer	20 g Margarine 1/2 Zwiebel 20 g Mehl 3/4 l Wasser 1 Brühwürfel 2 Pr Pfeffer

Helle Mehlschwitze (Saucen)

Grundrezept	Zutaten für 2 Personen
40 g Margarine 1 Zwiebel 40 g Mehl 1/2 l Wasser 1 Brühwürfel 2 Msp Pfeffer	20 g Margarine 1/2 Zwiebel 20 g Mehl 1/4 l Wasser 1/2 Brühwürfel 2 Pr Pfeffer

Helle Mehlschwitze (Gemüse)

Grundrezept	Zutaten für 2 Personen
20 g Margarine 1 Zwiebel 20 g Mehl 1/4 l Wasser 1/2 Brühwürfel 2 Msp Pfeffer	20 g Margarine 1/2 Zwiebel 10 g Mehl 1/8 l Wasser 1/4 Brühwürfel 2 Pr Pfeffer

Bedeutung der Zutaten		Variationen	Rezepthinweise Saucen/Gemüse
Fett Zwiebel Mehl Flüssigkeit Gewürze	Trennmittel Geschmackszutat Bindemittel Quellmittel Geschmackszutaten	Statt Wasser können verschiedene Brühen oder Milch verwendet werden. Durch Zugabe von Schmelzkäse, Kapern, Kräutern, Weißwein, Zitronensaft, Knoblauch, Meerrettich, Senf oder Tomatenmark kann das Grundrezept verändert werden	Käsesauce Tomatensauce Senfsauce überbackener Blumenkohl Hühnerfrikassee Tafelspitz Spargelcremesuppe Tomatencremesuppe Champignoncremesuppe

Helle Mehlschwitze

Zubereitung

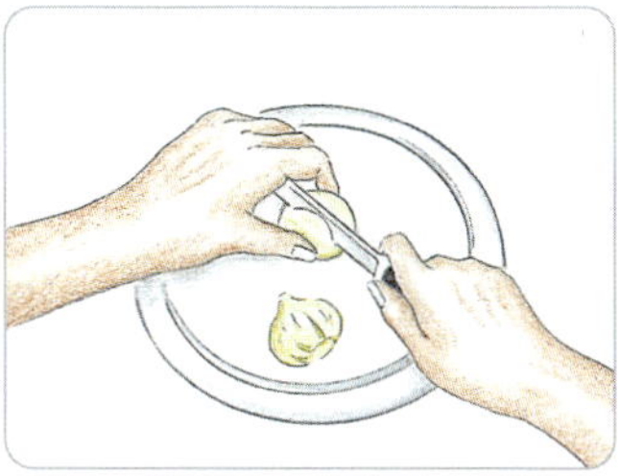
Zutaten vorbereiten, Zwiebel schälen, fein würfeln

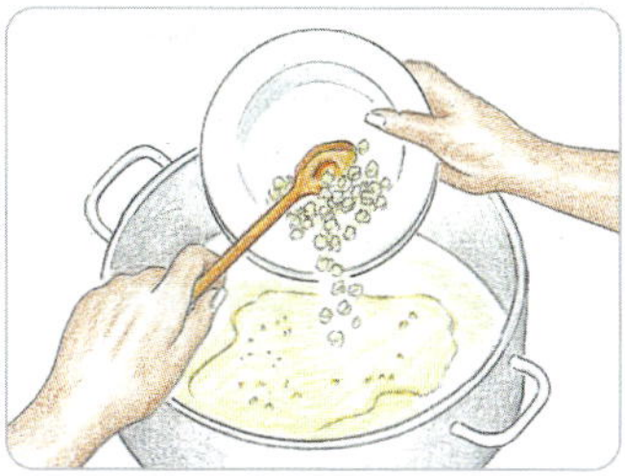
Fett in einem Topf erhitzen, Zwiebelwürfel dünsten

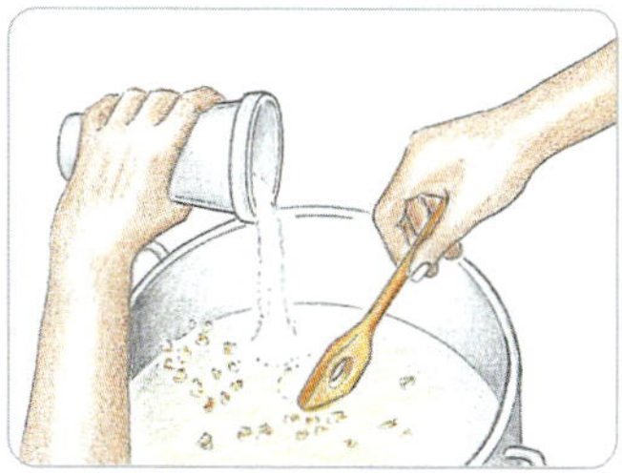
Mehl zugeben, mit dem Fett mischen, anschwitzen

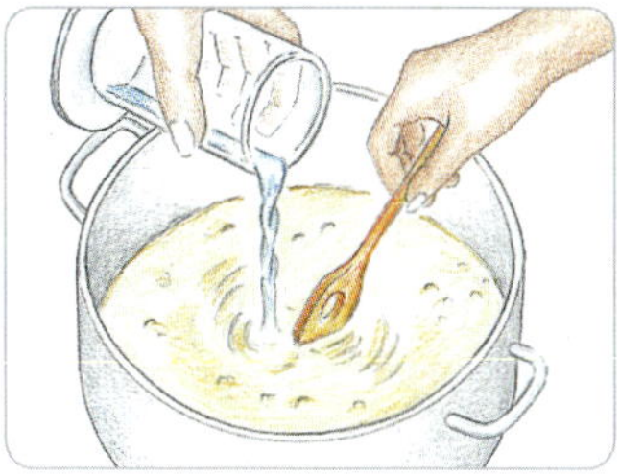
Flüssigkeit auf einmal unter ständigem Rühren zugeben

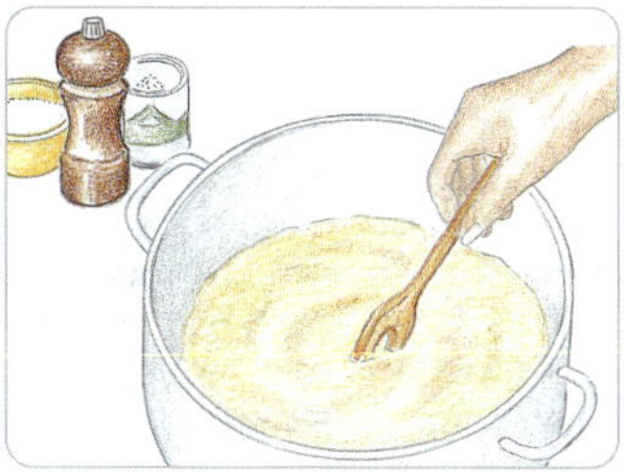
Flüssigkeit unter Rühren aufkochen lassen, abschmecken

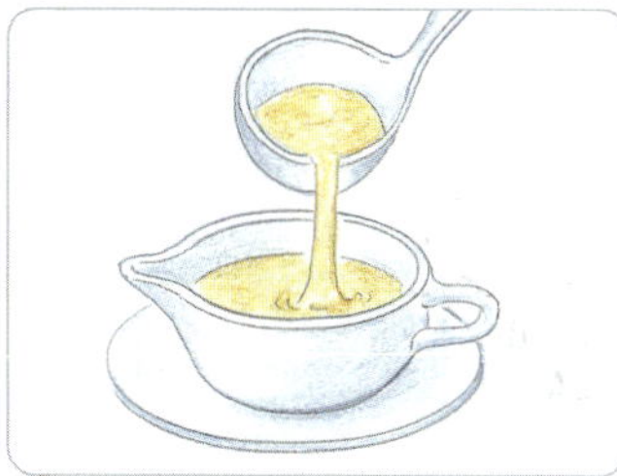
nach Bedarf weiterverwenden

Regeln zur Herstellung der Hellen Mehlschwitze

1. Fett dient als Trennmittel und verhindert, dass das Mehl im Wasser Klümpchen bildet. Deshalb muss das Mehl sorgfältig mit dem Fett gemischt werden, bevor die Flüssigkeit zugegeben werden kann.
2. Bei der Zugabe der Flüssigkeit sollte der Topf von der Kochstelle genommen werden. Erst wenn sich die Flüssigkeit mit den Zutaten gemischt hat, muss der Topf auf die Kochstelle zurückgestellt und unter ständigem Rühren zum Kochen gebracht werden.
3. Sollten sich dennoch Klümpchen bilden, so kann die Helle Mehlschwitze durch ein Haarsieb passiert werden. Ist sie dann zu flüssig, so wird Mehl mit wenig kaltem Wasser in einem Schälchen gemischt, zugegeben und aufgekocht. Dadurch kann die Flüssigkeit wieder angedickt werden.
4. Das Wasser kann ganz oder teilweise durch Gemüse-, Fleisch- oder Knochenbrühe und auch Milch ersetzt werden. (Kartoffelwasser verwenden, da es viele Mineralstoffe und Vitamine enthält.)
5. Wird aus der Hellen Mehlschwitze eine Tomatensauce zubereitet, so wird das Tomatenmark zum Fett-Mehlgemisch gegeben und angeschwitzt. Es bilden sich dabei noch zusätzliche Aromastoffe.
6. Senf und Currypulver sollten nicht länger gekocht werden, da sich sonst Bitterstoffe bilden können.

Dunkle Mehlschwitze

Grundrezept Saucen	Rezept für 2 Personen	Grundrezept Suppen	Rezept für 2 Personen
40 ml Öl 50 g Mehl 1 Zwiebel $^1/_2$ l Wasser 1 Brühwürfel 2 Pr Pfeffer	20 ml Öl 25 g Mehl $^1/_2$ Zwiebel $^1/_4$ l Wasser $^1/_2$ Brühwürfel 1 Pr Pfeffer	40 ml Öl 50 g Mehl 1 Zwiebel 1 $^1/_4$ l Wasser 2 Brühwürfel 2 Pr Pfeffer	20 ml Öl 25 g Mehl $^1/_2$ Zwiebel $^3/_4$ l Wasser 1 Brühwürfel 1 Pr Pfeffer

Zubereitung

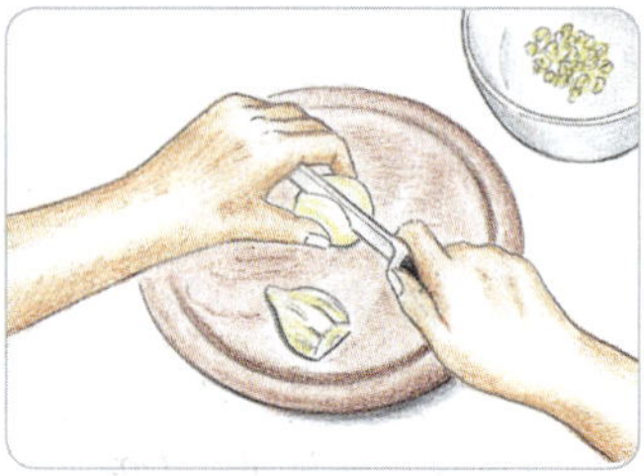

Zutaten vorbereiten, Zwiebel schälen, fein würfeln

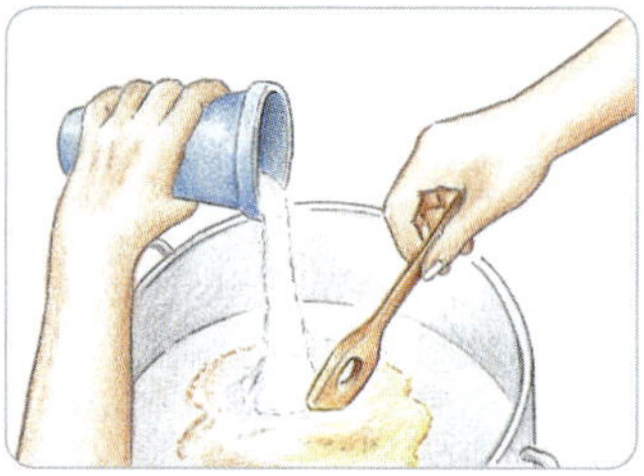

Fett heiß werden lassen, Mehl zugeben, unter Rühren anbräunen

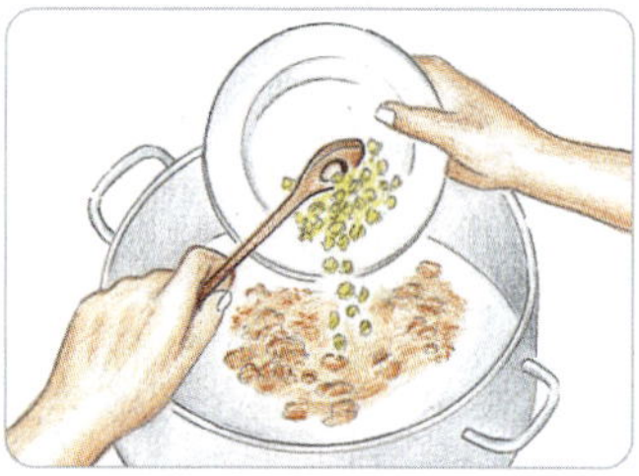

Zwiebelwürfel zugeben, mitbräunen

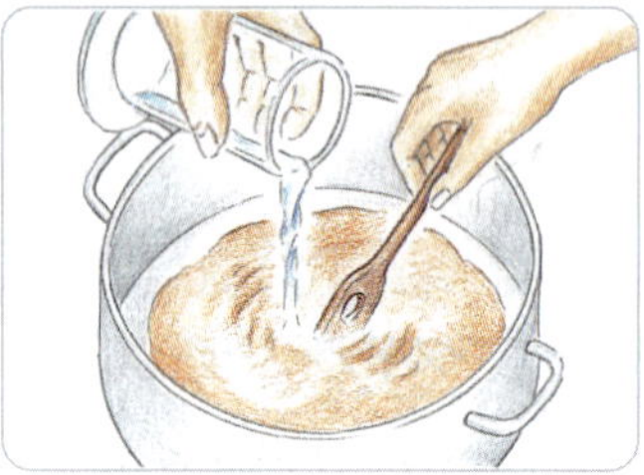

Topf von der Kochstelle nehmen, mit heißer Flüssigkeit ablöschen, unter Rühren aufkochen

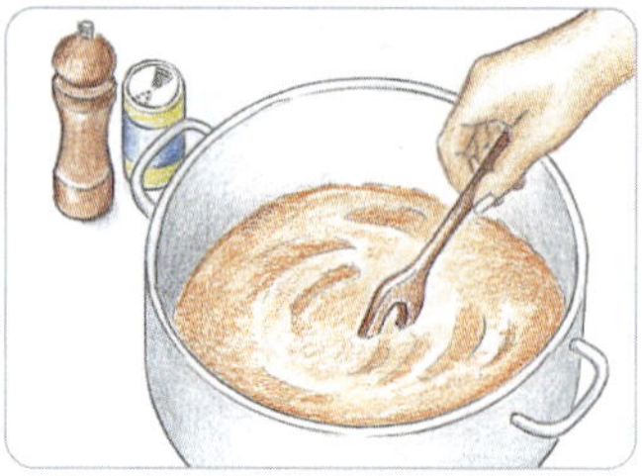

dunkle Mehlschwitze abschmecken

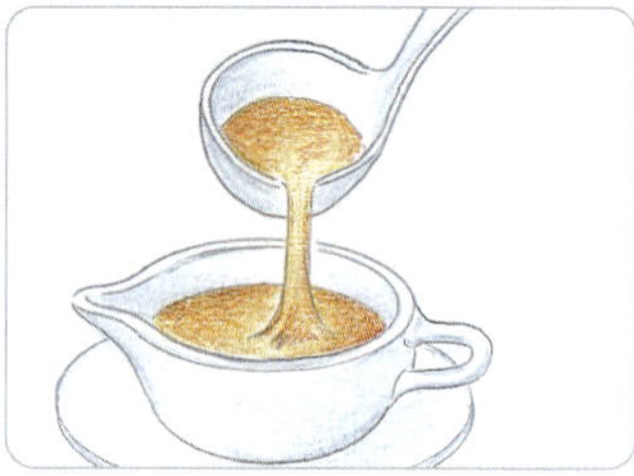

nach Bedarf weiterverwenden

Regeln zur Herstellung der Dunklen Mehlschwitze

1. Das Mehl muss braun werden. Durch die Bräunung entstehen wohlschmeckende Röststoffe. Das Mehl verliert dabei etwas an Bindefähigkeit. Evtl. entstandene Bitterstoffe verfliegen, wenn die Sauce 5 Minuten ohne Deckel gekocht wird.
2. Zwiebeln erst nach der Mehlbräunung zugeben, da sie sonst durch die hohen Temperaturen rasch verbrennen würden.

Bedeutung der Zutaten		Variationen	Rezepthinweise
Öl Mehl Zwiebel Flüssigkeit Gewürze	Trennmittel Bindemittel Geschmackszutat Quellmittel Geschmackszutaten	Essig, Rotwein Sauerrahm (Schmand) Bauchspeck	Linseneintopf

Semmelmasse

Grundrezept		Zutaten für 2 Personen	
8 alte Brötchen 1 Zwiebel 20 g Margarine 4 Eier $^1/_2$ Tl Salz	2 Msp Muskat 1 Msp Pfeffer $^1/_4$ l Milch	4 alte Brötchen $^1/_2$ Zwiebel 10 g Margarine 2 Eier $^1/_4$ Tl Salz	1 Msp Muskat 1 Pr Pfeffer $^1/_8$ l Milch

Zubereitung

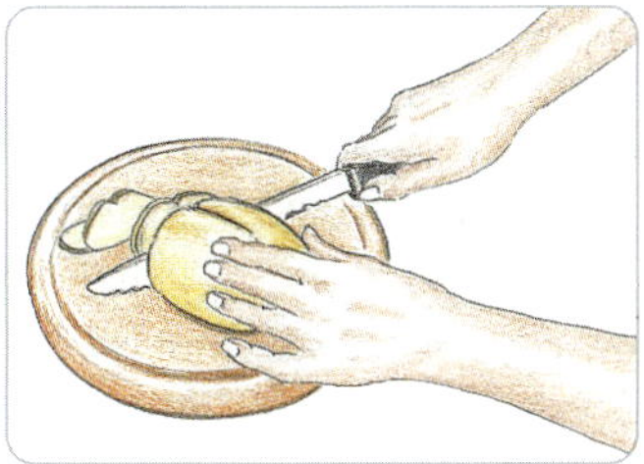

Zutaten vorbereiten, Brötchen in hauchdünne Scheiben schneiden

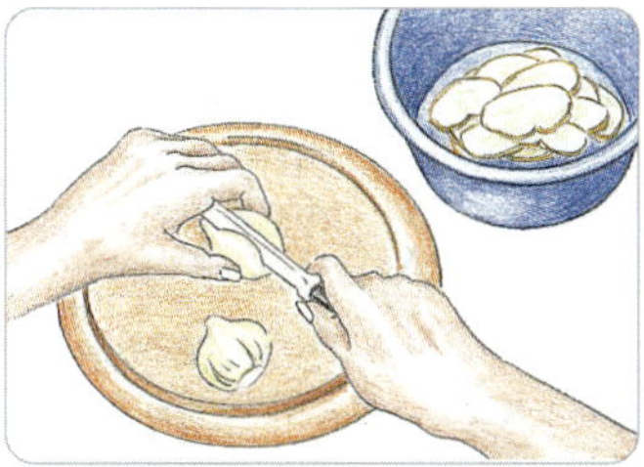

Brötchen in eine Schüssel geben, Zwiebel schälen, fein würfeln

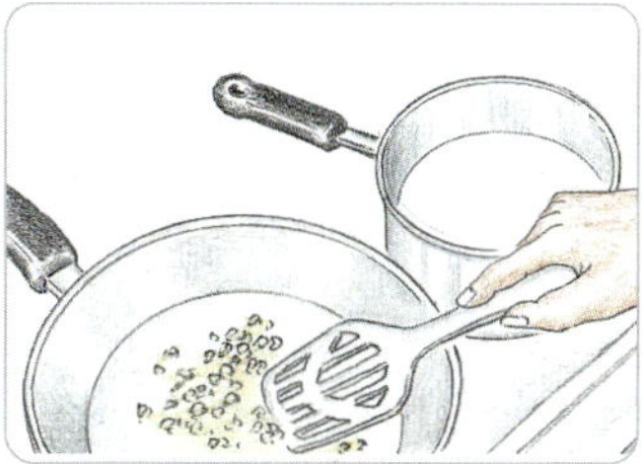

Zwiebelwürfel im Fett andünsten, Milch erwärmen

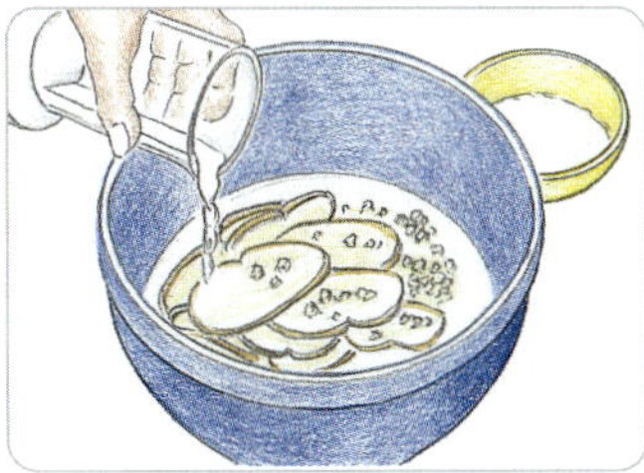

Ei verquirlt zugeben, Zwiebelwürfel und Gewürze zugeben, mit der Milch übergießen

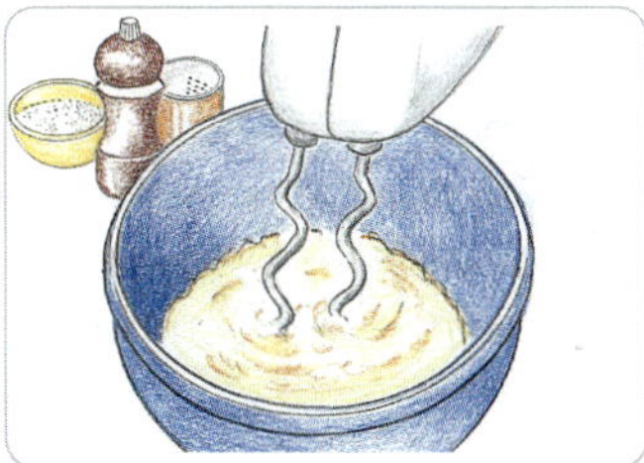

Zutaten mit dem Rührgerät (Knethaken) zu einer Masse verarbeiten

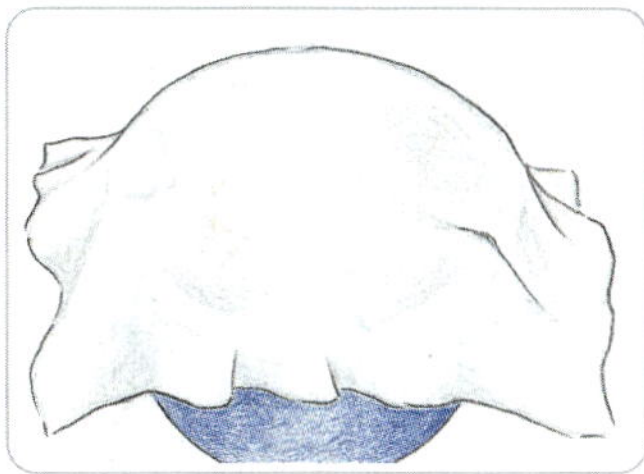

Schüssel mit einem Tuch abdecken, Masse ziehen lassen

Regeln zur Herstellung der Semmelmasse

1. Wird die Masse zu flüssig, so kann noch Paniermehl zugegeben werden.
2. Werden aus der Masse Klöße geformt, so muss zunächst ein kleiner Probekloß geformt und gegart werden. Zerfällt der Kloß im heißen Wasser, so muss der Masse noch ein Ei zugefügt werden.

Bedeutung der Zutaten		Variationen	Rezepthinweise
Brötchen Milch Eier Gewürze, Zwiebel, Salz	Grundzutat/ Lockerungsmittel Lockerungsmittel Bindemittel Geschmackszutaten	50–100 g gedünsteter Speck oder frische Kräuter können zugefügt werden	Semmelklöße Serviettenkloß

Kartoffelmasse (roh)

Grundrezept		Zutaten für 2 Personen	
1 kg Kartoffeln 1 Zwiebel 1 El Mehl 2 Eier	$^{1}/_{2}$ Tl Salz 2 Pr Pfeffer 1 Msp Muskat	500 g Kartoffeln $^{1}/_{2}$ Zwiebel $^{1}/_{2}$ El Mehl 1 Ei	$^{1}/_{4}$ Tl Salz 1 Pr Pfeffer 2 Pr Muskat

Zubereitung

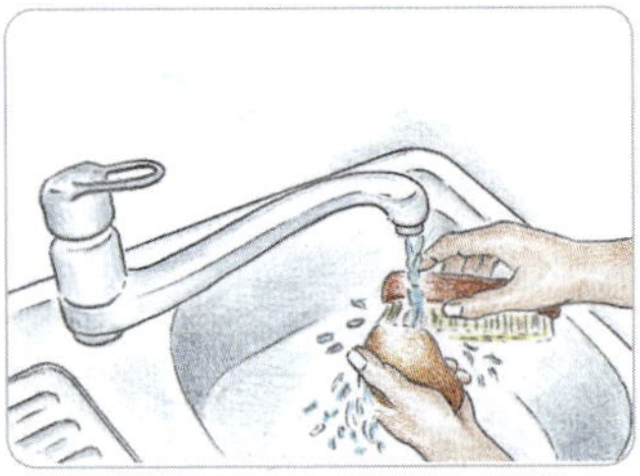

Zutaten vorbereiten, Kartoffeln waschen

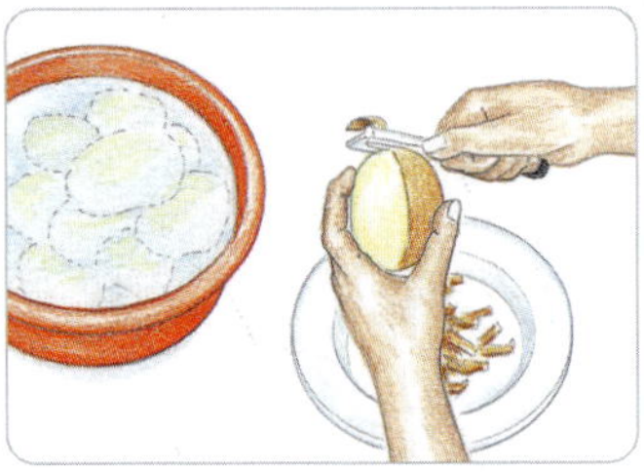

Kartoffeln schälen, in eine mit Wasser gefüllte Schüssel legen

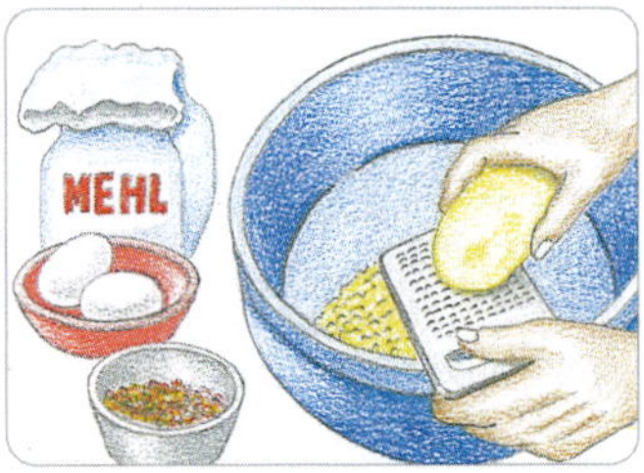

Kartoffeln in eine Schüssel reiben

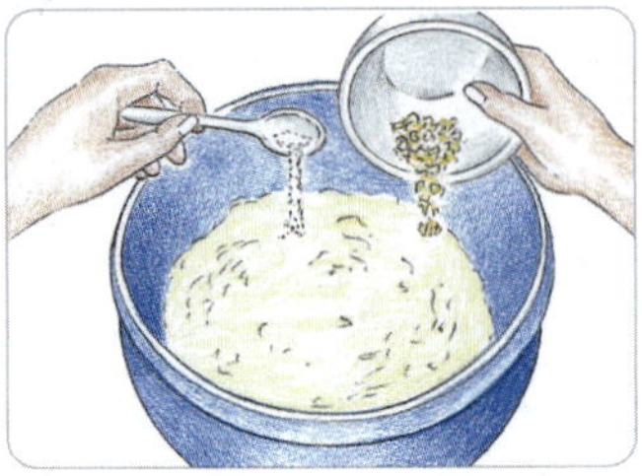

Zwiebel reiben, zugeben, restliche Zutaten zugeben

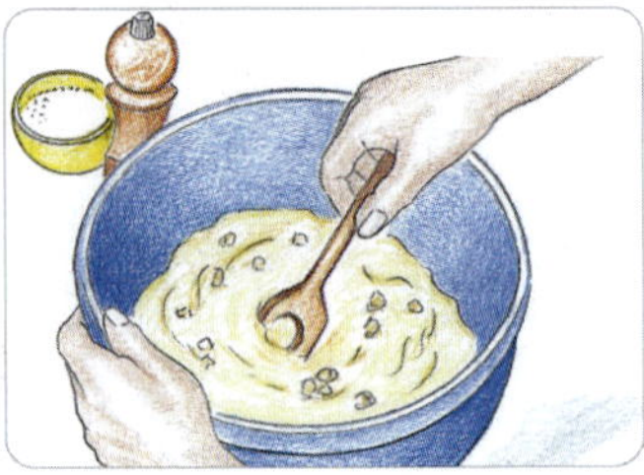

Ei verquirlt zugeben, Masse würzen, Zutaten mischen

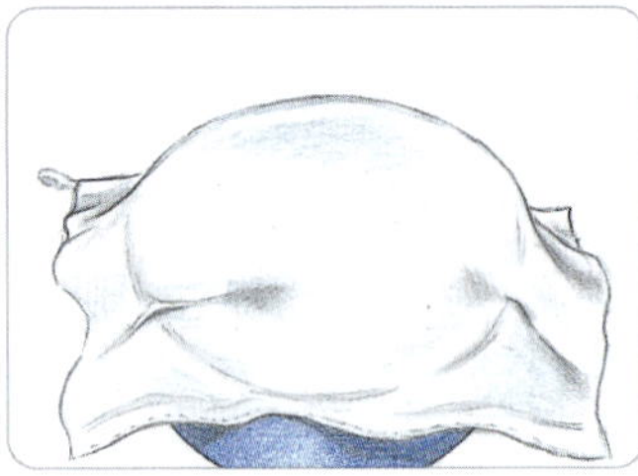

Masse abdecken, nach Bedarf weiterverarbeiten

Regeln zur Herstellung der rohen Kartoffelmasse

1. Damit sich geschälte Kartoffeln nicht verfärben, müssen sie bis zur Verarbeitung in Wasser gelegt werden.
2. Eine mehlige Kartoffelsorte verwenden.

Bedeutung der Zutaten		Variationen	Rezepthinweise
Kartoffeln Zwiebel Mehl Eier Gewürze	Grundzutat/Bindemittel Geschmackszutat Bindemittel Lockerungs-, Bindemittel Geschmackszutaten	frische Kräuter oder angedünsteter Speck können der Masse zugegeben werden	Reibekuchen

Kartoffelmasse (gegart)

Grundrezept		Zutaten für 2 Personen	
1 kg Kartoffeln 150 g Mehl $^{1}/_{2}$ Tl Salz 2 Eier	1 Msp Pfeffer 1 Msp Muskat	500 g Kartoffeln 75 g Mehl $^{1}/_{4}$ Tl Salz 1 Ei	2 Pr Pfeffer 2 Pr Muskat

Zubereitung

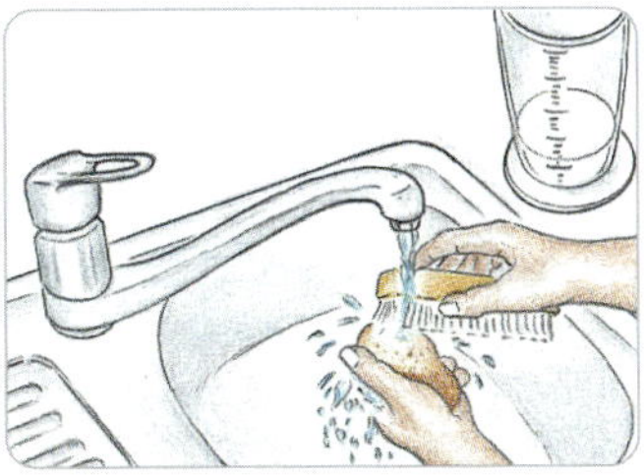

Kartoffeln waschen, in einen Schnellkochtopf (Siebeinsatz) legen, $^{1}/_{4}$ l Wasser zugeben, Kartoffeln garen (8–10 Minuten)

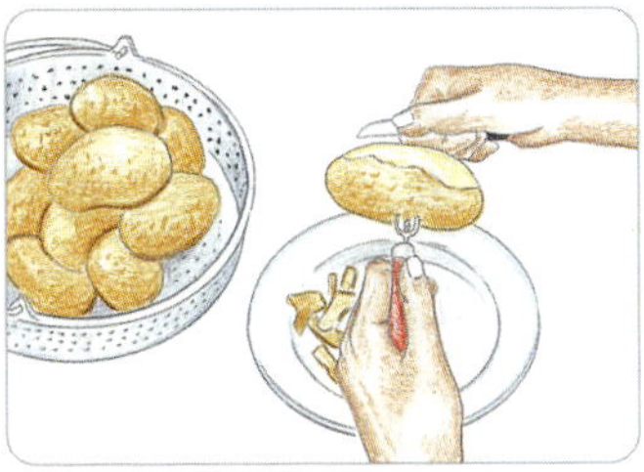

restliche Zutaten vorbereiten, Kartoffeln aus dem Topf nehmen, pellen

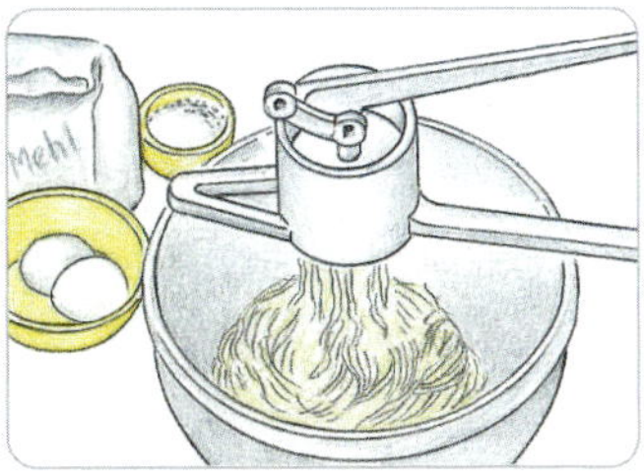

Kartoffeln durch eine Kartoffelpresse in eine Schüssel pressen

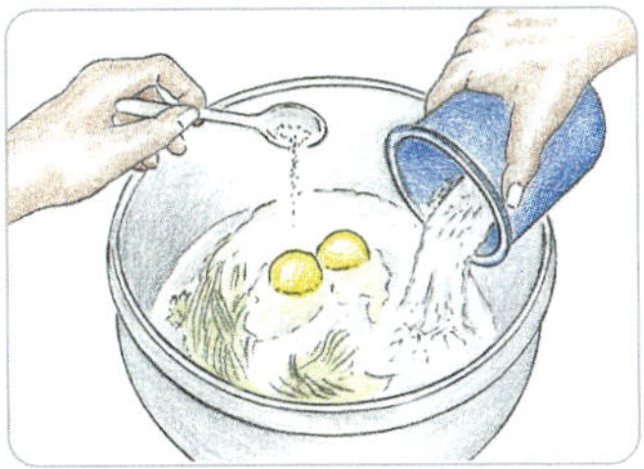

restliche Zutaten zu den Kartoffeln geben

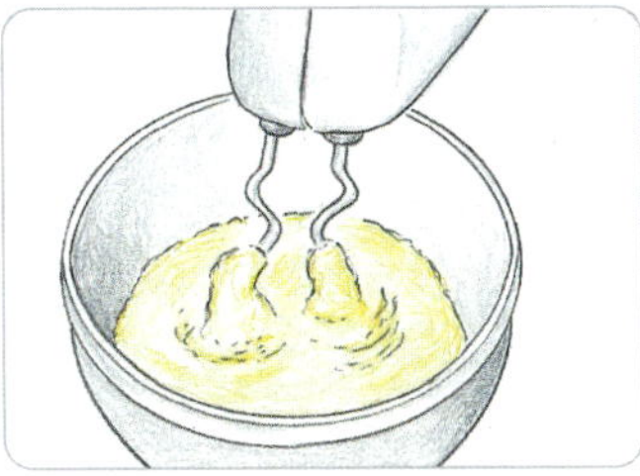

Zutaten mit dem Rührgerät (Knethaken) mischen

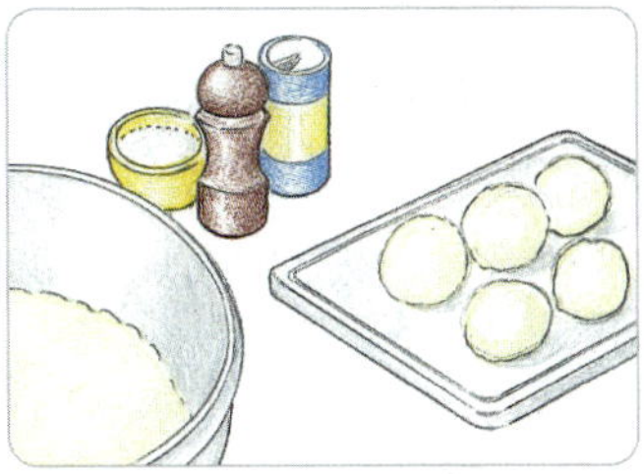

Masse abschmecken, nach Bedarf weiterverarbeiten

Regeln zur Herstellung der gegarten Kartoffelmasse

1. Wird die Masse zu Klößen verarbeitet, so muss ein Probekloß hergestellt und gegart werden. Zerfällt der Kloß, so muss noch etwas Mehl oder Grieß in die Masse gearbeitet werden.
2. Die Masse ist etwas klebrig. Zum Formen der Masse sollten deshalb die Hände angefeuchtet werden.
3. Eine mehlige Kartoffelsorte verwenden.

Bedeutung der Zutaten		Variationen	Rezepthinweise
Kartoffeln Mehl Eier Gewürze	Grundzutat, Lockerungsmittel Bindemittel Färbemittel, Bindemittel Geschmackszutaten	gedünstete, fein gewürfelte Zwiebeln oder Bauchspeck können zugegeben werden	Kartoffelklöße Kartoffeltaler Kartoffelkroketten Kartoffelbällchen

Crêpes (Flädleteig)

Grundrezept		Zutaten für 2 Personen	
250 g Mehl	1 Tl Salz	125 g Mehl	$^1/_2$ Tl Salz
2 Eier	$^1/_2$ l Milch	1 Ei	$^1/_4$ l Milch

Zubereitung

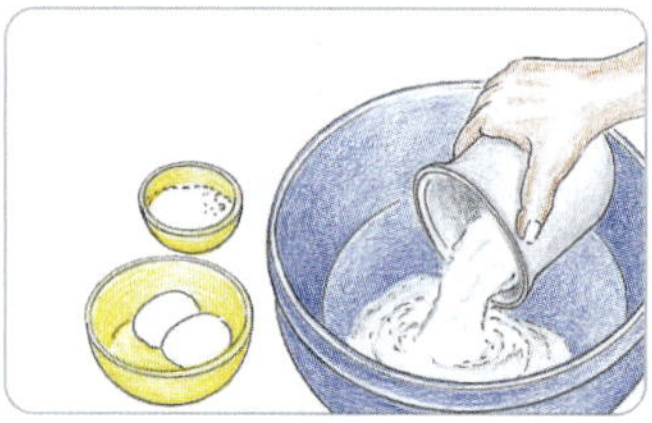

Zutaten vorbereiten, Mehl in eine Schüssel geben

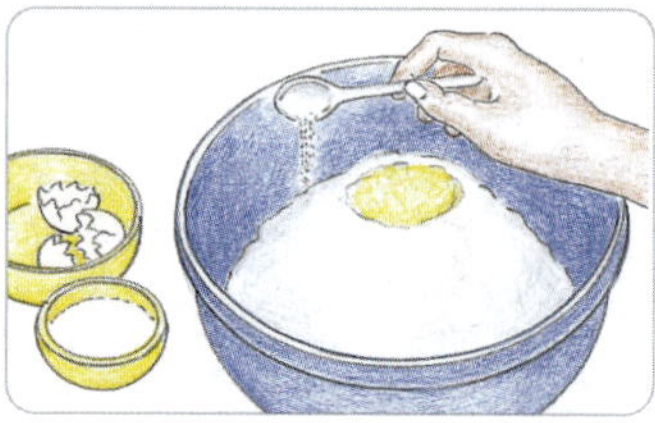

Eier verquirlen, zugeben, Salz zufügen

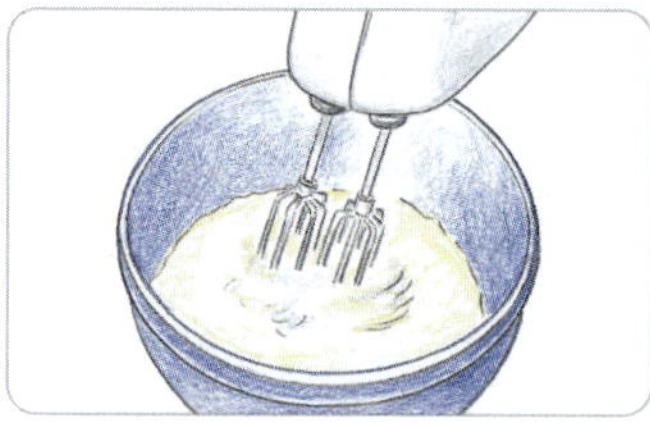

Zutaten mit dem Rührgerät (Schneebesen) mischen

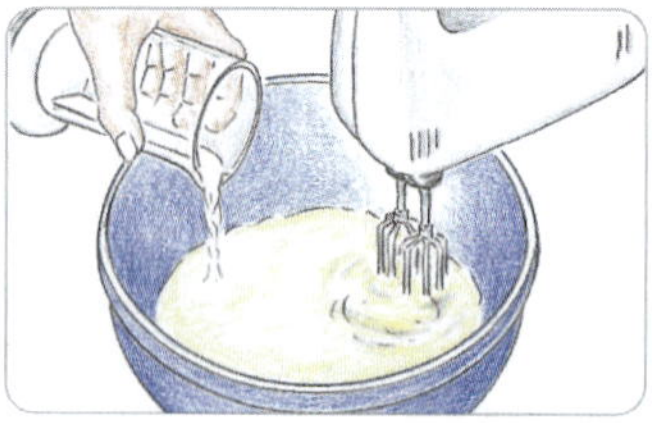

Milch nach und nach zugeben

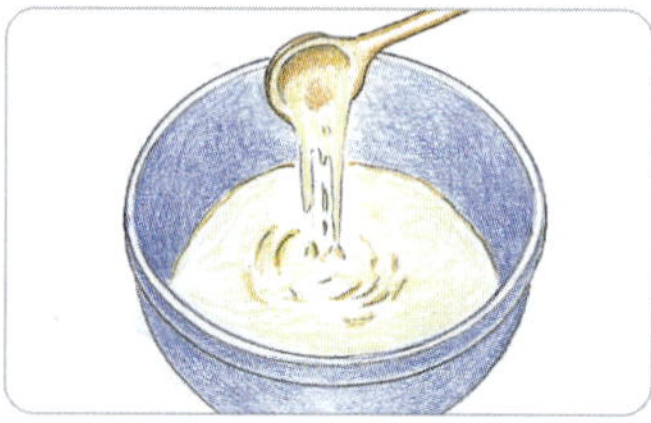

so viel Flüssigkeit zugeben, dass ein flüssiger Teig entsteht

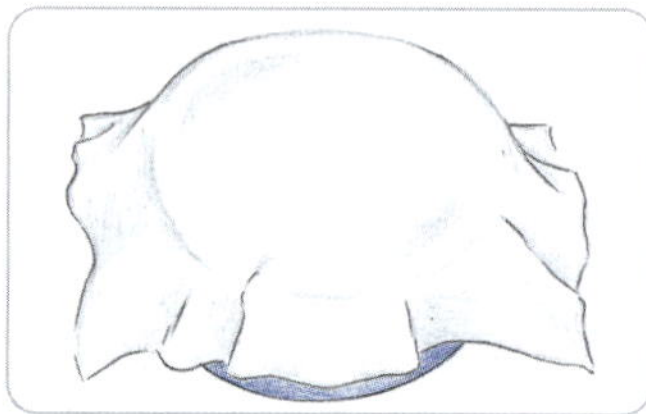

Teig abdecken, 10 Minuten quellen lassen, Teig weiterverarbeiten

Garen von Crêpes

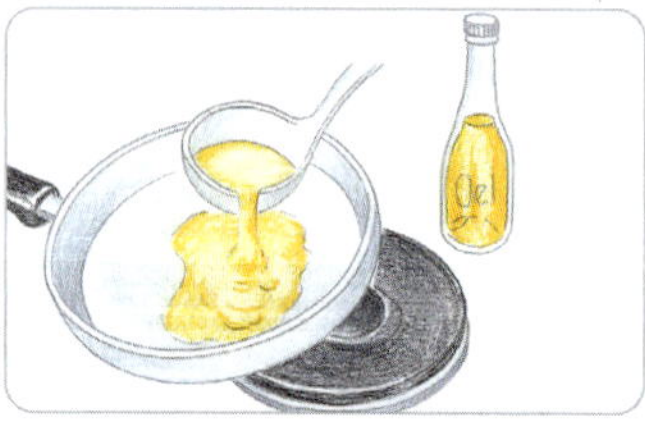

Öl in der Pfanne erhitzen, Pfannenboden hauchdünn mit Teig überziehen

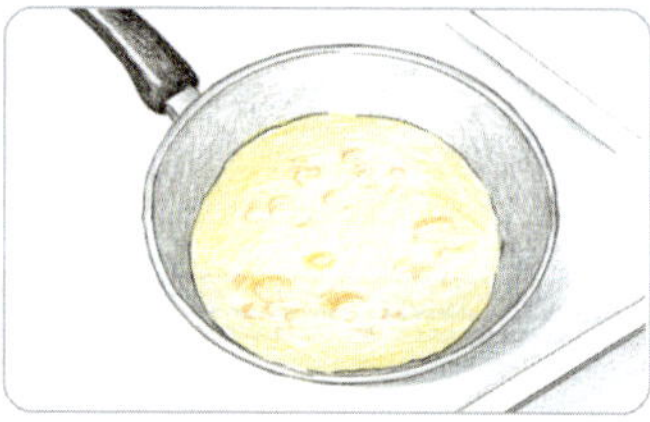

Crêpes auf beiden Seiten nur ganz kurz bei starker Hitze knusprig bräunen

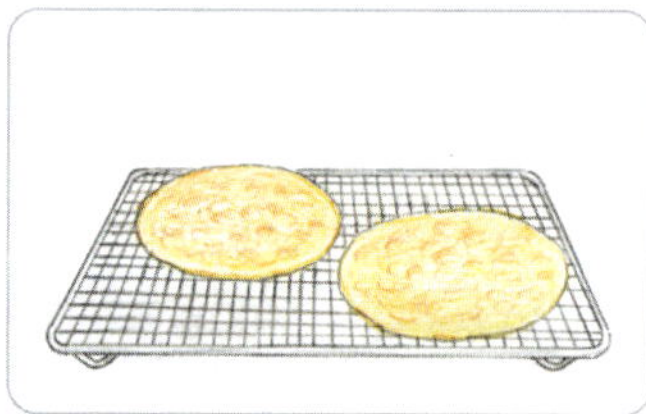

Crêpes auf einem Gitter auskühlen lassen (nicht stapeln)

Regeln zur Herstellung von Crêpeteig

Der Teig muss 10 Minuten quellen, da die Crêpes sonst zerfallen.

Bedeutung der Zutaten		Variationen	Rezepthinweise
Mehl Salz Eier Flüssigkeit, Eier	Bindemittel Geschmackszutat Färbemittel Lockerungsmittel/ Quellmittel	in den Teig können Früchte (Heidelbeeren, Apfelstückchen), Kräuter oder Gemüse gegeben werden	Flädlesuppe Gemüsecrêpes Crêpes mit Hackfleisch- füllung

Pfannkuchenteig

Grundrezept		Zutaten für 2 Personen	
250 g Mehl 2 Eier	1 Tl Salz $^{1}/_{4}$ l Milch	125 g Mehl 1 Ei	$^{1}/_{2}$ Tl Salz $^{1}/_{8}$ l Milch

Zubereitung

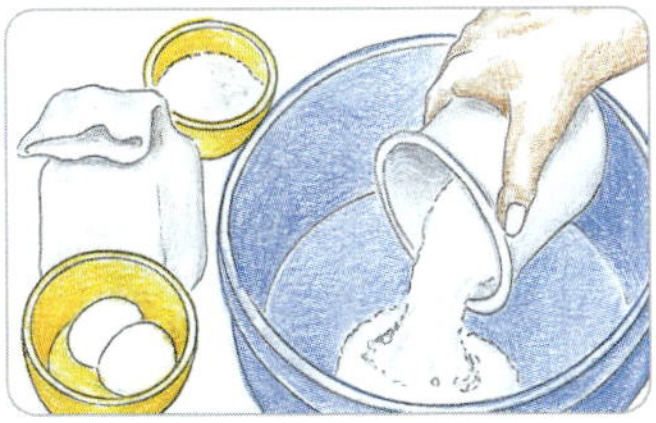

Zutaten vorbereiten, Mehl in eine Schüssel geben

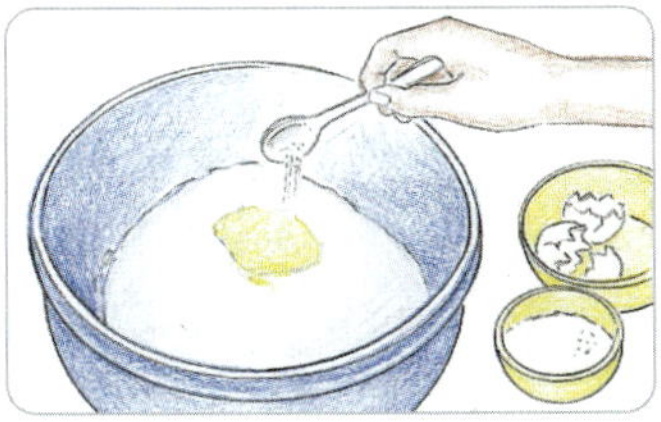

Eier verquirlen, zugeben, Salz zufügen

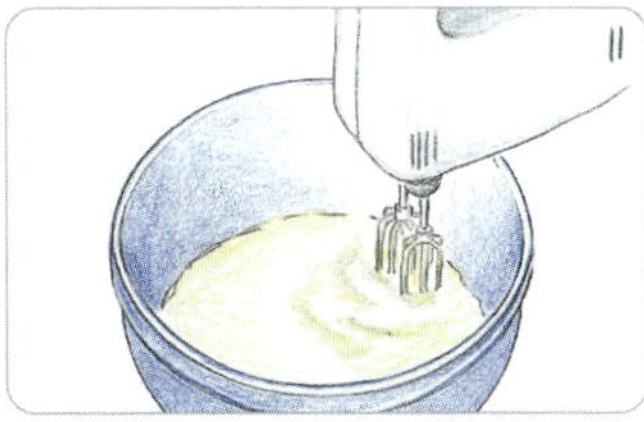

Zutaten mit dem Rührgerät (Schneebesen) mischen

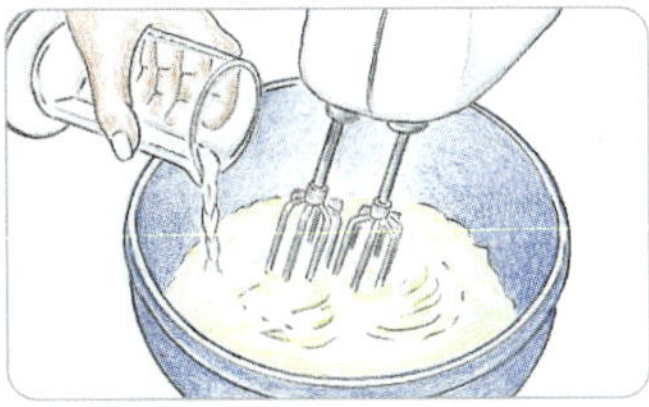

Milch nach und nach zugeben

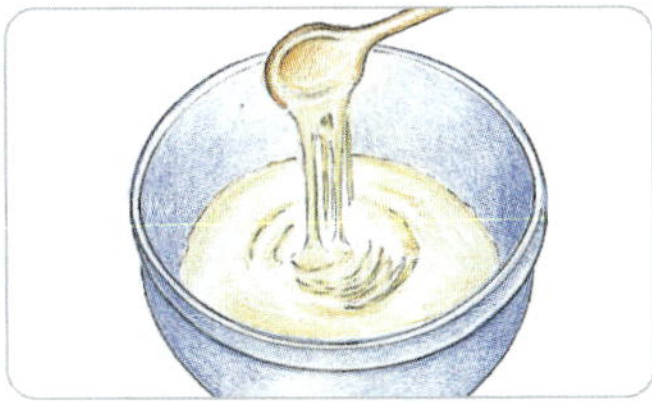

so viel Flüssigkeit zugeben, dass ein dickflüssiger Teig entsteht

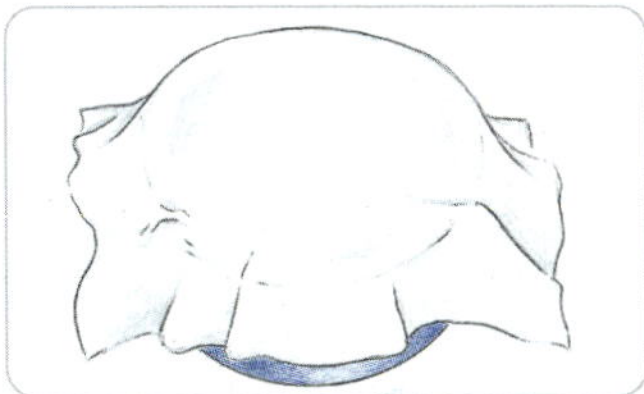

Teig abdecken, 10 Minuten quellen lassen, Teig weiterverarbeiten

Garen von Pfannkuchen

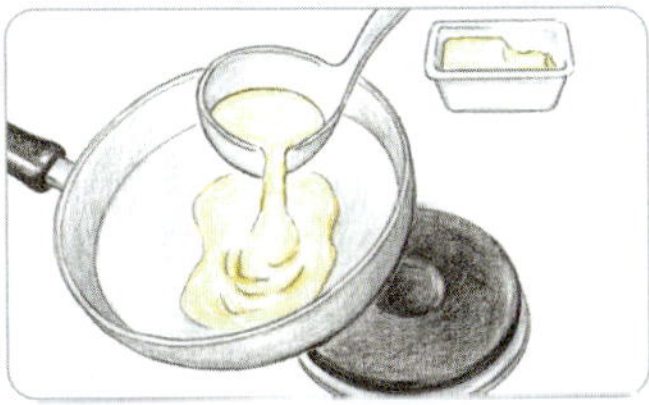

Margarine in der Pfanne erhitzen, Pfannenboden mit Teig überziehen (3–5 mm dick)

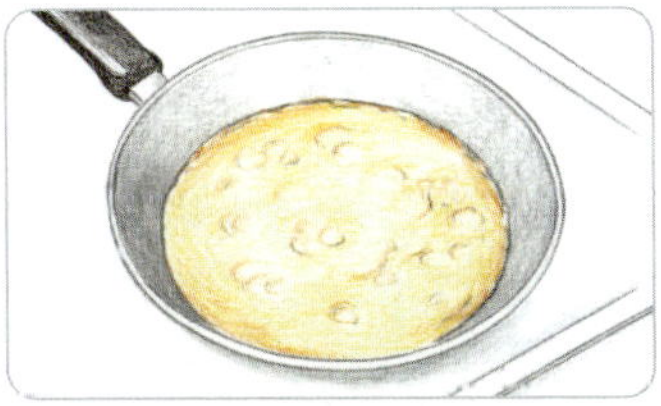

Pfannkuchen auf beiden Seiten bräunen

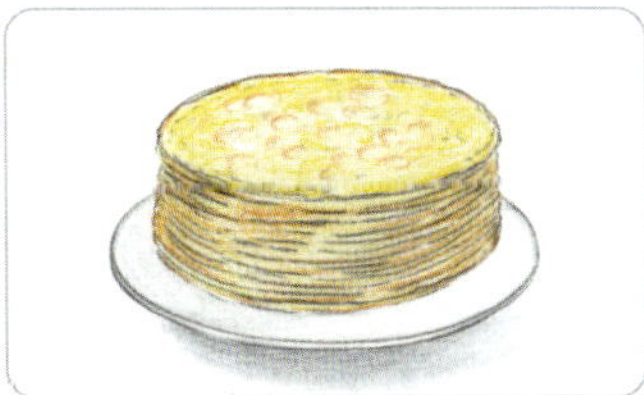

Pfannkuchen auf einer Platte stapeln

Regeln zur Herstellung von Pfannkuchenteig

1. Der Teig muss 10 Minuten quellen, da die Pfannkuchen sonst zerfallen.
2. Pfannkuchen werden mit Margarine bei schwacher Hitze gegart. Sie sind dicker als Crêpes und müssen deshalb durchgegart werden.

Bedeutung der Zutaten		Variationen	Rezepthinweise
Mehl Salz Eier Flüssigkeit, Eier	Bindemittel Geschmackszutat Färbemittel Lockerungsmittel/Quellmittel	Zugabe von Früchten (z. B. Heidelbeeren oder Apfelstückchen), Wurst und Schinken möglich	Wurstpfannkuchen Obstpfannkuchen

Spätzleteig

Grundrezept		Zutaten für 2 Personen	
250 g Mehl 2 Eier	1 Tl Salz $^1/_8$ l Wasser	125 g Mehl 1 Ei	$^1/_2$ Tl Salz $^1/_{16}$ l Wasser

Zubereitung

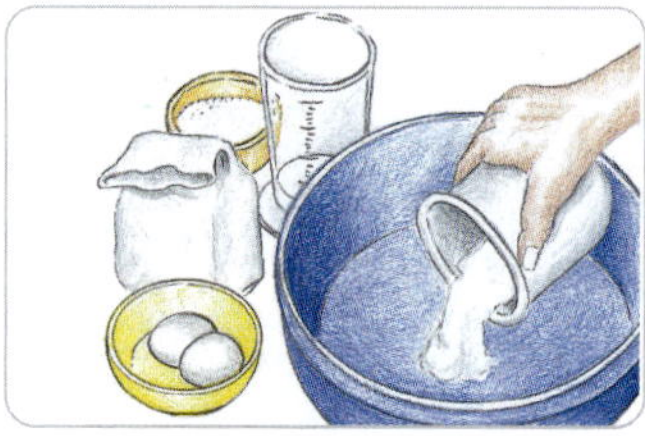

Zutaten vorbereiten, Mehl in eine Schüssel geben

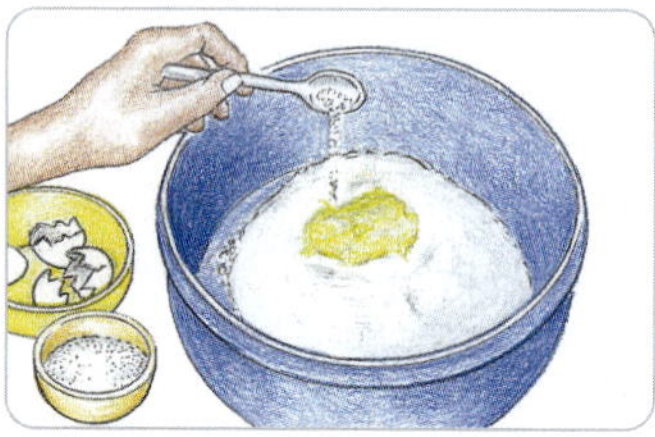

Eier verquirlen, zugeben, Salz zugeben

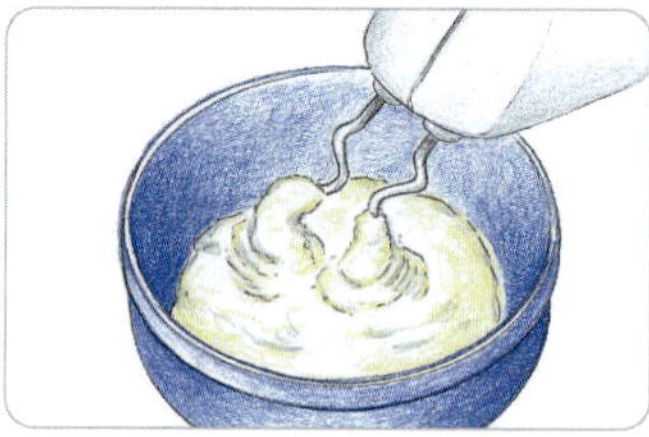

Zutaten mit dem Rührgerät (Knethaken) mischen

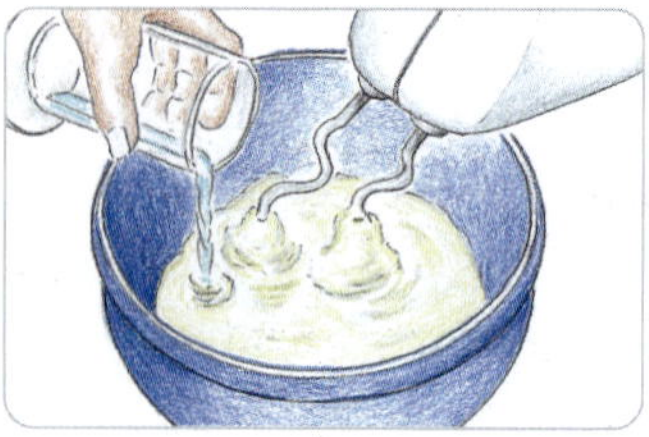

Wasser nach und nach zugeben

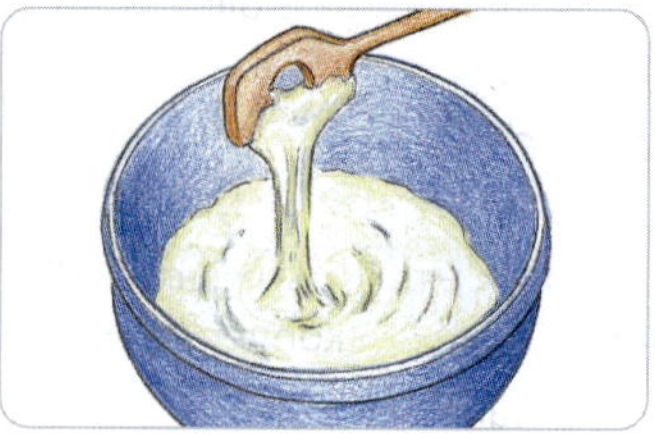

so viel Flüssigkeit zugeben, dass ein zähflüssiger Teig entsteht

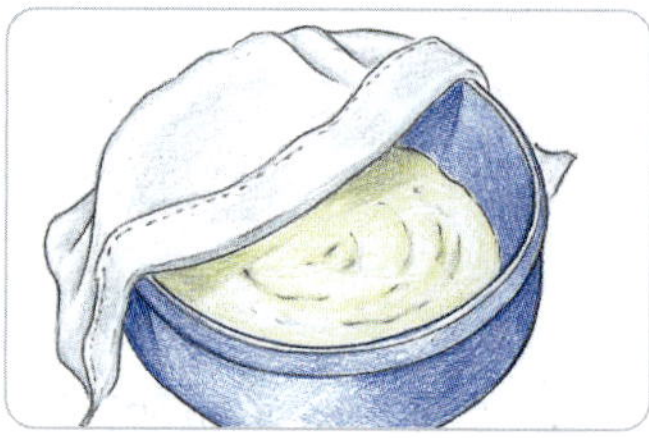

Teig abdecken, 10 Minuten ruhen lassen, Teig nach Bedarf weiterverarbeiten

Garen von Spätzle

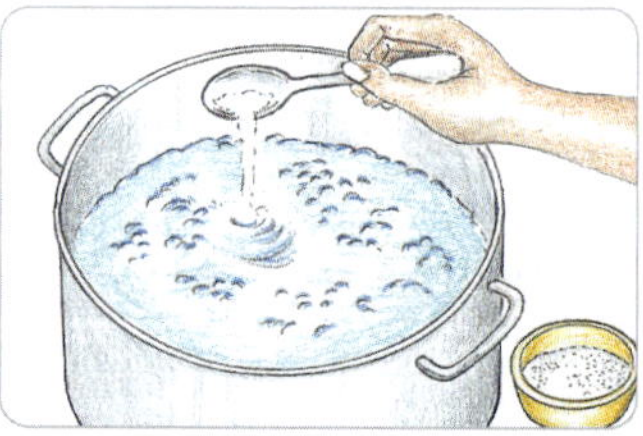

Wasser in einem großen Topf zum Kochen bringen, Salz hinzufügen

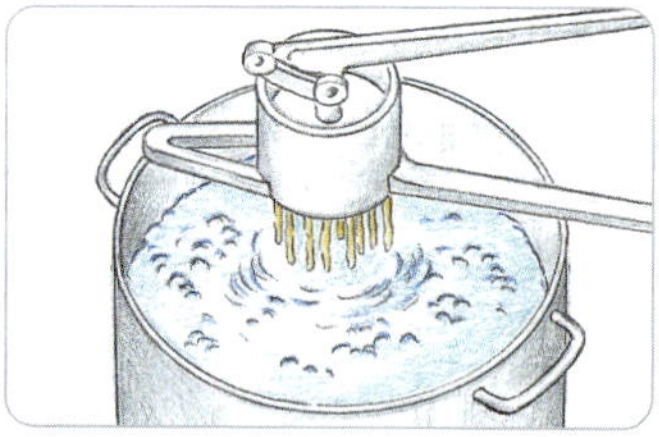

Spätzle in eine Presse füllen, ins kochende Wasser pressen

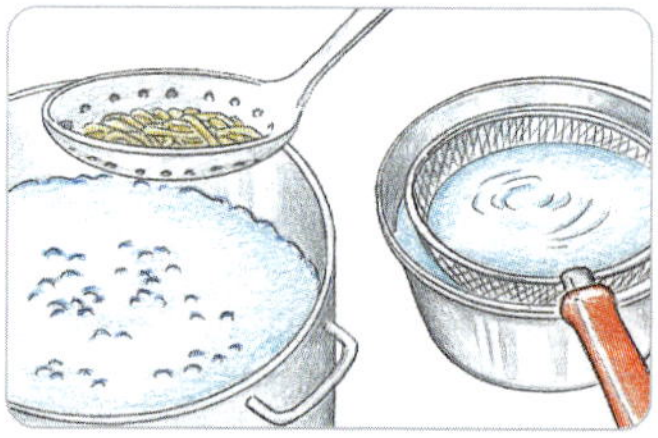

Spätzle einmal aufkochen lassen, in ein Sieb schöpfen, Sieb 3 Minuten in kaltes Wasser stellen

Bedeutung der Zutaten		Variationen	Rezepthinweise
Mehl Salz Eier Flüssigkeit	Bindemittel Geschmackszutat Färbemittel Lockerungsmittel/ Quellmittel	der Teig kann mit Pfeffer und wenig Muskat gewürzt werden	Spätzle als Beilage Allgäuer Käsespätzle

Spätzleteig

Spätzleformen

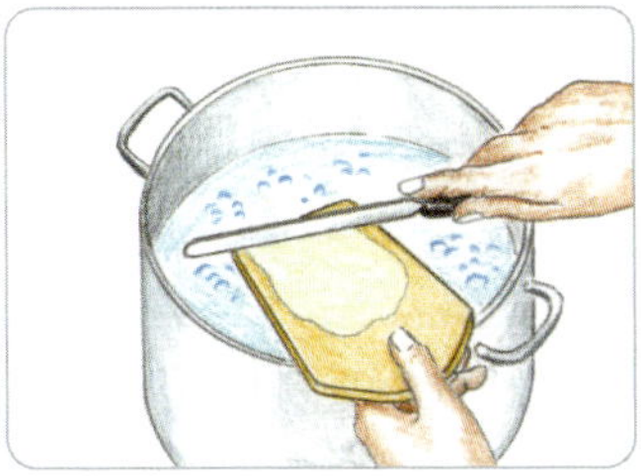

Spätzle werden vom Brett geschabt

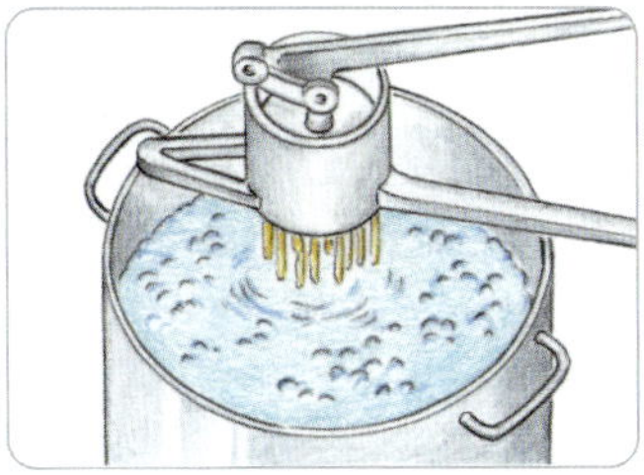

Spätzle werden durch eine Spätzlepresse gedrückt

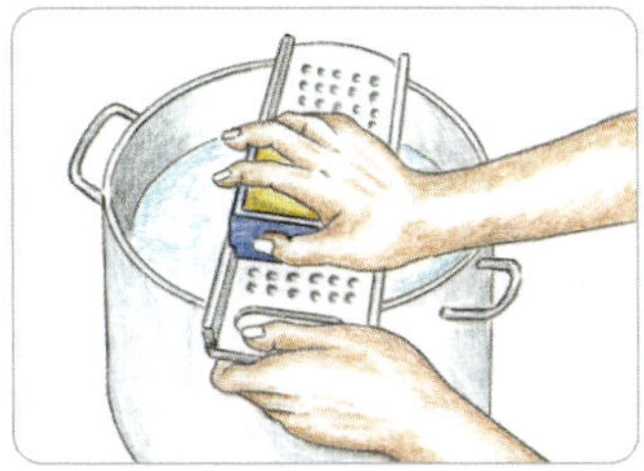

Spätzle werden ins Wasser gehobelt

Regeln zur Herstellung von Spätzleteig

1. Teig 10 Minuten quellen lassen. Wird der Teig zu früh verarbeitet, so können die Spätzle brechen und zerfallen im Wasser.
2. Ein El Öl in den Kochsud geben. Das verhindert, dass die Spätzle zusammenkleben.
3. Spätzle nicht übergaren. Sie haben eine kurze Garzeit. Bleiben sie zu lange im Wasser, werden sie weich und verlieren ihre Form und ihren Geschmack. Sobald das Wasser aufgekocht ist, werden sie aus dem Wasser geschöpft und in kaltem Wasser abgeschreckt, um so ein Weitergaren zu verhindern.
4. Zum Abschrecken werden die Spätzle in ein Sieb gegeben. Dieses wird in eine Schüssel mit kaltem Wasser gestellt. Bereits nach wenigen Sekunden können sie wieder herausgenommen werden.
5. Zum Verzehr werden Spätzle erneut erwärmt. Dazu gibt es verschiedene Möglichkeiten:

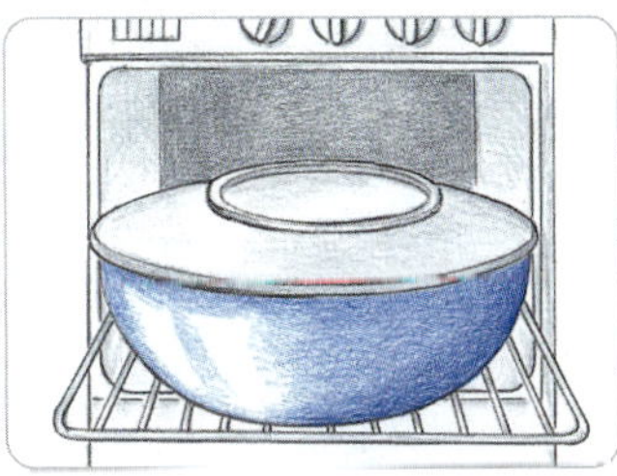

Spätzle abdecken und im Backofen warm stellen

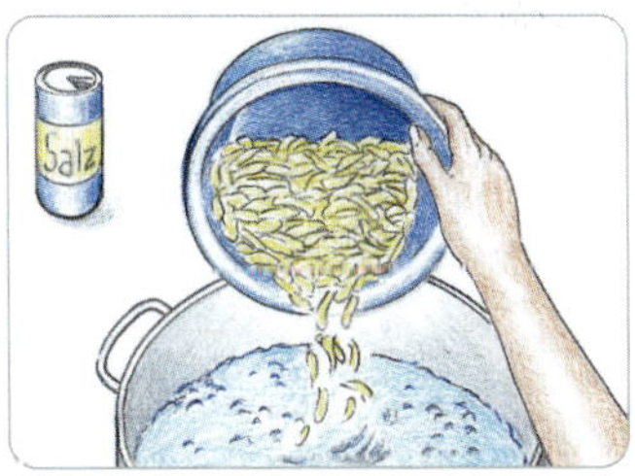

Spätzle nochmals kurz in kochendes Salzwasser geben

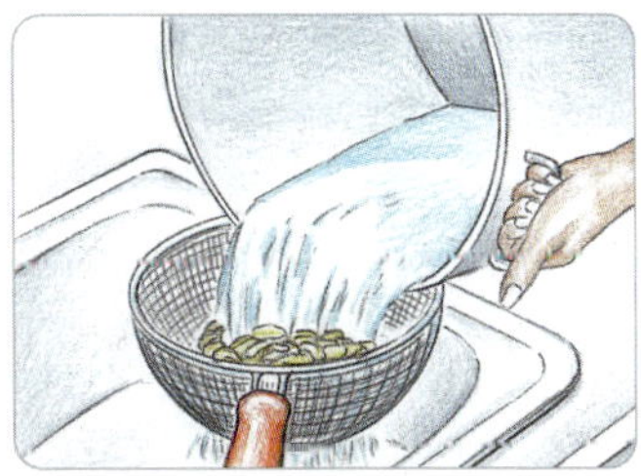

Spätzle in ein Sieb geben, nicht abschrecken, sofort servieren

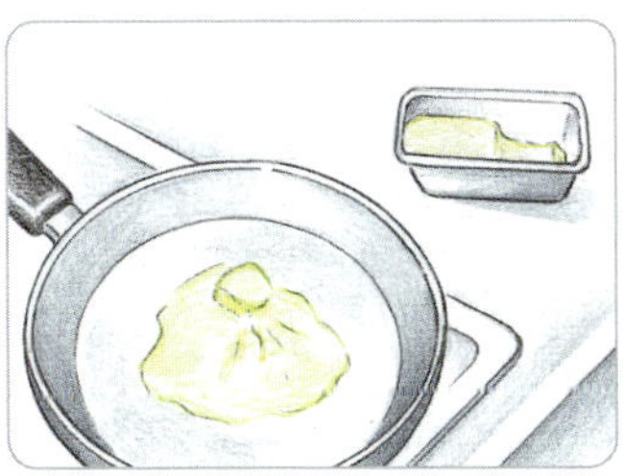

40 g Margarine in einer Pfanne zerlassen

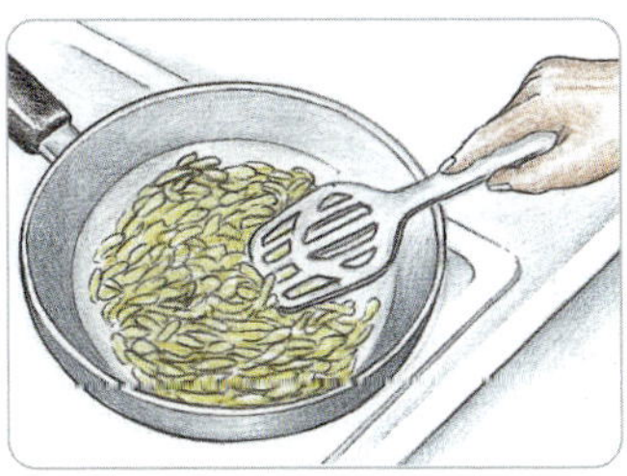

Spätzle zugeben, goldgelb anrösten

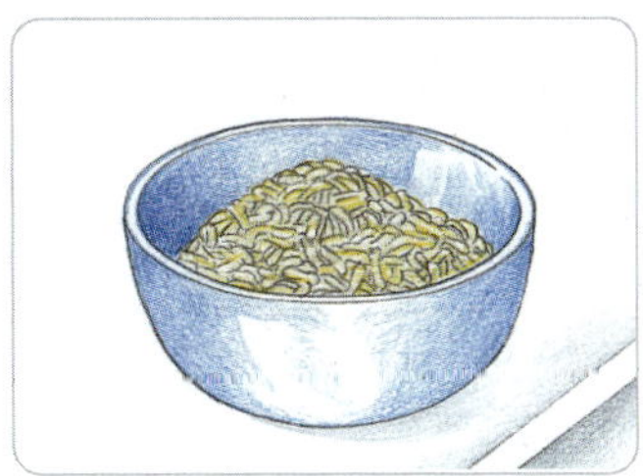

in einer Schüssel anrichten

Nudelteig

Grundrezept		Zutaten für 2 Personen	
250 g Mehl 2 Eier	1 Tl Salz $^{1}/_{16}$ l Wasser	125 g Mehl 1 Ei	$^{1}/_{2}$ Tl Salz 2 El Wasser

Zubereitung

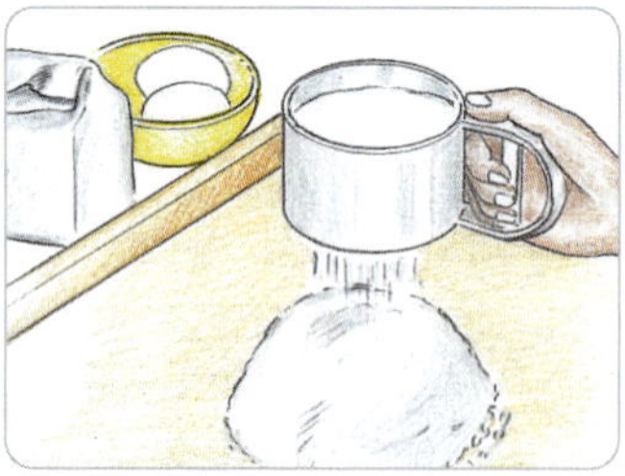

Zutaten vorbereiten, Mehl auf ein Backbrett sieben, Mulde bilden

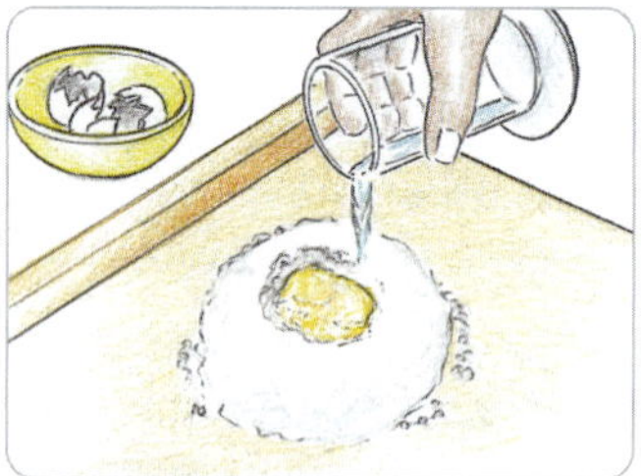

Eier verquirlen, in die Mehlmulde geben, Salz zugeben

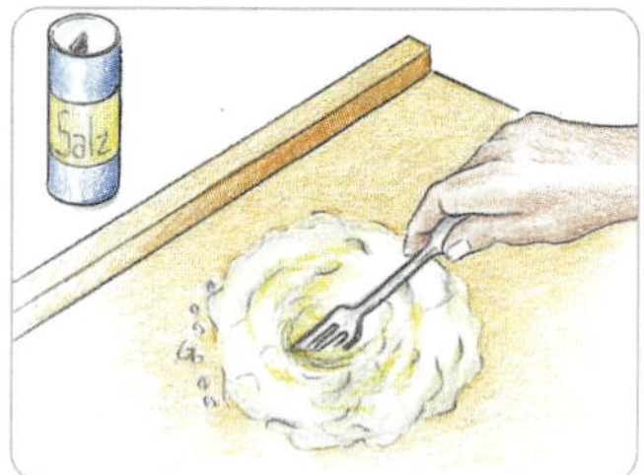

Flüssigkeit zugeben, Eier und Flüssigkeit mit einer Gabel zu einem dicklichen Brei mischen

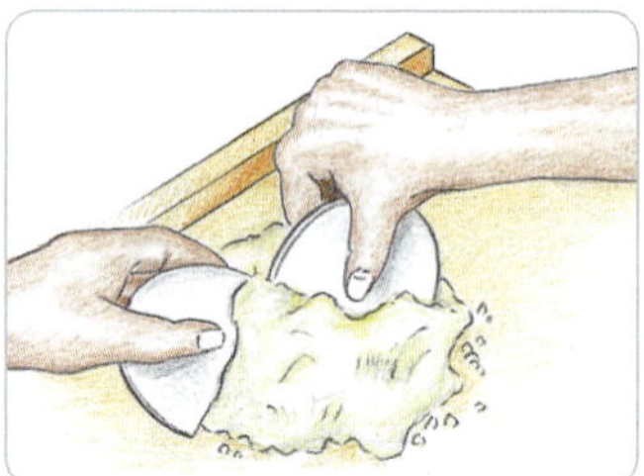

Zutaten mithilfe zweier Teigkarten mischen

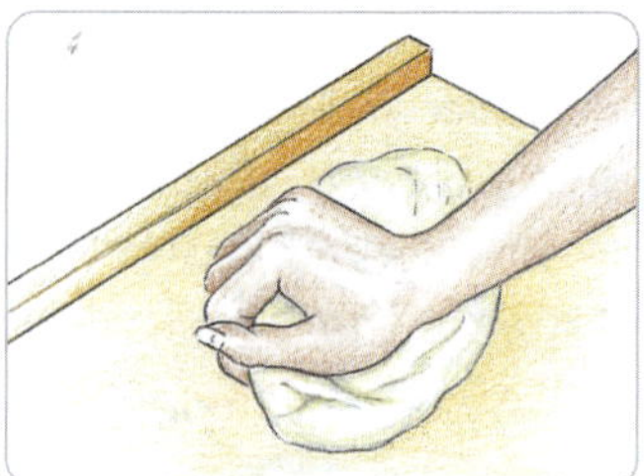

Zutaten mit dem Handballen zu einem Teig kneten

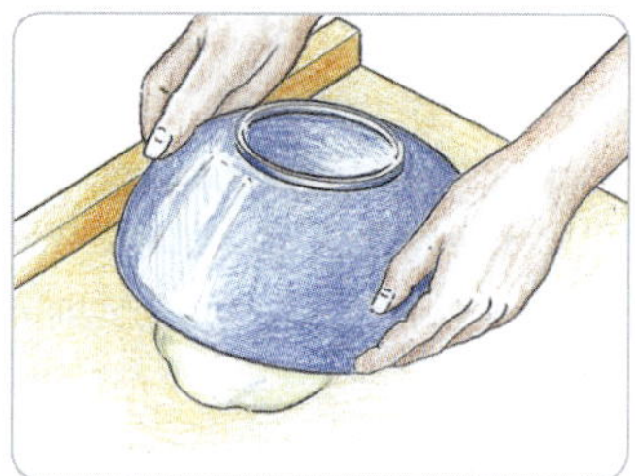

Teig abdecken, 10 Minuten quellen lassen, Teig nach Bedarf weiterverarbeiten

Regeln zur Herstellung von Nudelteig

1. Der Teig muss 10 Minuten quellen, da er sonst brüchig ist.
2. Die Größe der Eier bestimmt die Beschaffenheit des Teiges. Ist der Teig klebrig, so muss noch etwas Mehl zugegeben werden. Ist der Teig zu trocken, so arbeitet man mit nassen Händen weiter. Die Hände werden so lange mit Wasser benetzt, bis der Teig die richtige, samtweiche Beschaffenheit hat.
3. Weißmehl kann durch frisch gemahlenes Vollkornmehl ersetzt werden.
4. Wird als Flüssigkeit Spinat-, Möhren- oder Rote-Bete-Saft verwendet, so kann der Teig grün oder rot eingefärbt werden.

Bedeutung der Zutaten		Variationen	Rezepthinweise
Mehl Salz Eier Flüssigkeit	Bindemittel Geschmackszutat Färbemittel/Lockerungsmittel Lockerungsmittel/Quellmittel	das Wasser kann durch Spinat-, Möhren- oder Rote-Bete-Saft ersetzt werden	Nudelsuppe Lasagne Nudeln als Beilage Ravioli Tortellini

Hackfleischmasse

Grundrezept		Zutaten für 2 Personen	
1 Zwiebel	$^{1}/_{2}$ Tl Salz	1 kl. Zwiebel	$^{1}/_{4}$ Tl Salz
400 g Hackfleisch	1 Msp Pfeffer	200 g Hackfleisch	2 Pr Pfeffer
	$^{1}/_{4}$ Tl Paprika		1 Msp Paprika
	2 Eier		1 Ei
	6 El Paniermehl		3 El Paniermehl

Zubereitung

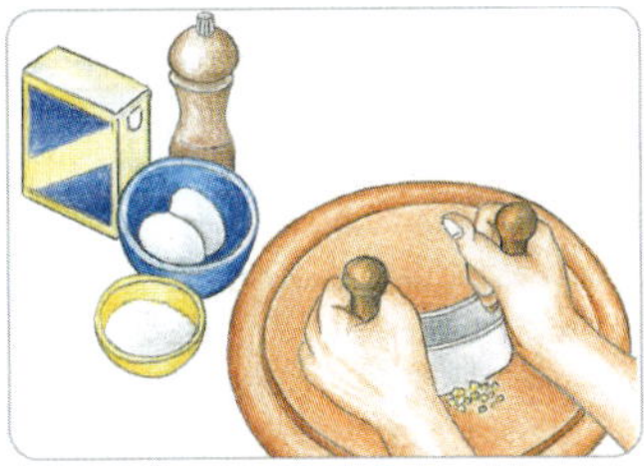

Zutaten vorbereiten, Zwiebel schälen, fein würfeln

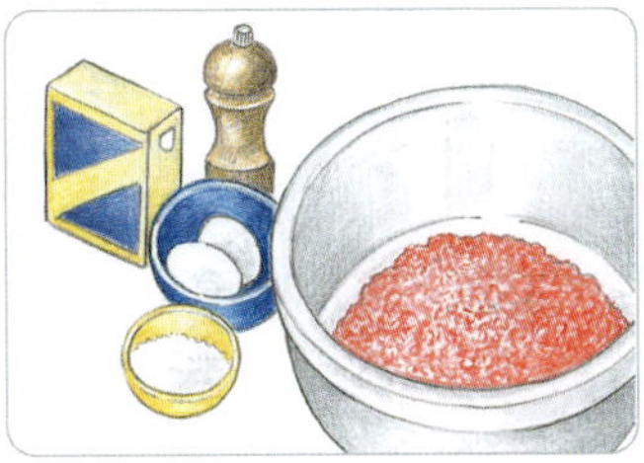

Hackfleisch in eine Schüssel geben

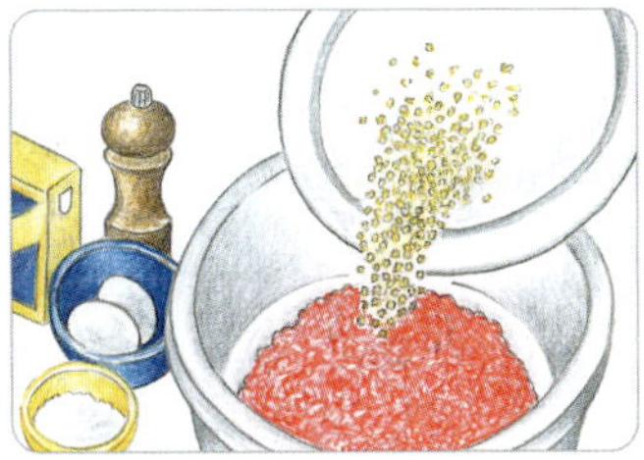

Zwiebeln zufügen

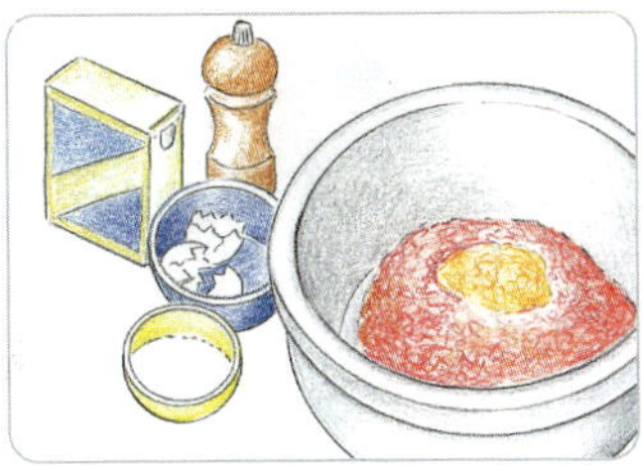

restliche Zutaten zufügen

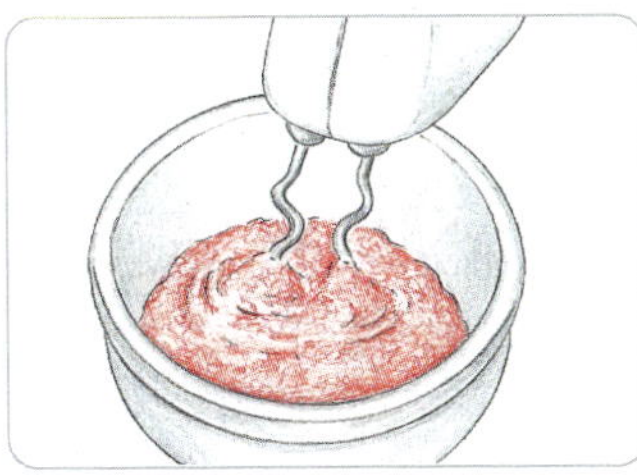

Zutaten mit dem Rührgerät (Knethaken) mischen

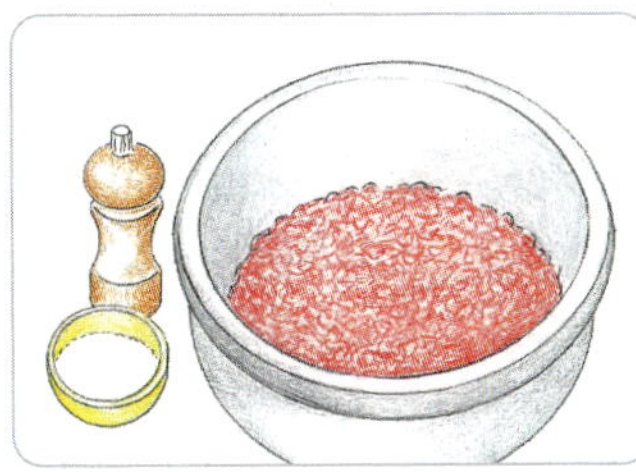

Hackfleischmasse abschmecken, nach Bedarf sofort weiterverarbeiten

Regeln zur Herstellung der Hackfleischmasse

1. Hackfleisch ist ein sehr leicht verderbliches Lebensmittel. Es muss deshalb auf besondere Hygiene geachtet werden. Arbeitsfläche und Geräte müssen sauber sein. Keine Holzbretter verwenden. Vor und nach der Hackfleischverarbeitung Hände waschen. Hackfleisch am Einkaufstag verarbeiten. Nicht in der Wärme stehen lassen. Sobald es Zimmertemperatur erreicht hat, ist es verdorben.
2. Hackfleischgerichte völlig durchgaren (Salmonellengefahr).
3. Hackfleisch kann aus Schweine-, Rind- oder Lammfleisch hergestellt werden.
4. Die Zwiebelwürfel können vor der Zubereitung der Hackfleischmasse angedünstet werden.

Bedeutung der Zutaten		Variationen	Rezepthinweise
Hackfleisch	Grundzutat	Kräuter (Oregano, Knoblauch, Thymian, Petersilie), gewürfelte Pilze, Mais	Frikadellen
Zwiebel, Öl	Geschmackszutaten		gefüllte Paprika
Paniermehl/Brötchen	Lockerungsmittel		Cevapcici
Eier	Bindemittel		Fleischbällchen
Gewürze	Geschmackszutaten		Falscher Hase
			Hackfleischtaschen

Einfache Creme

Grundrezept	Zutaten für 2 Personen
$^1/_2$ l Milch 40 g Stärke 40 g Zucker 1 Ei 200 ml Sahne	$^1/_4$ l Milch 20 g Stärke 20 g Zucker 1 Ei 100 ml Sahne

Zubereitung

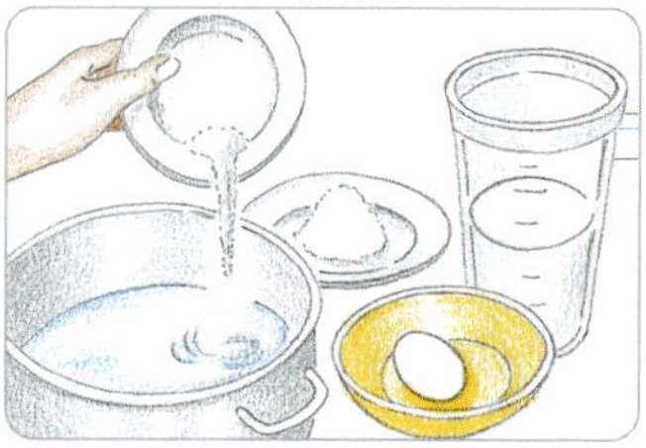

Zutaten vorbereiten, abmessen, alle Zutaten außer der Sahne in einen Topf geben

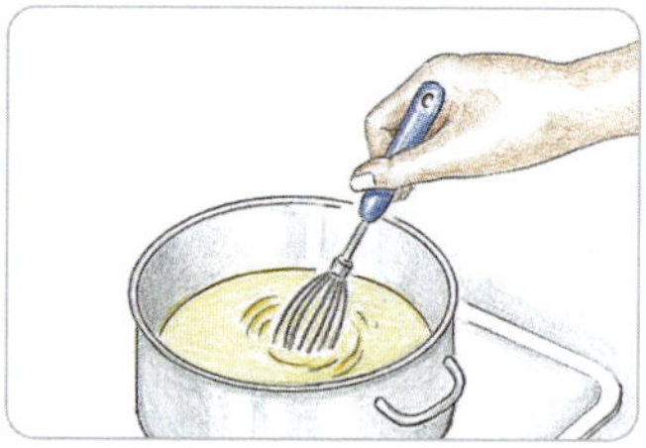

Zutaten unter ständigem Rühren zum Kochen bringen

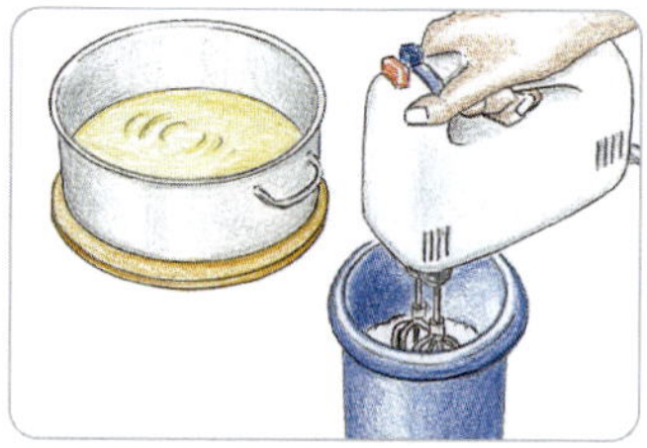

Masse einmal aufkochen lassen, abkühlen lassen, Sahne steif schlagen

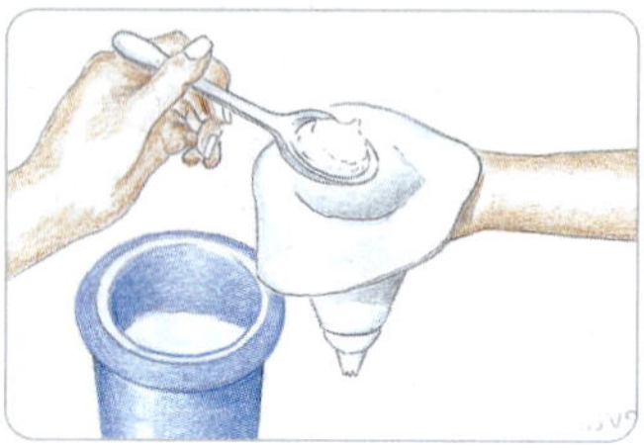

3 El Sahne in einen Spritzbeutel füllen

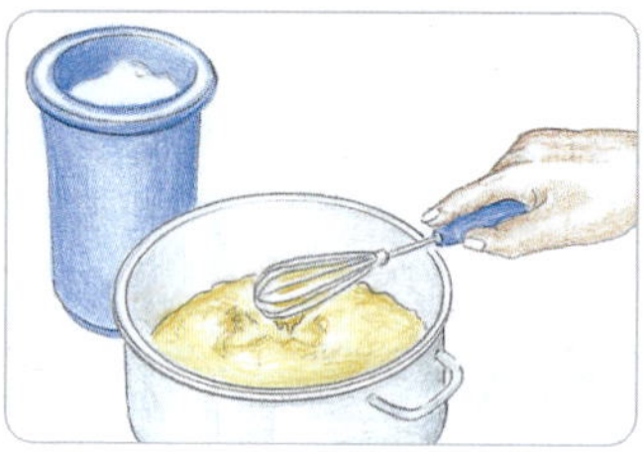

restliche Sahne nach 15 Minuten unter die noch warme Creme ziehen

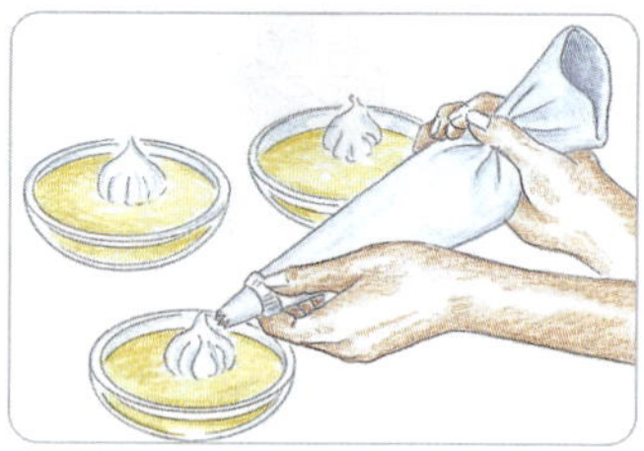

Creme in Schälchen füllen, kalt stellen, zum Schluss mit Sahne garnieren

Regeln zur Herstellung der einfachen Creme

1. Die Zutaten müssen in kaltem Zustand gemischt werden, da die Stärke sonst Klumpen entstehen lassen würde.
2. Die Creme kann durch Eischnee gelockert werden. Da der Eischnee jedoch in rohem Zustand verarbeitet werden müsste, besteht eine erhöhte Salmonellengefahr. Es ist deshalb davon abzusehen. Wird das Eiklar im Topf miterhitzt, so gart es durch das ständige Rühren feinflockig und ist mit dem Auge sichtbar. Ei dient als Färbemittel und kann bei dunklen Cremes problemlos weggelassen werden.

Bedeutung der Zutaten		Variationen	Rezepthinweise
Milch Zucker Stärke Ei Sahne	Grundzutat/Quellmittel Geschmackszutat Bindemittel Färbemittel Geschmackszutat/Lockerungsmittel, verändert die Beschaffenheit der Creme	es können Schokolade, Mokka, Haselnüsse, Früchte, Karamell, Nougat zugegeben werden	Vanillecreme Karamellcreme Nougatcreme

Flammeri

Grundrezept	Zutaten für 2 Personen
$^1/_2$ l Milch (oder Fruchtsaft) 50 g Stärke (50 g Grieß, 75 g Milchreis) 40 g Zucker	$^1/_4$ l Milch 25 g Stärke (25 g Grieß, 40 g Milchreis) 20 g Zucker

Zubereitung

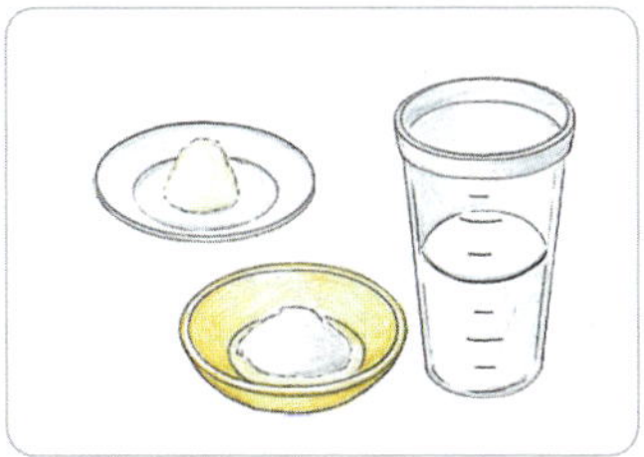

Zutaten vorbereiten und abmessen

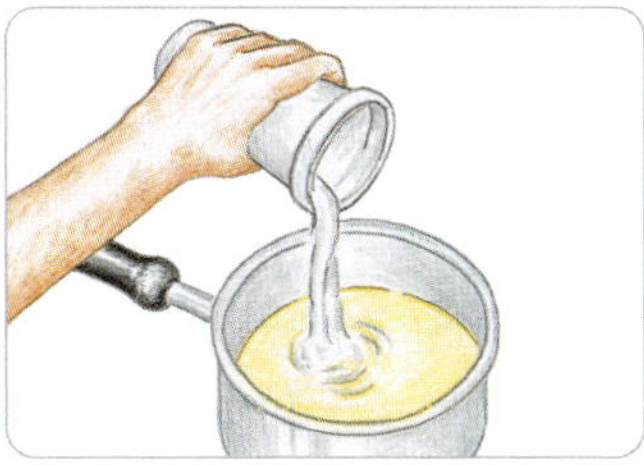

Flüssigkeit in einen Topf geben

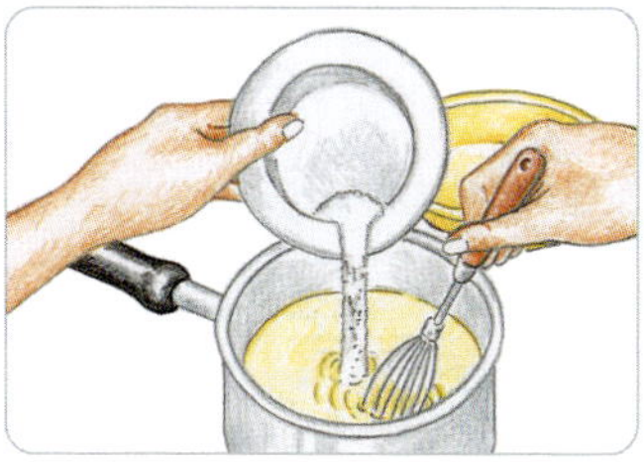

Zucker und Bindemittel zufügen, verrühren

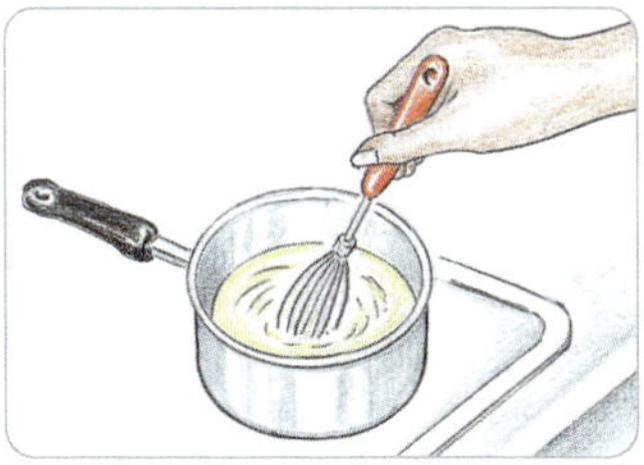

unter Rühren aufkochen

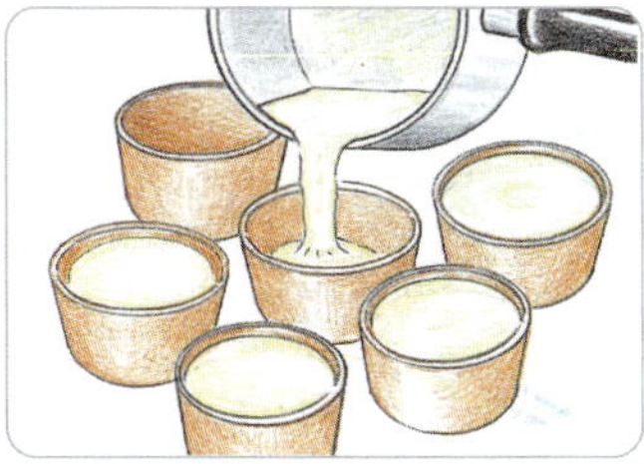

ausfüllen, abkühlen lassen

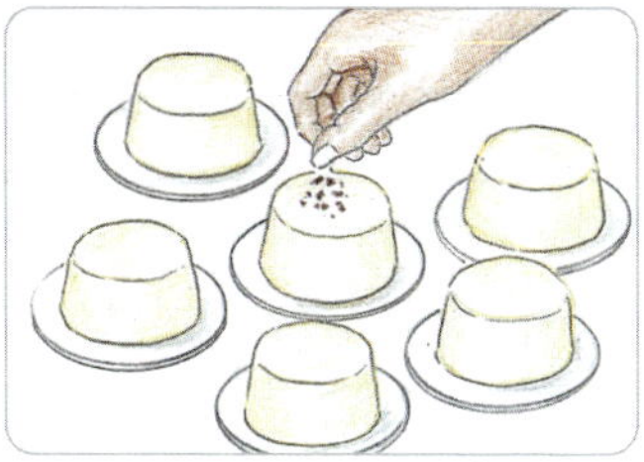

evtl. stürzen, garnieren

Regeln zur Herstellung des Flammeris

1. Wird die Bindemittelmenge etwas erhöht, kann der Flammeri in Sturzförmchen erkalten und anschließend gestürzt werden.
2. Flammeris können durch die Zugabe von Ei und/oder Schlagsahne verbessert werden.
3. Damit sich während des Abkühlens keine „Haut" auf dem Flammeri bildet, zwischendurch umrühren oder Pergamentpapier auf die Flammeri-Oberfläche legen.
4. Flammeri bietet häufig die Grundlage für Cremetorten.
5. Flammeri wird im Handel in der Regel als Pudding angeboten. Das liegt daran, dass er durch seine Sturzfähigkeit eine typische Puddingform bekommt. Ein richtiger Pudding ist jedoch eine Masse, die in einer speziellen, fest verschlossenen Form im Wasserbad gegart und danach gestürzt wird.

Bedeutung der Zutaten		Variationen	Rezepthinweise
Milch/Fruchtsaft Zucker Stärke Eigelb Eischnee, Schlagsahne	Grundzutat Geschmackszutat Bindemittel Färbemittel Lockerungsmittel	Schokolade, Karamell, Mokka, versch. Nüsse, Nougat, Früchte, Rosinen, Vanille, Gebäck, Alkohol	Weißweinflammeri Moccaflammeri Frankfurter Kranz

Fruchtgelee

Grundrezept	Zutaten für 2 Personen
6 Blatt Gelatine 80 g Zucker $^1/_2$ l Flüssigkeit (Fruchtsaft/Milch)	3 Blatt Gelatine 40 g Zucker $^1/_4$ l Flüssigkeit (Fruchtsaft/Milch)

Zubereitung

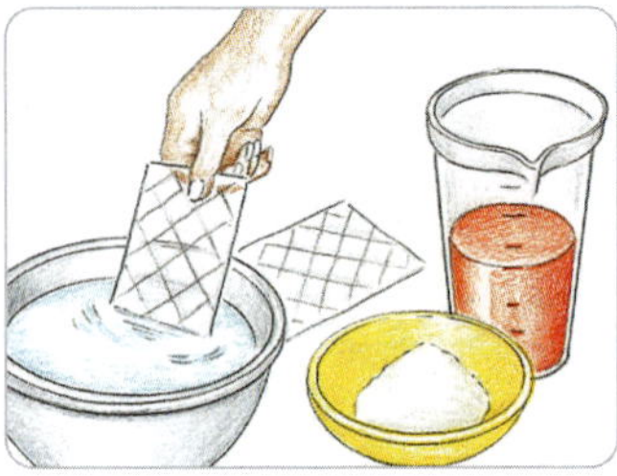

Zutaten vorbereiten, Gelatine in kaltem Wasser einweichen

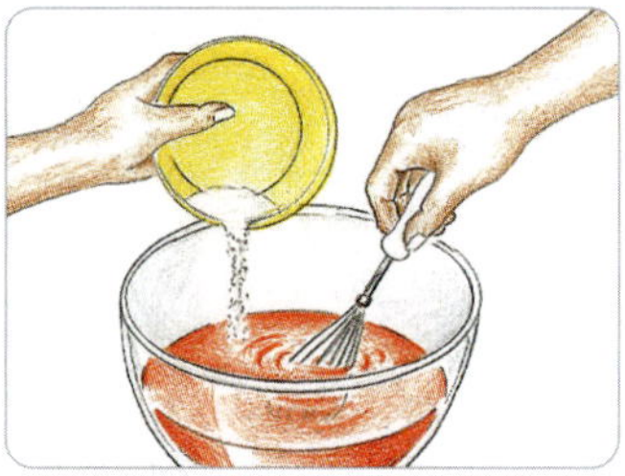

restliche Zutaten in einer Rührschüssel mischen

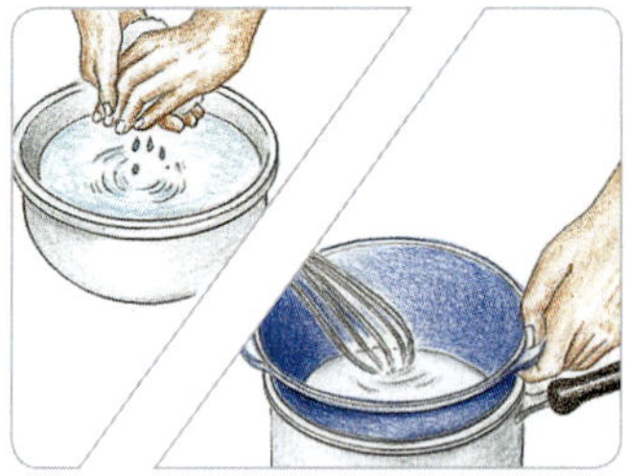

gequollene Gelatine ausdrücken, im Wasserbad auflösen

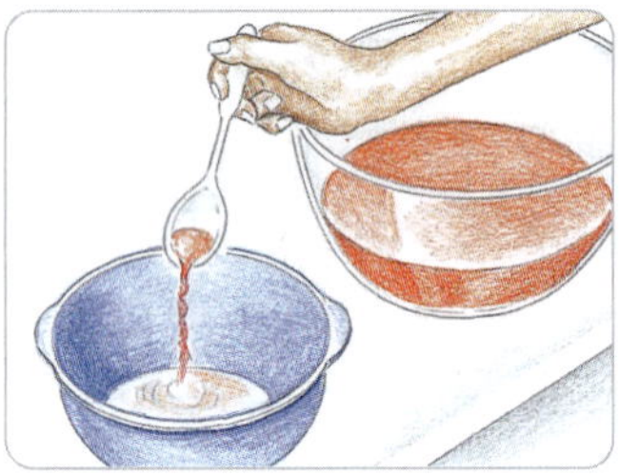

Temperaturausgleich schaffen

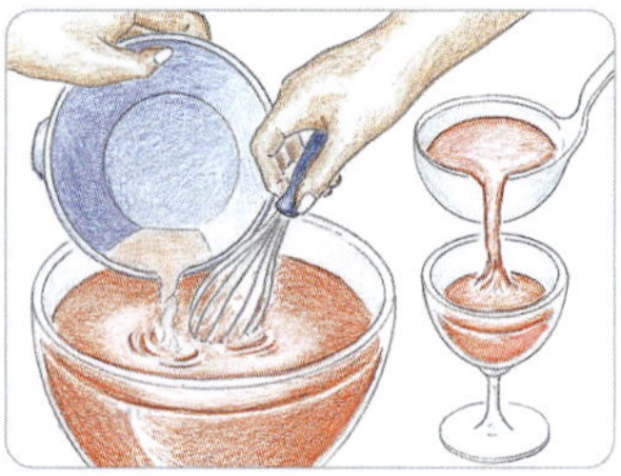

Gelatine zufügen, Flüssigkeit in Schälchen füllen

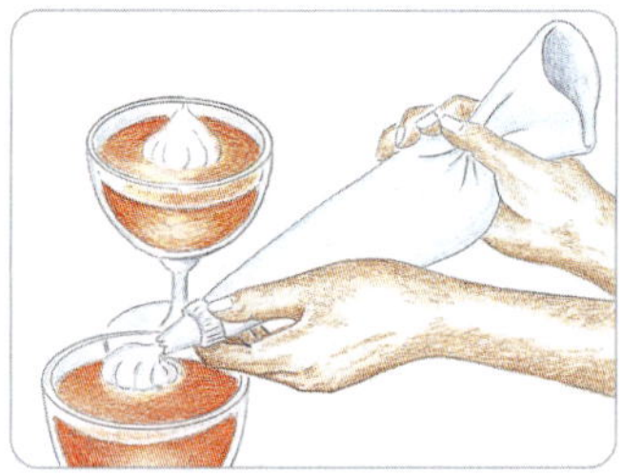

Gelee kühl stellen, bis es fest geworden ist, garnieren

Regeln und Hinweise zur Gelatineverarbeitung

1. Gelatine ist nur in kaltem Zustand bindefähig. Sie kann deshalb für warme Speisen nicht als Bindemittel eingesetzt werden.
2. Gelatine quillt in kaltem Wasser. In feuchter Hitze löst sie sich auf und ist als ein geschmacksneutrales Bindemittel sowohl für Süßspeisen als auch für salzige Gerichte (Sülzen, Aspik) geeignet. Süße Speisen können durch Schlagsahne verfeinert werden.
3. Gelatine besteht zu 80 % aus tierischem Eiweiß. Sie wird aus Sehnen, Häuten, Knochen und Knorpel gewonnen. Rote und weiße Gelatine werden im Handel als Pulver oder Blätter angeboten.
4. Wird Gelatine gekocht, so kann sie an Bindefähigkeit verlieren und nach Leim schmecken.

Bedeutung der Zutaten		Variationen	Rezepthinweise
Flüssigkeit Zucker Gelatine	Quellmittel, Grundzutat Geschmackszutat Bindemittel	es können Fruchtstücke z. B. Kirschen, Birnen, Pfirsichen, Ananas oder Wein zugefügt werden	Fruchtgelee Ananasgelee mit Früchten Weingelee

Gelatinecreme

Grundrezept	Zutaten für 2 Personen
6 Blatt Gelatine 80 g Zucker 1/2 l Flüssigkeit (Fruchtsaft/Milch) 200 ml Sahne	3 Blatt Gelatine 40 g Zucker 1/4 l Flüssigkeit (Fruchtsaft/Milch) 100 ml Sahne

Zubereitung

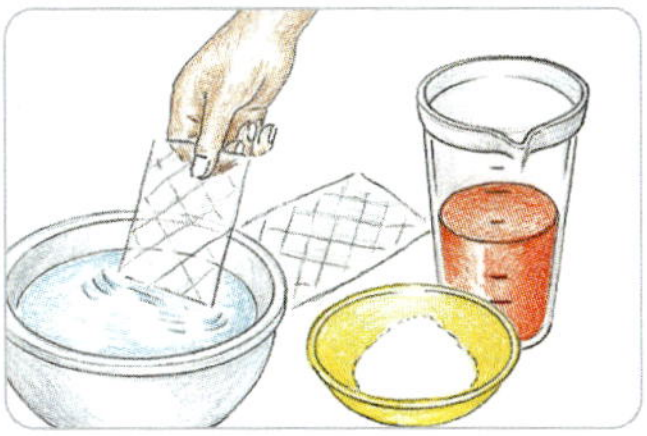
Zutaten vorbereiten, Gelatine in kaltem Wasser einweichen

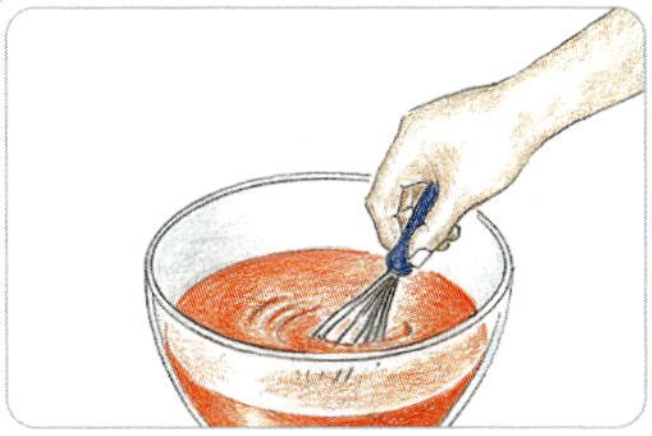
Zutaten in einer Rührschüssel mischen

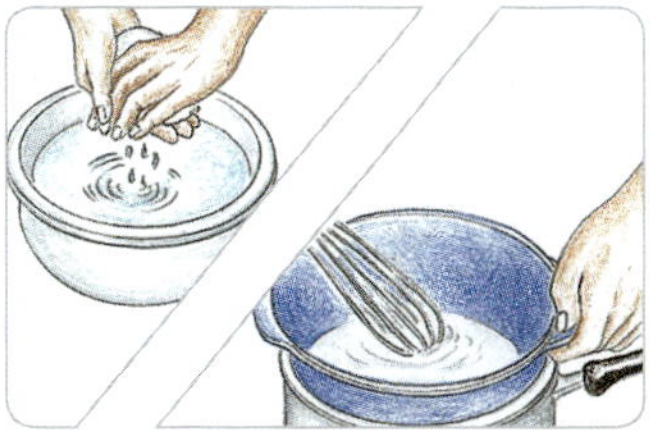
Gelatine ausdrücken, im Wasserbad auflösen

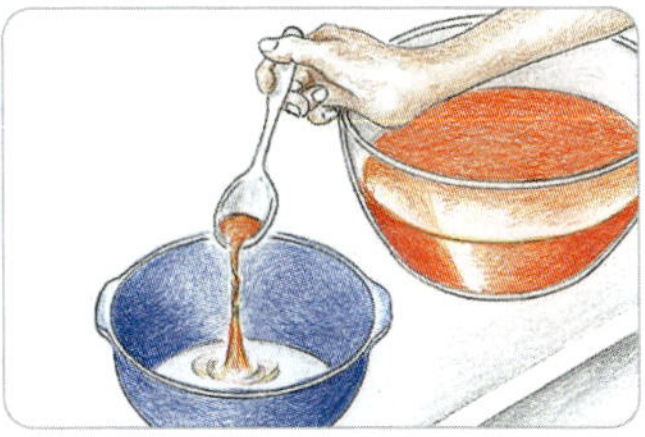
Temperaturausgleich schaffen

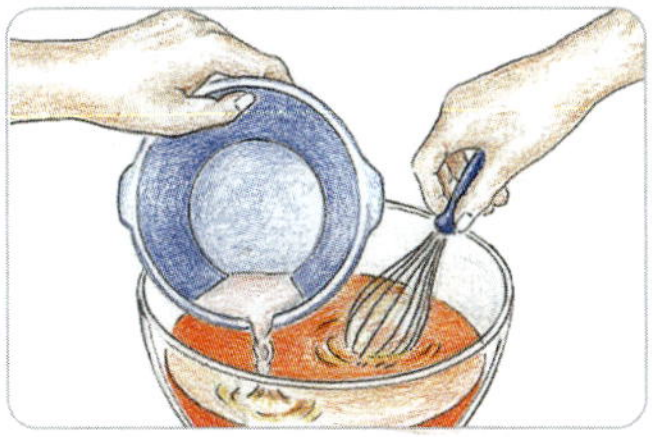
Gelatine in die Flüssigkeit einrühren, kühl stellen

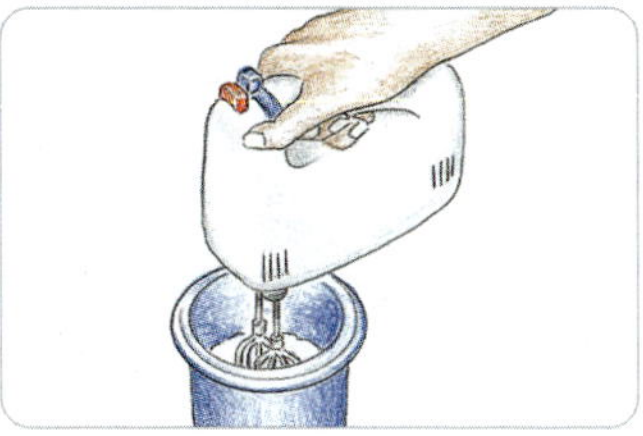
Sahne steif schlagen

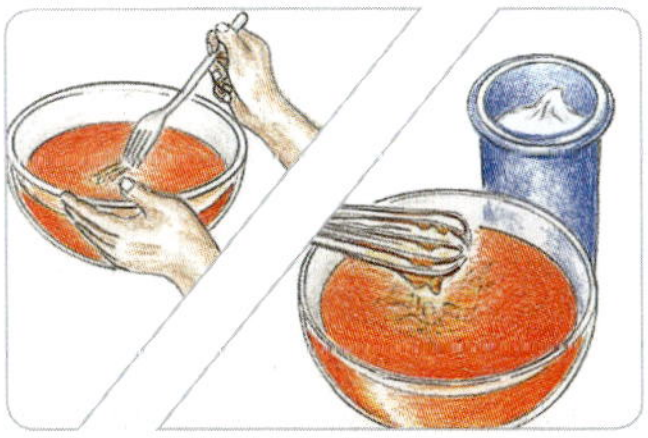
sobald die Masse geliert (Straßen zieht), Sahne unterziehen

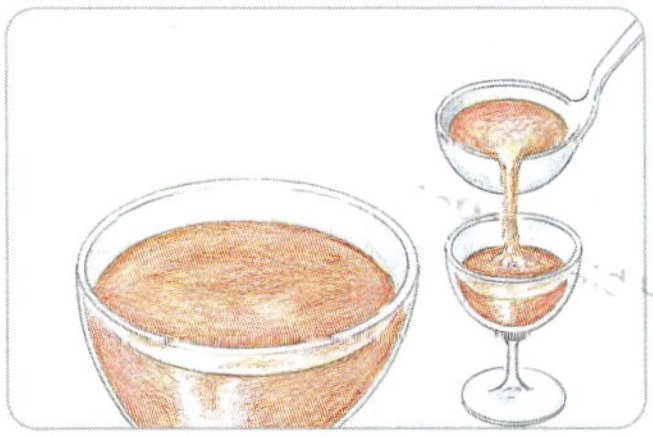
Creme in Schälchen füllen, bis zum Verzehr kühl stellen

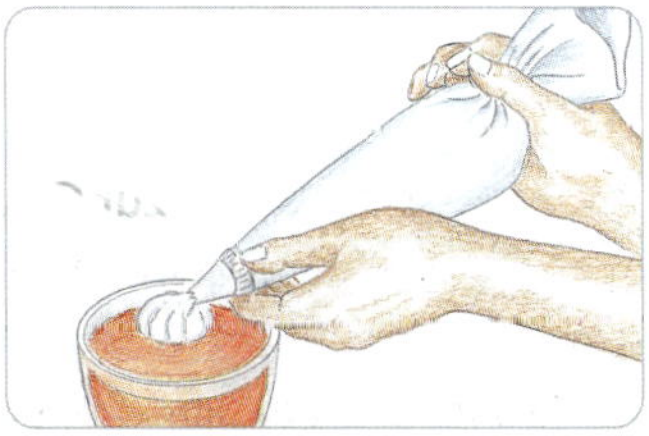
Dessert garnieren

Regeln und Hinweise zur Gelatineverarbeitung

Im Wasserbad flüssig gemachte Gelatine kann nicht direkt in kalte Flüssigkeit eingerührt werden. Es entstehen sonst Klumpen und die Bindefähigkeit geht verloren.

Bedeutung der Zutaten		Variationen	Rezepthinweise
Flüssigkeit Zucker Gelatine Sahne	Quellmittel, Grundzutat Geschmackszutat Bindemittel Geschmackszutat, Lockerungsmittel	es können Fruchtstücke, z. B. Kirschen, Birnen, Pfirsiche, Ananas oder Wein zugefügt werden	Zitronencreme Orangencreme Erdbeerjoghurtcreme Himbeercreme

Strudelteig

Grundrezept		Zutaten für 2 Personen	
250 g Mehl 2 Eier	1 Tl Salz 2 El Wasser 2 El Öl	125 g Mehl 1 Ei	$^1/_2$ Tl Salz 1 El Wasser 1 El Öl

Zubereitung

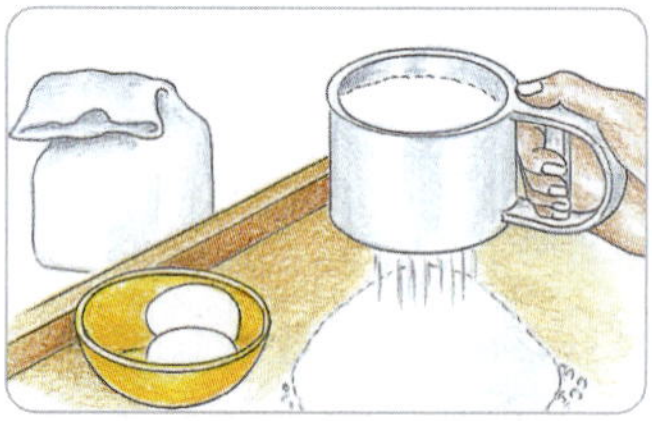

Zutaten vorbereiten, Mehl auf ein Backbrett sieben, Mulde bilden

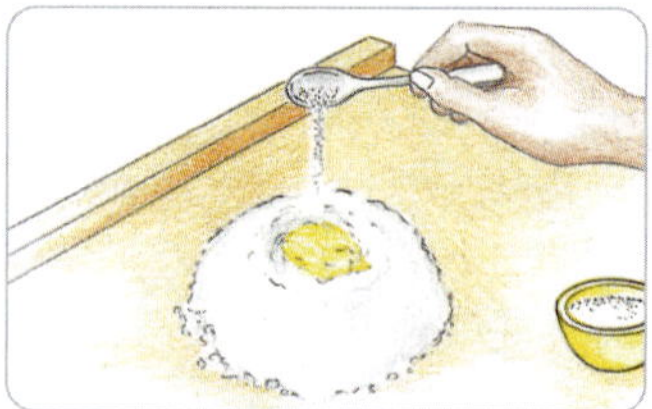

Eier verquirlen, in die Mehlmulde geben, Salz zugeben

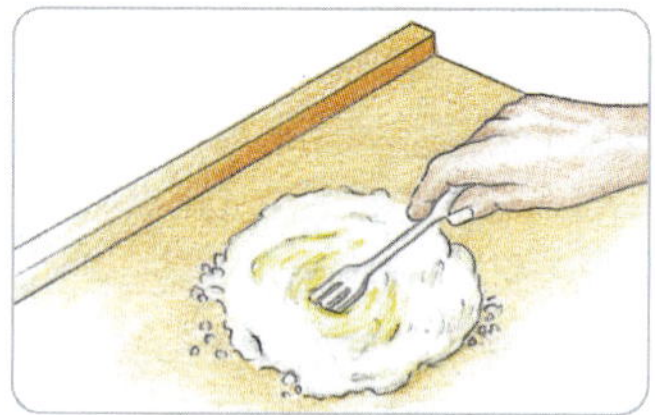

Flüssigkeit zugeben, Eier und Flüssigkeit mit einer Gabel zu einem dicklichen Brei mischen

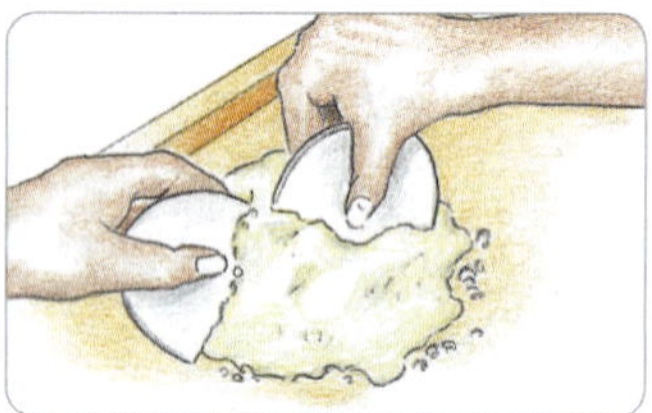

Zutaten mithilfe zweier Teigkarten mischen

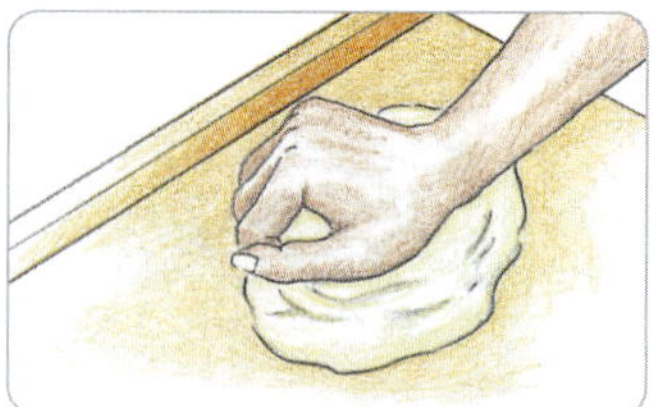

Zutaten mit dem Handballen zu einem Teig kneten

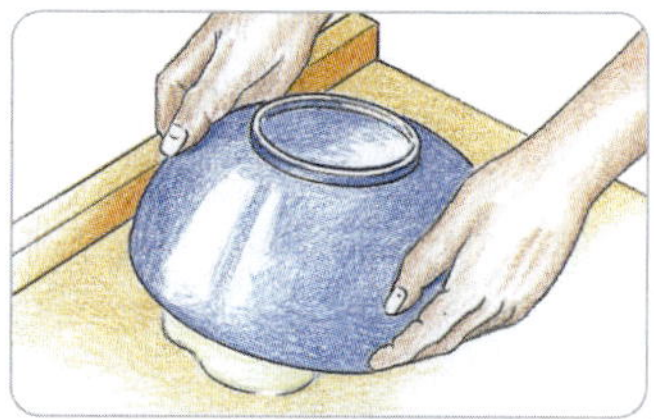

Teig abdecken, 10 Minuten quellen lassen

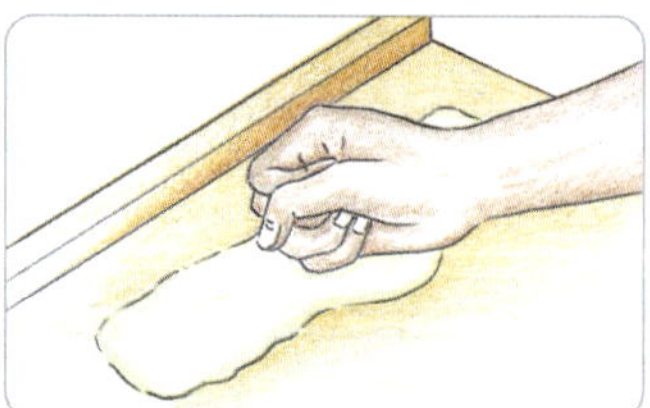

Teig mehrmals schlagen, damit die eingeschlossene Luft entweicht

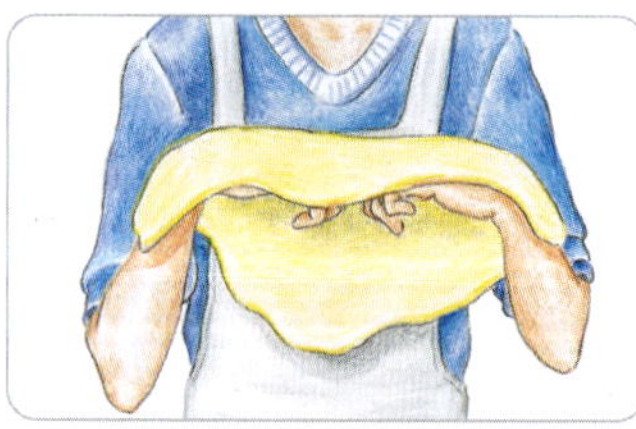

Teig über den Handballen hauchdünn ausziehen

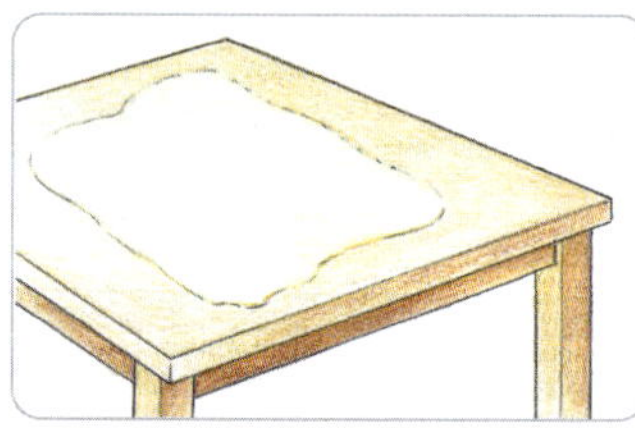

Teig ruhen lassen, nach Bedarf weiterverarbeiten

Regeln zur Herstellung von Strudelteig

Strudelteig muss 10 Minuten quellen, da er sonst brüchig wird. Er kann nur einmal ausgezogen werden. Es muss deshalb besonders darauf geachtet werden, dass keine Löcher entstehen.

Bedeutung der Zutaten		Variationen	Rezepthinweise
Mehl Salz Eier Wasser, Eier Öl	Bindemittel Geschmackszutat Färbemittel Lockerungsmittel/Quellmittel macht den Teig elastisch	statt Wasser können auch Sahne oder Milch als Flüssigkeit verwendet werden	Apfelstrudel Fleischstrudel

Rührmasse

Grundrezept		Zutaten für 2 Personen	
250 g Margarine 4 Eier 250 g Zucker	500 g Mehl 1 P Backpulver $^1/_8$ l Milch	125 g Margarine 2 Eier 125 g Zucker	250 g Mehl $^1/_2$ P Backpulver $^1/_{16}$ l Milch

Zubereitung

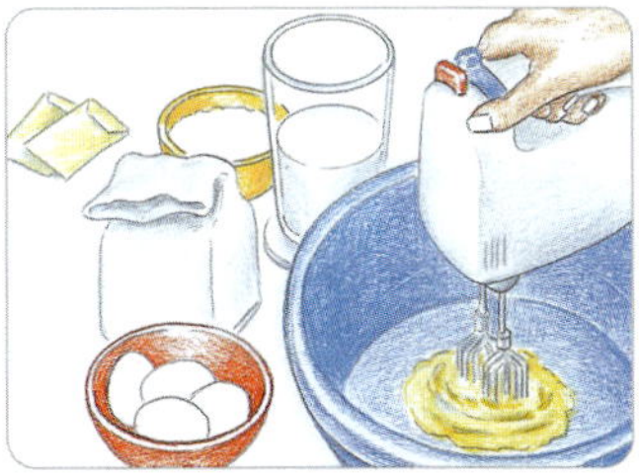

Zutaten vorbereiten, Margarine cremig rühren

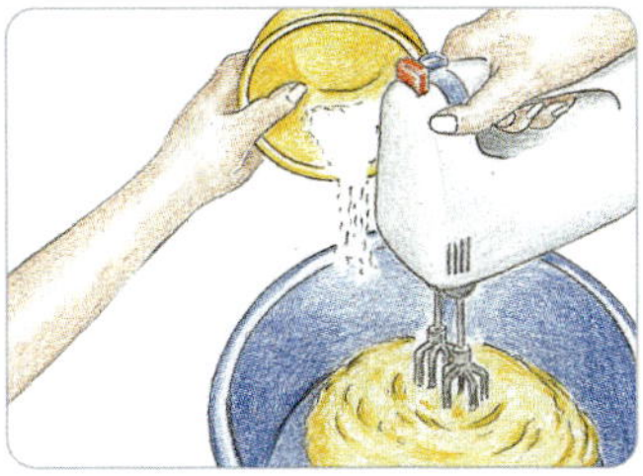

Eier und Zucker im Wechsel zugeben

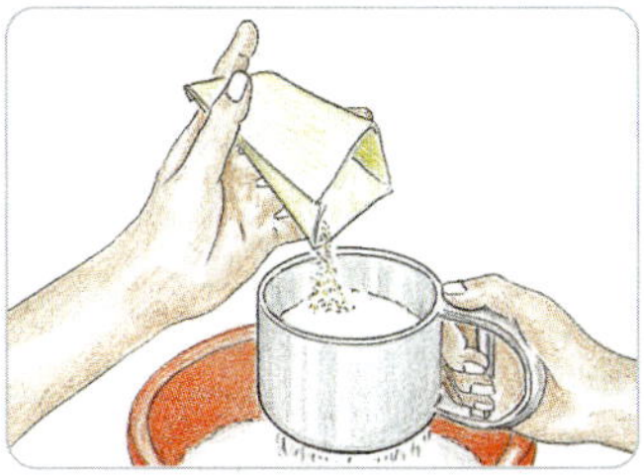

Mehl und Backpulver mischen und sieben

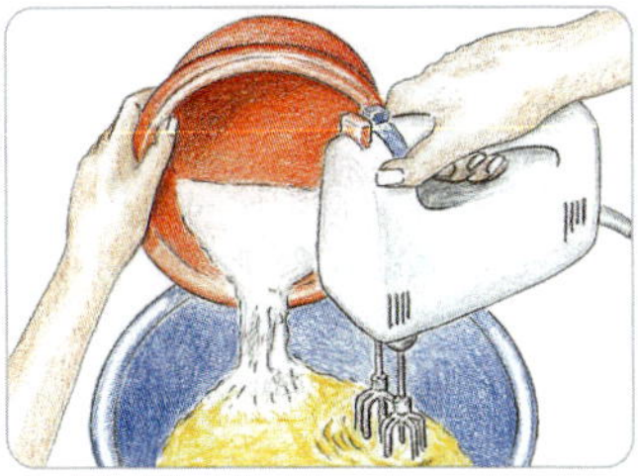

Mehl-Backpulver-Gemisch zugeben

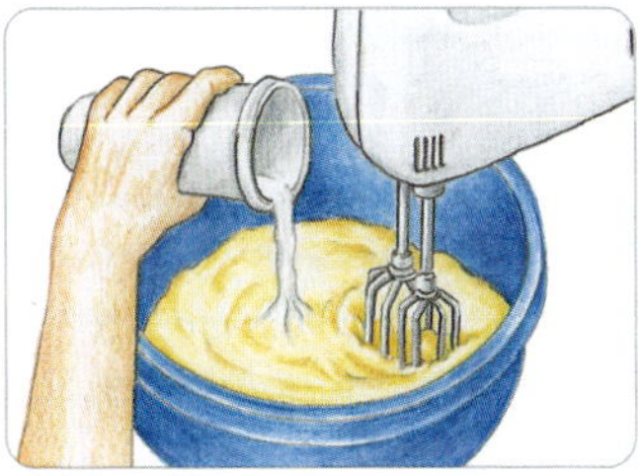

Milch nach und nach zugeben

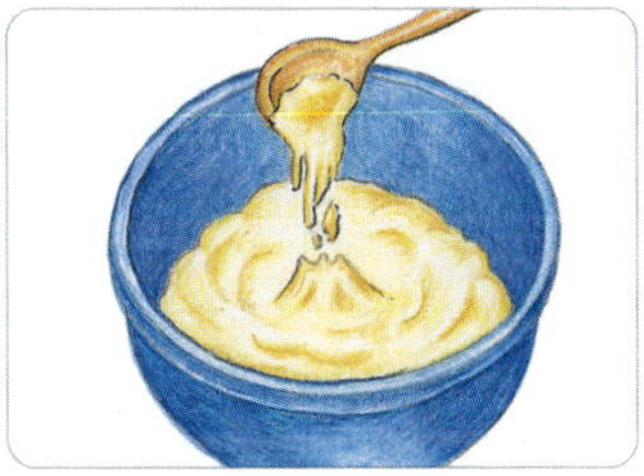

der Teig soll schwer reißend vom Löffel fallen, Teig sofort verarbeiten

Regeln zur Herstellung der Rührmasse

1. Rührmasse sofort backen, da die Wirkung des Backpulvers verloren gehen kann.
2. Alle Zutaten sollten die gleiche Temperatur haben.
3. Backformen fetten und evtl. mit Paniermehl ausstreuen.
4. Garprobe durchführen. Einen Holzspieß in das Gebäck stechen. Es darf kein Teig kleben bleiben.
5. Gebäck zuerst etwas abkühlen lassen, dann erst aus der Form nehmen.
6. Bei der All-in-Methode werden erst die trockenen und dann die feuchten Zutaten in die Schüssel gegeben und in einem Arbeitsgang zusammen verrührt.

Bedeutung der Zutaten		Variationen	Rezepthinweise
Mehl Margarine Eier Zucker Backpulver, Milch	Grundzutat/Bindemittel Geschmackszutat Lockerungs- und Bindemittel Geschmackszutat Lockerungsmittel	es können Schokolade, Nüsse, Rosinen, Zimt, Kakao zugegeben werden	Nusskuchen Frankfurter Kranz Marmorkuchen Muffins versunkener Obstkuchen Osterlamm

Hefeteig, süß

Grundrezept		Zutaten für 2 Personen	
500 g Mehl 1 Würfel Hefe 80 g Zucker	$^1/_4$ l Milch 1 Ei 80 g Margarine	250 g Mehl $^1/_2$ Würfel Hefe 40 g Zucker	100 ml Milch 1 Ei 40 g Margarine

Zubereitung

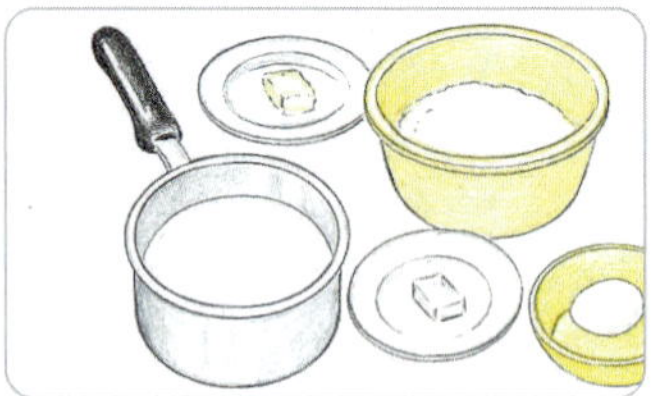

Zutaten vorbereiten, Milch erwärmen

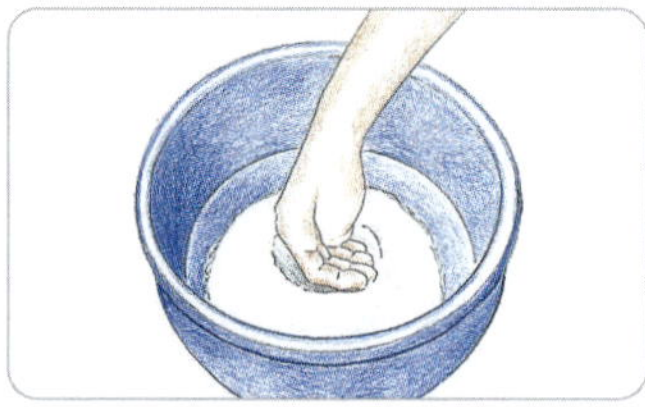

Mehl in eine Rührschüssel geben, Mulde in das Mehl drücken

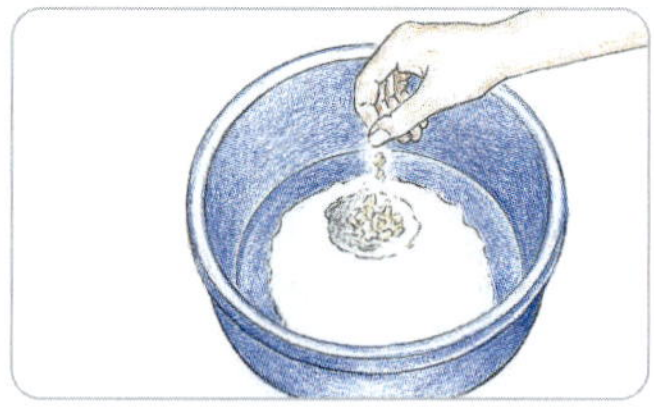

Hefe in die Mulde bröseln, 1 Pr Zucker zufügen

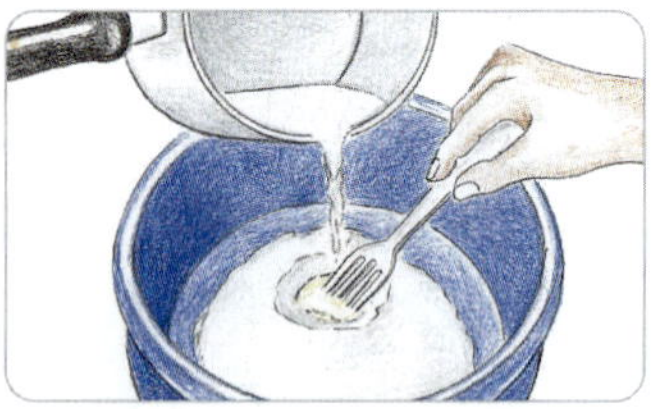

wenig warme Milch in die Mulde geben, Hefe auflösen

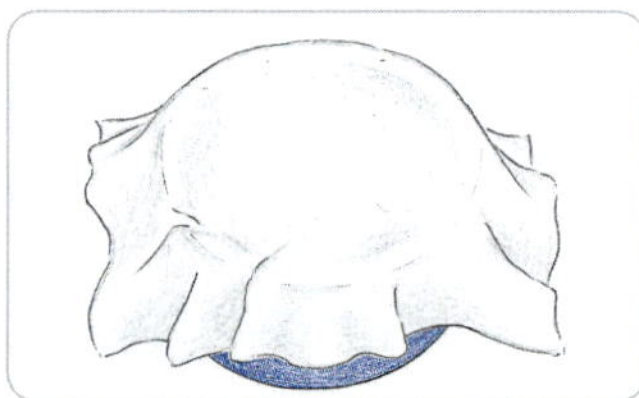

Schüssel mit einem Tuch abdecken, „Vorteig“ 10 Minuten gehen lassen

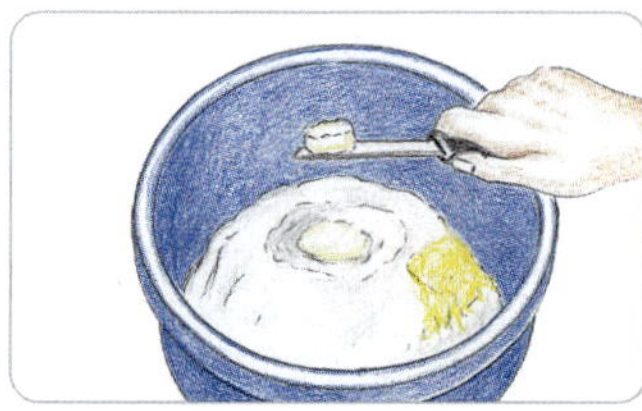

restliche Zutaten auf dem Mehlrand verteilen

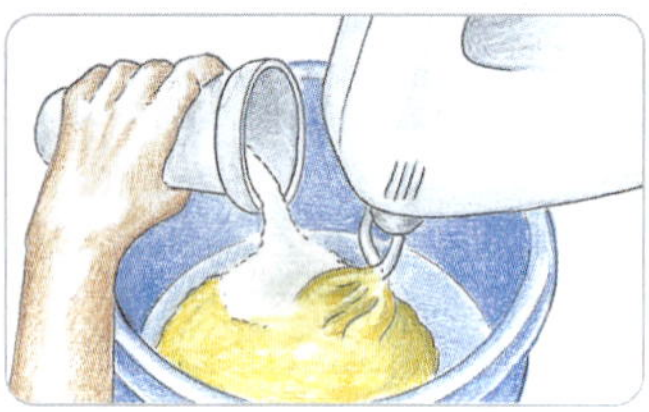

Milch wird zugefügt

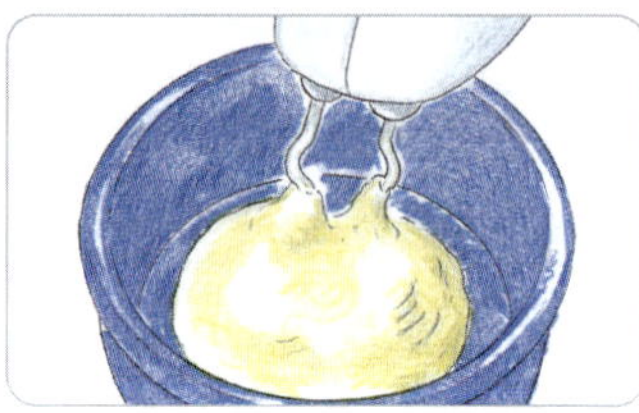

Zutaten mit dem Rührgerät (Knethaken) zu einem Teig kneten

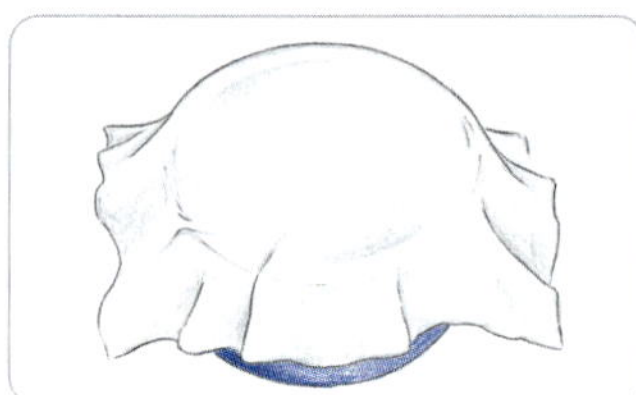

Schüssel abdecken, Teig gehen lassen, nach Bedarf weiterverarbeiten

Regeln zur Herstellung von Hefeteig

1. Das Grundrezept Hefeteig kann auch ohne Ei und Margarine zubereitet werden.
2. Keine kochende oder heiße Milch über die Hefe gießen, da sie bei 45 °C abstirbt.
3. Bei der All-in-Methode werden erst die trockenen und dann die feuchten Zutaten in eine Schüssel gegeben und dann in einem Arbeitsgang zusammen geknetet.

Bedeutung der Zutaten		Variationen	Rezepthinweise
Mehl Hefe Milch Ei Zucker, Margarine	Grundzutat, Bindemittel Triebmittel Lockerungsmittel Färbemittel Geschmackszutaten	in den Teig können Nüsse oder Rosinen gegeben werden	Streuselkuchen Hefezopf Nussschnecken Berliner Obstkuchen Dampfnudeln

Hefeteig, salzig

Grundrezept		Zutaten für 2 Personen	
500 g Mehl	1 Pr Zucker	250 g Mehl	1 Pr Zucker
1 Würfel Hefe	$^{1}/_{4}$ l Wasser	$^{1}/_{2}$ Würfel Hefe	125 ml Wasser
1 Tl Salz	40 g Margarine	$^{1}/_{2}$ Tl Salz	20 g Margarine

Zubereitung

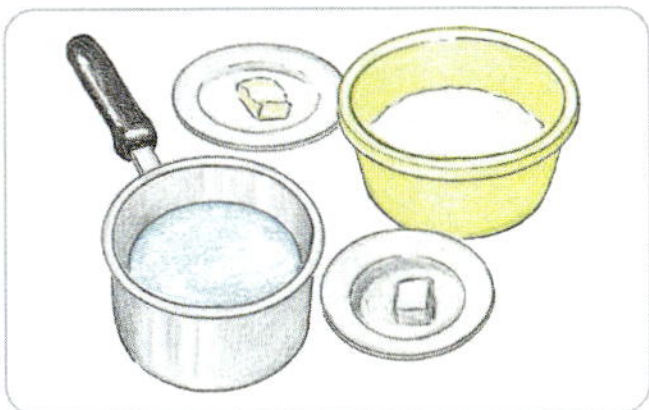
Zutaten vorbereiten

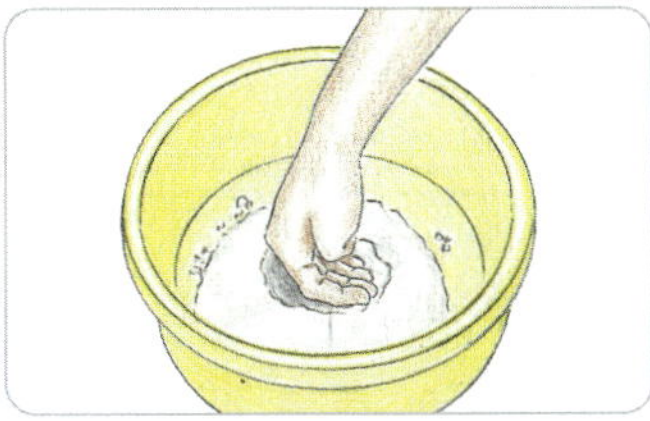
Mehl in eine Rührschüssel geben, Mulde in das Mehl drücken

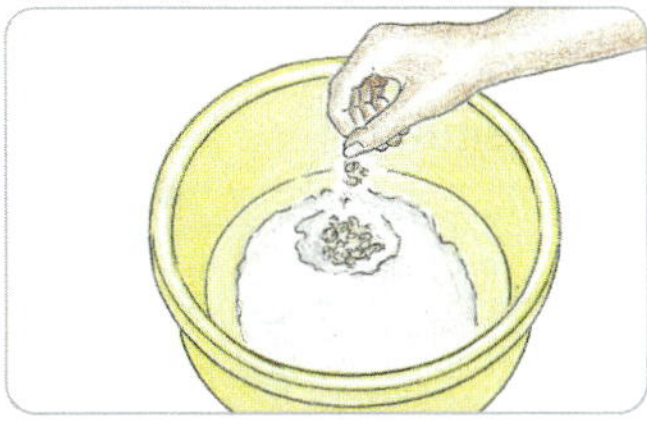
Hefe in die Mulde bröseln, 1 Pr Zucker zugeben

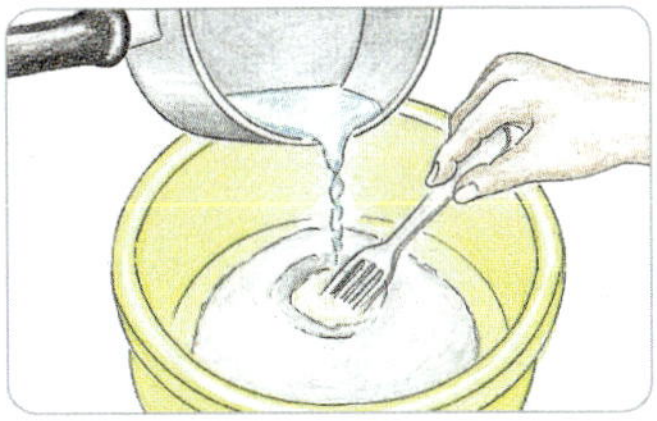
wenig warmes Wasser in die Mulde geben, Hefe auflösen

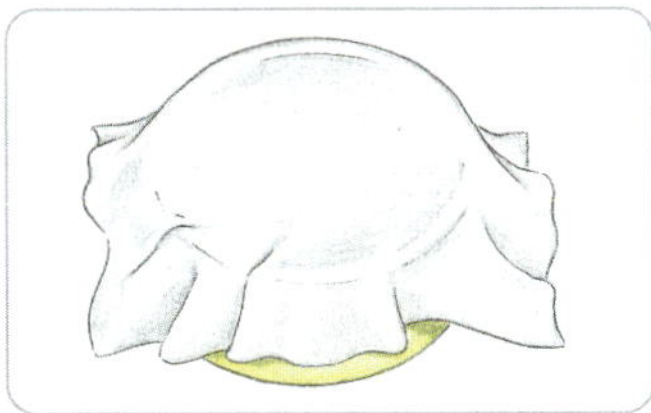
Schüssel mit einem Tuch abdecken, „Vorteig“ 10 Minuten gehen lassen

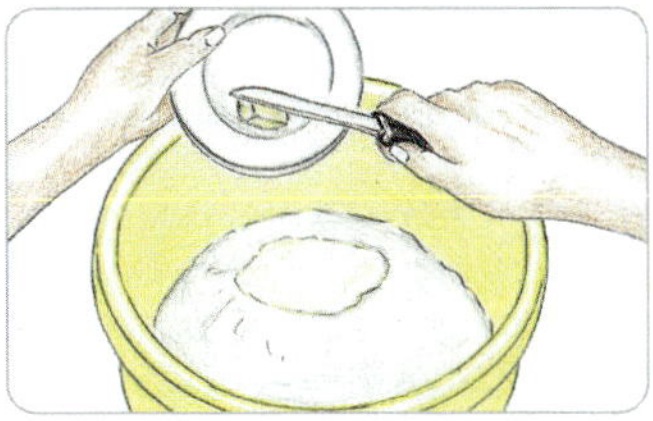
restliche Zutaten am Rand verteilen

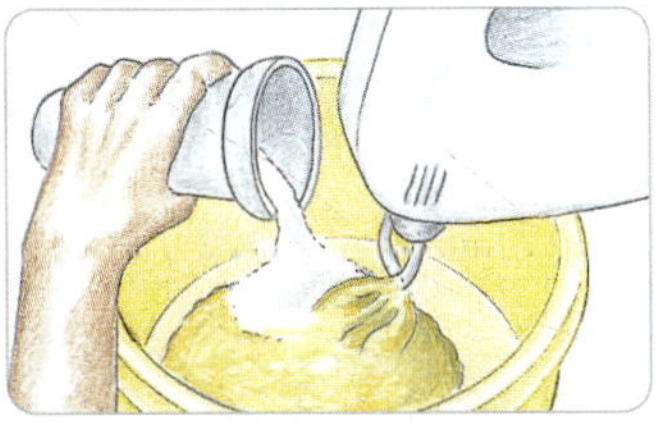
Wasser nach und nach zugeben, bis sich der Teig vom Schüsselrand löst

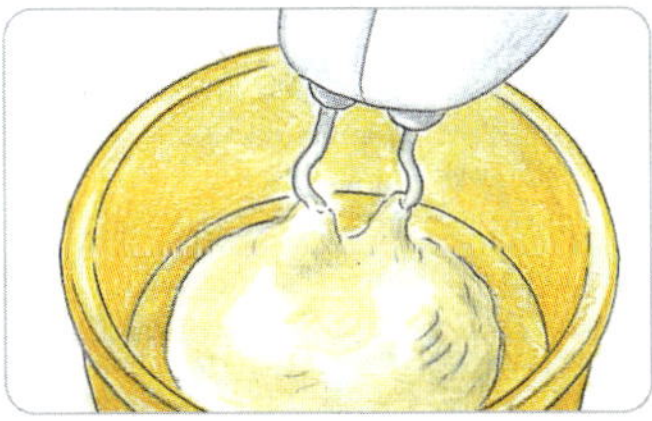
Zutaten mit dem Rührgerät (Knethaken) zu einem Teig kneten

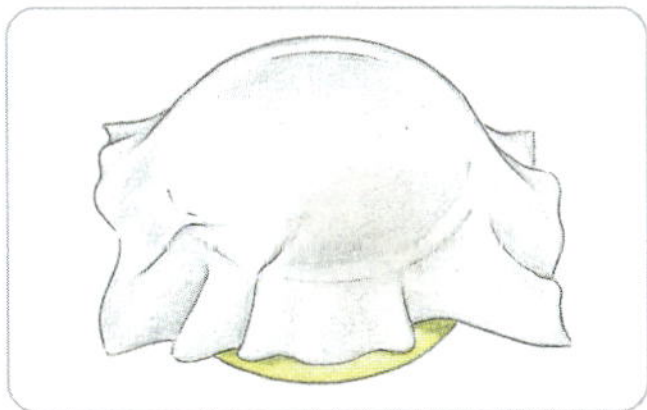
Schüssel abdecken, Teig gehen lassen, nach Bedarf weiterverarbeiten

Hinweise zur Herstellung von Hefeteig

1. Bei Pizzateig wird statt Margarine Öl zugegeben. Hierdurch wird der Teig elastischer. Das Öl nicht direkt zur Hefe geben. Es besteht sonst die Gefahr, dass ein Luftabschluss entsteht und die Hefepilze ersticken.
2. Statt Frischhefe kann auch Trockenhefe verwendet werden.

Bedeutung der Zutaten		Variationen	Rezepthinweise
Mehl	Grundzutat, Bindemittel	in den Teig können Käse, Kümmel, Paprika- und Pfeffergewürz gegeben werden	Pizza
Hefe	Triebmittel		Käsegebäcke
Wasser	Lockerungsmittel		Zwiebelkuchen
Salz	Geschmackszutat		Brötchen
Zucker	Nährmittel für Hefe		

Mürbeteig

Grundrezept		Zutaten für 2 Personen	
süß	salzig	süß	salzig
250 g Mehl	250 g Mehl	125 g Mehl	125 g Mehl
125 g Margarine	125 g Margarine	60 g Margarine	60 g Margarine
60 g Zucker	1 Msp Zucker	30 g Zucker	1 Pr Zucker
1 Pr Salz	1 Tl Salz		1/2 Tl Salz
1 Ei	1 Ei	1 Ei	1 Ei

Zubereitung

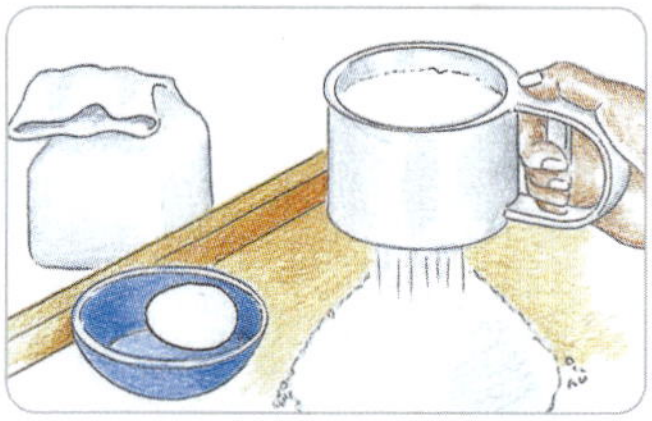

Zutaten abmessen, Mehl auf ein Brett sieben

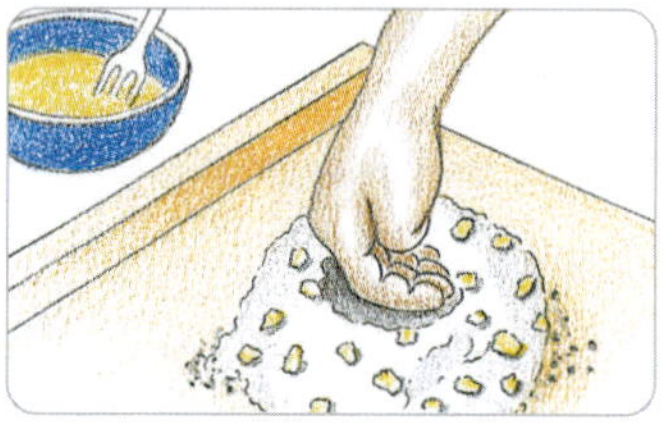

Mulde in das Mehl drücken, verquirltes Ei zugeben, restliche Zutaten am Rand verteilen

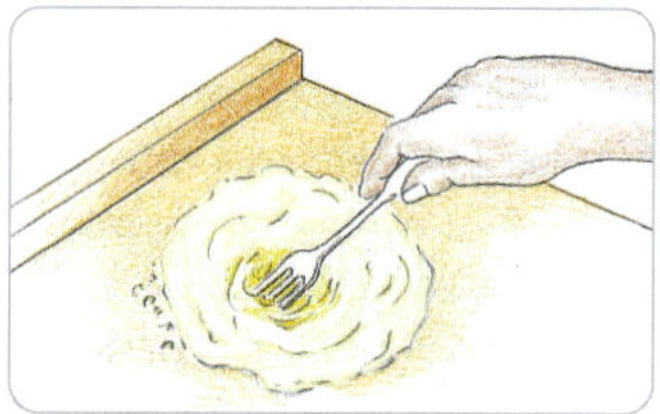

mithilfe einer Gabel Ei und Mehl mischen

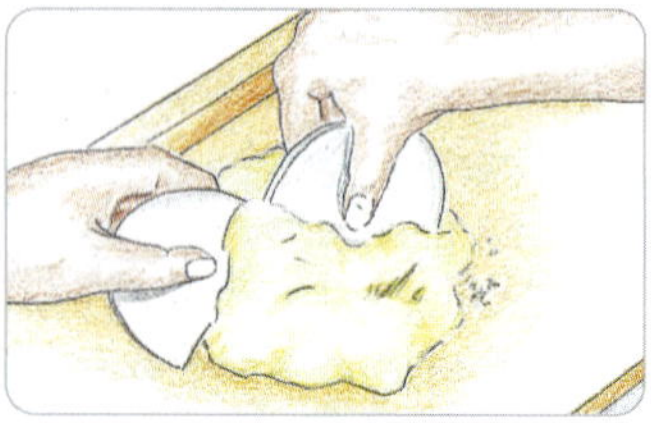

Zutaten mithilfe zweier Teigkarten mischen

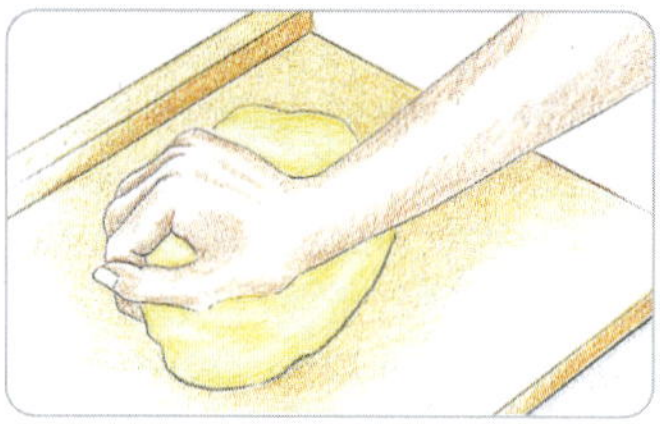

Zutaten mit dem Handballen rasch zu einem Teig kneten

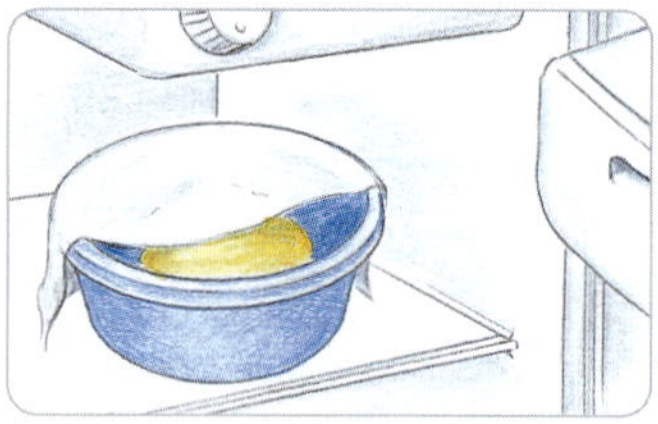

Teig abdecken und bis zur Verwendung kalt stellen

Zubereitung (All-in-Methode)

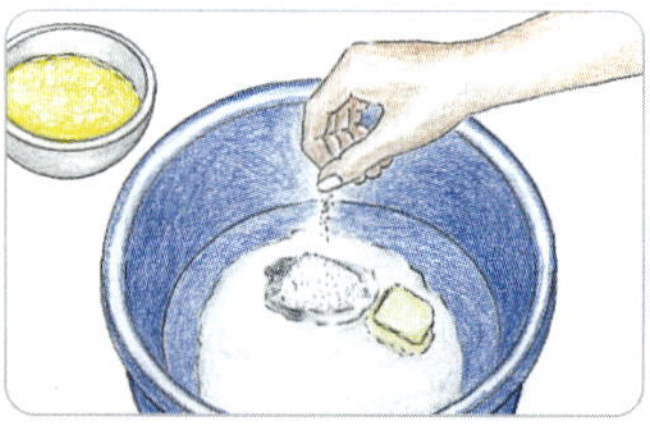

Zutaten in der angegebenen Reihenfolge in eine Rührschüssel geben

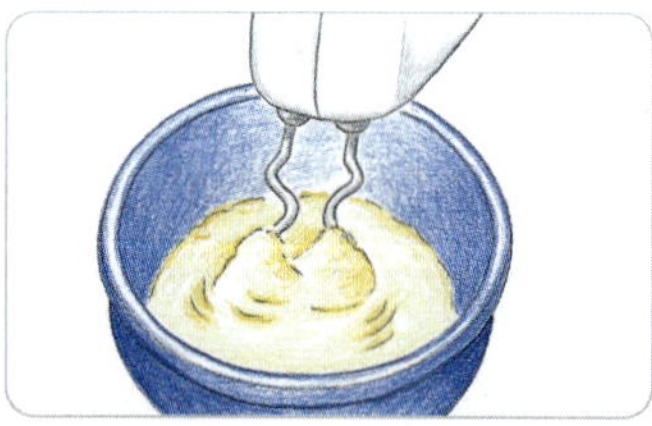

mit dem Rührgerät (Knethaken) zu einem Teig verarbeiten

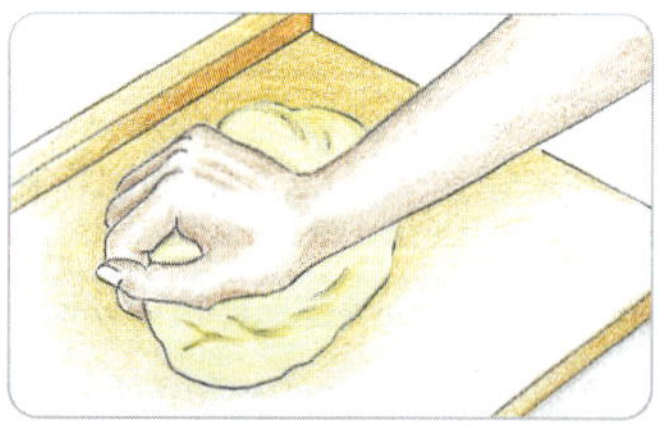

Teig mit dem Handballen nur kurz kneten und abgedeckt kalt stellen

Bedeutung der Zutaten		Variationen	Rezepthinweise
Mehl	Bindemittel	dem süßen Teig können	Käsekuchen
Zucker/Salz	Geschmackszutaten,	Nüsse, dem salzigen	Terrassentörtchen
	Zucker bräunt das Gebäck	Teig Käse und Gewürze	Tomatentorte
Margarine	macht den Teig mürbe	zugefügt werden,	Käseecken
Ei	der Teig wird mürbe	auch ohne Ei möglich	Käsehörnchen

Quark-Ölteig

Grundrezept		Zutaten für 2 Personen	
süß	salzig	süß	salzig
250 g Magerquark	250 g Magerquark	125 g Magerquark	125 g Magerquark
100 g Zucker	1 Tl Salz	50 g Zucker	$^1/_2$ Tl Salz
$^1/_8$ l Öl	$^1/_8$ l Öl	$^1/_{16}$ l Öl	$^1/_{16}$ l Öl
1 Ei	1 Ei	1 Ei	1 Ei
500 g Mehl	500 g Mehl	250 g Mehl	250 g Mehl
1 P Backpulver	1 P Backpulver	$^1/_2$ P Backpulver	$^1/_2$ P Backpulver

Zubereitung

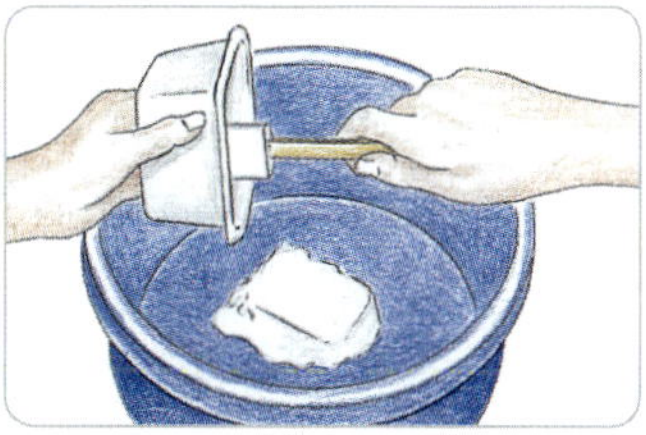

Zutaten vorbereiten, Quark in eine Rührschüssel geben

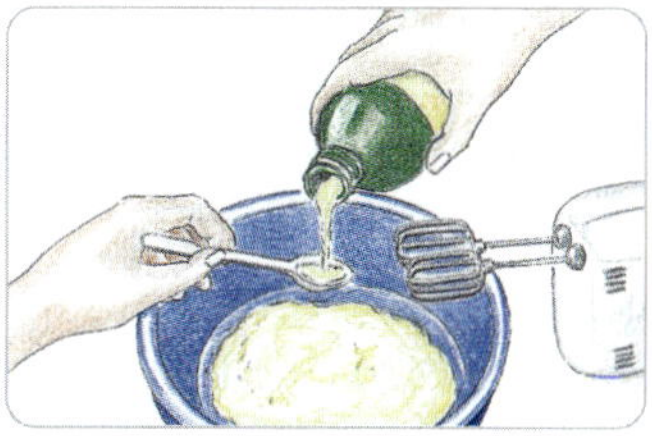

Ei, Öl, Zucker (Salz) zugeben, cremig rühren

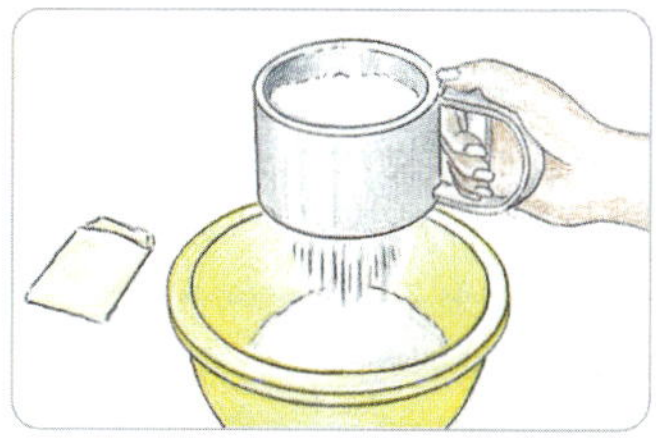

die Hälfte des Mehles und das Backpulver mischen, sieben

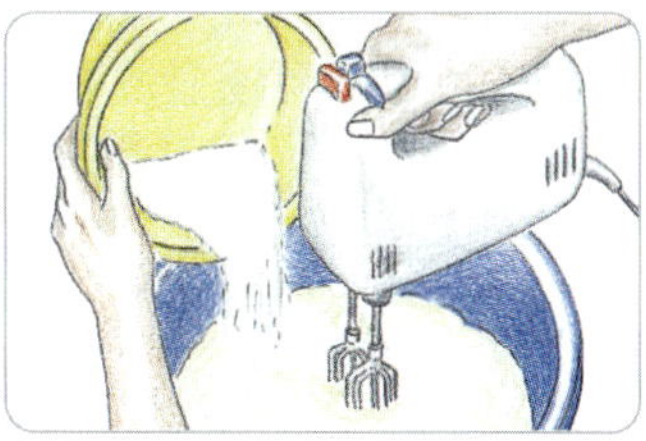

Backpulver-Mehl-Gemisch unter die Masse rühren

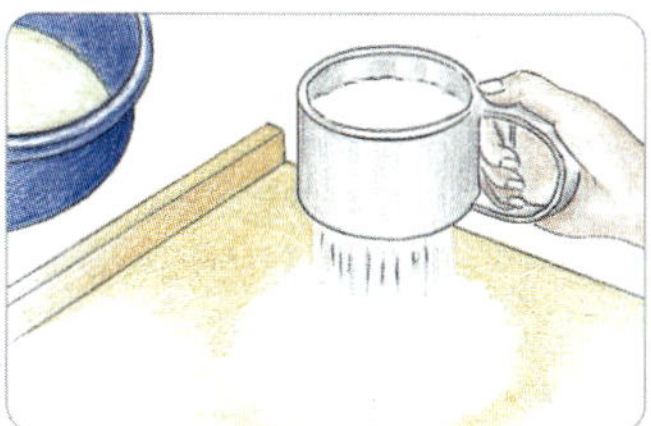

Brett bemehlen, Teig auf das Brett geben

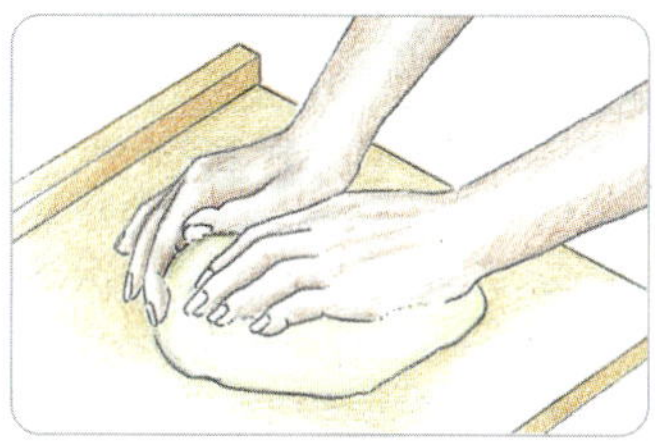

restliches Mehl in den Teig kneten, Teig sofort verarbeiten

Regeln zur Herstellung von Quark-Ölteig

1. Quark-Ölteig ist ein Backpulverteig und muss deshalb sofort verarbeitet werden.
2. Mehl und Backpulver mischen, damit die Backpulverreaktion verzögert wird.
3. Bleche mit Backpapier auslegen.
4. Backofen nicht vor Ende der Garzeit öffnen, da die Gebäcke zusammenfallen können.
5. Quark-Ölteig kann auch im All-in-Verfahren hergestellt werden.
6. Gebäcke aus Quark-Ölteig schmecken am besten frisch.

Bedeutung der Zutaten		Variationen	Rezepthinweise
Quark	Grundzutat, Lockerungsmittel	es können Nüsse oder Rosinen bzw. Käse, Kräuter oder Gewürze zugegeben werden	Apfeltaschen
Zucker/Salz	Geschmackszutaten		Champignonpastete
Öl	macht den Teig elastisch		Schinkenhörnchen
Mehl	Grundzutat, Bindemittel		Pizza (von 375 g Mehl)
Backpulver	Triebmittel		
Ei	Lockerungszutat		

Blitzbiskuit

Grundrezept	für Obstkuchenböden	für Tortenböden/Biskuitrolle
1 Eigelb 25 g Zucker 25 g Mehl 1 Eiklar	2 Eigelb 50 g Zucker 50 g Mehl 2 Eiklar	5 Eigelb 125 g Zucker 125 g Mehl 5 Eiklar

Zubereitung (Biskuitrolle)

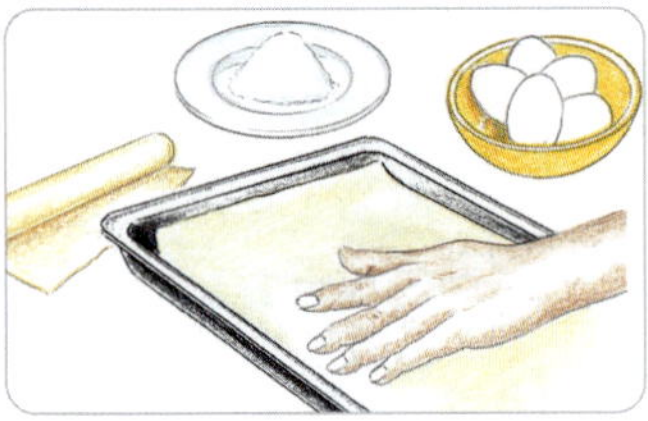

Zutaten vorbereiten, Blech mit Backpapier auslegen

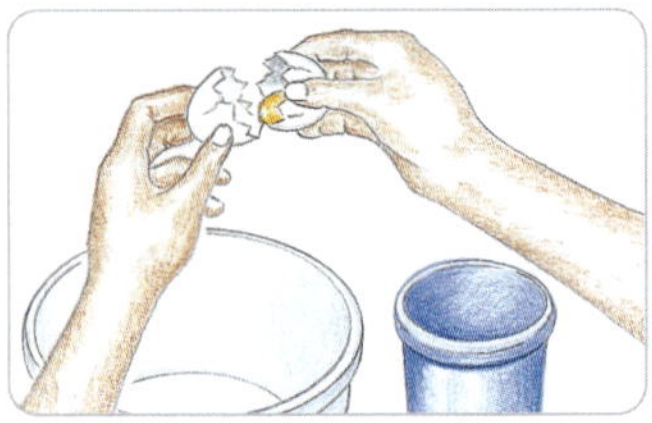

Eier trennen, Eigelb in einen Rührbecher, Eiklar in eine Rührschüssel geben

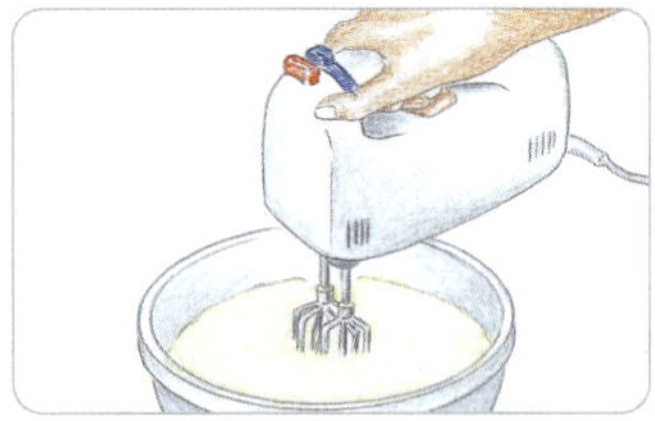

Eiklar mit fettfreiem Schneebesen steif schlagen

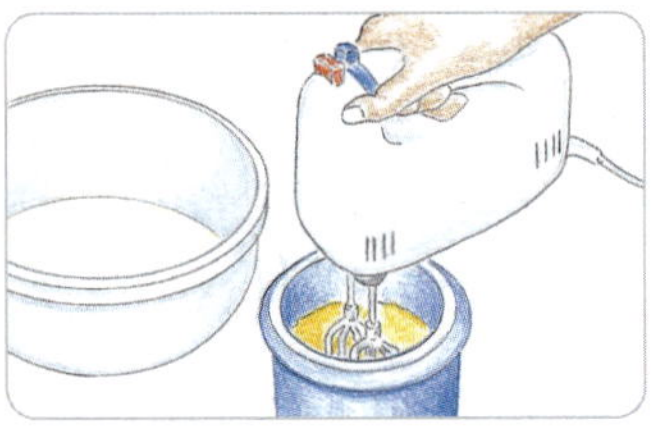

Eigelb cremig rühren, Zucker zugeben, rühren, bis eine dickcremige Masse entsteht

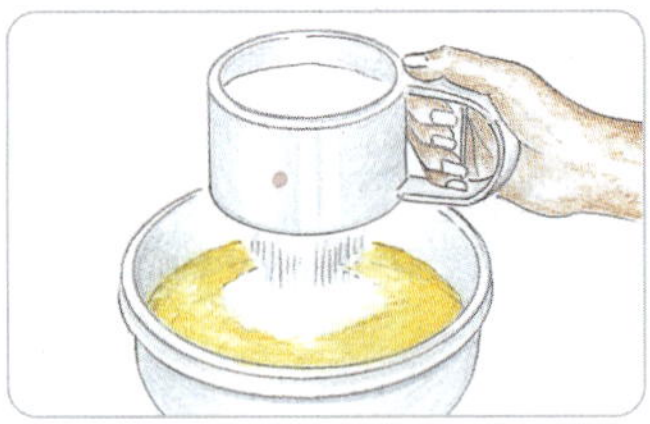

Eigelbmasse auf den Eischnee geben, Mehl darüber sieben

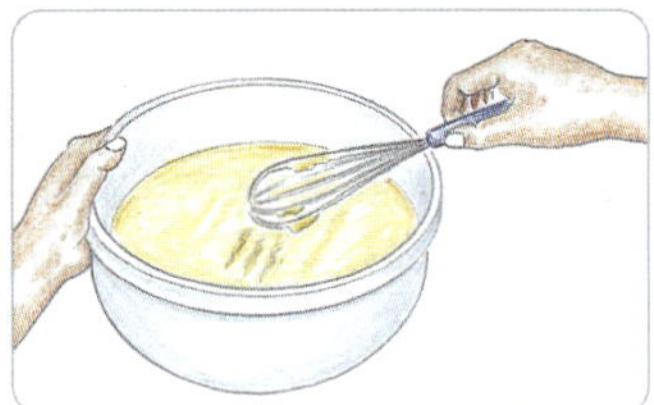

alle Zutaten vorsichtig in einem Arbeitsschritt unter den Eischnee heben, Masse sofort verarbeiten

Regeln zur Herstellung von Biskuitmasse

1. Masse sofort verarbeiten, da Biskuit durch die eingeschlossene Luft gelockert wird. Durch Stehzeiten entweicht die Luft. Dies führt zu schlechten Ergebnissen.
2. Bleche nicht fetten (!), sondern mit Backpapier auslegen; Ränder von Springformen evtl. mit kaltem Wasser einpinseln.
3. Garprobe durchführen (Flachgebäcke federn durch Druck zurück, wenn sie fertig sind). Für Tortenböden (Springform) Garprobe mit dem Holzspieß durchführen. Wenn kein Teig mehr kleben bleibt, ist das Gebäck gegart.
4. Biskuitplatte sofort – wenn das Backpapier abgezogen ist – in ein sauberes Tuch rollen und erkalten lassen, danach erst füllen.
5. Weitere Regeln s. S. 131.

Bedeutung der Zutaten		Variationen	Rezepthinweise
Mehl Zucker Eigelb Eischnee	Bindemittel Geschmackszutat Lockerungs- und Bindemittel Lockerungsmittel	für dunkle Biskuitgebäcke kann etwas Kakao zugegeben werden	Schwarzwälder Kirschrolle Fruchtsahnerolle Cremerolle

Wasserbiskuit

Grundrezept	für Obstkuchenböden	für Tortenböden
1 Eigelb 1 El Wasser 50 g Zucker 50 g Mehl 1 Msp Backpulver 1 Eiklar	2 Eigelb 2 El Wasser 100 g Zucker 100 g Mehl ½ Tl Backpulver 2 Eiklar	4 Eigelb 4 El Wasser 200 g Zucker 200 g Mehl 1 Tl Backpulver 4 Eiklar

Zubereitung (Tortenboden)

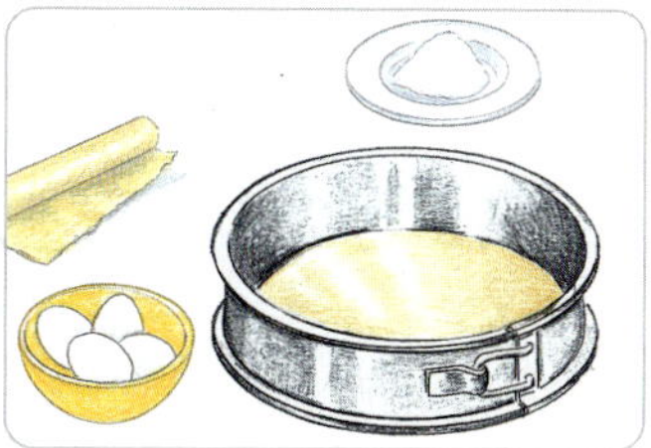
Zutaten vorbereiten, Springform mit Backpapier auslegen

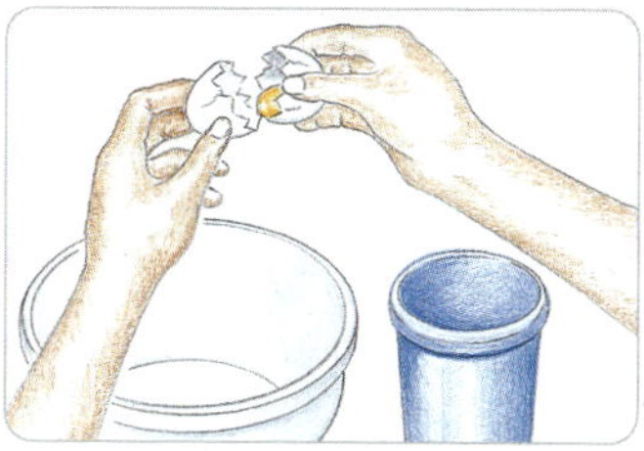
Eier trennen, Eigelb in einen Rührbecher, Eiklar in eine Rührschüssel geben

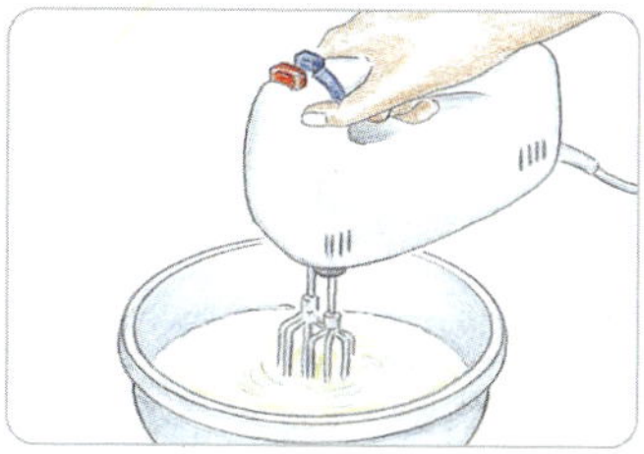
Eiklar mit fettfreien Schneebesen steif schlagen

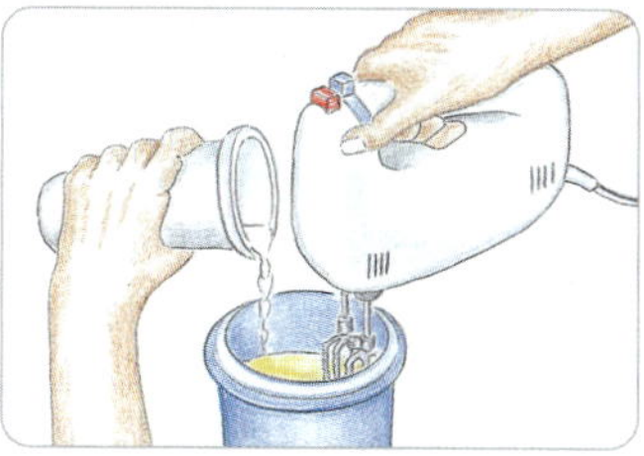
Eigelb und Wasser cremig rühren, Zucker zugeben, rühren, bis eine dickcremige Masse entsteht

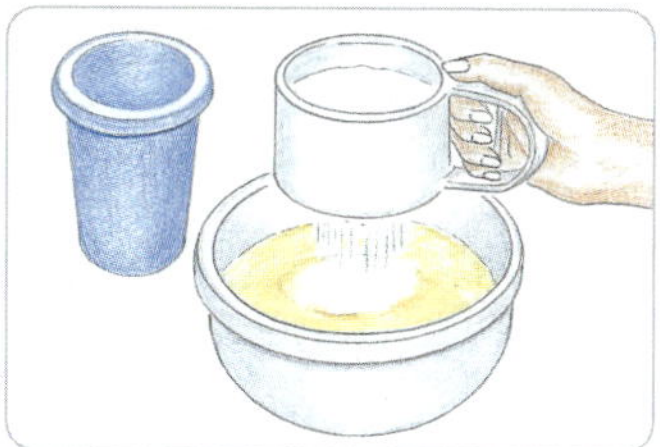
Eigelbmasse auf den Eischnee geben, Mehl darüber sieben

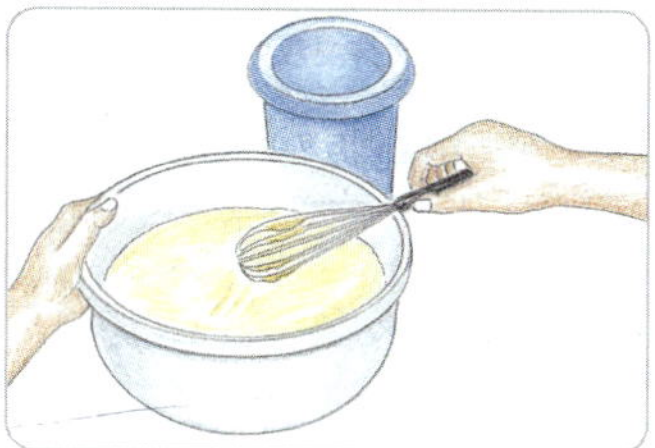
alle Zutaten vorsichtig in einem Arbeitsschritt unter den Eischnee heben, Masse sofort verarbeiten

Regeln zur Herstellung von Biskuitmasse

1. Backofen nicht vor Ende des Garprozesses öffnen.
2. ⅓ der Mehlmenge kann durch Stärke ersetzt werden. Dadurch wird das Gebäck feinporiger.
3. Damit der Zucker sich schnell löst, sollte er feinkörnig sein.
4. Backpapier, das sich nicht vom Gebäck löst, mit kaltem Wasser bepinseln.
5. Da Biskuitmasse sehr empfindlich ist, sollte der Backofen vorgeheizt werden (bei Umluftöfen besteht die Gefahr des Austrocknens).
6. Weitere Regeln s. S. 130.

Bedeutung der Zutaten		Variationen	Rezepthinweise
Mehl Zucker Eigelb Eischnee, Wasser	Bindemittel Geschmackszutat Lockerungs- und Bindemittel Lockerungsmittel	für dunkle Biskuitgebäcke kann etwas Kakao zugegeben werden	Obstkuchen mit frischen Früchten Fruchtsahnetorte Cremetorten

Blitzbiskuit

Blitzbiskuit

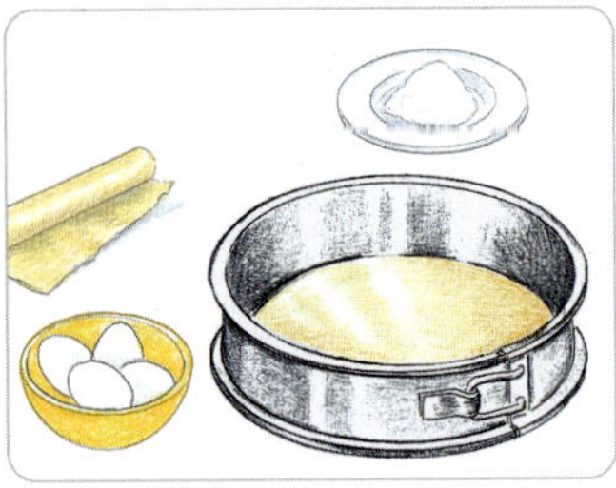

Zutaten vorbereiten, Backform mit Backpapier auslegen

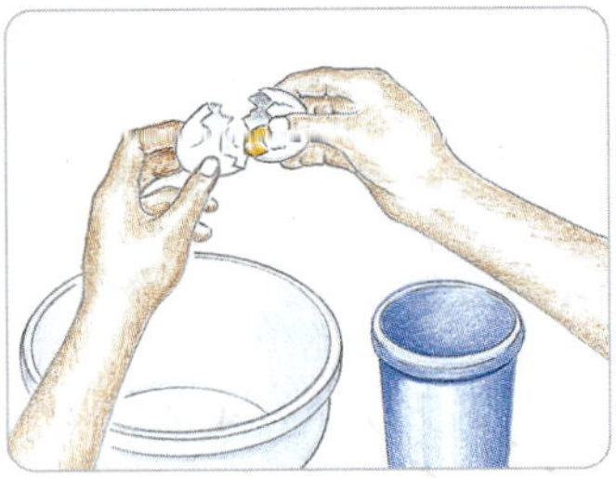

Eier trennen, Eiklar in eine Rührschüssel geben

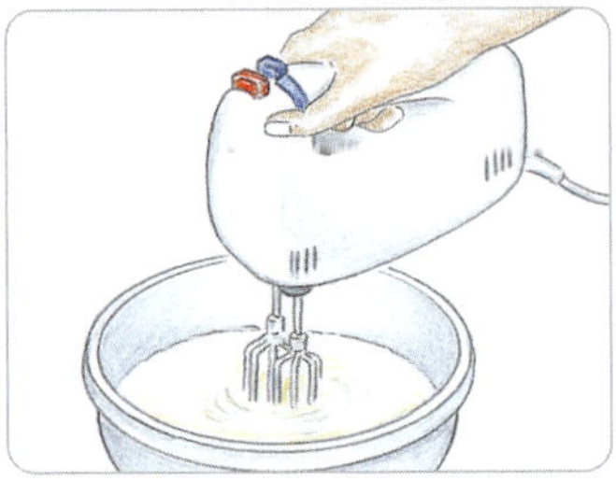

Eiklar mit fettfreiem Schneebesen steif schlagen

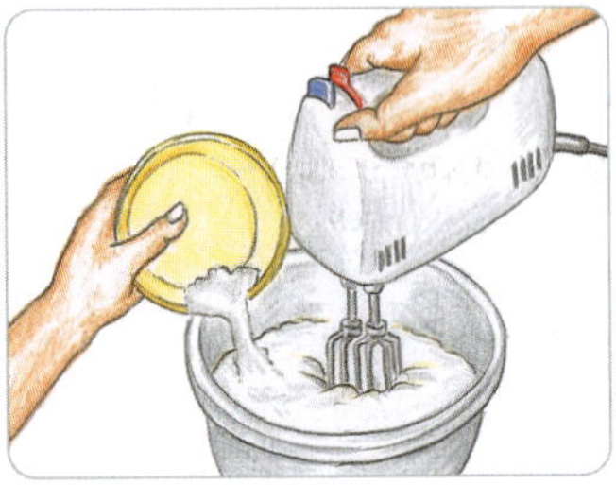

Zucker unter ständigem Rühren einrieseln lassen, bis eine glänzende Masse entsteht

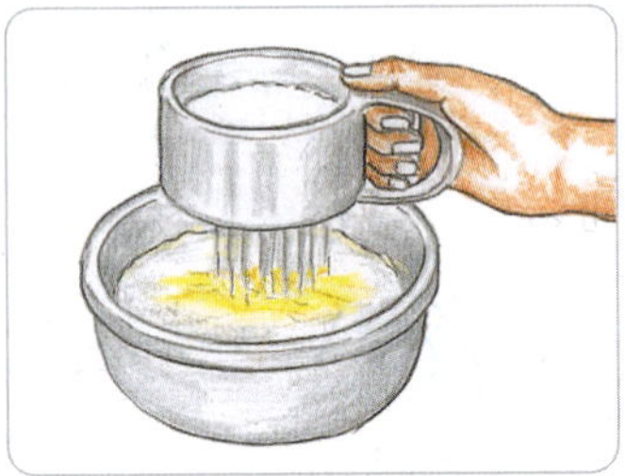

Eigelb zufügen, Mehl darüber sieben

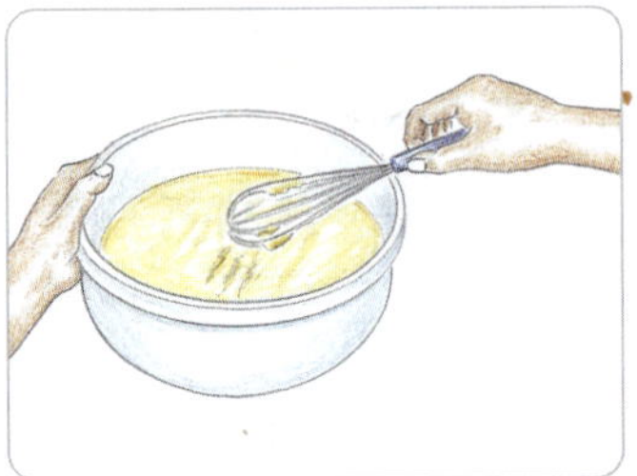

alle Zutaten vorsichtig in einem Arbeitsschritt unter den Eischnee heben, Masse sofort verarbeiten

Vollei-Methode

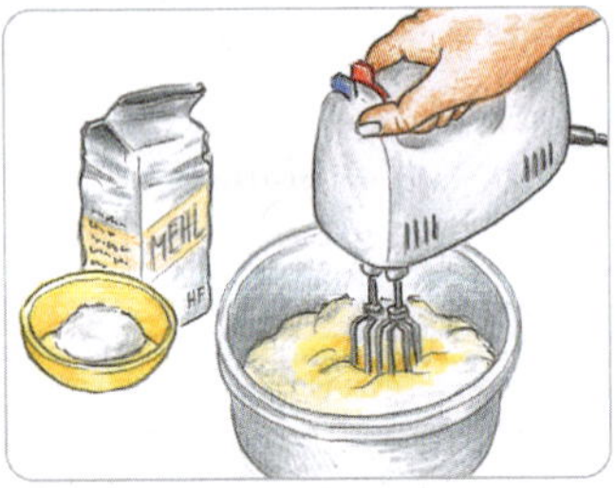

Eier in einer Rührschüssel schaumig schlagen

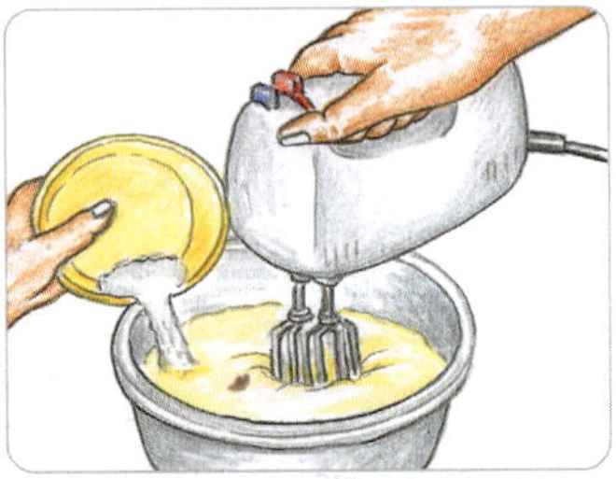

Zucker nach und nach zufügen

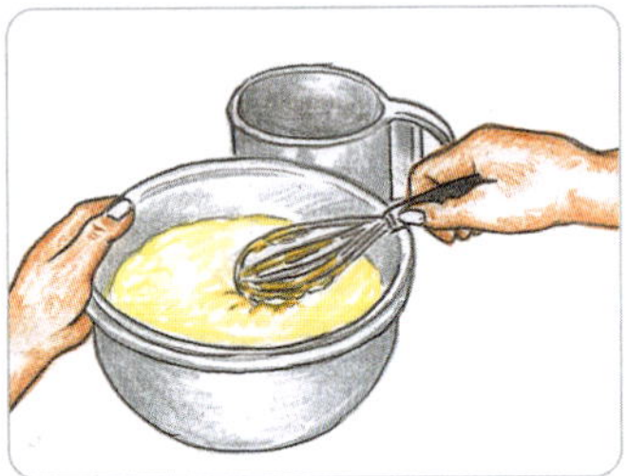

Mehl darüber sieben und unter die Masse heben, Masse sofort verarbeiten

Baiser

Wird in einen steif geschlagenen Eischnee Zucker eingeschlagen, so entsteht eine feste, glänzend weiße Masse. Diese Masse wird als Baiser bezeichnet. Sie kann auf ein mit Backfolie ausgelegtes Blech gespritzt und bei schwacher Hitze im Backofen getrocknet werden. Das entstandene Produkt nennt man Meringe. Rezept s. S. 370.

Brandmasse

Grundrezept		Zutaten für 2 Personen	
$^1/_4$ l Wasser	140 g Mehl	$^1/_8$ l Wasser	70 g Mehl
1 Pr Salz	3–4 Eier	1 Pr Salz	1–2 Eier
50 g Margarine	evtl. $^1/_2$ Tl Backpulver	25 g Margarine	evtl. 1 Msp Backpulver

Zubereitung

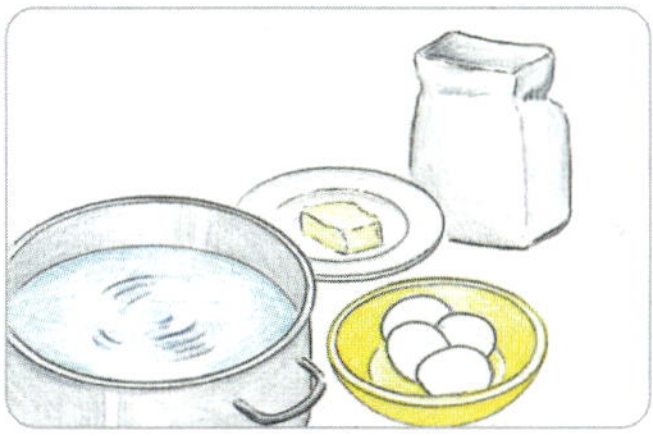

Zutaten vorbereiten, Wasser in einen Topf geben

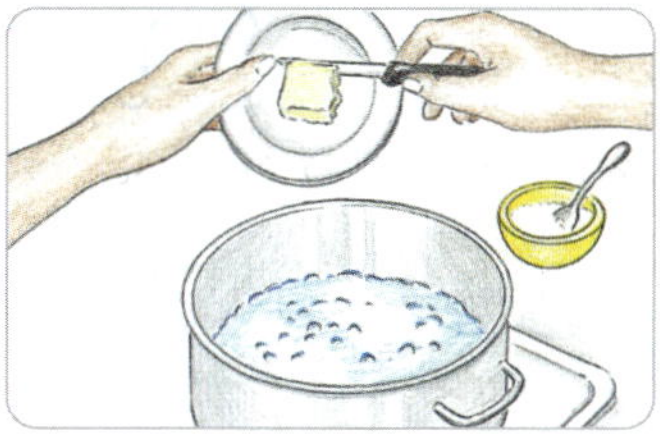

Fett und Salz zugeben, aufkochen

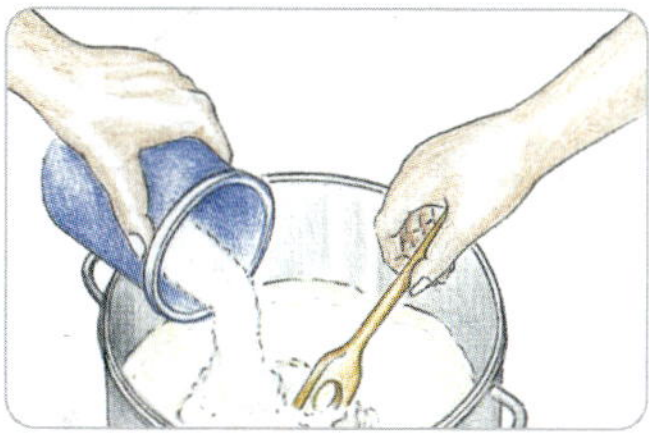

Mehl auf einmal zugeben, Zutaten verrühren

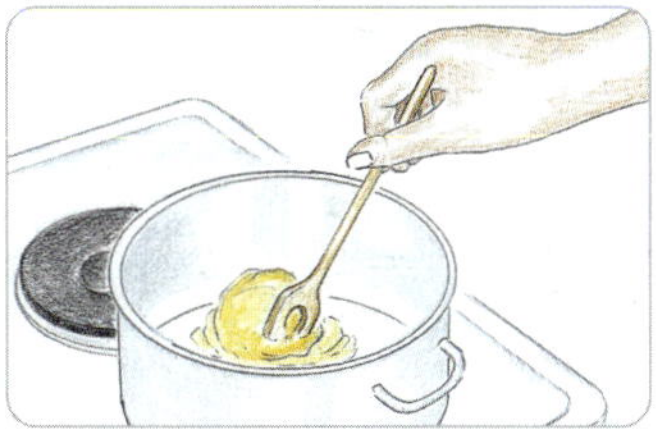

so lange rühren, bis ein Kloß entsteht und sich am Topfboden eine weiße Schicht bildet

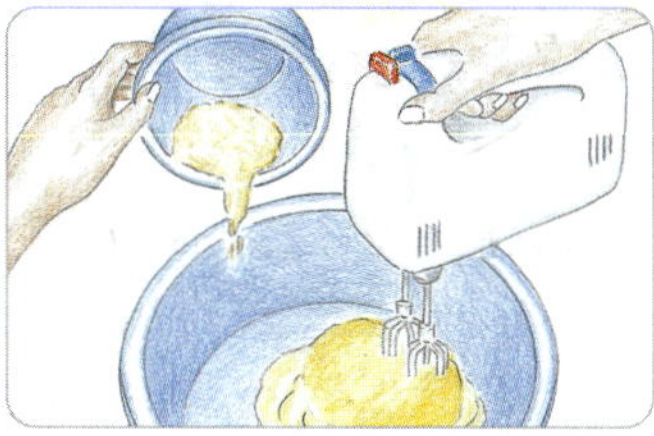

Kloß in eine Rührschüssel geben, 1 Ei verquirlen, unter die Masse rühren, restliche Eier einzeln zugeben

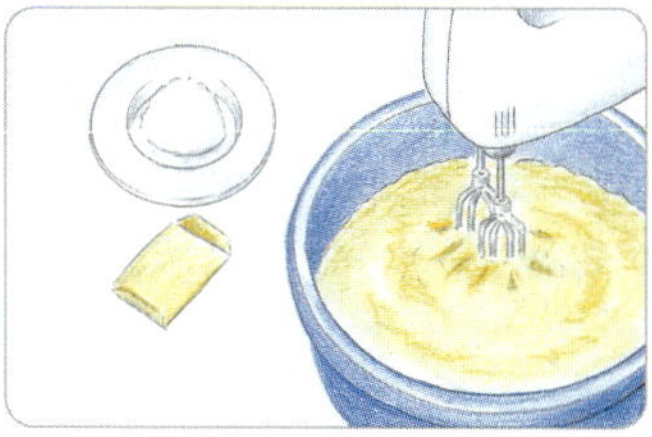

die Masse muss glatt und glänzend sein und in langen Spitzen vom Löffel reißen, Backpulver zufügen

Regeln zur Herstellung von Brandmasse

1. Fett muss dem Wasser zugefügt werden, damit das Mehl nicht verklumpt. Es muss solange gerührt werden, bis die gesamte Flüssigkeit gebunden ist und sich am Topfboden eine Haut gebildet hat (Masse ist dann „abgebrannt“).
2. Die Eier einzeln zugeben. Das nächste Ei erst, wenn das vorangegangene gleichmäßig mit der Kloßmasse vermischt wurde. Werden große Eier verwendet, so ist es möglich, dass als letztes nur ein halbes Ei zugegeben werden muss (die Masse muss glatt und glänzend sein und in langen Spitzen vom Löffel reißen).
3. Backbleche nicht fetten. Stets mit Backpapier auslegen.
4. Nicht vor Ende der Garzeit den Backofen öffnen, da die Gebäcke sonst zusammenfallen.

Bedeutung der Zutaten		Variationen	Rezepthinweise
Mehl	Grundzutat, Bindemittel	Brandmassengebäcke	Windbeutel
Fett	Trennmittel	sind geschmacksneutral.	Schwänchen
Flüssigkeit	Lockerungsmittel	Sie können süß	Windbeutelsuppe
Salz	Geschmackszutat	oder salzig gefüllt	
Eier, Backpulver	Lockerungsmittel	werden	

Quark-Blätterteig

Grundrezept	Zutaten für 2 Personen
250 g Magerquark 250 q Mehl 1/2 Tl Backpulver 1 Pr Salz 250 g Butter	125 g Magerquark 125 g Mehl 1/4 Tl Backpulver 1 Pr Salz 125 g Butter

Zubereitung

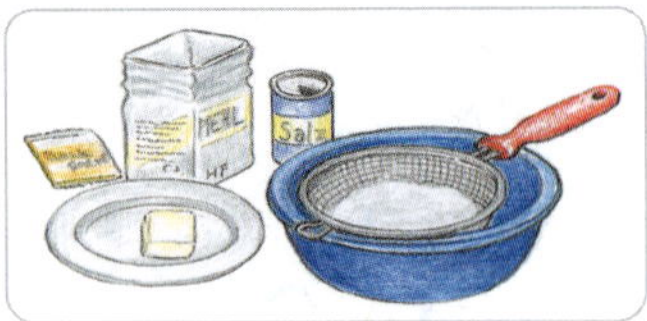

Quark in einem Sieb abtropfen lassen

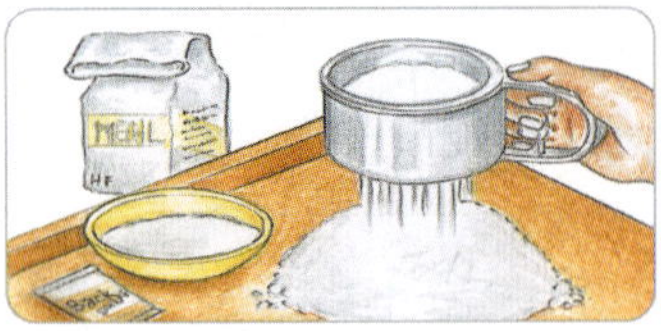

Mehl auf ein Backbrett sieben, Backpulver und Salz zufügen

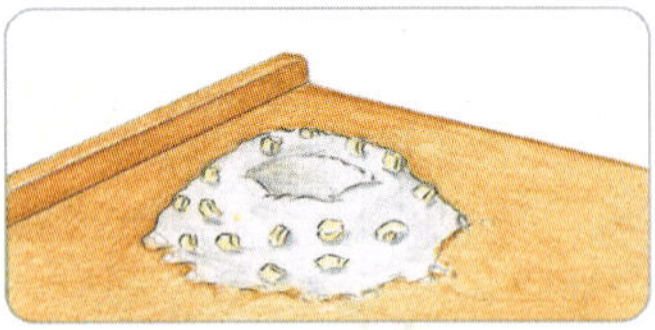

Butter in Flöckchen am Rand verteilen, Mehlmulde bilden, Quark in die Mulde geben

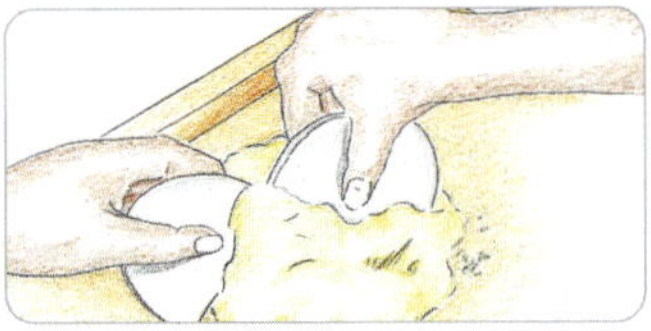

Zutaten mithilfe zweier Teigkarten mischen

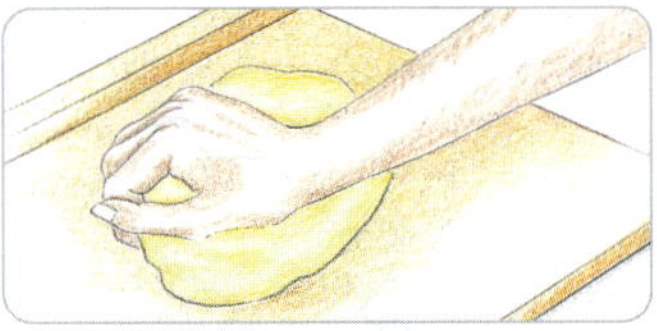

Zutaten mit dem Handballen zu einem Teig kneten

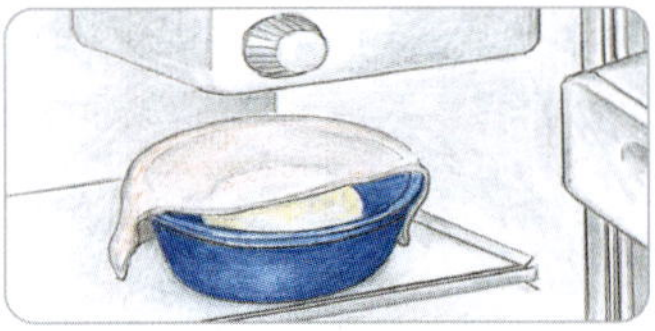

Teig abgedeckt 15 Minuten kühl stellen

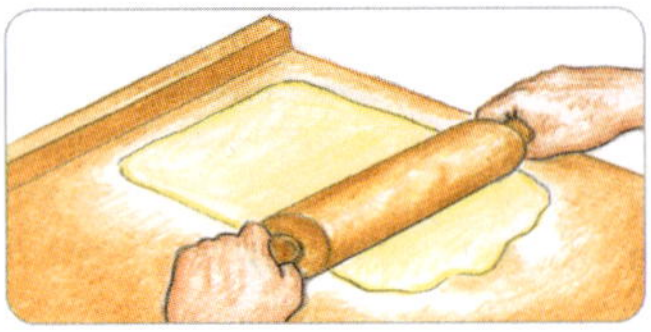

wenig Mehl auf das Backbrett geben, Teig ca. 20 x 30 cm ausrollen

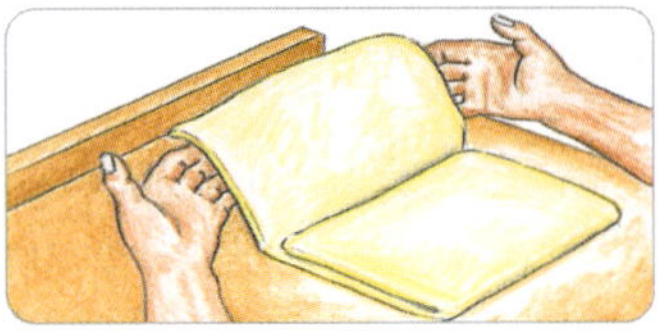

Touren schlagen, Teig erneut kühlen

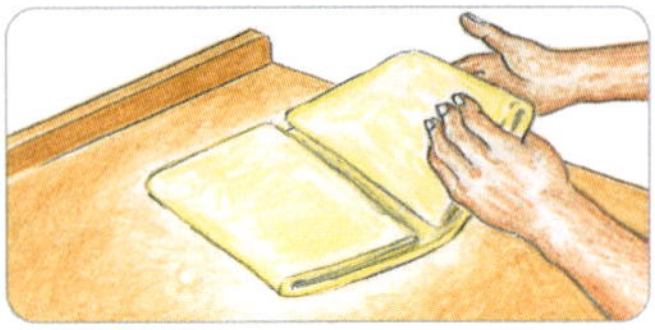

Vorgang nach jeweils 10 Minuten 2–3-mal wiederholen, Teig bis zur Verwendung kühl stellen

Regeln zur Herstellung von Quark-Blätterteig

1. Quark muss gut abgetropft sein, da der Teig sonst zu feucht wird und klebrig ist.
2. Zutaten müssen kalt sein, da die Butter sonst flüssig wird und der Teig klebt.
3. Durch das Touren schlagen entstehen die einzelnen Gebäckschichten. Dabei dient das Fett als Trennmittel. Je häufiger die Touren geschlagen werden, desto feinblättriger wird das Gebäck.
4. Teig nur kurz kneten, da die Handwärme die Butter flüssig werden lässt.

Bedeutung der Zutaten		Variationen	Rezepthinweise
Mehl Backpulver Salz Butter Quark	Grundzutat, Bindemittel Triebmittel Geschmackszutat Trennmittel Lockerungsmittel, Geschmackszutat	dem Teig können für pikante Gerichte Pfeffer oder geriebener Hartkäse zugefügt werden	Birnentaschen Käseringe Fleischhörnchen

Mayonnaise

Grundrezept		Zutaten für 2 Personen	
1 Eigelb	2 El Essig	1 Eigelb	1 El Essig
$^{1}/_{2}$ Tl Salz	1 Tl Senf	$^{1}/_{4}$ Tl Salz	$^{1}/_{2}$ Tl Senf
2 Pr Pfeffer	$^{1}/_{4}$ l Öl	1 Pr Pfeffer	$^{1}/_{8}$ l Öl
			1 El Magerquark

Zubereitung

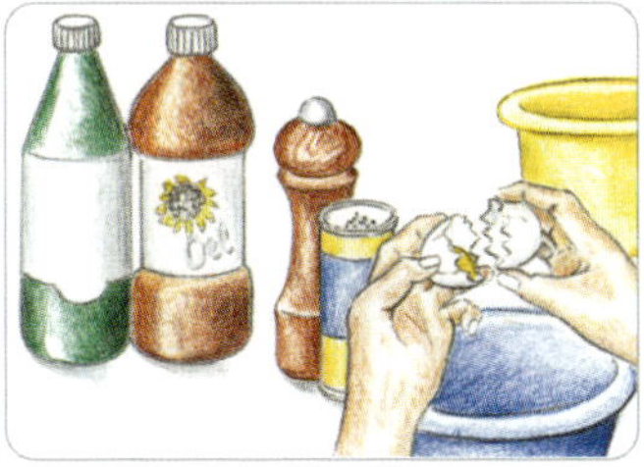

Zutaten vorbereiten, Ei trennen

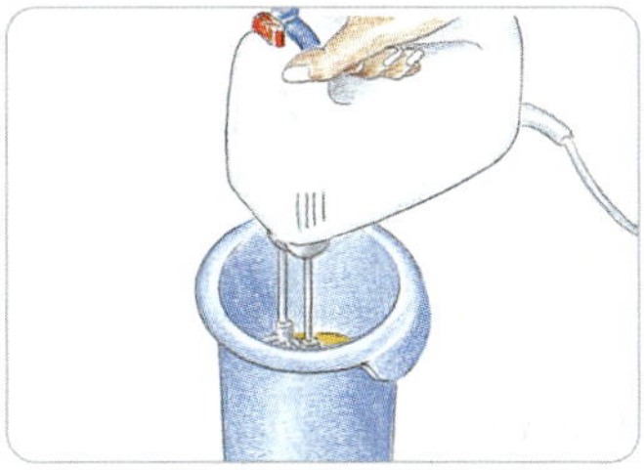

Eigelb in einem Rührbecher cremig schlagen

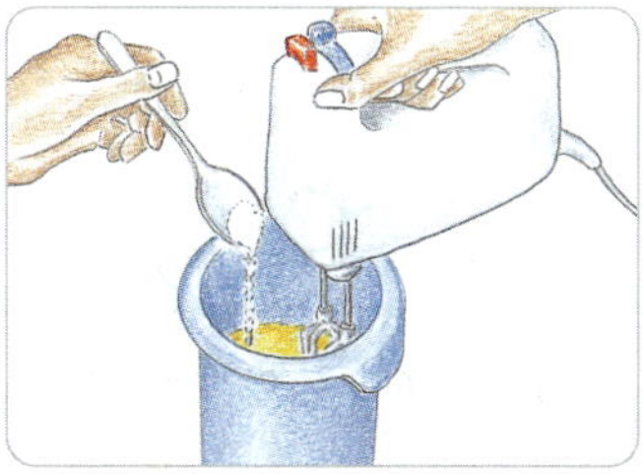

Essig, Salz, Senf zugeben, cremig schlagen

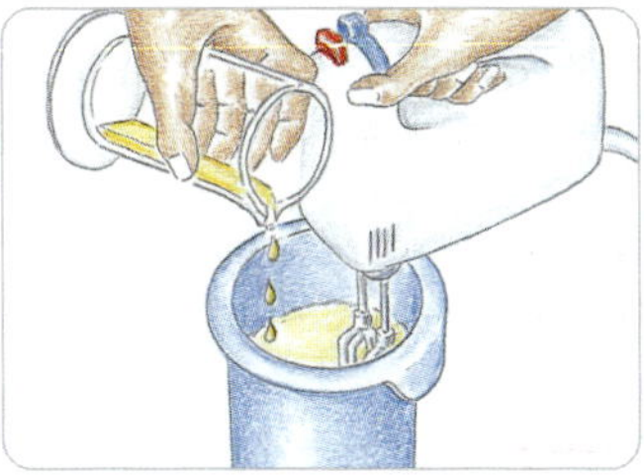

Öl tröpfchenweise zugeben

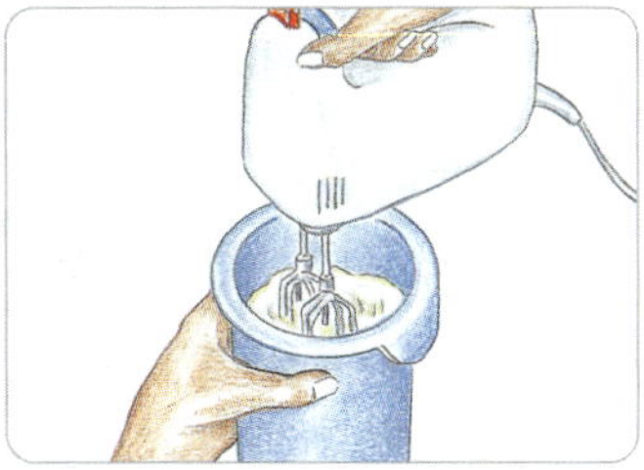

Zutaten so lange schlagen, bis eine cremig weiße Masse entsteht

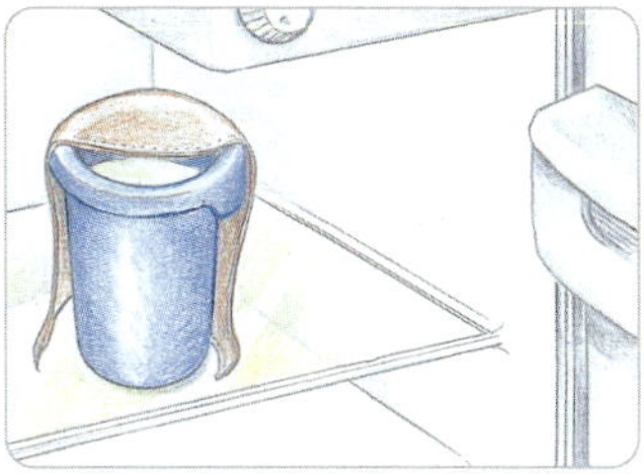

Mayonnaise bis zum Verzehr kühl stellen, rasch und nach Bedarf weiterverarbeiten

Regeln zur Mayonnaiseherstellung

1. Für die Herstellung der Mayonnaise ist die Verwendung von Rohei erforderlich. Es besteht dadurch Salmonellengefahr. Deshalb dürfen nur Eier verwendet werden, die nicht älter als 3 Tage sind (Legedatum). Gerichte, die mit frischer Mayonnaise hergestellt werden, müssen kurz nach der Herstellung verzehrt werden. Für Salate, die einige Stunden ziehen müssen, empfiehlt es sich im Handel erhältliche Mayonnaise zu verwenden, da diese erhitzt wurde und somit keine Salmonellengefahr besteht.
2. Alle Zutaten sollten die gleiche Temperatur haben. Das Öl nur tröpfchenweise zugeben, da die Mayonnaise gerinnen kann. Sollte dies trotzdem geschehen, so kann ein frisches Eigelb in einer sauberen Rührschüssel cremig geschlagen werden und die geronnene Masse tröpfchenweise zugegeben werden.

Bedeutung der Zutaten		Variationen	Rezepthinweise
Eigelb, Senf	Emulgator	frische Kräuter,	Nudelsalat
Öl	Grundzutat	hart gekochte Eier,	Eiersalat
Gewürze, Senf	Geschmackszutaten	Gewürzgurken können	Geflügelsalat
		zugegeben werden	Remouladensauce

Garnieren von herzhaften Speisen

Schüsseln und heiße Platten werden mit Lebensmitteln garniert, die durch die Hitze nicht welk werden.

Geeignete Lebensmittel	Typische Anwendungsbeispiele
Fein gewogene Kräuter (z. B. Petersilie, Basilikum, Kresse, Schnittlauch)	Eignen sich für nahezu alle gegarten Speisen. Sie werden unmittelbar vor dem Servieren darübergestreut.
Sahnetupfer	Für alle Speisen, die mit Sahne verfeinert sind. Zum Beispiel Sahnesaucen und Cremesuppen. Sie können unmittelbar vor dem Servieren mit einem Sahnetupfer garniert und mit frischen Kräutern bestreut werden.
Früchte (z. B. Birnenhälften)	Eignen sich zum Garnieren von Wildgerichten.
Zitrone in Scheiben oder in Spalten	Eignet sich für alle panierten Gerichte zum Beispiel panierte Schnitzel oder Fischgerichte.
Schmelzen (z. B. Semmel- oder Zwiebelschmelzen)	Eignen sich für Nudel- oder Kartoffelbeilagen oder Klöße.
Cocktailtomaten	Sind besonders für Aufläufe geeignet, da sie kurz vor Ende der Garzeit mit eingebacken werden können.
Gemüse (z. B. Blumenkohl, Brokkoli, Rosenkohl)	Werden bissfest gegart und zum Garnieren von vorgewärmten Platten gerne verwendet, da Salatblätter durch die Wärme schnell welken.
Tourniertes Gemüse (z. B. Möhren, Kohlrabi)	Werden gegart, kurz in heißem Fett zum glänzen gebracht und zum Garnieren von Beilagenschüsseln oder Platten verwendet.

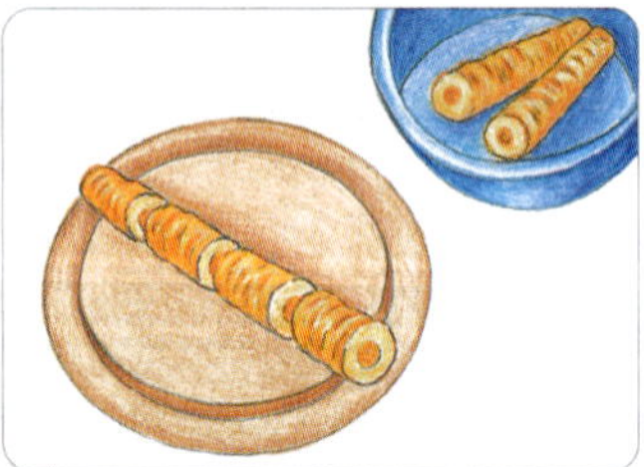

Möhren waschen, putzen, schälen und in ca. 4 cm lange Stücke schneiden

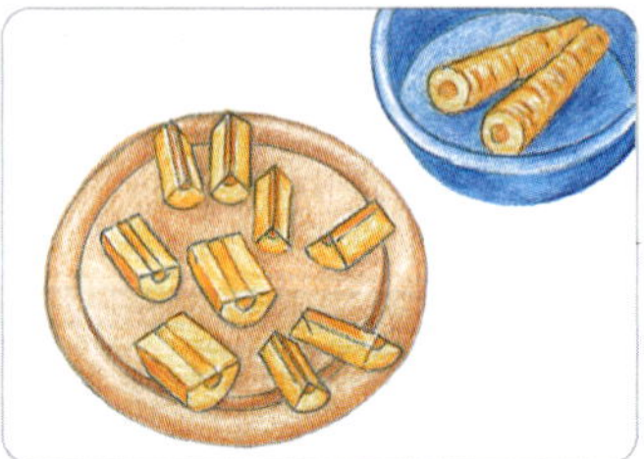

Möhrenstücke halbieren und vierteln

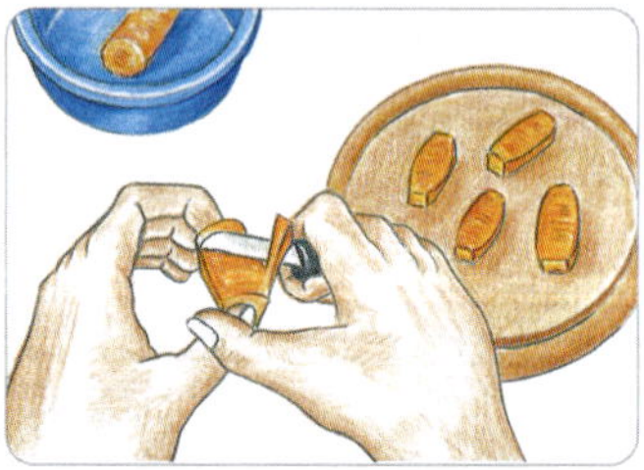

Mithilfe eines Tourniermessers Kanten brechen und zu einer rundlichen Form schneiden

Regeln zum Garnieren

1. Garnituren müssen für den Verzehr geeignet sein. Das bedeutet, dass sie gewaschen, geputzt, zerkleinert und wenn nötig an- oder durchgegart sein müssen.
2. Schüsseln, die warm gestellt werden oder Aufläufe werden mit gegarten Lebensmitteln garniert, damit sie den Temperaturen standhalten.
3. Garnituren sollen nicht zu groß sein.
4. Bei der Auswahl der Garnitur sollen Form und Farbe zum Gericht passen.
5. Je aufwendiger die Zubereitung des Gerichts ist, desto hochwertiger sollte die Garnitur sein.
6. Bei der Auswahl von Garnituren sollten farbliche Kontraste eingesetzt werden.

Garnieren von herzhaften Speisen

Teller können am Rand mit frischen Garnituren verziert werden.

Geeignete Lebensmittel	Typische Anwendungsbeispiele
Salatblätter, z. B. Blätter von Kopf-, Feld-, Lollo-Rosso-, Radicchio-, Friséesalat, Brunnenkresse	Belegte Brote, kalte Platten, salzige Gerichte

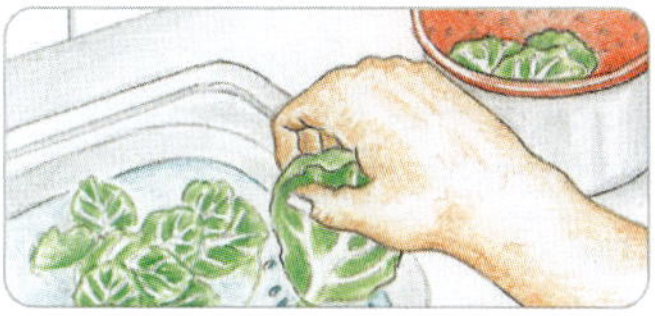
Salat waschen, trocknen

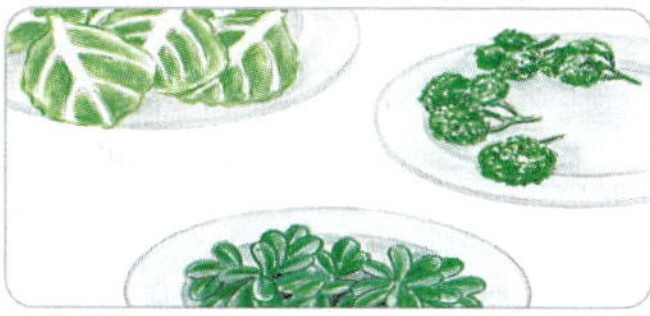
in Blätter teilen

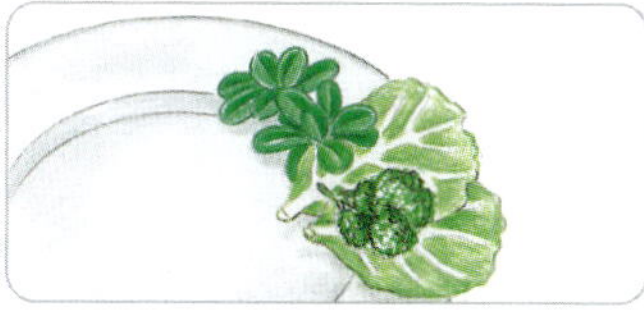
an den Tellerrand legen

Geeignete Lebensmittel	Typische Anwendungsbeispiele
Kräuter z. B. Petersilie, Schnittlauch, Dill oder Basilikum fein gewogen oder als Sträußchen	Toasts, frische und gegarte Salate, Tellergerichte

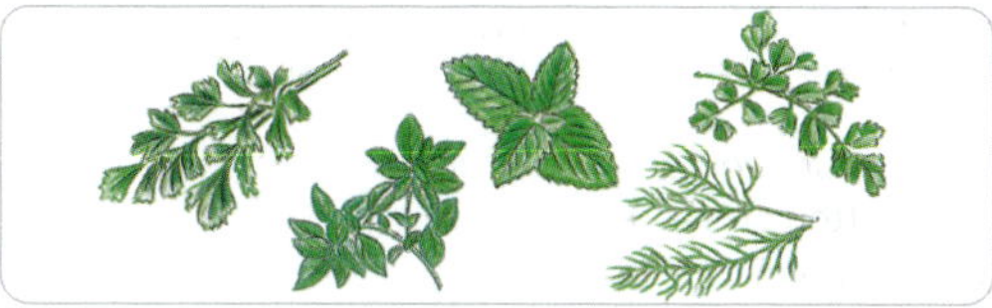
Kräuter als Sträußchen

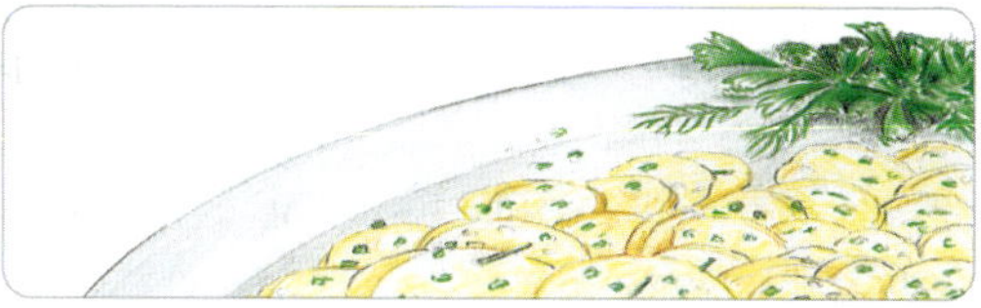
gehackte Kräuter

Geeignete Lebensmittel	Typische Anwendungsbeispiele
Zwiebelringe	Wurstsalat, pikante Salate
Eierspalten oder -scheiben	Gegarte, kohlenhydrathaltige Salate (z. B. Kartoffelsalat, Nudelsalat, Reissalat)

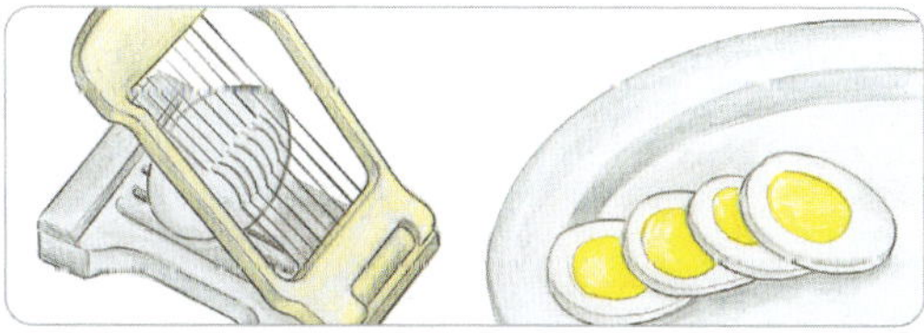
Eier in Scheiben

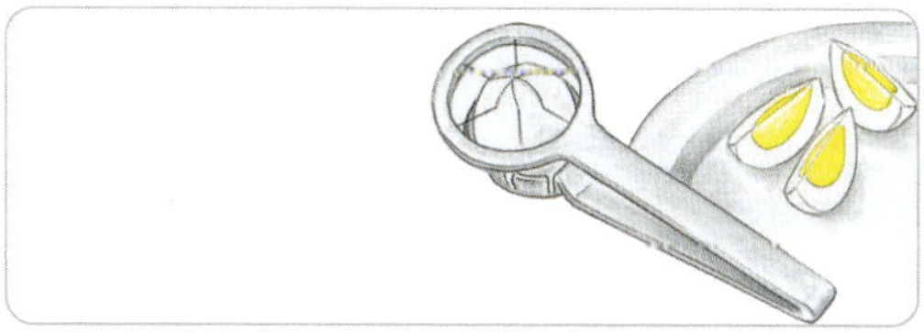
Eier in Spalten

Geeignete Lebensmittel	Typische Anwendungsbeispiele
Tomatenrose Tomatenspalten	Salatplatten, kalte Platten, belegte Brote

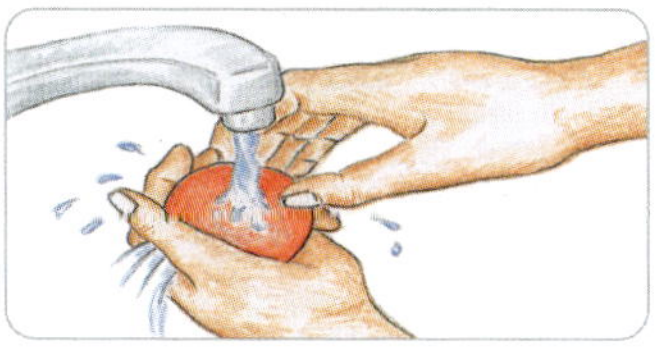
Tomate waschen

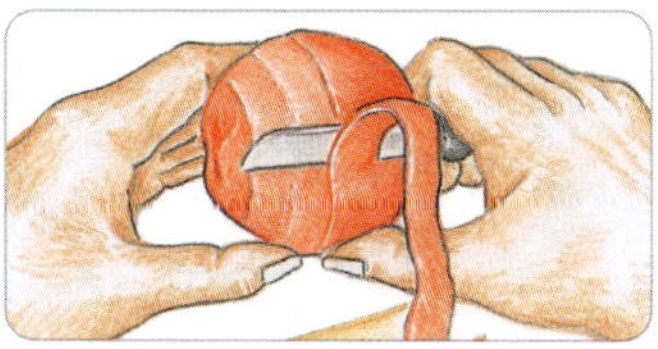
Haut mit einem Messer vorsichtig vom Stielansatz aus abschälen, zum Schluss einen Kreis von ca. 1,5 cm Durchmesser stehen lassen

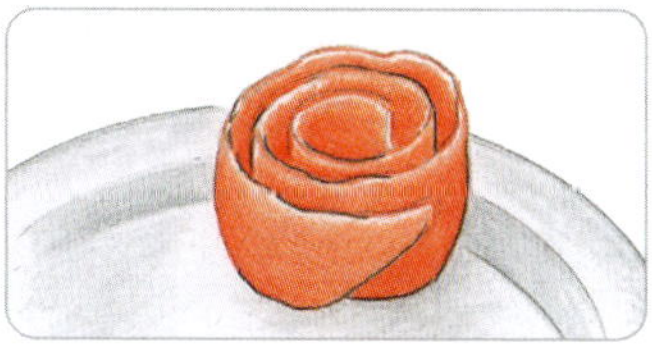
Tomatenhaut zu einer Rose formen

Garnieren von süßen Speisen

Desserts werden entweder in der Mitte oder am Rand des Schälchens garniert. Der Geschmack des Desserts sollte sich in der Garnitur wiederfinden, z. B. Zitronencreme wird mit Zitrone, Schokoladencreme wird mit Schokolade garniert.

Geeignete Lebensmittel	Typische Anwendungsbeispiele
Sahne	Geschlagene Sahne eignet sich für Desserts und Sahnetorten.
Zitronenmelisse	Bietet einen schönen Farbkontrast und eignet sich für Fruchtdesserts und Sahnetorten.
Früchte	Werden für süße Fruchtspeisen verwendet. Dabei sollte immer die Frucht ausgewählt werden, die auch im Rezept zu finden ist.
Mandelblättchen	Eignen sich für Tortenränder und einfache Cremes. Dabei kann man sie mit wenig Zucker in einer Pfanne karamellisieren. Sie erhalten dadurch eine schönere Farbe und einen intensiveren Geschmack.
Pistazien	Passen zu Fruchtcremes und Fruchttorten.
Schokolade	Als Raspel oder Schokoladenstreusel eignet sie sich besonders gut für Desserts und Tortenränder.
Schokoladenornamente	Finden vielseitige Verwendung bei der Garnitur von Torten und Cremes. Sie können flach gelegt oder in einen aufgespritzten Sahne- oder Cremetupfer gesteckt werden.
Bunte Zuckerstreusel, Hagelzucker	Zur Gestaltung von Weihnachtsplätzchen (Buttergebäck). Zum Kindergeburtstag kann er auch in eine noch feuchte, frisch aufgebrachte Schokoladenglasur gestreut und damit zur Verzierung von Rührkuchen oder Muffins verwendet werden.

Hilfsmittel zum Garnieren

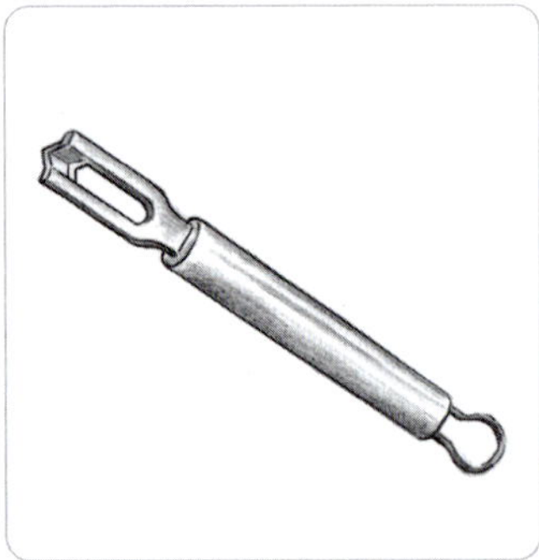

Spezialwerkzeug

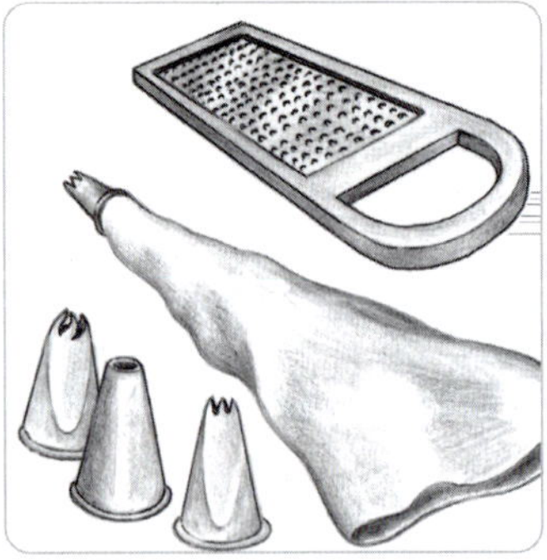

Reibe, Spritzbeutel (Gebäckspritze) mit verschiedenen Tüllen

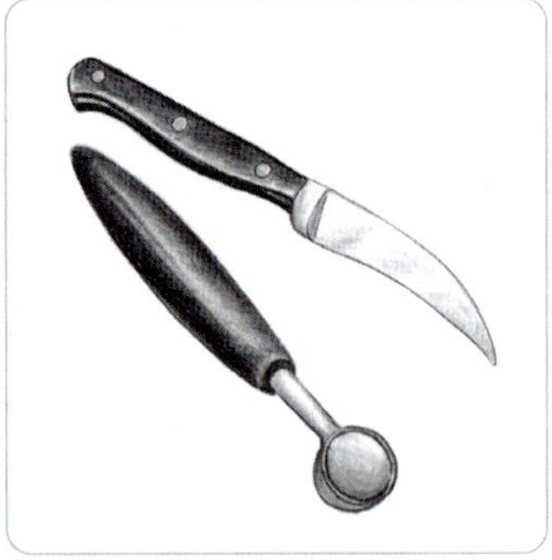

Tourniermesser, Tournierlöffel

Verwendung von Obst

Vorbereitung, Schnittformen, Garnituren

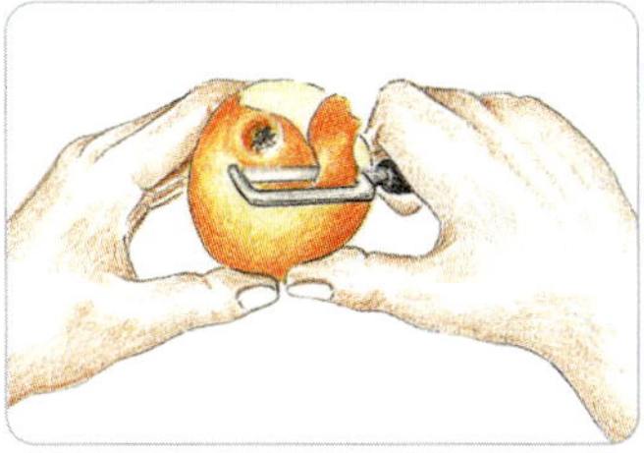

Apfel schälen

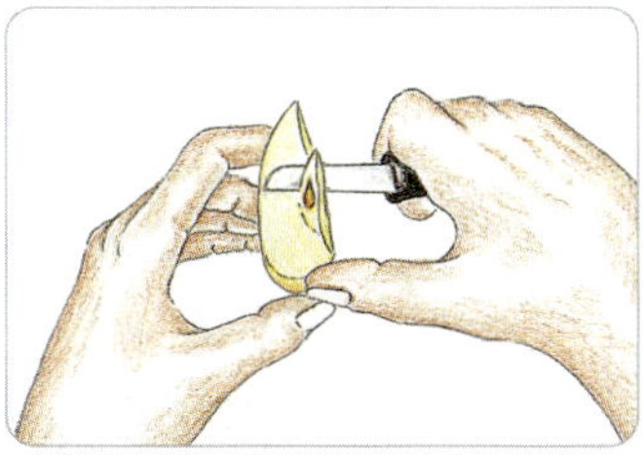

Kerngehäuse entfernen

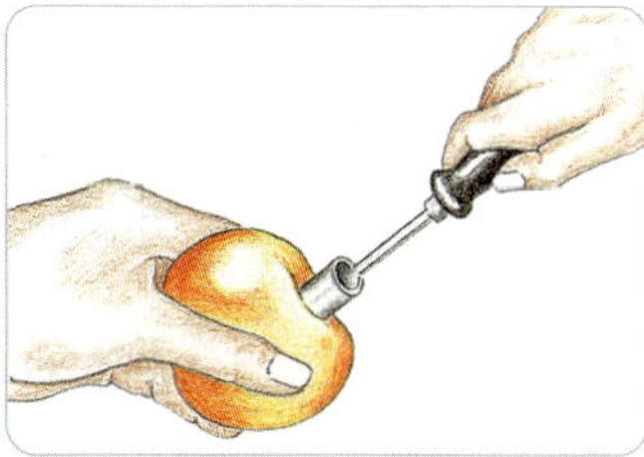

Kerngehäuse ausstechen

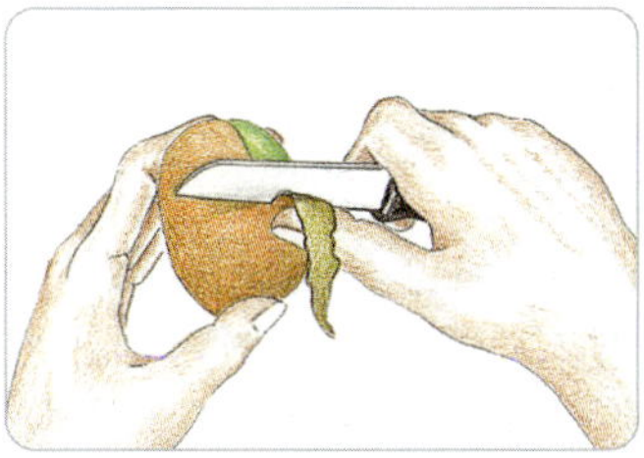

Kiwi schälen

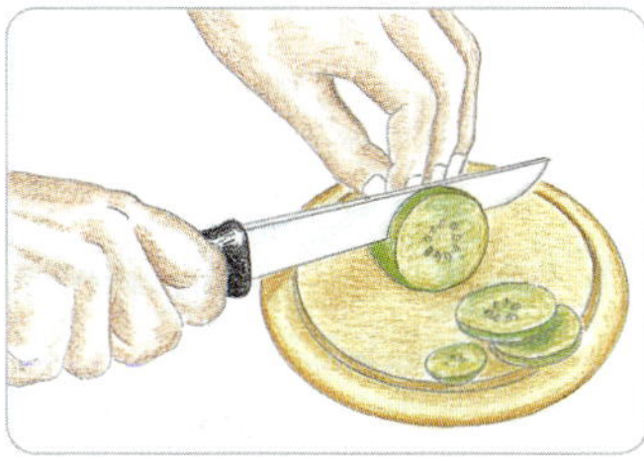

Kiwi in Scheiben schneiden

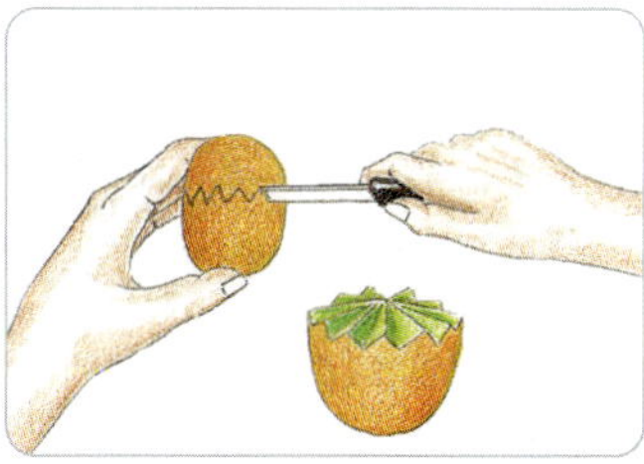

Kiwi als Garnitur schneiden

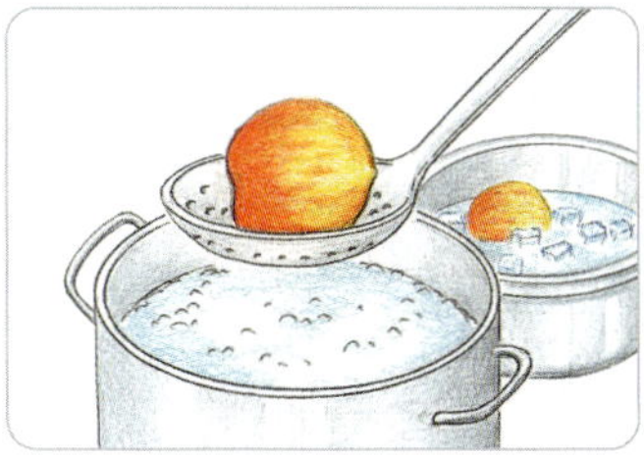

Pfirsich blanchieren

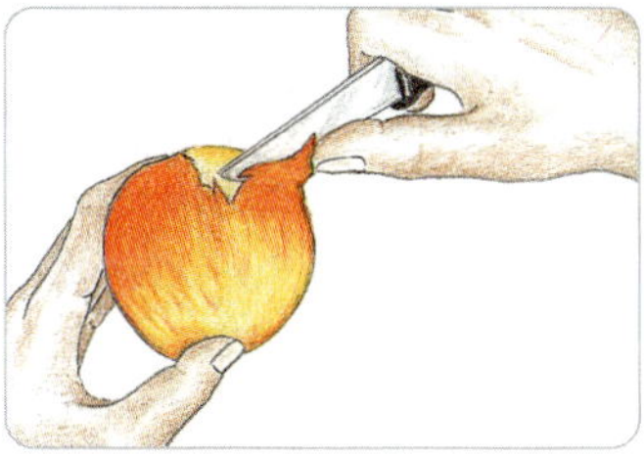

Pfirsich häuten

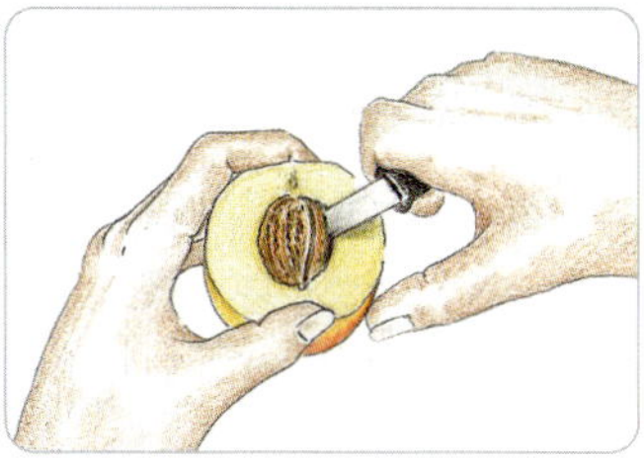

Pfirsich entkernen

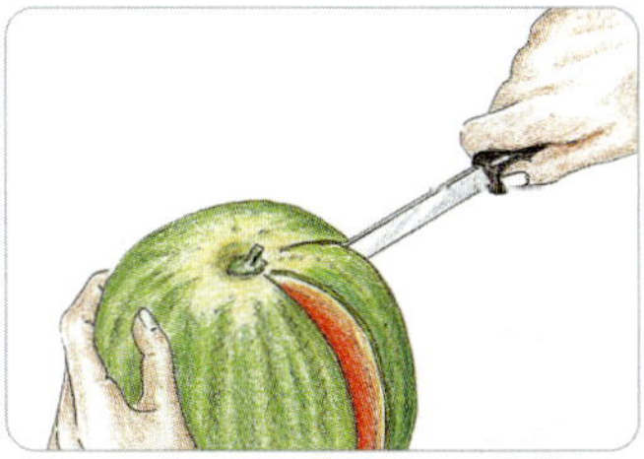

Melone in Spalten schneiden

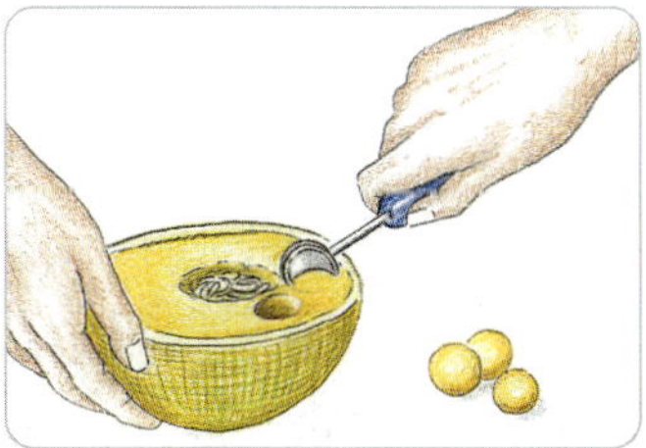

Melonenkugeln ausstechen

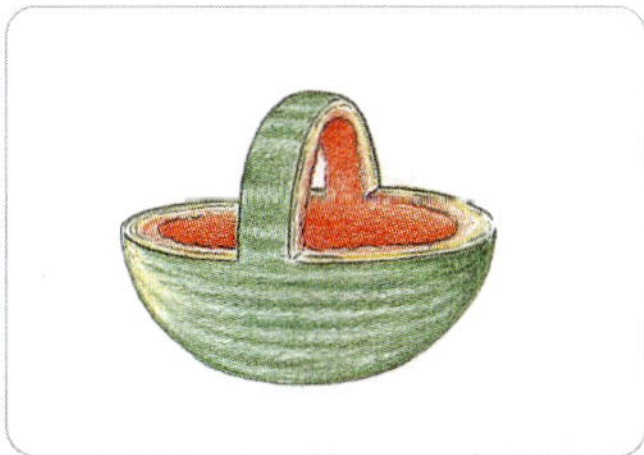

Melone als Garnitur (Obstkorb)

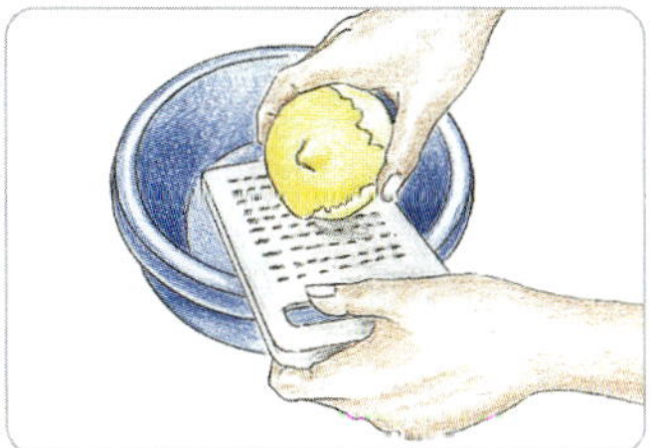

Zitronenschale abreiben

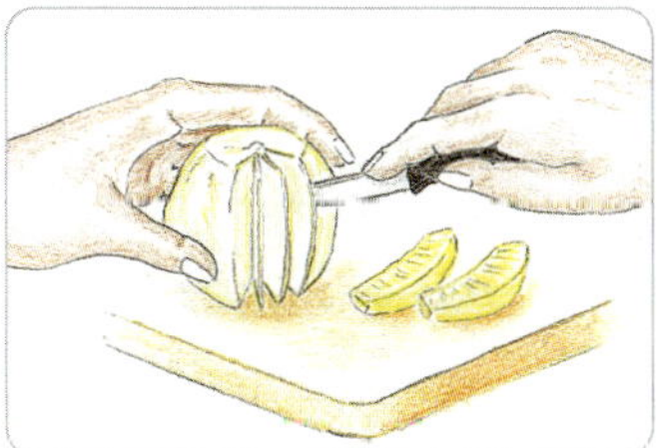

in Spalten schneiden

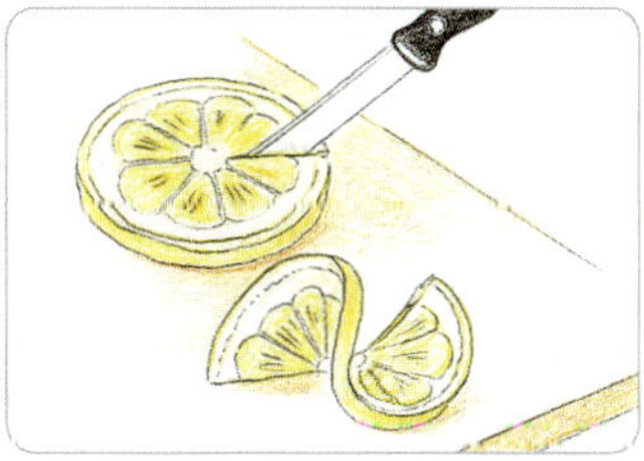

in Scheiben und als Garnitur

Belegte Brote

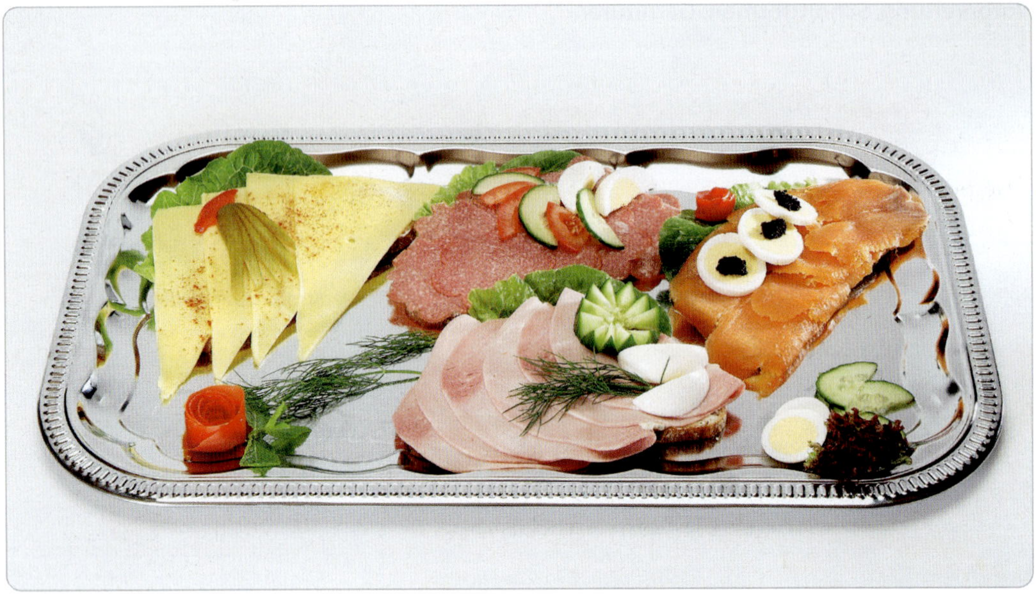

Energiegehalt:	1025 kJ (244 kcal)	Fett:	12 g	Eiweiß:	8 g	Kohlenhydrate:	22 g

Zutaten	Zubereitung	Garzeit/Tipps
4 Scheiben Graubrot	auf ein Brett legen	**alternativ:** *Weißbrot/Vollkornbrot*
40 g Butter	bestreichen, Brote halbieren oder vierteln	
Belag: 100 g Wurstaufschnitt Käseaufschnitt **oder** 125 g Streichwurst Streichkäse **oder**		**alternativ:** 120 g Räucherlachs 120 g Putenbrust 80 g Salami
4 Tomaten (1 Gurke, 1 Bund Radieschen)	waschen, putzen, in Scheiben schneiden	
1 Gewürzgurke 4 Radieschen	Brote belegen, auf einer Platte anrichten in Scheiben oder Fächer schneiden, garnieren	**Garniervorschläge,** s. S. 137

HINWEIS

Zur Garnitur von kalten Speisen eignen sich:
Salatblätter, Salatgurke, Paprikastreifen, Tomaten, Radieschen, Gewürzgurken, Maiskölbchen, Zwiebelringe, Kaviar und Kräuter

oder Obst:
Kiwis, Mandarinen, Erdbeeren, Weintrauben oder Physalis

Buttervariationen

Energiegehalt:	1740 kJ (416 kcal)
Fett:	41 g
Eiweiß:	5 g
Kohlenhydrate:	5 g

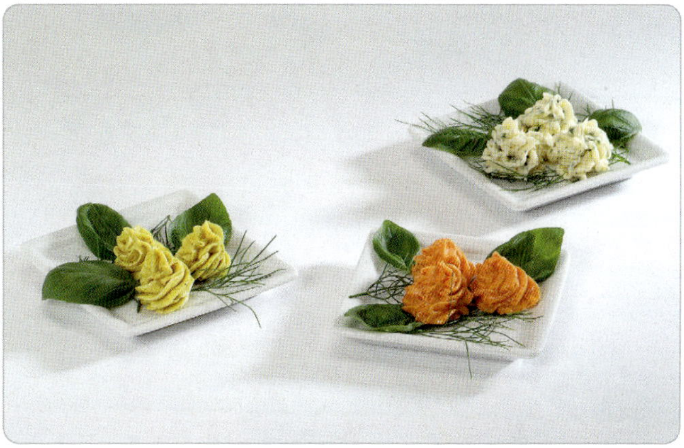

Zutaten	Zubereitung	Garzeit/Tipps
250 g Butter	in einer Rührschüssel cremig rühren	Essteller mit Pergamentpapier belegen
Walnussbutter		
80 g Walnusskerne 1 Tl Weißwein Salz, Pfeffer	fein wiegen, zufügen zufügen würzen, Masse in einen Spritzbeutel füllen	Walnussbutter passt sehr gut zu Grillfleisch
Kräuterbutter		
$^1/_2$ Zwiebel $^1/_2$ Bund Petersilie	schälen, reiben, zufügen waschen, fein wiegen, zufügen	**alternativ:** Schnittlauch, Dill oder frischer Majoran
1 Knoblauchzehe	schälen, häuten, mit einer Knoblauchpresse pressen, zufügen	besonders gut geeignet zu kurzgebratenem Fleisch oder Fischgerichten
1 Tl Zitronensaft 5 Blätter Estragon 10 Tr Worcestersauce Salz, Pfeffer	zufügen waschen, mixen, zufügen zufügen würzen, Masse in einen Spritzbeutel füllen	
Currybutter		
2 El Curry 1 Msp Safran 1 Tl trockener Sherry	 würzen zufügen	besonders geeignet für Geflügelfleisch
Paprikabutter		
1 rote Paprikaschote $^1/_2$ Tl Paprika edelsüß	putzen, waschen, pürieren, zufügen würzen, Masse in einen Spritzbeutel füllen	besonders geeignet für Grillfleisch
	Rosetten auf ein ausgelegtes Pergamentpapier spritzen, kühlen	Kühlzeit 30 Minuten

Canapés

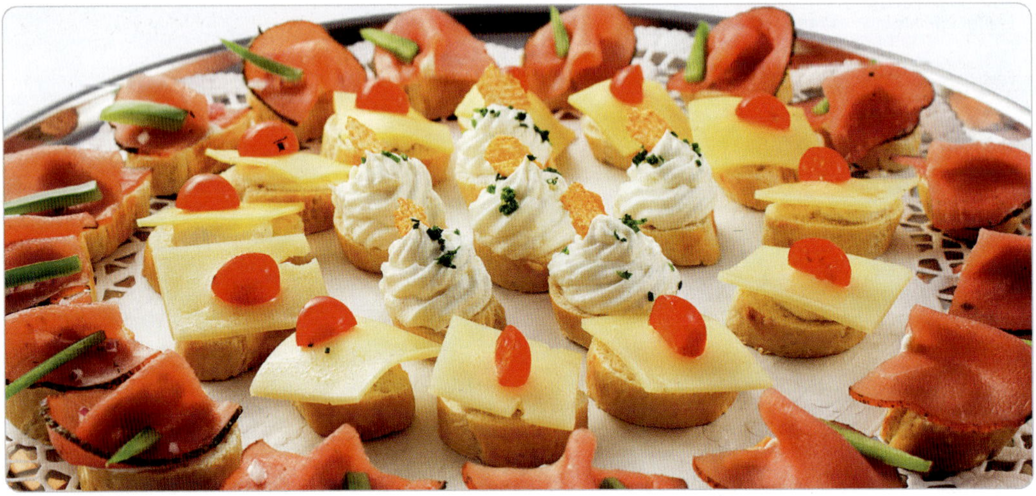

Energiegehalt:	2226 kJ (532 kcal)	Fett:	35 g	Eiweiß:	23 g	Kohlenhydrate:	30 g

Zutaten	Zubereitung	Garzeit/Tipps
Baguettes: 1/2 Grundrezept Hefeteig salzig (250 g Mehl, 1/2 Würfel Hefe, 1/2 Tl Salz, 1 Pr Zucker, 20 g Margarine, 1/8 l Wasser) herstellen, s. S. 127		
50 g gek. Schinken 50 g Emmentaler 1 Eigelb 4 El Sahne 2 El Mohn (Sesam, Kürbiskerne) **alternativ:** Weißbrot, Vollkornbrot	fein würfeln, reiben, beides in den Teig kneten Teig in 4 gleichlange, 2 cm dicke Stränge formen, auf ein gefettetes Blech legen in ein Schälchen geben zufügen, mischen, Teiglinge bestreichen bestreuen, backen Gebäcke leicht abkühlen lassen, in ca. 1 cm dicke Scheiben schneiden, auf eine Platte legen mithilfe einer Form runde Kreise ausstechen oder in Rechtecken schneiden	Baguettes können auch ohne Schinken und Käse zubereitet werden ▭ 10 Minuten bei 200 °C ⅄ 10 Minuten bei 190 °C die Brotscheiben sollten maximal 4 cm groß sein
Grundbelag:		
125 g Butter 125 g Frischkäse Salz, Pfeffer	in einer Rührschüssel cremig rühren zufügen leicht würzen, in einen Spritzbeutel füllen wenig Masse auf die Brotscheiben aufspritzen	**alternativ:** Brotscheiben mit Butter bestreichen
Wurst-Käse-Canapés (ergibt ca. 40 Stück)		
200 g Wurst und Käse nach Wahl (gek. Schinken, Lyoner, Salami, Putenwurst, Gouda, Emmentaler)	Wurst je nach Scheibengröße halbieren oder vierteln, evtl. aufrollen (Käsescheiben in 6 gleichgroße Rechtecke schneiden), Brote gleichmäßig belegen garnieren	zur Garnitur eignen sich Scheiben aus Cocktailtomaten, kl. Essiggurken, Paprikawürfel, Kräuter für Käse: Zwiebelringe oder Trauben

Canapés

Energiegehalt:	1458 kJ (348 kcal)	**Fett:**	18 g	**Eiweiß:**	14 g	**Kohlenhydrate:**	31 g

Zutaten	**Zubereitung**	**Garzeit/Tipps**
Baguettes oder Weißbrot ohne Grundbelag vorbereiten, s. S. 142		
	Brotscheiben auf eine Platte legen	
Kräuter-Canapés (ergibt ca. 40 Stück)		
125 g Frischkäse 50 g Crème fraîche 50 g Kräuterschmelzkäse ½ Bund Schnittlauch Salz, Pfeffer	in eine Schüssel geben zufügen zufügen in feine Röllchen schneiden, zufügen würzen, mischen, Masse in einen Spritzbeutel füllen Masse in gleichmäßigen Rosetten auf die Brotscheiben spritzen	salzige Garnituren, s. S. 137 als Garnitur eignen sich gehackte Petersilie oder Dill
Curry-Ananas-Canapés (ergibt ca. 40 Stück)		
125 g Frischkäse 100 g Sahneschmelzkäse 100 g Crème fraîche 2 El Ananassaft Salz, Pfeffer, Curry 4 Scheiben Ananas	in eine Schüssel geben zufügen zufügen zufügen leicht würzen, Masse in einen Spritzbeutel füllen Masse in gleichmäßigen Rosetten auf die Brotscheiben spritzen in feine Stücke schneiden, auf den Rosetten verteilen	als Garnitur eignen sich Melissenblätter oder Ananasstücke
Tomaten-Basilikum-Canapés (ergibt ca. 40 Stück)		
½ kl Glas Tomaten-Pesto 125 g Frischkäse 200 g Crème fraîche 4 El Basilikum Salz, Pfeffer	In eine Schüssel geben zufügen zufügen fein wiegen, zufügen, mischen würzen, Masse in einen Spritzbeutel füllen Masse in gleichmäßigen Rosetten auf die Brotscheiben spritzen	als Garnitur eignen sich Basilikumblätter und Oliven
Zwiebel-Käsecreme-Canapés (ergibt ca. 40 Stück)		
125 g Frischkäse 50 g Crème fraîche 50 g Sahneschmelzkäse 1 Zwiebel 50 g Gouda Salz, Pfeffer	in eine Schüssel geben zufügen zufügen schälen, fein würfeln, zufügen in ca. 2 mm große Würfel schneiden, zufügen würzen, mischen, Masse in einen Spritzbeutel füllen Masse in gleichmäßigen Rosetten auf die Brotscheiben spritzen	als Garnitur eignet sich Paprikagewürz

Toasts

Energiegehalt:	1271 kJ (303 kcal)	Fett:	250 g	Eiweiß:	12 g	Kohlenhydrate:	16 g

Zutaten	Zubereitung	Garzeit/Tipps
4 Scheiben Toastbrot 40 g Butter	toasten Toastscheiben bestreichen	Backofen oder Grill vorheizen
Tomatentoast		
80 g Salami (Scheiben) 4 Tomaten Salz, Pfeffer, Oregano 4 Scheiben Gouda	belegen waschen, putzen, in Scheiben schneiden, belegen würzen darüberlegen, Toasts auf ein Blech legen, im Backofen oder Grill garen	□ 10 Minuten bei 200 °C ⅄ 8 Minuten bei 180 °C ▥ 3 Minuten
Hawaii-Toast		
100 g gek. Schinken 1 kl Ds Ananasringe 4 Scheiben Gouda	belegen abtropfen lassen, 4 Scheiben entnehmen, Brote belegen darüberlegen, Toasts auf ein Blech legen, im Backofen oder Grill überbacken	□ 10 Minuten bei 200 °C ⅄ 8 Minuten bei 180 °C ▥ 3 Minuten
4 Sauerkirschen	in die Mitte der Ananasscheibe als Garnitur legen	
Birnentoast		
100 g gek. Schinken 1 gr Ds Birnen 100 g Camembert 20 g Mandelblättchen	Toasts belegen Saft abgießen, belegen in dünne Streifen schneiden, Toast belegen darüberstreuen, Toasts auf ein Blech legen, im Backofen oder Grill überbacken	□ 10 Minuten bei 200 °C ⅄ Minuten bei 180 °C ▥ 3 Minuten
Jägertoast		
1 Ei 1 kl Ds Champignons 1 Essiggurke 2 El Petersilie Salz, Pfeffer 4 Scheiben Gouda	in einem Topf hart kochen, abschrecken, pellen, fein würfeln, in eine Schüssel geben abtropfen lassen, fein würfeln fein würfeln, beides zugeben waschen, fein wiegen, zugeben, würzen Zutaten mischen, auf den Toasts verteilen darüberlegen, Toasts auf ein Blech legen, im Backofen oder Grill überbacken	10 Minuten □ 10 Minuten bei 200 °C ⅄ Minuten bei 180 °C ▥ 3 Minuten
 2 El Petersilie	Toasts auf einer Platte anrichten waschen, fein wiegen, garnieren	Garniturvorschläge: Schnittlauch, Dillsträußchen, Zwiebelringe

Pikante Brötchen

Energiegehalt:	1240 kJ (310 kcal)	Fett:	1 g	Eiweiß:	10 g	Kohlenhydrate:	24 g

Zutaten	Zubereitung	Garzeit/Tipps
4 frische Brötchen (Milch-, Wasser-, Vollkornbrötchen)	min 2x Rezept aufschneiden, auf ein Blech legen	Backofen oder Grill vorheizen
Pizzabrötchen		
3 El Tomatenmark Salz, Pfeffer, Oregano	in ein Schälchen geben würzen, mischen, Brötchenhälften dünn damit bestreichen	
1 Ei	in einem Topf hart kochen, abschrecken, Ei pellen, in Würfel schneiden, in eine Schüssel geben	10 Minuten Paprika → veggi
2 Tomaten Salz, Pfeffer	waschen, putzen, fein würfeln, zufügen würzen	
50 g gek. Schinken (30 g Salami)	würfeln, zufügen	
50 g Hartkäse (Pizzakäse, Emmentaler, Gouda)	reiben, zufügen, mischen mithilfe zweier Esslöffel Tomatenmischung auf den Brötchenhälften verteilen, im Grill oder Backofen garen	□ 15 Minuten bei 160 °C ⅄ 12 Minuten bei 150 °C ▥ 5–7 Minuten
Frischkäse-Kräuterbrötchen		
50 g Butter	in eine Rührschüssel geben, mit dem Rührgerät kneten	Knethaken verwenden
150 g Frischkäse 50 g gek. Schinken 3 El Schnittlauch Salz, Pfeffer, Knoblauch	zufügen fein würfeln, zufügen waschen, fein wiegen, zufügen würzen, mischen, Masse auf den Brötchenhälften verteilen, im Grill oder Backofen garen	□ 12 Minuten bei 160 °C ⅄ 10 Minuten bei 150 °C ▥ 3–5 Minuten
Hackfleischbrötchen		
1 Grundrezept Hackfleischmasse (1 Zwiebel, 400 g Hackfleisch, ½ Tl Salz, 1 Msp Pfeffer, ¼ Tl Paprika, 2 Eier, 6 El Paniermehl) herstellen, s. S. 119		
	Brötchenhälften damit bestreichen im Grill oder Backofen garen	□ 30 Minuten bei 160 °C ⅄ 25 Minuten bei 150 °C ▥ 10–15 Minuten
2 El Petersilie	Brötchen auf einer Platte anrichten waschen, fein wiegen, garnieren	Garniervorschläge: Dillsträußchen, Salatblätter

Salzige Schnecken

Energiegehalt:	1566 kJ (368 kcal)	Fett:	22 g	Eiweiß:	18 g	Kohlenhydrate:	23 g

Zutaten	Zubereitung	Garzeit/Tipps
½ Grundrezept Hefeteig, salzig (250 g Mehl, ½ Würfel Hefe, ½ Tl Salz, 1 Pr Zucker, 40 g Margarine, 125 ml Wasser) herstellen, s. S. 127 Alternativ kann auch ½ GR Quarkölteig oder 1 GR Quarkblätterteig verwendet werden.		
Gemüsefüllung		
125 g Frischkäse 1 rote Paprikaschote 1 kl Zwiebel 2 El Mais 1 Knoblauchzehe Salz, Pfeffer	in eine Schüssel geben waschen, putzen, fein würfeln, zufügen schälen, fein würfeln, zufügen zufügen häuten, durch eine Knoblauchpresse drücken, zufügen würzen, Zutaten mischen	
Schinken-Käsefüllung		
100 g gek. Schinken 1 kl Zwiebel 100 g Emmentaler Käse 200 ml Crème fraîche Salz, Pfeffer, Paprika	fein würfeln, in eine Schüssel geben schälen, fein würfeln, zufügen reiben, zufügen zufügen würzen, Zutaten mischen	alternativ kann auch Bauchspeck verwendet werden
Tomatenfüllung		
3 El Tomatenmark 125 g Frischkäse 2 El frischer Majoran 2 Tomaten Salz, Pfeffer, Oregano	in eine Schüssel geben zufügen waschen, putzen, fein wiegen, zufügen waschen, putzen, blanchieren, häuten, würfeln, zufügen würzen, Zutaten mischen	Blanchieren, s. S. 89
Käsefüllung		
100 g Emmentaler 100 g Gouda 1 kl Zwiebel 125 g Frischkäse Salz, Pfeffer, Muskat 2 El Schnittlauch 2 El Sahne	reiben, in eine Schüssel geben schälen, fein würfeln, zufügen zufügen würzen waschen, in feine Röllchen schneiden, zufügen zufügen, Zutaten mischen	
   1 Eigelb	Teig 0,5 cm dick ausrollen, Masse auf dem Teig verteilen, Schnecken formen, auf das Blech legen Teiglinge bepinseln, abbacken auf einer Platte anrichten, warm servieren	Blech fetten oder mit Backpapier auslegen Gebäckformen, s. S. 314 □ 12–15 Minuten bei 180 °C ⅄ 12–15 Minuten bei 170 °C

Shrimps-Cocktail

Energiegehalt:	967 kJ (230 kcal)	**Fett:**	12 g	**Eiweiß:**	16 g	**Kohlenhydrate:**	13 g

Zutaten	Zubereitung	Garzeit/Tipps
250 g Shrimps gekocht und ausgelöst	abtropfen lassen	**alternativ:** Shrimps in Lake
2 Chicorée	halbieren, Strunk entfernen, in ca. 0,5 cm dicke halbe Ringe schneiden, waschen, danach in lauwarmem Wasser wässern	Ruhezeit 5–15 Minuten
2 Eier	in einem Topf hart kochen, abschrecken, Eier pellen, in Würfel schneiden, in eine Schüssel geben	10 Minuten
1 kl Ds Ananas	Saft abgießen, fein würfeln, zufügen	
1 Kiwi	schälen, würfeln, zufügen	
1 kl Ds Mandarinen	Saft abgießen, zufügen	
	Chicorée zufügen	
1 Zitrone	auspressen, Saft zufügen	
4 El Crème fraîche	zufügen	
2 El Mayonnaise	zufügen	
Salz, Pfeffer, Curry	Zutaten mischen, würzen	
	Shrimps zufügen, leicht unterrühren	
	Cocktail in einem Glas oder Schälchen anrichten	mit einer Gabel servieren
1 Kiwi	schälen, in Scheiben schneiden, garnieren	**alternativ:** Zitronenscheiben

Lachsröllchen

Energiegehalt:	1493 kJ (355 kcal)	**Fett:**	29 g	**Eiweiß:**	7 g	**Kohlenhydrate:**	2 g

Zutaten	Zubereitung	Garzeit/Tipps
200 g Frischkäse	in eine Schüssel geben	
2 El Meerrettich	zufügen	
2 El Crème fraîche	zufügen	
2 El Dill	waschen, fein wiegen, zufügen	
	Zutaten mischen	
200 g Räucherlachs in Scheiben	Masse gleichmäßig auf dem Lachs verteilen und aufrollen, kühl stellen	Ruhezeit 30 Minuten
	Lachsrollen in ca. 2 cm große Röllchen schneiden, auf einer Platte anrichten	
Dill	waschen, mit Dillsträußchen garnieren	

Wraps mit herzhaften Füllungen

Energiegehalt:	1260 kJ (297 kcal)
Fett:	26 g
Eiweiß:	14 g
Kohlenhydrate:	1 g

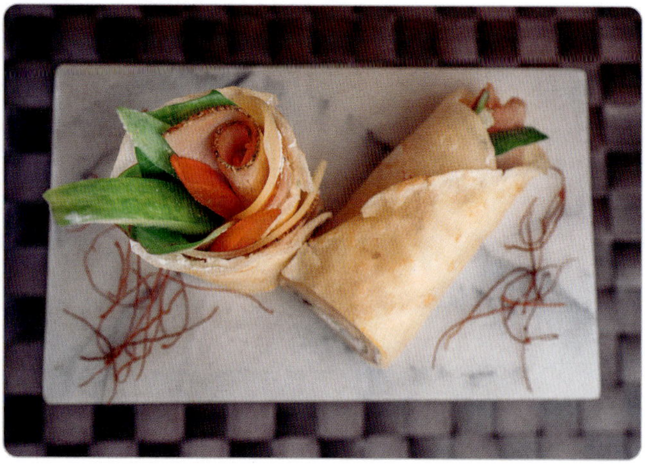

Zutaten	Zubereitung	Garzeit/Tipps
Wraps		
200 g Mehl	in eine Schüssel geben	**alternativ:**
1 Tl Salz	zufügen	Weizenwraps gibt
2 El Öl	zufügen	es im Handel als
300 ml Wasser (Milch)	nach und nach zufügen, mit dem Rührgerät (Schneebesen) kneten bis ein flüssiger Teig entsteht, abdecken, ruhen lassen	Fertigprodukt 15 Minuten
Öl	wenig Öl in einer Pfanne erhitzen, Pfannenboden dünn mit Teig überziehen, sobald sich der Wrap vom Pfannenboden löst, wenden. Wrap auf beiden Seiten hellbraun braten. Vorgang wiederholen, bis der Teig verarbeitet ist.	ca. 2 Minuten auf jeder Seite
Wraps mit Schinken-Käsefüllung		
	8 Wraps herstellen	
200 g gek. Schinken		alternativ kann auch Rauchfleisch verwendet werden
100 g Frischkäse	in ein Schälchen geben	
1 Tl Meerrettich	zufügen	
Salz, Pfeffer	würzen	
1 El Schnittlauch	waschen, in feine Röllchen schneiden, zufügen	
2 El Crème fraîche	zufügen, mischen auf den Wraps verteilen, mit dem Schinken abdecken und aufrollen Wraps auf einer Platte anrichten	Wraps können gerollt oder zu einer Tüte gewickelt, oder angeschnitten mit einem Holzspieß serviert werden.

HINWEIS

Sollten die Wraps die gewünschte Form nicht halten, dann können sie mithilfe von Pergamentpapier oder Alufolie umwickelt werden.

Wraps mit herzhaften Füllungen

Energiegehalt:	1376 kJ (325 kcal)	Fett:	19 g	Eiweiß:	14 g	Kohlenhydrate:	25 g

Zutaten	Zubereitung	Garzeit/Tipps
Wraps mexikanische Art		
	8 Wraps herstellen	s. S. 148
2 Paprikaschoten	waschen, putzen, in Streifen schneiden	
2 Chilischoten	putzen, grob zerkleinern	
1 Zwiebel	schälen, fein würfeln	
2 El Olivenöl	in einer Pfanne erhitzen, Zwiebeln zufügen, andünsten	
200 g Hackfleisch	zufügen, mitdünsten	
2 Knoblauchzehen	häuten, durch eine Knoblauchpresse drücken, zufügen, Paprikastreifen und Chilischoten zufügen, mitdünsten	
Salz, Pfeffer, Curry, Paprika	würzen, Deckel schließen, bei schwacher Hitze dünsten	10 Minuten
1 kl Ds Mais	zufügen, mischen, ohne Deckel auf höchster Stufe Flüssigkeit vollständig einkochen lassen.	5 Minuten
	Masse auf den Wraps verteilen, zu einer Tüte aufwickeln, auf einer Platte servieren	
Wraps mit Spargelfüllung		
	8 Wraps herstellen	s. S. 148
1 gr Glas Spargel	Saft abgießen	
100 g Frischkäse	auf die Wraps streichen	
Salz, Pfeffer, wenig Knoblauch	würzen, Spargel darauf verteilen und aufrollen	
Wraps mit Lauchfüllung		
	8 Wraps herstellen	s. S. 148
2 Eier	hart kochen	10 Minuten
1 Stange Lauch	langs halbieren, waschen, putzen, in Streifen schneiden	
1 Zwiebel	schälen, fein würfeln	
100 g Bauchspeck	fein würfeln	
1 El Öl	in einer Pfanne erhitzen, Zwiebeln und Speck andünsten, Lauch zufügen, dünsten	
Salz, Pfeffer	würzen	
125 g Frischkäse	auf die Wraps streichen	
Salz, Pfeffer	würzen, Ei pellen, würfeln, darüberstreuen gedünstete Lebensmittel darübergeben	
50 g Gouda	reiben, darüberstreuen, Wraps aufrollen, auf einer Platte anrichten, servieren	
	Wraps können gerollt, zu einer Tüte gewickelt, oder angeschnitten mit einem Holzspieß serviert werden.	

Gemüse-Spieße

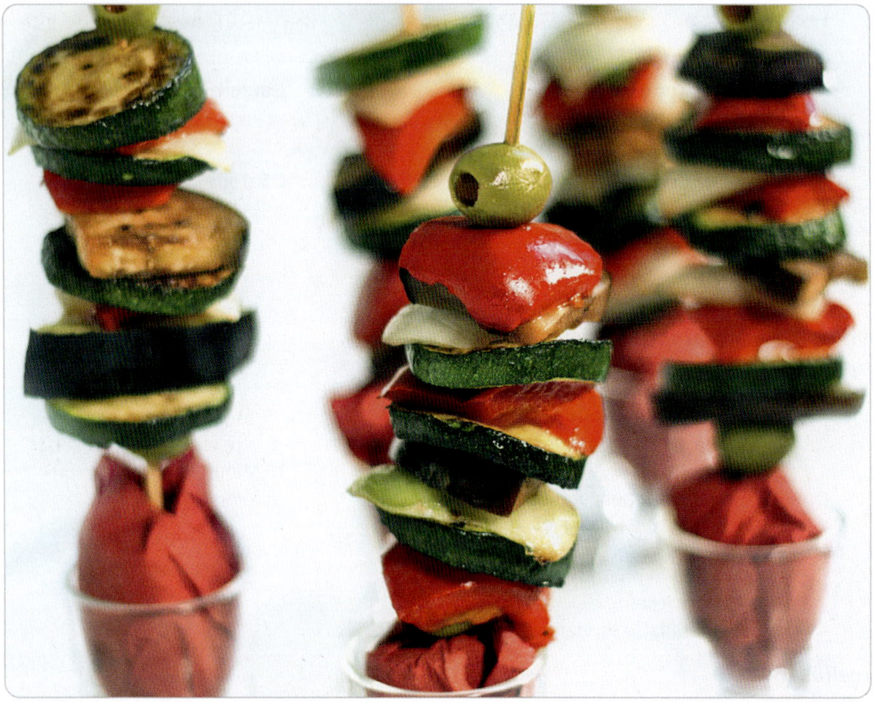

Energiegehalt:	277 kJ (66 kcal)	Fett:	+	Eiweiß:	6 g	Kohlenhydrate:	3 g

Zutaten	Zubereitung	Garzeit/Tipps
2 Paprikaschoten	waschen, putzen, Kerngehäuse entfernen, in ca. 2 cm große Würfel schneiden	Backblech einfetten
1 Zucchini	waschen, putzen, in Scheiben schneiden	
1 Aubergine	waschen, putzen, in Scheiben schneiden, Scheiben vierteln	zu den Spießen kann ein Dip gereicht werden, s. S. 155
1 Zwiebel	schälen, halbieren, Blätter ablösen	
1 kl Ds Oliven	Saft abgießen	
mit Käse		
250 g Feta (Schafskäse)	in Würfel schneiden	
mit Speck oder Schinken		
200 g Schinken (Speck)	in Würfel schneiden	
8 Schaschlikspieße	Zutaten im Wechsel auf die Spieße stecken, auf ein Blech legen	
3 El Öl	in ein Schälchen geben	
Salz, Pfeffer	zufügen, mischen, Spieße bestreichen, Gemüse-Spieße grillen oder backen	3 Minuten 12 Minuten bei 200 °C 12 Minuten bei 190 °C
	auf einer Platte anrichten	

Zucchiniröllchen

Energiegehalt:	1250 kJ (298 kcal)	Fett:	22 g	Eiweiß:	16 g	Kohlenhydrate:	7 g

Zutaten	Zubereitung	Garzeit/Tipps
500 g Zucchini	waschen, Enden abschneiden, der Länge nach in hauchdünne Streifen schneiden	
2 El Öl	in einer Pfanne erhitzen, Zucchinistreifen zufügen, auf beiden Seiten leicht braun braten	2–3 Minuten
Salz, Pfeffer	würzen, Zucchini aus der Pfanne nehmen, auf einem Küchenkrepp abtropfen lassen	
200 g Frischkäse	in ein Schälchen geben	
50 ml Crème fraîche	zufügen	
2 El Schnittlauch	waschen, in feine Röllchen schneiden, zufügen	als Beilage eignet sich frisches Weißbrot
50 g gek. Schinken (Putenschinken)	fein würfeln, zufügen	
Salz, Pfeffer	würzen, Masse auf die Zucchinistreifen streichen, einrollen, auf das Blech setzen	▭ 10–12 Minuten bei 70 °C ⅄ 10–12 Minuten bei 70 °C
	im Backofen erwärmen	
	Zucchiniröllchen auf einer Platte anrichten, warm servieren	

Crêpes-Spieße

Energiegehalt:	837 kJ (208 kcal)	Fett:	3 g	Eiweiß:	16 g	Kohlenhydrate:	26 g

Zutaten	Zubereitung	Garzeit/Tipps
½ Grundrezept Crêpes (125 g Mehl, 1 Ei, ½ Tl Salz, ¼ l Milch) herstellen, s. S. 114		
2 El Öl	in einer Pfanne erhitzen, Pfannenboden hauchdünn mit Teig überziehen, sobald sich der Teig vom Pfannenboden löst, wenden, Crêpe auf beiden Seiten hellbraun braten. Vorgang wiederholen bis der Teig verarbeitet ist	1 Minute
100 g Frischkäse	in eine Schüssel geben	
¼ Bund Schnittlauch	waschen, putzen, in feine Röllchen schneiden, zufügen	
100 g gek. Schinken	fein würfeln, zufügen	**alternativ:** Putenschinken Räucherlachs
Salz, Pfeffer	leicht würzen, mischen	
	Masse auf den Crêpes verteilen, aufrollen, in ca. 2 cm dicke Schnecken schneiden, auf einen Holzpieß stecken, auf einer Platte anrichten	

Pikante Muffins

Energiegehalt:	1499 kJ (358 kcal)	Fett:	20 g	Eiweiß:	21 g	Kohlenhydrate:	44 g

Zutaten	Zubereitung	Garzeit/Tipps
1 Zwiebel	schälen, fein würfeln	
2 El Öl	in einen Topf geben, Zwiebelwürfel zufügen, leicht braun dünsten, abkühlen lassen	Kühlzeit: 10 Minuten
80 g Margarine	in einer Rührschüssel cremig rühren	
100 g Emmentaler	reiben, zufügen	Muffinform fetten oder mit Papierförmchen auslegen
100 g gek Schinken (Salami, Putenbrust)	fein würfeln, zufügen, Zwiebeln zufügen	
2 El Schnittlauch	waschen, fein wiegen, zufügen	
2 Eier	zufügen	
250 g Mehl $^1/_2$ P Backpulver	mischen, zufügen, mischen, Masse in die Formen füllen, backen	15–18 Minuten bei 180 °C 15–18 Minuten bei 170 °C
	Muffins vorsichtig aus den Formen nehmen, auf einer Platte anrichten, warm servieren	

Hackfleisch-Türmchen

Energiegehalt:	472 kJ (112 kcal)	Fett:	7 g	Eiweiß:	7 g	Kohlenhydrate:	6 g

Zutaten	Zubereitung	Garzeit/Tipps
$^1/_2$ abgewandeltes Grundrezept Hackfleischmasse ($^1/_2$ kl Zwiebel, 250 g Hackfleisch, $^1/_4$ Tl Salz, 2 Pr Pfeffer, 1 Msp Paprika, 1 Ei, 4 El Spinat, 6 El Paniermehl) herstellen, s. S. 119		
	Masse in ca. 25 gleich große Taler formen	
40 g Margarine	in einer Pfanne erhitzen, Hackfleisch-Taler zufügen, bei mäßiger Hitze braten	2–3 Minuten auf jeder Seite
	auf einem Küchenkrepp abtropfen lassen, danach warm halten	80 °C 80 °C
13 Cocktailtomaten (Cornichons, 25 Silberzwiebeln)	waschen, halbieren, Strunk entfernen, (Cornichons in 1 cm große Stücke schneiden)	
Salz	Tomaten würzen	
100 g Gouda	in 25 gleich große Rechtecke teilen	
25 Zahnstocher	Tomatenhälfte (Cornichons, Silberzwiebeln), Käse und Fleischtaler zu einem Türmchen aufspießen	
	Hackfleisch-Türmchen auf einer Platte anrichten, warm servieren	

Tapas: Speckpflaumen

Energiegehalt:	1197 kJ (286 kcal)	Fett:	16 g	Eiweiß:	10 g	Kohlenhydrate:	3 g

Zutaten	Zubereitung	Garzeit/Tipps
200 g Bauchspeck (dünn geschnitten)	Scheiben noch einmal halbieren, evtl. vorhandene Schwarte entfernen	
200 g Dörrpflaumen	Pflaumen mit dem Speck umwickeln	
1 El Öl	in einer Pfanne erhitzen, Röllchen mit der Öffnung nach unten in das heiße Fett einlegen und knusprig braten	2 Minuten
	auf einer Platte anrichten	
Holzspieße	so in die Röllchen stecken, dass sie damit von der Platte entnommen werden können	
1 Zwiebel	schälen, in Ringe schneiden, garnieren	

Tapas: Oliven-Schafskäse

Energiegehalt:	1207 kJ (289 kcal)	Fett:	25 g	Eiweiß:	14 g	Kohlenhydrate:	1 g

Zutaten	Zubereitung	Garzeit/Tipps
1 Glas Oliven in Öl	abtropfen lassen	
250 g Schafskäse	in Würfel schneiden	
Holzspieße	je einen Käsewürfel und eine Olive aufspießen, auf einer Platte anrichten	

Dominotaler

Energiegehalt:	1005 kJ (240 kcal)	Fett:	11 g	Eiweiß:	10 g	Kohlenhydrate:	24 g

Zutaten	Zubereitung	Garzeit/Tipps
1 Packung Pumpernickeltaler	auf einem Brett ausbreiten	
40 g Butter	in ein Schälchen geben, weichkneten	
125 g Frischkäse	zufügen, darunterkneten	
2 El Magerquark	hinzufügen	
Salz, Pfeffer	würzen	
3 El Schnittlauch	waschen, fein schneiden, zufügen, Zutaten mischen	
	Taler mit der Masse bestreichen und jeweils 3 übereinander setzen	
	kühlen	15–20 Minuten
	als Dominotaler auf einer Platte anrichten	
1 Bund Dill	waschen, putzen, garnieren	

Geflügel-Sticks

Energiegehalt:	1594 kJ (379 kcal)
Fett:	19 g
Eiweiß:	31 g
Kohlenhydrate:	19 g

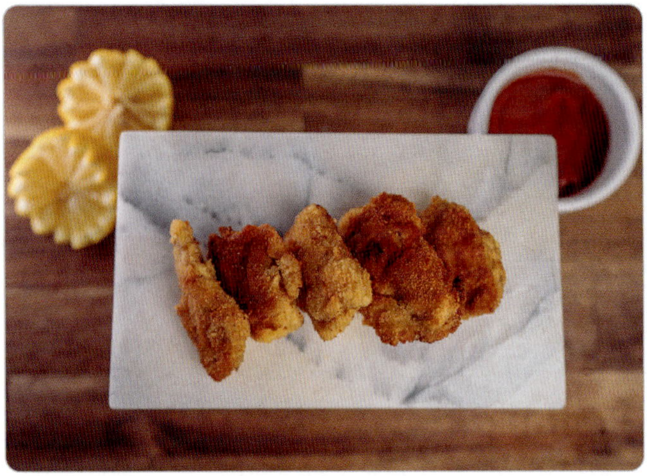

Zutaten	Zubereitung	Garzeit/Tipps
2 Hähnchenbrüste (2 Putenschnitzel)	abtupfen in fingerdicke Streifen schneiden	Fritteuse vorheizen
Amerikanische Art		
100 ml Buttermilch 1 Ei 1 Knoblauchzehe Salz, Pfeffer 100 g Paniermehl 50 g Mehl	in eine Schüssel geben zufügen häuten, fein würfeln, zufügen zufügen, mischen, Geflügelstreifen zufügen, kühlen auf einen Teller geben zufügen, mischen Fleisch aus der Marinade nehmen und mit der Paniermehlmischung panieren	Ruhezeit 30 Minuten
Wiener Art		
2 Eier 60 g Mehl 60 g Paniermehl Salz, Pfeffer, Curry	auf einem Teller verquirlen auf einen Teller geben auf einen Teller geben Geflügelstreifen würzen in Mehl, Ei und Paniermehl wenden	
	panierte Fleischteile knusprig braun frittieren Geflügel-Sticks auf einer Platte anrichten sofort servieren	3–4 Minuten bei 170 °C; für Fingerfood: mit Zahnstocher servieren

HINWEIS

Geflügel-Sticks sind als Spieße besonders gut als Fingerfood geeignet. In Verbindung mit herzhaften Zutaten, z. B. Schafskäse, Essiggurken, hart gekochten Eiern, Cocktailtomaten oder mit Früchten, z. B. Ananas oder Weintrauben, schmeckt Geflügel besonders gut.

Gemüse mit Dips

Energiegehalt:	455 kJ (108 kcal)	Fett:	4 g	Eiweiß:	10 g	Kohlenhydrate:	9 g

Zutaten	Zubereitung	Garzeit/Tipps
750 g Gemüse (Möhren, Paprika, Kohlrabi, Gurke, Rettich) oder (Blumenkohl, Brokkoli, Lauch) $^1/_2$ l Wasser 1 El Salz	waschen, putzen, wenn nötig schälen, in Streifen schneiden waschen, putzen, in Röschen teilen, in Salzwasser wässern in einem Topf zum Kochen bringen zufügen, Gemüse bissfest garen, abgießen	 10 Minuten 8–12 Minuten
Knoblauch-Dip		
250 g Magerquark 1 Knoblauchzehe 1 Zwiebel Salz, Pfeffer	in ein Schälchen geben schälen, durch eine Knoblauchpresse drücken schälen, fein würfeln, zufügen würzen	
Früchte-Dip		
125 g Magerquark 2 El Crème fraîche 125 g Naturjoghurt 1 Orange (Zitrone) $^1/_2$ Tl Zucker Kräutersalz, Curry	in ein Schälchen geben zufügen zufügen halbieren, auspressen, Saft zufügen zufügen würzen	
Tomaten-Dip		
125 g Magerquark 2 El Tomatenmark 1 El Essig 1 El kaltgepresstes Öl 3 El Sahne Kräutersalz, Pfeffer, Paprika	in ein Schälchen geben zufügen würzen, mischen	
Buttermilch-Dip		
100 ml Buttermilch 150 g Frischkäse 1 Zwiebel 1 El Schnittlauch 1 El Zitronensaft 1 El Öl Kräutersalz, Pfeffer	in eine Schüssel geben zufügen schälen, fein würfeln, zufügen waschen, in feine Röllchen schneiden, zufügen zufügen zufügen würzen	
 2 El frische Kräuter (Basilikum, Petersilie)	in einer Glasschüssel anrichten waschen, evtl. zerkleinern, garnieren Gemüse in Schälchen verteilen oder auf einer Platte anrichten, zusammen mit einem oder mehreren Dips reichen	 **alternativ:** Schnittlauch, Estragon, Minze

Lauchtaschen

Energiegehalt:	949 kJ (227 kcal)	Fett:	9 g	Eiweiß:	10 g	Kohlenhydrate:	23 g

Zutaten	Zubereitung	Garzeit/Tipps
1/2 Grundrezept Hefeteig, salzig (250 g Mehl, 1/2 Würfel Hefe, 1/2 Tl Salz, 1 Pr Zucker, 40 g Margarine, 125 ml Wasser) herstellen, s. S. 127		
1 Zwiebel	schälen, fein würfeln	
1/2 Stange Lauch	putzen, halbieren, waschen, in Ringe schneiden	Backblech fetten
20 g Margarine	in einer Pfanne erhitzen, Zwiebelwürfel andünsten, Lauch zufügen, mitdünsten	
Salz, Pfeffer	würzen	
100 g gek Schinken	fein würfeln, zufügen, Füllung etwas erkalten lassen	
100 g Gouda	reiben, zum Schluss zufügen, mischen	
2 El Sahne	zufügen	
	Teig ausrollen, Rechtecke ausrädeln (10 x 12 cm), Lauchmasse mit einem Löffel gleichmäßig verteilen, Gebäck verschließen, Teiglinge auf das gefettete Blech legen	Formgebung, s. S. 314
1 Eigelb	mit Eigelb bepinseln, abbacken	☐ 20 Minuten bei 190 °C ⅄ 15 Minuten bei 180 °C
	Gebäcke auf einer Platte anrichten heiß servieren	

Hackfleischtaschen

Energiegehalt:	732 kJ (174 kcal)	Fett:	5 g	Eiweiß:	6 g	Kohlenhydrate:	25 g

Zutaten	Zubereitung	Garzeit/Tipps
1/2 Grundrezept Hefeteig, salzig (250 g Mehl, 1/2 Würfel Hefe, 1/2 Tl Salz, 1 Pr Zucker, 40 g Margarine, 125 ml Wasser) herstellen, s. S. 127		
		Backblech fetten
1/2 Grundrezept Hackfleischmasse (1 kl Zwiebel, 200 g Hackfleisch, 1/4 Tl Salz, 2 Pr Pfeffer, 1 Msp Paprika, 1 Ei, 3 El Paniermehl) herstellen, s. S. 119		
	Teig ausrollen, Rechtecke ausrädeln (10 x 12 cm), Hackfleischmasse mit einem Löffel gleichmäßig verteilen, Gebäck verschließen, Teiglinge auf das gefettete Blech legen	Formgebung, s. S. 314
1 Eigelb	mit Eigelb bepinseln, abbacken	☐ 30–40 Minuten bei 170 °C ⅄ 25–35 Minuten bei 170 °C
	Gebäcke auf einer Platte anrichten heiß servieren	

Käseecken/Käsehörnchen

Energiegehalt:	343 kJ (82 kcal)	Fett:	5 g	Eiweiß:	2 g	Kohlenhydrate:	6 g

Zutaten	Zubereitung	Garzeit/Tipps
1 Grundrezept Mürbeteig, salzig (250 g Mehl, 125 g Margarine, 1 Tl Salz, 1 Msp Zucker, 1 Ei) herstellen, s. S. 128		
100 g Emmentaler	reiben, in den Teig kneten, Teig kühlen	Kühlzeit 10 Minuten
	Käseecken: Teig ca. 1 cm dick ausrollen, 2 x 3 cm große Rechtecke ausrädeln **Käsehörnchen:** Teig 0,5 cm dick ausrollen, Hörnchen formen, s. S. 315	Backblech fetten
	Teiglinge auf das gefettete Blech legen	als Beilage eignen sich frische Salate, s. S. 176 ff.
1 Eigelb 30 g Mohn (Sesam)	bepinseln Teiglinge bestreuen Käseecken (Käsehörnchen) abbacken	☐ 3–5 Minuten (5–8 Minuten) bei 200 °C ⅄ 3–5 Minuten (5–8 Minuten) bei 180 °C
	Käseecken (Käsehörnchen) auf einer Platte anrichten, warm oder kalt servieren	

Schinkenhörnchen

Energiegehalt:	1099 kJ (264 kcal)	Fett:	13 g	Eiweiß:	10 g	Kohlenhydrate:	25 g

Zutaten	Zubereitung	Garzeit/Tipps
$^1/_2$ Grundrezept Quark-Ölteig, salzig (125 g Magerquark, $^1/_2$ Tl Salz, $^1/_{16}$ l Öl, 1 Ei, 250 g Mehl, $^1/_2$ P Backpulver) herstellen, s. S. 129		
100 g gek Schinken	fein würfeln, in eine Schüssel geben	
1 Ei	in einem Topf hart kochen pellen, fein würfeln, zufügen	Blech fetten oder mit Backpapier auslegen
1 kl Zwiebel	schälen, fein würfeln, zufügen	
1 kl Essiggurke	würfeln, zufügen	
2 El Sahne	zufügen	dazu können frische Salate gereicht werden, s. S. 176 ff.
Salz, Pfeffer	würzen, zufügen, Zutaten mischen, Teig zu einem Kreis ausrollen, in 8 gleichgroße Teile aufteilen, mit Füllung belegen, Hörnchen formen	Formgebung, s. S. 315
1 Eigelb	Teiglinge auf das Blech setzen bepinseln, abbacken	☐ 10–15 Minuten bei 190 °C ⅄ 10–15 Minuten bei 170 °C
	Schinkenhörnchen auf einer Platte anrichten, heiß servieren	

Grießklößchensuppe

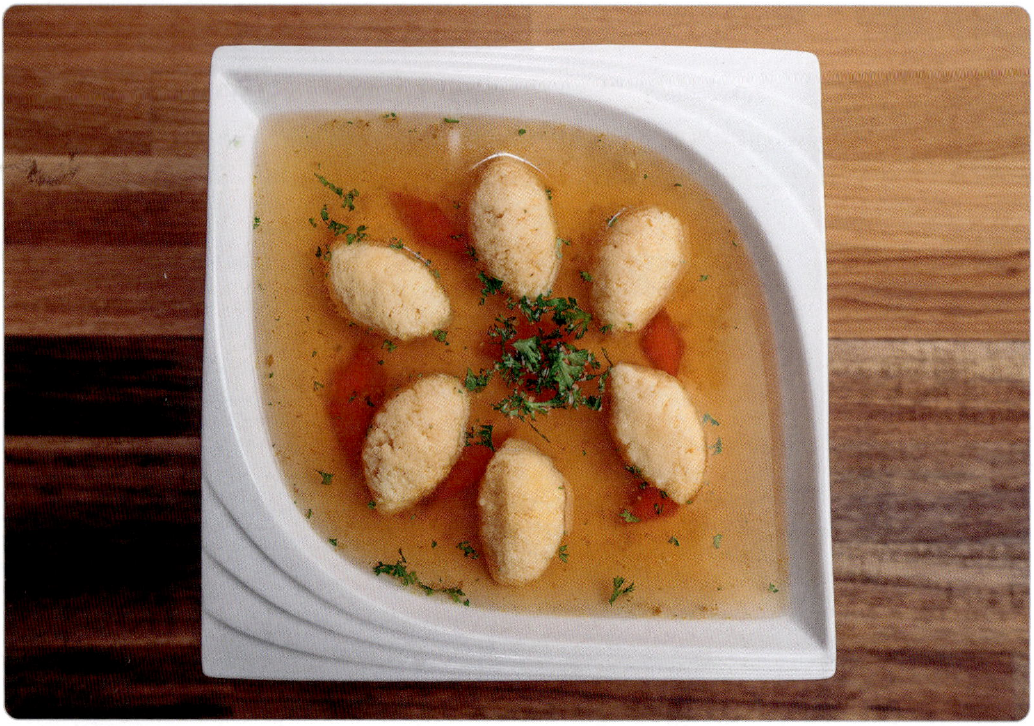

Energiegehalt:	1115 kJ (307 kcal)	Fett:	15 g	Eiweiß:	7 g	Kohlenhydrate:	23 g

Zutaten	Zubereitung	Garzeit/Tipps
1 Grundrezept Fleischbrühe (500 g Suppenfleisch, 1 Möhre, $^1/_4$ Kn Sellerie, $^1/_4$ Stange Lauch, 1 Zwiebel, 1 $^1/_4$ l Wasser, 1 Msp Pfeffer, 2 Brühwürfel) herstellen, s. S. 106 f.		
$^1/_4$ l Wasser oder Milch 4 Pr Salz 2 Pr Muskat 20 g Margarine	alle Zutaten in einem Topf aufkochen	
100 g Grieß	zufügen, zu einem Kloß rühren, abkühlen lassen	
2 Eier	verquirlen, unterrühren, mithilfe von 2 Teelöffeln Klößchen formen	
	Fleischbrühe in einem Topf aufkochen, Klößchen einlegen	
	gar ziehen lassen	8–10 Minuten
Salz, Pfeffer	Brühe abschmecken	
	in einer Terrine anrichten	
2 El Petersilie	waschen, fein wiegen, garnieren	

Klare Suppen mit Einlagen

Energiegehalt:	577 kJ (137 kcal)	Fett:	2 g	Eiweiß:	5 g	Kohlenhydrate:	3 g

Zutaten	Zubereitung	Garzeit/Tipps
1 Grundrezept Gemüsebrühe (2 Möhren, $^{1}/_{2}$ Kn Sellerie, 1 Stange Lauch, 1 Zwiebel, 1 $^{1}/_{4}$ l Wasser, 1 Msp Pfeffer, 2 Brühwürfel) herstellen, s. S. 106 f.		
Gemüsesuppe		
1 Möhre $^{1}/_{2}$ Stange Lauch $^{1}/_{2}$ P Tiefkühlerbsen Salz, Pfeffer 1 Zwiebel 20 g Margarine	waschen, putzen, schälen, in Scheiben schneiden putzen, halbieren, waschen, in halbe Ringe schneiden Brühe aufkochen, Gemüse zufügen, kochen zufügen Brühe abschmecken schälen, in halbe Ringe schneiden in einer Pfanne zerlassen, Zwiebelringe zufügen, braun werden lassen Suppe in einer Terrine anrichten, Zwiebelschmelze darübergeben	statt Gemüsebrühe können auch Knochen- oder Fleischbrühe verwendet werden, s. S. 106 20 Minuten (SKT 10 Minuten) andere mögliche Gemüsesorten: Sellerie, Blumenkohl, Brokkoli, Rosenkohl, Kohlrabi, Bohnen, Schwarzwurzeln
Lauchsuppe		
2 Stangen Lauch 30 g Fett Salz, Pfeffer	putzen, halbieren, waschen, in halbe Ringe schneiden, in einem Topf erhitzen, Lauch zufügen, andünsten Lauch in die Brühe einlegen, garen Suppe abschmecken, in einer Terrine anrichten	statt Gemüsebrühe können auch Knochen- oder Fleischbrühe verwendet werden, s. S. 106
Brühe mit Eierstich		
$^{1}/_{8}$ l Wasser oder Brühe 2 Eier Salz, Pfeffer, Muskatnuss Salz, Pfeffer	 in einem Schälchen verquirlen Eier würzen, Brühe zufügen, Masse in eine gefettete Auflaufform geben, Deckel schließen, im Wasserbad garen; Eierstich auf ein Brett stürzen, in gleich große Würfelchen (1 x 1 cm) schneiden Brühe aufkochen abschmecken, Eierstichwürfel zufügen, Suppe in eine Terrine füllen	Auflaufform fetten 30 Minuten statt Gemüsebrühe können auch Knochen- oder Fleischbrühe verwendet werden, s. S. 106
Croûtons		
2 Scheiben Weißbrot 40 g Margarine	in ca. 1 cm große Würfel schneiden in einer Pfanne erhitzen, Brotwürfel zufügen und knusprig braun braten	Croûtons erst ganz zum Schluss auf die Suppe geben oder in einem Schälchen dazureichen
2 El Petersilie	waschen, fein wiegen, garnieren	**alternativ:** 2 El frischer Schnittlauch

Klare Suppen mit Einlagen

Energiegehalt:	577 kJ (137 kcal)	Fett:	2 g	Eiweiß:	5 g	Kohlenhydrate:	3 g

Zutaten	Zubereitung	Garzeit/Tipps
1 Grundrezept Gemüsebrühe (2 Möhren, $^{1}/_{2}$ Kn Sellerie, 1 Stange Lauch, 1 Zwiebel, 1 $^{1}/_{4}$ l Wasser, 1 Msp Pfeffer, 2 Brühwürfel) herstellen, s. S. 106 f.		
Nudelsuppe		
$^{1}/_{2}$ **Grundrezept Nudelteig** (125 g Mehl, 1 Ei, $^{1}/_{2}$ Tl Salz, 2 El Wasser) herstellen, s. S. 118		
	Teig abdecken, ruhen lassen	Ruhezeit 15 Minuten
oder 125 g Suppennudeln	Teig hauchdünn ausrollen, hauchdünne Suppennudeln schneiden	es können auch Knochen- oder Fleischbrühe als Grundlage verwendet werden, s. S. 106
	Brühe aufkochen lassen, Nudeln zufügen, garen	8 Minuten (Suppennudeln 3–6 Minuten)
Flädlesuppe		
$^{1}/_{4}$ **Grundrezept Flädleteig** (60 g Mehl, 1 Ei, $^{1}/_{4}$ Tl Salz, $^{1}/_{8}$ l Milch) herstellen, s. S. 114		
2 El Öl	wenig Öl in einer Pfanne erhitzen, Teig hauchdünn auf dem Pfannenboden verteilen, auf beiden Seiten knusprig braun werden lassen, Vorgang solange wiederholen, bis aller Teig verarbeitet ist.	es können auch Knochen- oder Fleischbrühe als Grundlage verwendet werden, s. S. 106
	Flädle nebeneinander auf einem Gitter auskühlen lassen Flädle in hauchdünne Streifen schneiden, in eine Terrine geben, warmstellen	Flädle nicht stapeln, da sie sonst weich werden. Flädle nicht in der Brühe liegen lassen, da sie sonst aufweichen.
Windbeutelsuppe		
$^{1}/_{2}$ **Grundrezept Brandmasse** ($^{1}/_{8}$ l Wasser, 1 Pr Salz, 25 g Margarine, 70 g Mehl, 1–2 Eier, 1 Msp Backpulver) herstellen, s. S. 133		
	Masse in einen Spritzbeutel füllen, 1 cm große Rosetten auf das Blech spritzen (die Häufchen können auch mithilfe zweier Teelöffel geformt werden)	Blech mit Backpapier auslegen **alternativ:** Knochen- oder Fleischbrühe, s. S. 106
	Windbeutel backen	□ 10–15 Minuten bei 220 °C ⅄ 10–15 Minuten bei 200 °C
	Windbeutel zum Schluss auf die Brühe setzen oder auf einer Platte getrennt reichen	Windbeutel nicht in der Brühe liegen lassen. Sie weichen auf und verlieren ihren guten Geschmack
Salz, Pfeffer	Brühe aufkochen, abschmecken, Einlagen evtl. zufügen, in eine Terrine füllen oder Einlagen kurz vor dem Servieren mit Brühe übergießen	mit frischen Kräutern garnieren

Französische Zwiebelsuppe

Energiegehalt:	1094 kJ (286 kcal)	Fett:	15 g	Eiweiß:	11 g	Kohlenhydrate:	18 g

Zutaten	Zubereitung	Garzeit/Tipps
500 g Zwiebeln 40 g Margarine	schälen, halbieren, in halbe Ringe schneiden in einem Topf erhitzen, Zwiebelringe zufügen, andünsten, goldgelb werden lassen	Verwendung von Fleisch- oder Gemüsebrühe möglich, s. S. 106 f.
$1^1/_4$ l Wasser (Brühe) Salz 1 Lorbeerblatt	zufügen zufügen zufügen, Suppe garen	20–30 Minuten 10–12 Minuten im SKT
	Lorbeerblatt entnehmen	Backofen oder Grill vorheizen
Salz, Pfeffer	Suppe abschmecken, in Tassen oder Tellern portionieren	evtl. mit Weißwein abschmecken
4 Scheiben Weißbrot 100 g Emmentaler	toasten, auf die Suppe setzen reiben, auf den Toastscheiben verteilen, Suppe überbacken	5–7 Minuten bei 220 °C 5–7 Minuten bei 200 °C 3 Minuten
2 El Petersilie	waschen, fein wiegen, garnieren Suppe sofort servieren	

Spargel-Cremesuppe

Energiegehalt:	344 kJ (82 kcal)	Fett:	4 g	Eiweiß:	4 g	Kohlenhydrate:	7 g

Zutaten	Zubereitung	Garzeit/Tipps
250–500 g Spargel	waschen, sorgfältig schälen, holzige Teile entfernen, in 2–3 cm lange Stücke schneiden	oder 1 gr Ds Spargel
1 l Wasser 1 Tl Salz 1 Pr Zucker	in einem Topf zum Kochen bringen zufügen, Spargelstücke zufügen, Deckel schließen, bei mäßiger Hitze garen	15–20 Minuten
1 abgewandeltes Grundrezept Helle Mehlschwitze (Suppen) (40 g Margarine, 1 Zwiebel, 40 g Mehl, 1 l Spargelkochsud, $^1/_4$ l Milch, 2 Brühwürfel, 2 Msp Pfeffer) herstellen, s. S. 108 f.		
		Spargelsud mitverwenden
Salz, Pfeffer	Suppe abschmecken, Spargel zufügen	
2 El Sahne	zum Schluss zufügen, Suppe in einer Terrine anrichten	zur Verfeinerung eignet sich Weißwein
2 El Petersilie	waschen, fein wiegen, garnieren	

Gemüse-Cremesuppe

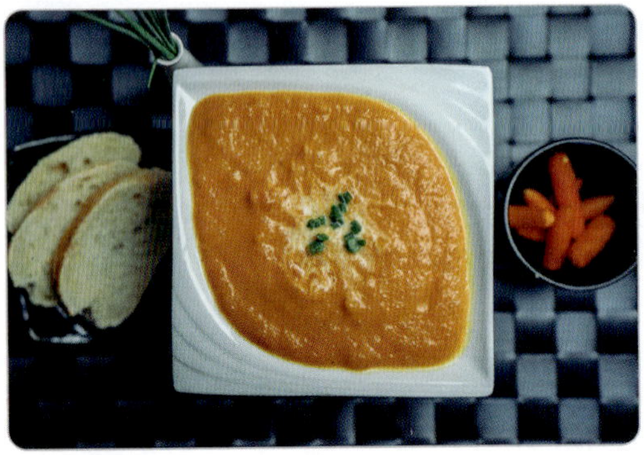

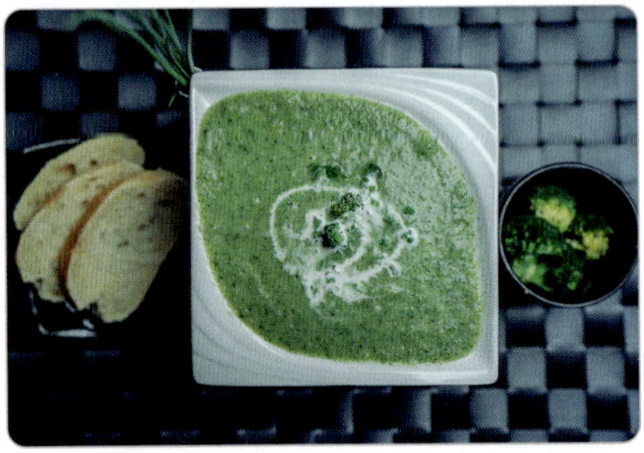

Energiegehalt:	370 kJ (88 kcal)	Fett:	4 g	Eiweiß:	5 g	Kohlenhydrate:	11 g

Zutaten	Zubereitung	Garzeit/Tipps
Blumenkohl-Brokkoli-Cremesuppe		
1 Blumenkohl (Brokkoli)	putzen, in Röschen teilen, waschen, Gemüse 5 Minuten in Salzwasser wässern Gemüse in einen SKT geben	s. S. 86 Siebeinsatz verwenden
$^1/_4$ l Wasser $^1/_2$ Tl Salz	zugeben, Deckel schließen, garen	8 Minuten (15 Minuten im Topf)
Möhren-Cremesuppe		
750 g Möhren	waschen, schälen, grob zerkleinern Gemüse in einen SKT geben	Siebeinsatz verwenden
$^1/_4$ l Wasser $^1/_2$ Tl Salz	zugeben, Deckel schließen, garen	12 Minuten (25 Minuten im Topf)
1 abgewandeltes Grundrezept Helle Mehlschwitze (Suppen) (40 g Margarine, 1 Zwiebel, 40 g Mehl, 1 l Wasser, $^1/_2$ l Milch, 2 Brühwürfel, 2 Msp Pfeffer) herstellen, s. S. 108 f.		
	Gemüse mit einem Mix- oder Passierstab pürieren, zufügen	einige Röschen zur fertigen Suppe geben
Salz, Pfeffer	würzen	
2 El Sahne	zur Verfeinerung zum Schluss zufügen	aus optischen und geschmacklichen Gründen: Blumenkohl und Brokkoli gemeinsam verwenden
	Suppe in einer Terrine anrichten	
1 El Sahne	in die Suppe geben, mit einem Holzspieß zu einem Muster verziehen	Garniturvorschläge: es eignen sich Blätter von Basilikum, Zitronenmelisse oder Schnittlauchröllchen
2 El Petersilie	waschen, fein wiegen, garnieren	

Champignon-Cremesuppe

Energiegehalt:	719 kJ (156 kcal)	Fett:	9 g	Eiweiß:	9 g	Kohlenhydrate:	11 g

Zutaten	Zubereitung	Garzeit/Tipps
1 Zwiebel	schälen, fein würfeln	
40 g Margarine	in einem Topf erhitzen, Zwiebelwürfel zufügen, andünsten	
375 g Champignons	putzen, häuten, waschen, feinblättrig schneiden, Pilze zufügen, mitdünsten	statt frischer Pilze 1 gr Ds Champignons
$^1/_8$ l Wasser	zufügen	
1 Brühwürfel	zufügen, garen	10 Minuten
1 abgewandeltes Grundrezept Helle Mehlschwitze (Suppen) (40 g Margarine, 1 Zwiebel, 40 g Mehl, 1 l Wasser, $^1/_4$ l Milch, 1 Brühwürfel, 2 Msp Pfeffer) herstellen, s. S. 108 f.		
	Champignons zur Suppe geben	
Salz, Pfeffer	abschmecken	
2 El Sahne 2 El Weißwein	zum Schluss zufügen, Suppe in einer Terrine anrichten	Suppe nicht mehr kochen lassen, da die Sahne gerinnen kann
2 El Petersilie	waschen, fein wiegen, garnieren	

Tomaten-Cremesuppe

Energiegehalt:	719 kJ (169 kcal)	Fett:	4 g	Eiweiß:	7 g	Kohlenhydrate:	27 g

Zutaten	Zubereitung	Garzeit/Tipps
1 kg Tomaten oder (1 gr Ds Tomaten)	Zubereitung waschen, putzen, blanchieren, häuten, fein würfeln, abtropfen lassen in eine Schüssel geben, abdecken	Blanchieren, s. S. 89 (die Blanchierflüssigkeit zur Herstellung der Suppe mitverwenden)
1 abgewandeltes Grundrezept Helle Mehlschwitze (Suppen) (40 g Margarine, 1 Zwiebel, 2 El Tomatenmark, 40 g Mehl, 1 l Wasser, 2 Brühwürfel, 2 Msp Pfeffer) herstellen, s. S. 108 f.		
	Tomaten zufügen, köcheln lassen	10 Minuten bei schwacher Hitze
Salz, Pfeffer, Oregano, Thymian	abschmecken, Suppe in einer Terrine anrichten	zur Verfeinerung können zum Schluss 2 El Sahne zugegeben werden
2 El Petersilie	waschen, fein wiegen, garnieren	

Käse-Cremesuppe

Energiegehalt:	627 kJ (149 kcal)	Fett:	12 g	Eiweiß:	5 g	Kohlenhydrate:	4 g

Zutaten	Zubereitung	Garzeit/Tipps
1 abgewandeltes Grundrezept Helle Mehlschwitze (Suppen) (40 g Margarine, 1 Zwiebel, 40 g Mehl, $^1/_2$ l Milch, $^3/_4$ l Wasser, 1 Brühwürfel, 2 Msp Pfeffer) herstellen, s. S. 108.		
50 g Kräuterschmelzkäse	zufügen	
50 g Sahneschmelzkäse	zufügen, schmelzen lassen	
Salz, Pfeffer,	abschmecken	
2 El Sahne	zum Schluss zufügen	zur Verfeinerung können Weißwein oder Zitronensaft verwendet werden
	Suppe in eine Terrine füllen	
2 El Petersilie	waschen, fein wiegen, garnieren	

Kartoffel-Cremesuppe

Energiegehalt:	1709 kJ (407 kcal)	Fett:	23 g	Eiweiß:	9 g	Kohlenhydrate:	38 g

Zutaten	Zubereitung	Garzeit/Tipps
350 g Kartoffeln	waschen, in einen SKT geben	Siebeinsatz verwenden
$^1/_4$ l Wasser	zufügen, Deckel schließen, garen	10–12 Minuten (20–30 Minuten im Topf)
1 abgewandeltes Grundrezept Helle Mehlschwitze (Suppen) (40 g Margarine, 1 Zwiebel, 20 g Mehl, $^3/_4$ l Wasser, $^3/_4$ l Milch, 2 Brühwürfel, 2 Msp Pfeffer) herstellen, s. S. 108.		
	SKT öffnen, Kartoffeln pellen, durch eine Kartoffelpresse in die Suppe drücken	s. S. 20
Salz, Pfeffer, Muskat	abschmecken	
100 g Bauchspeck	fein würfeln, in einer Pfanne braten,	ersatzweise Schinken
2 Zwiebeln	schälen, fein würfeln, zum Speck geben, goldgelb dünsten	auf kleiner Stufe!
	beides zur Suppe geben, Suppe in einer Terrine anrichten	
2 El Petersilie	waschen, fein wiegen, garnieren	

Ungarische Gulaschsuppe

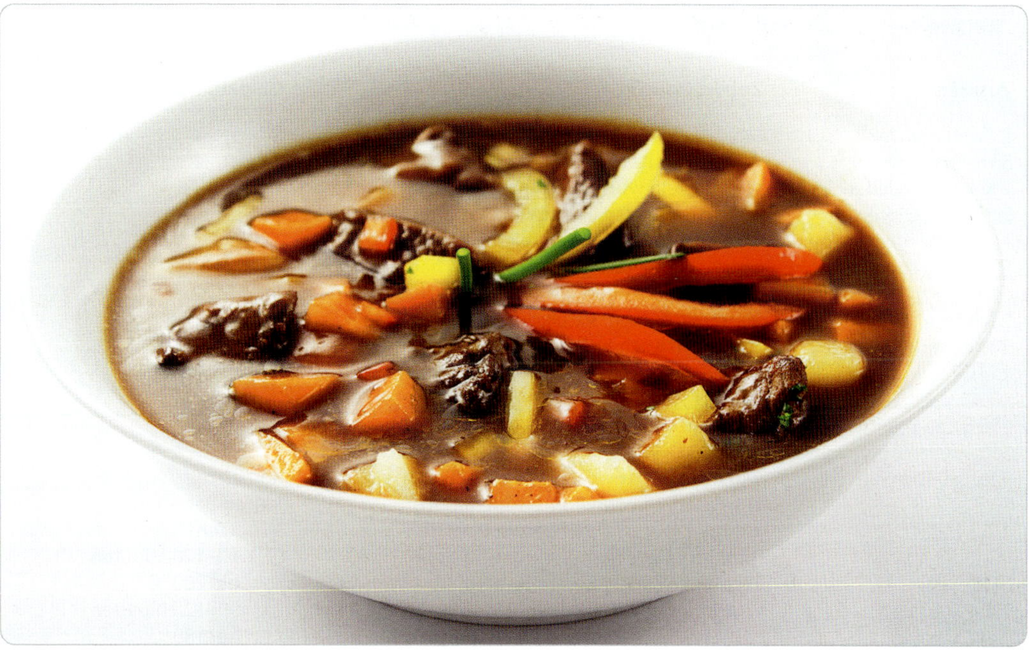

Energiegehalt:	1799 kJ (428 kcal)	Fett:	18 g	Eiweiß:	25 g	Kohlenhydrate:	35 g

Zutaten	**Zubereitung**	**Garzeit/Tipps**
2 Paprikaschoten (rot/gelb)	putzen, halbieren, Kerngehäuse entfernen, waschen, in Streifen schneiden	
500 g Zwiebeln	schälen, fein würfeln	
2 El Öl	in einem SKT erhitzen	
300 g Rindergulasch	mit Küchenkrepp trocken tupfen, portionsweise zufügen, anbraten, Zwiebeln zufügen, bräunen, Gemüse zufügen, kurz bräunen	vergleiche Gartechnik Schmoren, s. S. 98
2 El Tomatenmark	zufügen	
Salz, Pfeffer, Thymian	würzen	
$1^1/_2$ l Wasser	zufügen	
2 Brühwürfel	zufügen, Deckel schließen, garen	25–35 Minuten (40–60 Minuten im Topf)
500 g Kartoffeln	waschen, schälen, waschen, in ca. 2 cm große Würfel schneiden	
	SKT öffnen, Kartoffeln zufügen, Deckel schließen, garen	6–7 Minuten (15 Minuten im normalen Topf)
Salz, Pfeffer	Suppe abschmecken, in einer Terrine anrichten	verfeinern mit süßer Sahne
2 El Petersilie	waschen, fein wiegen, garnieren	

Türkischer Fleischtopf

Energiegehalt:	2300 kJ (548 kcal)	Fett:	25 g	Eiweiß:	14 g	Kohlenhydrate:	57 g

Zutaten	Zubereitung	Garzeit/Tipps
5 Zwiebeln	schälen, würfeln, in eine Schüssel geben	Römertopf 15 Minuten wässern, s. S. 103
5 Fleischtomaten	waschen, putzen, würfeln, zufügen	
2 Knoblauchzehen	schälen, fein würfeln, zufügen	
2 Paprikaschoten	putzen, halbieren, Kerngehäuse entfernen, waschen, in Streifen schneiden, zufügen	
$^{1}/_{4}$ Stange Lauch	putzen, halbieren, gut waschen, in halbe Ringe schneiden, zufügen	
2 Möhren	waschen, putzen, schälen, würfeln, zufügen	
500 g Rindergulasch	mit einem Küchenkrepp abtupfen, zufügen	
2 El Öl	in einer Kasserolle erhitzen, alle Zutaten zufügen, anbraten	
250 g Langkornreis	zufügen, kurz mitdünsten	5 Minuten
Salz, Pfeffer, 2 Brühwürfel, Paprika, Thymian	würzen	Römertopf in den **kalten** Backofen einsetzen!
	alle Zutaten in den Römertopf geben	
$1^{1}/_{2}$ l Wasser	zufügen, Deckel schließen, im Backofen garen	□ 90–120 Minuten bei 200 °C ⅄ 90–120 Minuten bei 180 °C
	Römertopf aus dem Backofen nehmen,	
Salz, Pfeffer	Zutaten mischen, abschmecken	
2 El Petersilie	waschen, fein wiegen, garnieren	
	servieren	

Feuertopf

Energiegehalt:	1432 kJ (371 kcal)	Fett:	20 g	Eiweiß:	16 g	Kohlenhydrate:	29 g

Zutaten	Zubereitung	Garzeit/Tipps
500 g Kartoffeln	waschen, schälen, waschen, würfeln, in eine gefettete Auflaufform geben	Auflaufform fetten
2 Paprikaschoten	halbieren, putzen, waschen, in Streifen schneiden	
2 Zwiebeln	schälen, fein würfeln, zufügen	
$1^{1}/_{4}$ l Wasser	zufügen	
Salz, Pfeffer,	würzen	
1 Brühwürfel	zufügen	
$^{1}/_{2}$ **Grundrezept Hackfleischmasse** (1 kl Zwiebel, 200 g Hackfleisch, $^{1}/_{4}$ Tl Salz, 2 Pr Pfeffer, 1 Msp Paprika, 1 Ei, 3 El Paniermehl) herstellen, s. S. 119		
	Fleischmasse in 16 gleich große Klöße formen, auf das Gemüse legen	
2 Peperoni	zufügen, Deckel schließen, in dem Mikrowellengerät garen	30–40 Minuten bei 450 Watt (□ 45–60 Minuten bei 200 °C)
2 El Petersilie	waschen, fein wiegen, garnieren	
	Feuertopf in der Form servieren	

Minestrone

Energiegehalt:	886 kJ (212 kcal)	Fett:	15 g	Eiweiß:	1 g	Kohlenhydrate:	32 g

Zutaten	Zubereitung	Garzeit/Tipps
½ Grundrezept Gemüsebrühe (1 Möhre, ¼ Kn Sellerie, ½ Stange Lauch, 1 kl Zwiebel, ¾ l Wasser, 1 Pr Pfeffer, 1 Brühwürfel) herstellen, s. S. 106 f.		
100 g weiße Bohnen ½ l Wasser	in einen SKT geben, Bohnen zufügen, garen, Bohnen in ein Haarsieb schütten	20–25 Minuten
4 Tomaten	waschen, putzen, blanchieren, häuten, in Würfel schneiden	Blanchieren, s. S. 89
1 Möhre ¼ Stange Lauch 2 Kartoffeln	waschen, putzen, in Würfel schneiden	
1 Zwiebel	schälen, fein würfeln	
2 Knoblauchzehen	häuten, fein würfeln	
2 El Öl	in einem Topf erhitzen	
50 g Bauchspeck	zufügen, andünsten, Zwiebelwürfel und Knoblauch zufügen, mitdünsten Möhren-, Lauch- und Kartoffelwürfel zufügen, mitdünsten, Tomaten zufügen Brühe zufügen	
50 g Reis (100 g Nudeln)	zufügen, garen (Nudeln erst 10 Minuten vor Ende der Garzeit zufügen)	20 Minuten
Salz, Pfeffer	abschmecken, in einer Terrine anrichten	
frische Basilikumblätter	waschen, garnieren	

Chili con Carne

Energiegehalt:	2086 kJ (497 kcal)	Fett:	29 g	Eiweiß:	31 g	Kohlenhydrate:	27 g

Zutaten	Zubereitung	Garzeit/Tipps
2 Paprikaschoten	halbieren, putzen, waschen, in Streifen schneiden	
2 Zwiebeln	schälen, fein würfeln	
2 Knoblauchzehen	häuten, fein würfeln	
40 g Margarine	in einem Topf erhitzen, Zwiebel- und Knoblauchwürfel zufügen, andünsten	
400 g Hackfleisch	zufügen, dünsten, Paprikastreifen zufügen, mitdünsten	
1 gr Ds Tomaten	öffnen, pürieren, zufügen	
1 gr Ds Kidneybohnen in Chilisauce	zufügen	
1 El Tabascosauce	zufügen	
Salz, Cayennepfeffer	würzen, abschmecken, in einer Terrine anrichten, heiß servieren	als Garnitur eignet sich frisches Basilikum

Gemüseeintopf

Energiegehalt:	783 kJ (187 kcal)	Fett:	+	Eiweiß:	8 g	Kohlenhydrate:	37 g

Zutaten	Zubereitung	Garzeit/Tipps
Gemüseeintopf		
1 Grundrezept Gemüsebrühe (Suppen) (1 Möhre, $^1/_2$ Kn Sellerie, 1 Stange Lauch, 1 Zwiebel, 1 $^1/_4$ l Wasser, 2 Brühwürfel, 2 Msp Pfeffer) herstellen, s. S. 106 f.		
	Suppengemüse herausschöpfen	
750 g Gemüse (Möhren, Lauch, Kohlrabi, Blumenkohl, Brokkoli, Rosenkohl, Bohnen)	je nach Gemüsesorte putzen, waschen, würfeln oder in Stifte schneiden, in eine Schüssel geben	Blumenkohl und Brokkoli müssen gewässert werden, s. S. 86
500 g Kartoffeln	waschen, putzen, schälen, würfeln; Brühe aufkochen, Gemüse zufügen, Deckel schließen, garen	20 Minuten (10 Minuten im SKT)
1 P Tiefkühlerbsen	zufügen	5 Minuten ziehen lassen
Salz, Pfeffer,	Eintopf abschmecken, in einer Terrine anrichten	Beilage: Wiener Würstchen
Pichelsteiner Eintopf		
1 Grundrezept Fleischbrühe (Suppen) (1 Möhre, $^1/_4$ Kn Sellerie, $^1/_4$ Stange Lauch, 1 Zwiebel, 1 $^1/_4$ l Wasser, 500 g Suppenfleisch, 2 Brühwürfel, 2 Msp Pfeffer) herstellen, s. S. 106 f.		
	Suppenfleisch fein würfeln, in eine Schüssel geben	
2 Möhren	putzen, waschen, schälen, würfeln	
$^1/_4$ Stange Lauch	putzen, halbieren, in halbe Ringe schneiden	
400 g Kartoffeln	waschen, putzen, schälen, würfeln, Brühe aufkochen, Gemüse und Kartoffeln zufügen, garen	20 Minuten (10 Minuten im SKT)
Salz, Pfeffer	Suppe abschmecken	
1 P Tiefkühlerbsen	zufügen	5 Minuten ziehen lassen
2 Zwiebeln	schälen, fein würfeln	
20 g Margarine	in einer Pfanne zerlassen, Zwiebelwürfel zufügen, braten Eintopf in eine Terrine geben, Zwiebelschmelze darübergießen	
2 El Petersilie	waschen, fein wiegen, garnieren	Garniturvorschlag: frischer Schnittlauch

Linseneintopf

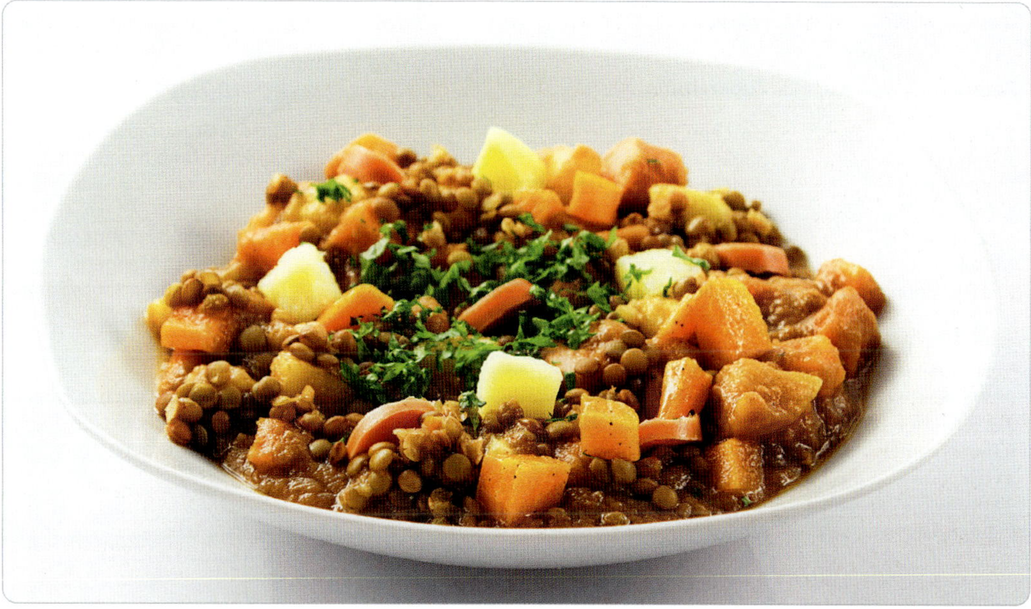

Energiegehalt:	3365 kJ (801 kcal)	Fett:	50 g	Eiweiß:	43 g	Kohlenhydrate:	93 g

Zutaten	Zubereitung	Garzeit/Tipps
250 g Linsen		
2 l Wasser	zufügen	
2 Lorbeerblätter	zufügen	
1 Stück Speckrinde	zufügen	
1 Brühwürfel	zufügen, Linsen im SKT garen	10 Minuten (15–20 Minuten im Topf)
1 Grundrezept Dunkle Mehlschwitze (Suppen) (40 ml Öl, 50 g Mehl, 1 Zwiebel, Kochsud der Linsen als Flüssigkeit, 1 Brühwürfel, 2 Msp Pfeffer) herstellen, s. S. 110		
10 g Margarine	in einer Pfanne zerlassen	
80 g Bauchspeck	fein würfeln, andünsten	
1 El Tomatenmark	zufügen, alles zur dunklen Suppe geben	
300 g Kartoffeln	waschen, schälen, waschen, würfeln	
300 g Möhren	waschen, schälen, würfeln, Kartoffeln, Linsen, Möhren- und Kartoffelwürfel zur dunklen Suppe geben, Deckel schließen, garen	20 Minuten (8 Minuten im SKT)
Salz, Pfeffer	abschmecken	
2 El Essig	zufügen, Lorbeerblätter und Speck entnehmen	
4 Wiener Würstchen	in Scheiben schneiden, zufügen, ziehen lassen, Eintopf in einer Terrine anrichten	Ruhezeit 3 Minuten
2 El Petersilie	waschen, fein wiegen, garnieren	

Dunkle Grundsauce

Energiegehalt:	1056 kJ (248 kcal	Fett:	16 g	Eiweiß:	2 g	Kohlenhydrate:	10 g

Zutaten	Zubereitung	Garzeit/Tipps
2 Möhren 1 Stange Lauch 1/2 Kn Sellerie	waschen, putzen halbieren, waschen waschen, putzen, schälen, alles Gemüse grob zerkleinern	Dunkle Grundsauce wird zu dunklem Fleisch gereicht
2 Zwiebeln 2 El Öl 750 g Suppenknochen	schälen, halbieren in einer Pfanne erhitzen zufügen, scharf anbraten; Gemüse und Zwiebelhälften zufügen, mitbräunen	die Zubereitung lohnt sich nur in großen Mengen; nichtverwendete Sauce kann tiefgekühlt werden
2 El Tomatenmark 1/4 l Rotwein 2 l Wasser 2 Brühwürfel 8 Pfefferkörner 4 Nelken 4 Lorbeerblätter Paprika, Thymian, Salz	zufügen zufügen zufügen, Flüssigkeit kochen lassen, Sauce durch ein Sieb passieren, nach Bedarf weiterverarbeiten	die Sauce kann auch in einer Fettpfanne im Backofen zubereitet werden 120 Minuten (60 Minuten im SKT)

Saucenkonzentrat

Energiegehalt:	1056 kJ (248 kcal)	Fett:	16 g	Eiweiß:	2 g	Kohlenhydrate:	10 g

Zutaten	Zubereitung	Garzeit/Tipps
2 Möhren 1 Stange Lauch 1/2 Kn Sellerie	waschen, putzen halbieren, waschen waschen, putzen, schälen, alles Gemüse grob zerkleinern	Saucenkonzentrat dient als Basis für eine dunkle Sauce
2 Zwiebeln 2 El Öl 750 g Suppenknochen	schälen, halbieren in einer Pfanne erhitzen zufügen, scharf anbraten; Gemüse und Zwiebelhälften zufügen, mitbräunen	
2 El Tomatenmark 1/4 l Rotwein 1/2 l Wasser	zufügen zufügen zufügen	
Salz, Pfeffer, Paprika, Thymian	würzen, Zutaten kochen lassen, Sauce durch ein Sieb passieren, im offenen Topf einkochen lassen, bis eine geleeartige Masse entsteht Saucenkonzentrat nach Bedarf weiterverwenden	120 Minuten (60 Minuten im SKT)

Tomatensauce

Energiegehalt:	415 kJ (99 kcal)	Fett:	6 g	Eiweiß:	3 g	Kohlenhydrate:	7 g

Zutaten	Zubereitung	Garzeit/Tipps
1 Zwiebel	schälen, fein würfeln	
40 g Margarine	in einem Topf erhitzen, Zwiebeln andünsten	Tomatensauce passt zu Reis-, Nudel-, Eier- und Fischgerichten
1 große Ds Tomaten	Tomaten pürieren, zufügen	
Salz, Pfeffer, Oregano	würzen	
1 Brühwürfel	zufügen	
1 El Mehl 4 El Wasser	in einem Schälchen mischen, in die kochende Sauce einrühren, aufkochen, abschmecken, Sauce in einem Saucengießer anrichten	zum Ablöschen können auch passierte Tomaten verwendet werden
2 EL Petersilie	waschen, fein wiegen, garnieren	

Gebundene Tomatensauce

Energiegehalt:	545 kJ (130 kcal)	Fett:	9 g	Eiweiß:	3 g	Kohlenhydrate:	7 g

Zutaten	Zubereitung	Garzeit/Tipps
1 abgewandeltes Grundrezept Helle Mehlschwitze (Saucen) (40 g Margarine, 1 kl Zwiebel, 3 El Tomatenmark, 40 g Mehl, $^1/_2$ l Wasser, 2 Pr Pfeffer, 1 Brühwürfel) herstellen, s. S. 108 f.		
Salz, Pfeffer, Oregano	würzen, abschmecken, Sauce in einem Saucengießer anrichten	Tomatensauce passt zu Reis-, Nudel-, Eier- und Fischgerichten; zur Verfeinerung: süße Sahne
2 El Petersilie	waschen, fein wiegen, garnieren	

Pilzsauce

Energiegehalt:	1298 kJ (310 kcal)	Fett:	17 g	Eiweiß:	2 g	Kohlenhydrate:	8 g

Zutaten	Zubereitung	Garzeit/Tipps
100 g frische Pilze (Champignons/ Pfifferlinge)	abreiben, evtl. häuten, feinblättrig schneiden	**Alternativ** können auch Dosenpilze verwendet werden. Dabei wird die Abtropfflüssigkeit zum Ablöschen verwendet
1 kl Zwiebel	schälen, fein würfeln	
40 g Margarine	in einem Topf erhitzen, Zwiebelwürfel glasig dünsten, Pilze zufügen, mitdünsten	
40 g Mehl	darüber stäuben	Garniturvorschläge: Pilzsauce kann mit Sahne und frischen Kräutern garniert werden.
$^1/_2$ l Wasser	ablöschen	
1 Brühwürfel	zufügen	
3 El Rotwein	zum Schluss zugeben, in einem Saucengießer anrichten	

Helle Saucen

Energiegehalt:	760 kJ (181 kcal)	Fett:	12 g	Eiweiß:	7 g	Kohlenhydrate:	11 g

Zutaten	Zubereitung	Garzeit/Tipps
1 abgewandeltes Grundrezept Helle Mehlschwitze (40 g Margarine, 1 kl Zwiebel, 40 g Mehl, 1/4 l Wasser, 1/4 l Milch) herstellen, s. S. 108 f.		
Käsesauce		
50 g Kräuterschmelzkäse 50 g Sahneschmelzkäse 1 Brühwürfel Salz, Pfeffer 3 El Sahne	zufügen, schmelzen zufügen würzen zum Schluss zufügen, in einem Saucengießer anrichten	Käsesauce passt zu Nudel-, Fleisch-, Gemüse- und Fischgerichten
Meerrettichsauce		
2 El geriebener Meerrettich 1 Brühwürfel Salz, Pfeffer 1 El Sahne	zufügen zufügen würzen zum Schluss zufügen Sauce in einem Saucengießer anrichten	Meerrettichsauce kann zu Rindfleisch (Tafelspitz), s. S. 268, gereicht werden
Kräutersauce		
50 g Kräuterschmelzkäse 1 Brühwürfel Salz, Pfeffer 2 El Petersilie 2 El Schnittlauch	zufügen zufügen würzen waschen, fein wiegen, zufügen waschen, in feine Röllchen schneiden, unterrühren Sauce in einem Saucengießer anrichten	Sauce passt zu Kartoffelgerichten
Senfsauce		
3 El mittelscharfer Senf Salz, Pfeffer	zufügen würzen Sauce in einem Saucengießer anrichten	durch zu langes Kochen kann der Senf bitter werden
Herzhafte Sahnesauce		
80 g Bauchspeck 1 El Mehl 100 ml Sahne	in einer Pfanne anschwitzen darüber stäuben, anschwitzen Pfanne von der Platte nehmen, leicht abkühlen lassen, Sahne zufügen, zur Grundsauce geben, mischen, aufkochen Sauce in einem Saucengießer anrichten	Sauce passt zu Nudelgerichten
2 El Petersilie 1 El Sahne	waschen, fein wiegen zufügen, mit Kräutern bestreuen	

Sauce Bolognese

Energiegehalt:	1859 kJ (451 kcal)	Fett:	21 g	Eiweiß:	26 g	Kohlenhydrate:	36 g

Zutaten	Zubereitung	Garzeit/Tipps
2 Zwiebeln	schälen, fein würfeln	
20 g Margarine	in einem Topf erhitzen, Zwiebeln dünsten	
250 g Hackfleisch	zufügen, anbraten	
2 El Tomatenmark	zufügen	
500 g Tomaten	waschen, putzen, blanchieren, würfeln, zufügen	oder 1 gr Ds Tomaten oder passierte Tomaten
40 g Mehl	in ein Schälchen geben	
6 El Wasser	zufügen, glatt rühren, in die kochende Sauce einrühren, einmal aufkochen lassen	
1 Brühwürfel	zufügen	
Salz, Pfeffer, Oregano	würzen, abschmecken	
	Sauce ausfüllen	
2 El Petersilie	waschen, fein wiegen, garnieren	

Sauce alla Carbonara

Energiegehalt:	2058 kJ (490 kcal)	Fett:	34 g	Eiweiß:	14 g	Kohlenhydrate:	34 g

Zutaten	Zubereitung	Garzeit/Tipps
100 g Bauchspeck	fein würfeln	
20 g Margarine	in einem Topf erhitzen, Speck zufügen, anbraten	Sauce passt zu Nudelgerichten
	schälen, fein würfeln, zufügen	
1 Knoblauchzehe	darüberstreuen	
1 El Mehl	zufügen	
100 ml Milch	zufügen	
1 Brühwürfel	würzen, abschmecken	
Salz, Pfeffer	zum Schluss zufügen	
100 ml Sahne		
	Sauce in einem Saucengießer anrichten	
2 El Petersilie	waschen, fein wiegen, garnieren	evtl. kann der Käse auch in die Sauce eingerührt werden
25 g Parmesan	in einem Schälchen dazureichen	

Sauce Hollandaise

Energiegehalt:	703 kJ (165 kcal)	Fett:	14 g	Eiweiß:	2 g	Kohlenhydrate:	4 g

Zutaten	Zubereitung	Garzeit/Tipps
$^1/_4$ l Wasser	in einen Topf geben	die Sauce wird zu Fleisch-, Fisch- und Reisgerichten sowie zu feinem Gemüse (Spargel, Blumenkohl) gereicht
20 g Speisestärke	in das kalte Wasser einrühren, unter ständigem Rühren zum Kochen bringen	
1 Brühwürfel	würzen Flüssigkeit in eine Metallschüssel geben, Schüssel in einen Topf mit heißem Wasser (Wasserbad) stellen	
50 g Butter	in Flöckchen zufügen	
3 Eigelb	verquirlen, nach und nach zufügen	die Sauce wird im Wasserbad aufgeschlagen, da sie sonst sehr rasch gerinnen kann
3 El Sahne	nach und nach zufügen	
Pfeffer, Salz	würzen	
1 El Zitronensaft (Weißwein)	zum Schluss zufügen, Masse cremig schlagen, in einem Saucengießer anrichten	
2 El Petersilie	waschen, fein wiegen, garnieren, sofort servieren	

Sauce Béarnaise

Energiegehalt:	919 kJ (216 kcal)	Fett:	21 g	Eiweiß:	2 g	Kohlenhydrate:	+

Zutaten	Zubereitung	Garzeit/Tipps
6 El Zitronensaft (Weißwein) 6 El Wasser 2 Tl Essig 3 Pfefferkörner $^1/_2$ Lorbeerblatt	in einen Topf geben	Sauce Béarnaise passt zu Gemüse, Fisch- und Fleischgerichten
1 Brühwürfel	zufügen, kochen lassen, Brühe durch ein Sieb passieren, Flüssigkeit in einer Metallschüssel auffangen, Schüssel in einen Topf mit heißem Wasser (Wasserbad) stellen	10 Minuten
3 Eigelb	verquirlen, nach und nach unter ständigem Schlagen zufügen, unter Hitze abschlagen, bis eine dickliche Masse entsteht	wird die Butter verflüssigt und tröpfchenweise zugefügt, so verringert sich das Risiko, dass die Sauce gerinnt
80 g Butter	in Flöckchen zufügen	
Salz, Pfeffer, Kerbel, Estragon	würzen	
1 Pr Zucker 1 El Sahne	zum Schluss zufügen Sauce in einem Saucengießer anrichten	
2 El Petersilie	waschen, fein wiegen, garnieren, sofort servieren	

Joghurtdressing

Energiegehalt:	500 kJ (118 kcal)	Fett:	4 g	Eiweiß:	2 g	Kohlenhydrate:	16 g

Zutaten	Zubereitung	Garzeit/Tipps
200 g Naturjoghurt	in ein Schälchen geben	Joghurtdressing eignet sich vor allem für Gurkensalat und Blattsalate
½ Zitrone	Saft auspressen, zufügen	
½ Tl Salz	zufügen, verrühren, bis das Salz sich gelöst hat	
2 El Öl	zufügen	
¼ Bund Petersilie ¼ Bund Schnittlauch	waschen, putzen, fein wiegen, zufügen nach Bedarf weiterverwenden	

French Dressing

Energiegehalt:	176 kJ (41 kcal)	Fett:	4 g	Eiweiß:	+	Kohlenhydrate:	1 g

Zutaten	Zubereitung	Garzeit/Tipps
½ Zitrone	auspressen, Saft in ein Schälchen geben	French Dressing eignet sich für Tomatensalat und Blattsalate
½ Tl Salz	zufügen	
1 Tl Senf	zufügen	
2 Pr Pfeffer evtl. 2 El Wasser	zufügen, mischen, verrühren, bis das Salz sich gelöst hat	
4 El Öl	zum Schluss zufügen	
2 El Petersilie	waschen, putzen, fein wiegen, zufügen, nach Bedarf weiterverarbeiten	

Cocktailsauce

Energiegehalt:	676 kJ (159 kcal)	Fett:	8 g	Eiweiß:	2 g	Kohlenhydrate:	17 g

Zutaten	Zubereitung	Garzeit/Tipps
1 El Essig 1 El Tomatenketchup	in ein Schälchen geben	Cocktailsauce eignet sich vor allem Blatt- und Gemüsesalate
1 El Mayonnaise	zufügen	
½ Tl Senf	zufügen	
1 Ei	in einem Topf hart kochen, abschrecken, Ei pellen, fein würfeln, zufügen	10 Minuten
½ Tl Salz 1 Msp Pfeffer	zufügen	
3 El Sahne	zufügen, mischen, nach Bedarf weiterverarbeiten	

Frühlingssalat (6–8 Personen)

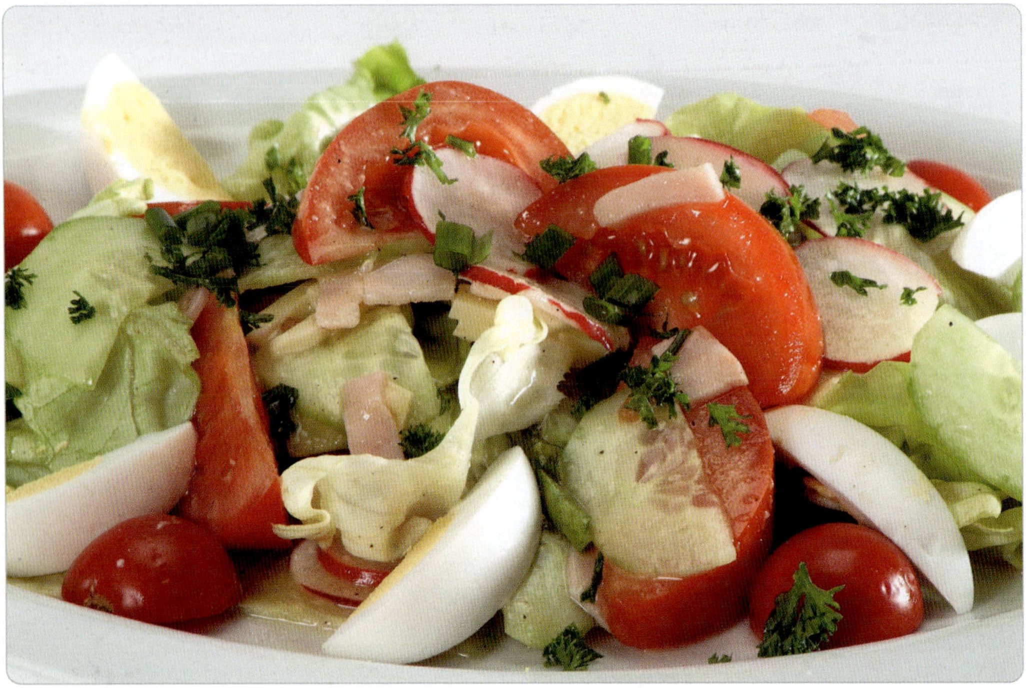

Energiegehalt:	210 kJ (44 kcal)	Fett:	4 g	Eiweiß:	+	Kohlenhydrate:	2 g

Zutaten	Zubereitung	Garzeit/Tipps
1 abgewandeltes Grundrezept Salatmarinade (4 El Essig, 2 El Wasser, 1 Tl Salz, $^1/_2$ Tl Zucker, 1 Zwiebel, 1 Tl Senf, 1 Msp Pfeffer, 4 El Öl, 3 El Petersilie) herstellen, s. S. 105		
3 Tomaten 6 Radieschen 1 kl Salatgurke 1 kl Ds Mais	waschen, putzen, in Spalten schneiden waschen, putzen, in Scheiben schneiden schälen, in Scheiben schneiden abgießen, alles zusammen in eine Schüssel geben, 15 Minuten vor dem Servieren marinieren	zur Verfeinerung können 80 g Schinken und/oder 80 g Edamer oder Schafskäse, fein gewürfelt, zugegeben werden
1 kl Kopfsalat	putzen, in mundgerechte Stücke teilen, in stehendem Wasser waschen, trocknen, unmittelbar vor dem Servieren mit den anderen Zutaten mischen	
1 Ei	in kochendem Wasser hart kochen Ei abschrecken, pellen, in Spalten schneiden, Salat garnieren	10 Minuten
2 El Petersilie	waschen, fein wiegen, garnieren	

Frische Salate

Energiegehalt:	210 kJ (44 kcal)	Fett:	4 g	Eiweiß:	+	Kohlenhydrate:	+

Zutaten	Zubereitung	Garzeit/Tipps
1 Grundrezept Salatmarinade (3 El Essig, 4 El Wasser, 1/2 Tl Salz, 1/2 Tl Zucker, 1 kl Zwiebel, 1/2 Tl Senf, 2 Pr Pfeffer, 4 El Öl) herstellen, s. S. 105		
Kopfsalat		
1 Kopfsalat	putzen, in mundgerechte Stücke teilen, Salat in ruhendem Wasser waschen, in einem Sieb abtropfen lassen, Salat unmittelbar vor dem Servieren mit der Salatsauce mischen, in einer Salatschüssel anrichten	Kopfsalat muss nach dem Marinieren sofort serviert werden, da er sonst sehr schnell zusammenfällt und an Qualität verliert
Feldsalat/Kressesalat		
250 g Feldsalat (Kresse)	putzen, gründlich waschen, in einem Sieb abtropfen lassen, unmittelbar vor dem Essen marinieren, in einer Salatschüssel anrichten	Kresse und Feldsalat eignen sich aufgrund des hohen Eigengeschmacks auch unmariniert als Garnitur von Speisen
Chinakohlsalat		
1 kl Chinakohl	putzen, halbieren, in hauchdünne Streifen schneiden, waschen, in einem Sieb abtropfen lassen, 10–15 Minuten vor dem Servieren marinieren, in einer Salatschüssel anrichten	statt des Grundrezeptes Salatmarinade kann auch Joghurtdressing, s. S. 175, verwendet werden
Radicchiosalat		
2 große Radicchio	in mundgerechte Stücke schneiden, in stehendem Wasser waschen, in lauwarmem Wasser wässern, abtropfen lassen Radicchio zur Marinade geben, 10 Minuten ziehen lassen, in einer Salatschüssel anrichten	Wässern, s. S. 86 10–15 Minuten Radicchioblätter eignen sich aufgrund ihrer Farbe und des hohen Eigengeschmacks unmariniert zum Garnieren von Speisen
Endiviensalat		
1 Endiviensalat	in Blätter teilen, putzen, waschen, Blätter in hauchdünne Streifen schneiden, 5 Minuten in lauwarmem Wasser wässern Salat in einem Sieb abtropfen lassen, unmittelbar vor dem Servieren marinieren, in einer Salatschüssel anrichten	Wässern, s. S. 86 der Strunk enthält Bitterstoffe und sollte deshalb entfernt werden
2 El Petersilie (Schnittlauch)	waschen, fein wiegen, garnieren	Garniervorschläge: Tomatenspalten, gekochte Eier, Zwiebelringe, Schinkenwürfel, geröstete Weißbrotwürfel

Frische Salate

Energiegehalt:	210 kJ (44 kcal)	Fett:	4 g	Eiweiß:	+	Kohlenhydrate:	+

Zutaten	Zubereitung	Garzeit/Tipps
1 Grundrezept Salatmarinade (3 El Essig, 4 El Wasser, $^1/_2$ Tl Salz, $^1/_2$ Tl Zucker, 1 kl Zwiebel, $^1/_2$ Tl Senf, 2 Pr Pfeffer, 4 El Öl) herstellen, s. S. 105		
Lollo-Rosso-Salat		
1 großer Lollo-Rosso-Salat	putzen, in mundgerechte Stücke teilen, waschen, in einem Sieb abtropfen lassen, Salat unmittelbar vor dem Servieren marinieren	Lollo-Rosso-Blätter eignen sich aufgrund ihrer schönen Formen sehr gut zum Garnieren von Speisen
Spinatsalat		
250 g Blattspinat	putzen, in mundgerechte Stücke teilen, waschen, in einem Sieb abtropfen lassen Salat unmittelbar vor dem Servieren marinieren	
Eisbergsalat		
1 kleiner Kopf Eisbergsalat	in einzelne Blätter zerlegen, waschen, putzen, in ca. 2 x 2 cm große Würfel schneiden, Salat in einem Sieb abtropfen lassen ca. 5 Minuten vor dem Servieren marinieren, in einer Salatschüssel anrichten	Eisbergsalat verpackt kühl lagern, da er sonst braun wird
Möhrenrohkost/Rettichsalat		
500 g Möhren (Rettich)	waschen, putzen, in grobe Stifte raspeln, in eine Schüssel geben, sofort marinieren, ziehen lassen, Salat abschmecken, in einer Salatschüssel anrichten	Ruhezeit 60–120 Minuten **alternativ:** Joghurtdressing, s. S. 175
Tomatensalat		
750 g Tomaten	waschen, putzen, parallel zum Strunk in Scheiben schneiden, Tomaten mit der Marinade übergießen, abgedeckt ziehen lassen Salat in einer Schüssel anrichten	Ruhezeit 15 Minuten
Paprikasalat		
3 Paprikaschoten (rot, gelb, grün)	putzen, Kerngehäuse entfernen, waschen, halbieren, in halbe Streifen schneiden Paprikastreifen marinieren, abdecken, ziehen lassen Salat in einer Schüssel anrichten	Ruhezeit 15–20 Minuten
		Garniervorschläge, s. S. 136 f.

Chicoréesalat

Energiegehalt:	929 kJ (219 kcal)
Fett:	3 g
Eiweiß:	3 g
Kohlenhydrate:	46 g

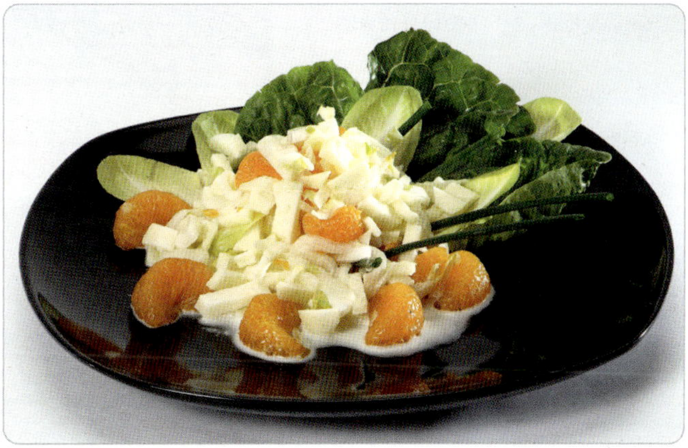

Zutaten	Zubereitung	Garzeit/Tipps
4 Chicoréestauden	halbieren, Strunk entfernen, in ca. 0,5 cm dicke halbe Ringe schneiden, waschen, danach in lauwarmem Wasser wässern	Wässern, s. S. 86 Ruhezeit 5–15 Minuten
1 Apfel	waschen, schälen, putzen, würfeln, in eine Schüssel geben	
1 kl Ds Mandarinen	Saft abgießen und auffangen, Früchte zufügen	geschnittener Chicorée kann braun werden
4 El Madarinensaft	zufügen, Chicoréeringe zufügen	
100 ml Sahne		
2 El Öl	zufügen	
Salz, Pfeffer	würzen	
$^1/_2$ Zitrone	auspressen, Saft zufügen	
1 El Mayonnaise	zufügen, mischen, Salat abdecken und ziehen lassen	Ruhezeit 15–20 Minuten
	Salat in einer Schüssel anrichten	
2 El Petersilie	waschen, fein wiegen, garnieren	

Gurkensalat

Energiegehalt:	376 kJ (89 kcal)	Fett:	7 g	Eiweiß:	+	Kohlenhydrate:	5 g

Zutaten	Zubereitung	Garzeit/Tipps
1 abgewandeltes Grundrezept Salatmarinade (2 El Essig, $^1/_2$ Tl Salz, $^1/_2$ Tl Zucker, 4 El Sahne, 2 Pr Pfeffer, 2 El Öl) herstellen, s. S. 105		
1 Salatgurke	waschen, schälen, hobeln, marinieren, abdecken, ziehen lassen	10–15 Minuten Ruhezeit
	Salat in einer Schüssel anrichten	
2 El Petersilie (Dill)	waschen, fein wiegen, garnieren	

Möhrensalat süß-sauer

Energiegehalt:	500 kJ (118 kcal)
Fett:	4 g
Eiweiß:	2 g
Kohlenhydrate:	16 g

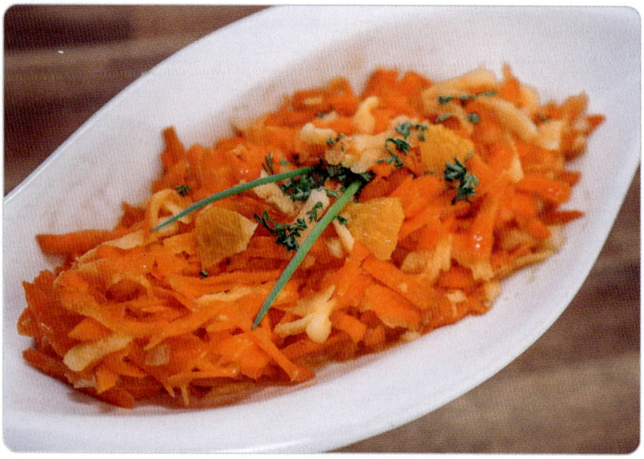

Zutaten	Zubereitung	Garzeit/Tipps
1 abgewandeltes Grundrezept Salatmarinade (3 El Essig, 1 El Wasser, 1 Tl Salz, 2 1/2 Tl Zucker, 1 kl Zwiebel, 1 Tl Senf, 1 Msp Pfeffer, 3 El Öl) herstellen, s. S. 105		
100 ml Sahne	zur Marinade geben	
1/2 Zitrone	zufügen	
1 Orange	Saft zufügen	
500 g Möhren	waschen, putzen, schälen, in eine Schüssel raspeln	
1 Apfel	waschen, putzen, schälen, zu den Möhren raspeln	
	Zutaten marinieren, ziehen lassen	Ruhezeit 60–120 Minuten
	Möhrensalat in einer Schüssel anrichten	
2 El Petersilie	waschen, fein wiegen, garnieren	

Weißkohlsalat/Rotkohlsalat

Energiegehalt:	289 kJ (68 kcal)	Fett:	4 g	Eiweiß:	2 g	Kohlenhydrate:	6 g

Zutaten	Zubereitung	Garzeit/Tipps
1 kl Kopf Weißkohl/ Rotkohl (ca. 750 g)	putzen, vierteln, waschen, hobeln (blanchieren, s. S. 89)	geschnittener Kohl kann durch das Blanchieren weicher gemacht werden
1 Grundrezept Salatmarinade (3 El Essig, 3/4 Tl Salz, 1/2 Tl Zucker, 1 Zwiebel, 1/2 Tl Senf, 2 Pr Pfeffer, 3 El Wasser, 3 El Öl, 2 El Petersilie) herstellen, s. S. 105		
	Kohl marinieren, abdecken, ziehen lassen	Ruhezeit 30–60 Minuten
	Salat abschmecken, in einer Schüssel anrichten	
2 El Petersilie	waschen, fein wiegen, garnieren	

Tomaten Mozzarella

Energiegehalt:	1201 kJ (286 kcal)	Fett:	23 g	Eiweiß:	14 g	Kohlenhydrate:	6 g

Zutaten	Zubereitung	Garzeit/Tipps
750 g Tomaten	waschen, putzen, in Scheiben schneiden	
250 g Mozzarella	Saft abgießen, in dünne Scheiben schneiden, Tomaten und Käse abwechselnd schuppenförmig auf eine Platte legen	
3 El Balsamico Essig	in ein Schälchen geben	
$^1/_2$ Tl Salz		
2 Pr Pfeffer	zufügen	
2 El Basilikum	waschen, fein wiegen, zufügen	
1 El Majoran	waschen, fein wiegen, zufügen	
2 El Olivenöl	zufügen, mischen, löffelweise über die Tomaten träufeln, ziehen lassen	15 Minuten
1 kl Glas schwarze oder grüne Oliven	garnieren	

Bunter Schichtsalat (6–8 Personen)

Energiegehalt:	2146 kJ (513 kcal)	Fett:	37 g	Eiweiß:	19 g	Kohlenhydrate:	24 g

Zutaten	Zubereitung	Garzeit/Tipps
4 Eier	hart kochen, abschrecken, pellen, in Scheiben schneiden	10 Minuten
1 kl Gl Selleriestreifen	Saft abgießen, in eine große Glasschüssel geben	die Zutaten werden nicht gemischt, sondern in Schichten übereinander gelegt
1 kl Ds Mais	Saft abgießen, zufügen	
4 Lauchzwiebeln	waschen, putzen, in Ringe schneiden, zufügen	
1 kl Ds Ananas	Saft abgießen, würfeln, zufügen	
250 g Schafskäse	in Würfel schneiden, zufügen	
100 g gek. Schinken (Putenschinken)	in Würfel schneiden, zufügen, Eierscheiben zufügen	
1 Zucchini	waschen, putzen, fein würfeln, zufügen	dieser Salat wird in Schichten serviert oder unmittelbar vor dem Servieren gemischt
1 Zwiebel	schälen, halbieren, in halbe Ringe schneiden, zufügen	
100 g Emmentaler	reiben, darüberstreuen	
1 Gl Salatmayonnaise	in eine Schüssel geben	
200 ml Crème fraîche	zufügen	
2 El Essig	zufügen	
Salz, Pfeffer	würzen, mischen, Salat übergießen, abdecken, kalt stellen, ziehen lassen	1–3 Stunden kühl stellen
2 El Petersilie	waschen, fein wiegen, garnieren	

Gegarte Gemüsesalate

Energiegehalt:	339 kJ (95 kcal)	Fett:	4 g	Eiweiß:	10 g	Kohlenhydrate:	7 g

Zutaten	Zubereitung	Garzeit/Tipps
1 Grundrezept Salatmarinade (3 El Essig, 3/4 Tl Salz, 1/2 Tl Zucker, 1 Zwiebel, 1/2 Tl Senf, 2 Pr Pfeffer, 3 El Wasser, 3 El Öl, 2 El Petersilie) herstellen, s. S. 105		
Blumenkohlsalat		
1 Blumenkohl 1/2 l Wasser 1/2 Tl Salz	putzen, in Röschen teilen, waschen in einem Topf zum Kochen bringen zufügen, Blumenkohl zufügen, garen Blumenkohl in ein Sieb schütten, marinieren, abdecken, ziehen lassen Salat in einer Schüssel anrichten	 15 Minuten Ruhezeit 30 Minuten
Bohnensalat		
750 g Bohnen 1/2 l Wasser 1/2 Tl Salz 1/2 Tl Bohnenkraut	waschen, putzen, in Stücke schneiden zum Kochen bringen, Bohnen zufügen zufügen, Bohnen garen Bohnen in ein Sieb schütten, marinieren, abdecken, ziehen lassen Salat in einer Schüssel anrichten	 10–12 Minuten Ruhezeit 30–60 Minuten
Möhrensalat		
750 g Möhren 20 g Margarine 1/8 l Wasser 1/2 Tl Salz	waschen, putzen, schälen, würfeln im Topf erhitzen, Möhren zufügen, andünsten zufügen zufügen, Möhren garen marinieren, abdecken, ziehen lassen abschmecken Salat in einer Schüssel anrichten	 20 Minuten Ruhezeit 60 Minuten
Rote-Bete-Salat		
750 g Rote Bete 1/4 l Wasser 1/2 Tl Salz	waschen, putzen, in einen Siebeinsatz legen, in den SKT geben zufügen zufügen, Gemüse garen SKT öffnen, Gemüse herausnehmen, schälen, in Streifen oder Scheiben schneiden, marinieren, abdecken, ziehen lassen, abschmecken Salat in einer Schüssel anrichten	 15–20 Minuten Ruhezeit 30 Minuten
Wangener Kohlsalat		
500 g Weiß-/Rotkohl 1/4 l Wasser 1 Lorbeerblatt 2 Nelken 5 Wacholderbeeren	putzen, vierteln, waschen, hobeln in einem Topf aufkochen, Kohl zufügen zufügen, Deckel schließen, garen, Nelken, Lorbeerblatt und Wacholderbeeren herausnehmen, Kohl marinieren, abdecken, ziehen lassen Salat in einer Schüssel anrichten	bei Rotkohl 1 El Essig zufügen 60 Minuten (30 Minuten im SKT) Ruhezeit 30–60 Minuten Garniervorschlag: frische Kräuter

Nudelsalat

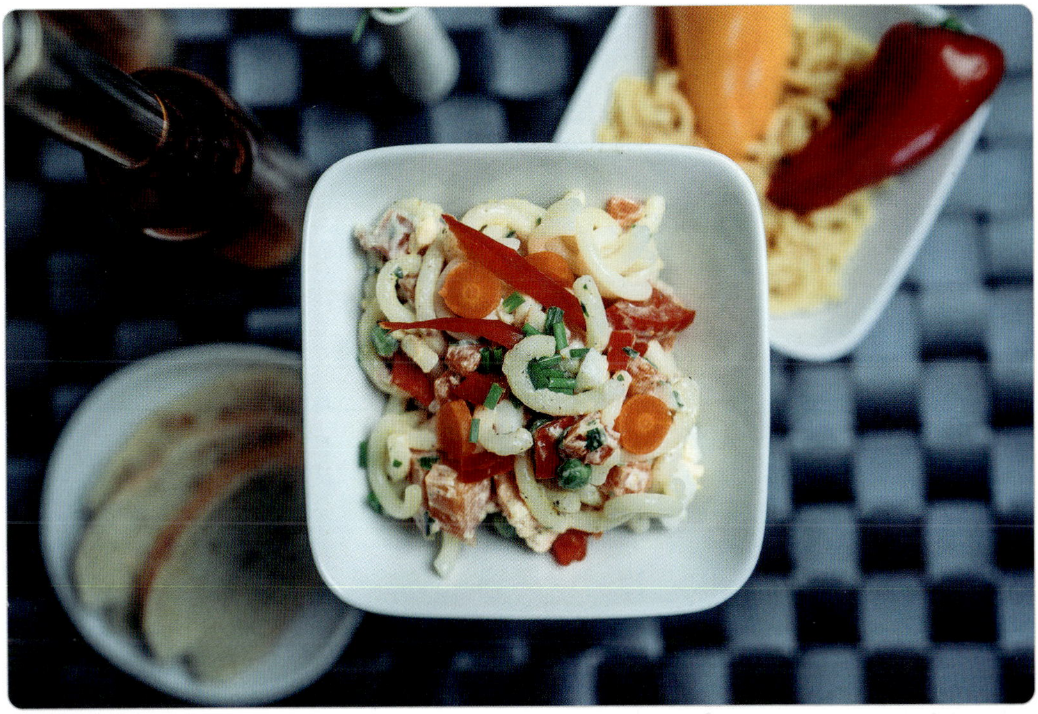

Energiegehalt:	3096 kJ (737 kcal)	Fett:	44 g	Eiweiß:	19 g	Kohlenhydrate:	60 g

Zutaten	Zubereitung	Garzeit/Tipps
2 l Wasser	in einem Topf zum Kochen bringen	
1 El Salz	zufügen	
125 g kl Hörnchen-nudeln	zufügen, garen Nudeln in ein Sieb schütten, mit kaltem Wasser abschrecken, abtropfen lassen, in eine Schüssel geben	8 Minuten
2 Zwiebeln	schälen, fein würfeln, zufügen	
2 Eier	hart kochen pellen, würfeln, zufügen	10 Minuten
1 rote Paprikaschote	waschen, putzen, fein würfeln, zufügen	
200 g Fleischwurst	pellen, würfeln, zufügen	
1 kl Ds Erbsen, Möhren	Saft abgießen, Möhren würfeln, beides zufügen, alle Zutaten mischen	
1 Grundrezept Mayonnaise (1 Eigelb, $^1/_2$ Tl Salz, 2 Pr Pfeffer, 1 Tl Senf, 2 El Essig, $^1/_4$ l Öl) herstellen, s. S. 135 oder $^1/_2$ gr Glas Salatmayonnaise		
	Mayonnaise zufügen, mischen	
Salz, Pfeffer	abschmecken, abdecken, ziehen lassen Salat in einer Schüssel anrichten	Ruhezeit 20–30 Minuten
3 Radieschen	waschen, putzen, in Scheiben schneiden, garnieren	zum Garnieren eignen sich frische Kräuter

Geflügelsalat

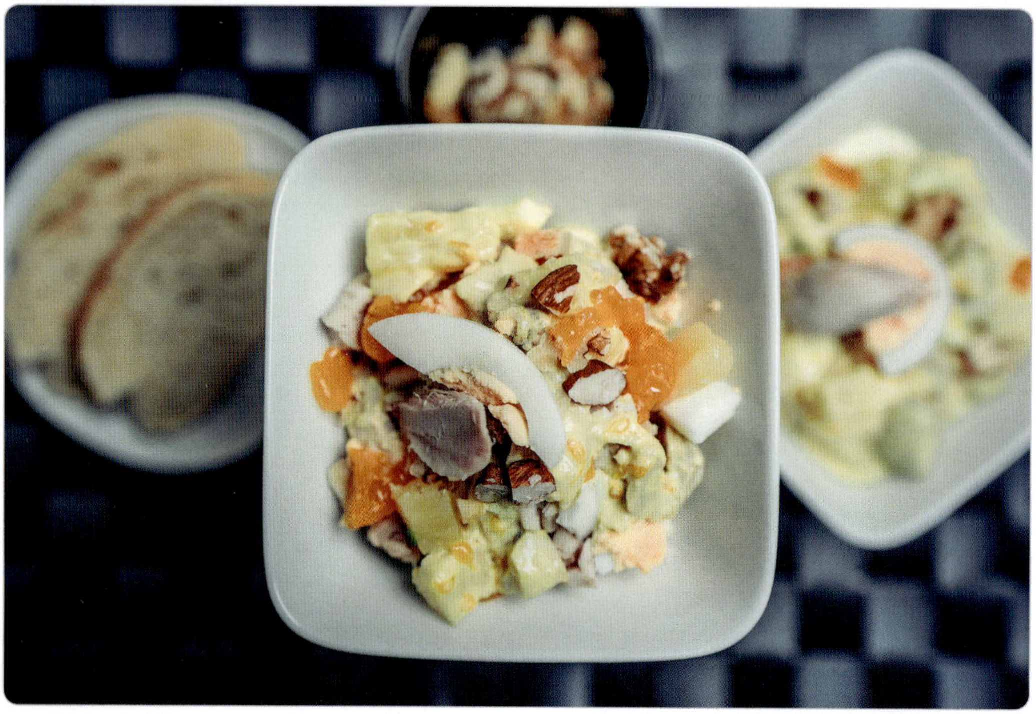

Energiegehalt:	2475 kJ (582 kcal)	Fett:	43 g	Eiweiß:	26 g	Kohlenhydrate:	21 g

Zutaten	Zubereitung	Garzeit/Tipps
$^1/_2$ l Wasser	in einen SKT geben	
$^1/_2$ Tl Salz	zufügen	
1 Hähnchen (900 g)	waschen, putzen, zufügen	(„grillfertiges" Hähnchen)
	Deckel schließen, garen, in einem Sieb etwas abkühlen lassen, Fleisch von den Knochen lösen (Haut entfernen), Fleisch würfeln, in eine Schüssel geben	20 Minuten (40 Minuten im Topf)
2 Eier	in einem Topf hart kochen	10 Minuten
	Eier abschrecken, pellen, würfeln, zufügen	
1 kl Ds Ananas	Saft abgießen, würfeln, zufügen	
1 kl Ds Mandarinen	Saft abgießen, zufügen	
2 El Mandarinensaft	zufügen	
100 g Mandeln	grob hacken, zufügen, alle Zutaten mischen	
1 Grundrezept Mayonnaise (1 Eigelb, $^1/_4$ Tl Salz, 2 Pr Pfeffer, 1 Tl Senf, 2 El Essig, $^1/_4$ l Öl) herstellen, s. S. 135 oder $^1/_2$ gr Glas Salatmayonnaise		
Curry, Pfeffer, Senf	Mayonnaise würzen, zufügen	
	abdecken, ziehen lassen, abschmecken, Salat in einer Schüssel anrichten	Ruhezeit 30 Minuten
frische Salatblätter	waschen, garnieren	**alternativ:** Mandarinen

Kartoffelsalat

Energiegehalt:	1661 kJ (390 kcal)	**Fett:**	30 g	**Eiweiß:**	5 g	**Kohlenhydrate:**	24 g

Zutaten	Zubereitung	Garzeit/Tipps
750 g Salatkartoffeln	waschen	Kartoffeln müssen festkochend sein
1/4 l Wasser	in einem Topf zum Kochen bringen, Kartoffeln zufügen, Deckel schließen, Kartoffeln garen, pellen, abkühlen lassen, in eine Schüssel hobeln	20 Minuten (10–12 Minuten im SKT)
1 Zwiebel	schälen, fein würfeln	
20 g Margarine	in einer Pfanne erhitzen, Zwiebeln andünsten	
1/4 l Wasser	zum Kochen bringen	
1 Brühwürfel	zufügen, auflösen, abkühlen lassen	
2 Tl Senf 1 El Mayonnaise 2 El Essig	zufügen, Zwiebelwürfel zufügen	
Salz, Pfeffer	würzen, Zutaten mischen	
4 El Öl	zum Schluss zufügen, mit den Kartoffelscheiben mischen, abdecken, ziehen lassen, abschmecken	Ruhezeit 30 Minuten
	Salat in einer Schüssel anrichten	
2 El Petersilie	waschen, fein wiegen, garnieren	

Rheinischer Kartoffelsalat

Energiegehalt:	1176 kJ (277 kcal)	**Fett:**	17 g	**Eiweiß:**	13 g	**Kohlenhydrate:**	31 g

Zutaten	Zubereitung	Garzeit/Tipps
750 g Salatkartoffeln	waschen	Kartoffeln müssen festkochend sein
1/4 l Wasser	in einem Topf zum Kochen bringen Kartoffeln zufügen, garen, pellen, erkalten lassen, in 1 cm große Würfel schneiden	20–30 Minuten (12–15 Minuten im SKT)
150 g gek. Schinken	würfeln, in eine Schüssel geben	
1 Zwiebel	schälen, fein würfeln, zufügen	
2 Gewürzgurken	fein würfeln, zufügen	
400 ml Crème fraîche 2 El Essig	zufügen	
Salz, Pfeffer	würzen	
4 El Petersilie	waschen, fein wiegen, zufügen Kartoffelwürfel mischen, abdecken, ziehen lassen, abschmecken	Ruhezeit 30 Minuten
	Salat in einer Schüssel anrichten	
2 El Petersilie	waschen, fein wiegen, garnieren	

HINWEIS

Dem Kartoffelsalat können hartgekochte Eier, Fleischwurst- oder Schinkenwürfel, ein kleines Glas Mischgemüse oder Mais zugefügt werden.

Eiersalat

Energiegehalt:	3096 kJ (737 kcal)	Fett:	44 g	Eiweiß:	19 g	Kohlenhydrate:	60 g

Zutaten	Zubereitung	Garzeit/Tipps
6 Eier	in einem Topf hart kochen, abschrecken, pellen, grob würfeln, in eine Schüssel geben	10 Minuten
1 kl Ds Erbsen, Möhren	Saft abgießen, Möhren fein würfeln, beides zufügen	
100 g Mandeln	grob zerkleinern, zufügen	
100 g gek. Schinken	würfeln, zufügen	
1 Grundrezept Mayonnaise (1 Eigelb, $^1/_4$ Tl Salz, 2 Pr Pfeffer, 1 Tl Senf, 2 El Essig, $^1/_4$ l Öl) herstellen, s. S. 135, oder $^1/_2$ Glas Salatmayonnaise		
Salz, Pfeffer, Senf	Mayonnaise würzen, zufügen, Zutaten mischen, abschmecken, Salat in einer Schüssel anrichten	
2 El Petersilie	waschen, fein wiegen, garnieren	

Heringssalat

Energiegehalt:	1905 kJ (448 kcal)	Fett:	29 g	Eiweiß:	33 g	Kohlenhydrate:	13 g

Zutaten	Zubereitung	Garzeit/Tipps
$^1/_2$ l Wasser	in einem Topf zum Kochen bringen	
$^1/_2$ El Salz	zufügen	
400 g Kalbfleisch	zufügen, Deckel schließen, garen	30 Minuten
$^1/_4$ l Wasser	in einem Topf zum Kochen bringen	(15 Minuten im SKT)
500 g Kartoffeln	waschen, zufügen, Deckel schließen, garen	20–30 Minuten (10–12 Minuten im SKT)
1 Zwiebel	schälen, fein würfeln, in eine Schüssel geben	
300 g Matjesheringe	Flossen entfernen, würfeln, zufügen	
1 kl Glas Rote Bete	Saft abgießen, würfeln, zufügen	
2 Eier	in einem Topf hart kochen, abschrecken, pellen, würfeln, zufügen Kartoffeln pellen, Fleisch und Kartoffeln würfeln, zufügen	10 Minuten
2 El Naturjoghurt 2 El Essig 4 El Salatmayonnaise 1 Tl Senf 2 El Sahne	zufügen	
Salz, Pfeffer	würzen Zutaten mischen, abdecken, ziehen lassen, Salat in einer Schüssel anrichten,	Ruhezeit 30–45 Minuten
2 El Petersilie	waschen, fein wiegen, garnieren	
1 kl Zwiebel	schälen, halbieren, in feine Ringe schneiden, garnieren	

Wurstsalat

Energiegehalt:	2843 kJ (683 kcal)
Fett:	55 g
Eiweiß:	30 g
Kohlenhydrate:	3 g

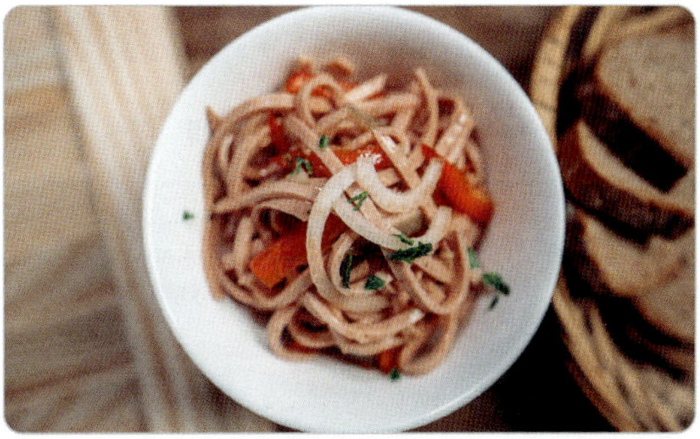

Zutaten	Zubereitung	Garzeit/Tipps
Pikanter Wurstsalat		
500 g Fleischwurst 3 Gewürzgurken	Haut pellen, in feine Streifen schneiden in Streifen schneiden, beides in eine Schüssel geben	(Fleischkäse) weitere Zutaten können sein: Gurke, Radieschen, Käse
1 Grundrezept Salatmarinade (3 El Essig, 3/4 Tl Salz, 1/2 Tl Zucker, 1 Zwiebel, 1/2 Tl Senf, 2 Pr Pfeffer, 3 El Wasser, 3 El Öl, 2 El Petersilie) herstellen, s. S. 105		
	Marinade zur Wurst geben, mischen, abdecken, ziehen lassen, abschmecken Salat in einer Schüssel anrichten	Ruhezeit 30–45 Minuten
Schweizer Wurstsalat		
300 g Fleischwurst 200 g Emmentaler 2 El Sahne	Haut pellen, in feine Streifen schneiden in Streifen schneiden alle Zutaten in eine Schüssel geben	(Fleischkäse)
1 Rezept French Dressing herstellen, s. S. 175 **oder 1 Grundrezept Salatmarinade** (3 El Essig, 3/4 Tl Salz, 1/2 Tl Zucker, 1 Zwiebel, 1/2 Tl Senf, 2 Pr Pfeffer, 3 El Wasser, 3 El Öl, 2 El Petersilie) herstellen, s. S. 105		
	Wurstsalat marinieren, ziehen lassen, abschmecken	Ruhezeit 45–60 Minuten
Bunter Wurstsalat		
500 g Fleischwurst 1 Ei 1/2 Salatgurke 4 Tomaten	Haut pellen, in feine Streifen schneiden hart kochen, pellen, würfeln schälen, in Scheiben schneiden, zufügen waschen, putzen, in große Würfel schneiden, alle Zutaten in eine Schüssel geben	(Fleischkäse) 10 Minuten
1 Grundrezept Salatmarinade (3 El Essig, 3/4 Tl Salz, 1/2 Tl Zucker, 1 Zwiebel, 1/2 Tl Senf, 2 Pr Pfeffer, 3 El Wasser, 3 El Öl, 2 El Petersilie) herstellen, s. S. 105		
  1 kl Zwiebel Gurkenscheiben	Wurstsalat marinieren, ziehen lassen, abschmecken schälen, in feine Ringe schneiden, garnieren	Ruhezeit 45–60 Minuten **alternativ:** Eierspalten, Kräuter, Salatblätter

Zucchinisalat

Energiegehalt:	311 kJ (75 kcal)	Fett:	4 g	Eiweiß:	6 g	Kohlenhydrate:	5 g

Zutaten	Zubereitung	Garzeit/Tipps
750 g Zucchini	waschen, putzen, halbieren, in halbe Scheiben schneiden	
3 El Wasser	in einem Topf erhitzen, Zucchini zufügen	
1/4 Tl Salz	zufügen, Deckel schließen, garen	2–3 Minuten, evtl. entstehenden Kochsud abgießen
1 El Essig 1 El Zitronensaft 1/2 Tl Senf 150 g Naturjoghurt 1/2 Tl Zucker 2 El Sahne	in ein Schälchen geben, mischen	
1 Zwiebel	schälen, fein würfeln, zufügen	
2 El Petersilie	waschen, fein wiegen, zufügen	
2 El Öl	zum Schluss zufügen Salat marinieren, abdecken, ziehen lassen, abschmecken, Salat in einer Schüssel anrichten	Ruhezeit 15 Minuten
2 El Petersilie	waschen, fein wiegen, garnieren	

Ungarischer Rindfleischsalat

Energiegehalt:	1548 kJ (373 kcal)	Fett:	23 g	Eiweiß:	25 g	Kohlenhydrate:	13 g

Zutaten	Zubereitung	Garzeit/Tipps
1/2 l Wasser	in einem Topf zum Kochen bringen	
300 g Rindfleisch	zufügen	
1 Tl Salz	zufügen, Deckel schließen, garen, etwas abkühlen lassen, fein würfeln, in eine Schüssel geben	45–60 Minuten (20–30 Minuten im SKT)
4 Eier	in einem Topf hart kochen abschrecken, pellen, würfeln, zum Fleisch geben	10 Minuten
1 kl Ds Erbsen	Saft abgießen, zufügen	
1 kl Ds Möhren	Saft abgießen, würfeln, zufügen	
1 Zwiebel	schälen, fein würfeln, zufügen	
1 Paprikaschote	putzen, halbieren, Kerngehäuse entfernen, waschen, würfeln, zufügen, alle Zutaten mischen	
1 Grundrezept Salatmarinade (3 El Essig, 3/4 Tl Salz, 1/2 Tl Zucker, 1 Zwiebel, 1/2 Tl Senf, 2 Pr Pfeffer, 1 El Wasser, 3 El Öl, 2 El Petersilie) herstellen, s. S. 105		
	marinieren, abdecken, ziehen lassen, abschmecken Salat in einer Schüssel anrichten,	Ruhezeit 45–60 Minuten
2 El Petersilie	waschen, fein wiegen, garnieren	

Bunter Nudelsalat mit Thunfisch (6–8 Personen)

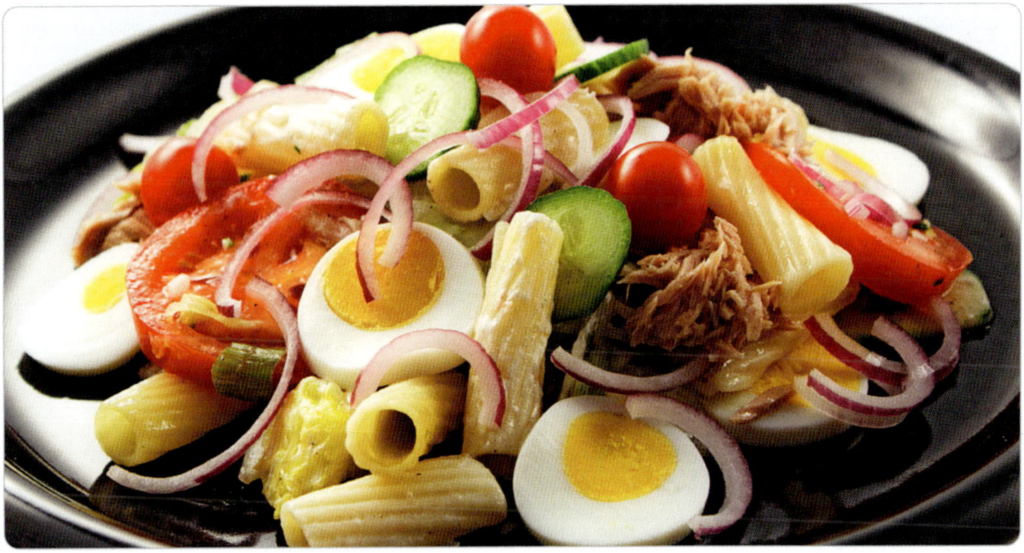

Energiegehalt:	572 kJ (137 kcal)	Fett:	7 g	Eiweiß:	8 g	Kohlenhydrate:	10 g

Zutaten	Zubereitung	Garzeit/Tipps
2 l Wasser 1 El Salz 80 g Nudeln (Tortiglioni, Penne)	in einem Topf zum Kochen bringen zufügen zufügen, Nudeln garen Nudeln in ein Sieb schütten, kalt abschrecken, abtropfen lassen	1 El Öl ins Wasser geben 8–12 Minuten
2 Eier	hart kochen, abschrecken, pellen, in Scheiben schneiden	10 Minuten
2 Tomaten	waschen, putzen, in Scheiben schneiden, in eine Schüssel geben	als Beilage eignet sich frisches Weißbrot
1 Salatgurke 1 Eisbergsalat (Kopfsalat)	waschen, schälen, hobeln, zufügen putzen, in mundgerechte Stücke teilen, Salat in ruhendem Wasser waschen, in einem Sieb abtropfen lassen	
2 Frühlingszwiebeln	waschen, putzen, in Röllchen schneiden, zufügen	der Salat passt zu Grillgerichten
$^1/_2$ Bund Schnittlauch	waschen, putzen, in Röllchen schneiden, zufügen	
1 kl Ds Thunfisch in Öl	Saft abgießen, 2/3 des Thunfisch zufügen	
1 abgewandeltes Grundrezept Salatmarinade (4 El Essig, 2 El Wasser, 1 Tl Salz, $^1/_2$ Tl Zucker, 1 Zwiebel, 1 Tl Senf, 1 Msp Pfeffer, 4 El Öl, 3 El Crème fraîche) herstellen, s. S. 105		
	Zutaten mischen, erkaltete Nudeln zufügen, in einer Schüssel anrichten, restlichen Thunfisch als Dekoration über den Salat geben, Eierscheiben verteilen	
1 rote Zwiebel	schälen, halbieren, in halbe Ringe schneiden, Salat garnieren	

Griechischer Bauernsalat (6–8 Personen)

Energiegehalt:	972 kJ (232 kcal)	Fett:	20 g	Eiweiß:	2 g	Kohlenhydrate:	9 g

Zutaten	Zubereitung	Garzeit/Tipps
1 Eisbergsalat (Kopfsalat)	putzen, in mundgerechte Stücke teilen, Salat in ruhendem Wasser waschen, in einem Sieb abtropfen lassen	
2 Tomaten	waschen, putzen, in Scheiben schneiden	als Beilage eignet sich frisches Weißbrot
1 Salatgurke	waschen, schälen, hobeln	
1 rote Paprikaschote	putzen, Kerngehäuse entfernen, waschen, in halbe Streifen schneiden	
6 El Weißweinessig 5 El Olivenöl 2 El Sojaöl $^{1}/_{2}$ Tl Salz 2 Msp Pfeffer $^{1}/_{2}$ Tl Zucker	in ein Schälchen geben	der Salat kann auch als Vorspeisenteller gereicht werden **alternativ:** Salatplatte
1 Tl Senf	zufügen	
$^{1}/_{2}$ Bund Schnittlauch	waschen, putzen, in Röllchen schneiden, zufügen, mischen	
	Glasschüssel mit Salatblättern auslegen, Tomaten, Paprika, Gurken darüber schichten	der Salat kann unmittelbar vor dem Servieren gemischt werden
150 g Schafskäse	in Würfel schneiden, darüber verteilen	
3–4 El schwarze Oliven	verteilen, Marinade darüber gießen	**alternativ:**
1 rote Zwiebel	schälen, halbieren, in halbe Ringe schneiden, Salat garnieren	Eierscheiben

Zaziki

Energiegehalt:	506 kJ (121 kcal)	Fett:	6 g	Eiweiß:	5 g	Kohlenhydrate:	8 g

Zutaten	Zubereitung	Garzeit/Tipps
1 Salatgurke	waschen, schälen, raspeln	
2 Pr Salz	zufügen, mischen, ziehen lassen	3 Minuten
	Saft abgießen, in einem Tuch abtrocknen, in eine Schüssel geben	
500 g Naturjoghurt	Flüssigkeit abgießen, zufügen	
2–3 Knoblauchzehen	häuten, durch eine Knoblauchpresse drücken, zufügen	Zaziki eignet sich zu Grillgerichten
2 El Olivenöl	zum Schluss zufügen	
Salz, Pfeffer	würzen, in einer Schüssel anrichten	mit Kräutern garnieren

Bunte Gemüsevielfalt (gedämpft) (6–8 Personen)

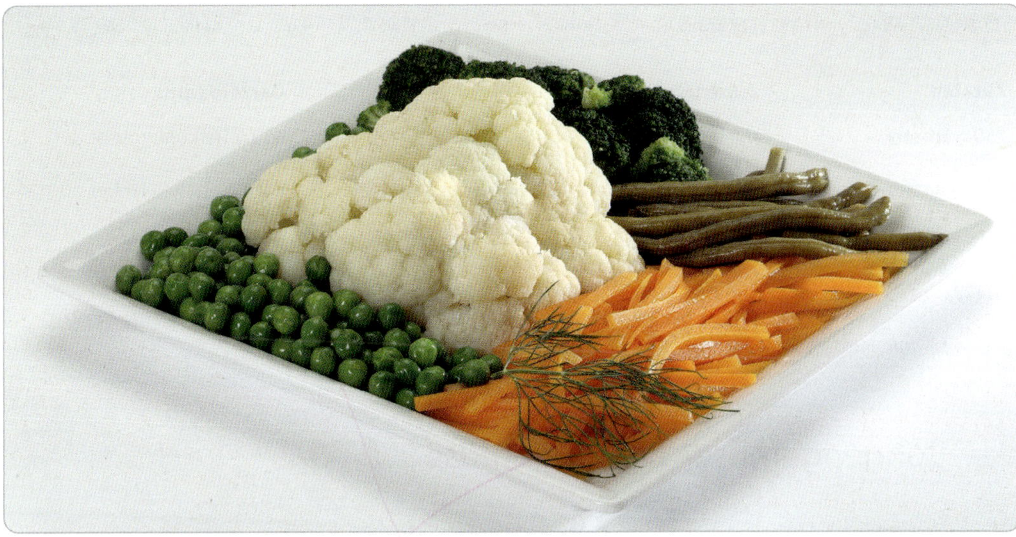

Energiegehalt:	212 kJ (51 kcal)	Fett:	+	Eiweiß:	1 g	Kohlenhydrate:	1 g

Zutaten	Zubereitung	Garzeit/Tipps
1200 g Gemüse (Möhren, Erbsen, Blumenkohl, Brokkoli, Rosenkohl, Bohnen, Zucchini, Kohlrabi)	waschen, putzen, evtl. schälen, würfeln, zerkleinern, in ein Sieb legen	Blumenkohl und Brokkoli 10 Minuten in Salzwasser wässern, s. S. 86
Salz, Pfeffer	Gemüse würzen, Sieb in einen Dämpftopf stellen, Wasser bis zum Siebboden einfüllen, Deckel schließen, garen Gemüse aus dem Sieb nehmen, auf einer Platte anrichten	Garzeit 15–40 Minuten je nach Gemüseart (4–12 Minuten im SKT)
2 El Petersilie	waschen, fein wiegen, garnieren	

HINWEIS

Verfeinerung von Gemüse

Gemüse kann vor dem Servieren noch kurz in Fett (Butter oder Margarine) geschwenkt werden. Es bekommt dadurch ein glänzendes Aussehen und einen höheren Geschmackswert.

Gemüse sollte nicht zu weich gegart werden, weil dabei wertvolle Inhalts- und Geschmacksstoffe verloren gehen.

Erbsengemüse

Energiegehalt:	479 kJ (114 kcal)	Fett:	8 g	Eiweiß:	4 g	Kohlenhydrate:	6 g

Zutaten	Zubereitung	Garzeit/Tipps
750 g Erbsen	putzen, waschen	450 g Tiefkühlerbsen)
1 Zwiebel	schälen, fein würfeln	
40 g Margarine	in einem Topf erhitzen, Zwiebelwürfel dünsten, Erbsen zufügen, mitdünsten	dazu passen Kartoffelbeilagen
Salz, Pfeffer,	würzen	
1 Brühwürfel	zufügen	
$^1/_8$ l Wasser	zufügen, Deckel schließen, garen, Erbsen in einer Schüssel anrichten	15 Minuten
2 El Petersilie	waschen, fein wiegen, garnieren	

Bohnengemüse/Möhrengemüse

Energiegehalt:	349 kJ (83 kcal)	Fett:	4 g	Eiweiß:	8 g	Kohlenhydrate:	5 g

Zutaten	Zubereitung	Garzeit/Tipps
750 g Bohnen (Möhren)	putzen, waschen, grob zerkleinern (würfeln)	(450 g Tiefkühlbohnen oder 450 g Tiefkühlmöhren)
1 Zwiebel	schälen, fein würfeln	
40 g Margarine	in einem Topf erhitzen, Zwiebeln andünsten, Bohnen (Möhren) zufügen, mitdünsten	
Salz, Pfeffer, Bohnenkraut	würzen	dazu passen Kartoffelbeilagen
1 Brühwürfel	zufügen	
$^1/_8$ l Wasser	zufügen, Deckel schließen, garen, Bohnen (Möhren) in einer Schüssel anrichten	15–20 Minuten
2 El Petersilie	waschen, fein wiegen, garnieren	

Bohnen im Speckmantel

Energiegehalt:	1056 kJ (251 kcal)	Fett:	22 g	Eiweiß:	8 g	Kohlenhydrate:	5 g

Zutaten	Zubereitung	Garzeit/Tipps
750 g Bohnen	putzen, waschen	(450 g Tiefkühlbohnen oder 1 gr Ds Bohnen)
$^1/_4$ l Wasser	in einem Topf zum Kochen bringen	
$^1/_2$ Tl Salz	zufügen, Bohnen zufügen, garen	15–20 Minuten
100 g Bauchspeck (dünn aufgeschnitten)	6 Bohnen mit Speck umwickeln, Vorgang wiederholen	Dosenbohnen gut abtropfen lassen
20 g Margarine	in einer Pfanne erhitzen, Speckbohnen mit der Öffnung nach unten in das Fett einlegen und anbraten	5 Minuten
	Bohnen auf einer Platte anrichten	Beilage: Kartoffeln
2 El Petersilie	waschen, fein wiegen, garnieren	

Fenchel

Energiegehalt:	429 kJ (102 kcal)	Fett:	7 g	Eiweiß:	6 g	Kohlenhydrate:	6 g

Zutaten	Zubereitung	Garzeit/Tipps
2 l Wasser	in einem Topf zum Kochen bringen	dazu passen Kartoffelbeilagen, s. S. 198 ff.
1 El Salz	zufügen	
750 g Fenchel	putzen, halbieren, waschen, zufügen, unter dem Siedepunkt gar ziehen lassen, aus dem Sud nehmen	20 Minuten
2 EL Margarine	erhitzen, Fenchel schwenken Fenchel auf einer Platte anrichten	
50 g Mandelblättchen	bestreuen	

Überbackener Fenchel

Energiegehalt:	1026 kJ (244 kcal)	Fett:	17 g	Eiweiß:	20 g	Kohlenhydrate:	7 g

Zutaten	Zubereitung	Garzeit/Tipps
$^1/_4$ l Wasser	in eine Auflaufform geben	als Beilage können verschiedene Kartoffelgerichte angeboten werden
$^1/_2$ Tl Salz	zufügen	
750 g Fenchel	putzen, halbieren, waschen, zufügen Auflaufform schließen, in das Mikrowellengerät stellen, garen, Sud abgießen	5 Minuten bei 500 Watt
100 g gek. Schinken	würfeln, über den Fenchel streuen	
150 g Gouda	reiben, bestreuen	
100 ml Sahne	in ein Schälchen geben	
Salz, Pfeffer	würzen, Fenchel übergießen, fertig garen, Fenchel in der Form anrichten	10 Minuten bei 450 Watt
2 El Petersilie	waschen, fein wiegen, garnieren	

Überbackener Chicorée

Energiegehalt:	1187 kJ (283 kcal	Fett:	19 g	Eiweiß:	18 g	Kohlenhydrate:	7 g

Zutaten	Zubereitung	Garzeit/Tipps
4 Chicoréestauden	putzen, halbieren, Strunk entfernen, waschen, in die gefettete Form geben	Auflaufform fetten
100 g gek. Schinken	würfeln, bestreuen	als Beilage können Kartoffelgerichte gewählt werden
100 ml Sahne	in ein Schälchen geben	
Salz, Pfeffer	würzen, über das Gemüse geben	
5 Tomaten	waschen, putzen, würfeln, zufügen	
150 g Gouda	reiben, bestreuen, Deckel schließen, garen, Chicorée in der Form servieren	20 Minuten bei 180 °C 15 Minuten bei 180 °C 12 Minuten bei 450 Watt
2 El Petersilie	waschen, fein wiegen, garnieren	

Wirsinggemüse

Energiegehalt:	920 kJ (219 kcal)	Fett:	18 g	Eiweiß:	2 g	Kohlenhydrate:	3 g

Zutaten	Zubereitung	Garzeit/Tipps
500 g Wirsing	putzen, in feine Streifen schneiden, waschen	
100 g Bauchspeck	würfeln	
1 Zwiebel	schälen, fein würfeln	als Beilage können Kartoffelgerichte aller Art gereicht werden
20 g Margarine	in einem Topf erhitzen, Speck und Zwiebelwürfel andünsten, Wirsing zufügen	
Salz, Pfeffer, Muskat	würzen	
1 Brühwürfel	zufügen	
$^1/_4$ l Wasser, 1 El Essig	zufügen, Deckel schließen, garen	40–60 Minuten (20–30 Minuten im SKT)
	Gemüse nochmals abschmecken, evtl. mit den oben genannten Gewürzen nachwürzen, Gemüse in einer Schüssel anrichten	evtl. Gemüsebrühe mit etwas angerührtem Mehl binden
2 El Petersilie	waschen, fein wiegen, garnieren	

Spinat

Energiegehalt:	449 kJ (107 kcal)	Fett:	7 g	Eiweiß:	2 g	Kohlenhydrate:	7 g

Zutaten	Zubereitung	Garzeit/Tipps
750 g Spinatblätter oder 450 g Tiefkühlspinat	waschen, putzen, blanchieren, fein hacken oder pürieren (auftauen lassen)	Blanchieren, s. S. 89
20 g Margarine	in einem Topf erhitzen	als Beilage Salzkartoffeln reichen
20 g Mehl	zufügen, schwitzen	
2 El Wasser	zufügen, Spinat zufügen, unter Rühren aufkochen lassen	
Salz, Pfeffer, Muskat	würzen	
1 Brühwürfel	zufügen, bei schwacher Hitze garen	5–8 Minuten
2 El Sahne	zum Schluss zufügen	
	Spinat in einer Schüssel anrichten	Spinat vollständig verzehren, Reste sollten nicht mehr erwärmt werden
1 El Sahne	mit einem Löffel in die Mitte der Schüssel geben, mithilfe eines Zahnstochers feine Musterung ziehen	

Rotkohl (Blaukraut)

Energiegehalt:	782 kJ (186 kcal)	Fett:	4 g	Eiweiß:	6 g	Kohlenhydrate:	24 g

Zutaten	Zubereitung	Garzeit/Tipps
1 kg Rotkohl	in Stücke schneiden, putzen, hobeln, waschen	
1 Zwiebel	schälen, fein würfeln	
40 g Margarine	in einem Topf erhitzen, Zwiebelwürfel andünsten, Kohl zufügen, dünsten	als Beilage können Kartoffelgerichte aller Art gereicht werden
2 Äpfel	waschen, putzen, grob zerkleinern, Äpfel zufügen, kurz dünsten	
1/8 l Wasser 3 El Essig 4 Nelken	zufügen	
1 Lorbeerblatt Salz, Pfeffer	würzen, Deckel schließen, garen, abschmecken, Nelken und Lorbeerblatt entfernen Rotkohl in einer Schüssel anrichten	60–95 Minuten (30–45 Minuten im SKT)
2 El Petersilie	waschen, fein wiegen, garnieren	

Bayrisches Kraut

Energiegehalt:	1308 kJ (319 kcal)	Fett:	20 g	Eiweiß:	5 g	Kohlenhydrate:	25 g

Zutaten	Zubereitung	Garzeit/Tipps
2 Zwiebeln	schälen, fein würfeln	je nach Region werden zu Kraut verschiedene Beilagen angeboten: Kartoffelpüree, frisches Bauernbrot, Spätzle
50 g Bauchspeck	würfeln	
40 g Schmalz (Margarine)	in einem Topf erhitzen, Zwiebelwürfel und Speck andünsten	
1 Ds Weinsauerkraut (600 g)	zufügen, mitdünsten	(600 g frisches Sauerkraut)
1/8 l Apfelsaft 1/4 l Wasser 10 Wacholderbeeren	zufügen	
1 Apfel	waschen, putzen, grob zerkleinern, zufügen	
2 Lorbeerblätter	zufügen	
Salz, Pfeffer	würzen	
1 Brühwürfel	zufügen	
2 El Weißwein	zufügen, Deckel schließen, garen Wacholderbeeren und Lorbeerblätter entnehmen Sauerkraut in einer Schüssel anrichten	30–45 Minuten (15–25 Minuten im SKT)
2 El Petersilie	waschen, fein wiegen, garnieren	

Blumenkohl-/Brokkoligemüse

Energiegehalt:	447 kJ (106 kcal)	Fett:	4 g	Eiweiß:	5 g	Kohlenhydrate:	8 g

Zutaten	Zubereitung	Garzeit/Tipps
1 Blumenkohl (Brokkoli)	waschen, putzen, Strunk kreuzweise einschneiden, 10 Minuten in Salzwasser wässern, Gemüse in einen Siebeinsatz legen	Wässern, s. S. 86
$^1/_4$ l Wasser	in einen SKT geben	
$^1/_2$ Tl Salz	zufügen, Gemüse zufügen	
2 El Zitronensaft	zufügen, Deckel schließen, garen, SKT vorsichtig öffnen, Gemüse herausnehmen, auf einer Platte anrichten	10–15 Minuten (20–30 Minuten im Topf) Salz nicht direkt auf den Blumenkohl geben, da dies zu Verfärbungen führt
20 g Margarine	in einer Pfanne erhitzen	
40 g Paniermehl	zufügen, goldbraun rösten, über das Gemüse geben	
2 El Petersilie	waschen, fein wiegen, garnieren	

Überbackener Blumenkohl

Energiegehalt:	997 kJ (327 kcal)	Fett:	15 g	Eiweiß:	18 g	Kohlenhydrate:	8 g

Zutaten	Zubereitung	Garzeit/Tipps
1 Blumenkohl	putzen, Strunk kreuzweise einschneiden, mit dem Strunk nach oben 10 Minuten in lauwarmem Salzwasser wässern	Wässern, s. S. 86
$^1/_2$ l Wasser	in einen SKT geben, Blumenkohl in einem Siebeinsatz in den Topf einlegen	Auflaufform fetten
$^1/_2$ Tl Salz	zufügen	
2 El Zitronensaft	zufügen, Deckel schließen, bissfest garen, Blumenkohl herausnehmen	10 Minuten (20 Minuten im Topf)
1 Grundrezept Helle Mehlschwitze (Saucen) (40 g Margarine, 1 kl Zwiebel, 40 g Mehl, $^1/_2$ l Flüssigkeit, 2 Msp Pfeffer, 1 Brühwürfel) herstellen, s. S. 108 f. (Kochsud des Blumenkohls verwenden und fehlende Flüssigkeit mit Milch ergänzen)		
50 g Kräuterschmelzkäse	in die Sauce geben, schmelzen	dazu können Salz- oder Pellkartoffeln gereicht werden
Salz, Pfeffer	abschmecken	
	Blumenkohl in die gefettete Auflaufform setzen	
100 g gek. Schinken	fein würfeln, darüberstreuen, mit der Sauce übergießen	
100 g Gouda	reiben, darüberstreuen, im Backofen überbacken	☐ 15 Minuten bei 190 °C ⅄ 15 Minuten bei 180 °C
	Blumenkohl in der Form anrichten	
2 El Petersilie	waschen, fein wiegen, garnieren	

Chinesisches Gemüse

Energiegehalt:	388 kJ (97 kcal)	Fett:	+	Eiweiß:	5 g	Kohlenhydrate:	17 g

Zutaten	Zubereitung	Garzeit/Tipps
1 Zwiebel	schälen, halbieren, in halbe Ringe schneiden	
1 Paprikaschote	putzen, waschen, in feine Streifen schneiden	
1 Stangensellerie	putzen, waschen, grob zerhacken	
1 Frühlingszwiebel	putzen, waschen, in Ringe schneiden	
1 Knoblauchzehe	schälen, fein würfeln	
1 kleiner Kopf Weißkohl	putzen, hobeln, waschen	
30 g Zucker	in einem Wok (Pfanne) erhitzen, leicht braun werden lassen	
2 El Öl	zufügen, Gemüse nacheinander zufügen und andünsten	
Salz, Pfeffer	würzen	
3 El helle Sojasauce	zufügen, Deckel schließen, garen	12–15 Minuten
100 g Bambussprossen	Saft abgießen, zufügen, ziehen lassen	10 Minuten
	Gemüse in einer Schüssel anrichten	
1 Frühlingszwiebel	putzen, waschen, in feine Ringe schneiden, garnieren	

Chinakohl süß-sauer

Energiegehalt:	3223 kJ (805 kcal)	Fett:	10 g	Eiweiß:	2 g	Kohlenhydrate:	22 g

Zutaten	Zubereitung	Garzeit/Tipps
1 großer Chinakohl	längs halbieren, in feine Streifen schneiden, waschen, in einem Sieb gut abtropfen lassen	
40 g Schmalz	in einem Wok (Pfanne) erhitzen, Chinakohl zufügen	
3 El Wasser	zufügen	
Salz, Pfeffer	würzen, Deckel schließen, garen	5 Minuten
2 El Sojasauce 3 El Reisessig 3 El Zucker 4 El Orangensaft	in ein Schälchen geben	
100 ml Wasser	zufügen	
20 g Stärke	zufügen dem Chinakohl zufügen, einmal aufkochen lassen Chinakohl auf einer Platte anrichten, heiß servieren	als Geschmacksverstärker kann Glutamat verwendet werden

Salzkartoffeln

Energiegehalt:	558 kJ (140 kcal)	Fett:	+	Eiweiß:	5 g	Kohlenhydrate:	31 g

Zutaten	Zubereitung	Garzeit/Tipps
1 kg Kartoffeln	waschen, schälen, waschen, in gleich große Stücke schneiden, in einen Siebeinsatz einlegen, in den SKT stellen	
1/4 l Wasser	zufügen	
1/2 Tl Salz	zufügen, Deckel schließen, garen	8 Minuten (15–20 Minuten im Topf)
	Topf öffnen, Kartoffeln in einer Schüssel anrichten	1/4 l Flüssigkeit zufügen
2 El Petersilie	waschen, fein wiegen, garnieren	

Pellkartoffeln

Energiegehalt:	558 kJ (140 kcal)	Fett:	+	Eiweiß:	5 g	Kohlenhydrate:	31 g

Zutaten	Zubereitung	Garzeit/Tipps
1 kg Kartoffeln	waschen, in einen Siebeinsatz einlegen, in einen SKT stellen	möglichst mittelgroße Kartoffeln verwenden
1/4 Wasser	zufügen, Deckel schließen, garen lassen	12–15 Minuten (20–30 Minuten im Topf)
	Kartoffeln pellen, in eine Schüssel geben	
Kräuterkartoffeln		
50 g Margarine	in einer Pfanne erhitzen, Kartoffeln zufügen, goldbraun rösten	6–10 Minuten bei schwacher Hitze
Salz, Pfeffer	würzen	
1/2 Bund Kräuter	waschen, fein wiegen, zum Schluss zufügen, Kartoffeln in einer Schüssel anrichten	
Bratkartoffeln		
	Kartoffeln in ca. 2 cm große Würfel oder 1 cm dicke Scheiben schneiden	
50 g Margarine	in einer Pfanne erhitzen, Kartoffeln zufügen, bei schwacher Hitze rösten	4–6 Minuten bei schwacher Hitze
Salz, Pfeffer	würzen	
	Kartoffeln in einer Schüssel anrichten	
2 El frische Kräuter	waschen, fein wiegen, Kartoffelgerichte garnieren	

HINWEIS

Durch die Fettzugabe verändert sich der Energiegehalt bei Petersilien- und Bratkartoffeln: Energiegehalt: 903 kJ (215 kcal), Fett 9 g, Eiweiß 5 g, Kohlenhydrate 31 g.

Sahnekartoffeln

Energiegehalt:	1774 kJ (417 kcal)	Fett:	27 g	Eiweiß:	8 g	Kohlenhydrate:	36 g

Zutaten	Zubereitung	Garzeit/Tipps
1 kg Kartoffeln	waschen, in einen Siebeinsatz einlegen, in einen SKT stellen	mittelgroße Kartoffeln verwenden
1/4 l Wasser	zufügen, Deckel schließen, garen	10–12 Minuten (20–30 Minuten im Topf)
	Kartoffeln aus dem Topf nehmen, pellen, in Scheiben schneiden, in eine Schüssel geben	beim Garen im Topf 1/4 l Flüssigkeit verwenden
100 g Bauchspeck	fein würfeln	
2 Zwiebeln	schälen, fein würfeln	
30 g Margarine	in einer Pfanne erhitzen, Speck und Zwiebeln andünsten, leicht bräunen	
40 g Mehl	darüberstreuen, leicht bräunen	
1/4 l Sahne	zufügen	
1/4 l Milch	zufügen, unter Rühren aufkochen lassen	
Salz, Pfeffer, Muskat	würzen	Auflaufform fetten
	Kartoffeln und Sauce im Wechsel in die Form einschichten, im Backofen überbacken	15 Minuten bei 200 °C 15 Minuten bei 180 °C
2 El Petersilie	waschen, fein wiegen, garnieren Kartoffeln in der Form servieren	

Westernkartoffeln (Gebackene Kartoffeln)

Energiegehalt:	942 kJ (224 kcal)	Fett:	9 g	Eiweiß:	5 g	Kohlenhydrate:	31 g

Zutaten	Zubereitung	Garzeit/Tipps
1 kg Kartoffeln	waschen, schälen, waschen, in Spalten oder grobe Würfel schneiden	
6 El Öl	in eine Schüssel geben	das Öl lässt eine knusprige Kruste entstehen
Salz, Pfeffer, Muskat, Paprika	Gewürze zufügen, gut mischen, Kartoffelstücke zufügen, in der Ölmischung wenden, auf das Backblech legen, abbacken	10 Minuten 20 Minuten bei 200 °C 20 Minuten bei 190 °C
	Kartoffeln auf einer Platte anrichten	
2 El frische Kräuter	waschen, fein wiegen, garnieren	als Beilage können Dips gereicht werden, s. S. 155

Herzoginnenkartoffeln

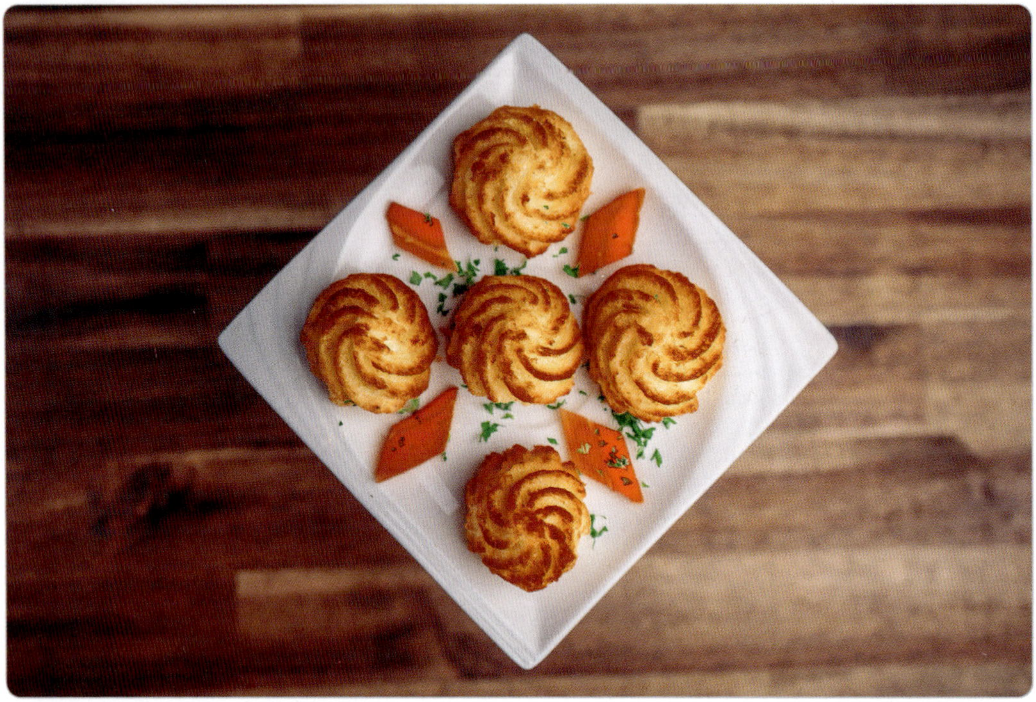

Energiegehalt:	1018 kJ (239 kcal)	Fett:	3 g	Eiweiß:	12 g	Kohlenhydrate:	42 g

Zutaten	Zubereitung	Garzeit/Tipps
1 kg Kartoffeln	waschen, in einen Siebeinsatz legen, in einen SKT stellen	mittelgroße Kartoffeln verwenden
¼ l Wasser	zufügen, Deckel schließen, garen	10–12 Minuten (20–30 Minuten im Topf)
	Kartoffeln pellen, durch eine Kartoffelpresse in eine Schüssel pressen	
		Blech fetten
¼ l Milch	zufügen	
1 Ei	verquirlen, zufügen	
Salz, Pfeffer, Muskat	würzen, Zutaten zu einem Teig kneten	Rührgerät mit Knethaken verwenden
	Masse in einen Spritzbeutel füllen, Rosetten von ca. 5 cm Durchmesser auf das Blech spritzen	
1 Eigelb	Rosetten bepinseln, abbacken	20–30 Minuten bei 190 °C 20–30 Minuten bei 170 °C
	Herzoginnenkartoffeln auf einer Platte anrichten	

Kartoffelpüree

Energiegehalt:	811 kJ (191 kcal)	Fett:	3 g	Eiweiß:	7 g	Kohlenhydrate:	34 g

Zutaten	Zubereitung	Garzeit/Tipps
1 kg Kartoffeln	waschen, schälen, waschen, in Würfel schneiden, in einen Siebeinsatz geben	
1/4 l Wasser	in einen SKT geben, Kartoffeln zufügen,	
1/2 Tl Salz	zufügen, Deckel schließen, garen, Kartoffeln herausnehmen, durch eine Kartoffelpresse in eine Schüssel drücken	8 Minuten (20 Minuten im Topf) zum Garen im Topf 1/4 l Flüssigkeit verwenden
1/4 l Milch	erwärmen	
30 g Butter	in der Milch schmelzen, zur Kartoffelmasse geben	
Salz, Pfeffer, Muskat	würzen, Zutaten mischen, in einer Schüssel anrichten	
2 El Petersilie	waschen, fein wiegen, garnieren	

Rösti

Energiegehalt:	1453 kJ (342 kcal)	Fett:	6 g	Eiweiß:	10 g	Kohlenhydrate:	62 g

Zutaten	Zubereitung	Garzeit/Tipps
1 kg Kartoffeln	waschen, schälen, waschen, grob raspeln, in eine Schüssel geben	
Salz, Pfeffer, Muskat	würzen	
40 g Margarine	in einer Pfanne erhitzen, Kartoffeln zufügen, auf mittlerer Stufe anbraten, Kartoffelmasse andrücken, Pfannendeckel schließen, bei schwacher Hitze garen, Rösti einmal wenden	Garzeit 15–20 Minuten auf jeder Seite
	Rösti auf einer Platte anrichten	falls die Rösti nicht gar werden, kann 1/16 l Wasser zugegeben werden
2 El Petersilie	waschen, fein wiegen, garnieren	

HINWEIS

Rösti können auch als Küchlein gebraten werden. Damit sie nicht zerfallen, werden die Kartoffeln fein geraspelt. Zusätzlich wird ein Ei in die Masse gearbeitet. Mit einem Esslöffel werden dann einzelne Portionen in heißes Öl eingelegt und bei starker Hitze auf beiden Seiten knusprig gebraten.

Kartoffeln in Folie

Energiegehalt:	598 kJ (140 kcal)
Fett:	+
Eiweiß:	5 g
Kohlenhydrate:	31 g

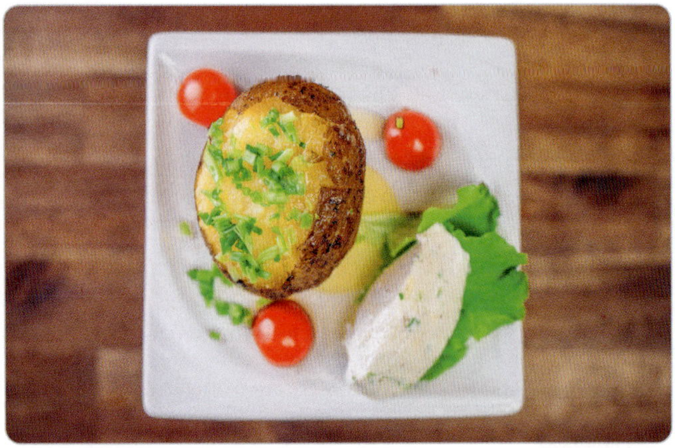

Zutaten	Zubereitung	Garzeit/Tipps
1 kg Kartoffeln	mit einer Bürste reinigen, putzen, mehrmals mit einer Rouladennadel einstechen, glänzende Seite der Alufolie fetten, je eine Kartoffel einschlagen, auf ein Blech legen	für jede Kartoffel Alufolie (30 x 30 cm) zuschneiden mittelgroße Kartoffeln verwenden
	im Backofen garen	30–45 Minuten bei 220 °C 30–45 Minuten bei 200 °C
	Folie öffnen Kartoffeln in der geöffneten Folie servieren	
2 El Petersilie	waschen, fein wiegen, garnieren	als Beilage mit Kräuterbutter zu Fleisch servieren

Dips

Energiegehalt:	285 kJ (68 kcal)	Fett:	3 g	Eiweiß:	8 g	Kohlenhydrate:	2 g

Zutaten	Zubereitung	Garzeit/Tipps
Knoblauch-Dip		
250 g Magerquark 1 Knoblauchzehe Salz, Pfeffer	in ein Schälchen geben häuten, durch eine Knoblauchpresse drücken, zufügen würzen, mischen	für Fingerfood geeignet
Crème-fraîche-Dip		
200 ml Crème fraîche Salz, Pfeffer 3 El Schnittlauch	in ein Schälchen geben zufügen waschen, in Röllchen schneiden, zufügen, mischen	für Fingerfood geeignet
	in einem Schälchen zu den Kartoffeln reichen	

Kartoffelklöße

Energiegehalt:	1258 kJ (296 kcal)	Fett:	2 g	Eiweiß:	11 g	Kohlenhydrate:	34 g

Zutaten	Zubereitung	Garzeit/Tipps
1 Grundrezept Kartoffelmasse gegart (1 kg Kartoffeln, 150 g Mehl, 1/2 Tl Salz, 2 Eier, 1 Msp Pfeffer, 1 Msp Muskat) herstellen, s. S. 113		
2 l Wasser	in einem Topf zum Kochen bringen	wenn der Probekloß zerfällt, ein weiteres Ei in die Masse einarbeiten
1 El Salz	zufügen, Probekloß formen, in das Wasser einlegen behält der Probekloß seine Form, dann die restliche Kartoffelmasse in 12 gleich große Klöße formen, in das kochende Wasser einlegen, unter dem Siedepunkt gar ziehen lassen	20 Minuten Gartechnik Garziehen, s. S. 92 f.
	Klöße herausschöpfen, auf einer Platte anrichten, warmstellen	als Beilage zu Schmorgerichten geeignet
1 Zwiebel	schälen, fein würfeln	
40 g Margarine	in einer Pfanne erhitzen, Zwiebeln goldbraun dünsten Zwiebelschmelze über die Klöße gießen	
2 El Petersilie	waschen, fein wiegen, garnieren	

Kartoffeltaler/Kartoffelwürstchen

Energiegehalt:	1459 kJ (347 kcal)	Fett:	6 g	Eiweiß:	10 g	Kohlenhydrate:	62 g

Zutaten	Zubereitung	Garzeit/Tipps
1 abgewandeltes Grundrezept Kartoffelmasse gegart (1 kg Kartoffeln, 150 g Mehl, 1/2 Tl Salz, 2 Eier, 1 Msp Pfeffer, 1 Msp Muskat, 1 Msp Paprika) herstellen, s. S. 113		
Kartoffeltaler		
	Masse auf ein bemehltes Brett geben, zu einer Rolle formen (8 cm Durchmesser), 2 cm dicke Taler abschneiden	
Kartoffelwürstchen		
	Masse auf ein bemehltes Brett geben, zu einer dünnen Rolle formen (1,5 cm Durchmesser), 5 cm lange Würstchen abschneiden	
40 g Margarine	in einer Pfanne erhitzen, Taler (Würstchen) bei schwacher Hitze auf allen Seiten braun braten	4–6 Minuten auf jeder Seite
	auf einer Platte anrichten	
2 El frische Kräuter	waschen, fein wiegen, garnieren	

Kartoffelkroketten

Energiegehalt:	1573 kJ (374 kcal)
Fett:	10 g
Eiweiß:	11 g
Kohlenhydrate:	45 g

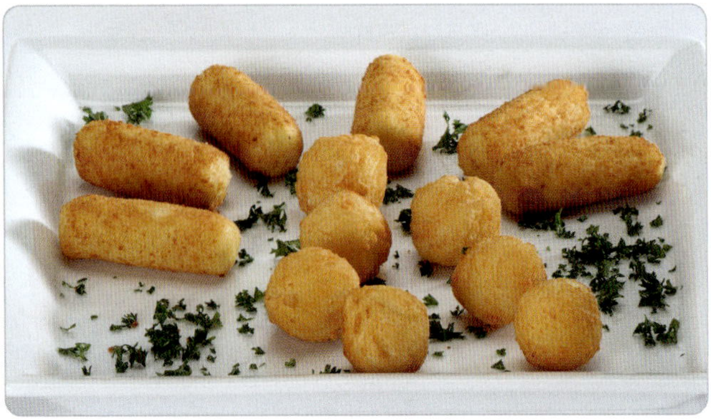

Zutaten	Zubereitung	Garzeit/Tipps
1 abgewandeltes Grundrezept Kartoffelmasse gegart (1 kg Kartoffeln, 150 g Mehl, 1/2 Tl Salz, 2 Eier, 1 Msp Pfeffer, 1 Msp Muskat, 1 Msp Paprika) herstellen, s. S. 113		
Kartoffelkroketten		
	Masse zu 2 cm dicken Rollen formen, 3–4 cm lange Teiglinge abschneiden	Fritteuse vorheizen
Kartoffelbällchen		
	Masse zu kleinen Bällchen formen (2 cm Durchmesser)	Fritteuse vorheizen
	Teiglinge im Fettbad goldgelb ausbacken, in einem Sieb abtropfen lassen, auf einer Platte anrichten, sofort servieren	4–6 Minuten bei 170 °C

Pommes frites

Energiegehalt:	1845 kJ (434 kcal)	Fett:	23 g	Eiweiß:	6 g	Kohlenhydrate:	54 g

Zutaten	Zubereitung	Garzeit/Tipps
1 kg Kartoffeln	waschen, schälen, waschen, in 1 cm dicke, 4 cm lange Streifen schneiden, Kartoffelstifte trocken tupfen	Fritteuse vorheizen Geschirrtuch oder Küchenkrepp verwenden; es können auch Tiefkühlpommes verwendet werden. (6 Minuten Garzeit bei 170 °C)
Salz	in den Drahtkorb der Fritteuse einlegen, kurz in das heiße Fettbad eintauchen, Gerät erneut aufheizen lassen, goldbraun frittieren Metallsieb in eine Schüssel stellen, Pommes abtropfen lassen, in ein Sieb geben, salzen, in einer Schüssel anrichten	10–12 Minuten bei 170 °C. Pommes sofort servieren, da sie sehr schnell altern und an Qualität verlieren

Gebackenes Kartoffelpfännchen

Energiegehalt: 3695 kJ (878 kcal) | **Fett:** 83 g | **Eiweiß:** 30 g | **Kohlenhydrate:** 43 g

Zutaten	Zubereitung	Garzeit/Tipps
1 kg Kartoffeln	waschen, in einen Siebeinsatz geben	
$^1/_4$ l Wasser	in einen SKT geben, Kartoffeln zufügen, Deckel schließen, garen	10–12 Minuten (20–30 Minuten im Topf)
100 g Bauchspeck	in feine Würfel schneiden	
3 Zwiebeln	schälen, fein würfeln	aufgrund der sättigenden Zutaten kann das Kartoffelpfännchen mit frischer Salatbeilage auch als Hauptgericht gereicht werden
20 g Margarine	in einer Pfanne erhitzen, Zwiebeln und Speck andünsten	
100 g Hackfleisch	zufügen, anbraten	
4 Eier	in einer Schüssel verquirlen	
200 ml Sahne	zufügen	
150 g Gouda	reiben, zufügen	Auflaufform fetten
Salz, Pfeffer	zufügen, gebratene Lebensmittel zufügen	
	Kartoffeln aus dem Topf nehmen, pellen, in Scheiben schneiden, Kartoffeln und gedünstete Lebensmittel mit der Sahnesauce im Wechsel in die gefettete Form einschichten, im Backofen fertig garen	45 Minuten bei 200 °C 45 Minuten bei 180 °C
2 El Petersilie	waschen, fein wiegen, garnieren Kartoffelgericht in der Form anrichten	

Reibekuchen

Energiegehalt: 1453 kJ (342 kcal) | **Fett:** 6 g | **Eiweiß:** 10 g | **Kohlenhydrate:** 62 g

Zutaten	Zubereitung	Garzeit/Tipps
1 Grundrezept Kartoffelmasse roh (1 kg Kartoffeln, 1 Zwiebel, 1 El Mehl, 2 Eier, $^1/_2$ Tl Salz, 2 Pr Pfeffer, 1 Msp Muskat) herstellen, s. S. 112		
40 ml Öl	wenig Öl in einer Pfanne erhitzen, mit einem Esslöffel kleine Puffer in das heiße Fett geben, glatt streichen, auf beiden Seiten goldbraun braten, Vorgang wiederholen, bis die gesamte Kartoffelmasse verarbeitet ist	5–8 Minuten auf jeder Seite
	Reibekuchen auf einer vorgewärmten Platte anrichten	**alternativ:**
1 Tomate	waschen, putzen, in Spalten schneiden, garnieren	frische Kräuter

Kartoffelgratin

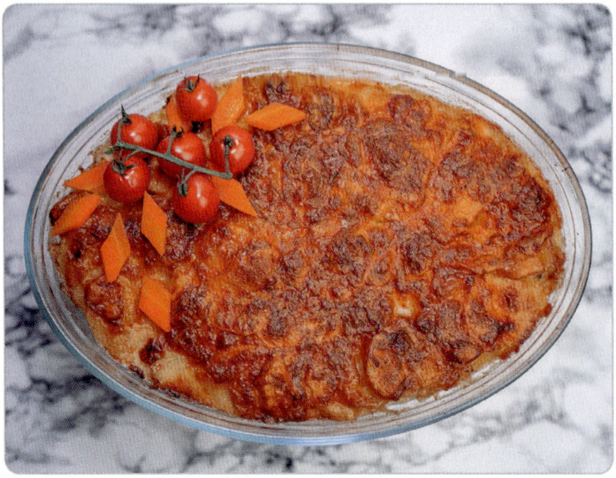

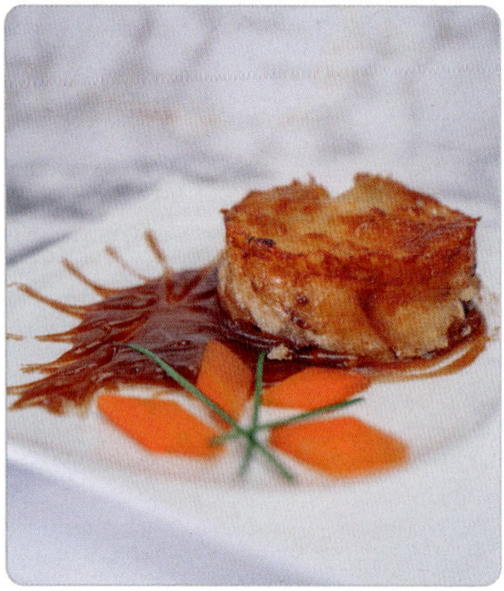

Energiegehalt:	1729 kJ (422 kcal)	Fett:	20 g	Eiweiß:	22 g	Kohlenhydrate:	39 g

Zutaten	Zubereitung	Garzeit/Tipps
1 kg Kartoffeln	waschen, schälen, waschen, in Scheiben schneiden	evtl. Küchenmaschine verwenden Auflaufform fetten
$^{1}/_{8}$ l Milch 200 ml Sahne Salz, Pfeffer, Muskat	in ein Schälchen geben zufügen würzen	
	Kartoffelscheiben schuppenförmig einschichten, mit der Sahnesauce übergießen, Deckel der Form schließen und garen	24 Minuten bei 500 Watt 50–75 Minuten bei 200 °C 40–60 Minuten bei 180 °C
50 g Emmentaler	reiben, darüberstreuen, ohne Deckel fertig garen	3 Minuten und 5 Minuten
2 El Petersilie	waschen, fein wiegen, garnieren	
	Kartoffelgratin in der Form anrichten	

Gekochter Reis

Energiegehalt:	1073 kJ (249 kcal)	Fett:	9 g	Eiweiß:	4 g	Kohlenhydrate:	37 g

Zutaten	Zubereitung	Garzeit/Tipps
2 l Wasser 1 El Salz	in einem Topf zum Kochen bringen zufügen	
250 g Langkornreis (Vollkornreis)	zufügen, ohne Deckel auf kleiner Stufe kochen lassen	20 Minuten (30 Minuten bei Vollkornreis)
	Reis in ein Haarsieb schütten, in einer Schüssel anrichten	
2 El Petersilie	waschen, fein wiegen, garnieren	

Gedünsteter Reis

Energiegehalt:	1073 kJ (249 kcal)	Fett:	9 g	Eiweiß:	4 g	Kohlenhydrate:	37 g

Zutaten	Zubereitung	Garzeit/Tipps
1 Zwiebel 20 g Margarine 250 g Langkornreis (Vollkornreis)	schälen, fein würfeln in einem Topf erhitzen, Zwiebeln andünsten zufügen, glasig dünsten	
500 ml Wasser	ablöschen	Reis nicht mehr umrühren, da er sonst leicht anbrennt
Salz, Pfeffer 1 Brühwürfel	würzen zufügen, Deckel schließen auf kleiner Stufe quellen lassen	20 Minuten (30 Minuten bei Vollkornreis)
Curryreis		
40 g Margarine 250 g Langkornreis (Vollkornreis)	in einem Topf erhitzen zufügen, andünsten	
500 ml Wasser	zufügen	Reis nicht mehr umrühren, da er sonst leicht anbrennt
Salz, Pfeffer, 1 Tl Curry, 1 Brühwürfel	würzen, Topfdeckel schließen, auf kleiner Stufe quellen lassen	20 Minuten (30 Minuten bei Vollkornreis)
2 El Petersilie	Reis in einer Schüssel anrichten waschen, fein wiegen, garnieren	**alternativ:** Paprikastreifen

Risotto

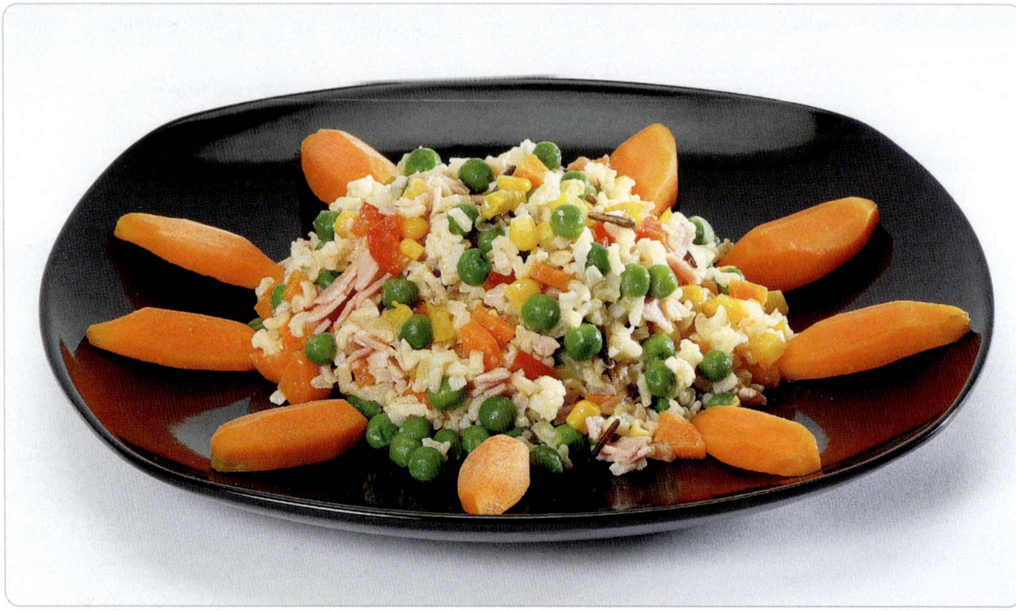

Energiegehalt:	2048 kJ (492 kcal)	Fett:	15 g	Eiweiß:	14 g	Kohlenhydrate:	73 g

Zutaten	Zubereitung	Garzeit/Tipps
1 Zwiebel 1 Paprikaschote 2 Möhren	schälen, fein würfeln putzen, waschen, fein würfeln putzen, waschen, schälen, fein würfeln	
40 g Margarine	in einem Topf erhitzen, Zwiebelwürfel zufügen, andünsten	
250 g Vollkornreis	zufügen, mitdünsten, Gemüse zufügen, mitdünsten	es kann auch Langkornreis verwendet werden
500 ml Wasser 1 Brühwürfel Salz, Pfeffer	zufügen zufügen würzen, Deckel schließen, bei schwacher Hitze quellen lassen	30 Minuten (20 Minuten bei Langkornreis) Reis nicht umrühren, da er sonst leicht anbrennt
1 kl Ds Mais 100 g Tiefkühlerbsen 100 g gek. Schinken	Saft abgießen, zufügen zufügen fein würfeln, zufügen, Deckel schließen, fertig garen Risotto mischen, abschmecken, in einer Schüssel anrichten	5 Minuten
1 Möhre	waschen, putzen, tournieren, in Salzwasser garen, garnieren	Tournieren, s. S. 136 20 Minuten **alternativ:** frische Kräuter

Chinesischer Reis

Energiegehalt:	1073 kJ (249 kcal)	Fett:	9 g	Eiweiß:	4 g	Kohlenhydrate:	37 g

Zutaten	Zubereitung	Garzeit/Tipps
250 g Chinesischer Reis	in ein Haarsieb geben, unter kaltem fließendem Wasser so lange waschen, bis das Wasser nicht mehr trübe ist	dem Reis kann 1 Tl Salz zugefügt werden
500 ml Wasser	in einen Topf geben, Reis zufügen, beides zum Kochen bringen, Deckel schließen	1–2 Minuten
	Reis bei geringer Hitze garen	ca. 10 Minuten
	Reis ausschalten und ausquellen lassen	ca. 10 Minuten
	mithilfe einer Gabel den Reis auflockern,	
	heiß servieren	

Reisbällchen

Energiegehalt:	3125 kJ (747 kcal)	Fett:	31 g	Eiweiß:	30 g	Kohlenhydrate:	87 g

Zutaten	Zubereitung	Garzeit/Tipps
400 g Rundkornreis	in ein Haarsieb geben, unter fließendem Wasser waschen	
2 l Wasser	in einem Topf zum Kochen bringen	
1 El Salz	zufügen, Reis körnig kochen	20 Minuten
	Reis in ein Haarsieb schütten, abtropfen lassen, in eine Schüssel geben, abdecken, ruhen lassen	5 Minuten
1 Zwiebel	schälen, fein würfeln	
1 Stange Bleichsellerie	waschen, putzen, würfeln	
2 El Olivenöl	in einer Pfanne erhitzen, Zwiebeln andünsten	
150 g Hackfleisch	zufügen, leicht bräunen, Sellerie zufügen	
Salz, Pfeffer, Salbei	würzen	
2 Eier	verquirlen, zum Reis geben	
100 g Hartkäse (Parmesan, Gouda, Emmentaler)	reiben, zufügen	Fritteuse vorheizen, s. S. 100
	mithilfe eines Esslöffels wenig Reis abstechen und in die Hand nehmen. Eine Vertiefung eindrücken und Hackfleischfüllung daraufsetzen, Kugeln (ca. 5 cm Durchmesser) formen	
40 g Mehl	auf einen Teller geben	Panieren, s. S. 87
1–2 Eier	auf einem Teller verquirlen	
40 g Paniermehl	auf einen Teller geben, Reiskugeln panieren	
Olivenöl	Reiskugeln goldgelb frittieren, in einem Metallsieb abtropfen lassen, auf einer Platte anrichten, heiß servieren	4 Minuten bei 170 °C

Serviettenkloß/Semmelknödel

Energiegehalt:	1696 kJ (373 kcal)	Fett:	33 g	Eiweiß:	49 g	Kohlenhydrate:	75 g

Zutaten	Zubereitung	Garzeit/Tipps
1 Grundrezept Semmelmasse (8 alte Brötchen, 1 Zwiebel, 20 g Margarine, 4 Eier, 1/2 Tl Salz, 2 Msp Muskat, 1 Msp Pfeffer, 1/4 l Milch) herstellen, s. S. 111		
2 l Wasser 1 El Salz	in einem Topf zum Kochen bringen zufügen, auf der Arbeitsfläche ein frisches Geschirrtuch ausbreiten, Masse in die Mitte des Tuches setzen, runden oder ovalen Laib formen, einschlagen,	als Beilage zu Schmorgerichten geeignet
	Tuch in das kochende Wasser hängen, Topfdeckel schließen, überlappende Stoffteile über dem Topfdeckel zusammenschlagen,	Gartechnik Garziehen, s. S. 92 f.
	Kloß unter dem Siedepunkt gar ziehen lassen	20–30 Minuten
	Kloß herausnehmen, Tuch vorsichtig entfernen, Serviettenkloß in ca. 1,5 cm dicke Scheiben schneiden, auf einer Platte anrichten	
Semmelknödel		
2 l Wasser 1 El Salz	in einem Topf zum Kochen bringen zufügen, Probekloß formen, in das kochende Wasser einlegen	zerfällt der Probekloß, so muss der Masse ein weiteres Ei zugefügt werden
	Masse in 8 gleich große Klöße formen, in das kochende Wasser einlegen, unter dem Siedepunkt gar ziehen lassen Semmelknödel auf einer Platte anrichten	Semmelklöße sind eine hervorragende Beilage zu Schmorgerichten 20 Minuten
Zwiebelschmelze		
2 Zwiebeln 40 g Margarine	schälen, fein würfeln in einer Pfanne erhitzen, Zwiebelwürfel zufügen, andünsten, braun braten	
Semmelschmelze		
30 g Margarine 3 El Paniermehl	in einer Pfanne erhitzen zufügen, goldbraun rösten	
 2 El frische Kräuter	Knödel oder Serviettenkloß mit Semmel- oder Zwiebelschmelze übergießen waschen, fein wiegen, garnieren	Klöße können auch ohne Schmelzen serviert werden s. S. 136 1 El frische

Nudeln

Energiegehalt:	1337 kJ (318 kcal)	Fett:	2 g	Eiweiß:	11 g	Kohlenhydrate:	63 g

Zutaten	Zubereitung	Garzeit/Tipps
1 Grundrezept Nudelteig (250 g Mehl, 2 Eier, $^1/_2$ Tl Salz, $^1/_{16}$ l Wasser) herstellen, s. S. 118		
	Teig hauchdünn ausrollen, in ca. $^1/_2$ cm dicke Streifen schneiden oder mithilfe einer Nudelmaschine formen	Nudeln passen zu Fleischgerichten
oder 250 g Nudeln		Form und Größe der Nudeln nach Geschmack und Verwendung auswählen
2 l Wasser	in einem Topf zum Kochen bringen	
1 El Öl 1 El Salz	zufügen, Nudeln zufügen, garen, Nudeln in ein Sieb schütten, abtropfen lassen, in einer Schüssel anrichten	5–15 Minuten je nach Größe
2 El Petersilie	waschen, fein wiegen, garnieren	

Spätzle

Energiegehalt:	1381 kJ (325 kcal)	Fett:	12 g	Eiweiß:	10 g	Kohlenhydrate:	45 g

Zutaten	Zubereitung	Garzeit/Tipps
1 Grundrezept Spätzleteig (250 g Mehl, 2 Eier, $^1/_2$ Tl Salz, $^1/_8$ l Wasser) herstellen, s. S. 116 f.		
2 l Wasser	in einem Topf zum Kochen bringen	
1 El Öl 1 El Salz	zufügen	
	Spätzleteig in die Spätzlepresse (auf den Hobelaufsatz oder auf das Spätzlebrett) geben, in das kochende Wasser pressen (hobeln, schaben)	Spätzlepresse (Spätzlehobel oder Spätzlebrett und Schaber) mit kaltem Wasser abspülen
	Spätzle einmal aufkochen lassen, umrühren, danach in ein Sieb schöpfen,	1–2 Minuten
	Sieb in eine Schüssel mit kaltem Wasser stellen, Spätzle herausnehmen und in einer Schüssel anrichten, Schüssel abdecken, im Backofen warmstellen	▭ und ⅄ 15 Minuten bei 80 °C
40 g Margarine	in einer Pfanne erhitzen	
60 g Paniermehl	zufügen, goldgelb rösten, Semmelschmelze über die Spätzle geben	Spätzle erwärmen, s. S. 117
2 El Petersilie	waschen, fein wiegen, garnieren	

Grüne und Rote Nudeln

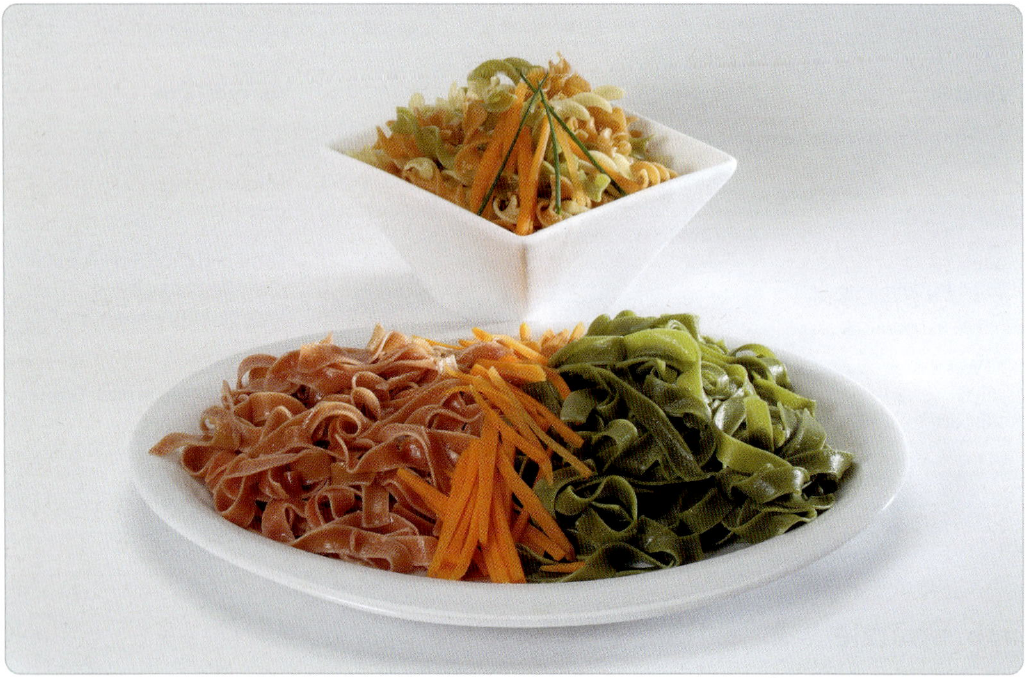

Energiegehalt:	1337 kJ (318 kcal)	Fett:	2 g	Eiweiß:	11 g	Kohlenhydrate:	63 g

Zutaten	Zubereitung	Garzeit/Tipps
1 Grundrezept Nudelteig (250 g Mehl, 2 Eier, $^1/_2$ Tl Salz, $^1/_{16}$ l Flüssigkeit) herstellen, s. S. 118; für Grüne Nudeln: 70 g Spinatpüree als Flüssigkeit verwenden für Rote Nudeln: $^1/_{16}$ l Rote-Bete-Saft als Flüssigkeit verwenden		
	Teig abdecken und ruhen lassen	
	Teig hauchdünn ausrollen, in ca. $^1/_2$ cm dicke Streifen schneiden oder mithilfe einer Nudelmaschine Nudeln formen	Nudeln passen zu Fleischgerichten mit Sauce
oder 400 g Nudeln (grün/rot)		
2 l Wasser	in einem Topf zum Kochen bringen	
1 El Öl		
1 El Salz	zufügen, Nudeln zufügen, garen Nudeln in ein Sieb schütten, abtropfen lassen, in einer Schüssel anrichten	5–15 Minuten je nach Größe
1 Möhre	waschen, putzen, in hauchdünne Streifen schneiden, blanchieren, garnieren	**alternativ:** Kräuter blanchieren, s. S. 89

Nudelformen

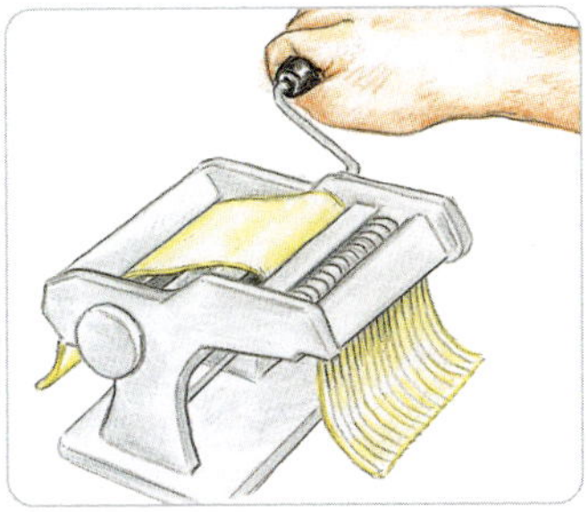

***Nudelplatten/-streifen** mit Nudelmaschine herstellen*

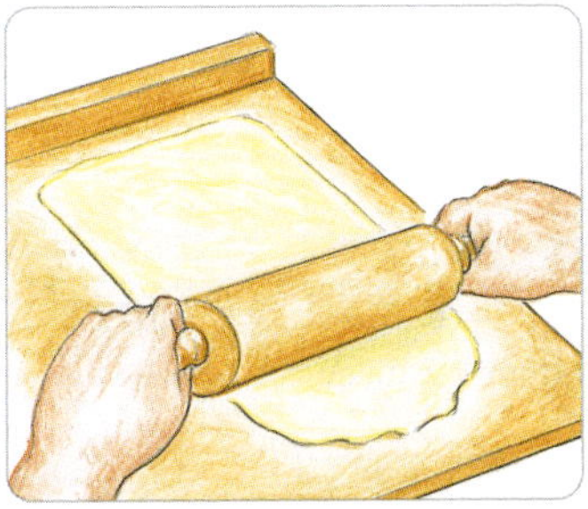

Teig ausrollen, Nudelplatten schneiden

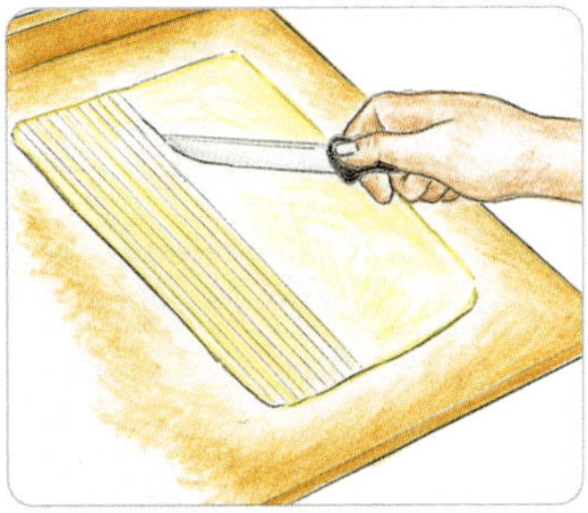

Suppennudeln, Bandnudeln schneiden

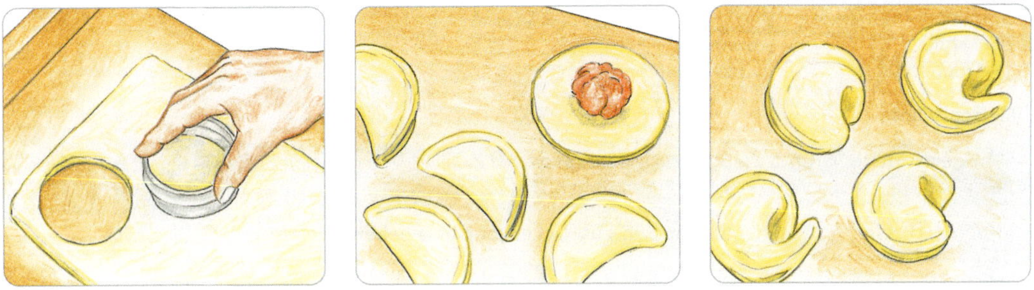

Tortellini

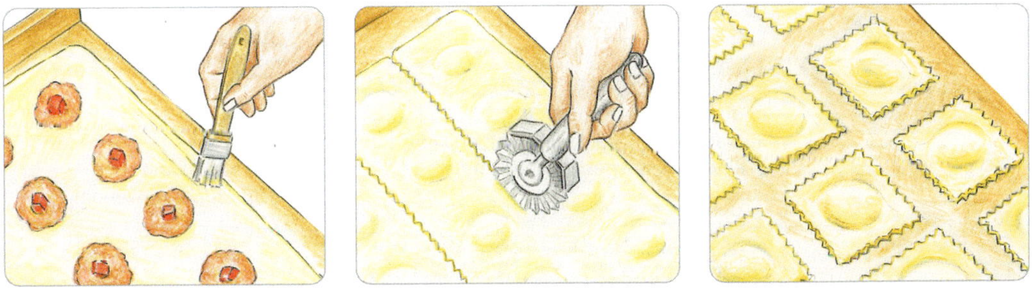

Ravioli

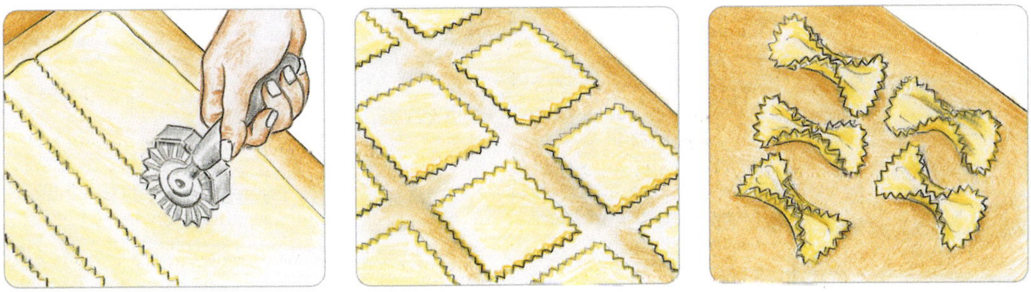

Nudeln formen: Farfalle
(Schmetterlingsnudeln)

Tortellini

Energiegehalt:	1852 kJ (443 kcal)	Fett:	17 g	Eiweiß:	25 g	Kohlenhydrate:	47 g

Zutaten	Zubereitung	Garzeit/Tipps
1 Grundrezept Nudelteig (250 g Mehl, 2 Eier, $^{1}/_{2}$ Tl Salz, $^{1}/_{16}$ l Flüssigkeit) herstellen, s. S. 118; für grüne Tortellini 70 g Spinatpüree, für rote Tortellini $^{1}/_{16}$ l Rote-Bete-Saft verwenden		
	Teig hauchdünn ausrollen, 5 cm große Kreise ausstechen	
Käsefüllung		
200 g Hartkäse (Parmesan, Gouda, Emmentaler, Butterkäse) 2 El Sahne Salz, Pfeffer	grob raspeln Käse in ein Schälchen geben zufügen würzen, mischen	
Fleischfüllung		
$^{1}/_{2}$ abgewandeltes Grundrezept Hackfleischmasse (1 kl Zwiebel, 200 g Hackfleisch, $^{1}/_{4}$ Tl Salz, 2 Pr Pfeffer, 1 Msp Paprika, 1 Msp Oregano, 1 Ei, 3 El Paniermehl) herstellen, s. S. 119		
1 Knoblauchzehe	häuten, pressen, zur Hackfleischmasse geben, mischen	frisches Basilikum verfeinert das Rezept
Spinat-Ricotta-Füllung		
125 g Spinatblätter 50 g Bauchspeck 1 Zwiebel 20 g Margarine 250 g Ricotta 50 g Hartkäse (Parmesan, Gouda) 1 Ei Salz, Pfeffer 1 Knoblauchzehe	waschen, grob zerhacken, in ein Schälchen geben fein würfeln schälen, fein würfeln in einem Topf zerlassen, Zwiebelwürfel zufügen, andünsten, Speck zufügen, glasig dünsten, Spinat zufügen, kurz mitdünsten in eine Schüssel geben, gedünstete Zutaten zufügen reiben, zufügen zugeben würzen häuten, fein würfeln, zufügen, Zutaten mischen	 **alternativ:** gek. Schinken **alternativ** kann auch Magerquark verwendet werden
  1 Eiklar 2 l Wasser 1 El Salz 1 El Öl Basilikumblätter	etwas Füllung auf die ausgestochenen Teiglinge setzen Ränder bepinseln, Tortellini formen, s. S. 213 in einem Topf zum Kochen bringen zufügen Tortellini garen, aus der Brühe nehmen auf einer Platte anrichten waschen, garnieren	Tortellini können in Tomaten- oder Käsesauce gereicht werden, s. S. 171 f. je nach Füllung 8–15 Minuten Garniturvorschläge, s. S. 137

Ravioli

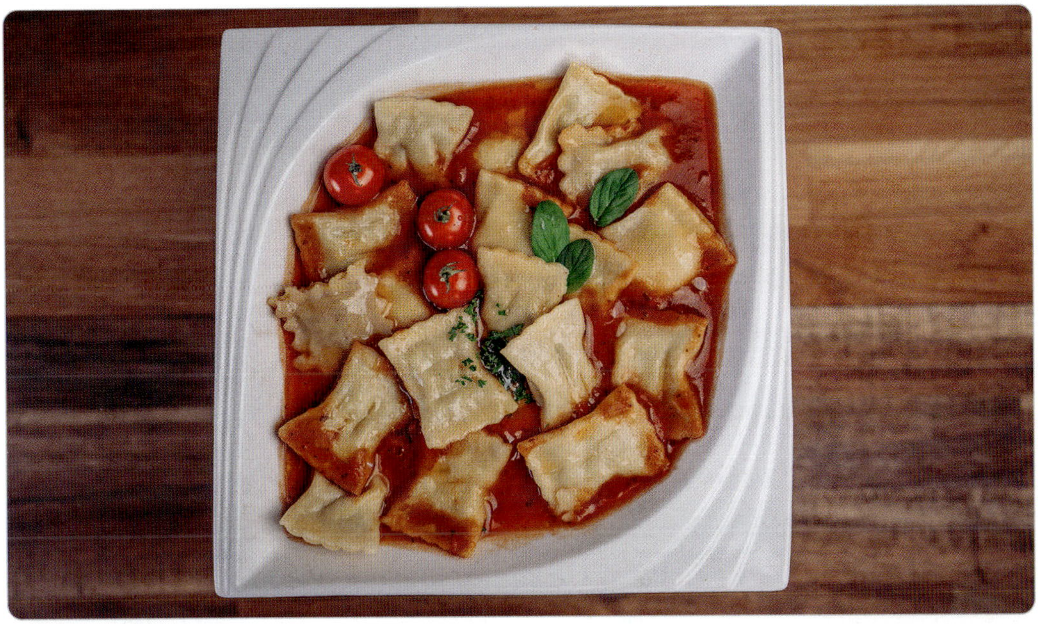

Energiegehalt:	1852 kJ (443 kcal)	Fett:	17 g	Eiweiß:	25 g	Kohlenhydrate:	47 g

Zutaten	Zubereitung	Garzeit/Tipps
1 Grundrezept Nudelteig (250 g Mehl, 2 Eier, $^{1}/_{2}$ Tl Salz, $^{1}/_{16}$ l Flüssigkeit) herstellen, s. S. 118; für grüne Ravioli 70 g Spinatpüree, für rote Ravioli $^{1}/_{16}$ l Rote-Bete-Saft verwenden		
	Teig hauchdünn zu einer rechteckigen Teigplatte ausrollen	
Käsefüllung	**s. S. 214**	
Spinat-Ricotta-Füllung	**s. S. 214**	
Fleischfüllung		
$^{1}/_{2}$ abgewandeltes Grundrezept Hackfleischmasse (1 kl Zwiebel, 250 g Hackfleisch, $^{1}/_{4}$ Tl Salz, 2 Pr Pfeffer, 1 Msp Paprika, 1 Msp Oregano, 1 Ei, 4 El Paniermehl) herstellen, s. S. 119		
1 Knoblauchzehe	häuten, pressen, zur Hackfleischmasse geben, mischen	frisches Basilikum verfeinert das Rezept
	Füllung portionsweise auf die Teiglinge setzen	Ravioli können in Tomaten- oder Käsesauce, gereicht werden, s. S. 171 f.
1 Eiklar	Ränder bepinseln, Ravioli formen, s. S. 213	
2 l Wasser	in einem Topf zum Kochen bringen	
1 El Salz 1 El Öl	zufügen	
	Ravioli garen, aus der Brühe nehmen	je nach Füllung 8–15 Minuten
	auf einer Platte anrichten	Garniturvorschläge, s. S. 137
Basilikumblätter	waschen, garnieren	

Lasagne

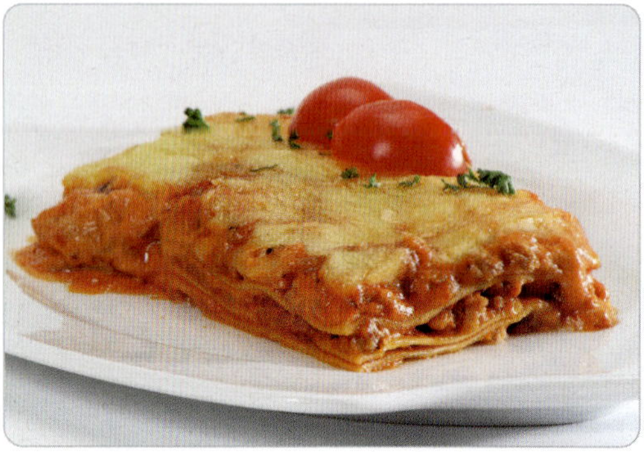 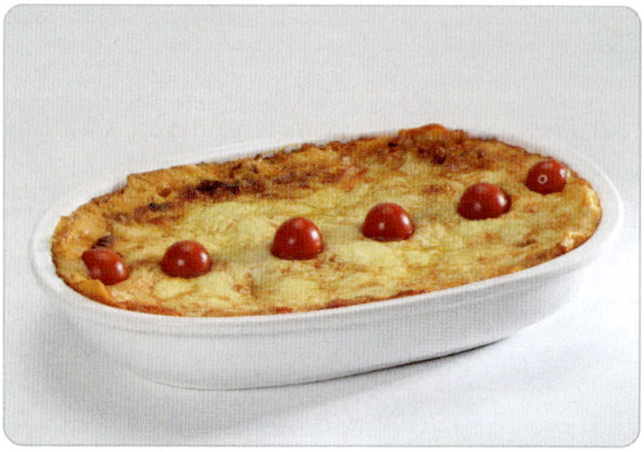

Energiegehalt:	2410 kJ (574 kcal)	Fett:	23 g	Eiweiß:	30 g	Kohlenhydrate:	63 g

Zutaten	Zubereitung	Garzeit/Tipps
1 Grundrezept Nudelteig (250 g Mehl, 2 Eier, 1 Tl Salz, $^1/_{16}$ l Wasser) herstellen, s. S. 118		
	Teig 1 mm dünn ausrollen, Rechtecke (10 x 20 cm) ausschneiden	es können auch im Handel erhältliche Nudelblätter verwendet werden
1 Zwiebel	schälen, fein würfeln	
20 g Margarine	in einem Topf erhitzen, Zwiebeln zufügen, andünsten	
200 g Hackfleisch	zufügen, anbraten	
1 kl Ds Tomatenpüree	zufügen, aufkochen	
Salz, Pfeffer, Oregano	würzen	dazu passen frische Salate, z. B. Frühlingssalat, s. S. 176
1 Brühwürfel	zufügen	
1 El Mehl	in ein Schälchen geben	
4 El Wasser	zufügen, glatt rühren, zufügen, einmal aufkochen lassen, abschmecken	
20 g Margarine	in einem Topf erhitzen	
20 g Mehl	zufügen, anschwitzen	
$^1/_4$ l Milch $^1/_4$ l Wasser 1 Brühwürfel	zufügen, unter Rühren aufkochen	
40 g Sahneschmelzkäse	zufügen, schmelzen lassen	Auflaufform fetten
Pfeffer	würzen	
	Boden der gefetteten Form mit wenig Sauce ausgießen, Nudelblätter darüberlegen, eine dünne Schicht Hackfleischsauce auf den Nudelblättern verteilen, mit einer weiteren Schicht Nudeln belegen, erneut mit Käsesauce abdecken, Vorgang wiederholen, die letzte Nudelschicht muss mit Hackfleischsauce bedeckt werden	☐ 45–60 Minuten bei 180 °C
100 g Emmentaler	reiben, darüberstreuen, Deckel der Form schließen, im Backofen garen	⅄ 45–60 Minuten bei 170 °C
6 Cocktailtomaten	ca. 5 Minuten vor Ende der Garzeit als Garnitur einlegen	Garniturvorschlag, s. S. 137

Maultaschen

Energiegehalt:	2188 kJ (526 kcal)	Fett:	21 g	Eiweiß:	26 g	Kohlenhydrate:	56 g

Zutaten	Zubereitung	Garzeit/Tipps
1 Grundrezept Nudelteig (250 g Mehl, 2 Eier, 1 Tl Salz, $^1/_{16}$ l Wasser) herstellen, s. S. 118		
	Nudelteig abgedeckt ruhen lassen	10–15 Minuten
Hackfleischfüllung		
1 Grundrezept Hackfleischmasse (1 Zwiebel, 400 g Hackfleisch, $^1/_2$ Tl Salz, 2 Msp Pfeffer, $^1/_4$ Tl Paprika, 2 Eier, 6 El Paniermehl) herstellen, s. S. 119		
Hackfleisch-Spinat-Füllung		
1 abgewandeltes Grundrezept Hackfleischmasse (1 Zwiebel, 400 g Hackfleisch, $^3/_4$ Tl Salz, 2 Msp Pfeffer, $^1/_4$ Tl Paprika, 150 g Tiefkühlspinat „aufgetaut", 2 Eier, 8 El Paniermehl) herstellen, s. S. 119		
Freudenstädter Maultaschen		
1 Zwiebel 20 g Margarine 250 g Bratwurstbrät 1 Ei 150 g Tiefkühlspinat Salz, Pfeffer, Paprika	schälen, fein würfeln in einem Topf erhitzen, Zwiebeln andünsten in eine Schüssel geben, Zwiebeln zufügen verquirlen, zufügen auftauen, zufügen würzen	zu den Maultaschen wird traditionell Kartoffelsalat gereicht, s. S. 185
4 El Paniermehl	zufügen, Zutaten zu einer Masse kneten	Rührgerät mit Knethaken verwenden
2 l Wasser	zum Kochen bringen	
1 El Salz	zufügen, Nudelteig hauchdünn ausrollen, Fleischmasse gleichmäßig darauf verteilen, Maultaschen formen, unter dem Siedepunkt garen	Teigformen, s. S. 213 20 Minuten
	Maultaschen auf einer Platte anrichten	als Beilage Salate reichen
2 El Petersilie	waschen, fein wiegen, garnieren	

Zwiebelschmelze

Energiegehalt:	383 kJ (92 kcal)	Fett:	8 g	Eiweiß:	1 g	Kohlenhydrate:	4 g

Zutaten	Zubereitung	Garzeit/Tipps
3 Zwiebeln 40 g Margarine	schälen, halbieren, in Ringe schneiden in einer Pfanne erhitzen, Zwiebelringe braun braten, nach Bedarf weiterverwenden	Zwiebelschmelze eignet sich für Maultaschen, Spätzle, Nudeln, Salzkartoffeln oder Klöße

Nudelauflauf

Energiegehalt:	3347 kJ (805 kcal)	Fett:	26 g	Eiweiß:	37 g	Kohlenhydrate:	95 g

Zutaten	Zubereitung	Garzeit/Tipps
2 l Wasser 1 El Salz	in einem Topf zum Kochen bringen	
1 El Öl	zufügen	
500 g breite Nudeln	zufügen, garen Nudeln in ein Sieb schütten	8 Minuten
100 g gek Schinken	würfeln, in eine Schüssel geben	Auflaufform fetten
1 Zwiebel	schälen, fein würfeln, zufügen	
1 kl Ds Champignons	Saft abgießen, Pilze fein würfeln, zufügen	
2 El Petersilie	waschen, fein wiegen, zufügen	
20 g Margarine	in einer Pfanne erhitzen, Zutaten zufügen, andünsten, Nudeln und gedünstete Zutaten im Wechsel in die Form einschichten	dazu passen frische Salate, z. B. Gurkensalat, Kopfsalat, Möhrensalat und Tomatensalat, s. S. 177 f.
50 g Gouda	reiben, in eine Schüssel geben	
4 Eier	zufügen, verquirlen	
3 El Milch	zufügen, mischen	
Salz, Pfeffer, Muskat	würzen, Zutaten mischen, über die Nudeln gießen, Deckel schließen, Auflauf im Backofen garen Auflauf in der Form anrichten	□ 30–45 Minuten bei 190 °C ⅄ 30–45 Minuten bei 170 °C
2 El Petersilie	waschen, fein wiegen, garnieren	

Allgäuer Käsespätzle

Energiegehalt:	2077 kJ (495 kcal)	Fett:	21 g	Eiweiß:	24 g	Kohlenhydrate:	50 g

Zutaten	Zubereitung	Garzeit/Tipps
1 doppeltes Grundrezept Spätzleteig (500 g Mehl, 4 Eier, 2 Tl Salz, $^1/_4$ l Wasser) herstellen, s. S. 116		
2 l Wasser 1 El Salz	in einem Topf zum Kochen bringen	
1 El Öl	zufügen, Spätzle herstellen	s. S. 116 f.
4 Zwiebeln	schälen, halbieren, in halbe Ringe schneiden,	
40 g Margarine	in einer Pfanne erhitzen, Zwiebelringe zufügen, braun braten	Auflaufform fetten
100 g Emmentaler	reiben	
50 g Bergkäse	reiben, mit dem Emmentaler mischen Spätzle, Käse und Zwiebelringe im Wechsel in die Form einschichten	dazu werden frische Salate gereicht, s. S. 177 f.
100 ml Sahne	übergießen	
Pfeffer	Spätzle würzen, Deckel schließen, im Backofen garen Käsespätzle in der Form anrichten	□ 20 Minuten bei 200 °C ⅄ 20 Minuten bei 180 °C
2 El Petersilie	waschen, fein wiegen, garnieren	

Rührei

Energiegehalt:	585 kJ (188 kcal)
Fett:	10 g
Eiweiß:	8 g
Kohlenhydrate:	3 g

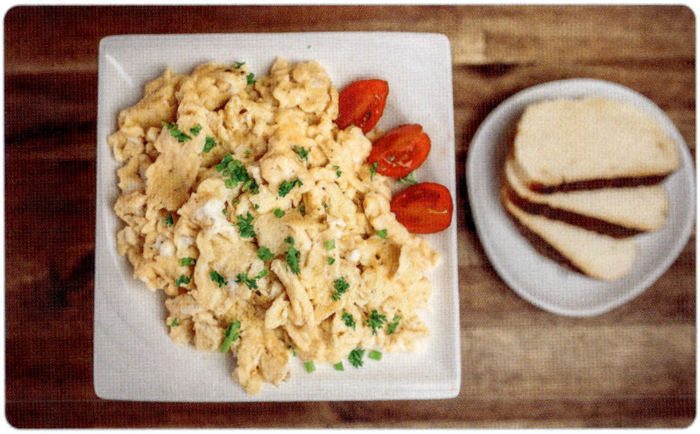

Zutaten	Zubereitung	Garzeit/Tipps
8 Eier	in einer Schüssel schaumig schlagen	Rührei völlig durchgaren (Salmonellengefahr)
8 El Milch (Wasser)	zufügen	
Salz, Pfeffer, Muskat	würzen	
40 g Margarine	in einer Pfanne erhitzen, Eiermasse zufügen, mit einem Bratwender die gestockte Eimasse zur Mitte schieben. Vorgang solange wiederholen, bis die ganze Masse fest geworden ist, Rührei auf einer Platte anrichten	bei beschichteten Pfannen Kunststoffwender verwenden 5–6 Minuten
2 El Petersilie	waschen, fein wiegen, garnieren	(Schnittlauch)

HINWEIS

Dem Rührei können frische Kräuter, 100 g gekochter oder geräucherter Schinken, 100 g frische Champignons, eine 1 kl Ds Mais oder Erbsen zugefügt werden. Es empfiehlt sich die Lebensmittel anzudünsten und danach zusammen mit der Eiermasse stocken zu lassen.

Spiegelei

Energiegehalt:	29 kJ (124 kcal)	Fett:	10 g	Eiweiß:	7 g	Kohlenhydrate:	1 g

Zutaten	Zubereitung	Garzeit/Tipps
40 g Margarine	in einer Pfanne erhitzen	Spiegeleier müssen völlig durchgegart werden (Salmonellengefahr), evtl. wenden und auf beiden Seiten braten
8 Eier	aufschlagen, in das heiße Fett geben	
Salz, Pfeffer	Eier würzen, braten, bis das Eiklar ganz fest geworden ist Spiegeleier aus der Pfanne nehmen, auf einer Platte anrichten	5 Minuten bei schwacher Hitze
2 El Petersilie	waschen, fein wiegen, garnieren	Tomatenspalten

Eierfrikassee

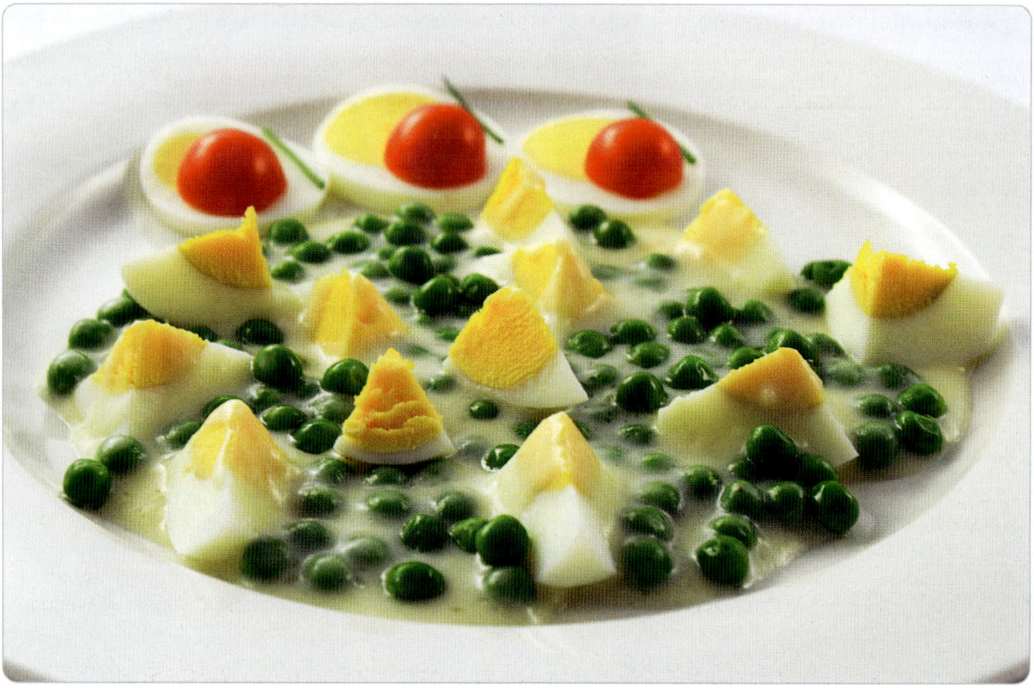

Energiegehalt:	1717 kJ (404 kcal)	Fett:	16 g	Eiweiß:	23 g	Kohlenhydrate:	10 g

Zutaten	Zubereitung	Garzeit/Tipps
1 abgewandeltes Grundrezept Helle Mehlschwitze (Saucen) (40 g Margarine, 1 kl Zwiebel, 40 g Mehl, ¼ l Milch, ¼ l Wasser, 2 Msp Pfeffer, 1 Brühwürfel, Salz) herstellen, s. S. 108 f.		
1 P Tiefkühlerbsen	zufügen	
Pfeffer	abschmecken	
2 El Sahne	zum Schluss zufügen	
8 Eier	in einem Topf mit Wasser hart kochen, abschrecken, pellen, halbieren, auf einer Platte anrichten, mit Sauce übergießen, restliche Sauce in einem Saucengießer reichen	10 Minuten
2 El Petersilie	waschen, fein wiegen, garnieren	Kresse, Cocktailtomaten

HINWEIS

Kurz vor dem Servieren können noch 1 kl Ds Mais, 100 g gedünstete Möhren oder 2 El Sahneschmelzkäse zugefügt werden.

Alternativ:
Anstatt der Hellen Mehlschwitze können die gekochten Eier auch in Senfsauce oder in Kräutersauce (s. S. 172) serviert werden.

Verlorene Eier

Energiegehalt:	694 kJ (165 kcal)	Fett:	7 g	Eiweiß:	8 g	Kohlenhydrate:	9 g

Zutaten	Zubereitung	Garzeit/Tipps
1 abgewandeltes Grundrezept Helle Mehlschwitze (Saucen) (40 g Margarine, 40 g Mehl, 3 El Tomatenmark, 1/2 l Wasser, 1 Brühwürfel, 1 Msp Pfeffer, 1 Msp Salz) herstellen, s. S. 108 f.		
1 1/2 l Wasser 1 El Salz	in einem Topf zum Kochen bringen	
4 El Essig	zufügen	
8 Eier	einzeln in einer Suppenkelle aufschlagen und vorsichtig in das leicht kochende Wasser gleiten lassen, mit einem Löffel Eiklar über das Eigelb ziehen, gar ziehen lassen, mit einem Schaumlöffel aus dem Wasser schöpfen, abtropfen lassen, evtl. die Ränder glatt schneiden, in eine vorgewärmte Schüssel geben, mit heißer Sauce übergießen, sofort servieren	5–8 Minuten **alternativ** kann Curry-, Senf- oder Kräutersauce verwendet werden
2 El Petersilie	waschen, fein wiegen, garnieren	

Eier in Grüner Sauce

Energiegehalt:	1747 kJ (428 kcal)	Fett:	34 g	Eiweiß:	21 g	Kohlenhydrate:	+

Zutaten	Zubereitung	Garzeit/Tipps
8 Eier	in einem Topf hart kochen abschrecken, pellen	10 Minuten
250 g Quark	in eine Schüssel geben	**alternativ:**
200 g Schmand	zufügen	saure Sahne,
2 El Mayonnaise	zufügen	Crème fraîche
100 g Sahne	zufügen, glatt rühren	
Salz, Pfeffer	würzen	Beilage: Pellkartoffeln
1/2 Tl Senf	zufügen	
1/2 Tl Zucker	zufügen, abschmecken	
1 P TK Grüne-Sauce-Kräuter	zufügen, mischen	die Kräutermischung ist als Tiefkühlprodukt im Handel erhältlich;
	Sauce in einer Schüssel anrichten Eier der Länge nach halbieren, auf der Sauce anrichten	**alternativ** können auch frische Kräuter (Petersilie, Schnittlauch, Kresse, Zitronenmelisse, Pimpinelle, Borretsch und Sauerampfer) verwendet werden
2 El Petersilie	waschen, fein wiegen, garnieren, kalt servieren	

Gefüllte Eier

Energiegehalt:	500 kJ (119 kcal)	Fett:	16 g	Eiweiß:	7 g	Kohlenhydrate:	1 g

Zutaten	Zubereitung	Garzeit/Tipps
8 Eier	in einem Topf hart kochen, abschrecken, pellen, halbieren, Eigelb herausnehmen, in einen Rührbecher geben	10 Minuten
2 El Mayonnaise 1 Tl Senf Pfeffer, Salz	zufügen würzen, Zutaten mischen, sodass eine einheitliche Masse entsteht, Masse in einen Spritzbeutel füllen, Eierhälften auf einer Platte anrichten, mit der Eigelbmasse füllen	
1 El Petersilie	waschen, Blättchen abzupfen, garnieren	Olivenscheiben

Russische Eier

Energiegehalt:	2525 kJ (601 kcal)	Fett:	56 g	Eiweiß:	23 g	Kohlenhydrate:	1 g

Zutaten	Zubereitung	Garzeit/Tipps
8 Eier	in einem Topf hart kochen, abschrecken, pellen, halbieren	10 Minuten
200 g Fleischwurst	Pelle abziehen, in feine Streifen schneiden, in eine Schüssel geben	Fleischwurst kann durch gekochte Zunge oder Schinken ersetzt werden
2 Essiggurken	fein würfeln, zufügen	
1 Grundrezept Mayonnaise (1 Eigelb, $^1/_2$ Tl Salz, 2 Pr Pfeffer, 2 El Essig, 1 Tl Senf, $^1/_4$ l Öl) herstellen, s. S. 135		
oder $^1/_2$ Glas Salatmayonnaise	Mayonnaise zufügen, Zutaten mischen, Masse bergartig auf einer Platte anrichten, Eierhälften leicht in die Masse drücken, sodass die Eihälften einen Kreis bilden	
1 El Mayonnaise $^1/_2$ Tl Senf 2 El Sahne	in ein Schälchen geben zufügen, mischen, Masse mithilfe eines Löffels über die Eierhälften träufeln	
1 El Petersilie	waschen, fein wiegen, garnieren	**alternativ:** Kaviar

Crêpes (Flädle) mit Hackfleischfüllung

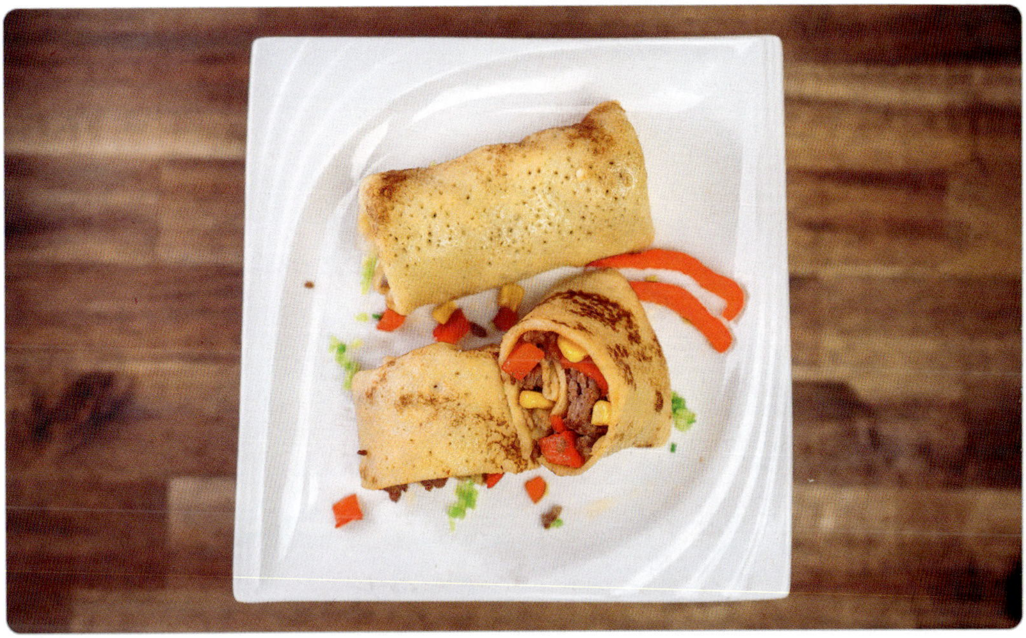

Energiegehalt:	2267 kJ (533 kcal)	Fett:	21 g	Eiweiß:	27 g	Kohlenhydrate:	57 g

Zutaten	Zubereitung	Garzeit/Tipps
1 Grundrezept Crêpes (250 g Mehl, 2 Eier, 1 Tl Salz, $^{1}/_{2}$ l Milch) herstellen, s. S. 114		
2 El Öl	erhitzen, Pfannenboden hauchdünn mit Teig bedecken, sobald sich der Teig vom Pfannenboden löst, wenden, hellbraun braten, auf einem Gitter auskühlen lassen, Vorgang wiederholen, bis aller Teig verarbeitet ist	1 Minute
1 Zwiebel	schälen, fein würfeln	
20 g Margarine	in einer Pfanne erhitzen	
250 g Hackfleisch	Zwiebelwürfel und Hackfleisch anbraten	als Beilage passen frische Salate
$^{1}/_{8}$ l Wasser 1 El Tomatenmark 1 kl Ds Mais $^{1}/_{2}$ Brühwürfel	zufügen	
Salz, Pfeffer, Oregano, Paprika	würzen	
1 El Mehl	in ein Schälchen geben	
4 El Wasser	zufügen, glatt rühren, zufügen, einmal aufkochen lassen, Crêpes mit der Fleischmasse füllen, auf einer Platte anrichten, im Backofen erhitzen	10 Minuten bei 100 °C 10 Minuten bei 90 °C
2 El Petersilie	waschen, fein wiegen, garnieren	

Gemüsecrêpes (Gemüseflädle)

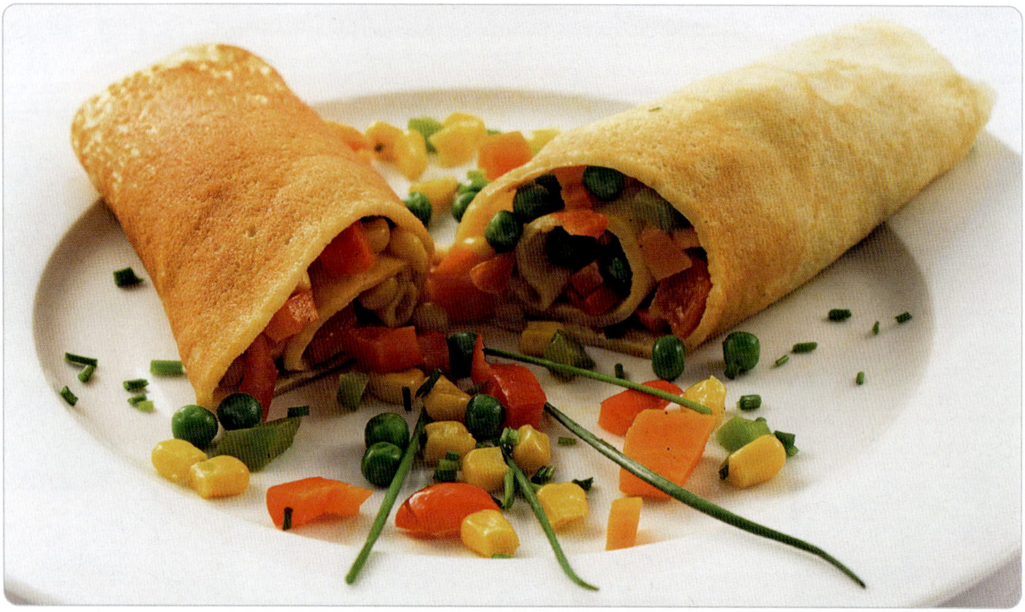

Energiegehalt:	1524 kJ (358 kcal)	Fett:	6 g	Eiweiß:	15 g	Kohlenhydrate:	64 g

Zutaten	Zubereitung	Garzeit/Tipps
1 Grundrezept Crêpes (250 g Mehl, 2 Eier, 1 Tl Salz, $^1/_2$ l Milch) herstellen, s. S. 114		
2 El Öl	in einer Pfanne erhitzen, Pfannenboden hauchdünn mit Teig überziehen, sobald sich der Teig vom Pfannenboden löst, wenden, Crêpe auf beiden Seiten hellbraun braten, Vorgang wiederholen, bis der Teig verarbeitet ist	1 Minute
1 Zwiebel	schälen, fein würfeln, in eine Schüssel geben,	
1 Möhre	waschen, putzen, würfeln, zufügen	
1 Paprikaschote	waschen, putzen, Kerngehäuse entfernen, in Streifen schneiden, zufügen	
20 g Margarine	in einem Topf erhitzen, Gemüse zufügen, andünsten	
Salz, Pfeffer	würzen	
$^1/_4$ l Wasser	zufügen	
$^1/_2$ Brühwürfel	zufügen, Deckel schließen, garen	15 Minuten
1 kl Ds Mais	Saft abgießen, zufügen	
1 P Tiefkühlerbsen	zufügen, Gemüse fertig garen	5–10 Minuten
1 El Mehl	in ein Schälchen geben	
3 El Wasser	zufügen, glatt rühren, dem Gemüse zufügen, unter Rühren einmal aufkochen lassen	
	Gemüse auf den Crêpes verteilen, aufrollen, auf einer Platte anrichten, im Backofen erhitzen	☐ 10–15 Minuten bei 100 °C
2 El Petersilie	waschen, fein wiegen, garnieren	⅄ 10–15 Minuten bei 80 °C

Pfannkuchen Mailänder Art

Energiegehalt:	2064 kJ (486 kcal)	Fett:	20 g	Eiweiß:	29 g	Kohlenhydrate:	48 g

Zutaten	Zubereitung	Garzeit/Tipps
1 Grundrezept Pfannkuchenteig (250 g Mehl, 2 Eier, 1 Tl Salz, $^1/_4$ l Milch) herstellen, s. S. 115		
20 g Margarine	in einer Pfanne erhitzen, Pfannenboden ca. $^1/_2$ cm dick mit Teig bedecken, sobald sich der Teig vom Boden löst, wenden, bei schwacher Hitze auf beiden Seiten anbräunen, Pfannkuchen auf einem Gitter erkalten lassen, Vorgang wiederholen, bis der Teig aufgebraucht ist	Als Beilage eignen sich frische Salate, z. B. Frühlingssalat, s. S. 176
1 Zwiebel	schälen, fein würfeln	
20 g Margarine	in einem Topf erhitzen	
250 g Hackfleisch	Zwiebeln und Hackfleisch dünsten	
Salz, Pfeffer, Oregano	würzen	
250 g Tomatenpüree	zufügen	
1 Brühwürfel	zufügen	
1 El Mehl	in ein Schälchen geben	Auflaufform fetten
3 El Wasser	zufügen, mischen, zur Sauce geben, einmal aufkochen lassen	
	Pfannkuchen und Hackfleischsauce im Wechsel in die Form einschichten	
100 g Gouda	reiben, darüberstreuen, Deckel schließen, im Backofen überbacken	☐ 15–20 Minuten bei 160 °C ⅄ 10–15 Minuten bei 160 °C
	Pfannkuchen in der Form anrichten	
2 El Petersilie	waschen, fein wiegen, garnieren	

Wurstpfannkuchen

Energiegehalt:	2482 kJ (584 kcal)	Fett:	35 g	Eiweiß:	22 g	Kohlenhydrate:	43 g

Zutaten	Zubereitung	Garzeit/Tipps
1 Grundrezept Pfannkuchenteig (250 g Mehl, 2 Eier, 1 Tl Salz, $^1/_4$ l Milch) herstellen, s. S. 115		
400 g Fleischwurst	Haut abpellen, in ca. 1 cm dicke Scheiben schneiden	Statt Fleischwurst können auch Wurstreste aller Art verwendet werden. Als Vorspeise geeignet ($^1/_2$ Rezept).
20 g Margarine	in einer Pfanne zerlassen, Wurstscheiben auf eine Gabel stecken, in den Teig eintauchen und in das heiße Fett einlegen	
	Wurstpfannkuchen bei schwacher Hitze auf beiden Seiten goldgelb braten, auf einer Platte anrichten	Ca. 3 Minuten auf jeder Seite. Als Beilage passen Salate, z. B. Frühlingssalat, s. S. 176
2 El Petersilie	waschen, fein wiegen, garnieren	

Crêpes (Flädle) mit Konfitürenfüllung

Energiegehalt:	1551 kJ (365 kcal)	Fett:	4 g	Eiweiß:	10 g	Kohlenhydrate:	74 g

Zutaten	Zubereitung	Garzeit/Tipps
1 abgewandeltes Grundrezept Crêpes (250 g Mehl, 2 Eier, 1/4 Tl Salz, 1/2 l Milch) herstellen, s. S. 114		
1 Tl Öl	in einer Pfanne erhitzen, Pfannenboden hauchdünn mit Teig bedecken, sobald sich der Teig vom Pfannenboden löst, wenden, beidseitig hellbraun braten. Vorgang so lange wiederholen, bis der Teig verarbeitet ist	1 Minute
Konfitüre nach Wahl 50 g Puderzucker	Crêpes mit Konfitüre bestreichen, aufrollen, mit Puderzucker bestäuben, auf einer Platte anrichten	dazu können Kompott oder Apfelmus gereicht werden

Crêpes (Flädle) mit Quarkfüllung

Energiegehalt:	1999 kJ (470 kcal)	Fett:	7 g	Eiweiß:	23 g	Kohlenhydrate:	76 g

Zutaten	Zubereitung	Garzeit/Tipps
1 abgewandeltes Grundrezept Crêpes (250 g Mehl, 2 Eier, 1/4 Tl Salz, 1/2 l Milch) herstellen, s. S. 114		
2 El Öl	in einer Pfanne erhitzen, Pfannenboden hauchdünn mit Teig bedecken, sobald sich der Teig vom Pfannenboden löst, wenden, beidseitig hellbraun braten. Vorgang so lange wiederholen, bis der Teig verarbeitet ist. Crêpes auf einem Gitter auskühlen lassen	1 Minute dazu können Vanillesauce oder Kompott gereicht werden
250 g Magerquark	in eine Rührschüssel geben	
80 g Zucker	zufügen	
2 Eigelb	zufügen	
1/2 Zitrone	auspressen, Saft zufügen	Auflaufform fetten
50 g Rosinen		
50 ml Sahne	zufügen, Masse cremig rühren	
100 ml Milch		
1 kl Ds Pfirsiche	Saft abgießen, fein würfeln, zufügen	**alternativ:** Mandarinen, Birnen, Kirschen
2 Eiklar	in einem Rührbecher steif schlagen, Eischnee unter die Masse heben, Quarkmasse auf den Crêpes verteilen, Crêpes aufrollen, in eine gefettete Auflaufform geben, Deckel schließen, backen Quarkcrêpes in der Form servieren	Rührgerät mit Schneebesen verwenden ▭ 30–45 Minuten bei 180 °C ⅄ 30–40 Minuten bei 170 °C

Obstpfannkuchen

Energiegehalt:	1493 kJ (351 kcal)	Fett:	9 g	Eiweiß:	10 g	Kohlenhydrate:	59 g

Zutaten	Zubereitung	Garzeit/Tipps
1 Grundrezept Pfannkuchenteig (250 g Mehl, 2 Eier, 1 Pr Salz, 1/4 l Milch) herstellen, s. S. 115		
500 g Früchte (Äpfel, Kirschen, Birnen, Zwetschgen, Heidelbeeren, Himbeeren, Johannisbeeren)	waschen, putzen, evtl. zerkleinern, zum Teig zufügen	dazu können Kompott oder Apfelmus gereicht werden
40 g Margarine	portionsweise in einer Pfanne erhitzen, Pfannenboden ca. 0,5 cm dick mit Teig bedecken, sobald sich der Teig vom Pfannenboden löst, Pfannkuchen auf beiden Seiten bei mäßiger Hitze goldgelb braten Vorgang so lange wiederholen, bis der Teig verarbeitet ist	2–3 Minuten auf jeder Seite
30 g Zucker 1 Tl Zimt	in einem Schälchen mischen, über die Pfannkuchen streuen, heiß servieren	

Fruchtiges Omelett

Energiegehalt:	2171 kJ (517 kcal)	Fett:	17 g	Eiweiß:	15 g	Kohlenhydrate:	88 g

Zutaten	Zubereitung	Garzeit/Tipps
6 Eigelb 1 P Vanillezucker 2 El Rum 1 El Zitronensaft 100 g Zucker	in einer Schüssel verquirlen	
50 g Mehl	zufügen, Zutaten cremig rühren	
6 Eiklar	in einem Rührbecher steif schlagen, Eischnee unter die Masse heben	Rührgerät mit Schneebesen verwenden
40 g Margarine	in einer Pfanne erhitzen, Masse zufügen, Deckel schließen, bei schwacher Hitze fest werden lassen	8–10 Minuten
1 Ds Pfirsiche	Saft abgießen, Früchte in feine Spalten schneiden Omelett herausnehmen, zur Hälfte mit Pfirsichen belegen	**alternativ:** Kirschen, Mandarinen, Aprikosen, Obstcocktail
100 g Vanilleeis	Kugeln formen, über die Pfirsiche geben, Omelett zusammenklappen, sofort servieren	

Kürbis-(Sauerampfer)Cremesuppe

Energiegehalt:	709 kJ (170 kcal)	Fett:	8 g	Eiweiß:	4 g	Kohlenhydrate:	20 g

Zutaten	Zubereitung	Garzeit/Tipps
1 Grundrezept Gemüsebrühe (2 Möhren, $^1/_2$ Kn Sellerie, 1 Stange Lauch, 1 Zwiebel, 1$^1/_4$ l Wasser, 2 Brühwürfel, 1 Msp Pfeffer) herstellen, s. S. 106 f.		
Kürbis-Cremesuppe		
400 g Kürbis	putzen, schälen, entkernen, Fruchtfleisch in kleine Stücke schneiden	
200 g Möhren	waschen, putzen, schälen, in kleine Würfel schneiden	
1 Zwiebel	schälen, fein würfeln	
40 g Butter	Butter erhitzen, Zwiebelwürfel zufügen, andünsten Gemüsewürfel zufügen, mitdünsten	**alternativ:** Margarine oder Öl
40 g fein geschrotetes Hirsevollkornmehl	darüberstreuen, anschwitzen	
Meersalz, Curry, Pfeffer, frisch geriebener Ingwer	würzen	
	Brühe zufügen Gemüse auf kleiner Stufe in der Brühe garen	15–20 Minuten
	Suppe mithilfe eines Stabmixers pürieren	Garnitur: geröstete Kürbiskerne
4 El Crème fraîche	zum Schluss zufügen	
Sauerampfer-Cremesuppe		
1 Stange Lauch	putzen, halbieren, waschen, in halbe Ringe schneiden	
3 mittelgroße Kartoffeln	waschen, schälen, waschen, in feine Würfel schneiden	
2 El kaltgepresstes Öl	in einem Topf erhitzen, Lauch und Kartoffeln zufügen, andünsten	
Kräutersalz, Pfeffer geriebene Muskatnuss	würzen	
1 Knoblauchzehe	schälen, durch eine Knoblauchpresse drücken, zufügen Brühe zufügen, Gemüse garen Suppe mithilfe eines Stabmixers pürieren	12–15 Minuten
100 g Sauerampfer	waschen, putzen, in Streifen schneiden, zufügen, garen	1–2 Minuten
2 El Crème fraîche	zum Schluss zufügen	
	Suppe in einer Terrine anrichten	
4 Blätter Zitronenmelisse	waschen, garnieren	**alternativ:** frische Kräuter, s. S. 136

Wildkräuter-Cremesuppe

Energiegehalt:	886 kJ (212 kcal)	Fett:	12 g	Eiweiß:	4 g	Kohlenhydrate:	21 g

Zutaten	Zubereitung	Garzeit/Tipps
200 g Möhren	waschen, schälen, putzen, fein würfeln	
300 g Kartoffeln	waschen, schälen, waschen, fein würfeln	
40 g Margarine	in einem Topf erhitzen	
1 Zwiebel	schälen, fein würfeln, zufügen, andünsten, Gemüse zufügen, mitdünsten	
Kräutersalz, Pfeffer	würzen	
$1^1/_4$ l Wasser	zufügen, Deckel schließen, garen	15 Minuten
$^1/_2$ Tasse Wildkräuter (Löwenzahn, Brennnessel, Brunnenkresse, Sauerampfer)	waschen, grob zerkleinern, zufügen, garen	5 Minuten
	Suppe pürieren, abschmecken	
50 ml Sahne	zum Schluss zufügen	
	Suppe in einer Terrine anrichten	
2 El frisches Basilikum	waschen, grob zerkleinern, bestreuen	**alternativ:** frische Kräuter

Vollkorn-Gemüsesuppe

Energiegehalt:	416 kJ (99 kcal)	Fett:	+	Eiweiß:	5 g	Kohlenhydrate:	17 g

Zutaten	Zubereitung	Garzeit/Tipps
1 Grundrezept Gemüsebrühe (2 Möhren, $^1/_2$ Kn Sellerie, 1 Stange Lauch, 1 Zwiebel, $1^1/_4$ l Wasser, 2 Brühwürfel, 2 Msp Pfeffer) herstellen, s. S. 106 f.		
	Suppengemüse herausschöpfen	
1 kl Zucchini	waschen, putzen, in dünne Scheiben schneiden	alternativ können auch 300 g Blumenkohl oder Brokkoli verwendet werden
2 Möhren	waschen, schälen, putzen, fein würfeln	
$^1/_2$ Stange Lauch	putzen, halbieren, waschen, in halbe Ringe schneiden	
	Brühe aufkochen, Lauch und Möhren zufügen	
60 g Vollkornschrot	zufügen, in der Brühe garen	15 Minuten
100 g Tiefkühlerbsen	zufügen, Zucchini zufügen, mitgaren	5 Minuten
4 El frische Kräuter (Estragon, Basilikum, Kerbel)	waschen, fein wiegen, zum Schluss zufügen	s. S. 136
	Suppe in einer Terrine anrichten	

Salat mit Sprossen

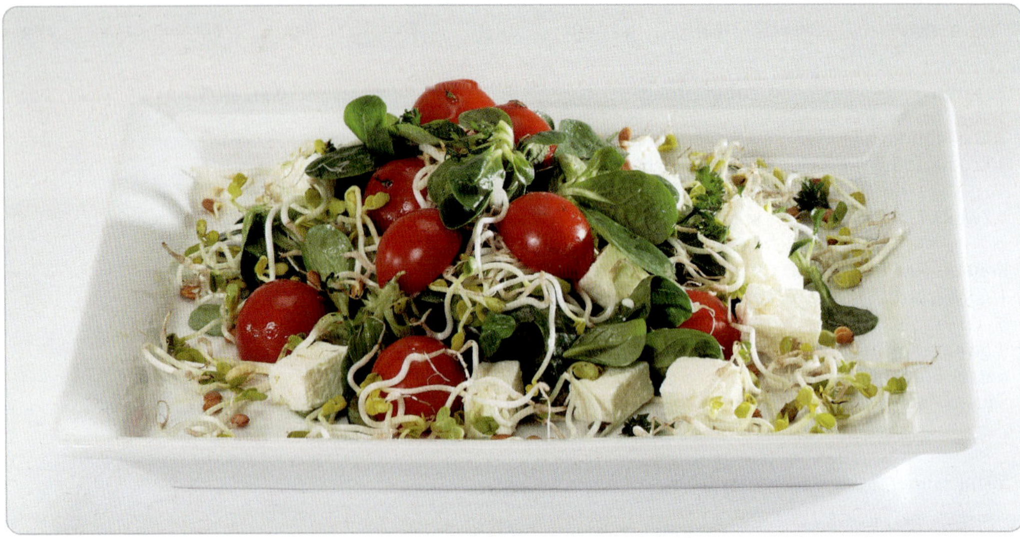

Energiegehalt:	210 kJ (44 kcal)	Fett:	4 g	Eiweiß:	9 g	Kohlenhydrate:	2 g

Zutaten	Zubereitung	Garzeit/Tipps
150 g Feldsalat (Friséesalat)	waschen, putzen, in eine Schüssel geben	**alternativ** können auch Kopfsalat, Eisbergsalat oder Lollo-Rosso verwendet werden
150 g gemischte Sprossen (Rettich-, Linsen-, Mungobohnen-sprossen)	waschen, zufügen	
1 abgewandeltes Grundrezept Salatmarinade (3 El Essig, $^3/_4$ Tl Kräutersalz, 1 El Ahornsirup, 1 Zwiebel, $^1/_2$ Tl Senf, 2 Pr Pfeffer, 1 El Wasser, 3 El kaltgepresstes Öl, 2 El Schnittlauch) herstellen, s. S. 105		
	Salat marinieren	passende Beilage zu Fleisch- und Fischgerichten
8 Cocktailtomaten	waschen, putzen, halbieren	
150 g Schafskäse	in Würfel schneiden	
	Salat in einer Schüssel anrichten, mit Tomaten und Schafskäse garnieren	**alternativ:**
50 g Walnüsse	grob zerkleinern, darüberstreuen	Sonnenblumenkerne

Grünkernküchlein

Energiegehalt:	1618 kJ (386 kcal)	Fett:	385 g	Eiweiß:	14 g	Kohlenhydrate:	43 g

Zutaten	Zubereitung	Garzeit/Tipps
1 Zwiebel 1 Knoblauchzehe 40 g Margarine	schälen, fein würfeln häuten, fein würfeln in einer Pfanne zerlassen, Zwiebelwürfel andünsten, Knoblauch zufügen	als Beilage passen frische Salate
200 g Grünkernschrot 1 Möhre $^3/_8$ l Wasser	zufügen, mitdünsten waschen, putzen, grob raspeln, zufügen zufügen, aufkochen lassen, Lebensmittel in eine Schüssel geben, erkalten lassen	
2 Eier Salz, Pfeffer, Muskat 2 El Paniermehl	verquirlen, zufügen würzen zufügen, Zutaten mit dem Rührgerät mischen, Masse in 8 gleich große Portionen teilen, Küchlein formen	Knethaken verwenden
40 g Margarine	in einer Pfanne zerlassen, Küchlein zugeben, bei schwacher Hitze braten, Küchlein auf einer Platte anrichten	5–6 Minuten auf jeder Seite
2 El Petersilie	waschen, fein wiegen, garnieren	

Hirse-Bratlinge

Energiegehalt:	867 kJ (206 kcal)	Fett:	8 g	Eiweiß:	5 g	Kohlenhydrate:	22 g

Zutaten	Zubereitung	Garzeit/Tipps
1 Stange Lauch 1 Zwiebel 2 El kaltgepresstes Öl	putzen, halbieren, waschen, fein würfeln schälen, fein würfeln in einem Topf erhitzen, Zwiebeln andünsten, Lauch zufügen, mitdunsten	als Beilage passen frische Salate
$^1/_4$ l Wasser 1 Brühwürfel 125 g Hirse	zufügen zufügen, Deckel schließen, garen Masse abkühlen und quellen lassen	10 Minuten 15 Minuten
2 Eier 5 El Vollkornpaniermehl Kräutersalz, Pfeffer 2 El kaltgepresstes Öl	zufügen würzen, 8 gleich große Bratlinge formen erhitzen, Bratlinge braten, auf einer Platte anrichten	5 Minuten auf jeder Seite
2 El Kräuter	waschen, fein wiegen, garnieren	**alternativ:** Tomate, Paprika

Ratatouille

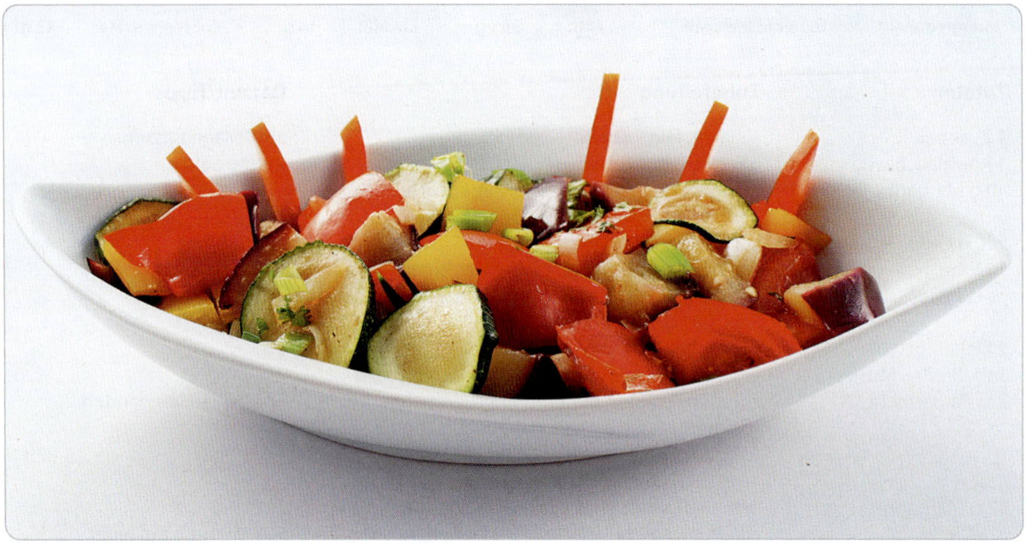

Energiegehalt:	615 kJ (146 kcal)	Fett:	13 g	Eiweiß:	3 g	Kohlenhydrate:	4 g

Zutaten	Zubereitung	Garzeit/Tipps
2 Paprikaschoten	waschen, putzen, Kerngehäuse entfernen, in ca. 2 cm große Würfel schneiden	als Beilage eignet sich Reis, s. S. 207
1 Zucchini	waschen, putzen, in Scheiben schneiden	
1 Aubergine	waschen, putzen, in Würfel schneiden	
250 g Champignons	häuten, vierteln	
1 Frühlingszwiebel	waschen, putzen, in Ringe schneiden	
4 Fleischtomaten	waschen, putzen, halbieren, in grobe Würfel schneiden	
1 Zwiebel	schälen, fein würfeln	
2 El kaltgepresstes Öl	in einem Topf erhitzen Zwiebeln zugeben, anbräunen, Paprika zufügen, bei mäßiger Hitze dünsten, Zucchini, Lauchzwiebeln, Auberginen und Champignons zufügen	
1 Knoblauchzehe	häuten, durch eine Knoblauchpresse drücken, zufügen	
Kräutersalz, Pfeffer	würzen, ziehen lassen	5 Minuten
	Tomaten zufügen, fertig garen	2 Minuten
	Gemüse in einer Schüssel anrichten	s. S. 136
2 El Kräuter	waschen, fein wiegen, garnieren	

Gemüselasagne

Energiegehalt:	867 kJ (206 kcal)	Fett:	8 g	Eiweiß:	5 g	Kohlenhydrate:	22 g

Zutaten	Zubereitung	Garzeit/Tipps
1 abgewandeltes Grundrezept Nudelteig (250 g gemahlener Weizen, 2 Eier, 1 Tl Kräutersalz, $^1/_{16}$ l Wasser) herstellen, s. S. 118		
	Teig hauchdünn ausrollen, Rechtecke (10 x 20 cm) ausschneiden	**alternativ:** im Handel erhältliche Vollkornnudelblätter
20 g Margarine	in einem Topf erhitzen	
20 g gemahlener Weizen	zufügen	
$^1/_4$ l Wasser $^1/_4$ l Milch 1 Brühwürfel	zufügen, unter Rühren aufkochen	
40 g Sahneschmelzkäse	zufügen	
Kräutersalz, Pfeffer	würzen	
750 g Spinatblätter	waschen, putzen	als Beilage können frische Salate gereicht werden
1 Zwiebel	schälen, fein würfeln	
1 Knoblauchzehe	schälen, fein würfeln	
20 g Margarine	in einem Topf erhitzen, Zwiebeln und Knoblauch andünsten, Spinat zufügen, mitdünsten	
$^1/_4$ l Wasser	ablöschen	
$^1/_4$ Brühwürfel	zufügen	
Kräutersalz, Pfeffer	würzen	Auflaufform fetten
150 g Schafskäse	fein würfeln, in ein Schälchen geben	
	wenig Käsesauce in die Form gießen, Nudelblätter in die Sauce legen, danach Schafskäse, Spinat und Käsesauce im Wechsel einfüllen und jeweils mit Nudelblättern abdecken	
	die letzte Nudelschicht muss mit Sauce und Käse bedeckt sein	
	Deckel der Form schließen, im Backofen garen	□ 45–60 Minuten bei 160 °C ⅄ 45–60 Minuten bei 170 °C
4 Cocktailtomaten	waschen, 5 Minuten vor Ende der Garzeit als Garnitur einlegen	**alternativ:** Gemüse Julienne (Paprikastreifen)
2 El Petersilie	waschen, fein wiegen, garnieren	

Gemüsegratin

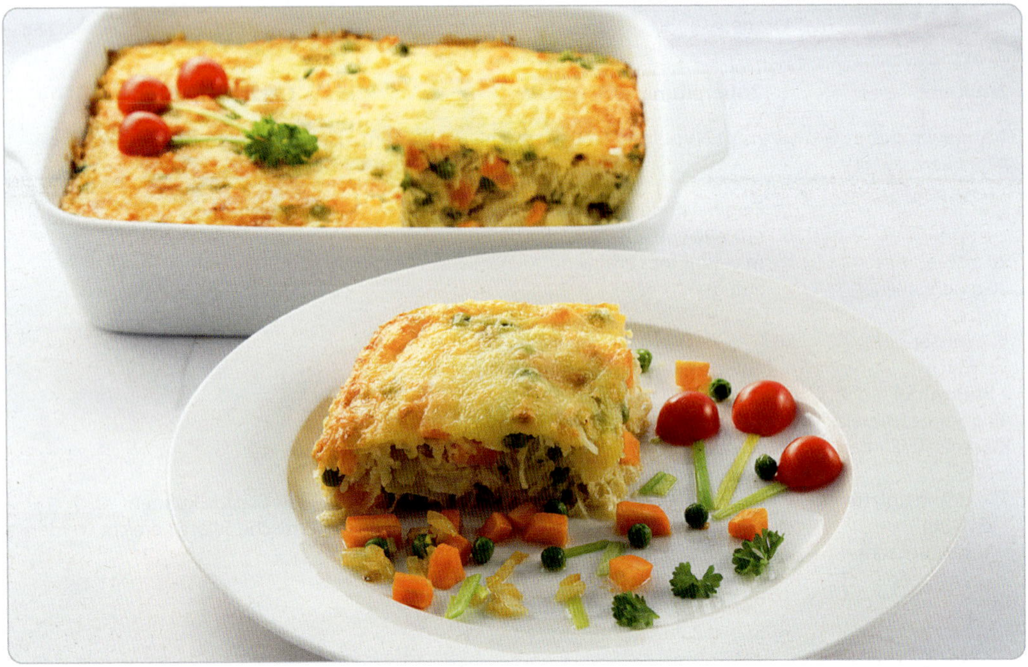

Energiegehalt:	1089 kJ (261 kcal)	Fett:	18 g	Eiweiß:	19 g	Kohlenhydrate:	11 g

Zutaten	Zubereitung	Garzeit/Tipps
4 Möhren	waschen, putzen, schälen, waschen, würfeln, in eine Schüssel geben	dazu können alle Arten von Kartoffelbeilagen gereicht werden
$^1/_2$ P Tiefkühlerbsen	zufügen	
$^1/_4$ Stange Lauch	putzen, waschen, in halbe Ringe schneiden	
1 Zwiebel	schälen, fein würfeln, zufügen	Auflaufform fetten;
150 g Weißkohl	putzen, hobeln, waschen, zufügen, Gemüse mischen, in eine gefettete Auflaufform geben	statt Weißkohl eignet sich auch Wirsing sehr gut als Gemüsekombination
300 ml Sahne	in ein Schälchen geben	
Salz, Pfeffer	würzen	
2 Eier	zufügen, verquirlen	
50 g Emmentaler	reiben, zufügen, mischen, Gemüse mit der Sahnesauce übergießen, Deckel der Form schließen, im Backofen garen	45 Minuten bei 170 °C 40 Minuten bei 170 °C
	Form aus dem Ofen nehmen, Deckel öffnen	
50 g Emmentaler	reiben, über das Gemüse streuen, ohne Deckel fertig garen Gemüsegratin in der Form servieren	5 Minuten bei 220 °C 5 Minuten bei 200 °C
2 El Petersilie	waschen, fein wiegen, garnieren	**alternativ:** Cocktailtomaten

Mandel-Haselnuss-Sesamkartoffeln

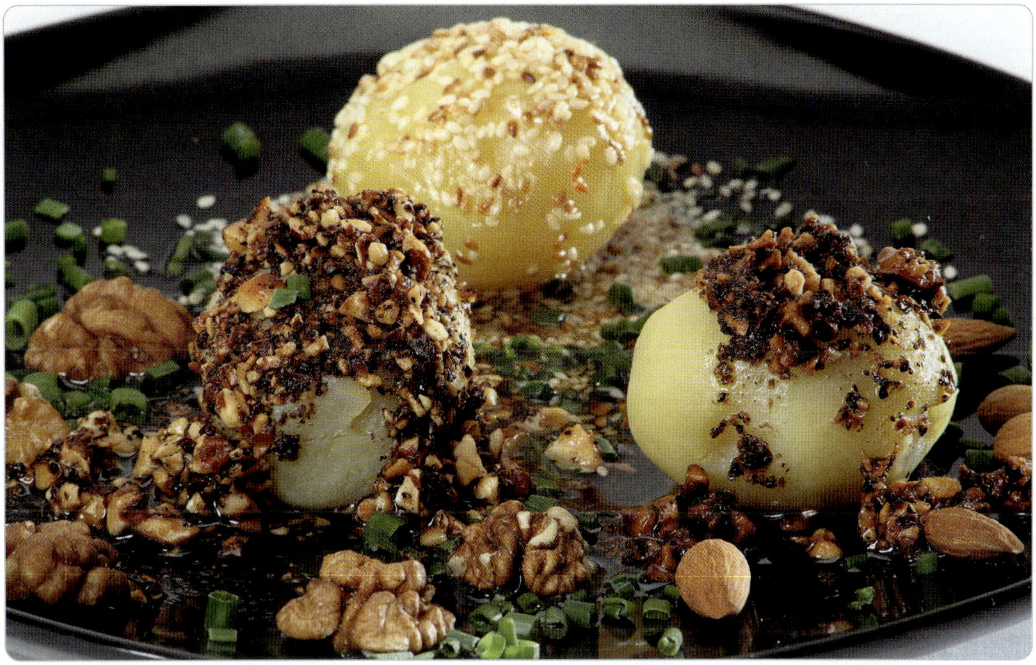

Energiegehalt:	1648 kJ (394 kcal)	Fett:	22 g	Eiweiß:	10 g	Kohlenhydrate:	38 g

Zutaten	Zubereitung	Garzeit/Tipps
1 kg Kartoffeln (festkochend)	waschen, putzen	passende Beilage zu Schmorgerichten
1/4 l Wasser	in einen SKT geben, Kartoffeln zufügen, im Siebeinsatz garen	12 Minuten
	Kartoffeln pellen, auf einer Platte anrichten, im Backofen warm stellen	
100 g Mandeln (Sesam, Haselnüsse)	grob zerkleinern, in eine Pfanne geben, in trockener Hitze anrösten	2–4 Minuten
40 g Butter	zufügen, schmelzen,	
Kräutersalz	würzen,	
	Kartoffeln übergießen	
2 El Schnittlauch	waschen, in Röllchen schneiden, darüber streuen	
Walnusshälften	garnieren	**alternativ:** Garnituren, s. S. 136 f.

Wildkräuter-Torte

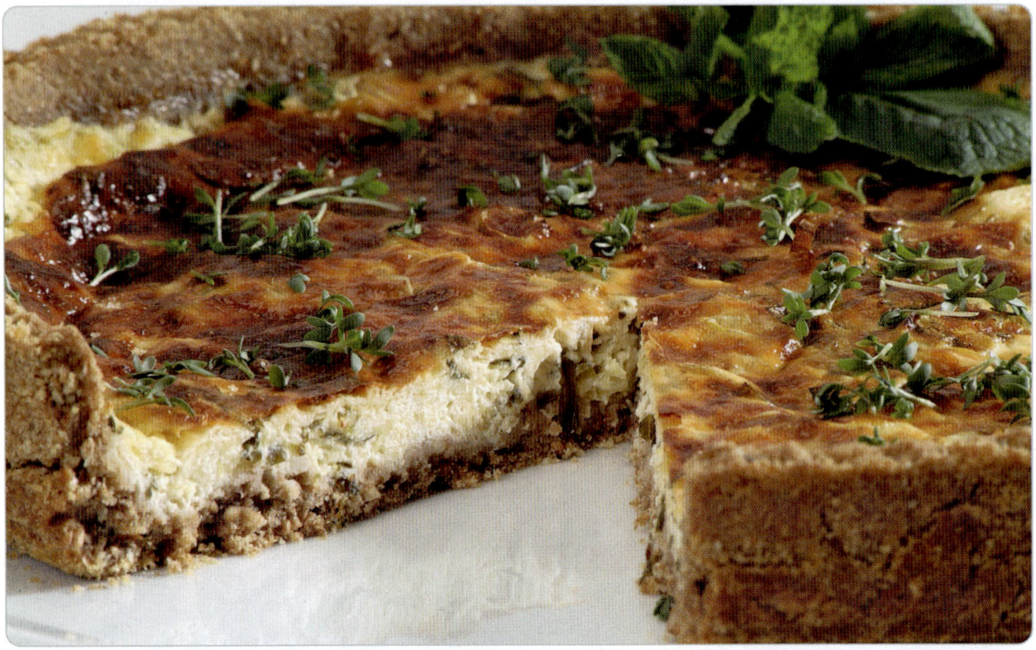

Energiegehalt:	2117 kJ (506 kcal)	Fett:	4 g	Eiweiß:	22 g	Kohlenhydrate:	27 g

Zutaten	Zubereitung	Garzeit/Tipps
1 abgewandeltes Grundrezept Mürbeteig (170 g Weizenschrot, 170 g Roggenschrot, 1 Tl Salz, 200 g Margarine, 1 Ei) herstellen, s. S. 128		
	Teig kühlen	
	in eine Schüssel geben	
400 ml saure Sahne 2 Eier	zufügen, mischen	
150 g Hartkäse (Gouda, Emmentaler)	reiben, $^2/_3$ der Menge zufügen	
Kräutersalz, Pfeffer, Koriander	würzen	
100 g Wildkräuter (Löwenzahn, Brunnenkresse, Brennnesseln, Frühlingszwiebeln)	waschen, putzen, mit einem Küchenkrepp abtupfen, grob zerkleinern, zufügen, unterrühren	Springform fetten
	Teig ausrollen, in die gefettete Form geben, Rand formen	
	Masse zufügen	
	mit dem restlichen Käse bestreuen	
2 El Mandelsplitter	zum Schluss darüberstreuen	
	Wildkräuter-Torte backen	30–45 Minuten bei 180 °C 30–45 Minuten bei 170 °C
	Wildkräuter-Torte auf einer Platte anrichten, heiß servieren	als Beilage können frische Salate gereicht werden

Rum-Rosinenkuchen

Energiegehalt:	1609 kJ (384 kcal)	Fett:	18 g	Eiweiß:	7 g	Kohlenhydrate:	47 g

Zutaten	Zubereitung	Garzeit/Tipps
250 g Rosinen	in ein Schälchen geben	Gugelhupfform fetten
4 El Rum	darüberträufeln, abdecken, ziehen lassen	1–2 Stunden
250 g Butter	in einer Rührschüssel cremig schlagen	
100 g Honig		
4 Eier	zufügen	
500 g Weizen	schroten	**alternativ:** Weizenvollkornmehl
1 P Backpulver	mischen, nach und nach in die Masse einrühren	
	Rosinen zufügen, unterrühren	
3 El Milch	zum Schluss zufügen, Masse in die gefettete Form geben, backen	60 Minuten bei 170 °C (Ober-/Unterhitze) 60 Minuten bei 160 °C (Umluft)
	Kuchen etwas abkühlen lassen, auf ein Kuchengitter stürzen	
2 El Puderzucker	in ein Mehlsieb geben, Kuchen bestäuben auf einer Platte anrichten	

Heidelbeerkuchen

Energiegehalt:	1098 kJ (262 kcal)	Fett:	10 g	Eiweiß:	8 g	Kohlenhydrate:	34 g

Zutaten	Zubereitung	Garzeit/Tipps
1 abgewandeltes Grundrezept Mürbeteig süß (250 g Dinkelvollkornmehl, 125 g Butter, 75 g Akazienhonig, 1 Ei) herstellen, s. S. 128		
750 g Heidelbeeren	waschen, putzen	Springform fetten
500 g Magerquark	in eine Schüssel geben	
150 ml Akazienhonig	zufügen	**alternativ** können Johannisbeeren oder Stachelbeeren verwendet werden
1 Zitrone	auspressen, Saft zufügen	
3 Eigelb	zufügen, mischen, Heidelbeeren zufügen	
3 Eiklar	steif schlagen, unterheben	
	Teig ausrollen, in die gefettete Form legen, Masse auf den Teig gießen, abbacken	40–50 Minuten bei 180 °C (Ober-/Unterhitze) 40–50 Minuten bei 170 °C (Umluft)
	Rand lösen, Kuchen aus der Form nehmen auf einem Gitter abkühlen lassen	
20 g Puderzucker	Kuchen bestäuben, auf einer Platte anrichten	

Fruchtige Blechkuchen

Energiegehalt:	1458 kJ (348 kcal)
Fett:	6 g
Eiweiß:	8 g
Kohlenhydrate:	46 g

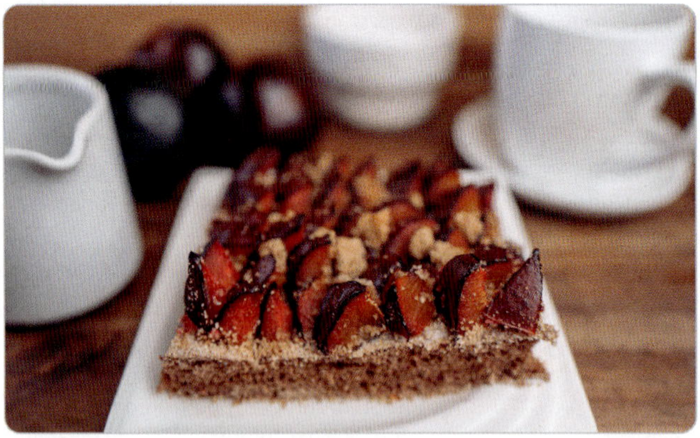

Zutaten	Zubereitung	Garzeit/Tipps
1 abgewandeltes Grundrezept Hefeteig süß (500 g Weizen [fein geschrotet], 1 Würfel Hefe, knapp $^1/_4$ l Milch, 100 g Honig, 50 g Butter) herstellen, s. S. 126		
	Teig abdecken, ruhen lassen	Backblech fetten
Zwetschgenkuchen (Pflaumenkuchen)		
1 kg Zwetschgen (Pflaumen)	waschen, putzen, halbieren, entsteinen	
Apfelkuchen		
1 kg Äpfel	waschen, putzen, in dünne Spalten schneiden	
Birnenkuchen		
1 kg Birnen	waschen, putzen, in dünne Spalten schneiden	
Johannisbeerkuchen		
1 kg Johannisbeeren	waschen, putzen	
Stachelbeerkuchen		
1 kg Stachelbeeren	waschen, putzen	
	Teig ausrollen, auf das gefettete Blech legen	
100 g Haselnüsse 100 g Vollkornpaniermehl	mahlen mit den Nüssen mischen, auf dem Teig verteilen, Früchte daraufsetzen,	
50 g Butter 100 ml Honig 100 g Vollkornpaniermehl 100 g Haselnüsse	in einem Topf schmelzen zufügen zufügen mahlen, zufügen, leicht bräunen	
	Masse auf den Früchten verteilen, backen Kuchen in 16–20 gleich große Stücke schneiden, auf einer Platte anrichten	☐ 20–25 Minuten bei 180 °C ⅄ 20–25 Minuten bei 170 °C

Fischsud

Energiegehalt:	96 kJ (23 kcal)	Fett:	+	Eiweiß:	1 g	Kohlenhydrate:	5 g

Zutaten	Zubereitung	Garzeit/Tipps
1 kg Fischreste (Fischfleisch, Gräten, Fischteile, Fischköpfe)	waschen, gründlich säubern, in einen Topf oder SKT geben	Grundlage für Fischsuppen und -saucen
1 Möhre	waschen, putzen, halbieren, zufügen	
$^1/_4$ Stange Lauch	putzen, halbieren, waschen, zufügen	
$^1/_4$ Kn Sellerie	waschen, putzen, schälen, grob zerkleinern, zufügen	
1 Zwiebel	schälen, halbieren, zufügen	
2 Lorbeerblätter 2 El Essig		
$1^1/_4$ l Wasser	zufügen	
Salz, Pfeffer,	zufügen	
1 Brühwürfel	zufügen, Deckel schließen, garen	60 Minuten (30 Minuten im SKT)
	Brühe durch ein Haarsieb gießen, nach Bedarf weiterverarbeiten	

Fischwürfel in Sojasauce

Energiegehalt:	817 kJ (195 kcal)	Fett:	10 g	Eiweiß:	17 g	Kohlenhydrate:	9 g

Zutaten	Zubereitung	Garzeit/Tipps
4 Frühlingszwiebeln	waschen, putzen, in feine Ringe schneiden	als Beilage passen Pell- oder Salzkartoffeln
3 Scheiben Ingwer	putzen, waschen, fein würfeln	
400 g Kabeljaufilet (Rotbarsch, Seelachs)	in ca. 2 cm große Würfel schneiden	
1 El Reisessig	in ein Schälchen geben	
Salz, Pfeffer	zugeben, Fischwürfel beträufeln	
1 Knoblauchzehe	schälen, fein würfeln	
2 El Öl	in einem Wok (Pfanne) erhitzen Zwiebelringe, Ingwer andünsten, Fischwürfel zufügen, mitdünsten	
3 El Sojasauce 1 El trockener Sherry 1 El Zucker	zufügen, Deckel schließen, bei schwacher Hitze gar ziehen lassen	8–10 Minuten
150 ml Wasser	in ein Schälchen geben	
20 g Stärke	zufügen, mischen, in den Sud geben, einmal aufkochen lassen, abschmecken Fisch in einer Schüssel anrichten	
1 El Frühlingszwiebel	waschen, putzen, in feine Ringe schneiden, garnieren	**alternativ:** Möhrenstreifen

Fischstäbchen

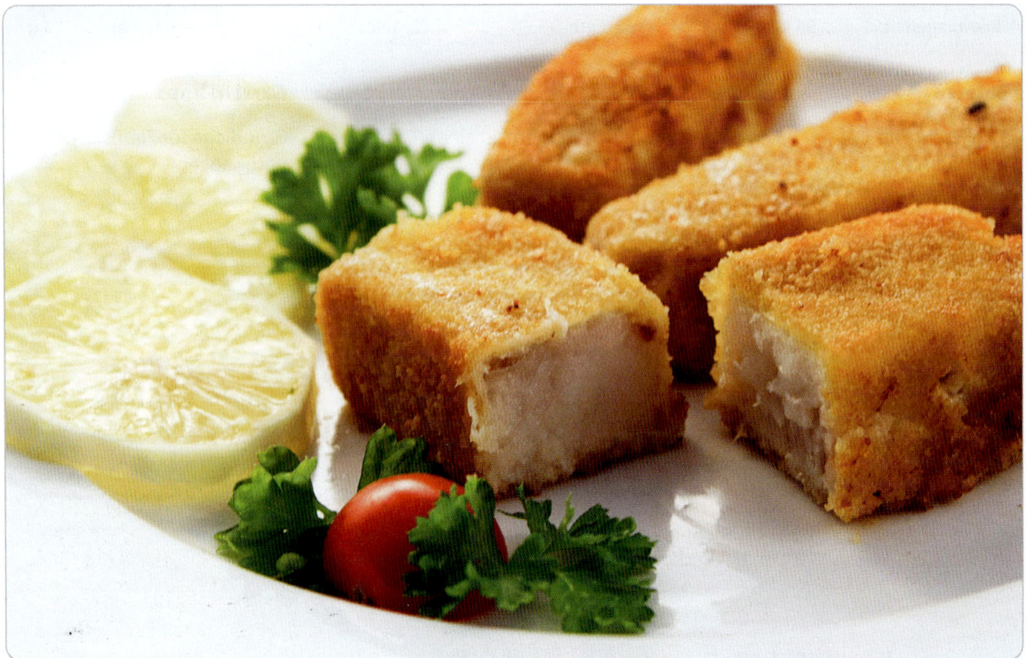

Energiegehalt:	1149 kJ (270 kcal)	Fett:	6 g	Eiweiß:	36 g	Kohlenhydrate:	15 g

Zutaten	Zubereitung	Garzeit/Tipps
750 g Kabeljaufilet	in 5 cm lange, 2 cm dicke Streifen schneiden	
1 Zitrone	auspressen, Fisch mit Zitronensaft beträufeln	
Salz, Pfeffer	würzen	
40 g Mehl	auf einen Teller geben	als Beilage zu Fischstäbchen
1 Ei	auf einem Teller verquirlen	passt Kartoffelsalat, s. S. 185
40 g Paniermehl	auf einen Teller geben, Fischstreifen in Mehl, Ei und Paniermehl wenden	Panieren, s. S. 87
40 g Margarine	in einer Pfanne erhitzen, Fischstäbchen in das heiße Fett einlegen, auf beiden Seiten goldgelb braten	5 Minuten auf jeder Seite
	Fischstäbchen auf einer Platte anrichten,	
1 Zitrone	waschen, in Scheiben schneiden, garnieren	
2 El Petersilie	waschen, fein wiegen, garnieren	

HINWEIS

Fischstäbchen zerfallen leicht

Häufiges Wenden kann dazu führen, dass die Panade sich löst und die Fischstäbchen zerfallen. Sie können nach dem Anbraten auf ein Blech gelegt und im Backofen bei 200 °C ca. 15 Minuten durchgegart werden.

Fischauflauf

Energiegehalt:	1545 kJ (363 kcal)	Fett:	10 g	Eiweiß:	49 g	Kohlenhydrate:	13 g

Zutaten	Zubereitung	Garzeit/Tipps
750 g Fischfilet (Rotbarsch, Kabeljau)	waschen, säubern, in ca. 2 x 2 cm große Würfel schneiden	dazu können verschiedene Kartoffelbeilagen gewählt werden
1 Zitrone	auspressen, Saft über den Fisch träufeln	
500 g Tomaten	waschen, putzen, blanchieren, häuten, in Würfel schneiden, in eine Schüssel geben	Blanchieren, s. S. 89
1 kl Ds Champignons	Saft abgießen, zufügen	
200 ml Sahne	zufügen	
1 Ei	verquirlen, zufügen	
1 Tl Tomatenmark	zufügen, mischen	Auflaufform fetten
Salz, Pfeffer, Oregano	würzen, alle Zutaten mischen, alle Zutaten in eine gefettete Auflaufform geben	
100 g Gouda	reiben, darüberstreuen, Deckel schließen, im Backofen garen	30–45 Minuten bei 200 °C 30–40 Minuten bei 180 °C 15–20 Minuten bei 500 Watt
2 El Petersilie	waschen, fein wiegen, garnieren Auflauf in der Form servieren	**alternativ:** Tomatenspalten

Forelle in Folie

Energiegehalt:	849 kJ (210 kcal)	Fett:	12 g	Eiweiß:	20 g	Kohlenhydrate:	+

Zutaten	Zubereitung	Garzeit/Tipps
4 Forellen	waschen, putzen, gründlich säubern	als Beilage können Salz-, Pell-, Bratkartoffeln oder Kartoffelsalat gereicht werden
1 Zitrone	Saft auspressen, Fische innen und außen mit dem Saft beträufeln	
Salz, Pfeffer	würzen, Alufolie zuschneiden (4 Rechtecke 40 x 20 cm), glänzende Seite einfetten, Fische auf die Folien legen	
1/2 Bund Petersilie 1/2 Bund Dill	waschen, fein wiegen, über die Fische streuen, Fische in die Folien einschlagen, auf ein Backblech legen, im Backofen garen	20–30 Minuten bei 200 °C 20–30 Minuten bei 180 °C
	Folien vorsichtig öffnen, Fische auf einer Platte anrichten	
2 El Petersilie	waschen, fein wiegen, garnieren	
1 Zitrone	waschen, in Scheiben schneiden, garnieren	
50 g Butter	in einem Topf erhitzen, in einem Saucengießer dazureichen	

Forelle blau

Energiegehalt:	918 kJ (216 kcal)	Fett:	12 g	Eiweiß:	20 g	Kohlenhydrate:	1 g

Zutaten	Zubereitung	Garzeit/Tipps
4 Forellen	waschen, gründlich säubern, in eine Schüssel legen	damit die Forellen eine schöne Blaufärbung bekommen, werden sie einige Zeit in Essig eingelegt
¼ l Essig	in einem Topf erwärmen, Fische übergießen	
	Schüssel abdecken	Ruhezeit 30 Minuten
1 ½ l Wasser	in einem Topf zum Kochen bringen	
1 El Salz	zufügen	
2 Zitronen	auspressen, Saft zufügen	statt Zitrone kann auch ⅛ l Essig verwendet werden
1 Tl Zucker		
1 Lorbeerblatt	zufügen	
1 Zwiebel	schälen, halbieren, zufügen, Fische in die kochende Flüssigkeit einlegen, unter dem Siedepunkt gar ziehen	15–30 Minuten je nach Größe der Fische
	Forellen herausschöpfen, auf einer Platte anrichten	
1 Zitrone	in Spalten schneiden, garnieren	
2 El Petersilie	waschen, fein wiegen, garnieren	dazu passen verschiedene Kartoffelbeilagen
50 g Butter	in einem Topf erhitzen, in einem Saucengießer dazureichen	

Forelle Müllerin

Energiegehalt:	1192 kJ (280 kcal)	Fett:	15 g	Eiweiß:	27 g	Kohlenhydrate:	9 g

Zutaten	Zubereitung	Garzeit/Tipps
4 Forellen (Bodenseefelchen)	waschen, gründlich säubern	dazu können Salzkartoffeln gereicht werden
1 Zitrone	auspressen, Fische innen und außen mit dem Saft beträufeln	
Salz, Pfeffer	würzen	
2 El Mehl	auf einen Teller geben, Forellen im Mehl wenden	
50 g Butter	in einer Pfanne erhitzen, Fische in das heiße Fett legen, bei schwacher Hitze braten	5 Minuten auf jeder Seite
	Fische auf eine Platte legen, warm stellen	□ und ⅄ 10 Minuten bei 80 °C
1 Zitrone	waschen, in Scheiben schneiden, garnieren	
2 El Petersilie	waschen, fein wiegen, garnieren	

Gebratene Fischfilets

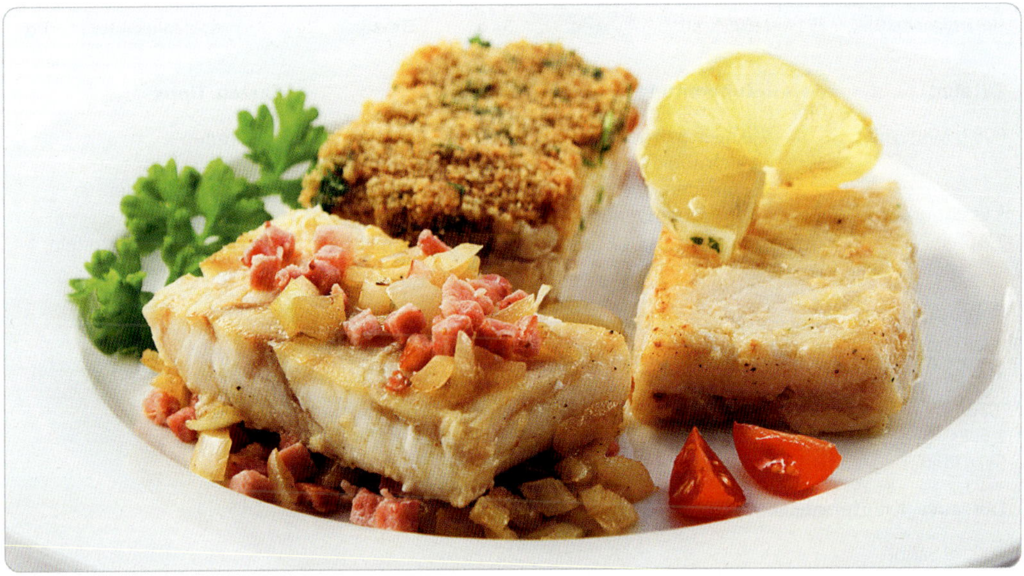

Energiegehalt:	1312 kJ (313 kcal)	Fett:	34 g	Eiweiß:	13 g	Kohlenhydrate:	14 g

Zutaten	Zubereitung	Garzeit/Tipps
750 g Fischfilet (Kabeljau, Rotbarsch, Seelachs)	waschen, säubern	dazu eignen sich Kartoffelbeilagen und frische Salate
1 Zitrone	auspressen, Saft über die Fischfilets träufeln	
Salz, Pfeffer	würzen	
20 g Margarine	in einer Pfanne erhitzen, Fischfilets zufügen, auf beiden Seiten bei schwacher Hitze goldbraun braten	3–4 Minuten von jeder Seite
Fischfilet mit Speck		
1 Zwiebel	schälen, fein würfeln	
1 El Öl	in einer Pfanne erhitzen, Zwiebeln zufügen	
70 g Bauchspeck	zufügen, goldbraun braten, Fischfilets zugeben, Deckel schließen, auf kleiner Stufe ziehen lassen	5 Minuten
Fischfilet mit Kräuterkruste		
$^{1}/_{2}$ Bund Petersilie	waschen, fein wiegen	**alternativ:** Schnittlauch
40 g Margarine	in einer Pfanne erhitzen	
80 g Paniermehl	zufügen, goldbraun rosten, Petersilie zufügen	
2 El Sahne	zufügen, Masse über die Fischfilets geben, leicht andrücken, kurz gratinieren	3 Minuten
	Fischfilets auf einer Platte anrichten	**alternativ:** s. S. 136 f.
1 Zitrone	in Scheiben schneiden, garnieren	

Matjes in heller Sauce

Energiegehalt:	2617 kJ (625 kcal)	Fett:	54 g	Eiweiß:	26 g	Kohlenhydrate:	7 g

Zutaten	Zubereitung	Garzeit/Tipps
600 g Matjesfilet	je nach Salzgehalt in Milch wässern Milch abgießen, Matjes in ca. 4 cm große Stücke schneiden, in eine Schüssel geben	60 Minuten
3 Essiggurken	fein würfeln, zufügen	
1 Apfel	waschen, putzen, fein würfeln, zufügen, mischen	dazu passen Pellkartoffeln, s. S. 198
Rahmsauce		
200 ml Sahne	in ein Schälchen geben	
200 ml Schmand (Sauerrahm)	zufügen	
2 El Essig	zufügen	
Salz, Pfeffer	würzen	
Dillsauce (Kräutersauce)		
100 ml Sahne		
200 ml Schmand (Sauerrahm)	zufügen	
½ Bund Dill (Petersilie, Schnittlauch)	waschen, fein wiegen, zufügen	
Salz, Pfeffer	würzen	
	Sauce über die Matjesstücke gießen, Schüssel abdecken, kühlen, ziehen lassen	60 Minuten
1 Kräutersträußchen	waschen, garnieren	**alternativ:** Gewürzgurken

Remouladensauce

Energiegehalt:	1737 kJ (415 kcal)	Fett:	38 g	Eiweiß:	10 g	Kohlenhydrate:	6 g

Zutaten	Zubereitung	Garzeit/Tipps
2 Eier	in einem kl Topf hart kochen, pellen, würfeln	10 Minuten
3 Essiggurken	fein würfeln, in ein Schälchen geben	
½ Bund Schnittlauch	waschen, in feine Röllchen schneiden, zufügen	
1 kl Zwiebel	schälen, fein würfeln, zufügen	
250 g Mayonnaise	zufügen	Remouladensauce passt zu panierten Fischgerichten
250 g Magerquark	zufügen Eiwürfel zufügen	
Salz, Pfeffer, Senf	würzen, kühl stellen Remoulade in einem Saucengießer dazureichen	

Mediterranes Fischragout

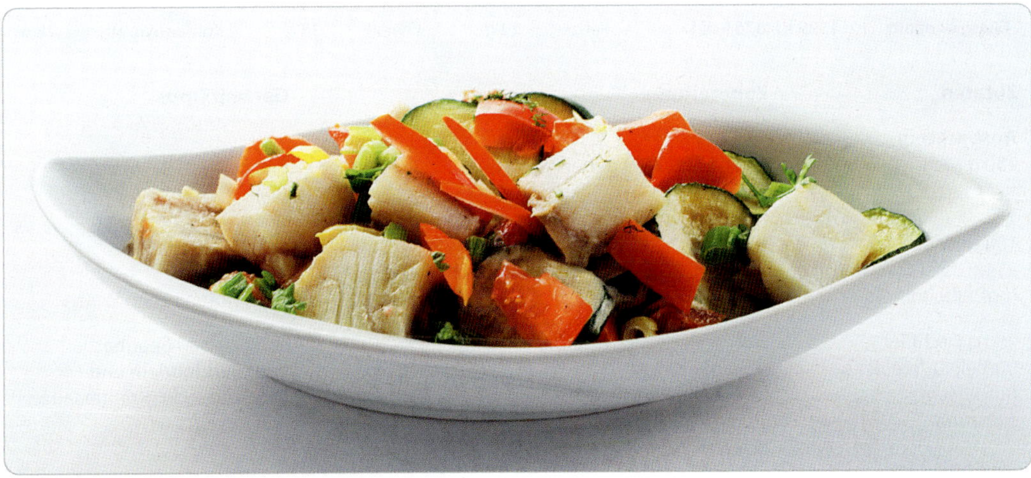

Energiegehalt:	834 kJ (199 kcal)	Fett:	9 g	Eiweiß:	25 g	Kohlenhydrate:	4 g

Zutaten	Zubereitung	Garzeit/Tipps
2 Paprikaschoten	waschen, putzen, Kerngehäuse entfernen, in ca. 2 cm große Würfel schneiden	
1 Zucchini	waschen, putzen, in Scheiben schneiden	
1 Lauchzwiebel	waschen, putzen, in Ringe schneiden	
4 Fleischtomaten	waschen, halbieren, Strunk entfernen, in grobe Würfel schneiden	
1 Zwiebel	schälen, fein würfeln	
500 g Fischfilet	waschen, putzen, in ca. 2 cm große Würfel schneiden	als Beilage eignen sich Salzkartoffeln, Reis oder Bandnudeln
1 Zitrone	Saft auspressen, Fisch beträufeln	
Salz, Pfeffer	würzen	
40 g Margarine	in einer Pfanne erhitzen, Zwiebelwürfel zufügen, andünsten, Paprika, Lauchzwiebeln zufügen mitdünsten	5 Minuten
1 Brühwürfel	zufügen	
	Fisch- und Tomatenwürfel zufügen, Deckel schließen, ziehen lassen	8–12 Minuten
Salz, Pfeffer	würzen	
4 El Kräuter	zufügen	s. S. 136
2 El Crème fraîche	zum Schluss zufügen, in einer Schüssel anrichten	
Basilikumblätter	waschen, garnieren	**alternativ:** Majoran, Schnittlauch

Fisch im Teigmantel

Energiegehalt:	1579 kJ (376 kcal)	Fett:	12 g	Eiweiß:	38 g	Kohlenhydrate:	28 g

Zutaten	Zubereitung	Garzeit/Tipps
Ausbackteig		
150 g Mehl	in eine Schüssel geben	Bier oder Wein würzen
½ Tl Salz	zufügen	
1 Ei	zufügen	
100 ml Milch	zufügen	
25 ml Bier (Weißwein) (ggf. alkoholfrei)	zufügen, Zutaten zu einem dicklichen Teig mischen, abdecken	15 Minuten ruhen lassen
750 g Fischfilet (Kabeljau, Seelachs, Rotbarsch)	waschen, säubern, halbieren	dazu passen Spaghetti oder Bandnudeln und Tomaten- oder Kräutersauce
1 Zitrone	auspressen, Fischfilets mit dem Zitronensaft beträufeln	
Salz, Pfeffer	würzen	
4 El Öl	in einer beschichteten Pfanne erhitzen	**alternativ:**
	Filetstücke in den Teig eintauchen, mithilfe einer Gabel vorsichtig herausnehmen, in das Fett einlegen, auf beiden Seiten goldbraun braten	Frittieren, s. S. 100 2–3 Minuten auf jeder Seite (3 Minuten in der Fritteuse bei 160 °C)
	Filets auf einer Platte anrichten	
1 Zitrone	waschen, in Spalten schneiden, garnieren	

Gegrillte Fischfilets

Energiegehalt:	1172 kJ (280 kcal)	Fett:	17 g	Eiweiß:	32 g	Kohlenhydrate:	–

Zutaten	Zubereitung	Garzeit/Tipps
3 El Sojasauce	in ein Schälchen geben	
1 El Worcestersauce	zufügen	
1 Tl Senf		
1 Tl Zucker		
4 El Öl	zufügen, mischen	Grill vorheizen
4 Zanderfilets (Heilbutt- Thunfisch-, Kabeljaufilets)	in die Marinade einlegen, kühl stellen, ziehen lassen	30 Minuten
	Bogen Alufolie einfetten und auf Backrost legen, darauf die Filets platzieren, grillen	4 Minuten auf jeder Seite
4 Zitronenscheiben	Fischfilets auf einer Platte anrichten, garnieren	

Frikadellen (Fleischküchle)

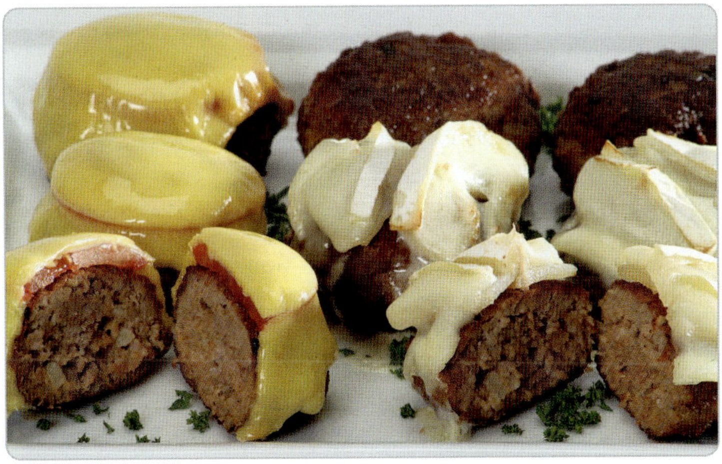

Energiegehalt:	1431 kJ (344 kcal)	Fett:	26 g	Eiweiß:	16 g	Kohlenhydrate:	11 g

Zutaten	Zubereitung	Garzeit/Tipps
1 Grundrezept Hackfleischmasse (1 Zwiebel, 400 g Hackfleisch, 1/2 Tl Salz, 2 Msp Pfeffer, 1/4 Tl Paprika, 2 Eier, 6 El Paniermehl) herstellen, s. S. 119		
	Hackfleischmasse in 12 gleichgroße Frikadellen formen	Zur Herstellung von Hamburgern werden die Frikadellen sehr flach und groß geformt.
2 El Öl	in einer Pfanne erhitzen, Frikadellen zufügen, bei mäßiger Hitze braten	5–6 Minuten auf jeder Seite
Frikadellen mit Tomaten und Käse		
4 Tomaten	waschen, Strunk entfernen, parallel zum Strunk in Scheiben schneiden Frikadellen auf ein Backblech legen, mit den Tomatenscheiben belegen	
Salz, Pfeffer, Oregano	würzen	
8 Toastscheibletten	darüberlegen, überbacken	8 Minuten bei 120 °C 8 Minuten bei 100 °C 3 Minuten
Frikadellen mit Birnen und Käse		
1 kl Ds Birnen	Saft abgießen, Birnen in Scheiben schneiden	
150 g Camembert	in Streifen schneiden Frikadellen auf ein Blech legen, mit den Birnenscheiben belegen, Käsestreifen darüberlegen, überbacken	8 Minuten bei 120 °C 8 Minuten bei 100 °C 3 Minuten
	Frikadellen auf einer Platte anrichten	
Basilikumblätter	waschen, garnieren	

Cevapcici

Energiegehalt:	1455 kJ (350 kcal)	Fett:	26 g	Eiweiß:	16 g	Kohlenhydrate:	12 g

Zutaten	Zubereitung	Garzeit/Tipps
1 Grundrezept Hackfleischmasse (1 Zwiebel, 400 g Hackfleisch, 1/2 Tl Salz, 1/4 Tl Paprika, 2 Msp Pfeffer, 2 Eier, 6 El Paniermehl) herstellen, s. S. 119		
2 Knoblauchzehen	häuten, fein würfeln, zufügen	dazu passen Reis oder Kartoffelbeilagen sowie Gemüse oder frische und gegarte Salate
1 El Paniermehl	auf eine saubere Arbeitsfläche streuen, Hackfleischmasse daraufgeben, ca. 2 cm dicke Rollen formen, 5 cm lange Stücke abschneiden	
2 El Öl	in einer Pfanne erhitzen, Cevapcici zufügen, auf allen Seiten knusprig braun braten, Cevapcici auf einer Platte anrichten	4–5 Minuten
2 El Petersilie	waschen, fein wiegen, garnieren	

Fleischbällchen

Energiegehalt:	1455 kJ (350 kcal)	Fett:	26 g	Eiweiß:	16 g	Kohlenhydrate:	12 g

Zutaten	Zubereitung	Garzeit/Tipps
1 Grundrezept Hackfleischmasse (1 Zwiebel, 400 g Hackfleisch, 1/2 Tl Salz, 1/4 Tl Paprika, 2 Msp Pfeffer, 2 Eier, 6 El Paniermehl) herstellen, s. S. 119		
	Hackfleischmasse in ca. 20 gleich große Bällchen formen, im heißen Fettbad ausbacken, Fleischbällchen auf einer Platte anrichten,	Fritteuse vorheizen 4–6 Minuten bei 170 °C
2 El Petersilie	waschen, fein wiegen, garnieren	

Hackfleisch, gebraten

Energiegehalt:	975 kJ (232 kcal)	Fett:	18 g	Eiweiß:	15 g	Kohlenhydrate:	1 g

Zutaten	Zubereitung	Garzeit/Tipps
1 Zwiebel	schälen, fein würfeln	
40 g Margarine	in einer Pfanne erhitzen, Zwiebeln andünsten	
300 g Hackfleisch	zufügen, leicht anbräunen	
Salz, Pfeffer, Paprika	würzen, bei schwacher Hitze garen, Hackfleisch in einer Schüssel anrichten	5–7 Minuten
2 El Petersilie	waschen, fein wiegen, garnieren	

Kohlrouladen

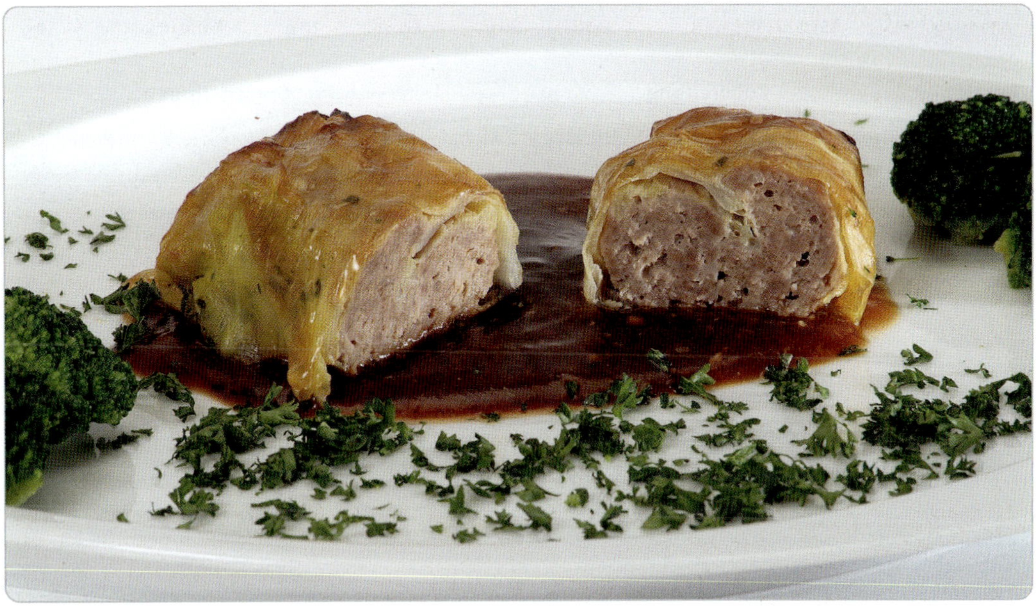

Energiegehalt:	1193 kJ (284 kcal)	Fett:	17 g	Eiweiß:	14 g	Kohlenhydrate:	24 g

Zutaten	Zubereitung	Garzeit/Tipps
1 kl Kopf Weißkohl (Wirsing)	waschen, blanchieren	Blanchieren, s. S. 89
1 Grundrezept Hackfleischmasse (1 Zwiebel, 400 g Hackfleisch, $^1/_2$ Tl Salz, 2 Msp Pfeffer, $^1/_4$ Tl Paprika, 2 Eier, 6 El Paniermehl) herstellen, s. S. 119		
	2 El Hackfleischmasse in die Mitte des Kohlblattes setzen, aufrollen, verschließen, Vorgang wiederholen, bis die Fleischmasse aufgebraucht ist	Verschlussmöglichkeiten: Zahnstocher, Rouladennadeln, Rouladenklammern, Garn
1 Zwiebel	schälen, fein würfeln	
40 g Margarine	in einem Topf oder einer Kasserolle erhitzen, Zwiebeln zufügen, andünsten, Kohlrouladen zufügen, braten	
$^1/_2$ l Wasser	zufügen	
1 Brühwürfel	zufügen, Deckel schließen, garen	30–40 Minuten
	Rouladen herausnehmen, auf einer Platte anrichten, im Backofen warmstellen	als Beilage werden Salzkartoffeln gereicht
2 El Mehl	in ein Schälchen geben	
2 El Sahne	zufügen	
4 El Wasser	zufügen, glatt rühren, in die Sauce geben, unter Rühren einmal aufkochen lassen, Rouladen mit wenig Sauce übergießen, restliche Sauce in einem Saucengießer dazureichen	die Sauce kann mit Tomatenmark abgeschmeckt werden
2 El Petersilie	waschen, fein wiegen, garnieren	

Königsberger Klopse

Energiegehalt:	1596 kJ (384 kcal)	Fett:	26 g	Eiweiß:	17 g	Kohlenhydrate:	19 g

Zutaten	Zubereitung	Garzeit/Tipps
1 abgewandeltes Grundrezept Hackfleischmasse (1 Zwiebel, 400 g Hackfleisch, 1/2 Tl Salz, 2 Msp Pfeffer, 1/4 Tl Paprika, 2 Eier, 5 El Paniermehl, 1 El Sardellenpaste) herstellen, s. S. 119		
3/4 l Wasser 1 El Salz	in einem Topf zum Kochen bringen zufügen wenn der Kloß die Form behält, Hackfleischmasse in 8 gleich große Klöße formen, in das Wasser einlegen, unter dem Siedepunkt gar ziehen lassen Klöße herausschöpfen, auf einer Platte anrichten	Probekloß erstellen, ins Wasser einlegen 20–30 Minuten
1 Grundrezept Helle Mehlschwitze (Saucen) (40 g Margarine, 1 Zwiebel, 40 g Mehl, 1/2 l Kochsud der Klöße, 1 Brühwürfel, 1 Pr Pfeffer) herstellen, s. S. 108 f.		
2 El Kapern 2 El Zitronensaft Salz, Pfeffer 2 El Sahne 2 El Petersilie	in die Sauce geben Sauce abschmecken zum Schluss zufügen, Klopse in einer Schüssel anrichten, mit der Sauce übergießen waschen, fein wiegen, garnieren	dazu wird Reis als Beilage gereicht, z. B. gedünsteter Reis, s. S. 207

Falscher Hase (6–8 Personen)

Energiegehalt:	2608 kJ (627 kcal)	Fett:	41 g	Eiweiß:	39 g	Kohlenhydrate:	23 g

Zutaten	Zubereitung	Garzeit/Tipps
4 Eier	in einem Topf hart kochen, unter kaltem Wasser abschrecken, pellen	10 Minuten
1 doppeltes Grundrezept Hackfleischmasse (2 Zwiebeln, 800 g Hackfleisch, 1 Tl Salz, 4 Msp Pfeffer, 1/2 Tl Paprika, 4 Eier, 12 El Paniermehl) herstellen, s. S. 119		
       2 El Petersilie	die Hälfte der Hackfleischmasse in die gefettete Form geben, Eier darauf verteilen, mit der restlichen Hackfleischmasse bedecken, im Backofen garen, Hackbraten auf ein Brett stürzen, in ca. 1,5 cm dicke Scheiben schneiden, auf einer Platte anrichten waschen, fein wiegen, garnieren	Kastenform fetten ☐ 45–60 Minuten bei 190 °C ⅄ 45–60 Minuten bei 180 °C

Gefüllte Paprika

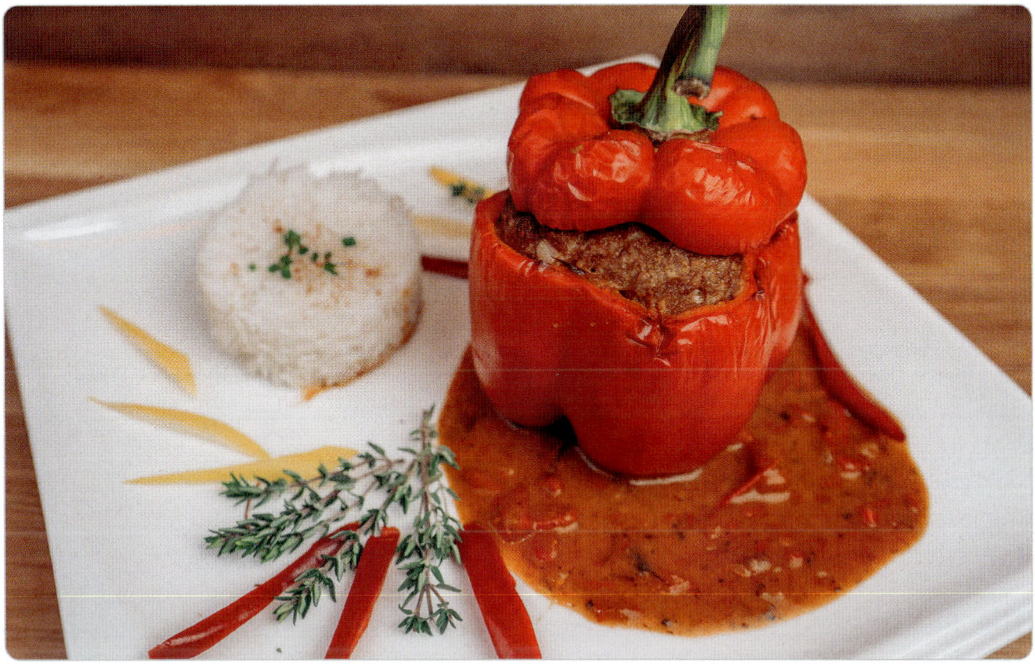

Energiegehalt:	1011 kJ (229 kcal)	Fett:	13 g	Eiweiß:	14 g	Kohlenhydrate:	24 g

Zutaten	Zubereitung	Garzeit/Tipps
4 Paprikaschoten	Stielansatz herausschneiden, 2 cm unterhalb des Deckels abschneiden, Kerngehäuse entfernen, auswaschen	als Beilage eignet sich gedünsteter Reis, s. S. 207
1 Grundrezept Hackfleischmasse (1 Zwiebel, 400 g Hackfleisch, $^1/_2$ Tl Salz, 2 Msp Pfeffer, $^1/_4$ Tl Paprika, 2 Eier, 6 El Paniermehl) herstellen, s. S. 119		
	Paprika mit der Hackfleischmasse füllen	
1 Zwiebel	schälen, fein würfeln	
2 El Öl	in einem SKT erhitzen, Zwiebeln andünsten, Paprika zufügen, kurz dünsten (mäßige Hitze)	Fett nicht zu heiß werden lassen, da die Paprika sonst schwarz und bitter werden kann
1 El Tomatenmark	zufügen	
$^1/_2$ l Wasser	zufügen	
1 Brühwürfel	zufügen, Deckel schließen, garen	10–15 Minuten (30 Minuten im normalen Topf)
	Deckel vorsichtig öffnen, Paprika herausnehmen, auf einer Platte im Backofen warmstellen	
2 El Mehl	in ein Schälchen geben	
4 El Wasser	zufügen, glatt rühren, zur Sauce geben, einmal aufkochen lassen, Paprika mit wenig Sauce übergießen, restliche Sauce in einem Saucengießer dazureichen	die Sauce kann mit Tomatenmark abgeschmeckt werden
2 El Petersilie	waschen, fein wiegen, garnieren	

Gefüllte Auberginen

Energiegehalt:	703 kJ (167 kcal)	Fett:	9 g	Eiweiß:	11 g	Kohlenhydrate:	8 g

Zutaten	Zubereitung	Garzeit/Tipps
1 kg Auberginen	waschen, putzen, halbieren, Fruchtfleisch mit einem Löffel herauslösen, würfeln, in eine Schüssel geben	als Beilage eignet sich gedünsteter Reis, s. S. 207
250 g Champignons	waschen, häuten, in Blättchen schneiden,	(1 kl Ds Champignons)
100 g gek. Schinken	würfeln, zufügen	
3 Tomaten	waschen, putzen, würfeln, zufügen	
1 Paprikaschote	waschen, putzen, Kerngehäuse entfernen, würfeln, zufügen	Auflaufform fetten
$^1/_2$ Bund Petersilie	waschen, fein wiegen, zufügen	
Salz, Pfeffer, Oregano	Zutaten mischen, würzen, Auberginen in die gefettete Auflaufform setzen, mit den Zutaten füllen, Deckel schließen, garen	20 Minuten bei 450 Watt (☐ 40 Minuten bei 200 °C ⅄ 30 Minuten bei 200 °C)
100 g Emmentaler	reiben, bestreuen, überbacken	3 Minuten
2 El Petersilie	waschen, fein wiegen, garnieren	
	Auberginen in der Form servieren	

Gefüllte Zucchini

Energiegehalt:	1098 kJ (263 kcal)	Fett:	18 g	Eiweiß:	19 g	Kohlenhydrate:	11 g

Zutaten	Zubereitung	Garzeit/Tipps
3 Zucchini	waschen, putzen, halbieren, Fruchtfleisch mit einem Löffel herauslösen, würfeln, in eine Schüssel geben, abdecken	als Beilage eignet sich Reis, s. S. 207
1 Grundrezept Hackfleischmasse (1 Zwiebel, 400 g Hackfleisch, $^1/_2$ Tl Salz, 2 Msp Pfeffer, $^1/_4$ Tl Paprika, 2 Eier, 6 El Paniermehl) herstellen, s. S. 119		
	Zucchinihälften mit der Hackfleischmasse füllen, in die Auflaufform setzen	Auflaufform fetten
$^1/_8$ l Wasser	in einem Topf erwärmen	
1 Brühwürfel	zufügen, auflösen, Brühe über die Zucchini gießen, Fruchtfleisch zufügen	
Salz, Pfeffer	würzen, Deckel schließen	
	im Backofen garen	☐ 45 Minuten bei 220 °C ⅄ 35 Minuten bei 200 °C ▤ 15–20 Minuten bei 500 Watt
100 g Gouda	reiben, darüberstreuen	
2 El Petersilie	waschen, fein wiegen, garnieren	4 Minuten ohne Deckel überbacken, um Bräunung zu erzielen
	Zucchini in der Form servieren	

Wiener Schnitzel

Energiegehalt:	2472 kJ (594 kcal)	Fett:	40 g	Eiweiß:	38 g	Kohlenhydrate:	11 g

Zutaten	Zubereitung	Garzeit/Tipps
4 Kalbsschnitzel	klopfen	Statt Kalbsschnitzel können auch Schweine- oder Putenschnitzel verwendet werden. Sie werden dann als Schnitzel „Wiener Art" bezeichnet, Panieren, s. S. 87
Salz, Pfeffer, Paprika	würzen	
1 El Senf	in ein Schälchen geben, Schnitzel bepinseln	
1 Ei	auf einem Teller verquirlen	
40 g Mehl	auf einen Teller geben	
40 g Paniermehl	auf einen Teller geben, Schnitzel in Mehl, Ei und Paniermehl wenden	
40 g Margarine	in einer Pfanne erhitzen, Schnitzel bei mäßiger Hitze goldbraun braten, auf einer Platte anrichten	5–6 Minuten auf jeder Seite
1 Zitrone	waschen, in Scheiben schneiden, garnieren	

Koteletts, natur

Energiegehalt:	2470 kJ (593 kcal)	Fett:	52 g	Eiweiß:	21 g	Kohlenhydrate:	+

Zutaten	Zubereitung	Garzeit/Tipps
4 Koteletts	leicht klopfen	
Salz, Pfeffer, Paprika	würzen	
2 El Öl	in einer Pfanne erhitzen, Koteletts zufügen, auf beiden Seiten braten	5–7 Minuten auf jeder Seite
	Koteletts auf einer Platte anrichten	
2 El Petersilie	waschen, fein wiegen, garnieren	

Bayrisches Kalbshaxerl

Energiegehalt:	1514 kJ (364 kcal)	Fett:	26 g	Eiweiß:	28 g	Kohlenhydrate:	1 g

Zutaten	Zubereitung	Garzeit/Tipps
1 Kalbshaxe (2000 g)	putzen, evtl. Borsten entfernen	
Salz, Pfeffer, Paprika	würzen	
2 El Öl	in einer Kasserolle erhitzen, Haxe zufügen, von allen Seiten anbraten, Kasserolle in den Backofen stellen, garen	☐ 90–120 Minuten bei 200 °C ⅄ 75–100 Minuten bei 180 °C ▥ 30–45 Minuten
	Haxe auf einer Platte anrichten	
2 El Petersilie	waschen, fein wiegen, garnieren	

Schnitzelvariationen

Energiegehalt:	1019 kJ (239 kcal)	Fett:	10 g	Eiweiß:	29 g	Kohlenhydrate:	4 g

Zutaten	Zubereitung	Garzeit/Tipps
4 Schweineschnitzel (Kalbsschnitzel, Putenschnitzel)	klopfen	
Salz, Pfeffer, Paprika	auf allen Seiten würzen	
Schnitzel natur		
40 g Mehl	auf einen Teller geben, Schnitzel in Mehl wenden	dazu kann Kräuterbutter gereicht werden, s. S. 141
2 El Öl	in einer Pfanne erhitzen, Schnitzel zufügen, auf beiden Seiten braten	3–5 Minuten auf jeder Seite
Rahmschnitzel		
2 El Öl	in einer Pfanne erhitzen, Schnitzel zufügen, auf beiden Seiten kräftig anbraten	3–5 Minuten auf jeder Seite
	Schnitzel auf eine Platte legen, warmstellen	
$^1/_4$ l Wasser	in die Pfanne geben, Bratensatz vom Pfannenboden lösen	
$^1/_2$ Brühwürfel	zufügen	
1 El Mehl	in ein Schälchen geben	Rahmschnitzel können mit einem Sahnetupfer und fein gewogenen Kräutern garniert werden
2 El Wasser	zufügen	
1 El Weißwein	zufügen, mischen, zum Bratenfond geben, einmal aufkochen lassen,	
	Schnitzel in die Sauce zurücklegen, auf kleiner Stufe fertig garen	10 Minuten
3 El Sahne	zum Schluss zufügen	
Allgäuer Käseschnitzel		
2 El Öl	in einer Pfanne erhitzen, Schnitzel zufügen, auf beiden Seiten kräftig anbraten	3–5 Minuten auf jeder Seite
4 Tomaten	waschen, putzen, in Scheiben schneiden, Schnitzel belegen	
Salz, Pfeffer, Oregano, Thymian	Tomatenscheiben würzen	Allgäuer Käseschnitzel können mit frischem Thymian garniert werden
100 g gek. Schinken	fein würfeln, darüber streuen	
100 g Allgäuer Käse (Emmentaler)	reiben, darüberstreuen, Pfannendeckel schließen, bei schwacher Hitze weitergaren	5 Minuten
	Schnitzel auf einer Platte anrichten	
2 El Petersilie	waschen, fein wiegen, garnieren	**alternativ:** Tomate, Zitrone

Jägerschnitzel

Energiegehalt:	1083 kJ (255 kcal)	Fett:	19 g	Eiweiß:	30 g	Kohlenhydrate:	6 g

Zutaten	**Zubereitung**	**Garzeit/Tipps**
4 Schweineschnitzel (Kalbsschnitzel, Putenschnitzel)	klopfen	dazu können Teigwaren und frische Salate gereicht werden
Salz, Pfeffer	auf allen Seiten würzen	
2 El Öl	in einer Pfanne erhitzen, Schnitzel auf beiden Seiten kräftig braun braten	3–5 Minuten auf jeder Seite
	Schnitzel auf eine Platte legen, warmstellen	
Rahmsauce mit frischen Pilzen		
150 g frische Pilze (Champignons, Pfifferlinge)	putzen, wenn nötig häuten und feinblättrig schneiden	
30 g Margarine	in der Pfanne erhitzen, Pilze zufügen, braun braten	
Salz	über die Pilze streuen, sodass wenig Saft austritt und sich die Kruste vom Pfannenboden löst	
1 El Mehl	über die Pilze stäuben, leicht bräunen	
300 ml Wasser	zufügen, Kruste vollständig lösen,	
2 El Sahne	zufügen, Schnitzel in die Sauce zurücklegen, auf kleiner Stufe weitergaren	5–7 Minuten
Rahmsauce mit Dosenpilzen		
1 kl Ds Champignons (Mischpilze)	Saft in die Pfanne geben, Kruste vom Pfannenboden lösen, Pilze grob zerkleinern, zufügen	
1 El Mehl	in ein Schälchen geben	
1 El Weißwein	zufügen	
3 El Wasser	zufügen, mischen, zum Pilzsud geben, einmal aufkochen lassen, Schnitzel zurück in die Sauce legen, auf kleiner Stufe weitergaren	5–10 Minuten
2 El Sahne	zum Schluss zufügen	
	Schnitzel auf einer Platte anrichten, mit wenig Sauce übergießen, restliche Sauce in einem Saucengießer dazureichen	
2 El Sahne	steifschlagen, auf den Plattenrand spritzen	
2 El Petersilie	waschen, fein wiegen, garnieren	**alternativ:** s. S. 136 f.

Cordon bleu

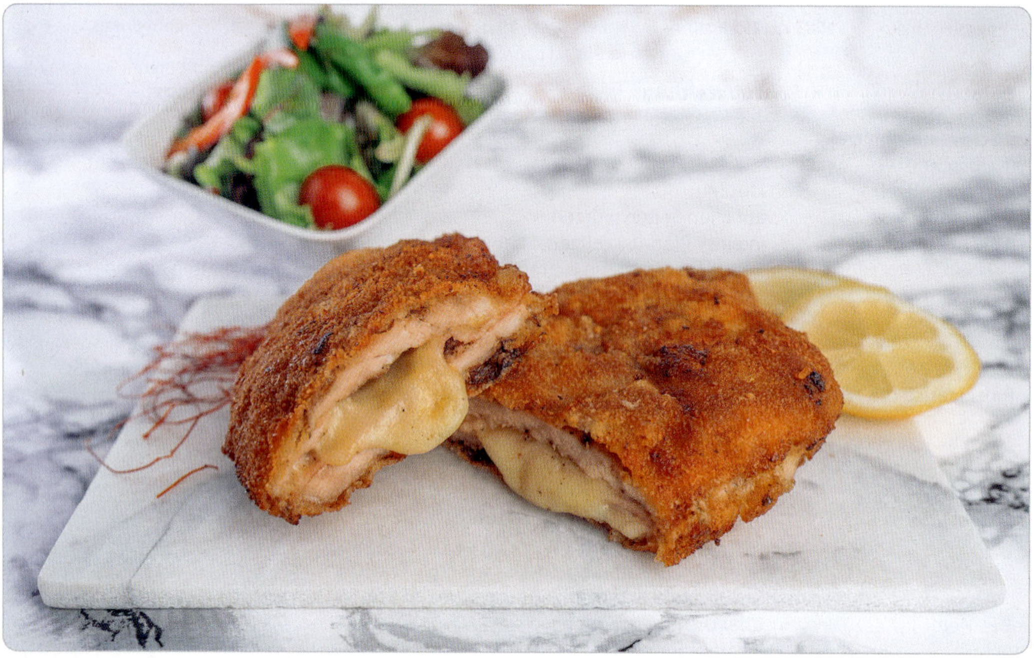

Energiegehalt:	3056 kJ (735 kcal)	Fett:	50 g	Eiweiß:	49 g	Kohlenhydrate:	12 g

Zutaten	Zubereitung	Garzeit/Tipps
800 g Kalbsschnitzel	in ca. 2 cm dicke Scheiben schneiden, horizontal einschneiden, Schnitzel auseinanderklappen und leicht klopfen	(Putenfleisch, Schweinerückensteak)
Salz, Pfeffer, Paprika	würzen	
1 El Senf	Schnitzel bepinseln	als Beilage eignet sich Kartoffelgratin, s. S. 206
100 g gek. Schinken	Schnitzel belegen	
100 g Gouda	darüberlegen, Schnitzel so zusammenklappen, dass Schinken und Käse eingeschlagen sind, evtl. mit Zahnstochern verschließen	
40 g Mehl	auf einen Teller geben	
1 Ei	auf einem Teller verquirlen	
40 g Paniermehl	auf einen Teller geben, Schnitzel in Mehl, Ei und Paniermehl wenden (panieren)	
40 g Margarine	in einer Pfanne erhitzen, Schnitzel bei schwacher Hitze auf beiden Seiten goldbraun braten	6–8 Minuten auf jeder Seite
	Cordon bleu auf einer Platte anrichten	
1 Zitrone	waschen, in Scheiben schneiden, garnieren	

Schnitzelröllchen

Energiegehalt:	1083 kJ (255 kcal)	Fett:	19 g	Eiweiß:	30 g	Kohlenhydrate:	6 g

Zutaten	Zubereitung	Garzeit/Tipps
4 Schweineschnitzel (Putenschnitzel, Kalbsschnitzel) Salz, Pfeffer, Paprika	hauchdünn schneiden bzw. dünn klopfen würzen	
Frischkäsefüllung		
250 g Frischkäse 1 kl Zwiebel ½ Bund Schnittlauch Salz, Pfeffer 4 El Sahne	in eine Schüssel geben schälen, fein würfeln, zufügen fein schneiden, zufügen würzen zufügen, mischen	als Beilage eignen sich Bandnudeln
Speckfüllung		
1 Zwiebel 100 g Bauchspeck 2 Essiggurken 1 El Tomatenmark 1 El Senf	schälen, fein würfeln, in ein Schälchen geben fein würfeln, zufügen fein würfeln, zufügen zufügen, mischen	als Beilage eignen sich Reisgerichte
Gemüsefüllung		
1 Zwiebel ½ Stange Lauch (100 g Champignons, 1 Paprikaschote) 1 El Margarine 200 g Frischkäse Salz, Pfeffer, Muskat	schälen, fein würfeln halbieren, putzen, waschen, in halbe Ringe schneiden (putzen, evtl. waschen, zerkleinern) in einem Topf zerlassen, Zwiebeln zufügen, andünsten, Gemüse zufügen, mitdünsten in eine Schüssel geben, gedünstetes Gemüse zufügen würzen	als Beilage eignen sich Kartoffelgerichte
	Masse auf die Schnitzel streichen, Fleisch aufrollen	
Holzspieße (Zahnstocher)	Enden mit Holzspießen verschließen	Auflaufform fetten
2 El Öl	in einer Pfanne erhitzen, Fleischröllchen scharf anbraten	5 Minuten
	Fleischröllchen in die gefettete Form geben, backen	□ 15 Minuten bei 200 °C ⅄ 15 Minuten bei 190 °C
	Holzspieße entfernen, Schnitzelröllchen in der Mitte durchschneiden und so auf einer Platte anrichten, dass die gerollte Füllung sichtbar bleibt	Schnitzelröllchen eignen sich als Fingerfood. Sie werden dazu dünner aufgeschnitten und auf Holzspieße gesteckt.
2 El Petersilie	waschen, fein wiegen, garnieren	

Zigeunerschnitzel

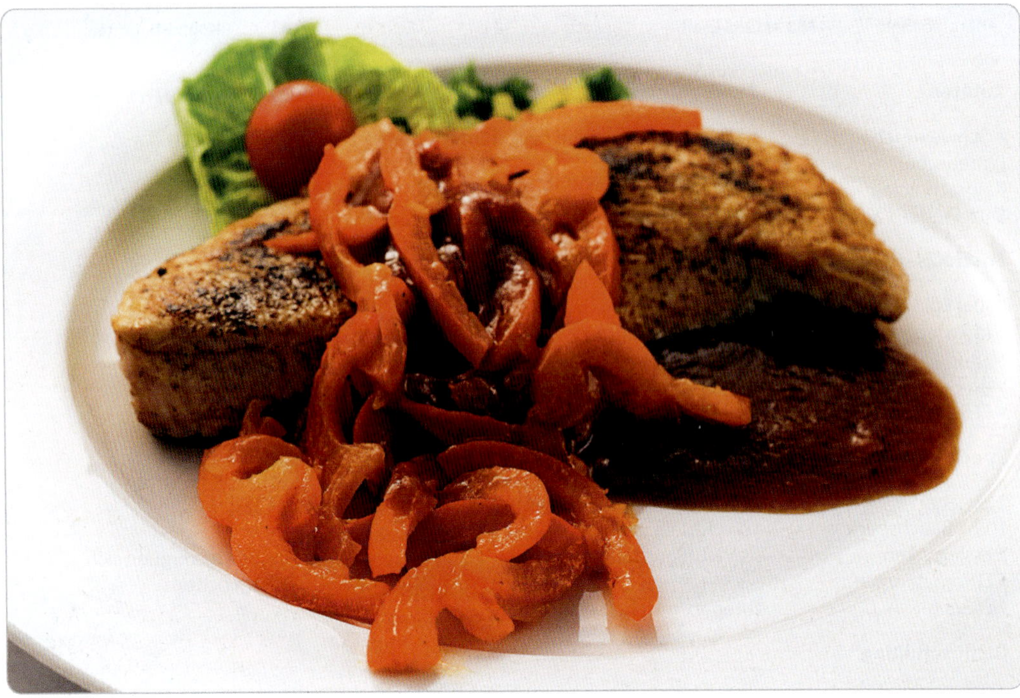

Energiegehalt:	1083 kJ (255 kcal)	Fett:	19 g	Eiweiß:	30 g	Kohlenhydrate:	6 g

Zutaten	Zubereitung	Garzeit/Tipps
4 Schweineschnitzel Salz, Pfeffer, Paprika 2 El Öl	klopfen würzen in einer Pfanne erhitzen, Schnitzel zufügen, auf beiden Seiten kräftig anbraten, Schnitzel auf eine Platte legen	(Kalbsschnitzel, Putenschnitzel) 3–5 Minuten auf jeder Seite
2 Paprika Schoten (rot/gelb)	putzen, waschen, halbieren, Kerngehäuse entfernen, in Streifen schneiden, in die Pfanne geben, bei mäßiger Hitze anbraten	
3 El Tomatenketchup	zufügen	evtl. 1 Ds Mais zufügen
$^1/_8$ l Wasser	zufügen, Kruste vom Pfannenboden lösen	
	Schnitzel in die Sauce zurücklegen, bei schwacher Hitze fertig garen, Schnitzel auf einer Platte anrichten	5 Minuten
1 El Mehl 4 El Wasser	in ein Schälchen geben zufügen, mischen, zur Sauce geben, einmal aufkochen lassen, über die Schnitzel gießen	
2 El Petersilie	waschen, fein wiegen, garnieren	

Rostbraten und Steaks

Energiegehalt:	1945 kJ (468 kcal)	Fett:	32 g	Eiweiß:	38 g	Kohlenhydrate:	+

Zutaten	Zubereitung	Garzeit/Tipps
Rumpsteak Entrecôte		
4 Rumpsteaks	Fettrand einschneiden	
2 El Öl 1 Tl Senf 1/4 Tl Salz 1 Msp Paprika 1/4 Tl Tomatenmark 1 Msp Pfeffer	in ein Schälchen geben	
1 Msp Thymian	zufügen, mischen, Steaks bepinseln	
2 El Öl	in einer Pfanne erhitzen, Steaks zufügen, auf jeder Seite bräunen Steaks auf einer Platte anrichten	5–7 Minuten auf jeder Seite oder 3–5 Minuten auf jeder Seite
Zwiebelrostbraten		
2 Zwiebeln	schälen, halbieren, in halbe Ringe schneiden	
20 g Margarine	in einer Pfanne erhitzen, Zwiebelringe zufügen, braun werden lassen, in einer Schüssel warmstellen	je nach Geschmack kann der Rostbraten „medium“ gegart werden, das bedeutet, dass er innen noch rosa ist
4 Rostbraten	leicht klopfen, Fettrand gleichmäßig einschneiden	
2 El Öl	in einer Pfanne erhitzen, Fleisch auf beiden Seiten braun braten	5–7 Minuten auf jeder Seite dazu werden traditionell Bratkartoffeln und frische Salate gereicht
Salz, Pfeffer	Fleisch würzen, auf einer Platte anrichten, Zwiebelringe über dem Fleisch verteilen	
Pfeffersteak		
15 Pfefferkörner 1 El Senf 2 El Öl 1/2 Tl Salz 1 Msp Thymian	in ein Schälchen geben	dazu passen frische Salate, z. B. Frühlingssalat je nach Geschmack kann ein Steak auch „medium“ gegart werden, das bedeutet, dass es innen noch rosa ist.
1/4 Tl Paprika	zufügen, mischen	
4 Rindersteaks	leicht klopfen, mit der Marinade bepinseln	5–8 Minuten auf jeder Seite
2 El Öl	in der Pfanne erhitzen, Steaks auf beiden Seiten braun braten Steaks auf einer Platte anrichten	
40 g Kräuterbutter Salatblätter	in vier Teile schneiden, auf Salatblättern garnieren	s. S. 141 **alternativ:** Tomatenspalten

Zürcher Kalbsgeschnetzeltes

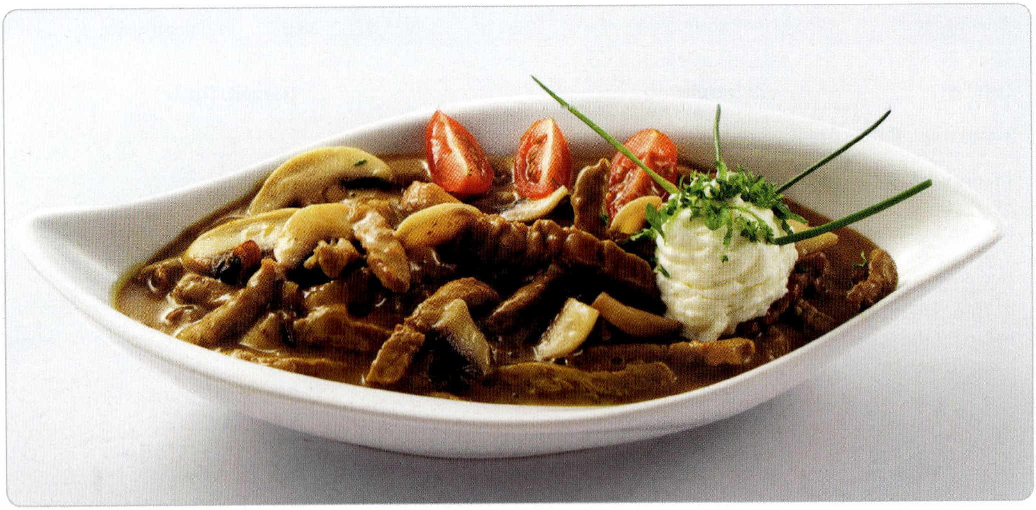

Energiegehalt:	1412 kJ (332 kcal)	Fett:	15 g	Eiweiß:	37 g	Kohlenhydrate:	37 g

Zutaten	Zubereitung	Garzeit/Tipps
1 Zwiebel 3 Kalbsschnitzel 40 g Margarine	schälen, fein würfeln in feine Streifen schneiden in einer Pfanne erhitzen Zwiebelwürfel zufügen, andünsten Fleisch zufügen, mitdünsten	Es können auch Puten- oder Schweineschnitzel verwendet werden. Es wird jedoch dann als Geschnetzeltes „Zürcher Art" benannt. Zürcher Geschnetzeltes beinhaltet die Verwendung von Kalbfleisch.
Salz, Pfeffer, Curry, Paprika, Safran 40 g Mehl	würzen darüberstäuben, Mehl leicht braun werden lassen	
$^1/_2$ l Wasser 1 Brühwürfel 1 kl Ds Champignons	nach und nach zufügen zufügen Saft abgießen, Pilze würfeln, zusammen mit dem Saft zufügen, Deckel schließen, garen	15–20 Minuten
2 El Weißwein 100 ml Sahne	zum Schluss zufügen zum Schluss zufügen, Geschnetzeltes in einer Schüssel anrichten	traditionell werden dazu Rösti gereicht, s. S. 201
2 El Petersilie	waschen, fein wiegen, garnieren	

Rahmgulasch

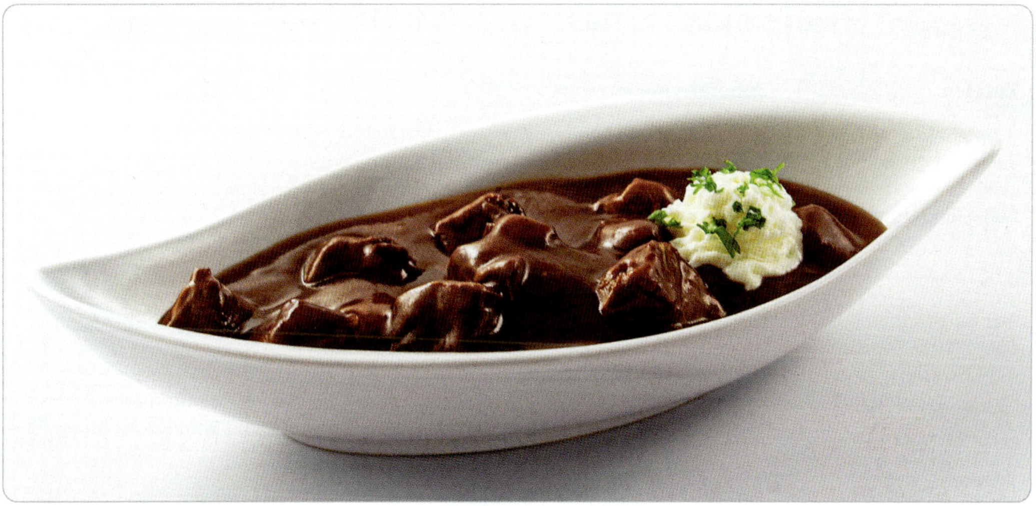

Energiegehalt:	1446 kJ (340 kcal)	Fett:	33 g	Eiweiß:	25 g	Kohlenhydrate:	11 g

Zutaten	Zubereitung	Garzeit/Tipps
2 Zwiebeln	schälen, fein würfeln	
500 g Rindergulasch (Schweinegulasch)	mit einem Küchenkrepp trocken tupfen	
4 El Öl	in einem SKT erhitzen, Fleisch portionsweise zufügen und anbraten	s. S. 98
	Zwiebelwürfel zufügen, kurz mitbräunen	
Salz, Pfeffer, Paprika	Fleisch würzen	
1 El Tomatenmark	zufügen	
$^1/_2$ l warmes Wasser	nach und nach zufügen	
1 Brühwürfel	zufügen, Deckel schließen, garen	20–30 Minuten (45–60 Minuten im Topf)
	Topf öffnen	
2 El Mehl	in ein Schälchen geben	dazu passen Kartoffelbeilagen oder Teigwaren, z. B.: Spätzle, s. S. 116 f.
3 El Wasser	zufügen, mischen	
2 El Sahne		
2 El Rotwein	zufügen, glatt rühren, in die Sauce geben, einmal aufkochen lassen, Gulasch abschmecken und in einer Schüssel anrichten	
2 El Petersilie	waschen, fein wiegen, garnieren	

Ungarisches Gulasch

Energiegehalt:	1706 kJ (401 kcal)	Fett:	23 g	Eiweiß:	27 g	Kohlenhydrate:	16 g

Zutaten	Zubereitung	Garzeit/Tipps
3 Zwiebeln	schälen, fein würfeln	
2 Paprikaschoten	putzen, waschen, halbieren, in Streifen schneiden	
500 g Rindergulasch	mit einem Küchenkrepp trocken tupfen	
2 El Öl	in einem SKT erhitzen, Fleisch portionsweise zufügen und anbräunen	(Schweinegulasch)
	Zwiebelwürfel zufügen, mitbräunen	
1 El Tomatenmark	zufügen, Paprika zufügen, andünsten	dazu passen Reisbeilagen
Salz, Pfeffer, Paprika	würzen	
1 Brühwürfel	zufügen, Fleisch zufügen	
$^1/_2$ l warmes Wasser	zufügen, Deckel schließen, garen	20–30 Minuten (45–60 Minuten im Topf)
	Deckel öffnen	
2 El Mehl	in ein Schälchen geben	
4 El Wasser	zufügen, mischen, zur Sauce geben,	evtl. mit einem Saucenwürfel nachwürzen
2 El Sahne	einmal aufkochen lassen	
	Gulasch in einer Schüssel anrichten	
2 EL Petersilie	waschen, fein wiegen, garnieren	

Feiner Lammtopf

Energiegehalt:	3510 kJ (844 kcal	Fett:	60 g	Eiweiß:	40 g	Kohlenhydrate:	24 g

Zutaten	Zubereitung	Garzeit/Tipps
3 Zwiebeln	schälen, fein würfeln	
3 Paprikaschoten	halbieren, putzen, waschen, würfeln	dazu passen Kartoffelbeilagen
100 g Bauchspeck	fein würfeln	
500 g Lammfleisch	in ca. 2 cm große Würfel schneiden	
2 El Öl	in einem SKT erhitzen, Fleisch portionsweise anbräunen, Zwiebelwürfel, Bauchspeck und Gemüse zufügen, kurz mitbräunen	
Salz, Pfeffer, Paprika	würzen	
$^1/_4$ l Wasser		
$^1/_4$ l Weißwein	zufügen	15–20 Minuten
1 Brühwürfel	zufügen, Deckel schließen, garen	(30–45 Minuten im Topf)
	SKT öffnen	
2 Tomaten	waschen, putzen, würfeln, zufügen	
1 kl Ds Mais	Saft abgießen, zufügen	
2 El Mehl	in ein Schälchen geben	
4 El Wasser	zufügen, glatt rühren, in die Sauce geben,	
2 El Schmand (Sauerrahm)	Sauce einmal aufkochen lassen, Lammtopf in einer Schüssel anrichten	
2 El Petersilie	waschen, fein wiegen, garnieren	

Szegediner Gulasch

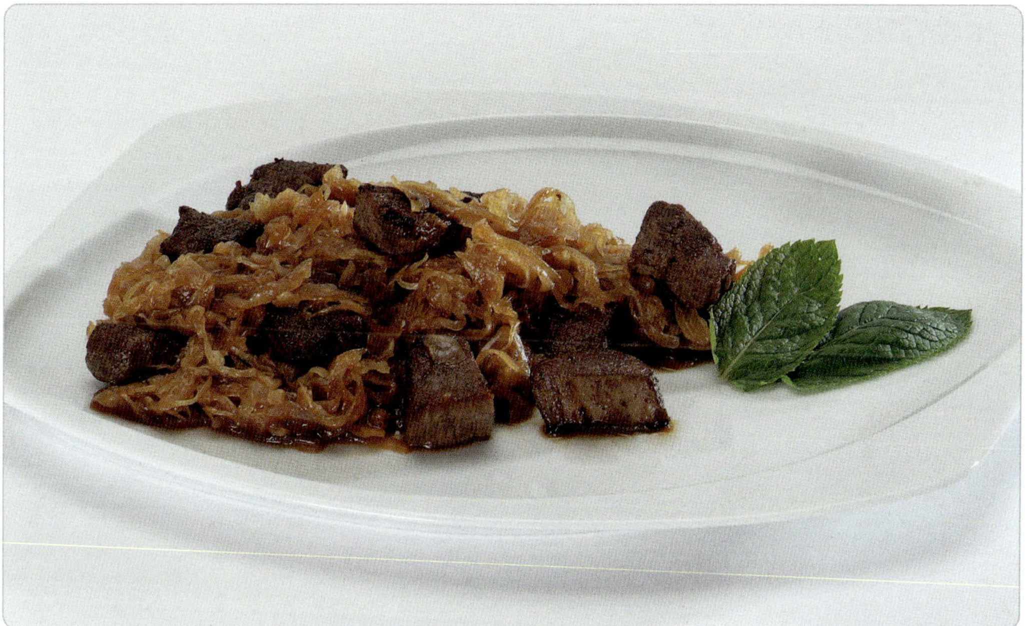

Energiegehalt:	1646 kJ (387 kcal)	Fett:	23 g	Eiweiß:	27 g	Kohlenhydrate:	13 g

Zutaten	Zubereitung	Garzeit/Tipps
3 Zwiebeln	schälen, fein würfeln	
500 g Rindergulasch (Schweinegulasch)	trocken tupfen	
2 El Öl	in einem SKT erhitzen, Fleisch portionsweise zufügen und anbräunen, Zwiebelwürfel zufügen, mitbräunen	s. S. 98
1 kl Ds Sauerkraut	zufügen, mitbräunen	dazu passen Salzkartoffeln, s. S. 198
Salz, Pfeffer, Thymian	würzen	
1 Lorbeerblatt		
1 Brühwürfel	zufügen	
$^1/_2$ l Wasser	zufügen, Deckel schließen, garen	20–30 Minuten (45–60 Minuten im Topf)
2 El Mehl	in ein Schälchen geben	
1 El Sahne		
2 El Weißwein		
4 El Wasser	zufügen, glatt rühren, zum Gulasch geben, einmal aufkochen lassen, Lorbeerblatt entnehmen	evtl. mit einem Saucenwürfel nachwürzen
	Gulasch in einer Schüssel anrichten	
2 El Petersilie	waschen, fein wiegen, garnieren	

Rinderrouladen

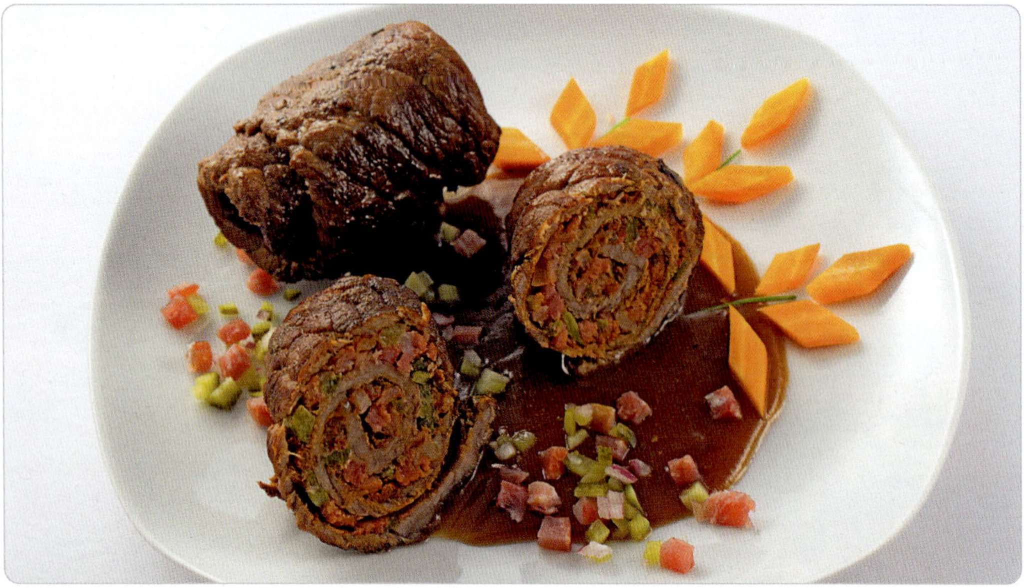

Energiegehalt:	2316 kJ (545 kcal)	Fett:	38 g	Eiweiß:	34 g	Kohlenhydrate:	11 g

Zutaten	Zubereitung	Garzeit/Tipps
4 Rinderrouladen 2 El Senf Salz, Pfeffer 1 El Tomatenmark 2 Essiggurken 150 g Bauchspeck 2 Zwiebeln	auf einer sauberen Arbeitsfläche auslegen in ein Schälchen geben zufügen zufügen, mischen, Rouladen bepinseln fein würfeln, in eine Schüssel geben würfeln, zufügen schälen, fein würfeln, zufügen, mischen, Zutaten auf den Rouladen verteilen, Rouladen aufrollen, mit einem Bindfaden zusammenbinden	als Beilage eignet sich Kartoffelpüree, s. S. 201 statt eines Bindfadens kann die Öffnung auch mit einem Zahnstocher zusammengesteckt werden
Salz, Pfeffer	Rouladen außen würzen	
2 El Öl	in einem SKT erhitzen, Rouladen zufügen, auf allen Seiten anbräunen	
1 El Tomatenmark $^1/_2$ l Wasser 1 Brühwürfel	zufügen, Deckel schließen, garen, Deckel vorsichtig öffnen, Rouladen herausnehmen, auf einer Platte warmstellen, Flüssigkeit durch ein Sieb passieren	20 Minuten (45 Minuten im Topf) Faden entfernen
2 EL Mehl 6 El Wasser	in ein Schälchen geben zufügen, glatt rühren, in die Sauce geben, einmal aufkochen lassen, Rouladen mit wenig Sauce übergießen, restliche Sauce in einem Saucengießer dazureichen	evtl. kann noch ein Saucenwürfel zugefügt werden
2 El Petersilie	waschen, fein wiegen, garnieren	

Schmorbraten (6–8 Personen)

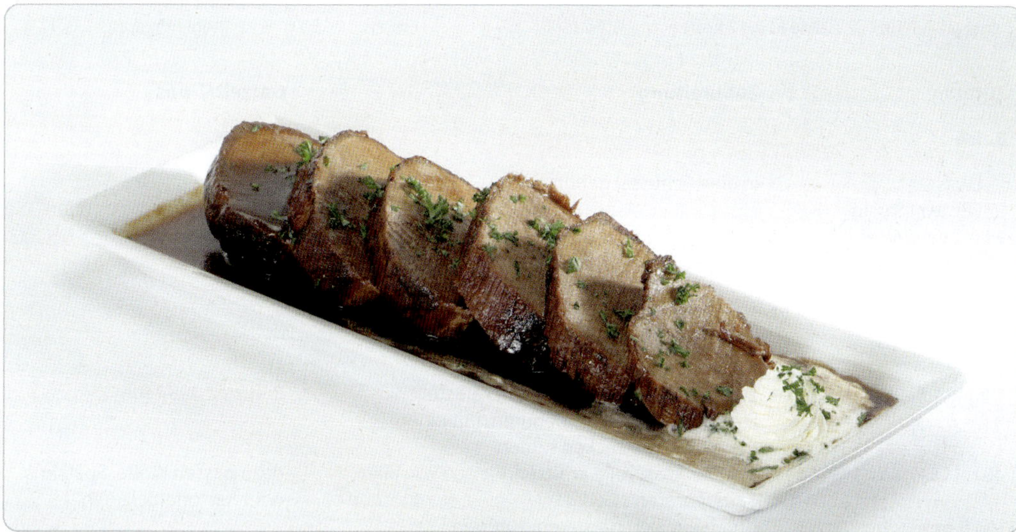

Energiegehalt:	2610 kJ (614 kcal)	Fett:	49 g	Eiweiß:	32 g	Kohlenhydrate:	18 g

Zutaten	Zubereitung	Garzeit/Tipps
1 kg Rinderbraten Salz, Pfeffer, Paprika	trocken tupfen auf allen Seiten würzen	statt Rindfleisch kann auch Schweine- oder Kalbfleisch verwendet werden
2 Zwiebeln 1 Möhre $^{1}/_{4}$ Stange Lauch $^{1}/_{4}$ Kn Sellerie	schälen, fein würfeln waschen, putzen, schälen, halbieren putzen, halbieren, waschen, grob zerkleinern putzen, schälen, waschen, halbieren	dazu passen Teigwaren, Kartoffelbeilagen oder Klöße (Serviettenkloß), s. S. 210
4 El Öl	in einem SKT erhitzen, Fleisch auf allen Seiten kräftig anbraten, Zwiebelwürfel und Gemüse zufügen, mitbräunen	
Salz, Pfeffer, Paprika $^{3}/_{4}$ l Wasser 1 Brühwürfel	würzen zufügen würzen, Deckel schließen, Fleisch garen	30–45 Minuten (60–90 Minuten im Topf)
	SKT vorsichtig öffnen, Fleisch herausnehmen, warmstellen, Flüssigkeit durch ein Sieb passieren	
2 El Mehl, 4 El Wasser 2 El Rotwein	in ein Schälchen geben zufügen, glatt rühren, zur Sauce geben, einmal aufkochen lassen, Sauce abschmecken, Fleisch quer zur Faser in ca. 1 cm dicke Scheiben schneiden, auf einer Platte anrichten, wenig Sauce über das Fleisch geben, restliche Sauce in einem Saucengießer dazureichen	
2 El Petersilie	waschen, fein wiegen, garnieren	

Sauerbraten (6–8 Personen)

Energiegehalt:	2546 kJ (612 kcal)	Fett:	39 g	Eiweiß:	39 g	Kohlenhydrate:	17 g

Zutaten	Zubereitung	Garzeit/Tipps
Beize		
$^1/_2$ l Wasser $^1/_4$ l Rotweinessig 2 Lorbeerblätter 10 Pfefferkörner 1 El Zucker 1 Tl Salz	in eine Schüssel geben zufügen	Beize eignet sich für Rinder- und Wildbraten
1 Möhre	waschen, putzen, halbieren, zufügen	
1 kg Rindfleisch	zufügen, Schüssel abdecken, kalt stellen Fleisch aus der Beize nehmen, mit einem Küchenkrepp trocken tupfen	Ruhezeit 3–5 Tage
40 ml Öl	in einer Kasserolle erhitzen, Fleisch von allen Seiten braten	dazu passen Klöße, Spätzle oder Kartoffelbeilagen
$^1/_4$ l Beize	durch ein Sieb passieren, zufügen	
$^1/_8$ l Rotwein $^1/_8$ l Wasser	zufügen, Deckel schließen, bei schwacher Hitze garen Braten herausnehmen, quer zur Faser aufschneiden, auf einer Platte anrichten	60–90 Minuten (30–45 Minuten im SKT)
2 El Mehl 4 El Wasser	in ein Schälchen geben	
3 El Schmand	zufügen, mischen, zur Sauce geben, binden, Fleisch mit wenig Sauce übergießen, restliche Sauce getrennt reichen	evtl. mit einem Saucenwürfel nachwürzen
2 El Petersilie	waschen, fein wiegen, garnieren	

Lammkeule vom Grill

Energiegehalt:	1863 kJ (448 kcal)	Fett:	33 g	Eiweiß:	35 g	Kohlenhydrate:	+

Zutaten	Zubereitung	Garzeit/Tipps
1 Lammkeule (1,5–2 kg)		Grill vorheizen
Salz, Pfeffer, Paprika	würzen Lammkeule auf einen Drehspieß stecken, grillen (oder in eine Kasserolle geben und im Backofen garen) Fleisch vom Knochen ablösen, quer zur Faser in Scheiben schneiden, auf einer Platte anrichten	45 Minuten 70–95 Minuten bei 180 °C 60–95 Minuten bei 170 °C
2 El Petersilie	waschen, fein wiegen, garnieren	

Schaschlik

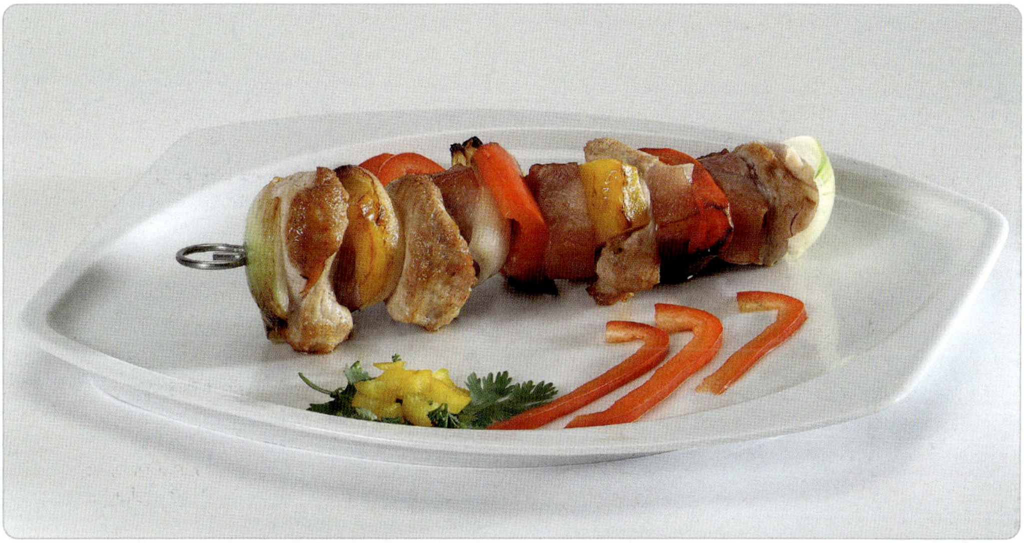

Energiegehalt:	2770 kJ (652 kcal)	Fett:	56 g	Eiweiß:	25 g	Kohlenhydrate:	5 g

Zutaten	Zubereitung	Garzeit/Tipps
4 Kalbsschnitzel (Schweineschnitzel, Schweinefilet)	in ca. 2 cm dicke Würfel schneiden	Grill vorheizen
2 Zwiebeln	schälen, vierteln, zerpflücken	Grillrost fetten
150 g Bauchspeck	in ca. 2 cm große Würfel schneiden	
2 Paprikaschoten (rot, gelb)	waschen, putzen, Kerngehäuse entfernen, in ca. 2 cm große Würfel schneiden,	dazu passen Pommes frites und verschiedene Salate, z. B. Nudelsalat, s. S. 183
	Zutaten im Wechsel auf 8 Spieße stecken	
Salz, Pfeffer, Paprika	würzen	
2 El Senf	in ein Schälchen geben, Spieße bepinseln	
	Spieße auf einen gefetteten Rost legen, grillen	8–10 Minuten Spieße zwischendurch 1–2 x wenden
	Schaschlik auf einer Platte anrichten	
1 Tomate	waschen, vierteln, putzen, garnieren	**alternativ:** Paprikastreifen

Tafelspitz

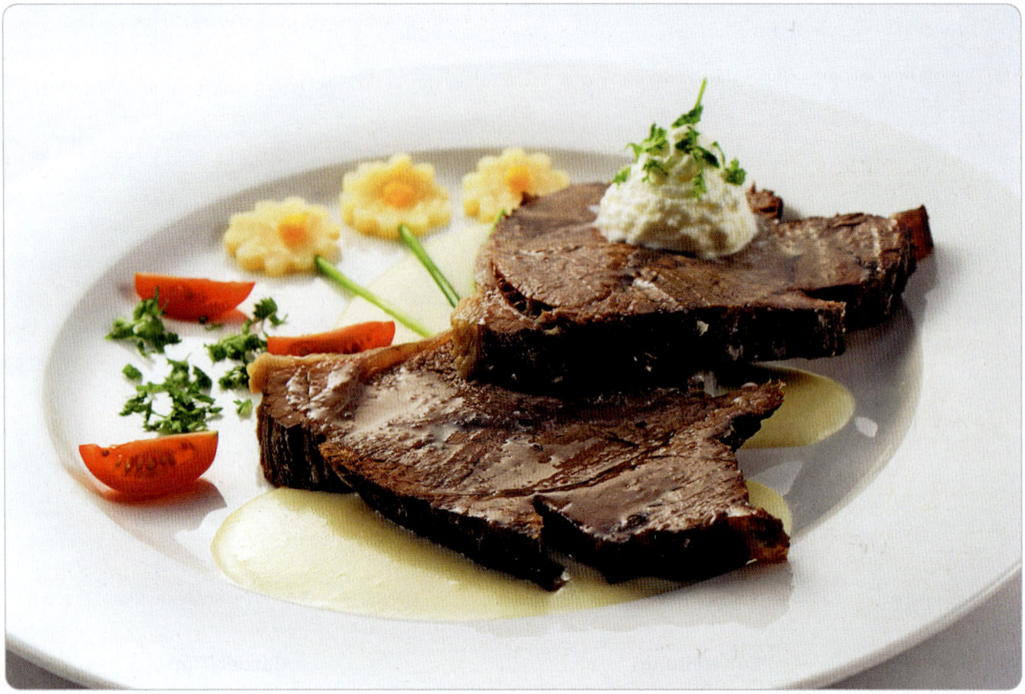

Energiegehalt:	1543 kJ (363 kcal)	Fett:	21 g	Eiweiß:	24 g	Kohlenhydrate:	8 g

Zutaten	Zubereitung	Garzeit/Tipps
$^3/_4$ l Wasser	in einen SKT geben, aufkochen	
$^1/_4$ Stange Lauch	halbieren, putzen, waschen, zufügen	
$^1/_4$ Kn Sellerie	waschen, putzen, schälen, zufügen	
1 Möhre	waschen, putzen, halbieren, zufügen	
1 Zwiebel	schälen, halbieren, zufügen	
1 Tl Salz	zufügen	
500 g Rindfleisch	zufügen, Deckel schließen, garen	
	SKT öffnen, Fleisch herausnehmen, warmstellen	30–45 Minuten (60–90 Minuten im Topf)
1 Grundrezept Helle Mehlschwitze (Saucen) (40 g Margarine, 1 Zwiebel, 40 g Mehl, $^1/_2$ l Fleischbrühe (Kochsud), 1 Brühwürfel, 1 Pr Pfeffer) herstellen, s. S. 108 f.		
Salz, Pfeffer	abschmecken	
1 El Meerrettich	zufügen	dazu können Salzkartoffeln gereicht werden
	Fleisch quer zur Faser aufschneiden, auf einer Platte anrichten, wenig Sauce über das Fleisch gießen, restliche Sauce in einem Saucengießer dazureichen	
2 El Petersilie	waschen, fein wiegen, garnieren	**alternativ:** s. S. 136 f.

Hühnerfrikassee

Energiegehalt:	3144 kJ (748 kcal)	Fett:	54 g	Eiweiß:	44 g	Kohlenhydrate:	13 g

Zutaten	Zubereitung	Garzeit/Tipps
1 Hähnchen, ca. 1 kg $^{3}/_{4}$ l Wasser, 1 Tl Salz $^{1}/_{4}$ Stange Lauch 1 Möhre $^{1}/_{4}$ Kn Sellerie	Zubereitung innen und außen waschen und putzen in einen SKT geben, Geflügel zufügen halbieren, putzen, waschen, zufügen waschen, putzen, halbieren, zufügen waschen, schälen, zufügen, Deckel schließen, Geflügel garen	15–20 Minuten (30–45 Minuten im normalen Topf)
	SKT vorsichtig öffnen, Geflügel herausnehmen	
1 Grundrezept Helle Mehlschwitze (Saucen) (40 g Margarine, 1 Zwiebel, 40 g Mehl, $^{1}/_{2}$ l Hühnerbrühe, 1 Brühwürfel, 1 Pr Pfeffer) herstellen, s. S. 108 f.		
	Geflügel häuten, Fleisch vom Knochen lösen, grob zerkleinern, in die Sauce geben	als Beilage passen Reisgerichte, z. B. Risotto, s. S. 208
Salz, Pfeffer, Curry	Sauce abschmecken	
1 El Sahne 1 El Weißwein	zum Schluss zufügen	statt Weißwein kann auch Zitronensaft verwendet werden
	Hühnerfrikassee in einer Schüssel anrichten	
2 El Petersilie	waschen, fein wiegen, garnieren	

Hähnchenkeule in Folie

Energiegehalt:	533 kJ (129 kcal)	Fett:	3 g	Eiweiß:	23 g	Kohlenhydrate:	+

Zutaten	Zubereitung	Garzeit/Tipps
4 Hähnchenkeulen	waschen, putzen	Garzeit / Tipps je Keule 20 x 20 cm Alufolie fetten
Salz, Pfeffer, Paprika, Curry, Thymian	Hähnchenkeulen würzen, in Folie einschlagen, im Backofen garen	□ 20–30 Minuten bei 200 °C ⅄ 20–30 Minuten bei 180 °C wird die Alufolie 8 Minuten vor Ende der Garzeit geöffnet, so entsteht eine wohlschmeckende Kruste; dazu passen frische Salate und Reis, z. B. Curryreis, s. S. 207
	Folie vorsichtig öffnen, Hähnchenkeulen auf einer Platte anrichten	
2 El Petersilie	waschen, fein wiegen, garnieren	

Überbackene Hähnchenbrust

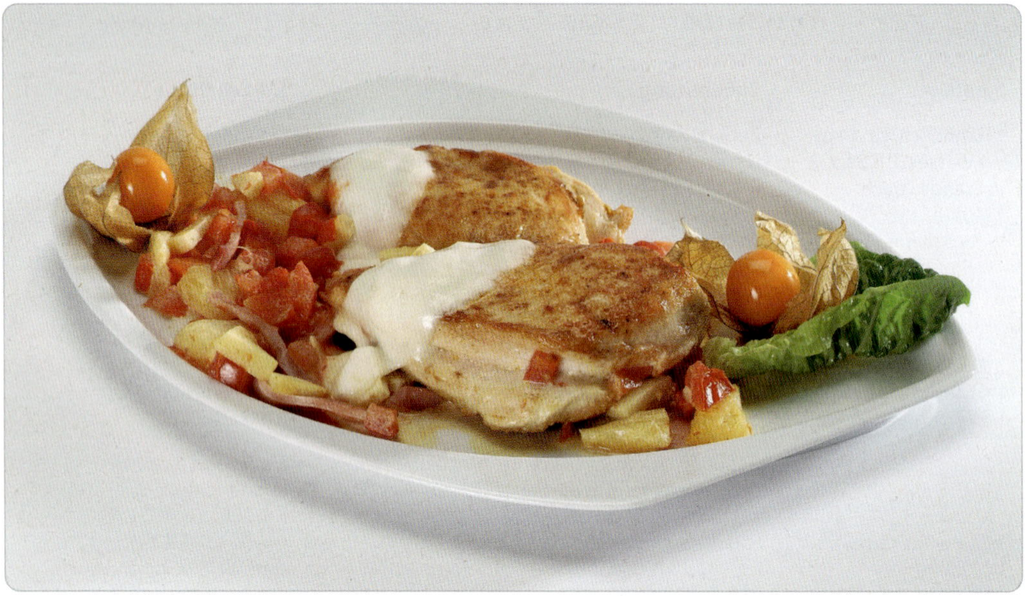

Energiegehalt:	1633 kJ (384 kcal)	Fett:	17 g	Eiweiß:	36 g	Kohlenhydrate:	16 g

Zutaten	Zubereitung	Garzeit/Tipps
4 Hähnchenbrüstchen	waschen	Garzeit / Tipps
Salz, Pfeffer, Paprika	würzen	Auflaufform fetten
20 g Margarine	in einer Pfanne erhitzen, Hähnchenbrüstchen zufügen, leicht anbräunen, in die gefettete Form geben	
3 Tomaten	waschen, putzen, würfeln, in eine Schüssel geben	
1 kl Ds Ananas	Saft abgießen, würfeln, zufügen	
4 El Ananassaft	zufügen	dazu passen Reis oder Kartoffelbeilagen, z. B. Kartoffeltaler, s. S. 203
1 Apfel	waschen, schälen, putzen, würfeln, zufügen	
100 g gek. Schinken	würfeln, zufügen	
100 ml Sahne	zufügen,	
Salz, Pfeffer, Curry	würzen, Zutaten mischen, über die Hähnchenbrüstchen geben	
100 g Mozzarella (Gouda)	belegen, Deckel schließen, im Backofen garen	☐ 20 Minuten bei 200 °C ⅄ 20 Minuten bei 180 °C
	Hähnchenbrüstchen auf einer Platte anrichten	
2 El Petersilie	waschen, fein wiegen, garnieren	**alternativ:** Kresse

Grillhähnchen

Energiegehalt:	1166 kJ (289 kcal)	Fett:	13 g	Eiweiß:	34 g	Kohlenhydrate:	+

Zutaten	Zubereitung	Garzeit/Tipps
1 Grillhähnchen (Tiefkühlhähnchen)	Hähnchen außen und innen waschen und putzen	(abgedeckt in einem Sieb über Nacht im Kühlschrank auftauen lassen, Sieb in eine Schüssel stellen)
4 El Öl	in ein Schälchen geben	
1 Tl Paprika $^1/_2$ Tl Salz $^1/_4$ Tl Pfeffer 1 Tl Senf 1 Msp Curry	zufügen, mischen, Hähnchen innen und außen bepinseln, auf einen Drehspieß stecken, im Grill garen	20 Minuten 50–70 Minuten bei 200 °C 50–70 Minuten bei 180 °C
	Hähnchen auf einer Platte anrichten	
2 El Petersilie	waschen, fein wiegen, garnieren	

HINWEIS:

Zu Geflügelgerichten

Geflügel immer vollständig durchgaren, da sonst die Gefahr einer Salmonellenvergiftung besteht (s. S. 56).

Gänsebrust

Energiegehalt:	1790 kJ (421 kcal)	Fett:	23 g	Eiweiß:	17 g	Kohlenhydrate:	11 g

Zutaten	Zubereitung	Garzeit/Tipps
4 Gänsebrüste	waschen, trocken tupfen	
Salz, Pfeffer, Paprika	würzen, in eine Kasserolle geben	
$^1/_2$ l Wasser	darüber gießen	
1 Lorbeerblatt 1 Brühwürfel 1 Tl Tomatenmark	zufügen, Gänsebrüste im Backofen garen	45–60 Minuten bei 200 °C 45–60 Minuten bei 180 °C
	Gänsebrüste herausnehmen, auf einer Platte warmstellen, Sud durch ein Sieb passieren	
2 El Mehl	in ein Schälchen geben	dazu passen Kroketten, s. S. 204
4 El Wasser 2 El Sahne 2 El Weißwein	zufügen, glatt rühren, der Sauce zufügen, unter Rühren einmal aufkochen lassen, Sauce abschmecken, Gänsebrüste mit wenig Sauce übergießen, restliche Sauce in einem Saucengießer dazureichen	evtl. kann zum Nachwürzen ein Saucenwürfel verwendet werden
2 El Petersilie	waschen, fein wiegen, garnieren	

Hähnchen-Gemüsetopf

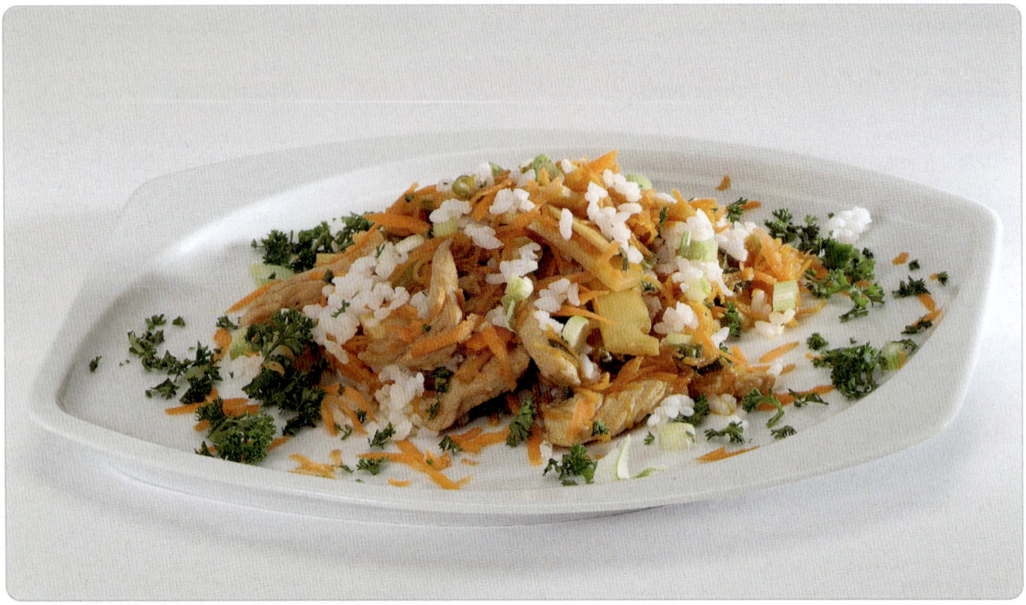

Energiegehalt:	2284 kJ (546 kcal)	Fett:	16 g	Eiweiß:	46 g	Kohlenhydrate:	53 g

Zutaten	Zubereitung	Garzeit/Tipps
3 Hähnchenbrüstchen 2 El Reiswein 4 El helle Sojasauce	in feine Streifen schneiden, auf einen Teller legen in ein Schälchen geben zufügen, mischen, Hähnchenstreifen bepinseln, kühlen, ziehen lassen	 30–60 Minuten
	1 Rezept Chinesischer Reis herstellen, s. S. 209	
2 Möhren 2 Frühlingszwiebeln 2 El Öl 1 Tl Zucker $^1/_2$ Tl Salz 3 El Sojasauce 1 Ds Bambussprossen 4 El Reisessig Minzblätter	waschen, putzen, in hauchdünne Streifen schneiden waschen, putzen, in Ringe schneiden in einem Wok (Pfanne) erhitzen, Hähnchenfleisch zufügen, braun braten Gemüse zufügen, leicht dünsten zufügen, Deckel schließen, ziehen lassen Saft abgießen, zufügen zufügen, gegarten Reis zufügen, mit dem Gemüse mischen, unter ständigem Rühren erhitzen Gericht in einer Schüssel anrichten waschen, garnieren	 als Geschmacksverstärker kann Sambal Nasi Goreng verwendet werden 5–7 Minuten 5 Minuten

Ente in Fruchtsauce

Energiegehalt:	3556 kJ (836 kcal)	Fett:	60 g	Eiweiß:	55 g	Kohlenhydrate:	15 g

Zutaten	Zubereitung	Garzeit/Tipps
1 junge Ente	innen und außen waschen und putzen	(1,2–1,6 kg)
4 El Orangensaft	in ein Schälchen geben	
$^1/_2$ Tl Salz $^1/_4$ Tl Pfeffer $^1/_2$ Tl Curry	zufügen, mischen, Ente innen und außen mit der Marinade bepinseln	
30 g Öl	in einer Kasserolle erhitzen Ente zufügen, von allen Seiten anbraten	
$^1/_2$ l Orangensaft	zufügen, Kasserolle in den Backofen stellen, garen Ente auf einer Platte warmstellen, Fruchtsauce durch ein Sieb passieren	70–90 Minuten bei 180 °C 60–80 Minuten bei 170 °C
1 Brühwürfel	zufügen	
30 g Mehl 2 El Orangensaft 4 EL Wasser	in ein Schälchen geben zufügen, glatt rühren, zur Sauce geben, unter Rühren einmal aufkochen lassen	
1 El Zitronensaft	zum Schluss zufügen, Ente mit wenig Fruchtsauce übergießen, restliche Sauce in einem Saucengießer dazureichen	dazu passt Rotkohl, s. S. 195
1 Orange	waschen, in Scheiben schneiden, garnieren	

Exotisches Putenpfännchen

Energiegehalt:	1620 kJ (389 kcal)	Fett:	15 g	Eiweiß:	36 g	Kohlenhydrate:	25 g

Zutaten	Zubereitung	Garzeit/Tipps
3 Putenschnitzel	in Streifen schneiden	dazu passt gedünsteter Reis, s. S. 207
40 g Margarine	in einer Pfanne erhitzen, Fleisch zufügen, anbraten	
1 El Honig	zufügen	
Salz, Pfeffer, Curry	würzen	
30 g Mehl	über das Fleisch streuen, leicht anbräunen	
$^1/_4$ l Wasser	nach und nach zufügen, unter Rühren aufkochen lassen	
1 kl Ds Ananas 1 kl Ds Pfirsiche	Saft abgießen, $^1/_4$ l Saft zufügen, Früchte würfeln, zufügen, Deckel schließen, bei schwacher Hitze garen	10–15 Minuten
2 El Sahne	zum Schluss zufügen Putenpfännchen in einer Schüssel anrichten	
1 Scheibe Ananas	garnieren	

Hirschgulasch

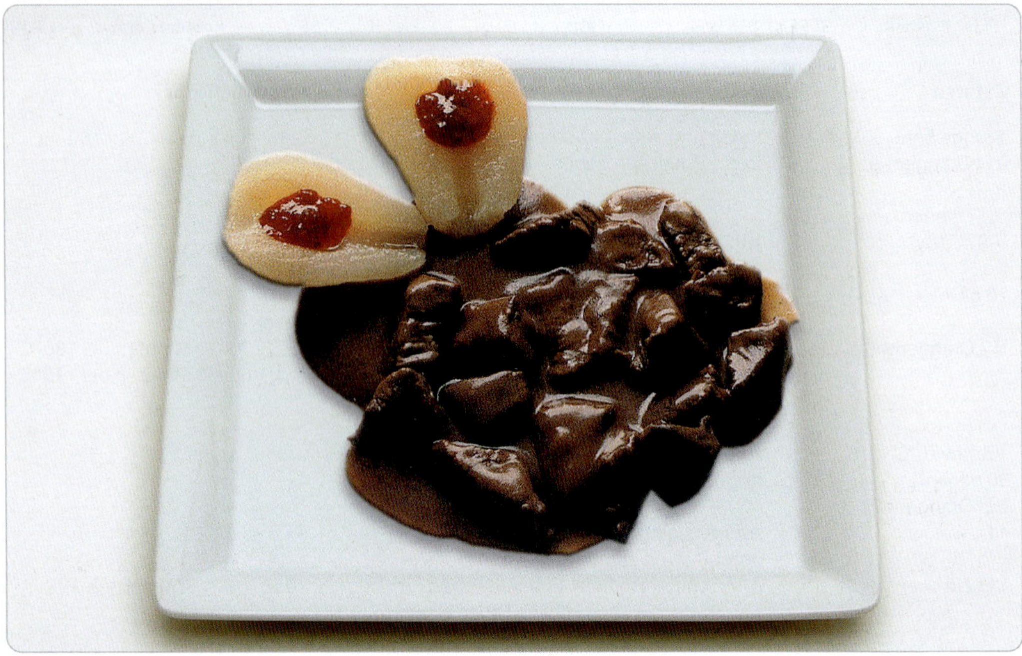

Energiegehalt:	1070 kJ (252 kcal)	Fett:	9 g	Eiweiß:	22 g	Kohlenhydrate:	9 g

Zutaten	Zubereitung	Garzeit/Tipps
1 Zwiebel	schälen, fein würfeln	
1 Möhre	putzen, schälen, waschen, halbieren	
$^{1}/_{4}$ Kn Sellerie	waschen, putzen, schälen, waschen, halbieren	
$^{1}/_{4}$ Stange Lauch	putzen, halbieren, waschen	
500 g Hirschfleisch aus der Keule	in ca. 3 cm große Würfel schneiden	
2 El Öl	in einer Kasserolle erhitzen, Fleisch anbraten, Zwiebelwürfel und Gemüse zufügen, kurz mitbraten	zum Hirschgulasch passen Teigwaren oder Kroketten, s. S. 204
Salz, Pfeffer, Paprika	Fleisch würzen	
$^{1}/_{4}$ l Rotwein $^{1}/_{4}$ l Wasser	zufügen	
1 Brühwürfel	zufügen, Topfdeckel schließen, garen Gemüse aus der Sauce schöpfen	30–40 Minuten
2 El Mehl	in ein Schälchen geben	
4 El Wasser 2 El Rotwein 2 El Schmand (Sauerrahm)	zufügen, glatt rühren, in die Sauce geben, einmal aufkochen lassen Hirschgulasch in einer Schüssel anrichten	
100 g Preiselbeeren	in einem Schälchen dazureichen	**alternativ:** gefüllte Kompottbirnen

Serbisches Pilaw

Energiegehalt:	1561 kJ (372 kcal)	Fett:	9 g	Eiweiß:	20 g	Kohlenhydrate:	53 g

Zutaten	Zubereitung	Garzeit/Tipps
400 g Schweinefilet	in Streifen schneiden	
20 g Margarine	in einer Pfanne erhitzen, Fleisch zufügen, braun braten	
3 Zwiebeln	schälen, fein würfeln, zufügen, andünsten	Römertopf 15 Minuten wässern, s. S. 103
3 Paprikaschoten	halbieren, putzen, waschen, in Streifen schneiden	
50 g Bauchspeck	würfeln, mit den Paprikastreifen in die Pfanne geben, andünsten	
2 Knoblauchzehen	schälen, durch eine Knoblauchpresse in die Pfanne drücken	
250 g Langkornreis	zufügen	
½ l Wasser 1 Brühwürfel 2 El Tomatenmark Salz, Pfeffer, Curry, Paprika	zufügen, alle Zutaten mischen, in den Römertopf geben	
50 g Gouda	reiben, über die Zutaten geben, Deckel der Form schließen, im Backofen garen	☐ 45 Minuten bei 200 °C ⅄ 35 Minuten bei 180 °C Backofen nicht vorheizen
2 El Sahne	zum Schluss unterrühren, in der Form anrichten	
2 EL Petersilie	waschen, fein wiegen, garnieren	

Herzhafter Fleischtopf

Energiegehalt:	3127 kJ (746 kcal)	Fett:	27 g	Eiweiß:	31 g	Kohlenhydrate:	61 g

Zutaten	Zubereitung	Garzeit/Tipps
100 g Bauchspeck	fein würfeln, in ein Schälchen geben	dazu können frische Salate gereicht werden
500 g Hackfleisch	zufügen	
4 Zwiebeln	schälen, fein würfeln, zufügen	
Salz, Pfeffer, Paprika	zufügen, würzen	Auflaufform fetten
20 g Margarine	in einer Pfanne erhitzen, Zutaten anbraten, in die gefettete Form geben	
5 Tomaten	waschen, putzen, würfeln, zufügen	
2 Peperoni	waschen, putzen, würfeln, zufügen	☐ 40–50 Minuten bei 200 °C
250 g Langkornreis 500 ml Wasser 1 Brühwürfel	zufügen	⅄ 35–45 Minuten bei 180 °C
2 El Tomatenmark	zufügen, in die Auflaufform geben, Deckel schließen, garen Fleischtopf in der Form servieren	Mikrowelle: 20 Minuten bei 450 Watt
2 El Petersilie	waschen, fein wiegen, garnieren	

Hasenkeulen

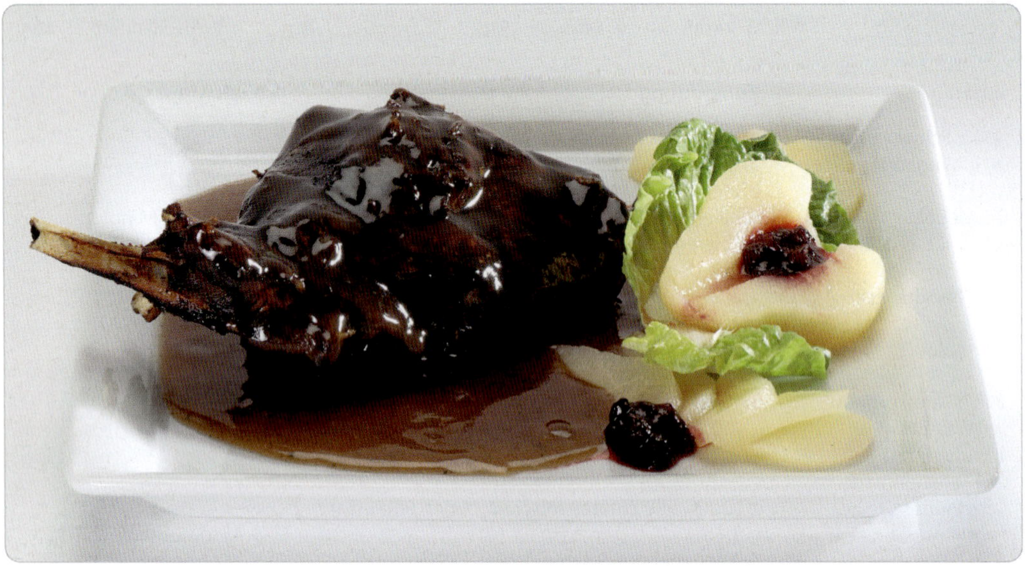

Energiegehalt:	1519 kJ (358 kcal)	Fett:	8 g	Eiweiß:	27 g	Kohlenhydrate:	21 g

Zutaten	Zubereitung	Garzeit/Tipps
1 Möhre	waschen, schälen, putzen, halbieren	
1/4 Stange Lauch	halbieren, putzen, waschen	
1/4 Kn Sellerie	waschen, schälen, halbieren	
4 Wildhasenkeulen		(1200 g)
Salz, Pfeffer	würzen	
2 El Öl	in einer Kasserolle erhitzen, Keulen von allen Seiten anbraten, Gemüse zufügen, kurz mitbräunen	
1/4 l Rotwein	ablöschen	dazu passen Teigwaren, z. B. Spätzle, s. S. 116 f.
1/2 l Wasser		
1 Brühwürfel	zufügen	
1 Lorbeerblatt		
3 Nelken		
50 g Rosinen		
1 Tl Schwarzteepulver	zufügen, Deckel schließen, Keulen bei schwacher Hitze garen	30–50 Minuten
	Hasenkeulen auf einer Platte warmstellen, Sauce durch ein Sieb passieren	
2 El Mehl	in ein Schälchen geben	
3 El Sahne		
4 El Wasser		
3 El Rotwein	zufügen, glatt rühren, in die Sauce geben, einmal aufkochen lassen, Sauce abschmecken, Hasenkeulen mit wenig Sauce übergießen, restliche Sauce in einem Saucengießer dazureichen	evtl. mit einem Saucenwürfel nachwürzen
100 g Preiselbeeren	in einem Schälchen dazureichen	

Hammelfleischeintopf (Irisch Stew)

Energiegehalt:	2518 kJ (602 kcal)	Fett:	39 g	Eiweiß:	30 g	Kohlenhydrate:	30 g

Zutaten	Zubereitung	Garzeit/Tipps
500 g Hammelfleisch (Lammfleisch)	Haut und Sehnen entfernen, grob würfeln	Hals und Schulterstücke sind empfehlenswert
1/2 l Wasser	in einen Topf geben, aufkochen	
1/2 Tl Salz	zufügen	
2 Lorbeerblätter	zufügen	
1 Brühwürfel	zufügen, Fleisch zufügen, garen	60 Minuten
3 Zwiebeln	schälen, in halbe Ringe schneiden	
700 g Weißkohl	waschen, putzen, in Streifen hobeln	
1 Möhre	waschen, putzen, würfeln	als Beilage eignen sich Teigwaren, Reis und Kartoffelgerichte
600 g Kartoffeln	waschen, schälen, waschen, würfeln Fleischwürfel aus dem Sud nehmen, abtropfen lassen	
80 g Bauchspeck	in einem Bräter auslegen, Fleisch, Gemüse und Zwiebeln abwechselnd über den Speck schichten	
2 Tl Kümmel Pfeffer	zwischen den Schichten immer wieder würzen Zutaten mit der Fleischbrühe aufgießen, Deckel schließen, bei schwacher Hitze garen	45–60 Minuten
2 El Petersilie	waschen, fein wiegen, zum Schluss zufügen	

Pikanter Fleischauflauf

Energiegehalt:	1799 kJ (428 kcal)	Fett:	26 g	Eiweiß:	40 g	Kohlenhydrate:	13 g

Zutaten	Zubereitung	Garzeit/Tipps
3 Paprikaschoten	waschen, halbieren, putzen, würfeln	(rot, gelb, grün)
100 g Gouda	reiben, in eine Schüssel geben	
500 g Rinderhackfleisch	zufügen	Auflaufform fetten
4 El Paniermehl	zufügen	
150 g Langkornreis	zufügen, Paprika zufügen	
300 ml Milch	zufügen	dazu passen frische Salate als Beilage
2 Eier	verquirlen, zufügen	
Salz, Pfeffer, Paprika	würzen, Zutaten mit dem Rührgerät (Knethaken) mischen, Masse in die gefettete Form geben, garen	45–60 Minuten bei 200 °C 40–50 Minuten bei 180 °C
2 El Petersilie	waschen, fein wiegen, garnieren Fleischauflauf in der Form anrichten	

Fleischscheiben süß-sauer

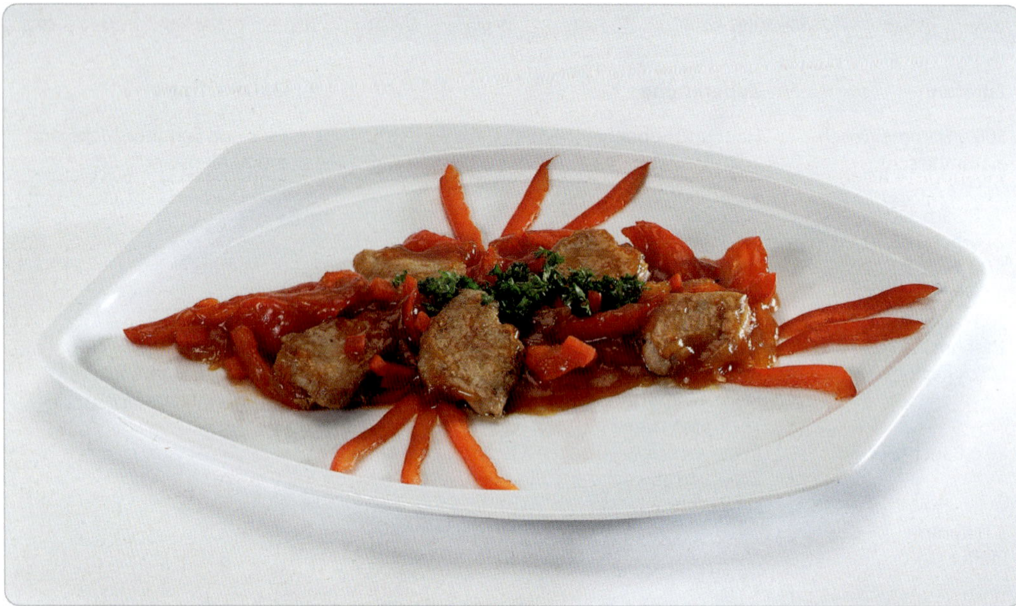

Energiegehalt:	1105 kJ (263 kcal)	Fett:	7 g	Eiweiß:	22 g	Kohlenhydrate:	27 g

Zutaten	Zubereitung	Garzeit/Tipps
400 g Schweinefilet (Hähnchenbrust, Putenfleisch)	abtupfen, in dünne Scheiben schneiden, auf einen tiefen Teller legen	als Beilage eignet sich Reis, s. S. 207
2 El trockener Sherry	in ein Schälchen geben	
2 Msp Pfeffer 1/4 Tl Salz	zufügen, mischen, Fleisch marinieren	
2 El Olivenöl	in einer Pfanne oder einem Wok erhitzen, Fleischstreifen goldbraun braten	5–7 Minuten
	Fleisch auf eine Platte legen, im Backofen warm stellen	
1 Paprikaschote	waschen, putzen, in feine Streifen schneiden	
1 Zwiebel	schälen, halbieren, in halbe Ringe schneiden	
1 El Öl	in einer Pfanne erhitzen, Zwiebelringe andünsten, Paprika zufügen, mitdünsten	3–5 Minuten
20 g Stärke 125 ml Wasser	mischen	
80 g Zucker 2 El Tomatenketchup 1 El helle Sojasauce 2 Tl Reisessig	in die Pfanne geben, aufkochen und etwas eindicken lassen	
	Sauce über das Fleisch gießen und heiß servieren	mit Paprikastreifen garnieren

Klare Suppen mit Einlagen

Energiegehalt:	630 kJ (150 kcal)	Fett:	4 g	Eiweiß:	9 g	Kohlenhydrate:	20 g

Zutaten	Zubereitung	Garzeit/Tipps
Päckchensuppe		
1 P Suppe (4 Teller) 1 l Wasser	herstellen, Zubereitung siehe Packungsaufschrift	Suppeneinlage nach Wahl
Zusätzliche Einlagen		
80 g Suppennudeln	3 Minuten vor Ende der Garzeit zufügen	Suppe wird nahrhafter
Eiersuppe		
3 Eier Salz, Pfeffer	in eine Schüssel geben, verquirlen zufügen, würzen Eier zum Schluss in die fertige Suppe geben, einmal aufkochen lassen	Suppe wird nahrhafter, Brühe wird etwas trüb
Zugabe von gegarten Lebensmitteln		
80 g Nudeln, Spätzle oder Reis	bereits gegart, werden 3 Minuten vor Ende der Garzeit zugefügt	
100 g Wurstreste (Fleischwurst, Bierwurst, Hartwurst, Wiener Würstchen)	in Würfel schneiden, zufügen	Wurst, Fleisch und Gemüse können auch gebundenen Suppen zugefügt werden
200 g Gemüse (Möhren, Blumenkohl-, Brokkoliröschen oder Erbsen)	bereits gegart, werden 2 Minuten vor Ende der Garzeit zugefügt	
Selbst hergestellte Suppeneinlagen		
Grießklößchen Windbeutel Flädle Eierstich	s. S. 158 s. S. 160 s. S. 160 s. S. 159	
Zugabe von Gemüse		
300 g Möhren	waschen, putzen, grob raspeln, sofort in die Brühe geben, garen	8–10 Minuten
$^1/_2$ P Tiefkühlerbsen	nach 2 Minuten Garzeit zufügen, mitgaren	5 Minuten
1 Stange Lauch 20 g Margarine	längs halbieren, waschen, in feine Ringe schneiden, Lauch andünsten, in die Brühe einlegen, mitgaren	 3 Minuten 5–8 Minuten
mehr Flüssigkeit $^1/_2$ l Wasser 1 Brühwürfel	zufügen, aufkochen lassen	
2 El frische Kräuter	Suppe in einer Terrine anrichten waschen, fein wiegen, garnieren	s. S. 136

Lachsgratin

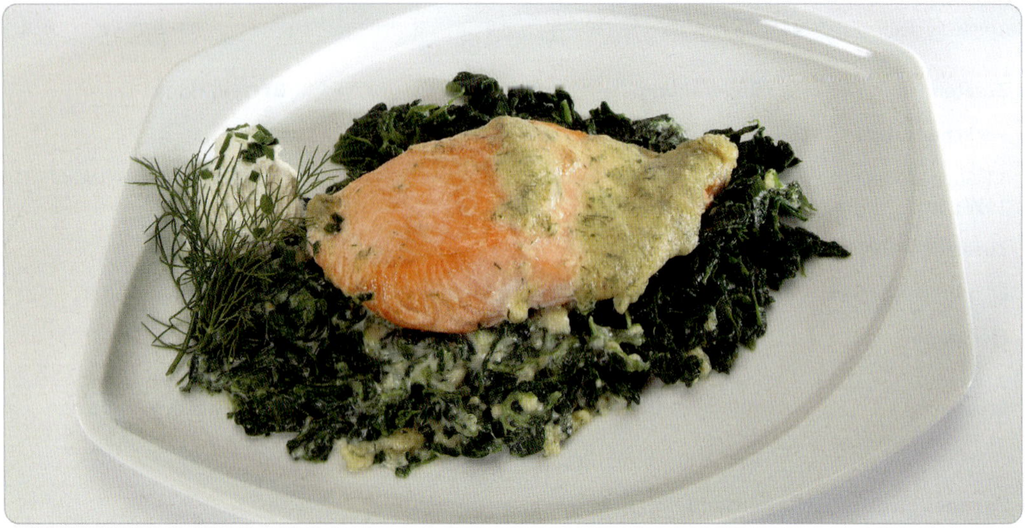

Energiegehalt:	1163 kJ (276 kcal)	Fett:	13 g	Eiweiß:	20 g	Kohlenhydrate:	20 g

Zutaten	Zubereitung	Garzeit/Tipps
500 g TK-Lachsfilets 1 Zitrone Pfeffer, Salz	 auspressen, Fischfilet säuern Fischfilets leicht würzen	Auflaufform fetten
Lachs auf Spinat		
450 g TK-Blattspinat 1 P Kräuterkäsesauce 50 g Schmand (Sauerrahm)	in der Mirkowelle auftauen und abtropfen lassen, in die Form geben, Fischfilet auf den Spinatblättern verteilen herstellen, Zubereitung siehe Packungsaufschrift zufügen, über die Fischfilets gießen, garen 5 Minuten vor Ende der Garzeit Deckel abnehmen und bräunen	5 Minuten bei Auftaustufe ☐ 25 Minuten bei 170 °C ⅄ 25 Minuten bei 170 °C ▤ 15 Minuten bei 450 Watt
Lachs in Tomatenbasilikum		
2 Pack. passierte Tomaten mit Basilikum 250 g Mozzarella	die Hälfte der Flüssigkeit in die Auflaufform geben, Fischfilet darauf verteilen, restliche Flüssigkeit darüber gießen in Scheiben schneiden, darüberlegen, Deckel schließen, garen, 5 Minuten vor Ende der Garzeit Deckel abnehmen und bräunen	(400 ml Glas) ☐ 25 Minuten bei 170 °C ⅄ 25 Minuten bei 170 °C ▤ 15 Minuten bei 450 Watt
2 El frisches Basilikum	waschen, fein wiegen, garnieren	

HINWEIS

Außer Lachsfilet eignen sich auch Kabeljau-, Seezungen- und Rotbarschfilets.

Schnitzel in verschiedenen Saucen

Energiegehalt:	1560 kJ (373 kcal)	Fett:	18 g	Eiweiß:	46 g	Kohlenhydrate:	7 g

Zutaten	Zubereitung	Garzeit/Tipps
4 Putenschnitzel Salz, Pfeffer 2 El Öl	klopfen würzen in einer Pfanne erhitzen, Fleisch auf beiden Seiten kräftig anbraten, Fleisch auf eine Platte legen, im Backofen warm halten	**alternativ:** Schweineschnitzel, Kalbsschnitzel 2 Minuten auf jeder Seite
Zwiebelrahmsauce		
150 ml Milch 1 P Zwiebelsuppe 100 ml Sahne	in die Pfanne geben zufügen, glatt rühren, aufkochen zufügen, mischen, Schnitzel in die Sauce einlegen, Pfannendeckel schließen, bei schwacher Hitze garen	als Beilage eignen sich Kartoffelgerichte und frische Salate 10 Minuten
Currysauce		
250 ml Wasser 1 P Currysauce 4 Scheiben Ananas 4 Scheiben Gouda	in der Pfanne zum Kochen bringen zufügen, aufkochen lassen, Schnitzel in die Sauce einlegen auf den Schnitzeln verteilen darüberlegen Pfannendeckel schließen, bei schwacher Hitze garen	als Beilage eignen sich Reis und frische Salate 10 Minuten
Pilzrahmsauce		
150 g Milch 1 P Pilzrahmsauce 100 ml Sahne	in die Pfanne geben zufügen, aufkochen lassen zufügen, Schnitzel in die Sauce einlegen, Pfannendeckel schließen, bei schwacher Hitze garen	als Beilage eignen sich Teigwaren oder Reis und frische Salate 10 Minuten
Zigeunersauce		
2 Paprikaschoten	waschen, putzen, in Streifen schneiden	das Gericht kann auch mit eingelegten Paprikas zubereitet werden
20 g Margarine 250 ml Wasser 1 P Zigeunersauce	in einer Pfanne erhitzen, Paprika andünsten zufügen zufügen, aufkochen lassen, Schnitzel in die Sauce einlegen, Pfannendeckel schließen, bei schwacher Hitze garen	4 Minuten 10 Minuten
  2 El frische Kräuter	Schnitzel auf einer Platte anrichten, mit der Sauce übergießen garnieren	dazu passen Reis und frische Salate, s. S. 136 f.

HINWEIS

Die gebratenen Schnitzel können auch in eine gefettete Auflaufform gelegt, mit den Saucen übergossen und im Backofen oder in der Mikrowelle durchgegart werden.

Nudelgerichte, überbacken

Energiegehalt:	642 kJ (152 kcal)	Fett:	9 g	Eiweiß:	7 g	Kohlenhydrate:	13 g

Zutaten	Zubereitung	Garzeit/Tipps
Tomaten Mozzarella		
1 P Tomatencreme-suppe (4 Teller)	herstellen, Zubereitung siehe Packungsaufschrift	Auflaufform fetten
400 g Nudeln nach Wahl	die Hälfte der Nudeln in die Auflaufform geben	
125 g Mozzarella	in Scheiben schneiden, die Hälfte auf den Nudeln verteilen, restliche Nudeln und Käse zufügen, mit der heißen Suppe übergießen, Form schließen	als Beilage eignen sich Salate
	im Backofen garen	▭ 30 Minuten bei 180 °C ⅄ 30 Minuten bei 170 °C
Pilzcreme		
1 P Pilzcremesuppe	herstellen, Zubereitung siehe Packungsaufschrift	Auflaufform fetten
400 g Nudeln nach Wahl	Nudeln in die Auflaufform geben, mit heißer Suppe übergießen, Form schließen	als Beilage eignen sich Salate
	im Backofen garen	▭ 30 Minuten bei 180 °C ⅄ 30 Minuten bei 170 °C
Käsecreme		
1 P Käsecremesuppe	herstellen, Zubereitung siehe Packungsaufschrift	Auflaufform fetten
100 g Bauchspeck	würfeln	
20 g Margarine	in einem Topf erhitzen, Speck zufügen, anbraten	als Beilage eignen sich Salate
1 Zwiebel	schälen, fein würfeln, zufügen, andünsten, beides in die Suppe geben	
400 g Nudeln nach Wahl	Nudeln in die Auflaufform geben, mit heißer Suppe übergießen	
50 g Emmentaler	reiben, zum Schluss zufügen	
	im Backofen garen	▭ 30 Minuten bei 180 °C ⅄ 30 Minuten bei 170 °C
2 El Kräuter	waschen, fein wiegen, garnieren	s. S. 136
4 Cocktailtomaten	waschen, putzen, halbieren, Cocktailtomaten 5 Minuten vor Ende der Garzeit zufügen	

HINWEIS

In das Nudelgericht können Speisereste wie z. B. Wurst- oder Siedfleischstücke, Gemüsereste wie Blumenkohl, Brokkoli, Mais oder Paprikastreifen mit eingeschichtet werden. Je nach zugefügter Menge müssen die restlichen Zutaten entsprechend verringert werden.

Fladenpizza

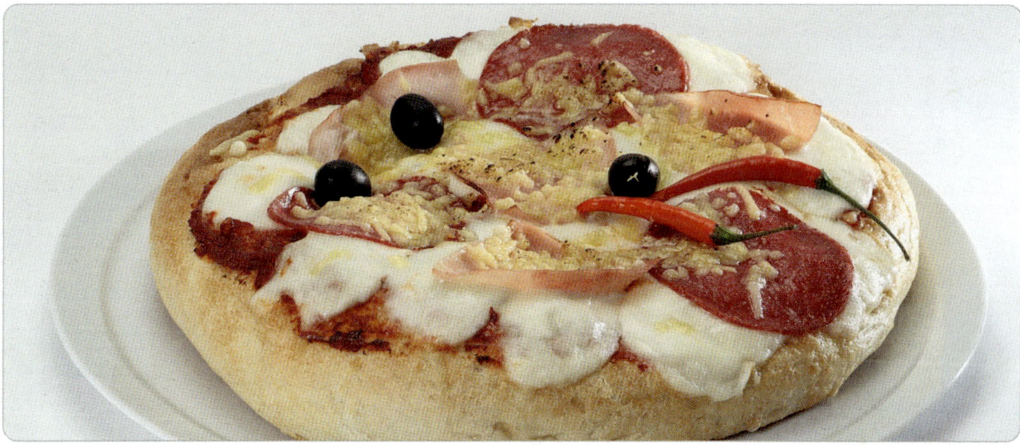

Energiegehalt:	2893 kJ (691 kcal)	Fett:	3 g	Eiweiß:	31 g	Kohlenhydrate:	62 g

Zutaten	Zubereitung	Garzeit/Tipps
2 Fladenbrote		pro Person je $^1/_2$ Fladenbrot
4 El Tomatenmark	in ein Schälchen geben	
Salz, Pfeffer, Thymian, Oregano	würzen, Fladenbrote mit der Tomatenmasse bestreichen	
250 g Mozzarella	in feine Scheiben schneiden, darüberlegen	als Beilage passen frische Salate
Belag auswählen	Fladen belegen	
100 g Pizzakäse	darüberstreuen, backen	15 Minuten bei 180 °C (Ober-/Unterhitze) 15 Minuten bei 170 °C (Umluft)

HINWEIS

Als Belag eignen sich Salami, Schinken, Zwiebeln, Thunfisch, Tomaten, Oliven, Mais, Champignons, Paprika, Artischocken, Krabben, Knoblauch, Ananasstücke oder Peperoni.

Kartoffelwaffeln

Energiegehalt:	281 kJ (67 kcal)	Fett:	3 g	Eiweiß:	+	Kohlenhydrate:	9 g

Zutaten	Zubereitung	Garzeit/Tipps
1 P Kartoffelkloßpulver (200 g) oder 1 Beutel	herstellen, Zubereitung siehe Packungsaufschrift	**alternativ:** Kloßmasse aus dem Kühlregal
Öl	Waffeleisen fetten, Masse portionsweise in das Waffeleisen geben, Deckel langsam schließen, Waffeln braun backen	Waffeleisen vorheizen
	auf einer Platte anrichten	Kartoffelwaffeln passen zu Schmorgerichten

Variationen im Brotteig (für 6 Personen)

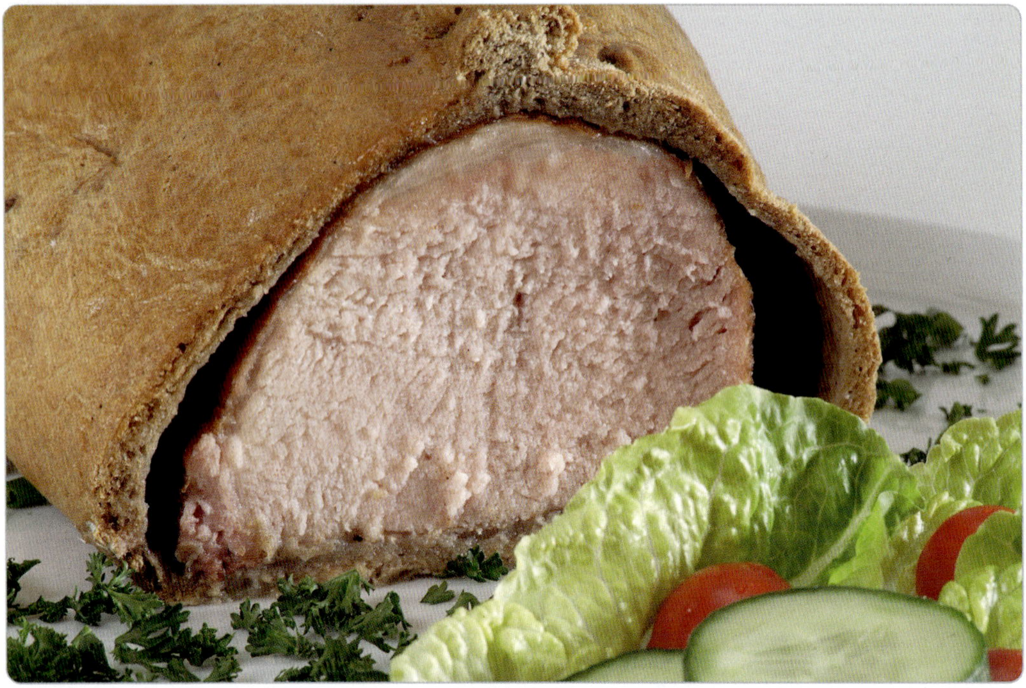

Energiegehalt:	2533 kJ (605 kcal)	Fett:	2 g	Eiweiß:	14 g	Kohlenhydrate:	72 g

Zutaten	Zubereitung	Garzeit/Tipps
1 kg Brotbackmischung	zu einem Teig herstellen, Zubereitung siehe Packungsaufschrift Teig reifen lassen Teig 1 cm dick ausrollen. Er sollte etwa die doppelte Größe des Lebensmittels haben, das umhüllt werden soll	Backmischung nach Geschmack auswählen Backblech fetten
Kasseler im Brotteig		
1 kg Kasseler	in die Mitte des Teiges setzen	
Hackfleisch im Brotteig		
1 doppeltes Grundrezept Hackfleischmasse (2 Zwiebeln, 800 g Hackfleisch, 1 Tl Salz, 4 Msp Pfeffer, $^1/_2$ Tl Paprika, 4 Eier, 12 El Paniermehl) herstellen, s. S. 119		
	Fleischmasse zu einem Laib formen	
1 Eiklar	überstehenden Teig bepinseln, Fleisch in den Teig einschlagen, auf das Blech legen, gehen lassen backen Fleisch im Brotlaib in ca. 2 cm dicke Scheiben schneiden, auf einer Platte anrichten	 20 Minuten □ 100 Minuten bei 160 °C ⅄ 100 Minuten bei 150 °C

Gebackener Camembert

Energiegehalt:	2207 kJ (527 kcal)
Fett:	36 g
Eiweiß:	24 g
Kohlenhydrate:	25 g

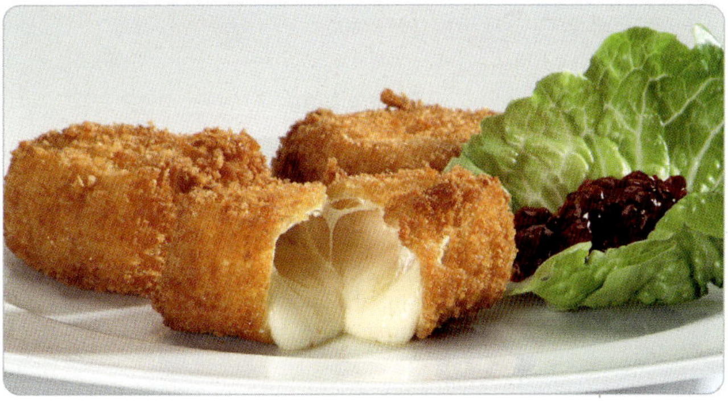

Zutaten	Zubereitung	Garzeit/Tipps
400 g Camembert	in 4 Teile schneiden	Fritteuse vorheizen
40 g Mehl	auf einen Teller geben	
1 Ei	auf einen Teller geben, verquirlen	
40 g Paniermehl	auf einen Teller geben	
	Camembertkäse panieren	s. S. 100
	Käse in die Fritteuse einlegen, auf allen Seiten goldbraun frittieren	5–10 Minuten bei 170 °C
	Käse auf einer Platte anrichten	als Beilage können Toast und frische Salate gereicht werden
1 El Petersilie	waschen, fein wiegen, garnieren	
100 g Preiselbeeren	in einem Schälchen dazureichen	

Schweizer Käsefondue (6 Personen)

Energiegehalt:	979 kJ (234 kcal)	**Fett:**	5 g	**Eiweiß:**	9 g	**Kohlenhydrate:**	36 g

Zutaten	Zubereitung	Garzeit/Tipps
300 g Greyerzer Käse		**alternativ:**
300 g Emmentaler	reiben	2 P. Fertigmischung
250 ml Milch	in einen Topf geben	statt Milch können auch 300 ml Weißwein verwendet werden
50 ml Weißwein	zufügen, heiß werden lassen	
Muskatnuss, Pfeffer	würzen, Käse nach und nach zufügen und bei mäßiger Hitze schmelzen, so lange rühren, bis eine sämige Masse entsteht	
$^{1}/_{2}$ Kastenweißbrot	in Scheiben schneiden, danach in ca. 2 x 2 cm große Würfel schneiden	als Beilage eignen sich frische Salate
	Masse in einen Fonduetopf oder Rechaud geben	
12 Fonduespieße (Schaschlik-Holzspieße)	Käsefondue in die Tischmitte stellen, Holzspieße und Brotwürfel dazureichen.	Das Brot wird auf den Holzspieß gesteckt und in die heiße Käsemasse eingetaucht.

Tuttifrutti

Energiegehalt:	1276 kJ (304 kcal)	Fett:	5 g	Eiweiß:	7 g	Kohlenhydrate:	59 g

Zutaten	Zubereitung	Garzeit/Tipps
$^3/_8$ l Milch	in einem Topf aufkochen	
40 g Zucker	zufügen	
$^1/_8$ l Milch	in ein Schälchen geben	
1 P Vanillepudding-pulver	zufügen, mischen, in die kochende Milch einrühren, einmal aufkochen lassen, von der Kochstelle nehmen	
1 P Löffelbiskuits	in einer Auflaufform auslegen	
2 El Rum	darüberträufeln	
250 g Erdbeeren (Himbeeren)	waschen, putzen, vierteln, Früchte auf den Löffelbiskuits verteilen, mit dem Vanillepudding übergießen (Erdbeeren und Himbeeren können auch püriert und als Fruchtmark in den Pudding gemischt werden)	**alternativ** können auch Dosenfrüchte verwendet werden
4 Erdbeeren	waschen, putzen, halbieren, garnieren lauwarm oder kalt servieren	

Frischkäse-Torte

Energiegehalt:	2693 kJ (623 kcal)	Fett:	33 g	Eiweiß:	17 g	Kohlenhydrate:	64 g

Zutaten	Zubereitung	Garzeit/Tipps
1 Obstkuchenboden	auf eine Tortenplatte setzen, mit einem Tortenring versehen	**alternativ** kann der Biskuitboden selbst hergestellt werden, s. S. 130
400 g Frischkäse	in eine Rührschüssel geben, mit dem Rührgerät (Schneebesen) cremig rühren	
40 g Zucker	zufügen	
500 g Götterspeise Geschmack nach Wahl	zufügen, so lange rühren, bis es sich zu einer Masse verbunden hat Masse auf den Obstkuchenboden geben, glatt streichen, kühlen Tortenring vorsichtig lösen	2–4 Stunden
Himbeeren (Trauben, Mandarinen, Kirschen)	je nach Geschmacksrichtung mit Früchten garnieren kalt servieren	

Naturmüsli

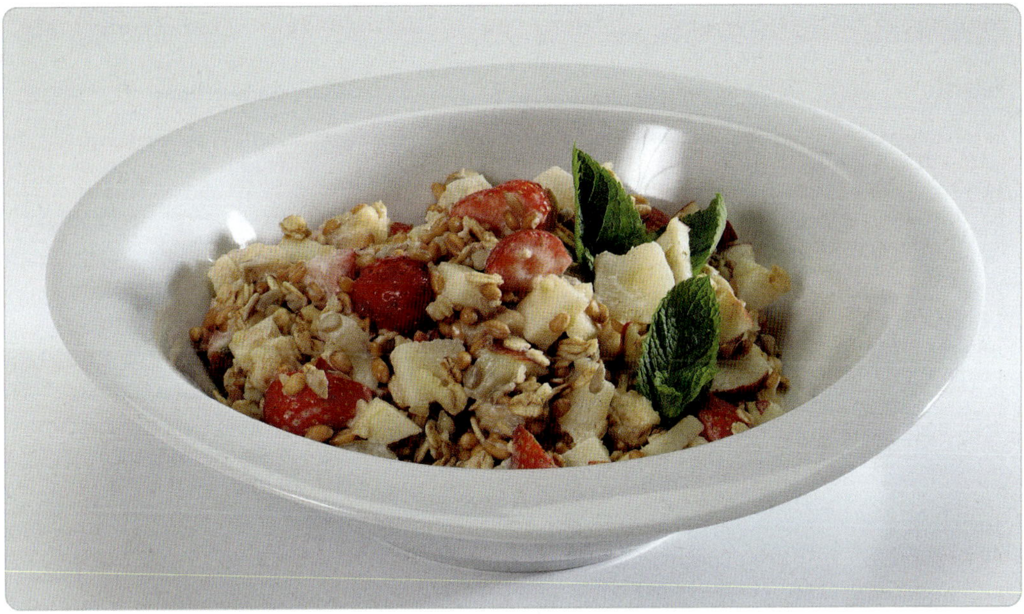

Energiegehalt:	1254 kJ (299 kcal)	Fett:	20 g	Eiweiß:	12 g	Kohlenhydrate:	23 g

Zutaten	Zubereitung	Garzeit/Tipps
60 g Weizen (Roggen, Gerste)	in eine Schüssel geben	um die Quellzeit zu verkürzen, können die Körner im Wasser aufgekocht und 10–15 Minuten gegart werden (hoher Vitaminverlust)
1/4 l Wasser	zufügen, Schüssel abdecken, über Nacht quellen lassen	
1/2 Zitrone	auspressen, Saft zufügen	**alternative Obstsorten:** Kiwis, Pfirsiche, Trauben, Pflaumen, verschiedene Beerensorten, Mirabellen
1 Apfel	waschen, vierteln, Kerngehäuse entfernen, würfeln, zufügen	
1 Banane	schälen, in Scheiben schneiden, zufügen	
250 g Erdbeeren	waschen, putzen, würfeln, zufügen	
1 Birne	waschen, putzen, vierteln, Kerngehäuse entfernen, würfeln, zufügen	
2 El Honig 1/4 Tl Zimt	zufügen	
60 g Mandeln	blanchieren, häuten, grob hacken, zufügen	
30 g Sonnenblumenkerne	zufügen	
50 g kernige Haferflocken	zum Schluss zufügen	
100 ml Sahne	in einem Rührbecher steif schlagen, 2 El Sahne in einen Spritzbeutel füllen, restliche Sahne unter das Müsli ziehen, Müsli in einer Glasschüssel anrichten, mit der Sahne garnieren	Rührgerät mit Schneebesen verwenden
6 Erdbeeren	waschen, garnieren	

Obstsalat

Energiegehalt:	895 kJ (214 kcal)	Fett:	3 g	Eiweiß:	2 g	Kohlenhydrate:	44 g

Zutaten	Zubereitung	Garzeit/Tipps
50 g Trauben	waschen, halbieren, entkernen, in eine Schüssel geben	statt der angegebenen Früchte können je nach Saison auch Himbeeren, Heidelbeeren, Honigmelone, Zwetschgen, Pfirsiche, Johannisbeeren und Aprikosen verwendet werden
1 Kiwi	schälen, würfeln, zufügen	
1 kl Ds Ananas	Saft abgießen, würfeln, zufügen	
$^{1}/_{16}$ Wassermelone	entkernen, Fruchtfleisch aus der Schale schneiden, würfeln, zufügen	
100 g Erdbeeren	waschen, putzen, würfeln, zufügen	
1 Banane	schälen, in Scheiben schneiden	
1 Apfel 1 Birne	waschen, putzen, vierteln, Kerngehäuse entfernen, in Würfel schneiden, zufügen	
$^{1}/_{2}$ Zitrone	auspressen, Saft zufügen	
50 g Zucker	zufügen, Zutaten mischen, ziehen lassen, in Schälchen verteilen	Ruhezeit 15 Minuten
200 ml Sahne	in einen Rührbecher geben	
1 P Vanillezucker	zufügen, steif schlagen	Rührgerät mit Schneebesen verwenden
	Obstsalat garnieren, restliche Sahne in einem Schälchen dazureichen	

Früchtequark

Energiegehalt:	1341 kJ (320 kcal)	Fett:	6 g	Eiweiß:	10 g	Kohlenhydrate:	53 g

Zutaten	Zubereitung	Garzeit/Tipps
250 g Magerquark	in eine Schüssel geben	
50 g Zucker 2 EL Milch	zufügen, Masse cremig rühren	
500 g Früchte (Äpfel, Birnen, Bananen, Himbeeren, Heidelbeeren, Ananas, Pfirsiche, Melone, Trauben, Kirschen)	waschen, putzen, evtl. schälen oder entkernen, würfeln, zufügen	
$^{1}/_{2}$ Zitrone	auspressen, Saft zufügen	
200 ml Sahne	in einen Rührbecher geben	
1 P Vanillezucker	zufügen, steif schlagen	Rührgerät mit Schneebesen verwenden
	3 El Sahne in einen Spritzbeutel füllen, restliche Sahne unter den Quark ziehen	
	Quark in Schälchen füllen, mit Sahne garnieren	

Früchtekompott

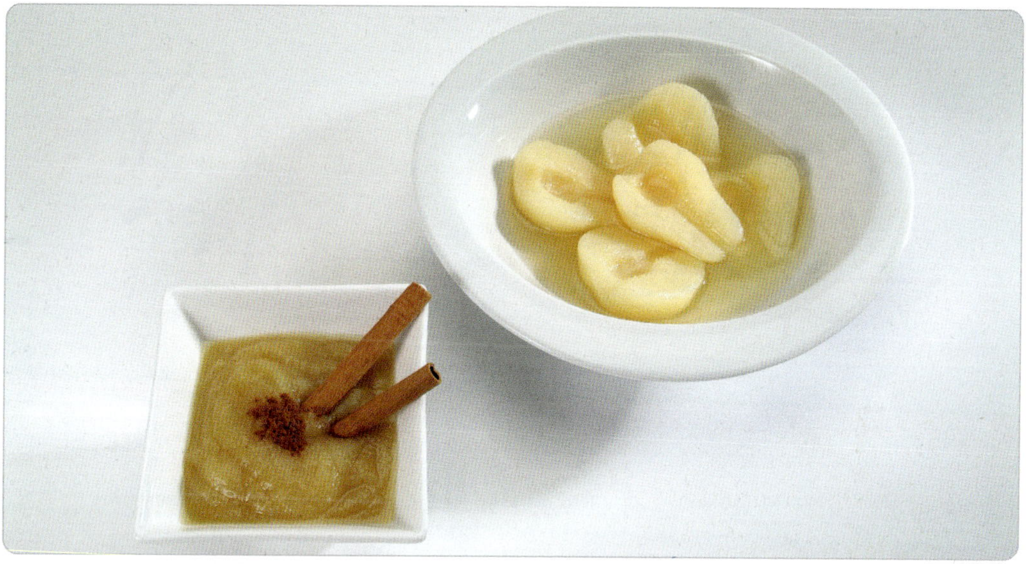

Energiegehalt:	603 kJ (144 kcal)	Fett:	–	Eiweiß:	2 g	Kohlenhydrate:	34 g

Zutaten	Zubereitung	Garzeit/Tipps
750 g Äpfel	waschen, putzen, evtl. entkernen	**alternativ:** Birnen, Pfirsiche, Rhabarber, Zwetschgen, Kirschen
$^1/_4$ l Wasser	in einen Topf geben	
1 Zimtstange	2 x zerbrechen, zufügen	
1 El Zitronensaft 50 g Zucker 1 El Weißwein	zufügen, aufkochen lassen, Früchte zufügen, unter dem Siedepunkt gar ziehen lassen, abkühlen lassen, Zimtstange entnehmen Kompott in Schälchen anrichten	2–10 Minuten, je nach Beschaffenheit der Früchte

Apfelmus

Energiegehalt:	804 kJ (192 kcal)	Fett:	–	Eiweiß:	3 g	Kohlenhydrate:	45 g

Zutaten	Zubereitung	Garzeit/Tipps
1 kg Äpfel	waschen, entkernen, in Spalten schneiden	
$^1/_4$ l Wasser	in einen Topf geben	
1 Zimtstange	2 x zerbrechen, zufügen	
50 g Zucker 2 El Zitronensaft	zufügen, aufkochen lassen, Früchte zufügen, unter dem Siedepunkt gar ziehen lassen, Äpfel durch ein Sieb passieren, Mus in Schälchen anrichten	statt Zitronensaft kann auch Weißwein verwendet werden 10–15 Minuten

Pfirsichbecher

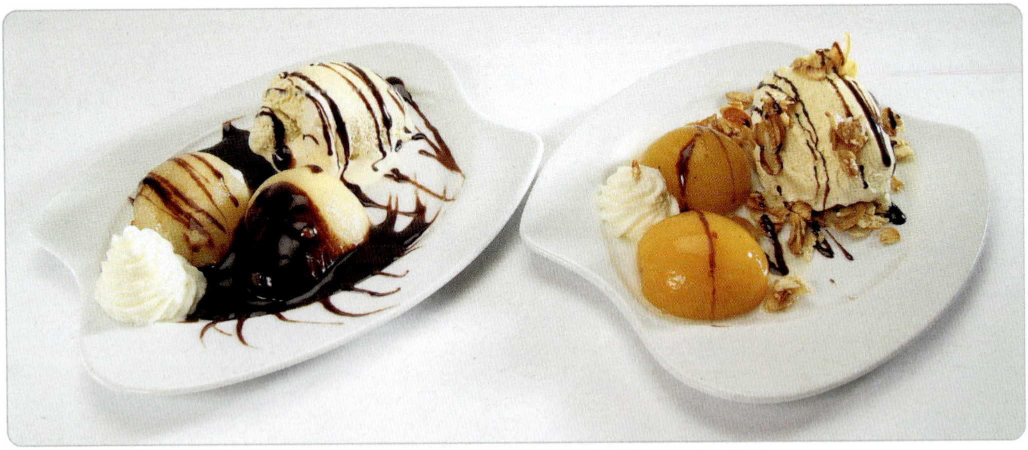

Energiegehalt:	2721 kJ (650 kcal)	Fett:	31 g	Eiweiß:	1 g	Kohlenhydrate:	77 g

Zutaten	Zubereitung	Garzeit/Tipps
500 g Vanilleeis	in vier Schälchen portionieren	
1 gr Ds Pfirsiche	abtropfen lassen, mit je 2 Pfirsichhälften das Eis garnieren	
100 ml Sahne	in einem Rührbecher steif schlagen	Rührgerät mit Schneebesen verwenden
$^{1}/_{2}$ P Vanillezucker	zufügen, in einen Spritzbeutel einfüllen, Eisbecher mit Sahne garnieren	
1 El Zucker 50 g Mandelblättchen	in eine Pfanne geben, erhitzen, Mandelblättchen zufügen, braun werden lassen Eisbecher bestreuen, sofort servieren	

Birne Helene

Energiegehalt:	2068 kJ (494 kcal)	Fett:	21 g	Eiweiß:	8 g	Kohlenhydrate:	66 g

Zutaten	Zubereitung	Garzeit/Tipps
500 g Vanilleeis	in vier Schälchen portionieren,	
1 gr Ds Birnen	Saft abgießen, Birnenhälften mit der Rundung nach oben in die Schälchen verteilen	
100 g Vollmilch-schokolade	in einer Schüssel im Wasserbad schmelzen	
150 ml Sahne	zufügen, mischen	
100 ml Sahne	in einem Rührbecher steif schlagen	Rührgerät mit Schneebesen verwenden
$^{1}/_{2}$ P Vanillezucker	zufügen, Sahne in einen Spritzbeutel einfüllen Eisbecher mit der heißen Schokolade übergießen, mit Sahne garnieren, sofort servieren	

Fruchteis

Energiegehalt:	613 kJ (146 kcal)	Fett:	+ g	Eiweiß:	1 g	Kohlenhydrate:	34 g

Zutaten	Zubereitung	Garzeit/Tipps
100 ml Wasser	in einem Topf erwärmen	für Zitronen- oder Orangeneis werden statt des Fruchtmuses 200 ml Zitronen- oder Orangensaft zugegeben
100 g Zucker 1 El Zitronensaft 500 g Himbeeren (Erd-, Heidel-, Johannisbeeren, Melone)	zufügen, auflösen zufügen waschen, putzen, mixen, in eine Metallschüssel geben, Zuckerwasser zufügen, mischen, Masse tiefkühlen. Sobald die Masse fest wird, Schüssel herausnehmen, umrühren. Vorgang so lange wiederholen, bis die Masse durchgefroren ist	wird für die Eisherstellung eine Eismaschine verwendet, so muss beim Kühlprozess nicht umgerührt werden

Flammeri

Energiegehalt:	753 kJ (180 kcal)	Fett:	4 g	Eiweiß:	6 g	Kohlenhydrate:	29 g

Zutaten	Zubereitung	Garzeit/Tipps
Vanilleflammeri		
1 abgewandeltes Grundrezept Flammeri ($^1/_2$ l Milch, Mark einer Vanilleschote, 50 g Stärke, 40 g Zucker) herstellen, s. S. 121		
Moccaflammeri		
1 abgewandeltes Grundrezept Flammeri ($^1/_2$ l Milch, 2 El löslicher Kaffee, 50 g Stärke, 50 g Zucker) herstellen, s. S. 121		
Weißweinflammeri		
1 abgewandeltes Grundrezept Flammeri ($^1/_4$ l Weißwein, $^1/_4$ l Apfelsaft, 50 g Stärke, 50 g Zucker) herstellen, s. S. 121		
	Flammeriförmchen mit kaltem Wasser ausspülen Masse einfüllen, erkalten lassen Flammeri in Glasschälchen stürzen	Kühlzeit 30 Minuten
100 ml Sahne	steif schlagen, in einen Spritzbeutel füllen, Flammeri garnieren	Rührgerät mit Schneebesen verwenden
je nach Geschmack Raspelschokolade, Moccabohnen, Weintrauben (Rosinen)	garnieren	

Vanillecreme mit Früchten

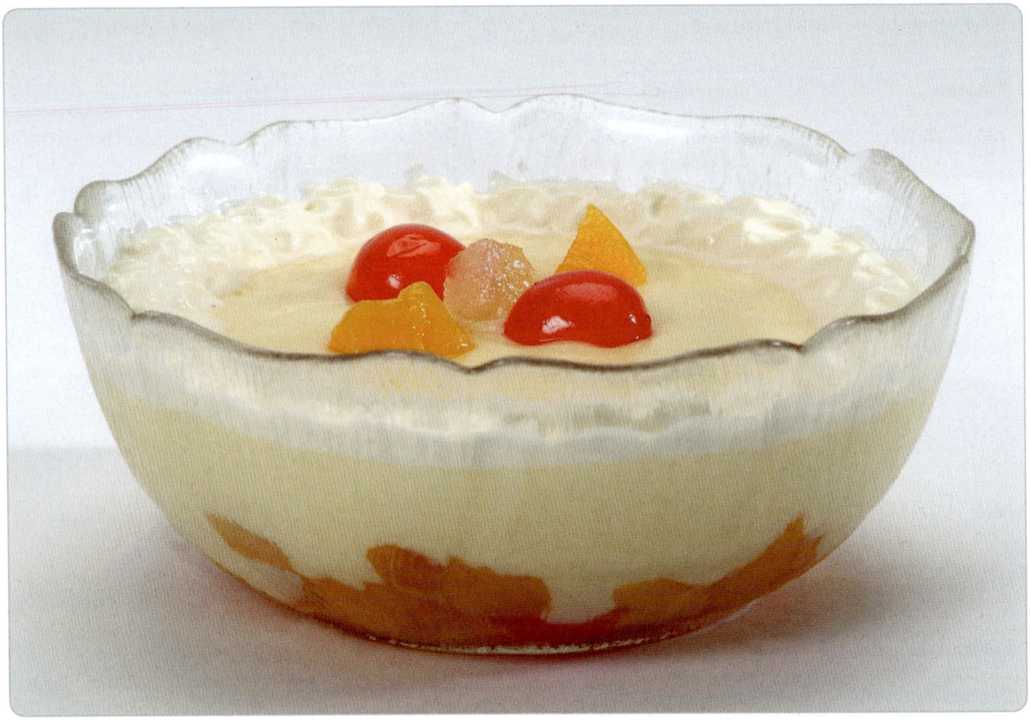

Energiegehalt:	935 kJ (223 kcal)	Fett:	17 g	Eiweiß:	7 g	Kohlenhydrate:	38 g

Zutaten	Zubereitung	Garzeit/Tipps
1 Grundrezept Einfache Creme (1/2 l Milch, 40 g Stärke, 40 g Zucker, 1 Ei, 1 Vanilleschote, 200 ml Sahne) herstellen, s. S. 120 (Vanilleschote aufschlitzen, Mark herauslösen und zufügen)		
1 Banane	in Scheiben schneiden, in eine Schüssel geben	je nach Jahreszeit können auch andere Früchte oder 1 kl Ds Fruchtcocktail verwendet werden
1/2 Zitrone	auspressen, Saft zufügen	
1 Birne	waschen, schälen, Kerngehäuse entfernen, würfeln, zufügen	
100 g Erdbeeren	waschen, putzen, würfeln, zufügen, Früchte mischen, in Schälchen verteilen, Vanillecreme über die Früchte geben	
100 ml Sahne	in einen Rührbecher geben	
1 P Vanillezucker	zufügen, Sahne steif schlagen, Sahne in einen Spritzbeutel füllen, Creme garnieren	Rührgerät mit Schneebesen verwenden
2 Erdbeeren	waschen, halbieren, Creme garnieren	

Nougatcreme/Schokoladencreme

Energiegehalt:	1203 kJ (287 kcal)	Fett:	34 g	Eiweiß:	8 g	Kohlenhydrate:	35 g

Zutaten	Zubereitung	Garzeit/Tipps
1 abgewandeltes Grundrezept Einfache Creme ($^1/_2$ l Milch, 40 g Stärke, 40 g Zucker, 1 Ei) herstellen, s. S. 120		
100 g Nougat (Vollmilchkuvertüre)	in die noch heiße Masse einrühren und auflösen	
200 ml Sahne	in einem Rührbecher steif schlagen, die Hälfte der Sahne nach 15 Minuten unter die Creme heben, restliche Sahne in einen Spritzbeutel füllen	
	Creme in Schälchen füllen und kalt stellen, Creme mit der Sahne garnieren	Kühlzeit 30 Minuten
2 El Schokostreusel	garnieren	

Karamellcreme

Energiegehalt:	1047 kJ (250 kcal)	Fett:	4 g	Eiweiß:	6 g	Kohlenhydrate:	47 g

Zutaten	Zubereitung	Garzeit/Tipps
80 g Zucker	in einem Topf flüssig werden lassen, bräunen (karamellisieren)	
$^1/_4$ l heißes Wasser	nach und nach zufügen, aufkochen lassen	Abwandlung Grundrezept einfache Creme, s. S. 120
40 g Stärke 30 g Zucker	in einen Rührbecher geben	
$^1/_4$ l Milch	zufügen, mischen, in den Topf geben, unter ständigem Rühren aufkochen lassen	
	Masse erkalten lassen	Kühlzeit 15 Minuten
200 ml Sahne	steif schlagen, 3 El Sahne in einen Spritzbeutel füllen, restliche Sahne unter die Creme ziehen	Rührgerät mit Schneebesen verwenden
	Creme in Schälchen füllen, vollständig erkalten lassen	Kühlzeit 20 Minuten
2 El Schokostreusel	Creme mit Sahne und Schokostreuseln garnieren	**alternativ:** Mandelkrokant

Moccacreme

Energiegehalt:	1140 kJ (272 kcal)	Fett:	8 g	Eiweiß:	7 g	Kohlenhydrate:	30 g

Zutaten	Zubereitung	Garzeit/Tipps
1 abgewandeltes Grundrezept Einfache Creme ($^1/_2$ l Milch, 2 El löslicher Kaffee, 40 g Stärke, 40 g Zucker, 1 Ei, 200 ml Sahne) herstellen, s. S. 120		
	Creme in Schälchen füllen und kalt stellen, Creme mit der Sahne garnieren	Kühlzeit 30 Minuten
4 Moccabohnen	garnieren	

Fruchtgelee

Energiegehalt:	691 kJ (165 kcal)	Fett:	+	Eiweiß:	+	Kohlenhydrate:	9 g

Zutaten	Zubereitung	Garzeit/Tipps
1 Grundrezept Fruchtgelee (6 Blatt Gelatine, 80 g Zucker, $^1/_2$ l Fruchtsaft nach Wahl) herstellen, s. S. 122		
	Flüssigkeit in Schälchen füllen, im Kühlschrank fest werden lassen	als Fruchtsäfte eignen sich Erdbeer-, Himbeer-, Kirsch-, Birnen-, Trauben-, Maracuja-, Apfel-, Waldmeister- oder Johannisbeersaft;
50 ml Sahne	in einem Rührbecher steif schlagen Fruchtgelee mit der Sahne garnieren	Rührgerät mit Schneebesen verwenden

Ananasgelee mit Früchten

Energiegehalt:	693 kJ (165 kcal)	Fett:	+	Eiweiß:	+	Kohlenhydrate:	9 g

Zutaten	Zubereitung	Garzeit/Tipps
1 Grundrezept Fruchtgelee (6 Blatt Gelatine, 80 g Zucker, $^3/_8$ l Ananassaft, $^1/_8$ l Wasser) herstellen, s. S. 122		
1 gr Ds Ananas	Früchte in einem Sieb abtropfen lassen, in Würfel schneiden, zufügen, Masse in Schälchen verteilen, im Kühlschrank fest werden lassen	Kühlzeit 20 Minuten
50 ml Sahne	in einem Rührbecher steif schlagen, Gelee mit der Sahne garnieren	Rührgerät mit Schneebesen verwenden
4 Ananasstückchen	garnieren	

Rotweingelee

Energiegehalt:	916 kJ (229 kcal)	Fett:	+	Eiweiß:	+	Kohlenhydrate:	33 g

Zutaten	Zubereitung	Garzeit/Tipps
1 Grundrezept Fruchtgelee (6 Blatt Gelatine, 80 g Zucker, $^3/_8$ l Kirschsaft, $^1/_8$ l Rotwein) herstellen, s. S. 122		
	Flüssigkeit in Schälchen füllen, im Kühlschrank fest werden lassen	Kühlzeit 20 Minuten
50 ml Sahne	in einem Rührbecher steif schlagen	Rührgerät mit Schneebesen verwenden
8 Kirschen	Weingelee mit Sahne und Kirschen garnieren	Rotwein kann durch Kirschsaft ersetzt werden

Orangencreme

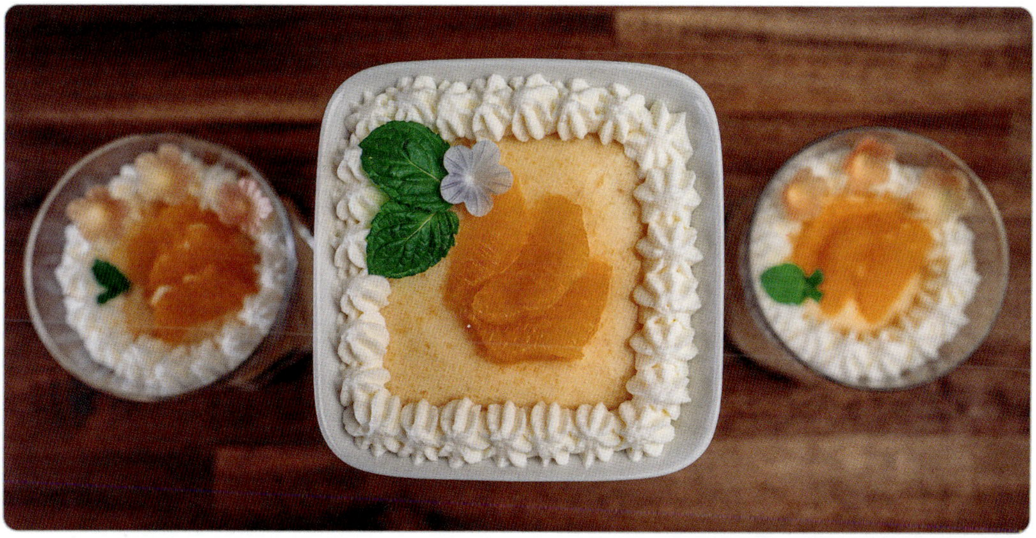

Energiegehalt:	889 kJ (212 kcal)	Fett:	6 g	Eiweiß:	3 g	Kohlenhydrate:	38 g

Zutaten	Zubereitung	Garzeit/Tipps
1 Grundrezept Gelatinecreme (6 Blatt Gelatine, 80 g Zucker, $^1/_2$ l Orangensaft [Traubensaft, Multivitaminsaft, Kirschsaft], 200 ml Sahne) herstellen, s. S. 123		
	Creme in Schälchen füllen	
50 ml Sahne	in einen Rührbecher geben	
$^1/_2$ P Vanillezucker	zufügen, steif schlagen	Rührgerät mit Schneebesen verwenden
	Sahne in einen Spritzbeutel füllen, Creme garnieren	
1 unbehandelte Orange (Trauben, Mandarinen, Kirschen)	schälen, in Scheiben oder Stücke schneiden, (waschen, evtl. schälen oder entkernen)	je nach Fruchtsaft, passende Garnitur wählen
	Dessert garnieren bis zum Verzehr kühl stellen	

HINWEIS

Zur Gelatineverarbeitung

Bei der Verarbeitung von Gelatine können kleine Klümpchen entstehen. Erhitzt man die Masse unter ständigem Rühren in einem Wasserbad, dann lösen sie sich wieder vollständig auf. Wird die Masse danach gekühlt, geliert sie wieder.

Feine Erdbeer-Joghurtcreme

Energiegehalt:	1356 kJ (324 kcal)
Fett:	18 g
Eiweiß:	4 g
Kohlenhydrate:	34 g

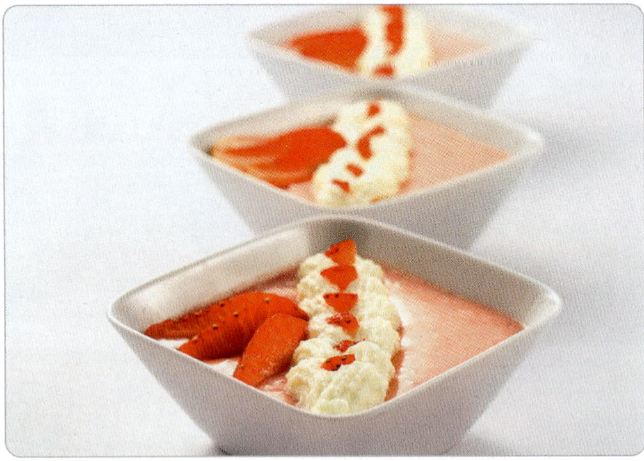

Zutaten	Zubereitung	Garzeit/Tipps
1 abgewandeltes Grundrezept Gelatinecreme (6 Blatt Gelatine, 80 g Zucker, 250 g Naturjoghurt, Saft einer halben Zitrone, 250 g Erdbeermark [Erdbeeren waschen, putzen, pürieren], 200 ml Sahne) herstellen, s. S. 123		
	Creme in Schälchen füllen	
50 ml Sahne	in einen Rührbecher geben,	
1/2 P Vanillezucker	zufügen, steif schlagen, Sahne in einen Spritzbeutel füllen, Creme garnieren	Rührgerät mit Schneebesen verwenden
4 Erdbeeren	waschen, putzen, halbieren, garnieren, Creme bis zum Verzehr kühl stellen	

Zitronen-Joghurtcreme

Energiegehalt:	959 kJ (229 kcal)	Fett:	7 g	Eiweiß:	6 g	Kohlenhydrate:	35 g

Zutaten	Zubereitung	Garzeit/Tipps
1 abgewandeltes Grundrezept Gelatinecreme (6 Blatt Gelatine, 100 g Zucker, 500 g Naturjoghurt, Saft einer Zitrone, 200 ml Sahne) herstellen, s. S. 123		
	Creme in Schälchen füllen	
50 ml Sahne	in einen Rührbecher geben	
1/2 P Vanillezucker	zufügen, steif schlagen Sahne in einen Spritzbeutel füllen, Creme garnieren	Rührgerät mit Schneebesen verwenden
1/2 unbehandelte Zitrone	in Scheiben schneiden, garnieren	**alternativ:** Pistazien oder Obst

Himbeercreme

Energiegehalt:	1104 kJ (263 kcal)	Fett:	8 g	Eiweiß:	5 g	Kohlenhydrate:	46 g

Zutaten	Zubereitung	Garzeit/Tipps
1 abgewandeltes Grundrezept Gelatinecreme (6 Blatt Gelatine, 80 g Zucker, 350 ml Milch, 1 El Rum, 150 g Himbeerpüree [Himbeeren waschen, putzen, pürieren, durch ein Haarsieb passieren], 200 ml Sahne) herstellen, s. S. 123		
	Creme in Schälchen füllen	
50 ml Sahne	in einen Rührbecher geben	
$^1/_2$ P Vanillezucker	zufügen, steif schlagen Sahne in einen Spritzbeutel füllen, Creme garnieren	Rührgerät mit Schneebesen verwenden
4 Himbeeren	waschen, putzen, garnieren	

Charlotte mit Früchten (8–12 Personen)

Energiegehalt:	1697 kJ (400 kcal)	Fett:	13 g	Eiweiß:	9 g	Kohlenhydrate:	57 g

Zutaten	Zubereitung	Garzeit/Tipps
30 Löffelbiskuits	Boden und Rand einer Auflaufform mit Löffelbiskuits auslegen	
6 Blatt Gelatine	einweichen, 10 Minuten quellen lassen	
$^1/_4$ l Milch 150 g Zucker 2 El Rum 4 El Weißwein	in eine Schüssel geben	
250 g Naturjoghurt	zufügen	
1 Zitrone	auspressen, Saft zufügen	
	Gelatine im Wasserbad auflösen, Temperaturausgleich schaffen, zufügen, Masse kalt stellen, wenn die Masse zu steifen beginnt	Kühlzeit 15–20 Minuten
400 ml Sahne	in einen Rührbecher geben	Rührgerät mit Schneebesen verwenden
1 P Vanillezucker	zufügen, steif schlagen, 3 El Sahne in einen Spritzbeutel füllen, restliche Sahne unter die leicht gelierte Masse heben, Masse in die Form geben, kalt stellen	Kühlzeit 30–60 Minuten
500 g Heidelbeeren (Himbeeren, Erdbeeren)	waschen, putzen, pürieren	
50 g Zucker	zufügen, mischen Dessert auf eine große Platte stürzen, mit wenig Fruchtsauce übergießen, restliche Fruchtsauce in einem Saucengießer dazureichen. Charlotte mit Sahne und Früchten garnieren	

Panna Cotta

Energiegehalt:	1206 kJ (288 kcal)	Fett:	24 g	Eiweiß:	2 g	Kohlenhydrate:	15 g

Zutaten	Zubereitung	Garzeit/Tipps
3 Blatt Gelatine	in kaltem Wasser einweichen	10 Minuten quellen lassen
300 ml Sahne	in einen Topf geben	
40 g Zucker	zufügen	
1 Vanilleschote	längs aufschneiden, Mark herauslösen, zufügen, Vanilleschote zufügen	
	unter Rühren aufkochen, bei schwacher Hitze ziehen lassen, Schote entfernen	10–15 Minuten
	Gelatine in die heiße Masse einrühren	
	Glasschälchen kalt auswaschen, Masse einfüllen, kühl stellen	3 Stunden
200 g Früchte (je nach Saison)	waschen, putzen, pürieren	**alternativ** die Fruchtsauce kann auch direkt in die Gläser eingefüllt werden, dann wird das Dessert nicht gestürzt
3 El Puderzucker	zufügen, Fruchtsauce auf Tellern verteilen	
	Panna Cotta in die Fruchtsauce stürzen	
4 Minzblätte	garnieren	

Buttermilch-Dessert mit Gebäck

Energiegehalt:	1368 kJ (326 kcal)	Fett:	16 g	Eiweiß:	6 g	Kohlenhydrate:	37 g

Zutaten	Zubereitung	Garzeit/Tipps
1 abgewandeltes Grundrezept Gelatinecreme (6 Blatt Gelatine, 80 g Zucker, 500 ml Buttermilch, Saft einer Zitrone, 200 ml Sahne) herstellen, s. S. 123		
	Glasschälchen kalt auswaschen, Masse einfüllung und kühl stellen	
200 g Erdbeeren (Himbeeren, Heidelbeeren)	waschen, putzen, pürieren (Himbeeren durch ein Haarsieb passieren)	**alternativ** die Fruchtsauce kann auch direkt in die Gläser eingefüllt werden, dann wird das Dessert nicht gestürzt
3 El Puderzucker	zufügen, Fruchtsauce auf Tellern verteilen	
	Buttermilch-Dessert in die Fruchtsauce stürzen	
Zitronenmelisseblätter	waschen, garnieren, kalt stellen	
Gebäck		
1 Grundrezept Biskuitmasse (1 Eigelb, 25 g Zucker, 25 g Mehl, 1 Eiklar) herstellen, s. S. 130		
	Masse in ein Sahnekännchen füllen, Tropfen (1 cm Durchmesser) auf das Blech gießen, backen	Blech mit Backfolie auslegen ☐ 3 Minuten bei 200 °C ⅄ 3 Minuten bei 190 °C
	Gebäck abkühlen lassen, in ein Schälchen geben, zum Dessert servieren	

Mohr im Hemd

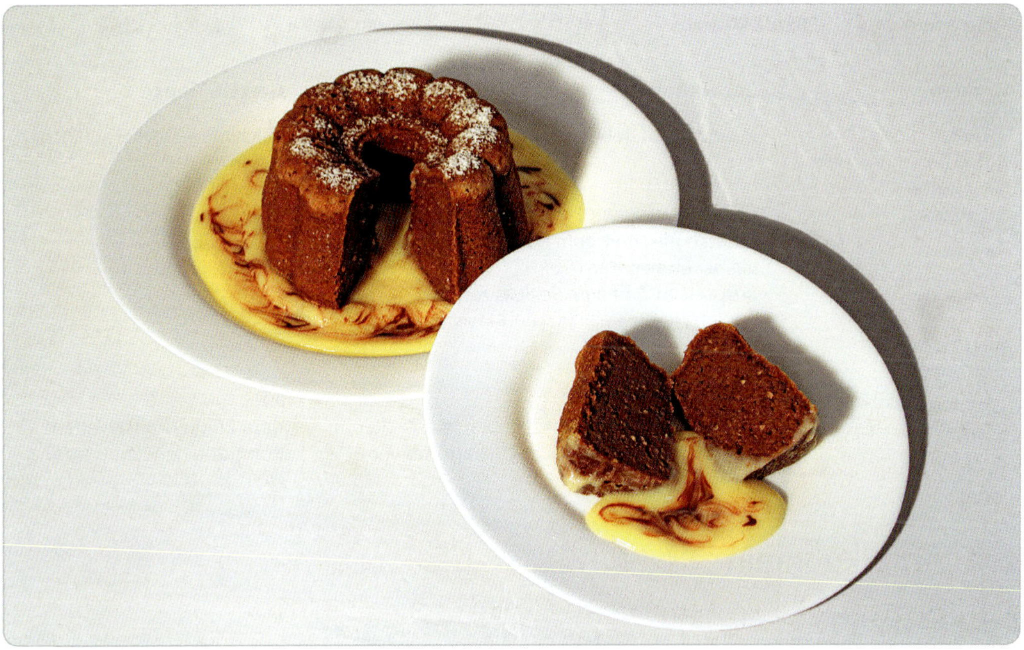

Energiegehalt:	3157 kJ (754 kcal)	Fett:	65 g	Eiweiß:	23 g	Kohlenhydrate:	37 g

Zutaten	Zubereitung	Garzeit/Tipps
60 g Margarine	in einer Rührschüssel cremig rühren	Rührgerät mit Schneebesen verwenden
50 g Zucker	zufügen	
3 Eigelb	verquirlen, zufügen	
60 g Kuvertüre	im Wasserbad schmelzen, zufügen	(Vollmilch oder Zartbitter)
$^{1}/_{8}$ l Milch	zufügen, unterrühren	Puddingform fetten, mit Paniermehl ausstreuen
50 g Mandeln	mahlen, zufügen, unterrühren	
50 g Paniermehl	zufügen	
$^{1}/_{2}$ Zitrone	auspressen, Saft zufügen	
3 Eiklar	in einem Rührbecher steif schlagen	Rührgerät mit Schneebesen verwenden
	Eischnee unter die Masse ziehen, Masse in die vorbereitete Puddingform einfüllen, Deckel schließen, im Wasserbad gar ziehen lassen	
$^{1}/_{4}$ l Milch	in einen Topf geben	40–60 Minuten
10 g Stärke		
1 P Vanillezucker		
10 g Zucker		
1 Ei	zufügen, mischen, unter ständigem Rühren zum Kochen bringen, leicht abkühlen lassen, Puddingform öffnen, auf eine Platte stürzen, mit wenig Sauce übergießen, restliche Vanillesauce in einem Saucengießer dazureichen	

Milchreis

Energiegehalt:	1285 kJ (307 kcal)	Fett:	5 g	Eiweiß:	7 g	Kohlenhydrate:	59 g

Zutaten	Zubereitung	Garzeit/Tipps
1 l Milch 150 g Rundkornreis 20 g Butter	in einen Topf geben	Milch ohne Deckel aufkochen lassen
50 g Zucker	zufügen Zutaten mischen, zum Kochen bringen, auf kleiner Stufe garen	25–30 Minuten
$^{1}/_{2}$ Zitrone	auspressen, Saft zum Schluss zufügen	
40 g Zucker 2 Tl Zimt	mischen	
	Milchreis in eine Schüssel geben, mit Zucker/Zimt bestreuen, heiß oder lauwarm servieren	dazu können verschiedene Kompotte gereicht werden

Apfelküchlein

Energiegehalt:	1798 kJ (429 kcal)	Fett:	4 g	Eiweiß:	11 g	Kohlenhydrate:	85 g

Zutaten	Zubereitung	Garzeit/Tipps
6 Äpfel	waschen, putzen, Kerngehäuse ausstechen, in 1 cm dicke Ringe schneiden	Fett in der Fritteuse erhitzen (90 °C)
1 El Zucker 1 El Zitronensaft	über die Apfelringe streuen Apfelringe beträufeln	dazu kann Vanillesauce, s. S. 306, gereicht werden
250 g Mehl 2 Eier	in eine Rührschüssel geben verquirlen, zufügen	
$^{1}/_{4}$ Tl Salz 1 Tl Zucker $^{1}/_{4}$ l Milch	zufügen, Zutaten mit dem Rührgerät mischen	Schneebesen verwenden
	Apfelküchlein mithilfe zweier Gabeln in den Teig tauchen, vorsichtig in das Fettbad einlegen, goldgelb ausbacken Apfelringe in einem Metallsieb abtropfen lassen	Fritteuse auf 170 °C stellen 4 Minuten bei 170 °C
4 El Zucker $^{1}/_{2}$ Tl Zimt	mischen, Apfelringe damit bestreuen, auf einer Platte anrichten	
	warm servieren	

Kirschenmichel

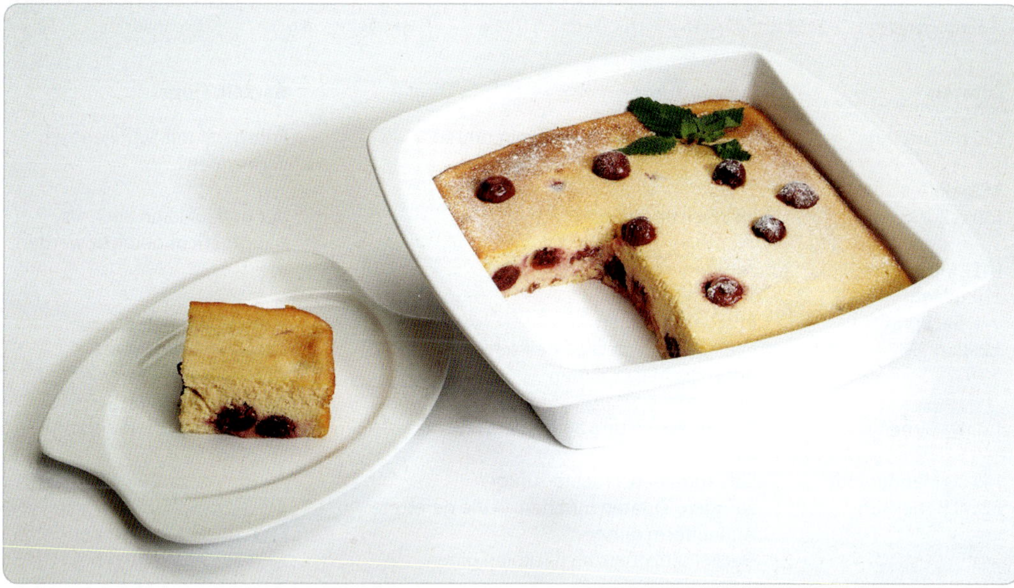

Energiegehalt:	2493 kJ (599 kcal)	Fett:	36 g	Eiweiß:	24 g	Kohlenhydrate:	55 g

Zutaten	Zubereitung	Garzeit/Tipps
80 g Margarine	in einer Rührschüssel cremig schlagen	Rührgerät mit Schneebesen verwenden
100 g Zucker 3 Eigelb	im Wechsel zufügen	dazu kann Vanillesauce gereicht werden, s. S. 306
400 g Magerquark	zufügen	
150 g Grieß 1 Tl Backpulver	mischen, beides zufügen	
3 Eiklar	in einem Rührbecher steif schlagen	Rührgerät mit sauberen Schneebesen verwenden
200 ml Sahne	danach steif schlagen	
400 g Sauerkirschen	Kirschen, Sahne und Eischnee unter die Masse ziehen	Auflaufform fetten
	Masse in die gefettete Form geben, im Backofen garen	☐ 45–60 Minuten bei 190 °C ⅄ 40–50 Minuten bei 180 °C
20 g Puderzucker	Auflauf bestäuben, in der Form heiß servieren	

Mandarinen-Birnenauflauf

Energiegehalt:	2463 kJ (592 kcal)	Fett:	36 g	Eiweiß:	6 g	Kohlenhydrate:	58 g

Zutaten	Zubereitung	Garzeit/Tipps
150 g Margarine	in einer Rührschüssel cremig rühren	Rührgerät mit Schneebesen verwenden
3 Eigelb 150 g Zucker	im Wechsel zufügen	der Auflauf kann auch als Hauptgericht gereicht werden
1 Tl Zimt	zufügen	
250 g Mehl $^1/_2$ P Backpulver	mischen, zufügen	Rührgerät mit sauberen Schneebesen verwenden
3 Eiklar	in einem Rührbecher steif schlagen unter die Masse ziehen	Auflaufform fetten
1 gr Ds Birnen	Saft abgießen und auffangen, Früchte würfeln, zufügen	
1 kl Ds Mandarinen	Saft abgießen, Früchte zufügen	
62 ml Birnensaft	zufügen, Zutaten mischen, in die gefettete Auflaufform geben Deckel schließen, im Backofen garen	☐ 30–40 Minuten bei 170 °C ⅄ 20–30 Minuten bei 170 °C
20 g Puderzucker	bestäuben, in der Form anrichten	dazu passen eine Vanillesauce oder eine Weinschaumsauce, s. S. 306
8 Mandarinen	garnieren	

Apfelauflauf

Energiegehalt:	1911 kJ (455 kcal)	Fett:	3 g	Eiweiß:	7 g	Kohlenhydrate:	107 g

Zutaten	Zubereitung	Garzeit/Tipps
1 kg Äpfel	waschen, schälen, vierteln, Kerngehäuse entfernen, in feine Blättchen schneiden, in eine Schüssel geben	Der Apfelauflauf kann auch als Hauptgericht gereicht werden
12 Scheiben Toastbrot	toasten, würfeln, zufügen	
100 g Zucker $^1/_4$ l Apfelsaft	zufügen, abdecken, ziehen lassen	Ruhezeit 15 Minuten dazu kann Vanillesauce gereicht werden
50 g Rosinen 1 Tl Zimt	zufügen, Zutaten in die gefettete Form geben, in den Backofen stellen und garen	☐ 30–45 Minuten bei 190 °C ⅄ 20–30 Minuten bei 170 °C
20 g Puderzucker	Auflauf bestäuben, in der Form anrichten	

Dampfnudeln

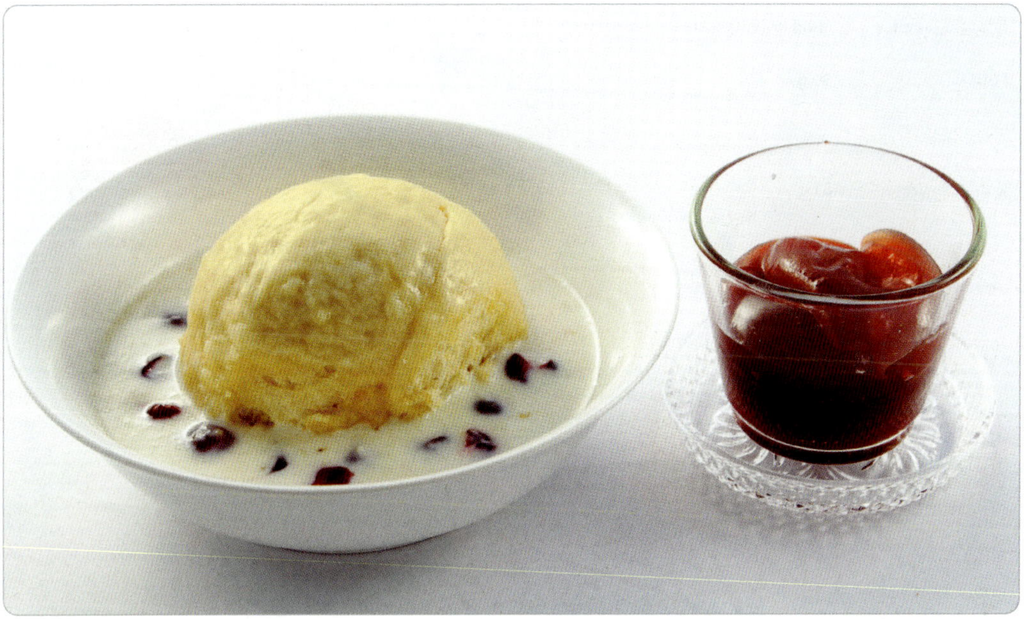

Energiegehalt:	3585 kJ (856 kcal)	Fett:	3 g	Eiweiß:	11 g	Kohlenhydrate:	117 g

Zutaten	Zubereitung	Garzeit/Tipps
1 abgewandeltes Grundrezept Hefeteig, süß (500 g Mehl, 1 Würfel Hefe, 1/4 l Milch, 100 g Butter, 50 g Zucker, 1/2 Tl Salz, 1 Ei) herstellen, s. S. 126		
	Teig ca. 2 cm dick ausrollen, mit einem Trinkglas Kreise (Dampfnudeln) ausstechen, Teiglinge nebeneinander in die Kasserolle setzen, in die Kasserolle geben	zu Dampfnudeln kann Vanillesauce oder Weinschaumsauce gereicht werden
1/4 l Milch 50 g Butter 50 g Zucker	zufügen, über die Dampfnudeln gießen, Deckel schließen, Dampfnudeln im Backofen garen	☐ 30–40 Minuten bei 200 °C ⅄ 30–40 Minuten bei 180 °C
	Dampfnudeln auf einer Platte anrichten	

HINWEIS

Zu Dampfnudeln

Dampfnudeln können als Hauptgericht, Nachspeise, Zwischenmahlzeit und zum Kaffee gereicht werden. In einigen Regionen werden Dampfnudeln mit Backpflaumen, getrockneten Aprikosen, entsteinten Mirabellen oder verschiedenen Konfitüren gefüllt.

Tiramisu (8 Personen)

Energiegehalt:	3086 kJ (736 kcal)
Fett:	59 g
Eiweiß:	9 g
Kohlenhydrate:	81 g

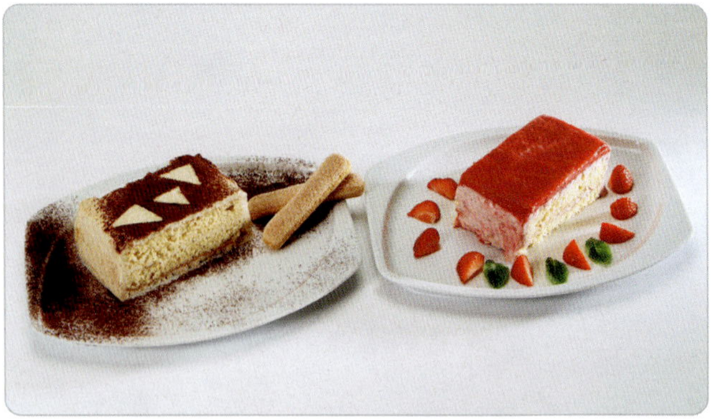

Zutaten	Zubereitung	Garzeit/Tipps
Ein 5-faches Grundrezept Biskuitmasse (5 Eigelb, 125 g Zucker, 125 g Mehl, 5 Eiklar) herstellen, s. S. 130 (**alternativ:** 250 g Löffelbiskuits)		
   1 kg Mascarpone	Masse auf dem Blech verteilen, abbacken Gebäck auf ein frisches Geschirrtuch stürzen, Biskuit erkalten lassen in eine Schüssel geben, cremig rühren	Blech mit Backpapier auslegen □ 8 Minuten bei 220 °C ⅄ 8 Minuten bei 200 °C anstatt Mascarpone kann Magerquark verwendet werden
Moccacreme		
$^1/_2$ Tasse Mocca 4 El Rum 75 g Zucker 4 El Milch	aus Instantkaffee anrühren Zutaten in den Mascarpone einrühren	
Früchtecreme		
500 g Erdbeeren (Heidelbeeren, Himbeeren) 4 El Kirschwasser 75 g Zucker 4 El Milch	waschen, putzen, pürieren Zutaten in den Mascarpone einrühren	
      20 g Kakao	Biskuit je nach Auflaufform in passende Platten schneiden. Wenig Creme auf dem Boden der Auflaufform verteilen, mit Gebäckplatten abdecken. Vorgang wiederholen, Masse und Gebäck im Wechsel einschichten. Letzte Gebäckplatte mit Creme abdecken bestäuben, kühlen, ziehen lassen Tiramisu in der Form servieren	statt Biskuitplatten können auch Löffelbiskuits verwendet werden 30 Minuten

Honigfrüchte

Energiegehalt:	1053 kJ (252 kcal)	Fett:	1 g	Eiweiß:	5 g	Kohlenhydrate:	53 g

Zutaten	Zubereitung	Garzeit/Tipps
Ausbackteig		Fritteuse vorheizen
125 g Mehl	in eine Schüssel geben	
4 El Honig	zufügen	
62 ml Milch	zufügen, mischen, abdecken, quellen lassen	10 Minuten
Honigbanane		
1 Zitrone	halbieren, Saft auspressen	
4 Bananen	schälen, längs halbieren, mit dem Saft beträufeln	
Honigapfel		
1 Zitrone	halbieren, Saft auspressen	
4 Äpfel	schälen, Kerngehäuse ausstechen, in Scheiben schneiden, mit der Zitrone beträufeln	
Honigananas		
$^{1}/_{2}$ frische Ananas	putzen, schälen, in ca. 1,5 cm dicke Scheiben schneiden	
oder (1 gr Ds Ananasringe)	(Saft abgießen, Früchte entnehmen)	
	Früchte mithilfe einer Gabel in den Ausbackteig eintauchen	
	vorsichtig in das heiße Fett einlegen und goldbraun ausbacken, abtropfen lassen	
	Früchte auf einer Platte anrichten	
2–3 Minzblätter	waschen, garnieren, heiß servieren	

Tofu-Früchtedessert

Energiegehalt:	890 kJ (212 kcal)	Fett:	3 g	Eiweiß:	12 g	Kohlenhydrate:	20 g

Zutaten	Zubereitung	Garzeit/Tipps
500 g Tofu gefroren	in Stücke brechen und mithilfe eines Stabmixers cremig mixen	
4 El Honig	zufügen	
250 g Erdbeeren (Kiwis, Himbeeren, Trauben)	waschen, putzen, grob würfeln, unterheben	
	Masse in Schälchen verteilen	
4 El Pistazien	grob hacken, zum Schluss darüberstreuen, kalt servieren	

Vanillesauce

Energiegehalt:	518 kJ (124 kcal)	Fett:	4 g	Eiweiß:	6 g	Kohlenhydrate:	18 g

Zutaten	Zubereitung	Garzeit/Tipps
$^1/_2$ l Milch 20 g Stärke	in einen Topf geben	Kochfeld erst dann einschalten, wenn alle Zutaten im Topf verrührt sind
40 g Zucker	zufügen	
1 Vanilleschote	aufschlitzen, Mark herauslösen, beides zufügen	
1 Ei	zufügen	
	Zutaten unter ständigem Rühren zum Kochen bringen, Schote entfernen, Sauce in einem Saucengießer anrichten, heiß, kalt oder lauwarm servieren	Vanillesauce passt zu Dampfnudeln und Apfelstrudel

Weinsauce

Energiegehalt:	378 kJ (90 kcal)	Fett:	+	Eiweiß:	6 g	Kohlenhydrate:	18 g

Zutaten	Zubereitung	Garzeit/Tipps
$^1/_4$ l Apfelsaft $^1/_4$ l Weißwein 20 g Stärke	in einen Topf geben	Kochfeld erst dann einschalten, wenn alle Zutaten im Topf verrührt sind
40 g Zucker	zufügen	
1 Ei	zufügen	
	Zutaten unter ständigem Rühren zum Kochen bringen, Sauce in einem Saucengießer anrichten, heiß oder lauwarm servieren	

Weinschaumsauce

Energiegehalt:	2427 kJ (579 kcal)	Fett:	12 g	Eiweiß:	9 g	Kohlenhydrate:	66 g

Zutaten	Zubereitung	Garzeit/Tipps
6 Eigelb 100 g Zucker	in einer Metallschüssel verquirlen	
$^1/_2$ Tl Zimt	zufügen, mischen	
$^1/_4$ l Weißwein	zufügen, Schüssel in ein Wasserbad stellen, Flüssigkeit so lange aufschlagen, bis sie dicklich wird und eine hellcremige Farbe bekommt	Weinschaumsauce kann zusammen mit Löffelbiskuits als Dessert angeboten werden
	Weinschaumsauce in eine Karaffe füllen, sofort servieren	

Kinderbowle

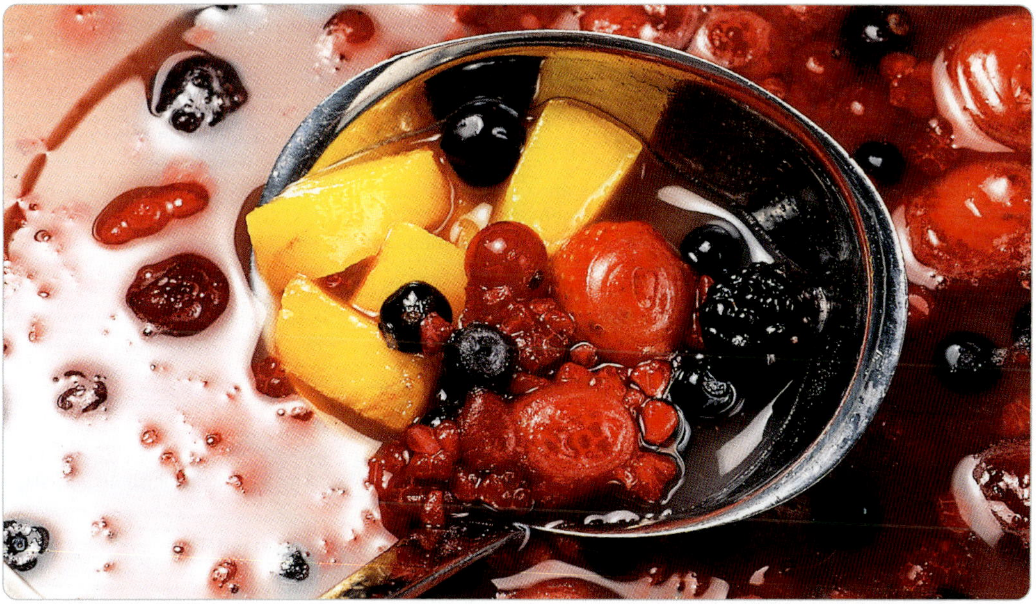

Energiegehalt:	1275 kJ (303 kcal)	Fett:	8 g	Eiweiß:	4 g	Kohlenhydrate:	123 g

Zutaten	Zubereitung	Garzeit/Tipps
750 g Himbeeren (Erdbeeren, Heidelbeeren)	 waschen, putzen, evtl. zerkleinern, Früchte in ein Bowlegefäß geben	je nach Jahreszeit 2 gr Ds Ananas, Pfirsiche oder Kirschen
2 l Apfelsaft 1 l Orangensaft 100 g Zucker 1 Fl Mineralwasser	 zufügen zum Schluss zufügen	

Früchtebowle

Energiegehalt:	2912 kJ (695 kcal)	Fett:	+	Eiweiß:	2 g	Kohlenhydrate:	38 g

Zutaten	Zubereitung	Garzeit/Tipps
750 g Himbeeren (Erdbeeren, Heidelbeeren)	 waschen, putzen, evtl. zerkleinern, Früchte in ein Bowlegefäß geben	je nach Jahreszeit 2 gr Ds Ananas, Pfirsiche oder Kirschen
2 l Rotwein evtl. 100 g Zucker 1 El Zitronensaft 1 Fl Mineralwasser 2 Fl Sekt (rot)	 zufügen zufügen, kühlen zum Schluss zufügen direkt vor dem Servieren zufügen	bei hellen Früchten Weißwein verwenden Sekt kalt stellen Kühlzeit 60 Minuten

Glühwein

Energiegehalt:	1275 kJ (304 kcal)	Fett:	+	Eiweiß:	1 g	Kohlenhydrate:	31 g

Zutaten	Zubereitung	Garzeit/Tipps
Zutaten	in einen Topf geben	evtl. Glühweingewürz verwenden
2 l Rotwein	zufügen	
1/4 l Orangensaft	2 x zerbrechen, zufügen	
1 Zimtstange	auspressen, Saft zufügen	
1 Zitrone	zufügen, 10 Minuten unter dem Siedepunkt	
evtl. 100 g Zucker	ziehen lassen, sieben	
	Glühwein in hitzebeständigen Gläsern servieren	

Punsch (alkoholfrei)

Energiegehalt:	1394 kJ (333 kcal)	Fett:	+	Eiweiß:	3 g	Kohlenhydrate:	80 g

Zutaten	Zubereitung	Garzeit/Tipps
1/2 l Wasser	in einem Topf zum Kochen bringen	
4 Beutel Schwarztee	zufügen, 3 Minuten ziehen lassen, Beutel herausnehmen	
1/4 Stange Zimt		
1 l Orangensaft		
1 l Apfelsaft		
100 g Zucker	zufügen, erhitzen, Zimtstange entnehmen	
1 Zitrone	auspressen, Saft zufügen, heiß servieren	

Feuerzangenbowle

Energiegehalt:	2406 kJ (547 kcal)	Fett:	+	Eiweiß:	1 g	Kohlenhydrate:	69 g

Zutaten	Zubereitung	Garzeit/Tipps
2 l Rotwein		**Vorsicht! Rum nicht aus der Flasche über den Zuckerhut gießen, Explosionsgefahr!**
2 Nelken	in einen Topf geben	
1 Zimtstange	2 x zerbrechen	
1/4 l Orangensaft	zufügen, Zutaten erhitzen (nicht kochen), heiße Flüssigkeit in einen Bowletopf gießen, Feuerzange darüberlegen	
1 Zuckerhut	in die Feuerzange legen	der im Rum enthaltene Alkohol verflüchtigt sich zum größten Teil
500 ml Rum (mindestens 50% Alkohol)	Zuckerhut mit Rum tränken, anzünden; der Zucker schmilzt, karamellisiert und tropft in die Bowle. Wenn das Feuer ausgehen will, mit einem Löffel vorsichtig Rum nachgießen	

Bananenmilch

Energiegehalt:	768 kJ (183 kcal)	Fett:	+	Eiweiß:	6 g	Kohlenhydrate:	39 g

Zutaten	Zubereitung	Garzeit/Tipps
2–3 vollreife Bananen	schälen, grob zerkleinern, mit etwas Milch pürieren	
½ Zitrone	auspressen, zufügen	
2 P Vanillezucker	zufügen	
1 l Milch	zufügen, mischen, in eine Karaffe füllen	
6 Eiswürfel	zum Schluss zufügen	

Erdbeermilch

Energiegehalt:	480 kJ (114 kcal)	Fett:	+	Eiweiß:	5 g	Kohlenhydrate:	23 g

Zutaten	Zubereitung	Garzeit/Tipps
250 g Erdbeeren	waschen, putzen, pürieren	
50 g Zucker	zufügen	
½ Zitrone	auspressen, Saft darüberträufeln	
1 P Vanillezucker	zufügen	
1 l Milch	zufügen, mischen, in eine Karaffe füllen	
6 Eiswürfel	zum Schluss zufügen	

Orangenmilch

Energiegehalt:	693 kJ (165 kcal)	Fett:	+	Eiweiß:	6 g	Kohlenhydrate:	35 g

Zutaten	Zubereitung	Garzeit/Tipps
4 Orangen	halbieren, auspressen, Saft in eine Schüssel geben	
50 g Zucker	zufügen	wenn das Getränk lange
1 l Milch	zufügen, mischen, in eine Karaffe füllen	steht, kann durch die Säure
6 Eiswürfel	zum Schluss zufügen	die Milch gerinnen

Schokoladenmilch

Energiegehalt:	561 kJ (134 kcal)	Fett:	7 g	Eiweiß:	9 g	Kohlenhydrate:	9 g

Zutaten	Zubereitung	Garzeit/Tipps
8 Kugeln Schokoladeneis	in eine Schüssel geben	oder 4 El Instantkakao
1 l Milch	zufügen, mischen, in eine Karaffe füllen	
6 Eiswürfel	zum Schluss zufügen	

Vorbereitungen

Das Rezept sollte vor der Herstellung sorgfältig durchgelesen werden, um ein Fehlprodukt zu vermeiden. Der Arbeitsplatz muss eingerichtet, die benötigte Backform vorbereitet und alle Zutaten exakt abgewogen werden. Vor allem die Verwendung von frischen Eiern ist die Voraussetzung für ein gutes Gelingen.

Backbleche und Kuchenformen

- Sie werden entweder mit Backpapier ausgelegt oder dünn mit Fett bepinselt und evtl. mit Paniermehl bestreut.
- Bei Biskuit- und Brandmassen dürfen die Bleche nicht gefettet werden, da es zu schlechten Backergebnissen führen würde. Fett beeinflusst das Aufgehen der Gebäcke negativ.
- Springformen werden mit Backpapier ausgelegt und der Rand mit Wasser bepinselt.

Backöfen

- Umluftbacköfen müssen nicht vorgeheizt werden. Die Einschubhöhe der Bleche ist nicht vorgeschrieben und es können mehrere Bleche gleichzeitig eingeschoben werden.
- Backöfen mit Ober- und Unterhitze sollten ca. 10 Minuten vor der Verwendung auf die erforderliche Temperatur vorgeheizt werden. Flachgebäcke werden bei mittlerer Schiene und hohe Gebäcke (ggf. in Formen) werden 1–2 Schienen tiefer als die Mitte eingesetzt und abgebacken. Es kann immer nur ein Blech eingeschoben werden.
- Die Backzeiten und -temperaturen können den Rezepten entnommen werden.
- Gebäcke sollen vor Zugluft geschützt werden. Deshalb darf der Backofen erst unmittelbar vor Ende der Garzeit geöffnet werden. Durch das Sichtfenster des Backofens kann das Gebäck beobachtet werden.

Garproben

- Ob das Gebäck fertig gebacken ist, lässt sich mithilfe einer Garprobe ermitteln.
- Bei Rührgebäcken oder Tortenböden wird mit einem sauberen Holzspieß in das Gebäck gestochen. Haften nach dem Herausziehen keine Teigreste daran, so ist das Gebäck fertig gebacken.
- Bei Flachgebäcken lässt sich durch leichten Druck ertasten, ob sie fertig gebacken sind. Bildet sich eine kleine Mulde, so muss das Gebäck weiter gebacken werden. Federt die Mulde wieder zurück, so ist es fertig. Bricht das Gebäck ein, so ist es zu stark gebacken worden.
- Brandmassengebäcke klingen hohl, wenn sie fertig gebacken sind.

Nach dem Backen

- Blechkuchen und Kleingebäcke werden aus dem Backofen genommen und vorsichtig auf ein Gitter gesetzt, um dort vollständig erkalten zu können.
- Kuchen und Tortenböden bleiben 10–15 Minuten in der Form. Die Ränder werden evtl. mithilfe eines Messers gelöst. Danach werden auch diese Gebäcke zum vollständigen Erkalten auf ein Gitter gesetzt oder gestürzt.
- Biskuitplatten werden auf ein frisches Geschirrtuch gestürzt. Das Backpapier wird mit kaltem Wasser bepinselt und abgezogen. Danach wird die Gebäckplatte zum Erkalten in das Geschirrtuch eingerollt.

Bleche und Backformen

Jedes Blech muss vor der Verwendung mit Backpapier ausgelegt oder gefettet werden. Beschichtete Backformen erleichtern das Ablösen des Gebäckes. Unbeschichtete Weißblechformen müssen mit besonderer Sorgfalt gefettet und mit Paniermehl ausgestreut werden.

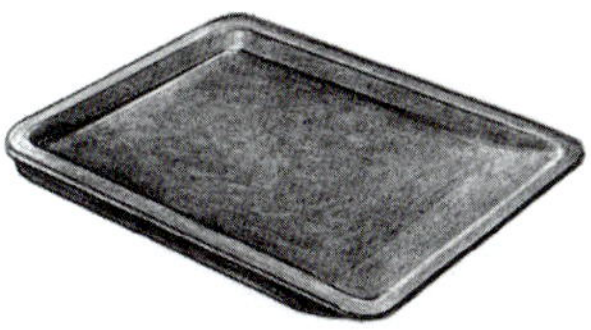

Backblech

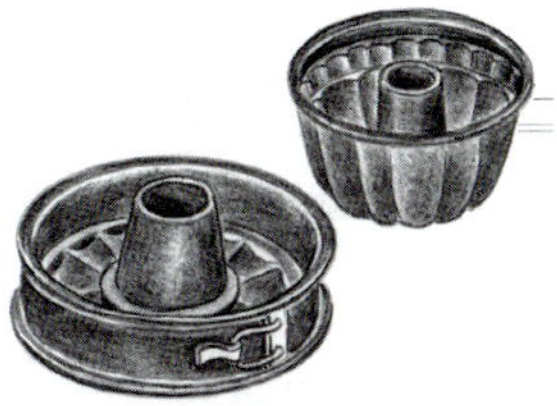

Gugelhupfform, Springform mit Gugelhupfeinsatz

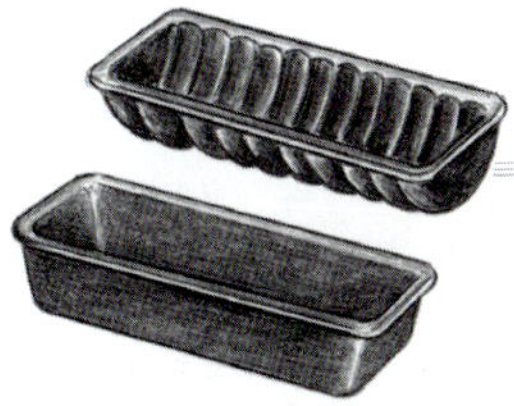

Kastenform, Rehrückenform

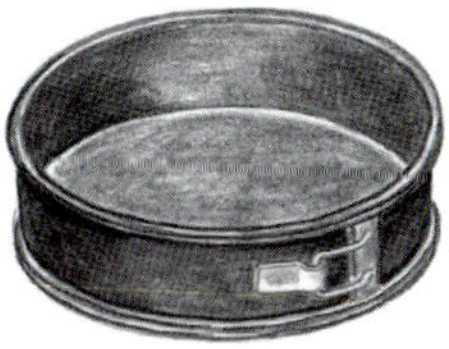

Springform

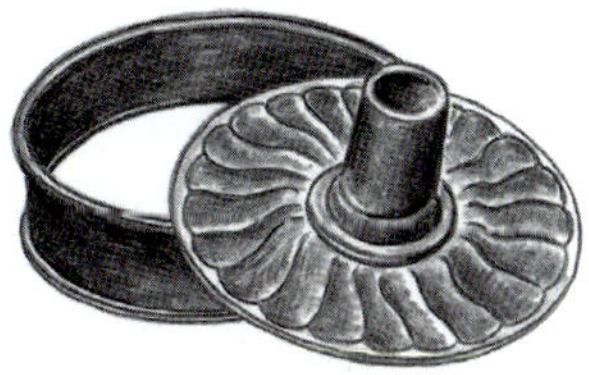

Springform mit Einsatz

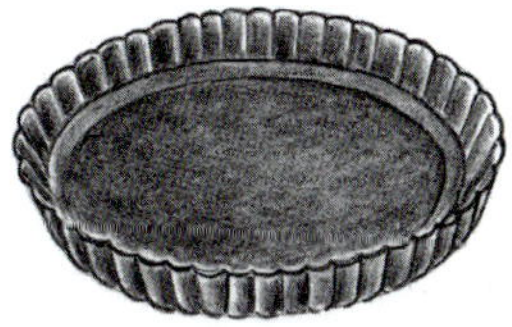

Obstkuchenform

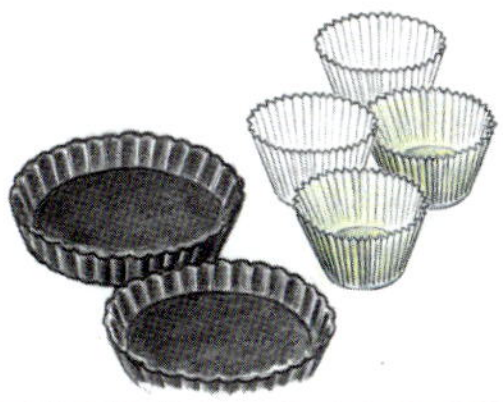

kleine Obstkuchenförmchen, Papierformen

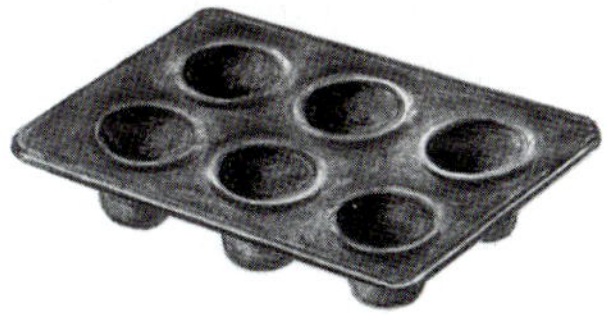

Muffinform

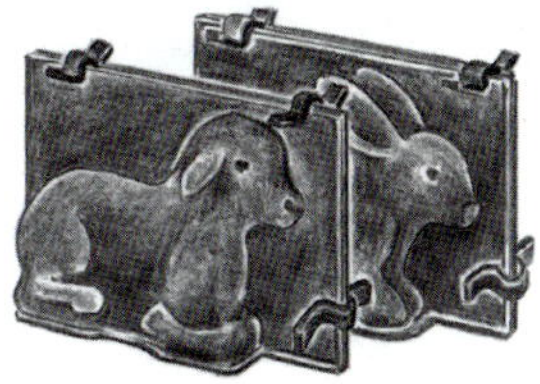

Figuren, Lammform, Hasenform

Anwendung

Backform	Verwendungsmöglichkeiten
Backblech	Süße und salzige Blechkuchen, Kleingebäcke, Brotlaibe
Gugelhupfform	Typische Form für Rührmassen (Marmorkuchen, süßer Markus)
Kastenform	Rührmassen, süßer und salziger Hefeteig
Springform	Rührmassen, Mürbeteigkuchen (Obst-, Käsekuchen), Biskuitmasse (Tortenböden), salzige Torten (Tomatentorte)
Springform mit Einsatz	Hefeteig (Nussring), Rührmasse (Frankfurter Kranz)
Obstkuchenform	Rühr- und Biskuitmasse für Obstkuchenböden
Papier Muffinförmchen	Biskuit- und Rührmasse für Kleingebäcke (falsche Mohrenköpfe)
Figuren	Biskuit- und Rührmasse für z. B. Osterlämmer

Torten

Um eine Torte herstellen zu können, muss zuerst ein Tortenboden gebacken werden. Erst wenn dieser vollständig erkaltet ist, kann mit dem Aufbau einer Torte begonnen werden.

Tortenboden teilen

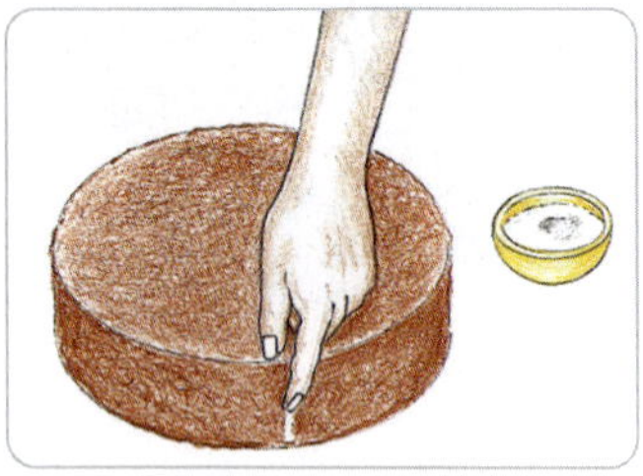

Zuerst mit Puderzucker einen Strich ziehen, damit die Teile zum Schluss wieder exakt aufeinander gesetzt werden können

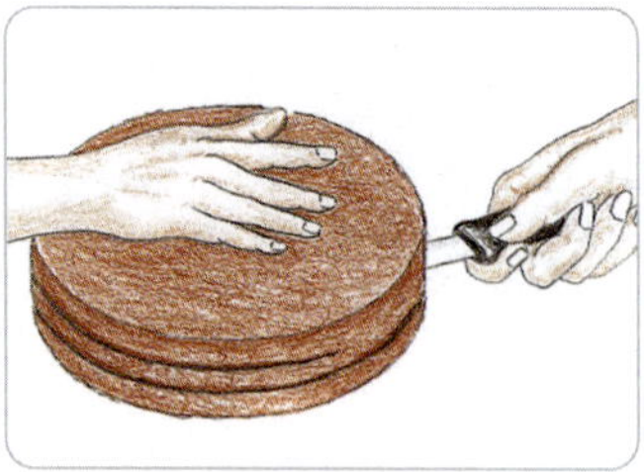

Tortenboden 1–2-mal mithilfe eines großen Messers auseinanderschneiden

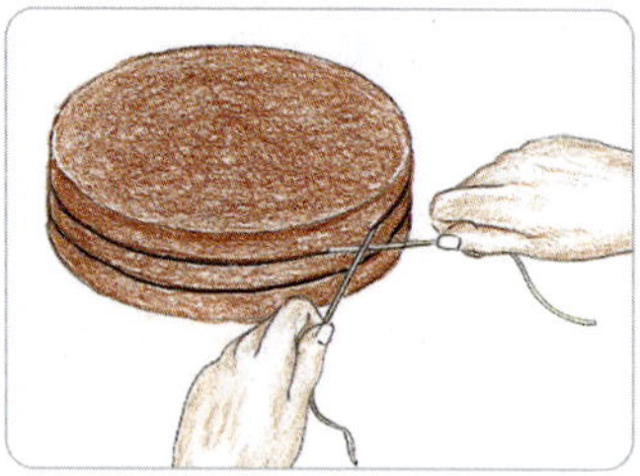

Alternativ kann der Tortenboden mithilfe eines Fadens 1–2-mal geteilt werden

Torte füllen

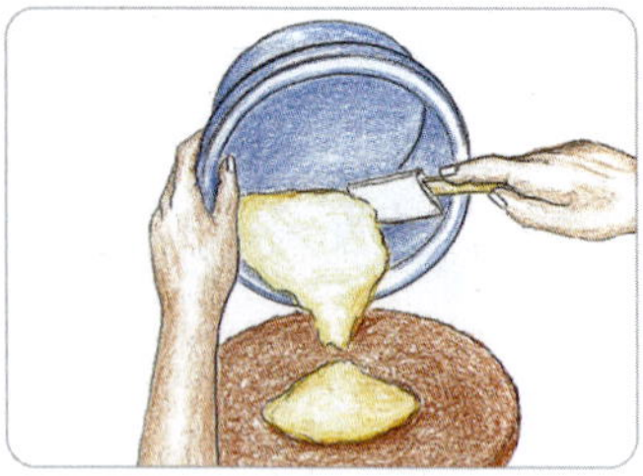

Torte füllen

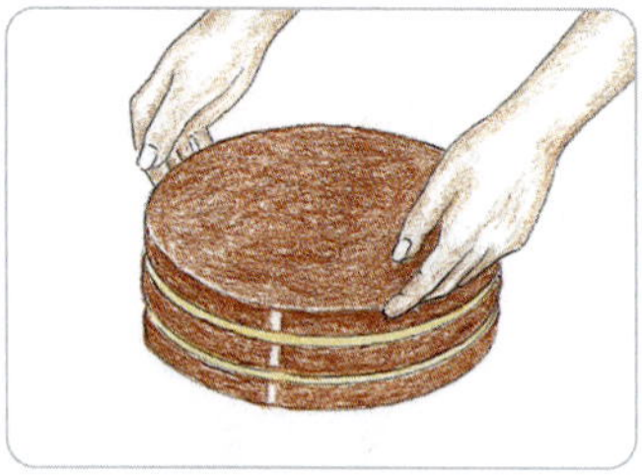

Torte kantengenau zusammensetzen

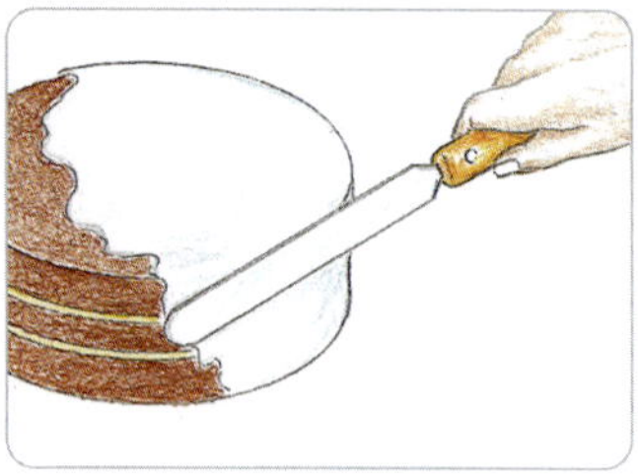

Torte mit der Füllung komplett überziehen

Ränder garnieren

Zum Garnieren der Ränder eignen sich:
- Schokoladenstreusel, Schokoladenraspel
- Krokant, Pistazienkerne
- Mandelblättchen, Mandelsplitter
- gemahlene Nüsse

Je nach Geschmack wählt man die geeignete Garnitur aus, streut sie auf eine Palette oder Teigkarte und drückt sie gleichmäßig an den Tortenrand.

Evtl. kann auch ein Teil oder die gesamte Oberfläche der Torte mit dieser Dekoration bestreut werden.

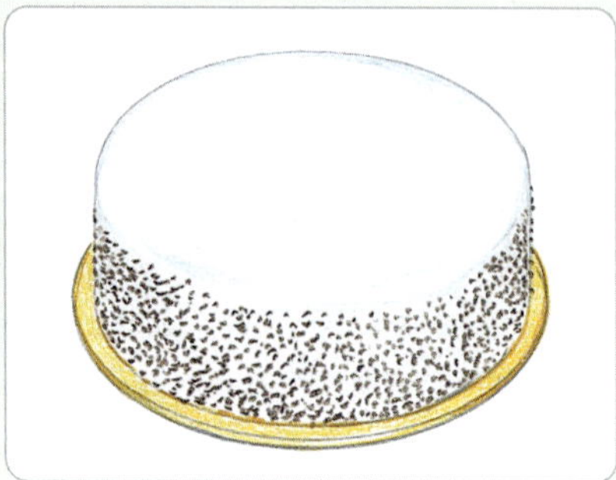

Torte garnieren

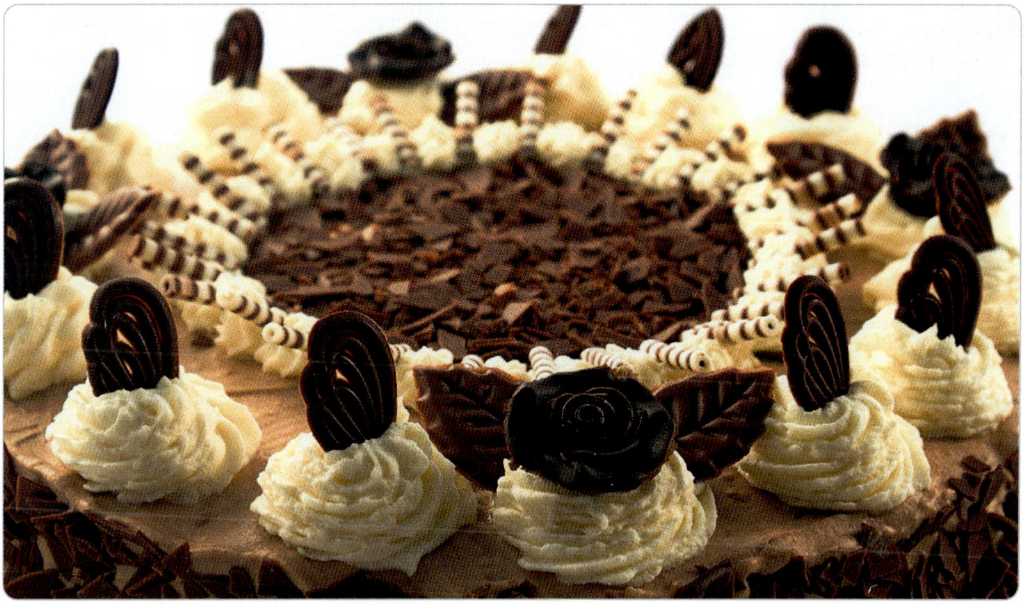

MERKE

Die Geschmackszutat, die zur Füllung der Torte gewählt wurde, sollte auch als Garnitur verwendet werden, z. B.: Schokoladentorte – Schokoladendekorblättchen, Moccatorte – Moccabohnen, Fruchtsahnetorte – Fruchtstücke.

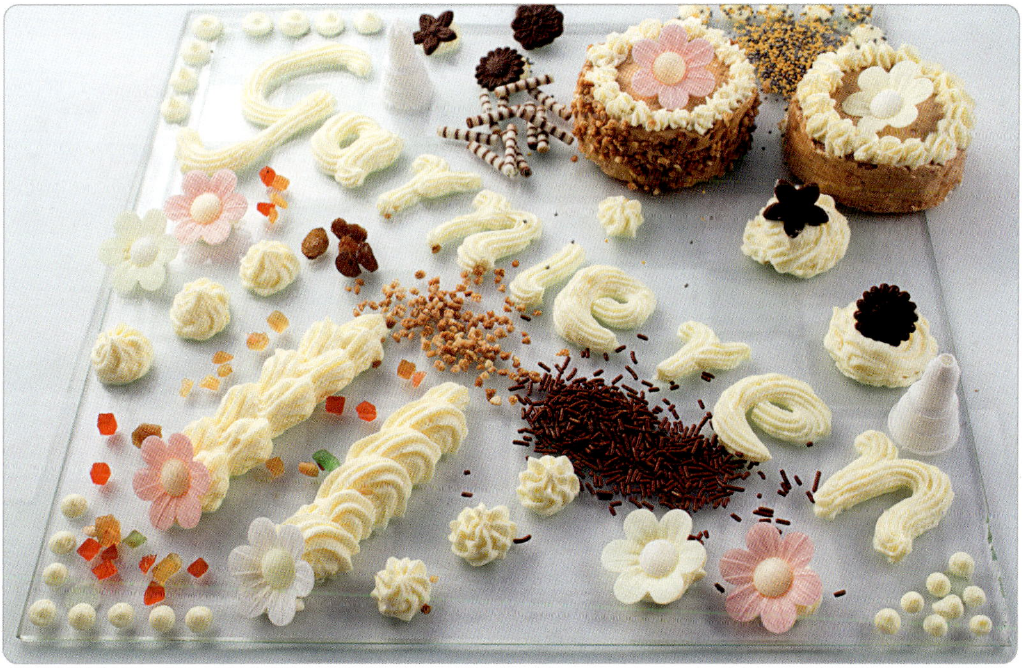

Gebäckformen

Taschen

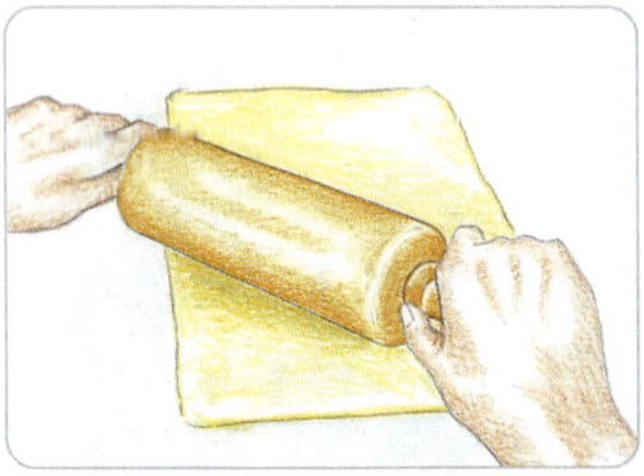

Teig zu einem Rechteck ausrollen

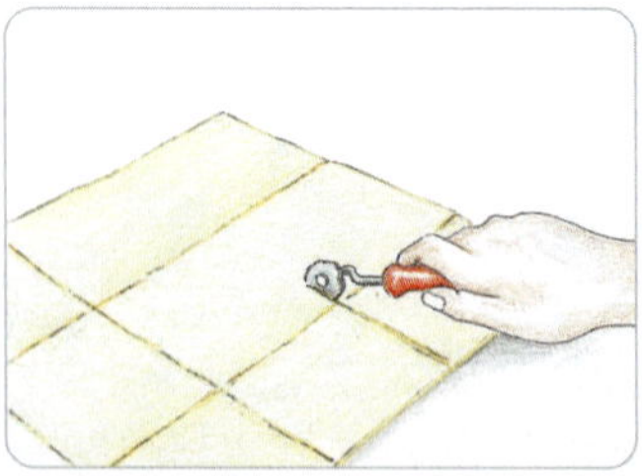

Rechtecke ausrädeln, Füllung auf den Teigplatten verteilen

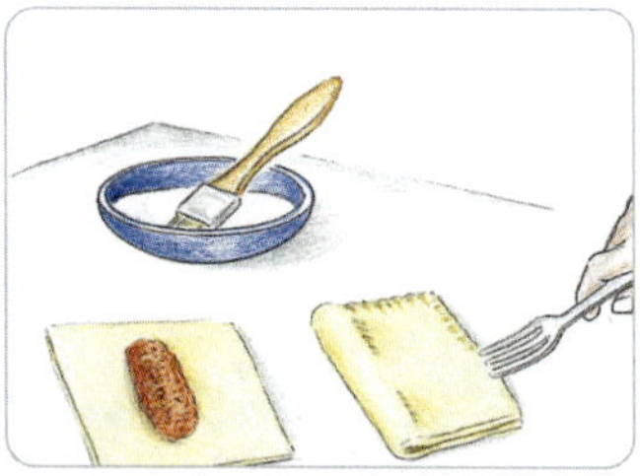

Ränder mit Eiklar bepinseln, Rechtecke zusammenklappen, Ränder andrücken

Hahnenkämme

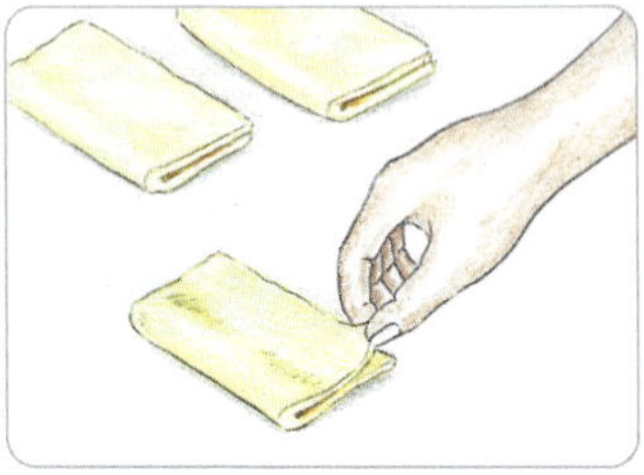

Taschen formen
siehe oben Bild 1–3

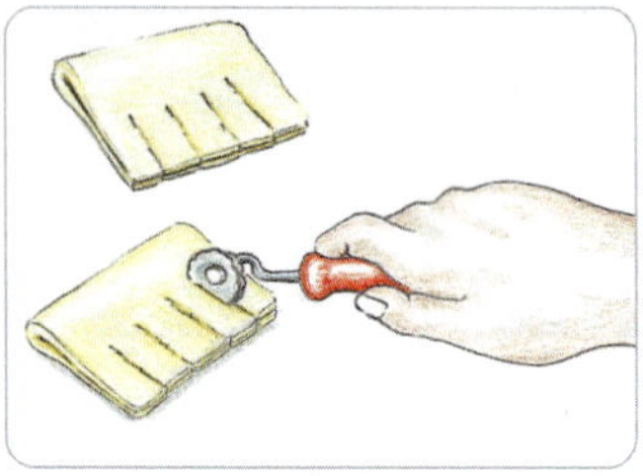

Seitenränder in gleichmäßigen Abständen einschneiden

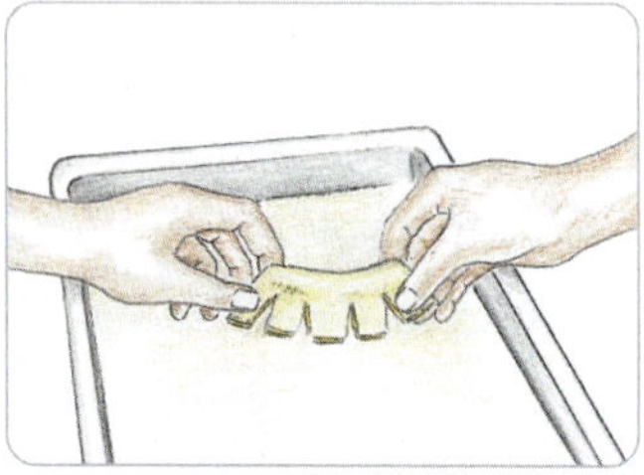

Gebäck leicht auseinander ziehen und auf ein Blech legen

Schnecken

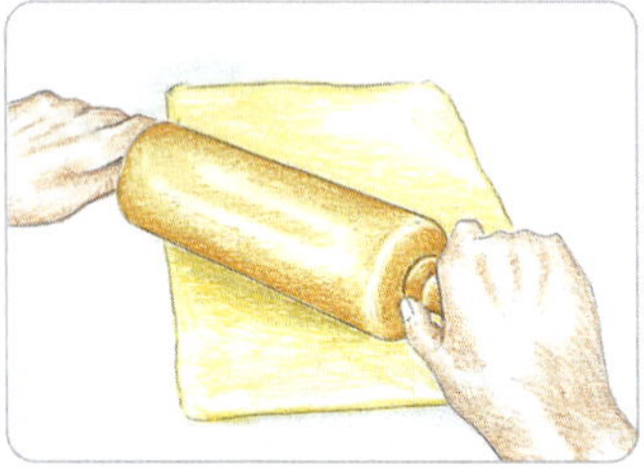

Teig zu einem Rechteck ausrollen

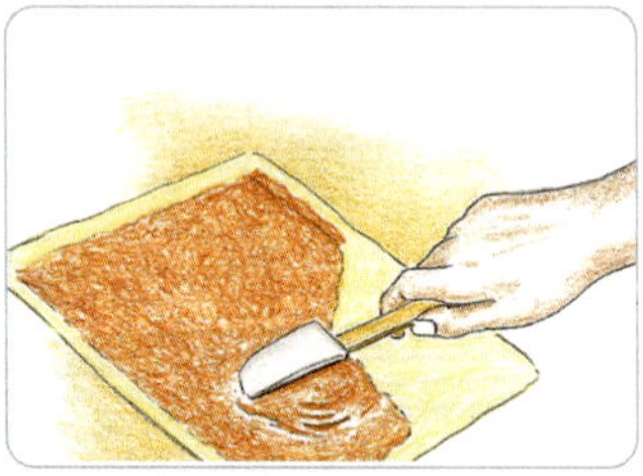

Füllung gleichmäßig verteilen, jeweils 2 cm Rand lassen

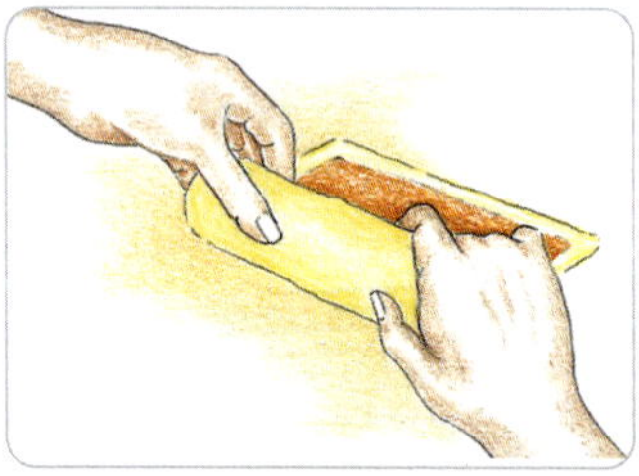

Teig aufrollen

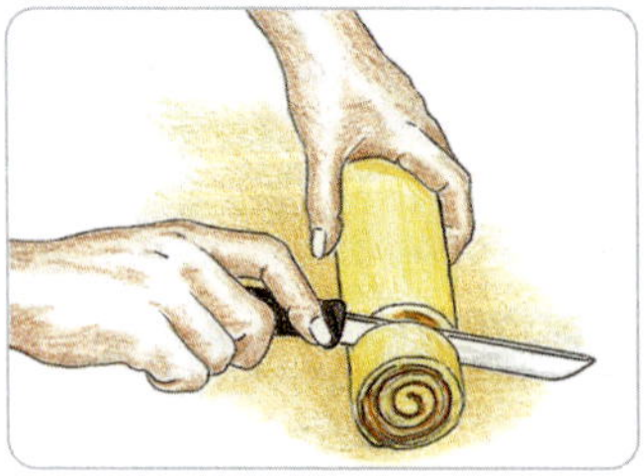

2–3 cm dicke Scheiben abschneiden

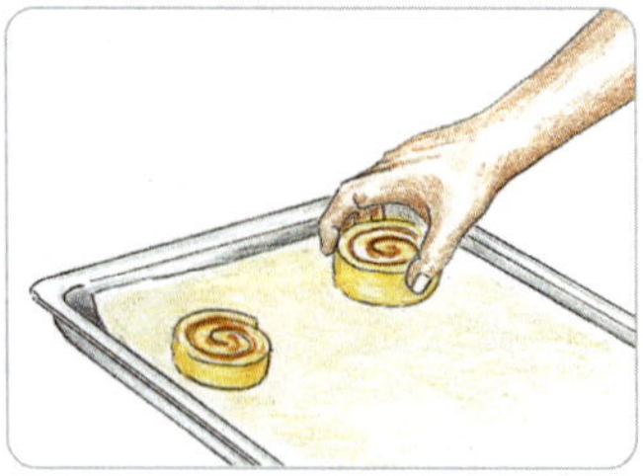

Teiglinge auf das Blech legen

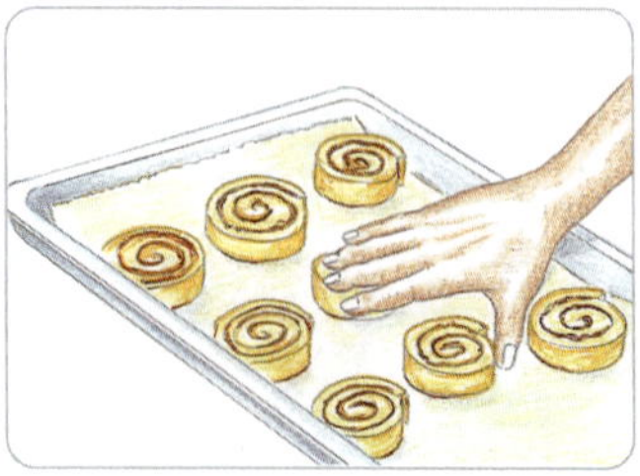

Mit der Hand etwas flach drücken

Zopf

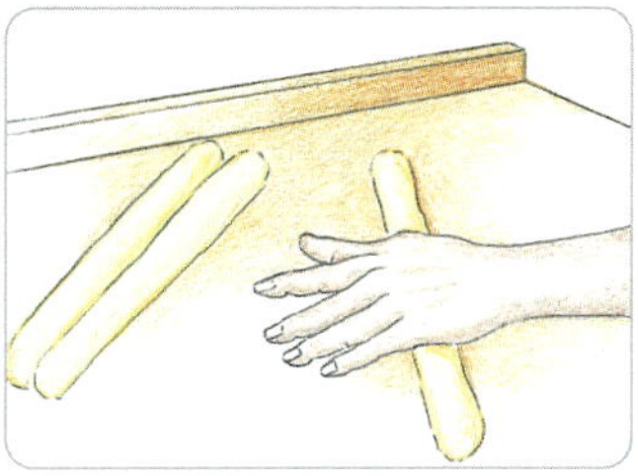

Drei gleich lange Rollen formen

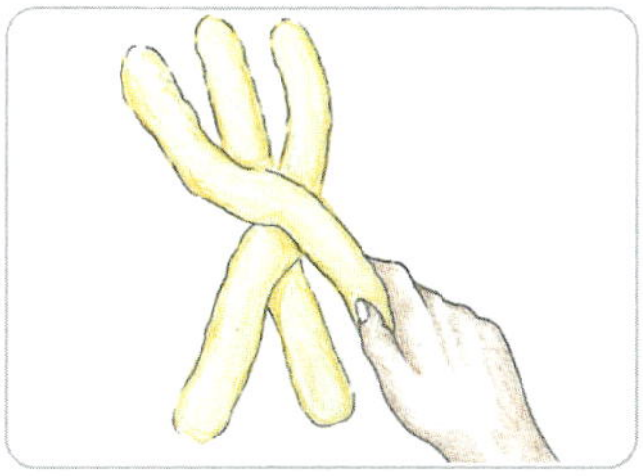

Von der Mitte nach außen die Teigrollen locker so kreuzen, dass sie sich zu einem Zopf flechten lassen

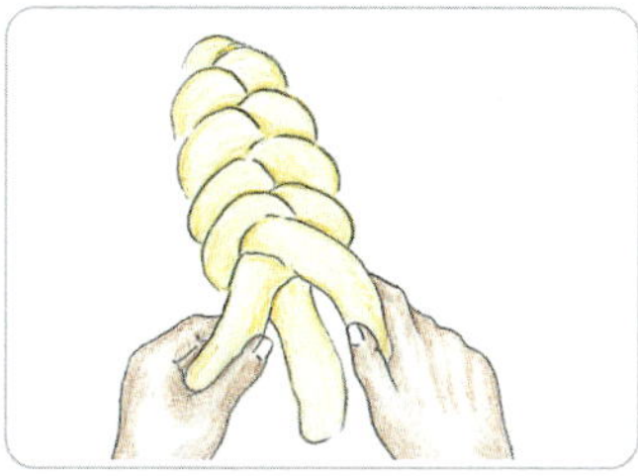

Zopf wenden und die zweite Hälfte zu einem Zopf flechten, Enden nach innen einschlagen

Kranz

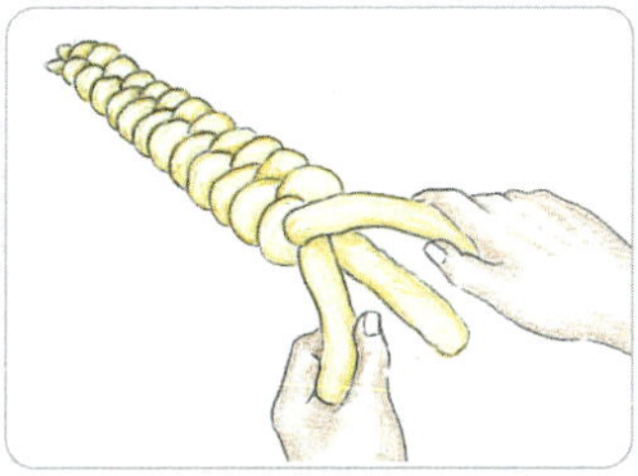

Drei gleich lange Teigrollen zu einem Zopf flechten (siehe oben)

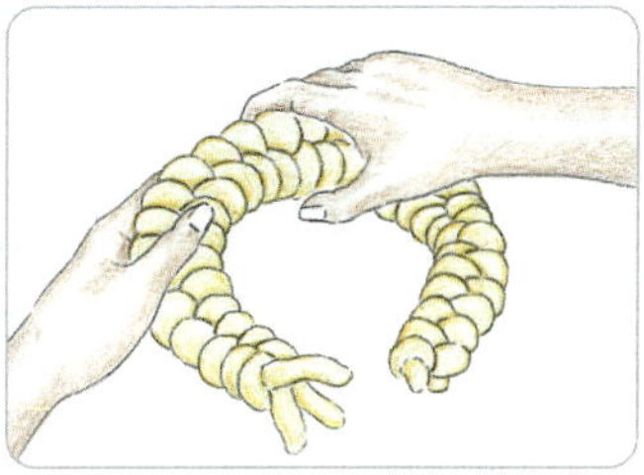

Zopf zu einem runden Kranz formen

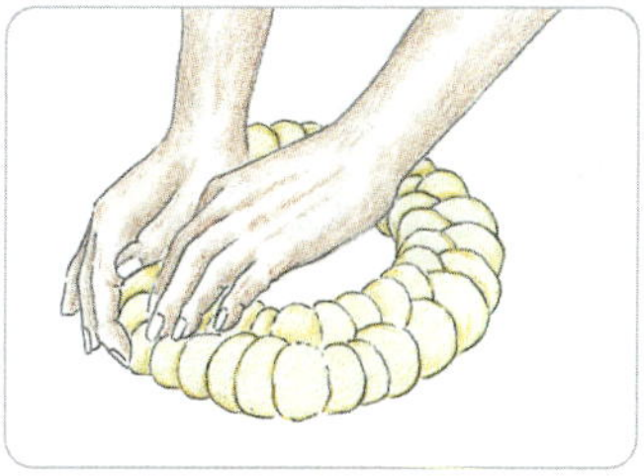

Enden sorgfältig miteinander verbinden und nach unten einschlagen

Hörnchen

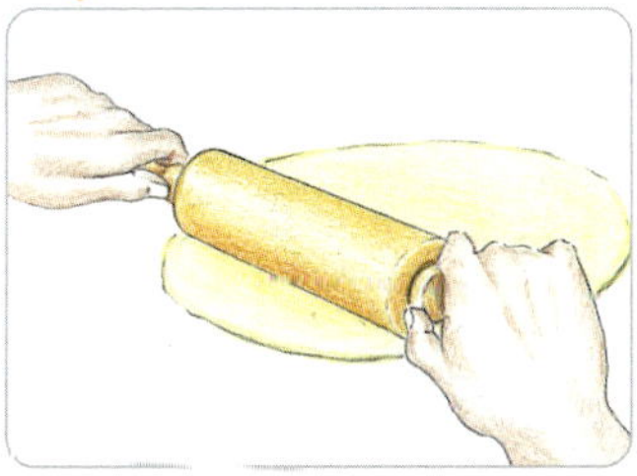

Teig zu einer runden Platte ausrollen

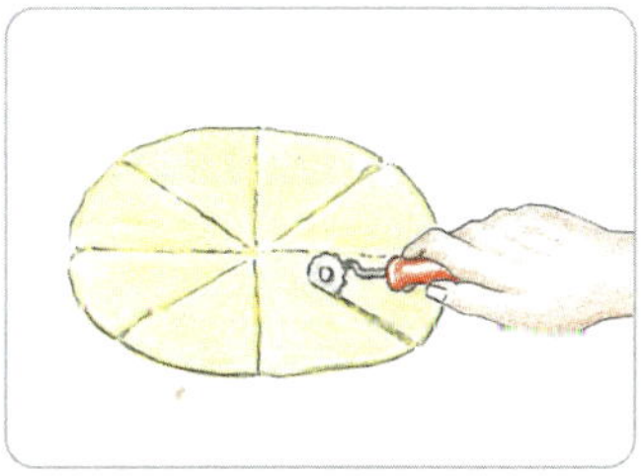

Mithilfe eines Teigrädchens in acht gleich große Stücke teilen, Füllung gleichmäßig verteilen

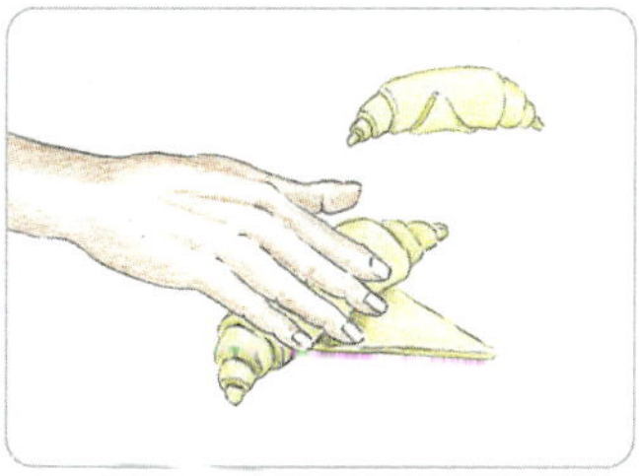

Teigstücke zu Hörnchen aufrollen

Windräder

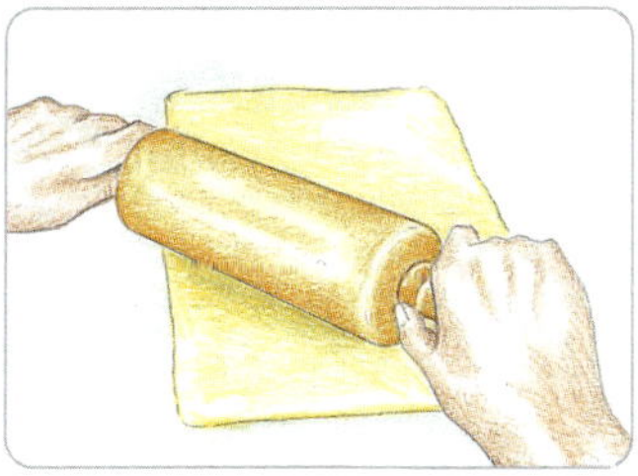

Teig zu einem Rechteck ausrollen, mit einem Teigrädchen Quadrate ausschneiden

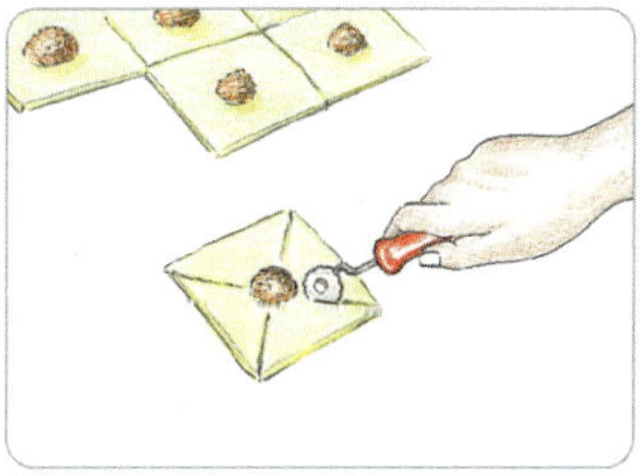

Füllung in die Mitte setzen, Enden diagonal zur Mitte einschneiden

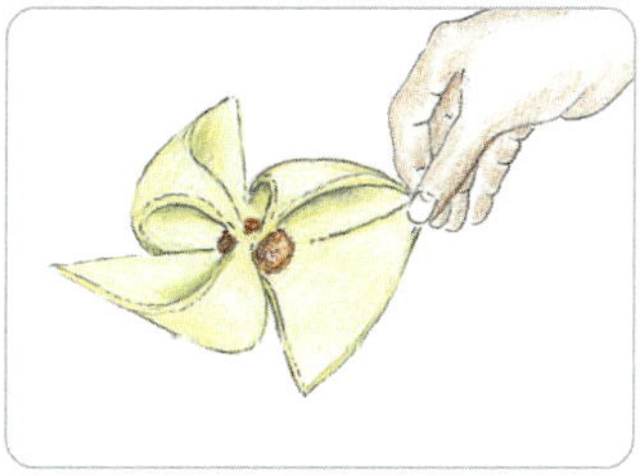

Jeweils eine Spitze zur Mitte schlagen, sodass alle vier Spitzen in der Mitte übereinander liegen

Marmorkuchen

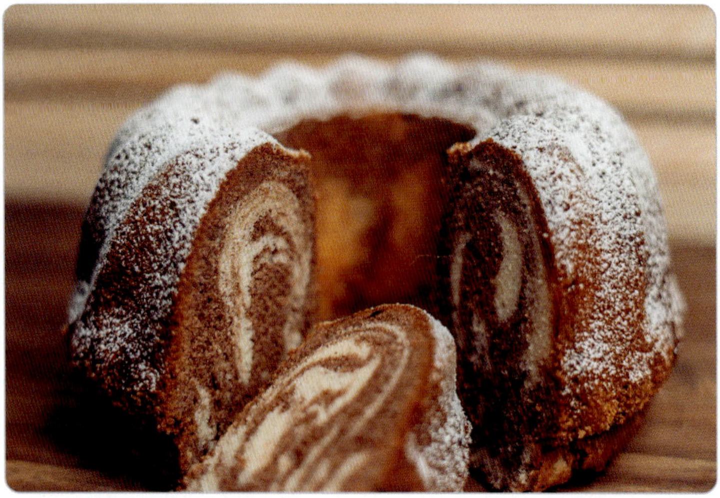

Energiegehalt:	1135 kJ (270 kcal)	Fett:	13 g	Eiweiß:	5 g	Kohlenhydrate:	31 g

Zutaten	Zubereitung	Garzeit/Tipps
1 Grundrezept Rührmasse (250 g Margarine, 4 Eier, 250 g Zucker, 1 P Backpulver, 500 g Mehl, $^1/_8$ l Milch) herstellen, s. S. 125		
 30 g Kakao 4 El Milch 50 g Puderzucker	die Hälfte der Masse in eine Rührschüssel geben in die Masse einrühren zufügen, mischen, helle Masse in die gefettete Form geben, dunkle Masse darübergeben, mithilfe einer Gabel dieTeigschichten spriralförmig mischen Kuchen backen Kuchen etwas auskühlen lassen, auf ein Gebäckgitter stürzen, völlig erkalten lassen Kuchen bestäuben	Gugelhupfform fetten, mit Paniermehl ausstreuen **alternativ** Springform oder zwei Kastenformen ☐ 60 Minuten bei 180 °C ⅄ 60 Minuten bei 170 °C **alternativ** Glasuren, s. S. 373
Nusskuchen		
1 abgewandeltes Grundrezept Rührmasse (250 g Margarine, 4 Eier, 250 g Zucker, 200 g gemahlene Haselnüsse (Mandeln), 1 P Backpulver, 300 g Mehl, $^1/_8$ l Milch) herstellen s. S. 125		
     100 g Haselnussglasur	Masse in die gefettete Form geben Kuchen backen Kuchen etwas auskühlen lassen, auf ein Gebäckgitter stürzen im Wasserbad schmelzen, Kuchen bepinseln, vollständig erkalten lassen	Gugelhupfform fetten **alternativ** s. o. ☐ 60 Minuten bei 180 °C ⅄ 60 Minuten bei 170 °C weitere Glasuren, s. S. 373
	Kuchen auf einer Platte anrichten	

Rührkuchen

Energiegehalt:	1326 kJ (315 kcal)	Fett:	15 g	Eiweiß:	6 g	Kohlenhydrate:	37 g

Zutaten	Zubereitung	Garzeit/Tipps
1/2 abgewandeltes Grundrezept Rührmasse (125 g Margarine, 2 Eier, 125 g Zucker, 1/2 P Backpulver, 150 g Mehl, 100 g Stärke, 1/16 l Milch) herstellen, s. S. 125		
	Masse in die vorbereitete Kastenform geben Kuchen backen	Kastenform fetten, mit Paniermehl ausstreuen ☐ 30–40 Minuten bei 180 °C ⅄ 30–40 Minuten bei 170 °C
	Kuchen leicht abkühlen lassen, auf ein Gitter stürzen, vollständig erkalten lassen	
3 El Puderzucker	bestäuben Kuchen auf einer Platte anrichten	
Zitronenkuchen/Orangenkuchen		
1/2 abgewandeltes Grundrezept Rührmasse (125 g Margarine, 2 Eier, 125 g Zucker, 1/2 P Backpulver, 150 g Mehl, 100 g Stärke, 1 El Milch) herstellen, s. S. 125		
1 Fl Zitronenaroma (Orangenaroma) Schale von ungespritzten Früchten	zum Schluss zufügen, Zitronenschale (Orangenschale) abreiben, zufügen	Kastenform fetten, mit Paniermehl ausstreuen
	Masse in die vorbereitete Kastenform geben Kuchen backen	☐ 30–40 Minuten bei 180 °C ⅄ 30–40 Minuten bei 170 °C
1 Zitrone (Orange)	auspressen Kuchen leicht abkühlen lassen, auf ein Gitter stürzen mit einem Holzspieß mehrmals in den Kuchen einstechen, mit dem Saft beträufeln	Rührgebäcke sind in Alufolie verpackt bis zu einer Woche haltbar
50 g Puderzucker 2 El Zitronensaft (Orangensaft)	in ein Schälchen geben zufügen, mischen, Kuchen mit der Glasur bepinseln, vollständig erkalten lassen Kuchen auf einer Platte anrichten	
Ameisenkuchen		
1 abgewandeltes Grundrezept Rührmasse (250 g Margarine, 4 Eier, 250 g Zucker, 100 g Schokostreusel, 1 P Backpulver, 500 g Mehl, 1/8 l Milch) herstellen, s. S. 125		
	Masse in die vorbereitete Kastenform geben Kuchen backen	Kastenform fetten, mit Paniermehl ausstreuen ☐ 60 Minuten bei 180 °C ⅄ 60 Minuten bei 170 °C
	Kuchen leicht abkühlen lassen, auf ein Gitter stürzen	
80 g Schokoladenglasur	im Wasserbad schmelzen, Kuchen bepinseln, vollständig erkalten lassen Kuchen auf einer Platte anrichten	

Schokoladenkuchen

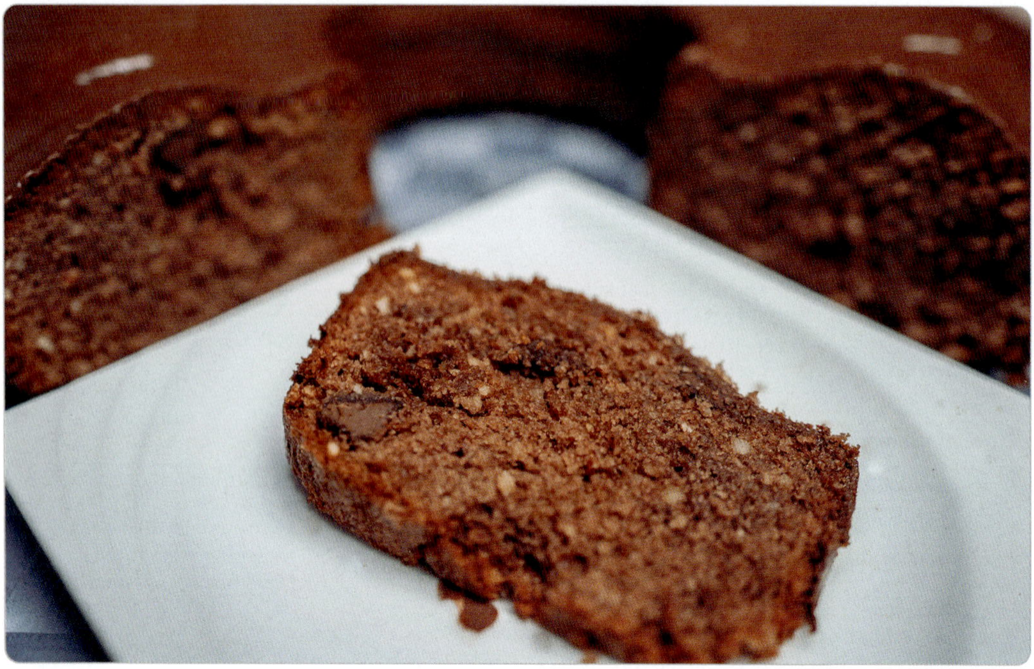

Energiegehalt:	1641 kJ (391 kcal)	Fett:	26 g	Eiweiß:	8 g	Kohlenhydrate:	32 g

Zutaten	Zubereitung	Garzeit/Tipps
250 g Margarine	in einer Rührschüssel cremig rühren	Rührgerät mit Schneebesen verwenden
375 g Zucker 4 Eigelb	im Wechsel zufügen	
200 g Mandeln	mahlen, zufügen	
20 g Kakao	zufügen	
100 g Vollmilchkuvertüre	grob zerkleinern, zufügen	
$^1/_8$ l Milch	zufügen	Gugelhupfform fetten, mit Paniermehl ausstreuen
300 g Mehl 1 P Backpulver 1 Tl Zimt	mischen, zufügen	
1 Fl Rumaroma	zufügen	
4 Eiklar	in einem Rührbecher steif schlagen, Eischnee unter die Masse ziehen, Masse in die gefettete Form geben, backen	Rührgerät mit Schneebesen verwenden 60 Minuten bei 180 °C (Ober-/Unterhitze) 60 Minuten bei 170 °C (Umluft)
	Gebäck leicht abkühlen lassen, auf ein Kuchengitter stürzen	
100 g Schokoladenglasur	im Wasserbad schmelzen, Kuchen mit der Glasur bepinseln, vollständig erkalten lassen, auf einer Kuchenplatte anrichten	

Bananenkuchen

Energiegehalt:	918 kJ (219 kcal)	Fett:	7 g	Eiweiß:	4 g	Kohlenhydrate:	19 g

Zutaten	Zubereitung	Garzeit/Tipps
5 reife Bananen	schälen, pürieren	Rührgerät mit Schneebesen verwenden
250 g Margarine	in einer Rührschüssel cremig rühren	
250 g Zucker 3 Eier	im Wechsel zufügen, Bananen zufügen	
200 g Haselnüsse	mahlen, zufügen	**alternativ:** Mandeln
300 g Mehl 1 P Backpulver	mischen, beides zufügen	Gugelhupfform fetten, mit Paniermehl ausstreuen
4 El Milch	zufügen, Masse in die gefettete Form geben	
	Kuchen backen	▭ 60 Minuten bei 180 °C ⅄ 60 Minuten bei 170 °C
	Kuchen leicht abkühlen lassen, auf ein Gitter stürzen, vollständig erkalten lassen	
4 El Puderzucker	bestäuben	
80 g Schokoladen-glasur	im Wasserbad schmelzen, Kuchen bepinseln, vollständig erkalten lassen Kuchen auf einer Platte anrichten	

Gewürzkuchen

Energiegehalt:	1035 kJ (246 kcal)	Fett:	17 g	Eiweiß:	4 g	Kohlenhydrate:	28 g

Zutaten	Zubereitung	Garzeit/Tipps
250 g Margarine	in einer Rührschüssel cremig rühren	Rührgerät mit Schneebesen verwenden
250 g Zucker 3 Eier	im Wechsel zufügen	
200 g Haselnüsse	mahlen, zufügen	**alternativ:** Mandeln
50 g Orangeat 50 g Zitronat	fein wiegen, zufügen	Gugelhupfform fetten, mit Paniermehl ausstreuen
2 Tl Zimt 1 Msp Nelken 30 g Kakao	zufügen	
300 g Mehl 1 P Backpulver	mischen, beides zufügen	
4 El Milch	zufügen, Masse in die gefettete Form geben, Kuchen backen	▭ 60 Minuten bei 180 °C ⅄ 60 Minuten bei 170 °C
	Kuchen leicht abkühlen lassen, auf ein Gitter stürzen, vollständig erkalten lassen	
4 El Puderzucker	bestäuben Gewürzkuchen auf einer Platte anrichten	statt Puderzucker eignen sich auch Glasuren, s. S. 373

Versunkener Obstkuchen

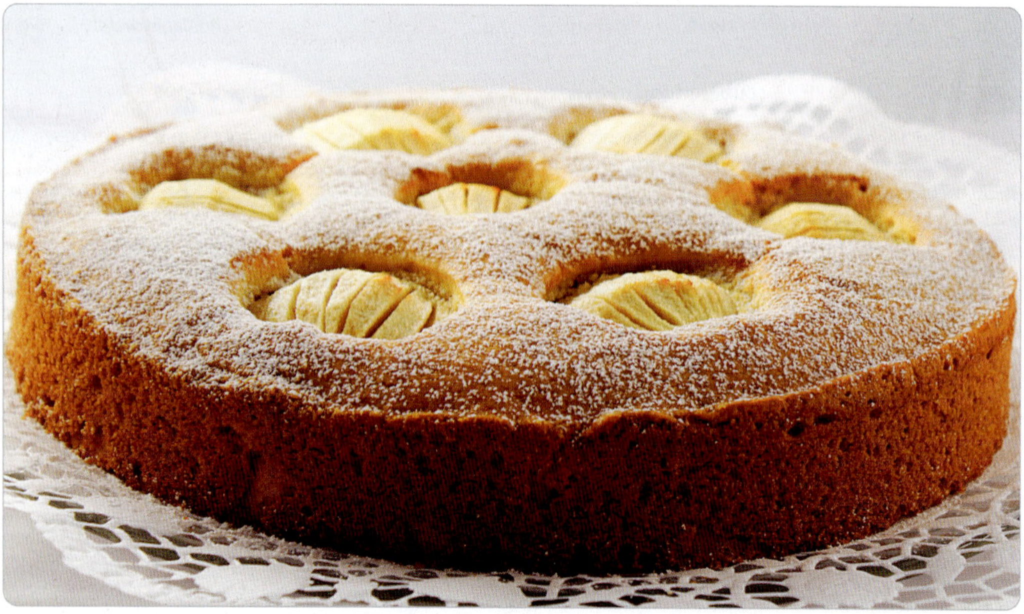

Energiegehalt:	1068 kJ (254 kcal)	Fett:	10 g	Eiweiß:	4 g	Kohlenhydrate:	35 g

Zutaten	Zubereitung	Garzeit/Tipps
5 Äpfel	waschen, schälen, halbieren, Kerngehäuse ausschneiden, die gewölbte Seite der Apfelhälften in gleichmäßigen Abständen einritzen, in eine Schüssel geben	Springform fetten
1 El Zitronensaft	Äpfel beträufeln	
	(Saft abgießen, Früchte in einem Sieb abtropfen lassen)	(1 Glas Schattenmorellen oder 1 Ds Aprikosen)
½ Grundrezept Rührmasse (125 g Margarine, 2 Eier, 125 g Zucker, ½ P Backpulver, 250 g Mehl, $^1/_{16}$ l Milch) herstellen, s. S. 125		
	Masse in die gefettete Springform einfüllen, Früchte gleichmäßig darauf verteilen (Früchte nicht eindrücken), Kuchen backen	☐ 30 Minuten bei 180 °C ⅄ 30 Minuten bei 170 °C
	Kuchen etwas erkalten lassen, aus der Form nehmen, auf einem Gitter vollständig erkalten lassen	
20 g Puderzucker	bestäuben Obstkuchen auf einer Platte anrichten	dazu kann Schlagsahne gereicht werden

Osterlamm

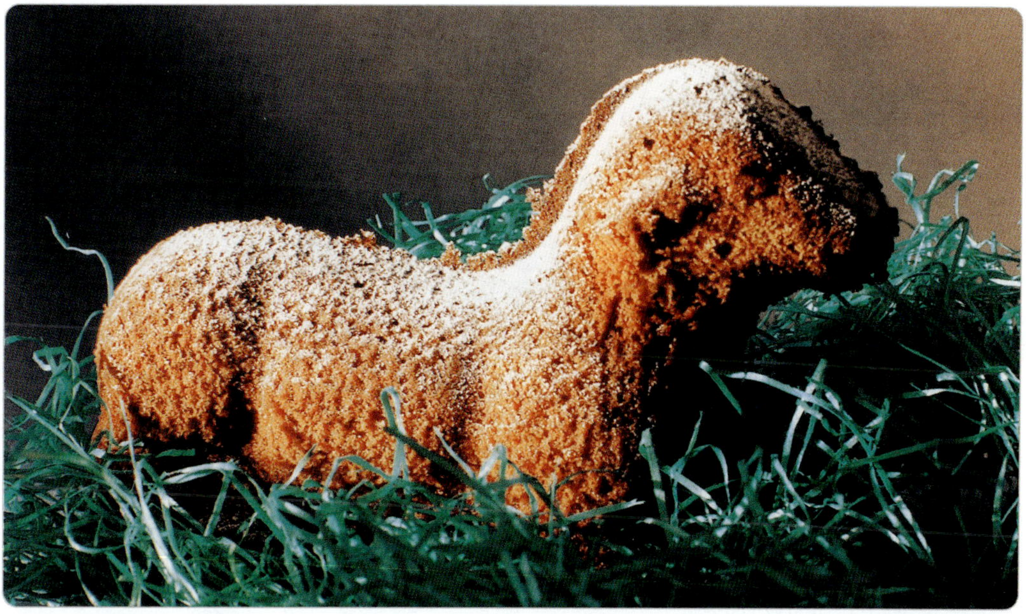

Energiegehalt:	1803 kJ (429 kcal)	Fett:	23 g	Eiweiß:	9 g	Kohlenhydrate:	43 g

Zutaten	Zubereitung	Garzeit/Tipps
60 g Margarine 60 g Zucker 2 Eier 1 P Vanillezucker 60 g Mandeln	in einer Rührschüssel cremig rühren im Wechsel zufügen zufügen mahlen, zufügen	Rührgerät mit Schneebesen verwenden Lammform fetten, mit Paniermehl ausstreuen
120 g Mehl 1 Tl Backpulver $^1/_2$ Fl Zitronenaroma	mischen, zufügen zum Schluss zufugen	
	Masse in die gefettete Lammform einfüllen, backen	☐ 35 Minuten bei 180 °C ⅄ 30 Minuten bei 170 °C
	Lamm etwas abkühlen lassen, vorsichtig aus der Form nehmen, auf einem Gitter vollständig erkalten lassen	
10 g Puderzucker (25 cm Schleife)	Gebäck bestäuben (um den Hals des Tieres binden)	in Folie verpackt ist das Gebäck bis zu einer Woche haltbar
	Osterlamm in wenig Ostergras anrichten	

Frankfurter Kranz

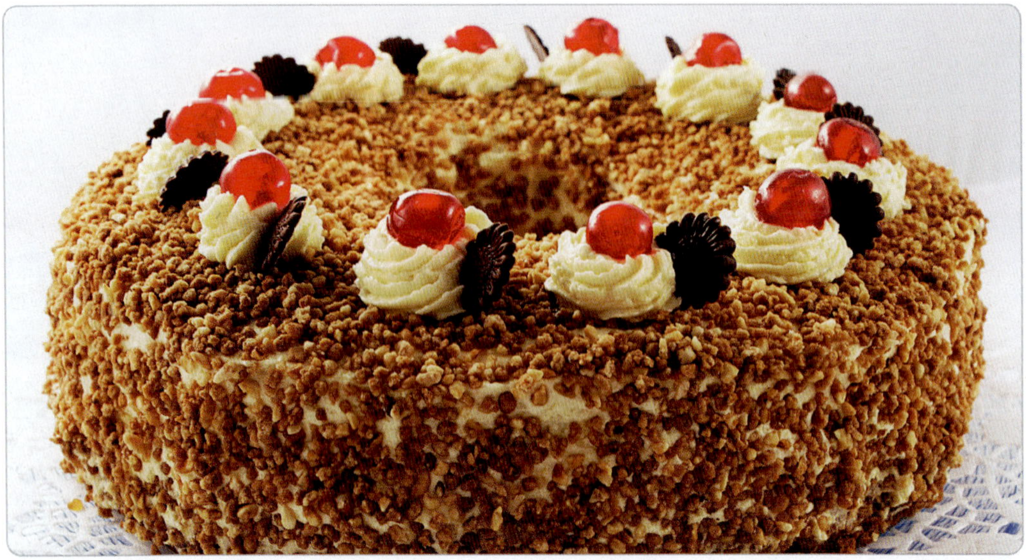

Energiegehalt:	2522 kJ (600 kcal)	Fett:	43 g	Eiweiß:	12 g	Kohlenhydrate:	38 g

Zutaten	Zubereitung	Garzeit/Tipps
1 abgewandeltes Grundrezept Rührmasse (250 g Margarine, 4 Eier, 250 g Zucker, 200 g Haselnüsse, 300 g Mehl, 1 P Backpulver, $^1/_8$ l Milch) herstellen, s. S. 125		
	Masse in die vorbereitete Form geben, Kuchen backen Gebäck etwas abkühlen lassen, auf ein Gitter stürzen	Gugelhupfform fetten und mit Paniermehl ausstreuen ☐ 60 Minuten bei 180 °C ⅄ 60 Minuten bei 170 °C
1 abgewandeltes Grundrezept Flammeri ($^1/_2$ l Milch, 40 g Zucker, 1 Ei, 60 g Stärke, 1 Fl Rumaroma) herstellen, s. S. 121		
 250 g Butter 1 Eigelb 80 g Puderzucker 100 g Krokant 16 kandierte Kirschen	Flammerimasse erkalten lassen; in einer Rührschüssel cremig rühren zufügen zufügen, Flammeri löffelweise zufügen, 4 El der Masse in einen Spritzbeutel füllen, kühl stellen Gebäck 2–3 x horizontal durchschneiden, Kuchenringe dünn mit der Creme bestreichen und wieder aufeinandersetzen, Gebäck vollständig mit der Creme einstreichen Kuchen auf allen Seiten damit bestreuen, mit der restlichen Creme im Spritzbeutel ca. 16 Tupfen auf den Kranz spritzen Kuchen garnieren (auf die Tupfer setzen) Kuchen bis zum Verzehr kühl stellen	Kühlzeit 30 Minuten statt Krokant können auch Mandelblättchen verwendet werden; statt Kirschen können auch Mandeln zum Verzieren verwendet werden

Schweizer Rüblitorte

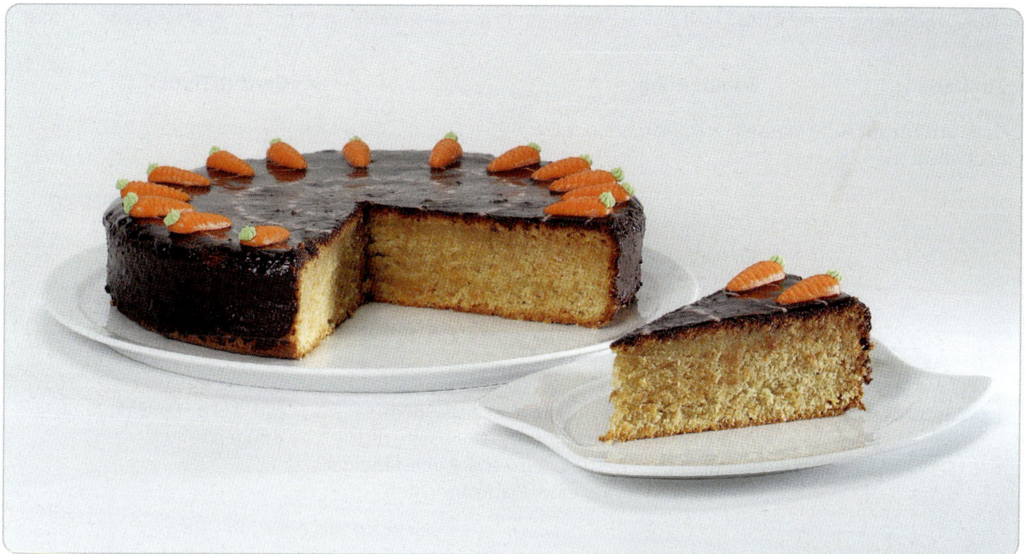

Energiegehalt:	2505 kJ (596 kcal)	Fett:	25 g	Eiweiß:	9 g	Kohlenhydrate:	59 g

Zutaten	Zubereitung	Garzeit/Tipps
1 abgewandeltes Grundrezept Rührmasse (250 g Margarine, 5 Eigelb, 350 g Zucker, 300 g gemahlene Mandeln, 1 Tl Zimt, 4 El Milch, 100 g Mehl, 1 P Backpulver) herstellen, s. S. 125		
300 g Möhren 200 g Mehl	waschen, putzen, schälen, fein raspeln (raffeln), zufügen zufügen	zum Zerkleinern Küchenmaschine verwenden; Springform fetten
5 Eiklar	in einem Rührbecher steif schlagen, unter die Masse heben	Rührgerät mit sauberen Schneebesen verwenden
	Masse in die Form geben, backen Kuchen etwas abkühlen lassen, auf ein Kuchengitter stürzen, vollständig erkalten lassen	▭ 60–75 Minuten bei 180 °C ⅄ 60–75 Minuten bei 170 °C
100 g Puderzucker 4 El Wasser	in ein Schälchen geben tröpfchenweise zufügen, zu einer dicken Masse anrühren	
50 g Puderzucker 2 El Kakao 2 El Wasser	mischen tröpfchenweise zufügen, zu einer dicken Masse anrühren, dunkle Glasur in das Tütchen einfüllen Kuchen mit der weißen Glasur bepinseln, danach mit der dunklen Glasur Kreise in die noch nasse Glasur spritzen, mit einem Holzspieß Spinnennetz einziehen	
8–12 Marzipanmöhren	auf die noch nasse Glasur legen Torte auf einer Platte anrichten	

Amerikaner

Energiegehalt:	1902 kJ (453 kcal)	Fett:	14 g	Eiweiß:	17 g	Kohlenhydrate:	53 g

Zutaten	Zubereitung	Garzeit/Tipps
1/2 Grundrezept Rührmasse (125 g Margarine, 2 Eier, 125 g Zucker, 250 g Mehl, 1/2 P Backpulver, 2 El Milch) herstellen, s. S. 125		
		Backblech mit Backpapier auslegen
	mithilfe eines Löffels 8 gleichgroße Häufchen auf das Blech setzen, backen	☐ 15 Min bei 190 °C ⅄ 10 Min bei 190 °C
	Amerikaner auf ein Gitter legen	
120 g Puderzucker	in ein Schälchen geben	
2–3 El Wasser 1 El Zitronensaft	tröpfchenweise zufügen, Masse zu einem dicklichen Brei verrühren, die Unterseite dick mit dem Guss bestreichen Gebäck vollständig erkalten lassen, auf einer Platte anrichten	evtl. 2 El Instantkakaopulver zufügen

Cookies hell/dunkel

Energiegehalt:	1286 kJ (307 kcal)	Fett:	19 g	Eiweiß:	4 g	Kohlenhydrate:	29 g

Zutaten	Zubereitung	Garzeit/Tipps
375 g Butter 150 g Zucker 100 g brauner Zucker	in einer Rührschüssel cremig rühren	Rührgerät mit Schneebesen verwenden Backblech mit Backpapier auslegen
1 Ei	zufügen	
150 g Walnüsse 100 g gehackte Mandeln	grob zerkleinern, zufügen	zwischen den Teiglingen viel Abstand lassen, da die Gebäcke zerlaufen.
3 P Vanillezucker		
1 Zitrone (Orange)	Schale fein reiben, zufügen	
250 g Stärke	zufügen	
250 g Mehl 1 Msp Backpulver	mischen, zufügen	
100 g weiße (dunkle) Kuvertüre (Schokotröpfchen, Smarties)	grob zerkleinern, zufügen, mischen Masse in 30 gleichgroße Kugeln formen	wenn die Masse zu weich ist, können mithilfe von zwei Esslöffeln Häufchen gesetzt werden.
	Teiglinge auf das Blech setzen, zu einem 1,5 cm hohen Fladen drücken, backen Cookies abkühlen lassen und auf einer Platte anrichten	☐ 12–15 Min. bei 180 °C ⅄ 12–15 Min. bei 170 °C Cookies werden erst beim Erkalten fest.
100 g Schokoladenglasur	im Wasserbad schmelzen, Cookies glasieren	Cookies können auch ohne Glasur serviert werden

Muffins

Energiegehalt:	1902 kJ (453 kcal)	Fett:	14 g	Eiweiß:	17 g	Kohlenhydrate:	53 g

Zutaten	Zubereitung	Garzeit/Tipps
		Muffinform fetten, evtl. mit Paniermehl ausstreuen
Früchte-Muffins		
1 kl Ds Pfirsiche (Mandarinen, Birnen)	Saft abgießen, Früchte fein würfeln	
$^1/_2$ Grundrezept Rührmasse (125 g Margarine, 2 Eier, 250 g Mehl, 125 g Zucker, $^1/_2$ P Backpulver, 2 El Milch) herstellen, s. S. 125		
	mithilfe zweier Löffel Masse in der Form verteilen, Früchtewürfel darüberstreuen, backen	☐ 15–18 Minuten bei 180 °C ⅄ 15–18 Minuten bei 170 °C
Schoko-Muffins		
$^1/_2$ abgewandeltes Grundrezept Rührmasse (125 g Margarine, 2 Eier, 125 g Zucker, 20 g Kakao, 230 g Mehl, $^1/_2$ P Backpulver, 2 El Milch) herstellen, s. S. 125		
50 g Vollmilchschokolade	in grobe Würfel schneiden, unter die Masse rühren, mithilfe zweier Löffel Masse in der Form verteilen, backen	☐ 15–18 Minuten bei 180 °C ⅄ 15–18 Minuten bei 170 °C
Haselnuss-/Mandel-Muffins		
$^1/_2$ abgewandeltes Grundrezept Rührmasse (125 g Margarine, 2 Eier, 125 g Zucker, 50 g gemahlene Haselnüsse [Mandeln], 200 g Mehl, $^1/_2$ P Backpulver, 2 El Milch) herstellen, s. S. 125		
	mithilfe zweier Löffel Masse in der Form verteilen, backen	☐ 15–18 Minuten bei 180 °C ⅄ 15–18 Minuten bei 170 °C
Marmor-Muffins		
$^1/_2$ Grundrezept Rührmasse (125 g Margarine, 2 Eier, 250 g Mehl, 125 g Zucker, $^1/_2$ P Backpulver, 2 El Milch) herstellen, s. S. 125		
	die Hälfte der Masse in eine Schüssel geben	
10 g Kakao 1 El Milch	in die restliche Masse einrühren ein Löffel helle Masse und ein Löffel dunkle Masse nebeneinander in die Form einfüllen	
1 Zahnstocher	spiralförmig durch die beiden Massen ziehen (marmorieren), backen	☐ 15–18 Minuten bei 180 °C ⅄ 15–18 Minuten bei 170 °C
	Muffins leicht abkühlen lassen, vorsichtig aus der Form nehmen, auf einem Kuchengitter erkalten lassen	
2 El Puderzucker **alternativ:** (50 g Vollmilchglasur)	Gebäcke bestäuben (im Wasserbad schmelzen, Gebäcke bepinseln)	

Waffeln ♨ ♨

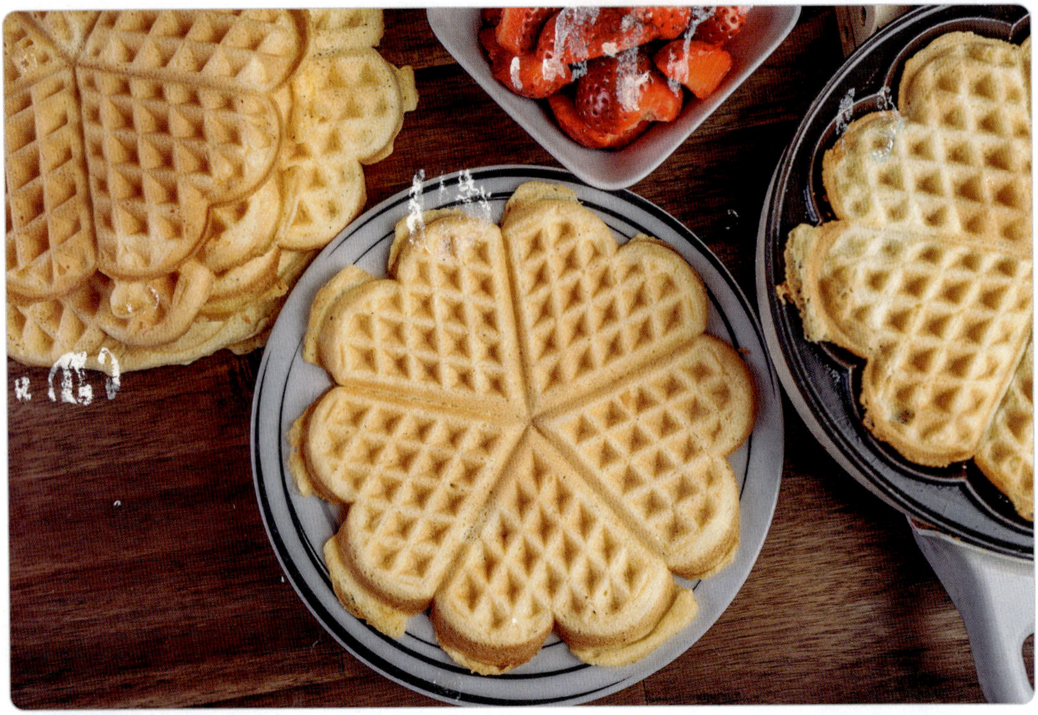

Energiegehalt:	1758 kJ (420 kcal)	Fett:	29 g	Eiweiß:	14 g	Kohlenhydrate:	46 g

Zutaten	Zubereitung	Garzeit/Tipps
100 g Margarine	in einer Rührschüssel cremig rühren	Waffeleisen vorheizen
80 g Zucker		
5 Eigelb	im Wechsel zufügen	Waffeln können sowohl als Dessert, als auch als süßes Hauptgericht zusammen mit Kompott gereicht werden
1 P Vanillezucker		
1 Pr Salz	zufügen	
100 g Mehl		
75 g Stärke		
$^{1}/_{2}$ Tl Backpulver	mischen, zufügen	
4 El Rum	zufügen	
$^{1}/_{2}$ Zitrone	auspressen, Saft zufügen	
5 Eiklar	in einem Rührbecher steif schlagen, Eischnee unter die Masse ziehen,	Rührgerät mit Schneebesen verwenden
	Waffeleisen fetten, Masse portionsweise in das Waffeleisen geben, Deckel langsam schließen, Waffeln goldgelb backen, Waffeln auf einer Platte anrichten	2–3 Minuten pro Waffel
50 g Puderzucker	bestäuben, warm servieren	

Biskuitrolle mit [illegible]türenfüllung

Energiegehalt:	913 kJ (218 kcal)	Fett:	4 g	Eiweiß:	6 g	Kohlenhydrate:	40 g

Zutaten	Zubereitung	Garzeit/Tipps
1 Grundrezept Biskuitmasse (Biskuitrolle) (5 Eigelb, 125 g Zucker, 125 g Mehl, 5 Eiklar) herstellen, s. S. 130		
		Blech mit Backpapier auslegen
	Masse auf dem Blech verteilen, backen	☐ 8 Minuten bei 220 °C ⅄ 8 Minuten bei 200 °C
	Biskuit auf ein frisches Geschirrtuch stürzen, Backpapier mit kaltem Wasser bepinseln und abziehen	
Erdbeerkonfitüre (Konfitüre nach Wahl)	dünn auf das noch heiße Gebäck streichen, Biskuitplatte aufrollen, Enden schräg anschneiden, erkalten lassen	Kühlzeit 30 Minuten
30 g Puderzucker	Gebäck bestäuben, auf einer Platte anrichten	

Sahnetörtchen

Energiegehalt:	713 kJ (170 kcal)	Fett:	5 g	Eiweiß:	5 g	Kohlenhydrate:	30 g

Zutaten	Zubereitung	Garzeit/Tipps
1 Grundrezept Wasserbiskuit (Obstkuchen) (2 Eigelb, 2 El Wasser, 100 g Zucker, 100 g Mehl, 2 Msp Backpulver, 2 Eiklar) herstellen, s. S. 131		
Papierförmchen (Muffinform)	jeweils 1 El der Masse in ein Papierförmchen geben, Förmchen auf ein Blech setzen, backen Gebäcke abkühlen lassen, Papierförmchen entfernen, Gebäcke einmal horizontal durchschneiden	☐ 10 Minuten bei 220 °C ⅄ 10 Minuten bei 200 °C
Aprikosenkonfitüre	Schnittstelle dünn mit Konfitüre bestreichen	die Törtchen können statt mit Konfitüre mit frischen Früchten (100 g Erdbeeren, Himbeeren, Heidelbeeren) gefüllt werden
200 ml Sahne	in einen Rührbecher geben	
1 P Vanillezucker 1 P Sahnefestiger	zufügen, steif schlagen, Sahne in einen Spritzbeutel füllen, Bodenteil des Gebäcks mit Sahne einstreichen, Gebäckdeckel locker daraufsetzen	
20 g Puderzucker	bestäuben Törtchen auf einer Platte anrichten	

Fruchtsahnerolle

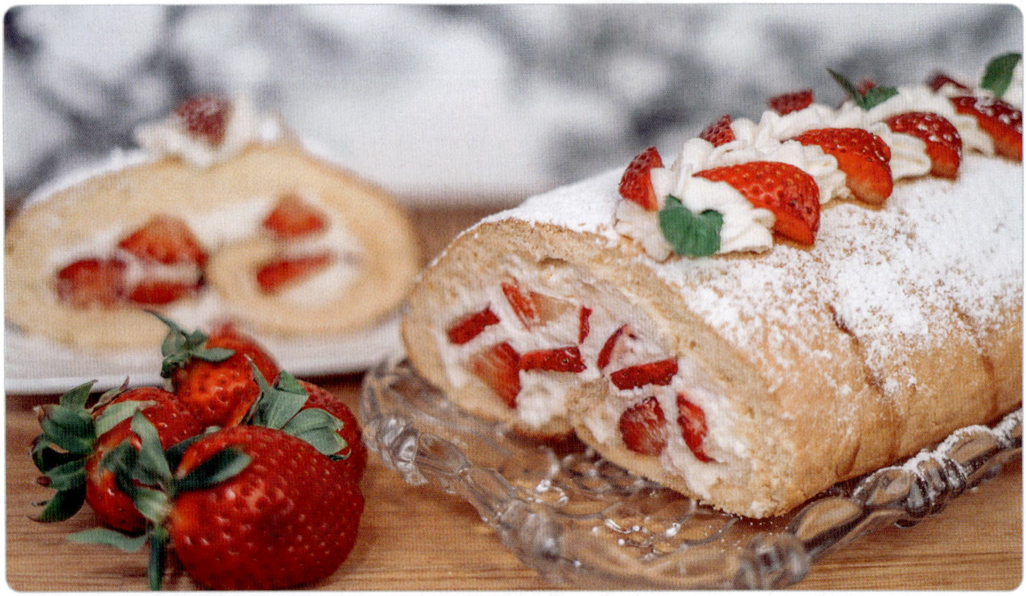

Energiegehalt:	951 kJ (230 kcal)	Fett:	7 g	Eiweiß:	7 g	Kohlenhydrate:	40 g

Zutaten	Zubereitung	Garzeit/Tipps
1 Grundrezept Biskuitmasse (Biskuitrolle) (5 Eigelb, 125 g Zucker, 125 g Mehl, 5 Eiklar) herstellen, s. S. 130		
		Blech mit Backpapier auslegen
	Masse gleichmäßig auf dem Blech verteilen, sofort backen	☐ 8 Minuten bei 220 °C ⅄ 8 Minuten bei 200 °C
	Biskuit auf ein frisches Geschirrtuch stürzen, Backpapier mit kaltem Wasser bepinseln und abziehen, Gebäck zusammen mit dem Tuch aufrollen, erkalten lassen	Kühlzeit 30–40 Minuten;
250 g Erdbeeren (Heidelbeeren, Himbeeren, Trauben oder 2 Bananen)	waschen, putzen, zerkleinern	es kann auch Dosenobst verwendet werden (1 kl Ds Pfirsiche, Mandarinen, Aprikosen)
300 ml Sahne 1 P Vanillezucker	in einen Rührbecher geben	
1 P Sahnefestiger	zufügen, mit dem Rührgerät steif schlagen Gebäck abrollen, ca. $^{2}/_{3}$ der Sahne auf das Gebäck streichen, restliche Sahne in einen Spritzbeutel geben, Früchte auf der Sahne verteilen, Biskuit aufrollen	Schneebesen verwenden
30 g Puderzucker	Biskuitrolle bestäuben, die Enden schräg anschneiden, auf einer Platte anrichten, mit 8 Sahnetupfen garnieren	
8 Fruchtstücke	garnieren, Biskuitrolle bis zum Verzehr kühl stellen	

Schwarzwälder Kirschrolle

Energiegehalt:	1225 kJ (292 kcal)	Fett:	30 g	Eiweiß:	8 g	Kohlenhydrate:	47 g

Zutaten	Zubereitung	Garzeit/Tipps
5 Eigelb	in einen Rührbecher geben, mit dem Rührgerät cremig rühren	Schneebesen verwenden
125 g Zucker	zufügen, solange rühren, bis sich der Zucker vollständig gelöst hat	
5 Eiklar	in eine Rührschüssel geben, mit dem Rührgerät steif schlagen	Schneebesen sorgfältig spülen und abtrocknen
15 g Kakao 110 g Mehl	über den Eischnee sieben, Eigelbmasse zufügen, alle Zutaten in einem Arbeitsschritt unter den Eischnee heben	Blech mit Backpapier auslegen
	Masse auf das vorbereitete Blech geben und gleichmäßig verteilen, backen	8 Minuten bei 220 °C 8 Minuten bei 200 °C
	Gebäck auf ein frisches Geschirrtuch stürzen, Backpapier mit kaltem Wasser bepinseln, abziehen, Gebäck zusammen mit dem Geschirrtuch aufrollen, abkühlen lassen	
300 ml Sahne	in einen Rührbecher geben	Schneebesen verwenden
2 P Vanillezucker 1 P Sahnefestiger	zufügen, mit dem Rührgerät steif schlagen	
2 cl Kirschwasser	zufügen	
3 Blatt Gelatine	einweichen, 10 Minuten quellen lassen, ausdrücken, im Wasserbad auflösen, Temperaturausgleich schaffen, zur Sahne geben	Gelatineverarbeitung, s. S. 122 f.
1 Glas Schattenmorellen	Saft abgießen	
2 cl Kirschwasser	über die Früchte träufeln	10 Minuten ziehen lassen
	Biskuit abrollen, $^{2}/_{3}$ der Sahne gleichmäßig auf dem Biskuit verteilen, restliche Sahne in einen Spritzbeutel füllen, im Kühlschrank kalt stellen Früchte auf dem Biskuit verteilen, Gebäck aufrollen	
50 g Puderzucker	Biskuitrolle bestäuben, die Enden der Rolle schräg anschneiden Gebäck auf einer Platte anrichten Biskuitrolle mit 8 Sahnetupfern garnieren	
8 Kirschen	in die Sahne setzen, Schwarzwälder Kirschrolle bis zum Verzehr kühl stellen	

Käsesahnetorte

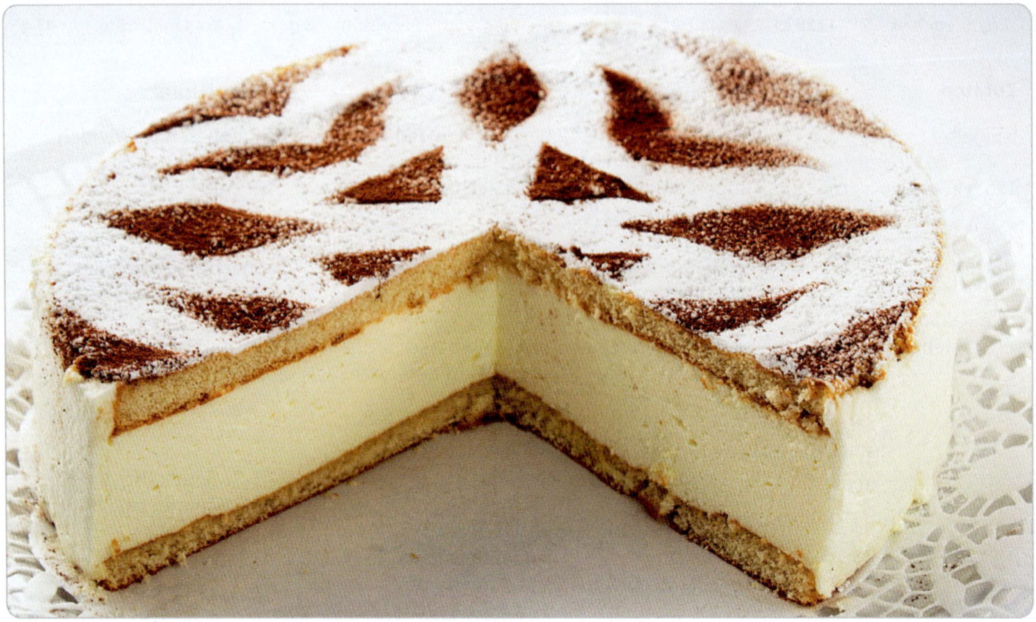

Energiegehalt:	1012 kJ (241 kcal)	Fett:	4 g	Eiweiß:	10 g	Kohlenhydrate:	40 g

Zutaten	Zubereitung	Garzeit/Tipps
1 abgewandeltes Grundrezept Wasserbiskuit (3 Eigelb, 3 El Wasser, 150 g Zucker, 150 g Mehl, 3 Eiklar, 3 Msp Backpulver) herstellen, s. S. 131 f.		
	Ränder der Form mit Wasser bepinseln, Masse einfüllen, backen Biskuit auf ein Gitter stürzen, Backpapier mit kaltem Wasser bepinseln, abziehen	Springform mit Backpapier auslegen ▭ 20–40 Minuten bei 180 °C ⅄ 20–35 Minuten bei 170 °C
500 g Magerquark	in eine Rührschüssel geben, mit dem Rührgerät cremig rühren	Schneebesen verwenden
200 g Zucker 2 El Rum	zufügen	
½ Zitrone	auspressen, Saft zufügen	
12 Blatt Gelatine	einweichen, 10 Minuten quellen lassen, im Wasserbad auflösen, Temperaturausgleich schaffen, zufügen	Gelatineverarbeitung, s. S. 123
1 l Sahne	steif schlagen, unter die Masse ziehen	
	Biskuitboden horizontal durchschneiden, Bodenteil in die Springform zurücklegen, Quarkmasse zufügen, zweiten Boden auf die Masse setzen	Springform reinigen und zusammensetzen (Ring und Bodenteil)
	Käsesahnetorte kühlen, Rand der Springform mit einem in heißes Wasser getauchten Messer lösen	120–180 Minuten
30 g Puderzucker	bestäuben, auf einer Platte anrichten	

Fruchtsahnetorte

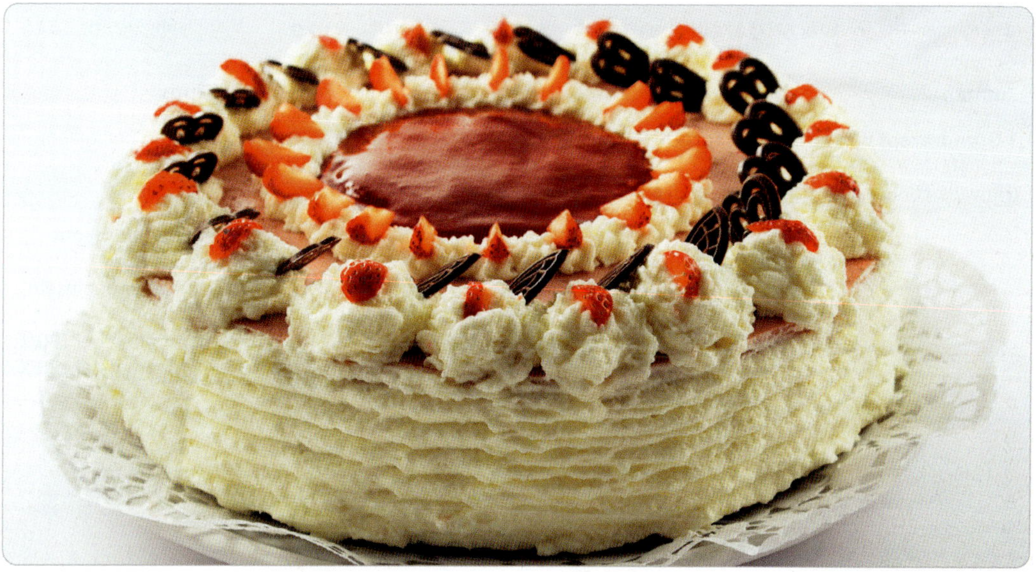

Energiegehalt:	1282 kJ (305 kcal)	Fett:	15 g	Eiweiß:	7 g	Kohlenhydrate:	34 g

Zutaten	Zubereitung	Garzeit/Tipps
1 Grundrezept Wasserbiskuit (Torten) (4 Eigelb, 4 El Wasser, 200 g Zucker, 200 g Mehl, 1 Tl Backpulver, 4 Eiklar) herstellen, s. S. 131		
		Boden der Springform mit Backpapier auslegen, Ränder mit Wasser bepinseln
	Masse in die Form füllen, backen	□ 30–40 Minuten bei 180 °C ⅄ 30–40 Minuten bei 170 °C
	Biskuit auf ein Gitter stürzen, Backpapier abziehen, Gebäck erkalten lassen	
500 g Himbeeren (Erdbeeren, Heidelbeeren)	waschen, putzen, pürieren	
150 g Zucker	zufügen	
8 Blatt Gelatine	einweichen, 10 Minuten quellen lassen, ausdrücken, im Wasserbad auflösen, Temperaturausgleich schaffen, zu den Früchten geben	Gelatineverarbeitung, s. S. 123
1 l Sahne	in einer Rührschüssel steif schlagen, Sahne unter das Fruchtmark ziehen, Masse kühlen, knapp $^1/_3$ der Fruchtsahne in einen Spritzbeutel füllen, kalt stellen	Kühlzeit 30–40 Minuten
	Biskuit 1–2 x horizontal durchschneiden, Torte mit der Fruchtsahne füllen und überziehen	
60 g Krokant	Torte bestreuen, 12–16 Tortenstücke markieren, Torte mit der restlichen Fruchtsahne garnieren	Torten füllen, s. S. 312
12–16 Himbeeren	Torte garnieren	Garniervorschläge, s. S. 312 f.

Cremetorte ♨♨♨♨

Energiegehalt:	1072 kJ (255 kcal)	Fett:	22 g	Eiweiß:	5 g	Kohlenhydrate:	33 g

Zutaten	Zubereitung	Garzeit/Tipps
1 Grundrezept Wasserbiskuit (Torten) (4 Eigelb, 4 El Wasser, 200 g Zucker, 200 g Mehl, 4 Eiklar) herstellen, s. S. 131 (Hinweis: Für dunkle Torten können 20 g Mehl durch 20 g Kakao ersetzt werden.)		
		Boden der Springform mit Backpapier auslegen, Ränder mit Wasser bepinseln
	Masse in die Form füllen, abbacken	☐ 30–40 Minuten bei 180 °C ⅄ 30–40 Minuten bei 170 °C
	Biskuit auf ein Gitter stürzen, Backpapier abziehen, erkalten lassen	
$\frac{1}{2}$ l Milch	in einen Topf geben	Zubereitung Flammeri, s. S. 121
80 g Speisestärke 50 g Zucker	zufügen	
1 Vanilleschote	aufschlitzen, Mark herauslösen, beides zufügen	
(4 El Rum, 4 El löslichen Kaffee, 100 g Vollmilch- oder Zartbitterkuvertüre oder 100 g Nougatrohmasse)	(zufügen), Zutaten unter ständigem Rühren zum Kochen bringen, Schote entfernen	
	Masse erkalten lassen	Kühlzeit 30 Minuten
250 g Butter	in einer Rührschüssel cremig schlagen	Rührgerät mit Schneebesen verwenden
50 g Puderzucker	zufügen	
	erkaltete Masse löffelweise einrühren, knapp $\frac{1}{3}$ der Creme in einen Spritzbeutel füllen Biskuit 2–3 x horizontal durchschneiden, mit Creme füllen und Torte vollständig überziehen	Spritzbeutel kalt stellen; einer der Böden kann mit Obst (Kirschen, Birnen, Pfirsichen, Mandarinen, Kiwis) belegt werden
100 g Schokoladenraspel	Ränder bestreuen, 12–16 Tortenstücke markieren	
	Torte mit der restlichen Creme garnieren	Garniervorschläge s. S. 312 f.
12–16 Mandeln (Moccabohnen, Schokoladendekorblätter)	Torte garnieren, auf einer Platte anrichten, bis zum Verzehr kühl stellen	

Cremeschnitten

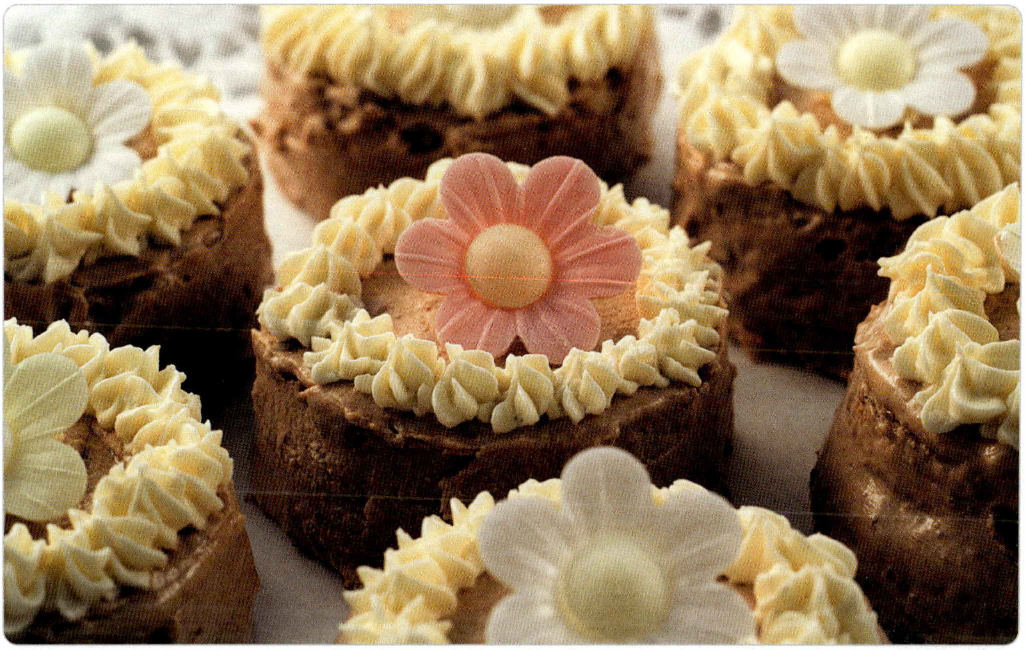

Energiegehalt:	388 kJ (95 kcal)	Fett:	3 g	Eiweiß:	3 g	Kohlenhydrate:	13 g

Zutaten	Zubereitung	Garzeit/Tipps
Ein 5-faches Grundrezept Biskuitmasse (5 Eigelb, 125 g Zucker, 125 g Mehl, 5 Eiklar) herstellen, s. S. 130		
	Masse auf dem Blech verteilen, abbacken	Blech mit Backpapier auslegen
	Gebäck auf ein frisches Geschirrtuch stürzen, Backpapier abziehen, Biskuit erkalten lassen	8 Minuten bei 220 °C 8 Minuten bei 200 °C
¼ l Milch	in einen Topf geben	
30 g Stärke 20 g Zucker 50 g Nougatrohmasse	zufügen, Zutaten unter ständigem Rühren zum Kochen bringen, einmal aufkochen lassen, Masse erkalten lassen	Kühlzeit 20 Minuten
100 g Butter	in einer Schüssel cremig rühren, Masse löffelweise zufügen, 2 El der Creme in einen Spritzbeutel füllen	
	Biskuitplatte in 5 x 6 cm große Rechtecke schneiden	**alternativ:** Kreise ausstechen
Erdbeerkonfitüre	die Hälfte der Biskuits mit Konfitüre bestreichen, ein weiteres Rechteck aufsetzen, Biskuitrechtecke mit Creme bestreichen	
30 g Kakao	besieben, Gebäcke auf einer Platte anrichten, mit der restlichen Creme garnieren, bis zum Verzehr kühl stellen	Garniervorschläge s. S. 312 f.

Cremerolle

Energiegehalt:	2054 kJ (489 kcal)	Fett:	30 g	Eiweiß:	10 g	Kohlenhydrate:	44 g

Zutaten	Zubereitung	Garzeit/Tipps
1 Grundrezept Biskuitmasse (Biskuitrolle) (5 Eigelb, 125 g Zucker, 125 g Mehl, 5 Eiklar) herstellen, s. S. 130 f.		
	Masse auf dem Blech verteilen, backen	Blech mit Backpapier auslegen ☐ 8 Minuten bei 220 °C ⅄ 8 Minuten bei 220 °C
	Biskuit auf ein frisches Geschirrtuch stürzen, Backpapier mit kaltem Wasser bepinseln und abziehen, Gebäck zusammen mit dem Tuch aufrollen	
$\frac{1}{4}$ l Milch 30 g Stärke	in einen Topf geben	
1 Ei	zufügen	
1 Vanilleschote	aufschlitzen, Mark herauslösen, beides zufügen	
80 g Vollmilch- oder Zartbitterkuvertüre oder 80 g Nougatrohmasse (oder 3 El Rum oder 2 El lösliches Kaffeepulver)		Kochstelle erst dann einschalten, wenn alle Zutaten im Topf verrührt sind. Bei Rum und Kaffeepulver 50 g Zucker verwenden
20 g Zucker	zufügen, unter ständigem Rühren zum Kochen bringen, einmal aufkochen lassen, Masse erkalten lassen, Schote entfernen	Kühlzeit 15 Minuten
100 g Butter	mit dem Rührgerät in einer Rührschüssel cremig rühren	Schneebesen verwenden
40 g Puderzucker	zufügen erkaltete Vanillemasse löffelweise zufügen Gebäck abrollen, die Hälfte der Creme gleichmäßig auf dem Gebäck verteilen,	
	Biskuit aufrollen, Enden anschneiden, 2 El der Creme in einen Spritzbeutel füllen, kühlen mit der restlichen Creme das Gebäck überziehen Biskuitrolle auf einer Platte anrichten 12 Cremetupfer auf die Rolle spritzen	
12 weiße Schokoladendekorblätter	garnieren	nach Möglichkeit sollte die verwendete Geschmackszutat auch als Garnitur verwendet werden
	Cremerolle bis zum Verzehr kühl stellen	

Obstkuchen mit frischen Früchten

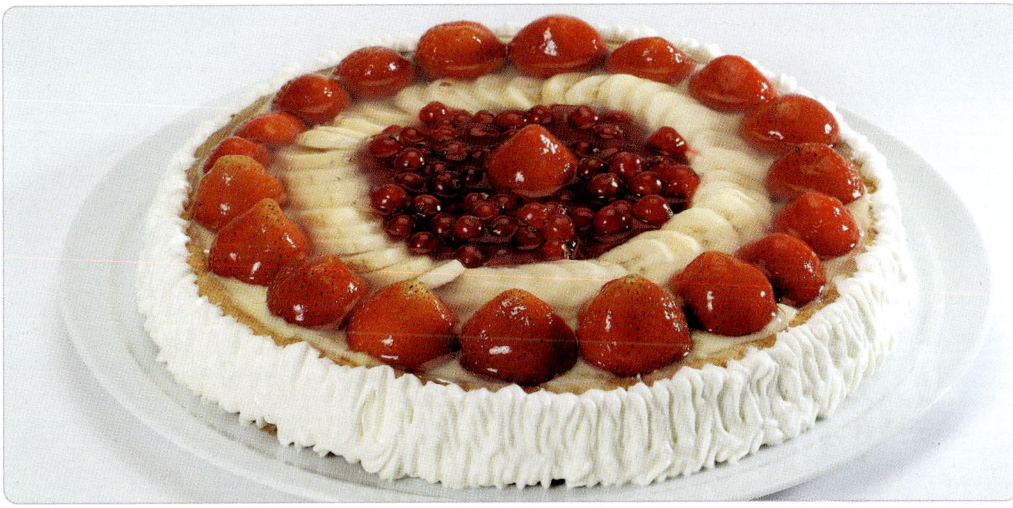

Energiegehalt:	699 kJ (166 kcal)	Fett:	20 g	Eiweiß:	4 g	Kohlenhydrate:	30 g

Zutaten	Zubereitung	Garzeit/Tipps
1 Grundrezept Wasserbiskuit (Obstkuchen) (2 Eigelb, 2 El Wasser, 100 g Zucker, 100 g Mehl, $^1/_2$ Tl Backpulver, 2 Eiklar) herstellen, s. S. 131		
	Masse in die Form geben	Obstkuchenform mit Backpapier auslegen, Ränder der Form mit Wasser bepinseln
	Biskuit backen Biskuitboden aus der Form nehmen, auf einem Kuchengitter auskühlen lassen	☐ 12–15 Minuten bei 180 °C ⅄ 10–12 Minuten bei 180 °C
$^1/_2$ Grundrezept Flammeri ($^1/_4$ l Milch, 25 g Zucker, 25 g Stärkemehl) herstellen, s. S. 121		
500–750 g Obst	waschen, putzen, evtl. zerkleinern, Flammerimasse auf dem Gebäck und an den Rändern verteilen, Biskuitboden mit Früchten belegen	als Früchte eignen sich Bananen, Erdbeeren, Himbeeren, Heidelbeeren, Trauben und Dosenobst, wie z. B. Ananas, Mandarinen, Kirschen, Pfirsiche und Aprikosen
$^1/_4$ l Fruchtsaft oder Wasser	in einen Topf geben	
1 P Tortenguss evtl. 40 g Zucker	zufügen, verrühren, Flüssigkeit unter ständigem Rühren zum Kochen bringen, Guss mithilfe eines Esslöffels auf den Früchten verteilen	
100 ml Sahne	in einen Rührbecher geben	
$^1/_2$ P Vanillezucker $^1/_2$ P Sahnefestiger	zufügen, steif schlagen, Sahne in einen Spritzbeutel füllen, Obstkuchen auf einer Platte anrichten, vollständig erkalten lassen, mit der Sahne garnieren	Rührgerät mit Schneebesen verwenden

Schwänchen

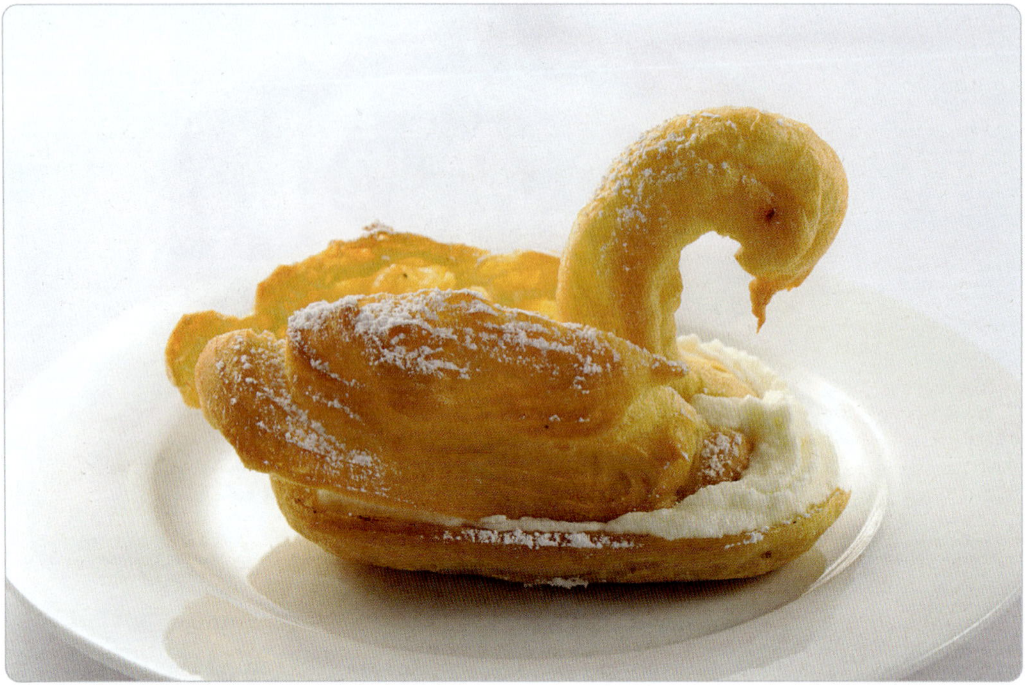

Energiegehalt:	583 kJ (139 kcal)	Fett:	8 g	Eiweiß:	3 g	Kohlenhydrate:	10 g

Zutaten	Zubereitung	Garzeit/Tipps
1 Grundrezept Brandmasse (1/4 l Wasser, 1 Pr Salz, 50 g Margarine, 140 g Mehl, 3–4 Eier, 1/2 Tl Backpulver) herstellen, s. S. 133		
		Blech mit Backpapier auslegen
	Brandmasse in einen Spritzbeutel füllen, ovales Rumpfteil (ca. 2 x 3 cm) auf das Blech spritzen, fragezeichenförmiges Kopfteil spritzen, Masse backen	☐ 15–20 Minuten bei 190 °C ⅄ 15–20 Minuten bei 170 °C
	Rumpfteil mithilfe einer Küchenschere horizontal als Deckel aufschneiden, erkalten lassen	
200 ml Sahne	in einen Rührbecher geben	
1 P Vanillezucker 1 P Sahnefestiger	zufügen, steif schlagen, Sahne in einen Spritzbeutel füllen, Bodenteil des Rumpfes mit Sahne füllen, Kopfteil in die Sahne stecken, Rumpfdeckel längs halbieren, als Flügel in die Sahne stecken	Rührgerät mit Schneebesen verwenden
30 g Puderzucker	Gebäck bestäuben, auf einer Platte anrichten	

Windbeutel ♨♨♨

Energiegehalt:	583 kJ (139 kcal)	Fett:	8 g	Eiweiß:	3 g	Kohlenhydrate:	10 g

Zutaten	Zubereitung	Garzeit/Tipps
1 Grundrezept Brandmasse (1/4 l Wasser, 1 Pr Salz, 50 g Margarine, 140 g Mehl, 3–4 Eier, 1/2 Tl Backpulver) herstellen, s. S. 133		
	Brandmasse in einen Spritzbeutel füllen, Kreise (5 cm Durchmesser) auf ein Blech spritzen, Masse abbacken, Gebäcke horizontal aufschneiden, Deckel auf einem Gitter erkalten lassen	Blech mit Backpapier auslegen ▭ 20 Minuten bei 200 °C ⅄ 20 Minuten bei 180 °C
150 g Früchte (Erdbeeren, Himbeeren, Mandarinen, Pfirsiche)	waschen, putzen, evtl. zerkleinern	
200 ml Sahne	in einem Rührbecher steif schlagen	Rührgerät mit Schneebesen verwenden
1 P Vanillezucker	zufügen	
1 P Sahnefestiger	zum Schluss zufügen	
	Bodenteil mit Sahne füllen, Früchte darauf verteilen, Gebäckdeckel aufsetzen	
30 g Puderzucker	bestäuben	
	auf einer Platte anrichten	

Eclairs ♨♨♨

Energiegehalt:	768 kJ (187 kcal)	Fett:	7 g	Eiweiß:	4 g	Kohlenhydrate:	25 g

Zutaten	Zubereitung	Garzeit/Tipps
1 Grundrezept Brandmasse (1/4 l Wasser, 1 Pr Salz, 50 g Margarine, 140 g Mehl, 3–4 Eier, 1/2 Tl Backpulver) herstellen, s. S. 133		
	Masse in einen Spritzbeutel füllen ca. 8 cm lange Streifen nebeneinander auf das Blech spritzen, Teiglinge backen Eclairs mit der Küchenschere horizontal aufschneiden	Blech mit Backpapier auslegen ▭ 20–30 Minuten bei 200 °C ⅄ 20–30 Minuten bei 180 °C
1/2 abgewandeltes Grundrezept Einfache Creme (1/4 l Milch, 2 El Pulverkaffee, 30 g Stärke, 30 g Zucker, 1 Ei, 100 ml Sahne) herstellen, s. S. 120		
	Creme erkalten lassen, in einen Spritzbeutel füllen, Bodenteil mit der Creme füllen, Deckel aufsetzen	
30 g Puderzucker	Gebäck bestäuben	
	Eclairs auf einer Platte anrichten	

Käsewindbeutel

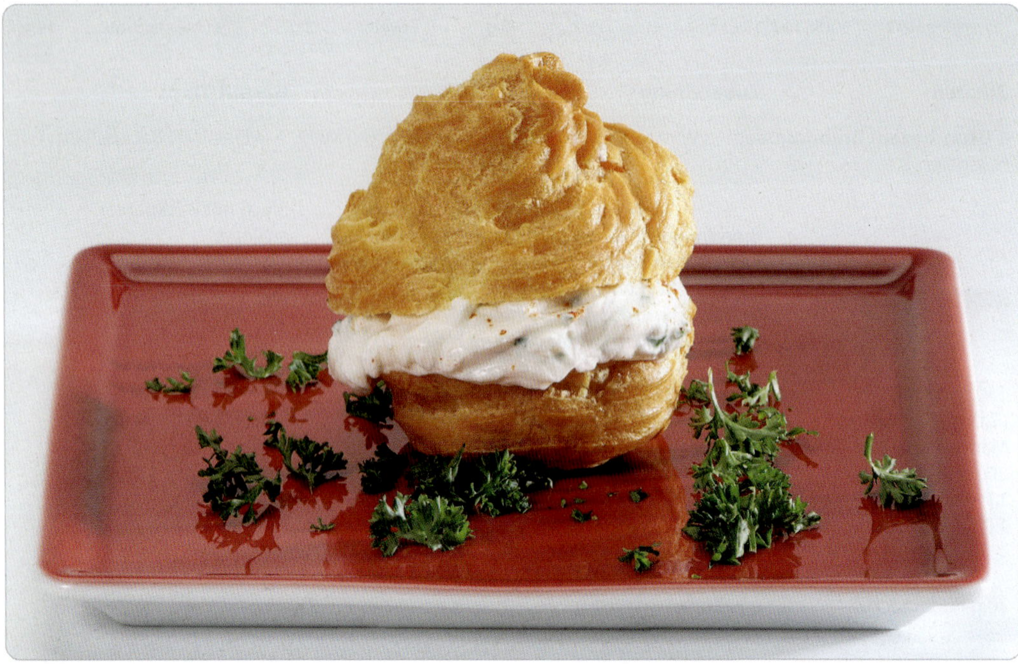

Energiegehalt:	1377 kJ (329 kcal)	Fett:	26 g	Eiweiß:	9 g	Kohlenhydrate:	14 g

Zutaten	Zubereitung	Garzeit/Tipps
1 Grundrezept Brandmasse (1/4 l Wasser, 1 Pr Salz, 50 g Margarine, 140 g Mehl, 3–4 Eier, 1/2 Tl Backpulver) herstellen, s. S. 133		
	Masse in einen Spritzbeutel füllen	Blech mit Backpapier auslegen
	Kreise (ca. 3 cm Durchmesser) auf das Blech spritzen, Teiglinge backen	☐ 20 Minuten bei 200 °C ⅄ 20 Minuten bei 180 °C
	Gebäcke mit einer Küchenschere horizontal aufschneiden, auf einem Gitter erkalten lassen	
500 g Frischkäse 4 El Sahne 1/2 Bund Petersilie Paprika, Pfeffer	in eine Schüssel geben zufügen waschen, fein wiegen, zufügen würzen, Zutaten mischen, Masse in einen Spritzbeutel füllen, Gebäckbodenteil füllen, Deckel daraufsetzen	
	Käsewindbeutel auf einer Platte anrichten	

Nussschnecken/Nusshörnchen

Energiegehalt:	2462 kJ (588 kcal)	Fett:	28 g	Eiweiß:	12 g	Kohlenhydrate:	69 g

Zutaten	Zubereitung	Garzeit/Tipps
1/2 Grundrezept Hefeteig, süß (250 g Mehl, 1/2 Würfel Hefe, 40 g Zucker, 1 Pr Salz, 1 Ei, 40 g Margarine, 100 ml Milch) herstellen, s. S. 126		
		Backblech fetten
100 g Haselnüsse	mahlen, in eine Schüssel geben	
50 g Zucker 50 ml Sahne	zufügen	
1/2 Zitrone	auspressen, Saft zufügen	
	Teig 0,5 cm dick ausrollen, Masse auf dem Teig verteilen, Hörnchen oder Schnecken formen, auf das gefettete Blech legen	Gebäckformen, s. S. 314 f.
1 Eigelb	Teiglinge bepinseln, abbacken	
	Gebäcke auf einem Gitter erkalten lassen	▭ 12–15 Minuten bei 180 °C ⅄ 12–15 Minuten bei 170 °C
40 g Puderzucker	bestäuben	
	Gebäcke auf einer Platte anrichten	

Obstkuchen

Energiegehalt:	1073 kJ (255 kcal)	Fett:	11 g	Eiweiß:	4 g	Kohlenhydrate:	23 g

Zutaten	Zubereitung	Garzeit/Tipps
1/2 Grundrezept Hefeteig, süß (250 g Mehl, 1/2 Würfel Hefe, 40 g Zucker, 1 Pr Salz, 1 Ei, 40 g Margarine, 100 ml Milch) herstellen, s. S. 126		
	Teig ausrollen, auf das gefettete Blech legen	Backblech fetten
100 g Haselnüsse	mahlen	
80 g Zucker	zufügen, mischen, auf dem Teig verteilen	**alternativ:** Mandeln
1 kg Äpfel (Birnen, Kirschen, Zwetschgen)	waschen, schälen, Kerngehäuse entfernen, in Spalten schneiden (waschen, putzen, evtl. zerkleinern)	**alternativ:** Johannisbeeren
40 g Zucker	mit dem Obst mischen	über die Früchte können noch 80 g Mandelstifte gestreut werden
2 El Zitronensaft	zufügen, Früchte auf den Teig legen	
Obstkuchen mit Streuseln		
1/2 Rezept Streusel herstellen, s. S. 340		
	Streusel über die Früchte streuen, Kuchen backen	▭ 15–20 Minuten bei 180 °C ⅄ 15–20 Minuten bei 170 °C
	in 16–20 Stücke aufschneiden, auf einer Platte anrichten	

Streuselkuchen

Energiegehalt:	1325 kJ (321 kcal)	Fett:	13 g	Eiweiß:	5 g	Kohlenhydrate:	53 g

Zutaten	Zubereitung	Garzeit/Tipps
1 Grundrezept Hefeteig, süß (500 g Mehl, 1 Würfel Hefe, 80 g Zucker, 2 Pr Salz, 1 Ei, 80 g Margarine, $^1/_4$ l Milch) herstellen, s. S. 126		
	Teig ausrollen, auf das Blech legen	Backblech fetten
Streusel		
200 g Butter (Margarine) 300 g Mehl 300 g Zucker 1 Tl Zimt	in eine Rührschüssel geben zufügen, Zutaten mit dem Rührgerät (Knethaken) so lange mischen, bis sich die Zutaten zu gleichmäßigen Streuseln verbunden haben	
1 El Öl	Teig bepinseln, Streusel darauf verteilen, Kuchen backen, portionieren auf einer Platte anrichten	☐ 20–25 Minuten bei 180 °C ⅄ 20–25 Minuten bei 170 °C

Bienenstich

Energiegehalt:	1047 kJ (250 kcal)	Fett:	12 g	Eiweiß:	4 g	Kohlenhydrate:	30 g

Zutaten	Zubereitung	Garzeit/Tipps
1 Grundrezept Hefeteig, süß (500 g Mehl, 1 Würfel Hefe, 80 g Zucker, 2 Pr Salz, 1 Ei, 80 g Margarine, $^1/_4$ l Milch) herstellen, s. S. 126		
 100 g Butter 150 g Mandelstifte 100 g Zucker 4–5 El Milch	Teig ausrollen, auf das Blech legen in einer Pfanne schmelzen zufügen zufügen alle Zutaten so lange kochen, bis eine glasige Masse entsteht	Backblech fetten
	Mandelmasse auf den Teig streichen, Kuchen abbacken, horizontal aufschneiden	☐ 20–30 Minuten bei 180 °C ⅄ 20–30 Minuten bei 170 °C
1 Grundrezept Flammeri ($^1/_2$ l Milch, 40 g Zucker, 40 g Stärke, 1 P Vanillezucker) herstellen, s. S. 121		
 200 ml Sahne	Masse erkalten lassen in einem Rühbecher steif schlagen, Sahne unter die Flammerimasse ziehen, Gebäck mit der Creme füllen, in 16 gleich große Stücke schneiden Bienenstich auf einer Platte anrichten	Kühlzeit 30 Minuten Rührgerät mit Schneebesen verwenden bis zum Verzehr kühl stellen

Obstkuchen mit Quarkguss ♨♨♨

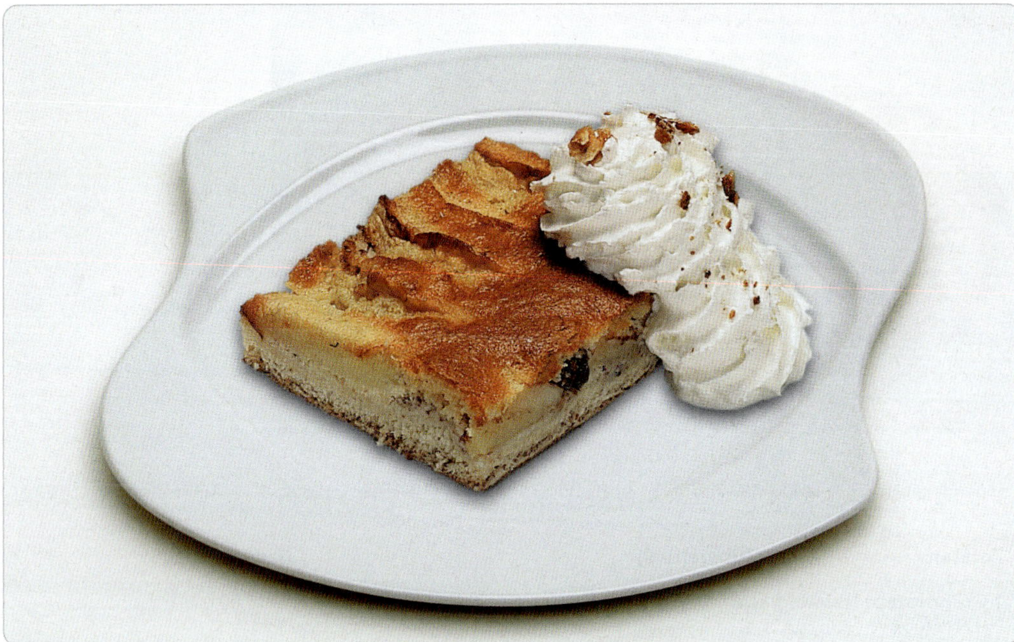

Energiegehalt:	1523 kJ (364 kcal)	Fett:	10 g	Eiweiß:	17 g	Kohlenhydrate:	59 g

Zutaten	Zubereitung	Garzeit/Tipps
1/2 Grundrezept Hefeteig, süß (250 g Mehl, ½ Würfel Hefe, 40 g Zucker, 1 Pr Salz, 1 Ei, 40 g Margarine, 100 ml Milch) herstellen, s. S. 126		
	Teig ausrollen, auf das Blech legen	Backblech fetten
100 g Haselnüsse	mahlen	statt Hefeteig kann auch ½ Grundrezept Quark-Ölteig, süß (s. S. 129) verwendet werden
40 g Zucker	mit den Nüssen mischen, auf dem Teig verteilen,	
1 kg Äpfel (Birnen, Heidel-, Stachel-, Johannisbeeren, Kirschen, Zwetschgen)	waschen, schälen, Kerngehäuse entfernen, in Spalten schneiden, (waschen, putzen, evtl. zerkleinern), Teig mit dem Obst belegen	
4 Eigelb 150 g Zucker ½ El Zitronensaft 750 g Magerquark	zufügen, mischen	Rührgerät mit Schneebesen verwenden
4 Eiklar	in einem Rührbecher steif schlagen, unter die Quarkmasse heben	
	Quarkmasse auf den Früchten verteilen, Kuchen abbacken Kuchen in 16–20 gleich große Stücke schneiden, auf einer Platte anrichten	▭ 20–30 Minuten bei 180 °C ⅄ 20–30 Minuten bei 170 °C

Hefezopf – Nusskranz

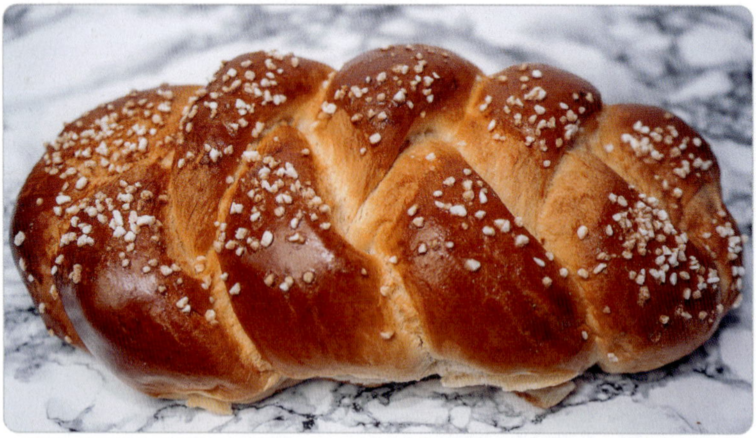

Energiegehalt:	564 kJ (134 kcal)	Fett:	4 g	Eiweiß:	3 g	Kohlenhydrate:	23 g

Zutaten	Zubereitung	Garzeit/Tipps
1 Grundrezept Hefeteig, süß (500 g Mehl, 1 Würfel Hefe, 80 g Zucker, 1 Ei, 1 Pr Salz, 80 g Margarine, $^1/_4$ l Milch) herstellen, s. S. 126		
	Teig in drei gleichlange Rollen formen (ca. 25 cm) Zopf flechten, auf das gefettete Blech legen	Backblech fetten Zopf flechten, s. S. 315
1 Eigelb	Zopf bepinseln, abbacken, Zopf vollständig erkalten lassen	☐ 30–40 Minuten bei 180 °C ⅄ 30–40 Minuten bei 170 °C
Nusskranz		
1 Grundrezept Hefeteig, süß (500 g Mehl, 1 Würfel Hefe, 80 g Zucker, 1 Ei, 1 Pr Salz, 80 g Margarine, $^1/_4$ l Milch) herstellen, s. S. 126		
200 g Haselnüsse	mahlen, in eine Schüssel geben	**alternativ:** Mandeln
60 g Zucker	zufügen	
50 ml Sahne	zufügen	Springform fetten
$^1/_2$ Zitrone	auspressen, zufügen, mischen	
	Teig ca. 0,5 cm dick ausrollen, Masse auf dem Teig verteilen, aufrollen, zu einem Kranz formen, in die gefettete Form legen	Gebäckformen, s. S. 314 f.
	Kranz abbacken	☐ 30–40 Minuten bei 180 °C ⅄ 30–40 Minuten bei 170 °C
50 g Puderzucker	in ein Schälchen geben	
1 El Zitronensaft 1 El Wasser	tröpfchenweise zufügen, zu einer dicklichen Masse verrühren, Kranz bepinseln, vollständig erkalten lassen auf einer Platte anrichten	

HINWEIS

Der Hefezopf kann vor dem Backen mit Hagelzucker, Rosinen oder Mandeln bestreut werden.

Osternester

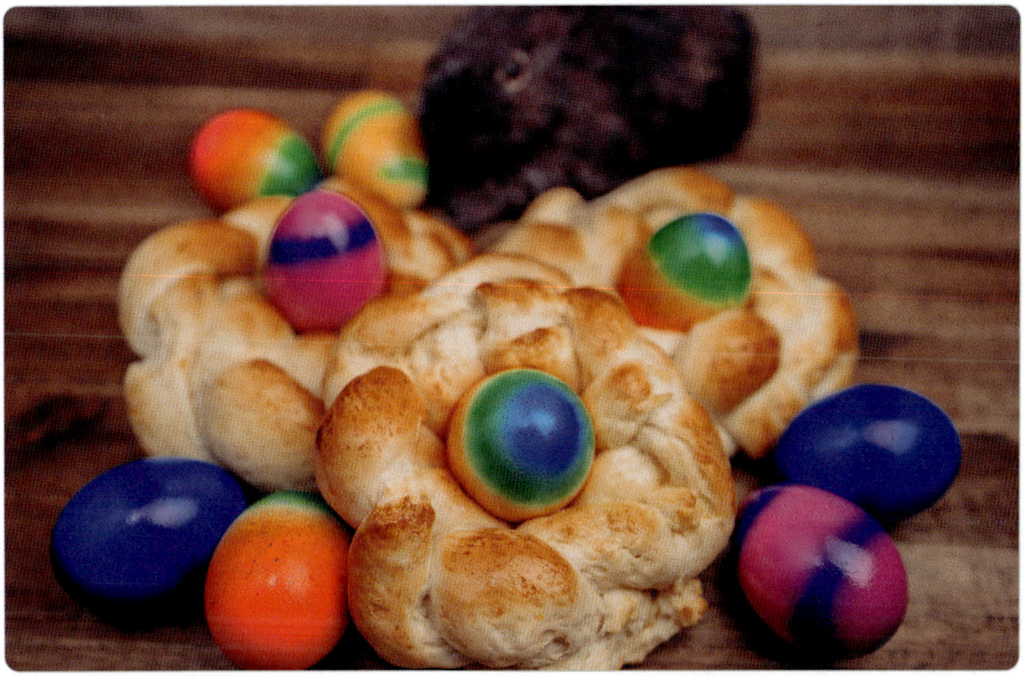

Energiegehalt:	1310 kJ (312 kcal)	Fett:	13 g	Eiweiß:	12 g	Kohlenhydrate:	37 g

Zutaten	Zubereitung	Garzeit/Tipps
1/2 Grundrezept Hefeteig, süß (250 g Mehl, 1/2 Würfel Hefe, 40 g Zucker, 1 Pr Salz, 1 Ei, 40 g Margarine, 100 ml Milch) herstellen, s. S. 126		
		Backblech fetten
	Teig in 6 gleich große Stücke teilen, jedes in drei gleich lange Rollen formen (ca. 15 cm), Teigrollen zu 6 Zöpfen flechten, Zöpfe zu Kränzen formen, auf das gefettete Blech legen	Zopf flechten, s. S. 315
1 Eigelb	Teiglinge bepinseln, backen	▭ 5–10 Minuten bei 190 °C (mittlere Schiene) ⅄ 5 Minuten bei 190 °C
6 Ostereier	(hart gekocht und gefärbt) in die Mitte der Kränze setzen, fertig backen	▭ 5–8 Minuten bei 190 °C (mittlere Schiene) ⅄ 5 Minuten bei 180 °C
	Osterkränze auf einem Gitter erkalten lassen	
	mit oder ohne Ostergras auf einer Platte anrichten	

Berliner

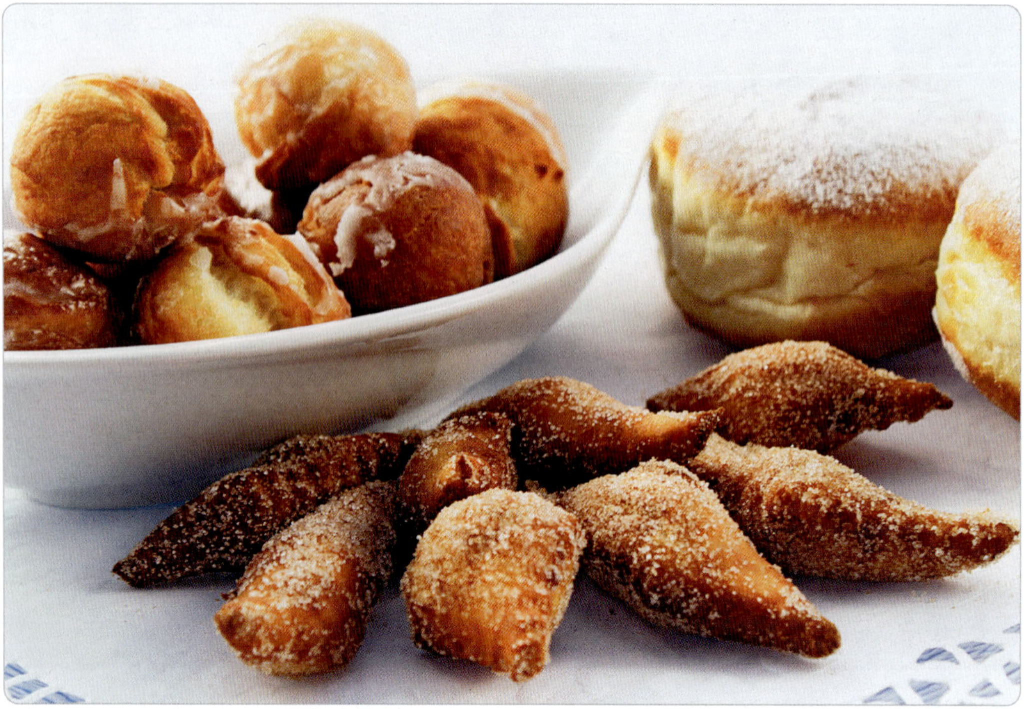

Energiegehalt:	1178 kJ (280 kcal)	Fett:	10 g	Eiweiß:	5 g	Kohlenhydrate:	41 g

Zutaten	Zubereitung	Garzeit/Tipps
½ Grundrezept Hefeteig, süß (250 g Mehl, ½ Würfel Hefe, 40 g Zucker, 1 Pr Salz, 1 Ei, 40 g Margarine, 100 ml Milch) herstellen, s. S. 126		
	Teig ca. 1,5 cm dick ausrollen, auf der Hälfte der Teigplatte mit einem Trinkglas Kreise markieren	Fritteuse vorheizen (90 °C)
1 Eiklar	Teigränder bepinseln	
Johannisbeerkonfitüre (Kirsch-, Erdbeer-, Himbeer-, Aprikosen-konfitüre)	mit einem Teelöffel in die Mitte des Kreises Konfitüre setzen, 2. Teighälfte auf die andere Teigplatte klappen, rund um die Erhebungen leicht andrücken, Berliner ausstechen,	
	Teiglinge gut gehen lassen,	Fetttemperatur auf 170 °C stellen
	Teiglinge mit einem Schaumlöffel in das Fettbad einlegen, goldgelb ausbacken	4–8 Minuten bei 170 °C
	Berliner aus dem Fettbad heben, in einem Metallsieb abtropfen lassen	
30 g Puderzucker	Berliner bestäuben, auf einer Platte anrichten	Berliner können auch in einer Zucker-Zimt-Mischung gewendet werden

Faschingsküchlein

Energiegehalt:	843 kJ (201 kcal)	Fett:	6 g	Eiweiß:	3 g	Kohlenhydrate:	30 g

Zutaten	Zubereitung	Garzeit/Tipps
½ Grundrezept Hefeteig, süß (250 g Mehl, ½ Würfel Hefe, 40 g Zucker, 1 Pr Salz, 1 Ei, 40 g Margarine, 100 ml Milch) herstellen, s. S. 126		
		Fritteuse vorheizen (90 °C)
	Teig ca. 1 cm dick ausrollen, in gleichmäßige Rechtecke (Rauten) schneiden (3 x 2 cm)	Fritteuse auf 170 °C stellen
	Teiglinge mit einem Schaumlöffel in das Fettbad einlegen, goldgelb ausbacken	3 Minuten
	Küchlein aus dem Fettbad heben, in einem Metallsieb abtropfen lassen	
40 g Zucker ½ Tl Zimt	mischen, Faschingsküchlein darin wenden, auf einer Platte anrichten, warm servieren	

Dieterle

Energiegehalt:	843 kJ (201 kcal)	Fett:	6 g	Eiweiß:	3 g	Kohlenhydrate:	30 g

Zutaten	Zubereitung	Garzeit/Tipps
½ Grundrezept Hefeteig, süß (250 g Mehl, ½ Würfel Hefe, 40 g Zucker, 1 Pr Salz, 1 Ei, 40 g Margarine, 100 ml Milch) herstellen, s. S. 126		
		Fritteuse vorheizen (90 °C)
	Teig zu einem Kloß formen, daraus mit einem Messer wenig Teig abstechen und Kugeln daraus formen (1,5 cm Durchmesser)	Fritteuse auf 170 °C stellen
	Teiglinge mit einem Schaumlöffel in das Fettbad einlegen, goldgelb ausbacken	5–8 Minuten
	Dieterle aus dem Fettbad schöpfen, in einem Metallsieb abtropfen lassen	
100 g Puderzucker	in ein Schälchen geben	
1 El Zitronensaft 2 El Wasser	tröpfchenweise zufügen, zu einer dicklichen Masse verrühren, Dieterle mit der Glasur bepinseln, auf einer Platte anrichten	Dieterle können auch in einer Zucker-Zimt-Mischung gewendet werden

Pizza

Energiegehalt:	2124 kJ (506 kcal)
Fett:	17 g
Eiweiß:	23 g
Kohlenhydrate:	57 g

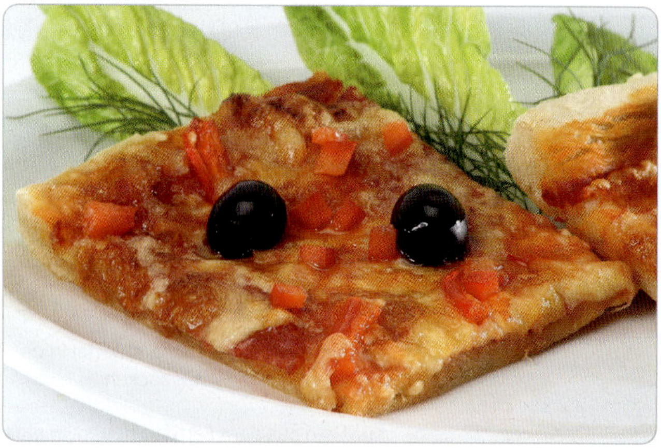

Abb. „Wunschpizza" (siehe unten)

Zutaten	Zubereitung	Garzeit/Tipps
$^1/_2$ abgewandeltes Grundrezept Hefeteig, salzig (375 g Mehl, $^1/_2$ Würfel Hefe, 210 ml Wasser, $^1/_2$ Tl Salz, 40 ml Öl) herstellen, s. S. 127		
Tomatengrundbelag		
1 Zwiebel	schälen, fein würfeln	
20 g Margarine	in einem Topf erhitzen, Zwiebeln andünsten	
20 g Mehl	zufügen, anschwitzen	
1 kl Ds Tomatenpüree	nach und nach zufügen, einmal unter Rühren aufkochen lassen	
Salz, Pfeffer, Oregano $^1/_2$ Brühwürfel	würzen	
	Teig ausrollen, auf das gefettete Blech legen, Tomatengrundmasse gleichmäßig auf dem Teig verteilen	Backblech fetten
1 Glas Paprikastreifen	Saft abgießen, Pizza belegen	
100 g Mozzarella	in Scheiben schneiden, Pizza belegen	
100 g Pizzakäse	reiben, darüberstreuen	
	Pizza abbacken	▭ 15–20 Minuten bei 220 °C ⅄ 15 Minuten bei 200 °C
	Pizza in 8 gleich große Teile schneiden, auf einer Platte anrichten	

HINWEIS

Wunschpizza

Folgende Lebensmittel können als Pizzabelag verwendet werden:
Oliven, Thunfisch, Zwiebeln, Essiggurken, Mais, Champignons, Paprika, Schinken, Salami, Bierwurst, Artischocken, Krabben, Knoblauch, Ananasstücke, Peperoni.

Pizza Vegetarisch

Energiegehalt:	2515 kJ (599 kcal)	Fett:	19 g	Eiweiß:	30 g	Kohlenhydrate:	70 g

Zutaten	Zubereitung	Garzeit/Tipps
	Hefeteig und Tomatengrundmasse herstellen, s. S. 346	Backblech fetten
	Teig ausrollen, auf das gefettete Blech legen, Tomatengrundmasse gleichmäßig auf dem Teig verteilen	dazu passen frische Salate, z. B. Frühlingssalat, s. S. 176
2 Paprikaschoten	waschen, putzen, Kerngehäuse entfernen, in Streifen schneiden, belegen	
1 Ds Mais	Saft abgießen, belegen	
1 Ds Artischocken	Saft abgießen, in Streifen schneiden, belegen	
2 Zwiebeln	schälen, in dünne Ringe schneiden, belegen	
100 g Champignons	waschen, putzen, häuten, feinblättrig schneiden, belegen	(1 kl. Ds Champignons)
100 g Mozzarella	in Scheiben schneiden, belegen	
50 g Pizzakäse	reiben, darüberstreuen	
8 Eier	einzeln aufschlagen, in Abständen auf der Pizza verteilen, backen	15–20 Minuten bei 220 °C 15 Minuten bei 200 °C
	Pizza in 8 gleich große Stücke teilen, auf einer Platte anrichten	

Zwiebelkuchen

Energiegehalt:	1249 kJ (297 kcal)	Fett:	14 g	Eiweiß:	8 g	Kohlenhydrate:	33 g

Zutaten	Zubereitung	Garzeit/Tipps
$^{1}/_{2}$ Grundrezept Hefeteig, salzig (250 g Mehl, $^{1}/_{2}$ Würfel Hefe, $^{1}/_{2}$ Tl Salz, $^{1}/_{2}$ Tl Zucker, $^{1}/_{8}$ l Wasser, 40 g Margarine) herstellen, s. S. 127		
	Teig ausrollen, in der Form gehen lassen	Springform fetten
100 g Bauchspeck	fein würfeln	
2 kg Zwiebeln	schälen, in feine Würfel oder Ringe schneiden	traditionell wird in vielen Regionen zu Zwiebelkuchen neuer Wein angeboten
20 g Margarine	in einem Topf erhitzen, Speck und Zwiebeln zufügen, andünsten	
4 Eier	in einer Schüssel verquirlen	
250 ml Schmand	zufügen	
Salz, Kümmel	würzen, Zwiebeln und Speck zufügen, mischen, Masse auf dem Teig verteilen, Zwiebelkuchen backen	45–60 Minuten bei 190 °C 40–50 Minuten bei 180 °C
	Zwiebelkuchen auf einer Platte anrichten heiß oder lauwarm servieren	

Brot und Brötchen

Energiegehalt:	567 kJ (135 kcal)
Fett:	2 g
Eiweiß:	2 g
Kohlenhydrate:	23 g

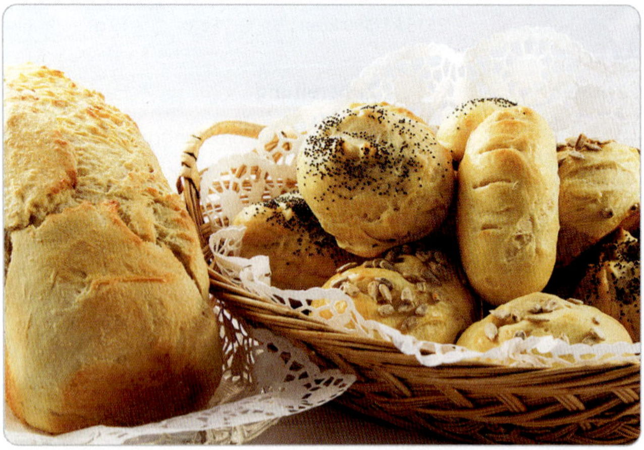

Zutaten	Zubereitung	Garzeit/Tipps
Weißbrot		
1 abgewandeltes Grundrezept Hefeteig, salzig (1 kg Mehl, 1½ Würfel Hefe, ½ El Salz, ½ El Zucker, 100 g Margarine, ½ l Milch) herstellen, s. S. 127		
50 ml Sahne	Teig in zwei gleichgroße Laibe formen auf das gefettete Blech setzen Laibe bepinseln, abbacken Brot erkalten lassen, aufschneiden	Backblech fetten **alternativ:** 2 Kastenformen ☐ 30 Minuten bei 190 °C ⅄ 30 Minuten bei 180 °C
Wasserbrötchen		
1 Grundrezept Hefeteig, salzig (500 g Mehl, 1 Würfel Hefe, 1 Tl Salz, ½ Tl Zucker, 40 g Margarine, ¼ l Wasser) herstellen, s. S. 127		
Vollkornbrötchen		
1 abgewandeltes Grundrezept Hefeteig, salzig (250 g gemahlener Dinkel, 250 g gemahlener Weizen, 1 Würfel Hefe, 1 Tl Salz, ½ Tl Zucker, 20 g Margarine, 50 g Sonnenblumenkerne, knapp ¼ l Wasser) herstellen, s. S. 127		
Körnerbrötchen		
1 abgewandeltes Grundrezept Hefeteig, salzig (500 g Mehl, 1 Würfel Hefe, 1 Tl Salz, ½ Tl Zucker, 40 g Margarine, 2 El Sonnenblumenkerne, 1 Tl Sesam, ¼ l Wasser) herstellen, s. S. 127		
50 ml Sahne 2 El Mohn (Sesam)	Teig zu 12 gleichgroßen Brötchen formen Teiglinge auf das gefettete Blech setzen Teiglinge bepinseln Teiglinge nach Bedarf bestreuen abbacken Brötchen oder Brotscheiben in einem Brotkorb anrichten	Backblech fetten **alternativ:** Kürbis- und Sonnenblumenkerne ☐ 10–15 Minuten bei 190 °C ⅄ 10–15 Minuten bei 180 °C

Käsegebäck

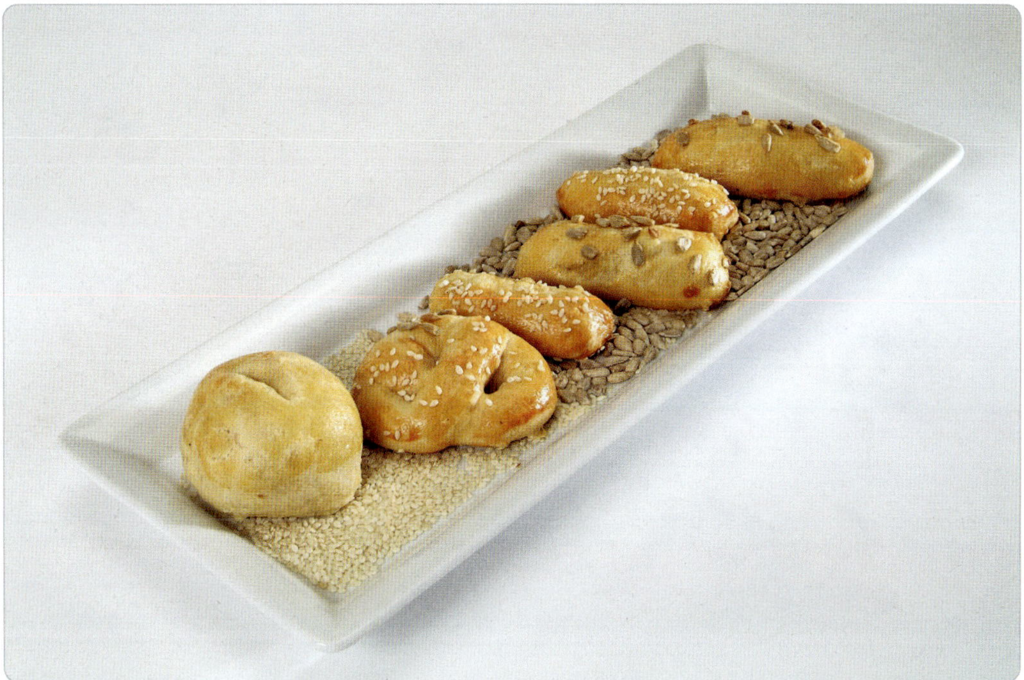

Energiegehalt:	895 kJ (213 kcal)	Fett:	8 g	Eiweiß:	7 g	Kohlenhydrate:	25 g

Zutaten	Zubereitung	Garzeit/Tipps
1/2 Grundrezept Hefeteig, salzig (250 g Mehl, 1/2 Würfel Hefe, 1/2 Tl Salz, 1/2 Tl Zucker, 1/8 l Wasser, 40 g Margarine) herstellen, s. S. 127		
	Teig gehen lassen, bis er das Doppelte seiner Ausgangsform erreicht hat	Backblech fetten
1 El Milch	in eine Schüssel geben	Käsestangen werden bei Partys mit Butter oder mit verschiedenen Salaten (Nudelsalat, Geflügelsalat) gereicht
Paprika, Pfeffer	Milch würzen	
100 g Emmentaler	reiben, zufügen, mischen, unter den Hefeteig kneten	
	Teig nach Bedarf formen (Gebäckformen, s. S. 314 f.), auf das gefettete Blech legen	
1 Eigelb 2 El Sahne	in einem Schälchen mischen, Teiglinge bepinseln	15 Minuten bei 200 °C
1 El Mohn (Sesam, Sonnenblumenkerne)	darüberstreuen, backen	15 Minuten bei 180 °C
	Käsegebäck etwas auskühlen lassen, in einem Brotkorb anrichten, lauwarm oder kalt servieren	

Gedeckter Apfelkuchen

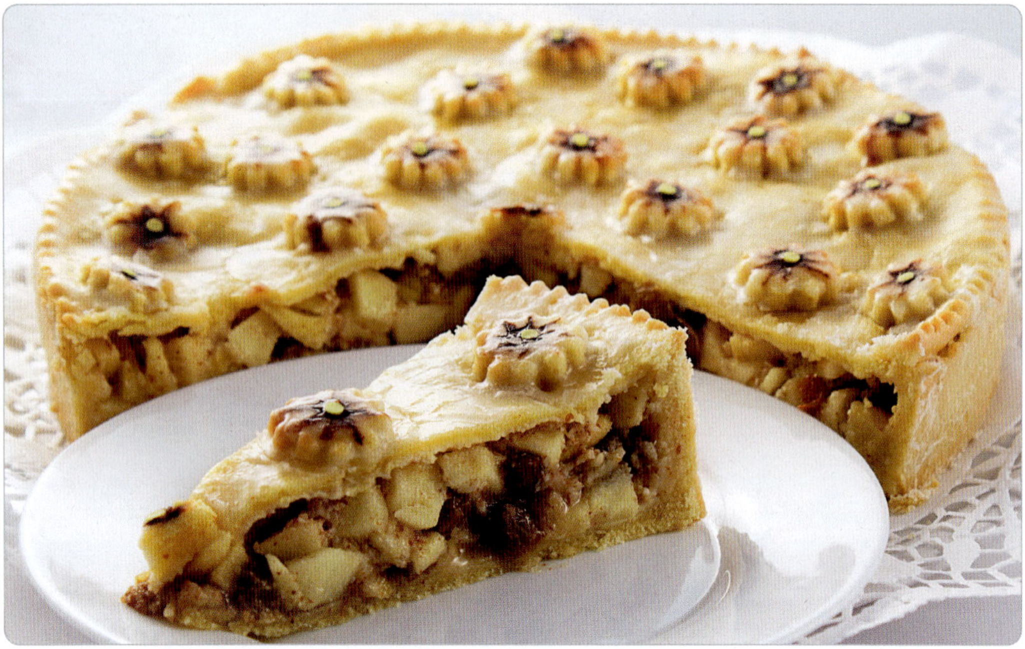

Energiegehalt:	1312 kJ (313 kcal)	Fett:	13 g	Eiweiß:	4 g	Kohlenhydrate:	44 g

Zutaten	Zubereitung	Garzeit/Tipps
1 doppeltes Grundrezept Mürbeteig, süß (500 g Mehl, 250 g Margarine, 125 g Zucker, 2 Eier) herstellen, s. S. 128		
6 Äpfel	waschen, schälen, Kerngehäuse entfernen, in Spalten schneiden, Spalten in feine Blättchen schneiden, in eine Schüssel geben	
2 El Zucker ½ Tl Zimt	mischen, darüberstreuen	
1 El Zitronensaft	darüberträufeln	
50 g Rosinen	zufügen	
100 g Haselnüsse	mahlen, zufügen, Zutaten mischen	Springform fetten
	⅔ des Teiges ausrollen, in die gefettete Form legen, Ränder formen, andrücken, Apfelfüllung auf dem Teig verteilen,	
	restlichen Teig rund ausrollen, Apfelfüllung mit dem Teig bedecken, Kuchen abbacken	☐ 35–45 Minuten bei 180 °C ⅄ 35–45 Minuten bei 170 °C
	Kuchen aus der Form nehmen, auf einem Gebäckgitter auskühlen lassen	
100 g Puderzucker	in ein Schälchen geben	
1 El Wasser 1 El Zitronensaft	tröpfchenweise zufügen, zu einer dicklichen, glatten Masse rühren, Kuchen mit der Glasur bepinseln, auf einer Platte anrichten	

Obstkuchen

Energiegehalt:	1458 kJ (351 kcal)	Fett:	19 g	Eiweiß:	3 g	Kohlenhydrate:	40 g

Zutaten	Zubereitung	Garzeit/Tipps
1 Grundrezept Mürbeteig, süß (250 g Mehl, 125 g Margarine, 60 g Zucker, 1 Ei) herstellen, s. S. 128		
	Teig rund ausrollen, in die Springform einlegen, Rand formen, andrücken, Teig vorbacken	Springform fetten ▭ 10 Minuten bei 160 °C ⅄ 8 Minuten bei 160 °C
750 g Äpfel (Birnen, Heidelbeeren, Kirschen, Johannisbeeren, Brombeeren	waschen (evtl. entsteinen, schälen oder zerkleinern)	**alternativ** Dosenobst (Pfirsiche, Ananas, Schattenmorellen)
$^1/_2$ l Apfelsaft (Birnen-, Heidelbeer-, Kirsch-, Johannisbeer-, Brombeersaft)	in einen Topf geben	**alternativ** Pfirsich-, Ananas-, Kirschsaft
50 g Stärke 50 g Zucker	kalt zufügen, unter ständigem Rühren zum Kochen bringen, Früchte zufügen Masse auf dem vorgebackenen Boden verteilen	
Streusel		
65 g Butter	in eine Rührschüssel geben	der Obstkuchen kann auch ohne Streusel hergestellt werden
100 g Mehl 100 g Zucker $^1/_4$ Tl Zimt	zufügen, Zutaten mit dem Rührgerät (Knethaken) so lange mischen, bis sie sich zu gleichmäßigen Streuseln verbunden haben Streusel über die Fruchtmasse geben	
	Obstkuchen abbacken abkühlen lassen	▭ 15–20 Minuten bei 160 °C ⅄ 15–20 Minuten bei 160 °C Garnitur: 2 El Puderzucker
Obstkuchen mit Sahnehäubchen		
200 ml Sahne 1 P Sahnefestiger 20 g Zucker 1 P Vanillezucker	in einem Rührbecher steif schlagen Obstkuchen vollständig erkalten lassen, Sahne gleichmäßig auf dem Kuchen verteilen	Garniervorschlag: Früchte, Schokoladenraspel
	Obstkuchen auf einer Platte anrichten kühl servieren	

Linzer Torte ♨ ♨ ♨

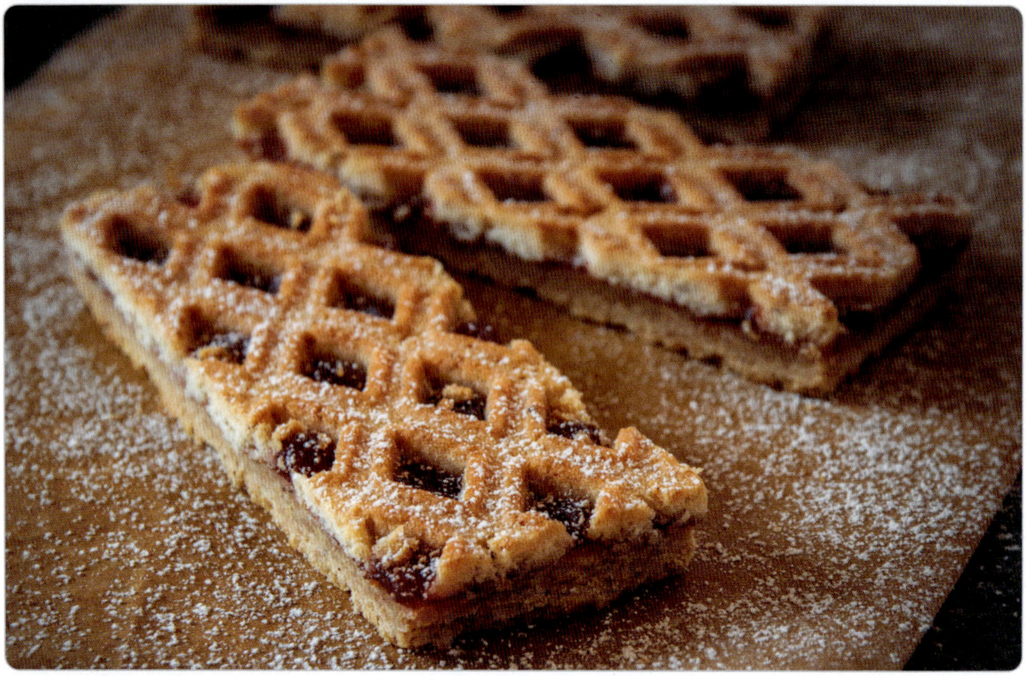

Energiegehalt:	2187 kJ (521 kcal)	Fett:	30 g	Eiweiß:	7 g	Kohlenhydrate:	54 g

Zutaten	Zubereitung	Garzeit/Tipps
1 abgewandeltes Grundrezept Mürbeteig, süß (500 g Mehl, 500 g gemahlene Mandeln, 4 Eier, 300 g Zucker, 250 g Butter, 2 Tl Zimt, 1 Msp Nelken) herstellen, s. S. 128		
	ca. 2/3 des Teigs ausrollen, auf das gefettete Blech legen	Backblech fetten (evtl. auf dem Blech ausrollen, da der Teig sehr weich ist)
1 Gl Quittengelee (Johannisbeer-, Kirschgelee)	Teig mit Gelee bestreichen	
	restlichen Teig ausrollen, ca. 1 cm breite Streifen ausrädeln, Streifen gitterförmig auf das Gelee legen	
1 Eigelb	Teiggitter bepinseln, Linzer Torte abbacken	▭ 45–60 Minuten bei 170 °C ⅄ 45–60 Minuten bei 160 °C
	abkühlen lassen, in ca. 20 gleich große Stückchen schneiden	
30 g Puderzucker	Linzer Torte bestäuben	Linzer Torte ist in Folie verpackt mehrere Wochen haltbar

Kleingebäck Florentiner Art

Energiegehalt:	675 kJ (156 kcal)	**Fett:**	11 g	**Eiweiß:**	2 g	**Kohlenhydrate:**	12 g

Zutaten	Zubereitung	Garzeit/Tipps
1 doppeltes Grundrezept Mürbeteig, süß (500 g Mehl, 250 g Margarine, 125 g Zucker, 2 Eier) herstellen, s. S. 128		
200 g Butter 100 g Honig 200 g Zucker 250 ml Sahne 1 El Rum	in einem Topf schmelzen	
400 g Mandelstifte	zufügen Masse erwärmen, nicht aufkochen lassen, Zutaten mischen	Backblech fetten
	Teig ausrollen, auf das gefettete Blech legen, Masse gleichmäßig auf dem Teig verteilen, backen	15–20 Minuten bei 180 °C 15–20 Minuten bei 170 °C
100 g Schokoladen-glasur	im Wasserbad schmelzen, Gebäck bepinseln, ca. 40 gleich große Florentiner schneiden, auf ein Gitter legen, erkalten lassen Florentiner auf einer Platte anrichten	

Apfel im Schlafrock

Energiegehalt:	1640 kJ (447 kcal)	**Fett:**	24 g	**Eiweiß:**	9 g	**Kohlenhydrate:**	48 g

Zutaten	Zubereitung	Garzeit/Tipps
1 Grundrezept Mürbeteig, süß (250 g Mehl, 125 g Margarine, 60 g Zucker, 1 Ei) herstellen, s. S. 128		
4 Äpfel	waschen, schälen, Kernhaus ausstechen	Backblech mit Backpapier auslegen
1 Zitrone	Saft auspressen	
1 El Zucker	mit dem Saft mischen, Äpfel bepinseln	
100 g gemahlene Mandeln	in eine Schüssel geben, restlichen Zitronensaft zufügen	Äpfel im Schlafrock können als Dessert und als Kaffeegebäck gereicht/serviert werden
40 g Zucker 2 EL Sahne	zufügen, mischen, Äpfel mit der Nussfüllung füllen Teig dünn ausrollen, in 4 gleich große Teile schneiden, restliche Füllung in die Teigmitte streichen, Äpfel darauf verteilen und komplett mit Teig umhüllen, Teiglinge auf das Backblech legen	15 Minuten bei 180 °C 15 Minuten bei 170 °C
1 Eigelb	Teiglinge bepinseln, backen Gebäcke zusammen mit der Vanillesauce lauwarm servieren	Ein Rezept Vanillesauce, s. S. 306 herstellen

Käsekuchen

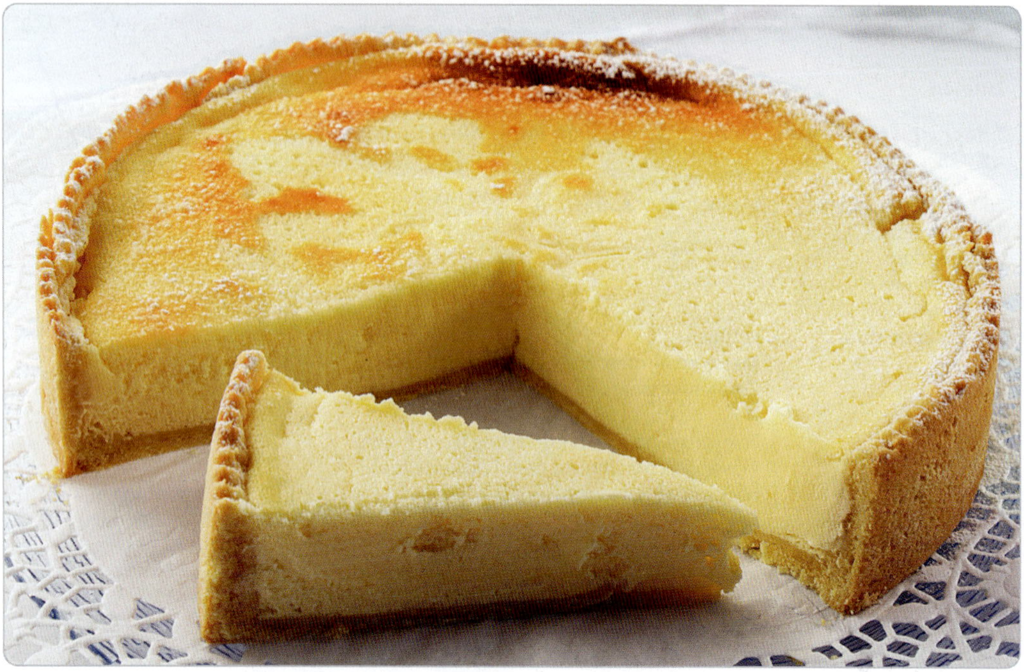

Energiegehalt:	1430 kJ (341 kcal)	Fett:	12 g	Eiweiß:	16 g	Kohlenhydrate:	40 g

Zutaten	Zubereitung	Garzeit/Tipps
1 Grundrezept Mürbeteig, süß (250 g Mehl, 125 g Margarine, 60 g Zucker, 1 Ei) herstellen, s. S. 128		
5 Eigelb 150 g Zucker	in einer Rührschüssel mit dem Zucker cremig rühren	Rührgerät mit Schneebesen verwenden
750 g Magerquark 125 ml Sahne 1 Pr Salz 50 g Stärke	zufügen	
1 Zitrone	auspressen, Saft zufügen	
5 Eiklar	in einem Rührbecher steif schlagen, Eischnee unter die Masse heben, Teig ausrollen, in die gefettete Form legen, Ränder formen, andrücken, Quarkmasse zufügen, abbacken	Rührgerät mit Schneebesen verwenden Springform fetten ☐ 45–60 Minuten bei 180 °C ⅄ 45–60 Minuten bei 170 °C
	Rand lösen, Kuchen aus der Form nehmen,	
	auf einem Gitter erkalten lassen	
10 g Puderzucker	Kuchen bestäuben, auf einer Platte anrichten	

Quiche mit verschiedenen Füllungen

Energiegehalt:	3793 kJ (912 kcal)	Fett:	64 g	Eiweiß:	26 g	Kohlenhydrate:	53 g

Zutaten	Zubereitung	Garzeit/Tipps
1 Grundrezept Mürbeteig, salzig (250 g Mehl, 125 g Margarine, $^1/_2$ Tl Salz, 1 Msp Zucker, 1 Ei) herstellen, s. S. 128		
Tomaten-Pilzfüllung		
20 g Margarine	in einem Topf erhitzen	Springform fetten
100 g Bauchspeck	fein würfeln, zufügen, andünsten	
2 Zwiebeln	schälen, fein würfeln, zufügen, mitdünsten	
1 Ds Champignons	Saft abgießen, würfeln, zufügen, mitdünsten, Zutaten in eine Schüssel geben	
500 g Tomaten	waschen, putzen, würfeln, zufügen	
100 g Emmentaler	reiben, zufügen	
100 ml Sahne	zufügen	
4 Eier	verquirlen, zufügen	
Salz, Pfeffer, Paprika	würzen	
Lauchfüllung		
1 Stange Lauch	putzen, halbieren, waschen, in halbe Ringe schneiden	Springform fetten
2 Zwiebeln	schälen, fein würfeln, zufügen	
20 g Margarine	in einem Topf erhitzen, Zwiebeln andünsten, Lauch zufügen und mitdünsten	
100 g Bauchspeck	würfeln, zufügen, mitdünsten, Zutaten in eine Schüssel geben	
100 g Emmentaler	reiben, zufügen	
100 ml Sahne	zufügen	
4 Eier	verquirlen, zufügen	
Salz, Pfeffer, Paprika	würzen	
Hackfleischfüllung		
2 Zwiebeln	schälen, fein würfeln	Springform fetten
20 g Margarine	in einem Topf erhitzen, Zwiebeln andünsten	
250 g Hackfleisch	zufügen, mitdünsten	
100 g Bauchspeck	würfeln, zufügen, mitdünsten, Zutaten in eine Schüssel geben	
100 g Emmentaler	reiben, zufügen	
100 ml Sahne	zufügen	
4 Eier	verquirlen, zufügen	
Salz, Pfeffer, Paprika	würzen	
	Teig ausrollen, in die gefettete Form geben, Masse gleichmäßig darauf verteilen, abbacken	30 Minuten bei 200 °C 30 Minuten bei 180 °C
	Quiche in 8 gleich große Stücke schneiden, heiß servieren	dazu können frische Salate angeboten werden

Fleischstrudel

Energiegehalt:	2342 kJ (558 kcal)	Fett:	25 g	Eiweiß:	26 g	Kohlenhydrate:	56 g

Zutaten	Zubereitung	Garzeit/Tipps
1 Grundrezept Strudelteig (250 g Mehl, 1 Tl Salz, 2 Eier, 2 El Öl, 2 El Wasser) herstellen, s. S. 124		
1 Grundrezept Hackfleischmasse (1 Zwiebel, 400 g Hackfleisch, $^1/_2$ Tl Salz, 2 Msp Pfeffer, $^1/_4$ Tl Paprika, 2 Eier, 6 El Paniermehl) herstellen, s. S. 119		
	Teig ausziehen, s. S. 124 Fleischmasse gleichmäßig auf dem Teig verteilen (2 cm Rand lassen, Rand einschlagen), Teig aufrollen, Strudel auf das gefettete Blech legen, abbacken Strudel auf einer Platte anrichten, in Scheiben schneiden, heiß servieren	Backblech fetten ☐ 40–60 Minuten bei 180 °C ⅄ 45–60 Minuten bei 170 °C dazu passen frische Salate als Beilage

Champignonpastete

Energiegehalt:	1169 kJ (278 kcal)	Fett:	17 g	Eiweiß:	12 g	Kohlenhydrate:	12 g

Zutaten	Zubereitung	Garzeit/Tipps
$^1/_2$ Grundrezept Quark-Ölteig, salzig (125 g Magerquark, $^1/_{16}$ l Öl, $^1/_2$ Tl Salz, 1 Ei, 250 g Mehl, $^1/_2$ P Backpulver) herstellen, s. S. 129		
1 Zwiebel 250 g Champignons 100 g gek. Schinken 40 g Margarine	schälen, fein würfeln, in eine Schüssel geben putzen, häuten, feinblättrig schneiden, zufügen fein würfeln, zufügen in einer Pfanne erhitzen, Zutaten zufügen, andünsten	Teig kühlen Springform fetten, je nach Saison können auch Dosenpilze verwendet werden
200 g Emmentaler 2 Eier 200 ml Sahne Salz, Pfeffer	reiben, in eine Schüssel geben verquirlen, zufügen zufügen würzen, Teig rund ausrollen, in die gefettete Form geben, Zutaten auf dem Teig verteilen, Sahnesauce darübergießen, abbacken Pastete auf einer Platte anrichten und heiß servieren	dazu können frische Salate als Beilage angeboten werden ☐ 45–55 Minuten bei 200 °C ⅄ 35–45 Minuten bei 190 °C

Apfelstrudel

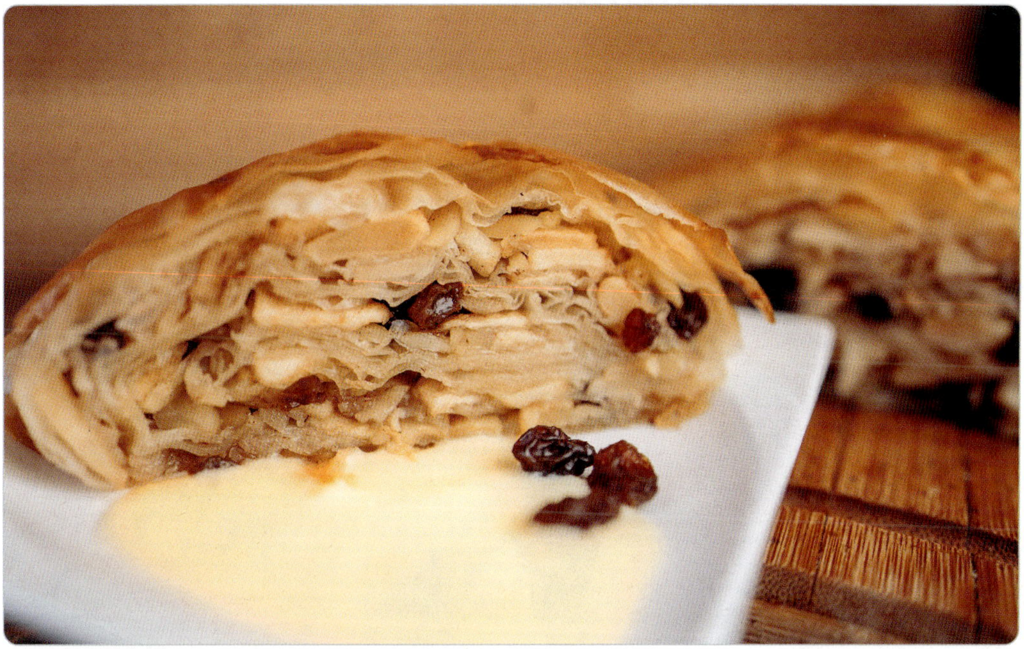

Energiegehalt:	817 kJ (195 kcal)	Fett:	9 g	Eiweiß:	4 g	Kohlenhydrate:	23 g

Zutaten	Zubereitung	Garzeit/Tipps
1 Grundrezept Strudelteig (250 g Mehl, 1 Tl Salz, 2 Eier, 2 El Öl, 2 El Wasser) herstellen, s. S. 124		
1 kg Äpfel	waschen, putzen, in Spalten schneiden, Spalten in feine Blättchen schneiden, in eine Schüssel geben	Backblech fetten
2 El Zitronensaft	über die Äpfel träufeln	
100 g Rosinen 80 g Zucker 1 Tl Zimt 1 Tl Rum	zu den Äpfeln geben, mischen	
100 g Mandeln	grob zerkleinern, zufügen	
100 ml Sahne	zufügen, mischen	
	Teig ausziehen, s. S. 124	
40 g Margarine	in einem Topf zerlassen, Teig mit dem Fett bepinseln, Apfelfüllung auf dem Teig verteilen, 2 cm Rand lassen, Strudel aufrollen, auf das gefettete Blech legen	
1 Eigelb	Apfelstrudel bepinseln, abbacken	☐ 30–45 Minuten bei 180 °C ⅄ 30–45 Minuten bei 170 °C
10 g Puderzucker	bestäuben, Strudel aufschneiden, warm oder kalt servieren Strudel auf einer Platte anrichten	dazu kann eine Vanillesauce, s. S. 306, gereicht werden

Apfeltaschen

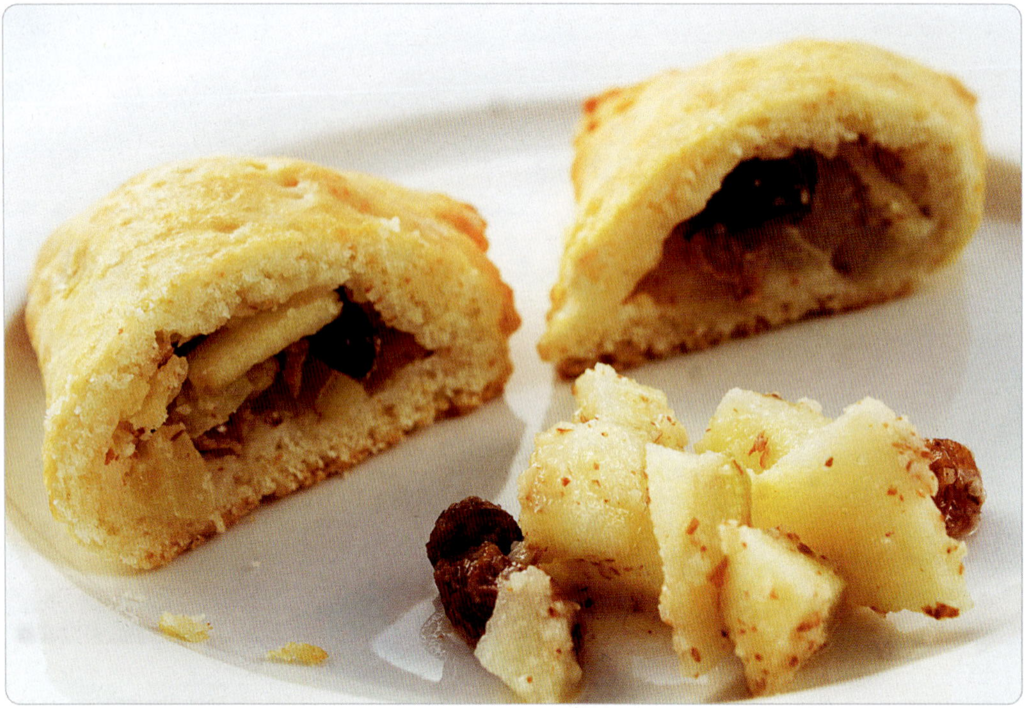

Energiegehalt:	1413 kJ (336 kcal)	Fett:	12 g	Eiweiß:	6 g	Kohlenhydrate:	33 g

Zutaten	Zubereitung	Garzeit/Tipps
1/2 Grundrezept Quark-Ölteig, süß (125 g Magerquark, 50 g Zucker, 1/16 l Öl, 1 Ei, 250 g Mehl, 1/2 P Backpulver) herstellen, s. S. 129		
500 g Äpfel	waschen, schälen, putzen, in Spalten schneiden, Spalten in feine Blättchen schneiden, in eine Schüssel geben	statt Quark-Ölteig kann auch 1/2 Grundrezept Hefeteig, süß hergestellt werden, s. S. 129
2 El Zitronensaft	darüberträufeln	
100 g Rosinen	zufügen	
100 g Haselnüsse	mahlen, zufügen, mischen, Teig ausrollen	Backblech fetten
	Rechtecke (10 x 8 cm) ausrädeln, Apfelmasse auf dem Teig verteilen	Gebäckformen, s. S. 314
1 Eiklar	Schnittstellen des Teigs bepinseln, Taschen formen, auf das gefettete Blech setzen	statt Apfelspalten kann auch Apfelmus verwendet werden
1 Eigelb	Teiglinge bepinseln, abbacken	☐ 10–15 Minuten bei 190 °C ⅄ 10–15 Minuten bei 180 °C
	Apfeltaschen auf einer Platte anrichten, lauwarm oder kalt servieren	

Birnen-Taschen

Energiegehalt:	879 kJ (210 kcal)	Fett:	+	Eiweiß:	3 g	Kohlenhydrate:	28 g

Zutaten	Zubereitung	Garzeit/Tipps
1 Grundrezept Quark-Blätterteig (250 g Mehl, $^1/_2$ Tl Backpulver, 1 Pr Salz, 250 g Butter, 250 g Magerquark) herstellen, s. S. 134 oder 1 Päckchen Tiefkühlblätterteig (450 g Fertig-Blätterteig)		
2 Eiklar	in einem Rührbecher steif schlagen	Backblech mit Backpapier auslegen
100 g Puderzucker	langsam einrieseln lassen bis der Eischnee glänzend steif geschlagen ist	Rührgerät mit Schneebesen verwenden
2 El Rum 50 g gemahlene Mandeln 50 g Rosinen	vorsichtig unter die Masse heben	
1 kl Ds Birnen	Saft abgießen Teig ausrollen, mit einem Teigrädchen Rechtecke (10 cm x 10 cm) ausrädeln Birnenhälften mit 1 El Eischneemasse füllen, restliche Masse auf den Teigplatten verteilen, Birnen mit der Öffnung nach unten darauflegen	
1 Eiklar	Ränder bestreichen, Taschen formen	s. S. 314
1 Eigelb	Teiglinge bepinseln, backen	15–20 Minuten bei 200 °C 15–20 Minuten bei 180 °C
2 El Puderzucker	bestäuben Birnen-Taschen auf einer Platte anrichten	

Englische Orangentütchen

Energiegehalt:	955 kJ (228 kcal)	Fett:	1 g	Eiweiß:	12 g	Kohlenhydrate:	28 g

Zutaten	Zubereitung	Garzeit/Tipps
1 Grundrezept Quark-Blätterteig (250 g Mehl, $^1/_2$ Tl Backpulver, 1 Pr Salz, 250 g Butter, 250 g Magerquark) herstellen, s. S. 134 oder 1 Päckchen Tiefkühlblätterteig (450 g Fertig-Blätterteig)		
100 g Marzipan-rohmasse	in eine Rührschüssel geben	Backblech mit Backpapier auslegen
50 g gemahlene Mandeln	zufügen	
40 g Puderzucker	zufügen, zu einer Masse kneten	Rührgerät mit Knethaken verwenden
40 g Orangeat	fein würfeln, zufügen Teig ausrollen, 10 cm x 10 cm große Quadrate ausrädeln, diagonal teilen, sodass Dreiecke entstehen, Masse darauf verteilen, Teigspitzen über der Füllung zu einem Tütchen zusammenfügen, Schnittstellen fest andrücken, auf das Blech legen, backen	12–15 Minuten bei 200 °C 12–15 Minuten bei 190 °C
50 g Puderzucker	in ein Schälchen geben	
1 Orange	auspressen, Saft tröpfchenweise zugeben, Gebäcke bepinseln, auf einer Platte anrichten	

Fruchtsahne-Törtchen

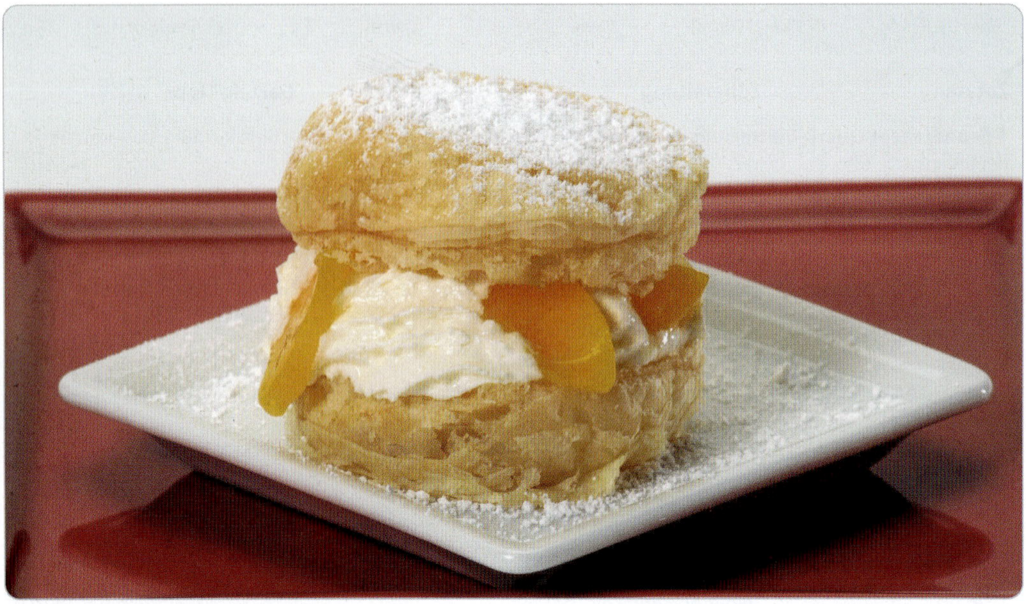

Energiegehalt:	1052 kJ (252 kcal)	Fett:	20 g	Eiweiß:	3 g	Kohlenhydrate:	15 g

Zutaten	Zubereitung	Garzeit/Tipps
1 Grundrezept Quark-Blätterteig (250 g Mehl, $^1/_2$ Tl Backpulver, 1 Pr Salz, 250 g Butter, 250 g Magerquark) herstellen, s. S. 134 oder 1 Päckchen Tiefkühlblätterteig (450 g Fertig-Blätterteig)		
	Teig dünn ausrollen, mithilfe eines Backförmchens Kreise mit 6 cm Durchmesser ausstechen	Blech mit Backpapier auslegen
1 Eigelb	Teiglinge bepinseln, backen Gebäck horizontal aufschneiden	▭ 12–15 Minuten bei 200 °C ⅄ 12–15 Minuten bei 190 °C
300 g Erdbeeren (Him-, Heidelbeeren, Trauben)	waschen, putzen, halbieren, evtl. vierteln	**alternativ** kann auch Dosenobst (Pfirsiche, Mandarinen, Kirschen) verwendet werden
400 ml Sahne	in einem Rührbecher steif schlagen	
2 P Sahnefestiger 2 P Vanillezucker 20 g Zucker	zufügen, Sahne in einen Spritzbeutel füllen, auf die ausgekühlten Gebäcke spritzen Früchte in die Sahne setzen, auf einer Platte anrichten, rasch und kühl servieren	Rührgerät mit Schneebesen verwenden

Käsestangen

Energiegehalt:	610 kJ (228 kcal)	Fett:	1 g	Eiweiß:	12 g	Kohlenhydrate:	28 g

Zutaten	Zubereitung	Garzeit/Tipps
1/2 Grundrezept Quark-Blätterteig (125 g Mehl, 1/4 Tl Backpulver, 1 Pr Salz, 125 g Butter, 125 g Magerquark) herstellen, s. S. 134 oder 1/2 Päckchen Tiefkühlblätterteig (450 g Fertig-Blätterteig)		
	Teig ca. 1/2 cm dick ausrollen	Blech mit Backpapier auslegen
	mithilfe eines Teigrädchens Streifen 14 x 2 cm ausrädeln	
150 g Hartkäse (Gouda, Emmentaler, Butterkäse)	in Streifen, Teigstreifen belegen Teigstreifen zusammen mit dem Käse zu einer Spirale drehen, auf das Blech setzen	
1 Eigelb	in ein Schälchen geben	
Pfeffer, Salz	würzen	
1 El Sahne	zufügen, Teiglinge bepinseln, backen	□ 12–15 Minuten bei 200 °C ⅄ 12–15 Minuten bei 190 °C
	Käsestangen auf einer Platte anrichten warm oder kalt servieren	

Champignon-Taschen

Energiegehalt:	1016 kJ (243 kcal)	Fett:	18 g	Eiweiß:	3 g	Kohlenhydrate:	15 g

Zutaten	Zubereitung	Garzeit/Tipps
1 Grundrezept Quark-Blätterteig (250 g Mehl, 1/2 Tl Backpulver, 1 Pr Salz, 250 g Butter, 250 g Magerquark) herstellen, s. S. 134 oder 1 Päckchen Tiefkühlblätterteig (450 g Fertig-Blätterteig)		
250 g Champignons	putzen, evtl. häuten, feinblättrig schneiden	
1 Zwiebel	schälen, fein würfeln	
40 g Kräuterbutter	in einem Topf zerlassen, Zwiebelwürfel zufügen, andünsten, Champignons mitdünsten	
3 El Weißwein	zufügen, aufkochen lassen, Flüssigkeit verdampfen lassen	
	Teig ausrollen, mithilfe eines Teigrädchens Rechtecke ca. 10 cm x 8 cm ausrädeln, Masse gleichmäßig verteilen, Taschen formen, auf ein Blech setzen	s. S. 314
1 Eigelb	Teiglinge bepinseln, backen Gebäcke auf einer Platte anrichten, heiß servieren	□ 15–20 Minuten bei 200 °C ⅄ 15–20 Minuten bei 190 °C dazu können frische Salate gereicht werden

Blätterteig-Käse-Gebäck

Energiegehalt:	693 kJ (166 kcal)	Fett:	11 g	Eiweiß:	6 g	Kohlenhydrate:	10 g

Zutaten	Zubereitung	Garzeit/Tipps
1 Päckchen Tiefkühlblätterteig (450 g Fertig-Blätterteig)	Teig ausrollen, mithilfe eines Backförmchens Kreise von ca. 5 cm Durchmesser ausstechen Teiglinge auf das Blech setzen	Blech mit Backpapier auslegen
1 Eigelb	Teiglinge bepinseln	
50 g Emmentaler	reiben, über die Teiglinge streuen backen	□ 12–15 Minuten bei 200 °C ⅄ 12–15 Minuten bei 190 °C
100 g Frischkäse	in ein Schälchen geben	
150 g Magerquark	zufügen	
3 El Schnittlauch	waschen, in Röllchen schneiden	
1 Knoblauchzehe	häuten, durch eine Knoblauchpresse drücken, zufügen	
Salz, Pfeffer	würzen, mischen, in einen Spritzbeutel füllen Masse auf die Hälfte der erkalteten Gebäckkreise spritzen, restliche Kreise daraufsetzen, auf einer Platte anrichten, kühl servieren	

Blätterteig-Fleisch-Hörnchen

Energiegehalt:	1459 kJ (349 kcal)	Fett:	25 g	Eiweiß:	13 g	Kohlenhydrate:	20 g

Zutaten	Zubereitung	Garzeit/Tipps
1 Grundrezept Quark-Blätterteig (250 g Mehl, $^1/_2$ Tl Backpulver, 1 Pr Salz, 250 g Butter, 250 g Magerquark) herstellen, s. S. 134 oder 1 Päckchen Tiefkühlblätterteig (450 g Fertig-Blätterteig)		
$^1/_2$ Grundrezept Hackfleischmasse (1 kl Zwiebel, 200 g Hackfleisch, $^1/_4$ Tl Salz, 2 Pr Pfeffer, 1 Msp Paprika, 1 Ei, 3 El Paniermehl) herstellen, s. S. 119		
1 Ei	hart kochen Ei pellen, würfeln, in die Hackfleischmasse geben	10 Minuten Blech mit Backpapier auslegen
1 Paprikaschote	waschen, putzen, fein würfeln, zur Hackfleischmasse geben Teig zu einem Kreis ausrollen, in 8–12 gleich große Teile schneiden, Masse daraufverteilen, Hörnchen formen (s. S. 315), auf das Blech setzen, backen Hörnchen auf einer Platte anrichten, heiß servieren	□ 25–35 Minuten bei 180 °C ⅄ 25–35 Minuten bei 170 °C als Beilage eignen sich frische Salate

Fleisch im Blätterteig-Mantel (6–8 Personen)

Energiegehalt:	1687 kJ (404 kcal)
Fett:	24 g
Eiweiß:	24 g
Kohlenhydrate:	11 g

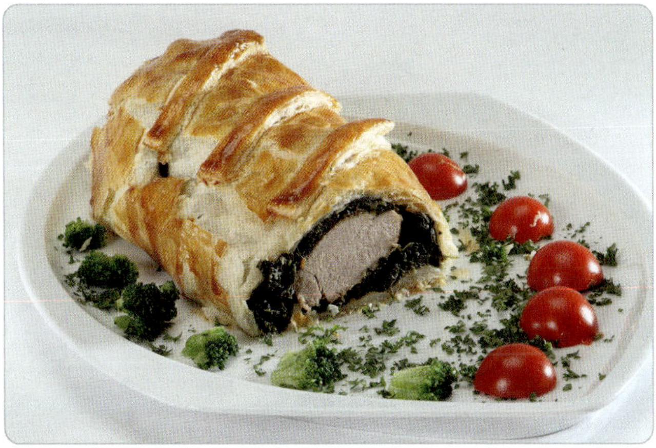

Zutaten	Zubereitung	Garzeit/Tipps
2 Päckchen Tiefkühlblätterteig (900 g Fertig-Blätterteig) auftauen lassen		
Hackbraten im Blätterteig		
1 doppeltes Grundrezept Hackfleischmasse (2 Zwiebeln, 800 g Hackfleisch, 1 Tl Salz, 2 Msp Pfeffer, $^1/_2$ Tl Paprika, 4 Eier, 12 El Paniermehl) herstellen, s. S. 119		
	Fleischmasse zu einem Laib formen	
Kasseler im Blätterteig		
800 g Kasseler	abtupfen, auf ein Brett legen	
Schweinefilet im Blätterteig		
1 gr Schweinefilet		
Salz, Pfeffer, Paprika	würzen	
2 El Öl	in einer Pfanne erhitzen, Filet von allen Seiten scharf anbraten	3–4 Minuten
500 g Spinatblätter	waschen, putzen, blanchieren	Blanchieren, s. S. 89
	Spinatblätter um das Filet wickeln	
Salz, Pfeffer	würzen	
	Blätterteig zu einem Rechteck ausrollen, Gargut in die Mitte setzen	Backblech fetten
1 Eiklar	Teigränder bepinseln und oben fest verschließen (Naht mithilfe einer Gabel andrücken)	dazu eignen sich frische oder gegarte Salate
1 Eigelb	Laib bestreichen, backen	Kasseler und Filet □ 30–40 Minuten bei 190 °C ⅄ 30–40 Minuten bei 180 °C
	auf einer Platte anrichten, heiß servieren	Hackfleisch □ 40–50 Minuten bei 180 °C ⅄ 40–50 Minuten bei 170 °C

Spritzgebäck

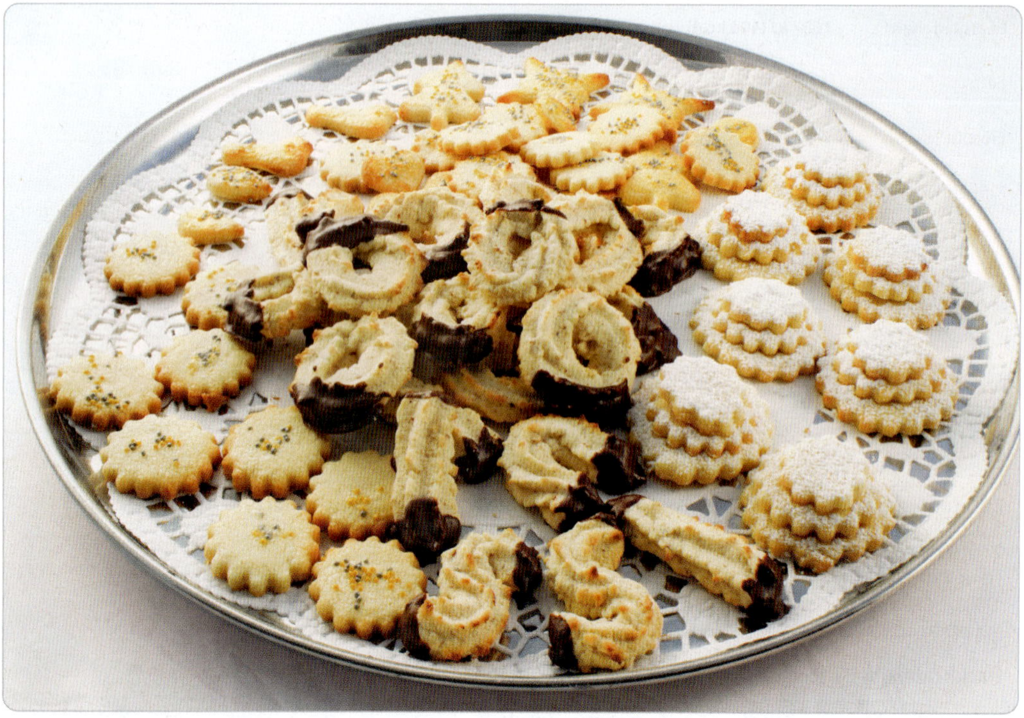

Energiegehalt:	168 kJ (40 kcal)	Fett:	4 g	Eiweiß:	1 g	Kohlenhydrate:	6 g

Zutaten	Zubereitung	Garzeit/Tipps
375 g Butter	in einer Rührschüssel cremig schlagen	Rührgerät mit Knethaken verwenden
250 g Zucker 1 Ei 150 g Mandeln	zufügen mahlen, zufügen	Backblech mit Backpapier auslegen
250 g Stärke 250 g Mehl 2 El Zitronensaft	zufügen, Zutaten zu einem Teig kneten, Backbrett bemehlen, Teig kurz mit den Händen zusammenkneten, kühlen	Fleischwolf mit Spritzgebäckzubehör ausrüsten Kühlzeit 30 Minuten
	Teig durch den Fleischwolf drehen, Streifen abschneiden, Figuren formen, auf das Blech legen	der Teig kann auch ausgerollt und mit Förmchen ausgestochen werden
1 Eigelb	Teiglinge bepinseln, backen	☐ 3–5 Minuten bei 200 °C ⅄ 3–5 Minuten bei 180 °C
	Gebäck auf einem Gitter auskühlen lassen, in eine Gebäckdose einfüllen; mehrere Tage ruhen lassen Spritzgebäck auf einer Platte anrichten	das Spritzgebäck kann in gelöste Kuvertüre getaucht werden

Buttergebäck

Energiegehalt:	201 kJ (48 kcal)	Fett:	2 g	Eiweiß:	1 g	Kohlenhydrate:	6 g

Zutaten	Zubereitung	Garzeit/Tipps
500 g Mehl	in eine Rührschüssel geben	Backblech mit Backpapier auslegen
250 g Margarine	in Flöckchen zufügen	die Plätzchen können mit Nüssen, Mandelstiften oder -blättchen, Hagelzucker oder bunte Zuckerstreusel verziert werden
250 g Zucker	zufügen, Mulde bilden	
3 Eier	verquirlen, in die Mulde geben	
1 Zitrone	waschen, Schale darüberreiben	
1 Pr Salz	zufügen, Zutaten mithilfe zweier Teigkarten zu einem Teig verarbeiten, Teig kühlen	Kühlzeit 30 Minuten
	Teig ausrollen, verschiedene Figuren ausstechen, auf das vorbereitete Blech legen	Zubereitung, s. S. 128
1 Eigelb	Teiglinge bepinseln, abbacken	▭ 3–5 Minuten bei 200 °C ⅄ 2–4 Minuten bei 190 °C
	Gebäcke auf einem Gitter erkalten lassen, in eine Gebäckdose einfüllen, mehrere Tage durchziehen lassen, in einer Gebäckschale anrichten	

Terrassentörtchen

Energiegehalt:	210 kJ (50 kcal)	Fett:	2 g	Eiweiß:	1 g	Kohlenhydrate:	7 g

Zutaten	Zubereitung	Garzeit/Tipps
500 g Mehl	in eine Rührschüssel geben	Backblech mit Backpapier auslegen
250 g Margarine	in Flöckchen zufügen	
250 g Zucker	zufügen, Mulde formen	Zubereitung, s. S. 128
3 Eier	verquirlen, in die Mulde geben	
1 Zitrone	waschen, Schale darüberreiben	
1 Pr Salz	zufügen, Zutaten mithilfe zweier Teigkarten zu einem Teig verarbeiten, Teig kühlen,	Kühlzeit 30 Minuten
	Teig ausrollen, 2–3 aufeinander passende Formen ausstechen, auf das vorbereitete Blech legen, abbacken	▭ 3–5 Minuten bei 200 °C ⅄ 2–4 Minuten bei 190 °C
	Gebäcke auf einem Gitter erkalten lassen	
Quittengelee (Konfitüre nach Wahl)	mithilfe eines Teelöffels Konfitüre auf die Gebäcke geben und aufeinander kleben	
30 g Puderzucker	Terrassentörtchen bestäuben in eine Gebäckdose einfüllen, mehrere Tage durchziehen lassen, in einer Gebäckschale anrichten	

Christstollen

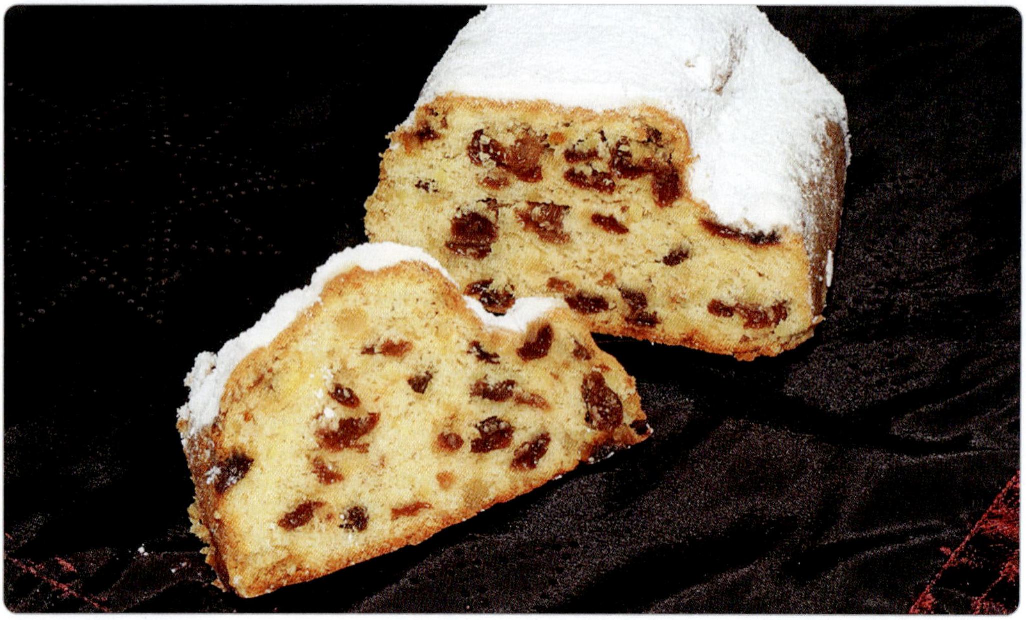

Energiegehalt:	1887 kJ (450 kcal)	Fett:	23 g	Eiweiß:	6 g	Kohlenhydrate:	52 g

Zutaten	Zubereitung	Garzeit/Tipps
1 kg Mehl	in eine Rührschüssel geben, Mulde bilden	
$2^1/_2$ Würfel Hefe	in die Mulde bröseln	
$^1/_2$ l Milch	erwärmen, Hefe mit wenig Milch auflösen, Vorteig abgedeckt 10 Minuten gehen lassen	Zubereitung, s. S. 126
200 g Zucker	zufügen	
450 g Butter	in Flöckchen schneiden, zufügen	
1 Tl Salz	Zutaten mit dem Rührgerät kneten, Milch nach und nach zufügen, bis der Teig sich vom Schüsselrand löst	Knethaken verwenden
125 g Zitronat	fein wiegen, auf ein Backbrett streuen	
125 g Orangeat	fein wiegen, zufügen	
200 g Rosinen		
200 g Mandelstifte		
1 Tl Zimt	zufügen, Hefeteig auf das Backbrett geben, Zutaten in den Teig kneten	Teig abgedeckt über Nacht im Kühlschrank gehen lassen, Backblech fetten
	von Hand zwei gleich große Laibe formen, auf das gefettete Blech legen, Stollen backen	▭ 60–80 Minuten bei 190 °C ⅄ 60–80 Minuten bei 170 °C
100 g Butter	in einem Topf schmelzen, Stollen mit dem Fett bepinseln	
100 g Puderzucker	Stollen bestäuben	Stollen können in Folie verpackt 2–3 Wochen gelagert werden

Linzer Plätzchen

Energiegehalt:	182 kJ (91 kcal)	Fett:	3 g	Eiweiß:	1 g	Kohlenhydrate:	5 g

Zutaten	Zubereitung	Garzeit/Tipps
250 g Mehl	auf ein Brett geben	Zubereitung, s. S. 128
250 g Mandeln	mahlen, darüberstreuen, Mulde eindrücken	
2 Eier	verquirlen, in die Mulde geben	
150 g Zucker	am Rand verteilen	
125 g Butter	in Flöckchen am Rand verteilen	Backblech mit Backpapier auslegen
1 Tl Zimt 1 Msp Nelken	darüberstreuen, mithilfe zweier Teigkarten Zutaten mischen und rasch zu einem Teig verarbeiten, Teig kühlen	Kühlzeit 20 Minuten
	Arbeitsfläche bemehlen, Teig ausrollen, Figuren ausstechen und auf das Blech legen	der Teig ist sehr weich, deshalb Arbeitsfläche gut bemehlen
1 Eigelb	Teiglinge bepinseln, Linzer Plätzchen backen	□ 4–6 Minuten bei 170 °C ⅄ 4–6 Minuten bei 160 °C
Konfitüre	Plätzchen mit Konfitüre bestreichen, ein zweites Plätzchen aufsetzen	
Puderzucker	Plätzchen bestäuben	

Feine Nougatringe

Energiegehalt:	455 kJ (108 kcal)	Fett:	10 g	Eiweiß:	2 g	Kohlenhydrate:	15 g

Zutaten	Zubereitung	Garzeit/Tipps
375 g Margarine 250 g Zucker	in einer Rührschüssel cremig schlagen	Rührgerät mit Knethaken verwenden
1 Ei	zufügen	
1 P Vanillezucker	zufügen	Fleischwolf mit Spritzgebäckzubehör ausrüsten
150 g Mandeln	mahlen, zufügen	
200 g Speisestärke 30 g Kakao 250 g Mehl		Backblech mit Backpapier auslegen
1 Tl Zimt	zufügen, den Teig kneten, Teig durch den Fleischwolf drehen, 5 cm lange Streifen abschneiden, Ringe auf das Blech setzen, abbacken Gebäcke auf einem Gitter erkalten lassen	□ 5–8 Minuten bei 190 °C ⅄ 5–8 Minuten bei 170 °C
50 g Butter	in einer Rührschüssel cremig rühren	
100 g Nougatrohmasse	zufügen, cremig rühren, Gebäckring mit der Nougatmasse bestreichen, Gebäcke mit der flachen Seite zusammensetzen	
100 g Vollmilchkuvertüre	im Wasserbad schmelzen, Gebäcke zur Hälfte eintauchen, auf einem Gitter trocknen lassen	

Knusperhäuschen

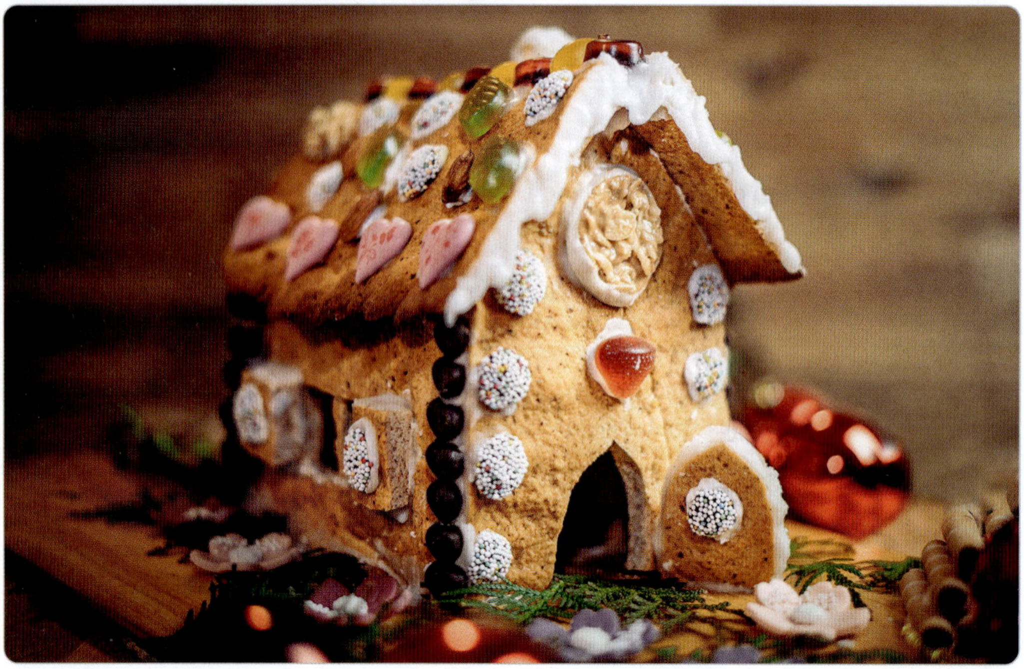

Energiegehalt:	2138 kJ (509 kcal)	Fett:	3 g	Eiweiß:	8 g	Kohlenhydrate:	112 g

Zutaten	Zubereitung	Garzeit/Tipps
500 g Mehl	auf ein Backbrett sieben	
1 P Backpulver	zufügen, mischen	
1 Tl Zimt		
1 Msp Nelken		Blech fetten oder mit Backpapier auslegen
50 g Mandeln	mahlen, zufügen	
1 Zitrone	waschen, Schale darüberreiben	
500 g Honig	Mulde in das Mehl eindrücken, Honig in die Mulde geben	
	Zutaten mithilfe zweier Teigkarten zu einem Teig verarbeiten, Teig auf das Blech streichen, abbacken	(Ober-/Unterhitze) 20–30 Minuten bei 170 °C (Umluft) 15–20 Minuten bei 170 °C
	Schnittteile s. S. 381 auf Papier abpausen, ausschneiden und auf das noch heiße Gebäck legen, Schnittteile mit einem Küchenmesser ausschneiden	rasch arbeiten; sobald die Masse erkaltet ist, ist sie nicht mehr formbar
200 g Puderzucker	in ein Schälchen geben	
3–4 El Wasser	tröpfchenweise zufügen, verrühren, Schnittkanten mit der dicken Glasur bepinseln und aneinander kleben	
Süßigkeiten nach Wahl	Unterseite mit Glasur bepinseln und an das Häuschen kleben	

Feine Lebkuchen

Energiegehalt:	706 kJ (169 kcal)	Fett:	6 g	Eiweiß:	3 g	Kohlenhydrate:	26 g

Zutaten	Zubereitung	Garzeit/Tipps
750 g Mehl	auf ein Brett geben	
500 g Zucker	darüberstreuen	
300 g Mandeln	mahlen, darüberstreuen	
200 g Mandeln	grob hacken, zufügen	
100 g Zitronat		
100 g Orangeat	grob zerkleinern, darüberstreuen	
40 g Butter	in Flöckchen am Rand verteilen	
1 Zitrone	Saft auspressen, darüberträufeln	
500 g Honig	Mulde in das Mehl drücken, Honig zufügen	
2 El Hirschhornsalz	in ein Schälchen geben	
2 El heißes Wasser	zufügen, Salz auflösen, Gemisch zufügen	
3 Eier	verquirlen, in die Mulde geben	
1 P Lebkuchengewürz	darüberstreuen	
	mithilfe einer Gabel Flüssigkeit in der Mulde zu einem dicken Brei vermengen, mithilfe zweier Teigkarten alle Zutaten zu einer einheitlichen Masse verarbeiten,	Backblech mit Backpapier auslegen
	Lebkuchenmasse auf das Blech streichen und glatt drücken, backen	□ 25–30 Minuten bei 180 °C ⅄ 25–30 Minuten bei 170 °C
150 g Vollmilch-kuvertüre	im Wasserbad schmelzen, Lebkuchen bepinseln so lange sie noch warm sind, Rechtecke oder Rauten (2 cm x 3 cm) ausschneiden, erkalten lassen	
	Lebkuchen in eine Gebäckdose füllen, einige Tage ruhen lassen	

Vanillekipferl

Energiegehalt:	435 kJ (104 kcal)	Fett:	7 g	Eiweiß:	2 g	Kohlenhydrate:	9 g

Zutaten	Zubereitung	Garzeit/Tipps
300 g Mehl	auf ein Brett geben	
125 g Zucker	darübergeben	Backblech mit Backpapier auslegen
125 g Mandeln	mahlen, zufügen, Mulde eindrücken	
1 P Vanillezucker	zufügen	
3 Eigelb	in die Mulde geben	Zubereitung, s. S. 128
250 g Butter	in Flöckchen am Rand verteilen	
	Eier mit einer Gabel zu einem dicken Brei mischen, mithilfe zweier Teigkarten Zutaten rasch zu einem Teig verarbeiten, kühlen,	Teig 30 Minuten kühlen
	gleichmäßige Rollen (1,5 cm dick) formen, 3 cm lange Stücke abschneiden, Hörnchen formen, auf das Blech setzen, backen	□ 12–15 Minuten bei 180 °C ⅄ 12–15 Minuten bei 170 °C
3 El Puderzucker	Gebäcke bestäuben	

Baiser (Meringe)

Energiegehalt:	282 kJ (67 kcal)	Fett:	+	Eiweiß:	1 g	Kohlenhydrate:	16 g

Zutaten	Zubereitung	Garzeit/Tipps
4 Eiklar	in einem Rührbecher steif schlagen	Rührgerät mit Schneebesen verwenden
200 g Puderzucker 1 Zitrone	nach und nach zufügen, ständig weiterschlagen auspressen, Saft tröpfchenweise zufügen, Masse in einen Spritzbeutel füllen	Backblech mit Backpapier auslegen
	ovale Rosetten aufspritzen, Baiser trocknen	☐ 45–60 Minuten bei 120 °C ⅄ 45–50 Minuten bei 100 °C
	Meringe auf einem Gitter erkalten lassen	
	auf einer Platte anrichten	

Haselnuss-/Mandel-/Kokosmakronen

Energiegehalt:	110 kJ (26 kcal)	Fett:	2 g	Eiweiß:	1 g	Kohlenhydrate:	3 g

Zutaten	Zubereitung	Garzeit/Tipps
2 Eiklar	in einem Rührbecher steif schlagen	Garzeit / Tipps Rührgerät mit Schneebesen verwenden
100 g Puderzucker 1 Tl Rum	nach und nach zufügen, ständig weiterschlagen tröpfchenweise zufügen	
150 g Haselnüsse (Mandeln, Kokosraspel) 30–40 Backoblaten	mahlen, vorsichtig unter den Eischnee heben auf einem Backblech verteilen	
	mithilfe zweier Teelöffel die Masse auf die Oblaten setzen	
30–40 Haselnusskerne	in die Mitte der Masse setzen, Makronen backen	☐ 20–30 Minuten bei 130 °C ⅄ 20–30 Minuten bei 120 °C
	Makronen auf einem Gitter erkalten lassen, auf einer Platte anrichten	
	Makronen in eine Gebäckdose legen, 2–3 Wochen lagern	Makronen sind fest verschlossen mehrere Wochen haltbar

Nougatpralinen

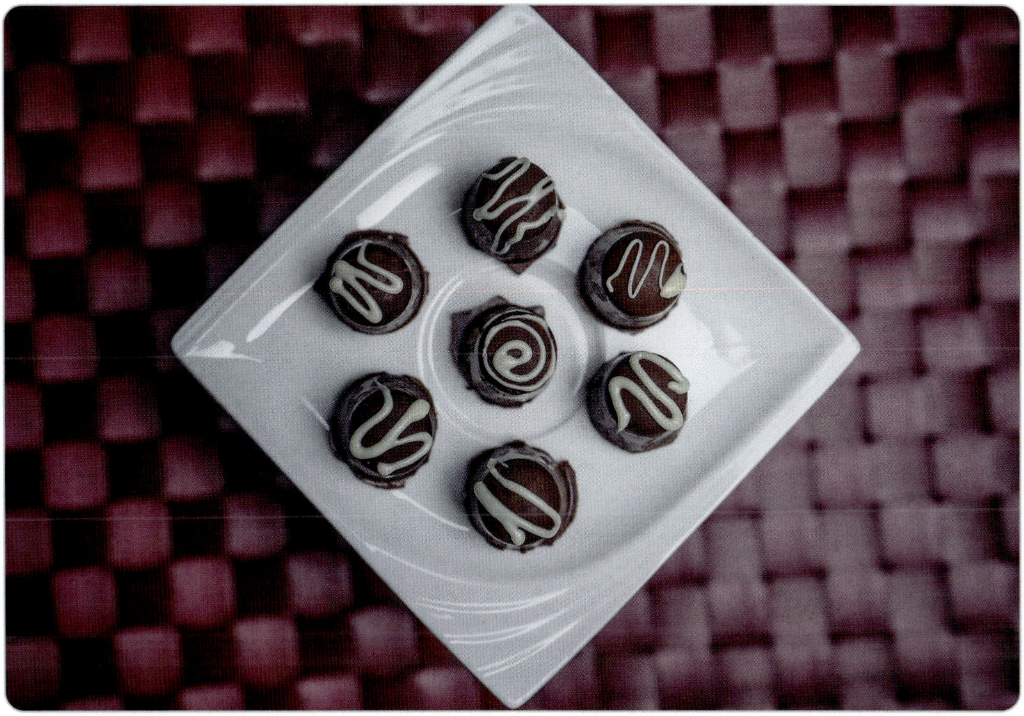

Energiegehalt:	295 kJ (62 kcal)	Fett:	3 g	Eiweiß:	1 g	Kohlenhydrate:	9 g

Zutaten	Zubereitung	Garzeit/Tipps
50 g Butter	in einer Rührschüssel cremig schlagen	Rührgerät mit Knethaken verwenden
200 g Nougatrohmasse 3 El Rum 100 g Marzipanrohmasse		
	zufügen, zu einer einheitlichen Masse kneten, kühlen	Kühlzeit 30 Minuten
	mit einem Teelöffel wenig Masse abstechen und zu 15–20 gleich großen Kugeln formen	
50 g Haselnüsse	mahlen, in ein Schälchen geben, Nougatkugeln darin wenden	
100 g Schokoladenglasur	im Wasserbad schmelzen, Nougatkugeln in die Glasur eintauchen und auf einem Gitter erkalten lassen	die Pralinen können zum Erkalten auch auf Pergamentpapier gelegt werden
	Pralinen in einer Gebäckschale anrichten	

Marzipankartoffeln

Energiegehalt:	536 kJ (128 kcal)	Fett:	6 g	Eiweiß:	2 g	Kohlenhydrate:	16 g

Zutaten	Zubereitung	Garzeit/Tipps
200 g Marzipan-rohmasse	auf einem Brett weich kneten	
200 g Puderzucker		
100 g Mandeln	mahlen	
50 g Butter	in Flöckchen zufügen, Zutaten zu einer einheitlichen Masse kneten, 15–20 Kugeln formen	
40 g Kakao	in ein Schälchen geben, Kugeln darin wenden, in einer Gebäckschale anrichten	

Schokoladennüsse/Schokoladenrosinen

Energiegehalt:	311 kJ (74 kcal)	Fett:	6 g	Eiweiß:	1 g	Kohlenhydrate:	3 g

Zutaten	Zubereitung	Garzeit/Tipps
250 g Haselnüsse	auf ein Blech legen, im Backofen rösten Nüsse auf ein Tuch geben, zwischen dem Tuch die Haut abreiben	10 Minuten bei 220 °C 8 Minuten bei 220 °C
(250 g Rosinen)		
100 g Schokoladen-glasur	im Wasserbad schmelzen, Nüsse (Rosinen) in die Schokolade tauchen, mit einer Gabel herausnehmen, auf Pergamentpapier legen, erkalten lassen, Konfekt in einer Gebäckschale anrichten	Kühlzeit 20 Minuten

Mandelsplitter

Energiegehalt:	328 kJ (78 kcal)	Fett:	2 g	Eiweiß:	2 g	Kohlenhydrate:	7 g

Zutaten	Zubereitung	Garzeit/Tipps
200 g Mandelstifte	in eine Pfanne geben	
100 g Cornflakes	zufügen	
50 g Zucker	zufügen, erhitzen, leicht bräunen	
200 g Kuvertüre	im Wasserbad schmelzen, Schokolade zum Mandelgemisch geben,vorsichtig mischen, mithilfe zweier Teelöffel 40–50 Häufchen auf Pergamentpapier setzen, erkalten lassen, Mandelsplitter in einer Gebäckschale anrichten	Kühlzeit 15–20 Minuten

Puderzuckerglasur

Energiegehalt:	419 kJ (100 kcal)	Fett:	–	Eiweiß:	–	Kohlenhydrate:	25 g

Zutaten	Zubereitung	Garzeit/Tipps
100 g Puderzucker 2 El Wasser	in ein Schälchen geben tröpfchenweise zufügen, glatt rühren	für Mürbe-, Hefe- und Rührgebäcke

Zitronenglasur/Rumglasur

Energiegehalt:	429 kJ (102 kcal)	Fett:	–	Eiweiß:	–	Kohlenhydrate:	25 g

Zutaten	Zubereitung	Garzeit/Tipps
100 g Puderzucker 1 El Wasser 1 El Zitronensaft (Rum)	in ein Schälchen geben tröpfchenweise zufügen, verrühren	eignet sich für Mürbe-, Hefe-, Rühr- und Brandgebäcke

Schokoladen-/Haselnussglasur

Energiegehalt:	575 kJ (137 kcal)	Fett:	8 g	Eiweiß:	2 g	Kohlenhydrate:	14 g

Zutaten	Zubereitung	Garzeit/Tipps
100 g Kuvertüre (Vollmilch-, Zartbitter-Schokoladenglasur, Haselnussglasur)	in eine Metallschüssel geben, im Wasserbad schmelzen, Glasur nach Bedarf weiterverwenden	gelangt Wasser in die Schokolade, ist sie nicht mehr streichfähig

Zitronenglasur

Energiegehalt:	575 kJ (137 kcal)	Fett:	8 g	Eiweiß:	2 g	Kohlenhydrate:	14 g

Zutaten	Zubereitung	Garzeit/Tipps
100 g Zitronenglasur	in eine Metallschüssel geben, im Wasserbad schmelzen, nach Bedarf weiterverwenden	Zitronenglasur eignet sich für Rühr- und Hefegebäcke besonders gut

Sterilisieren

Beim Sterilisieren (Einkochen, Einmachen, Einwecken) werden Lebensmittel auf 75–100 °C erhitzt. Hierbei werden die Mikroorganismen abgetötet und ein Teil der Luft entweicht aus dem Gefäß. Durch den Unterdruck (Vakuum), der beim Abkühlen der Lebensmittel in den verschlossenen Gefäßen entsteht, wird der Deckel sicher auf dem Gefäß gehalten. Im Haushalt bestehen mehrere Möglichkeiten Obst, Gemüse und Wurst zu sterilisieren (s. unten).

Damit die sterilisierten Lebensmittel sicher für längere Zeit haltbar werden, müssen einige Grundregeln beachtet werden.

Regeln

- Lebensmittel sofort nach der Ernte bzw. dem Einkauf sterilisieren. Lange Lagerung führt zu Vitaminverlusten und kann zu Gärung führen.
- Nur einwandfreie Lebensmittel verarbeiten. Lebensmittel mit bereits faulen Stellen können auch nach dem Sterilisieren Schimmel bilden.
- Gefäße (inkl. Deckel) dürfen nicht beschädigt sein. Durch beschädigte Kanten kann Luft – und damit Mikroorganismen – in den Behälter gelangen.
- Verwendete Gummiringe und -dichtungen an Twist-off-Gläserdeckeln dürfen nicht porös oder brüchig sein. Ein einwandfreier Luftabschluss ist sonst nicht gewährleistet.
- Alle verwendeten Geräte müssen sauber und fettfrei sein, da sonst der Schimmelbildung Vorschub geleistet wird.
- Einkochgläser (inkl. Deckel) unmittelbar vor dem Gebrauch in heißem Spülmittelwasser reinigen, in klarem heißen Wasser nachspülen und umgestülpt auf einem Rost abtropfen lassen. Die Gefäße sollen nicht abgetrocknet werden, da Fusseln vom Geschirrtuch an den Gefäßen haften bleiben und so zu einem schnelleren Verderb des Inhaltes führen könnten. Gummiringe sollten bis zur Verwendung im Wasser liegen. Diesem kann ggf. etwas Salz zugefügt werden, was die evtl. noch vorhandenen Mikroorganismen abtötet.
- Gefäß- und Deckelränder dürfen während des Einfüllens nicht verschmutzt werden, da sie sonst miteinander verkleben und die Gefäße sich später nicht öffnen lassen. Es empfiehlt sich daher, eine Einfüllhilfe zu verwenden (im Handel erhältlich).
- Die Gefäße sollten nur zu $^2/_3$ gefüllt werden, da beim Erhitzen der Inhalt kocht und bis zum Deckel hoch steigen kann. Die Dichtigkeit ist so durch die Lebensmittelteilchen nicht gewährleistet bzw. der Deckel verklebt mit dem Gefäß und lässt sich nicht öffnen.
- Gefäße, die mit einem Twist-off-Verschluss versehen sind, können nach dem Sterilisieren umgedreht und auf den Deckel gestellt werden. Der Inhalt liegt dann im Deckel, dichtet so zusätzlich das Gefäß ab und verhindert, dass Luft einströmen kann.
- Alle Gefäße sollten beschriftet werden (Inhalt, Herstellungsdatum). Dies erleichtert die Überprüfung der Vorräte.
- Alle Verschlüsse der haltbar gemachten Lebensmittel sollten regelmäßig auf Dichtigkeit überprüft werden. Angeschimmelter oder gegorener Inhalt sollte nicht mehr verzehrt werden.
- Besonderheit: Grüne Bohnen sollten zweimal sterilisiert werden, da sie leicht Giftstoffe bilden, welche zu schweren Lebensmittelvergiftungen führen können.

Konfitüre, Marmelade, Gelee

In einer EU-Verordnung sind diese Produkte neu definiert worden. Danach ist nur noch die Bezeichnung „Marmelade" für Produkte zu verwenden, die Zitrusfrüchte als Hauptbestandteil enthalten. Konfitüren werden aus ganzen und/oder zerkleinerten Früchten hergestellt. Produkte, die den Begriff „Gelee" führen, dürfen nur aus Fruchtsaft hergestellt werden.

Regeln zur Herstellung

- Die angegebenen Gewichtsmengen beziehen sich immer auf das vorbereitete (geputzte, geschälte, entsteinte) Obst. Abfallmengen müssen also unbedingt beim Einkauf einkalkuliert werden.
- Zu den Qualitätsanforderungen und der Sorgfalt bei der Herstellung von Konfitüren, s. S. 374 (Regeln zum Sterilisieren).
- Die Konfitüre wird nach der Herstellung sofort heiß in das Glas randvoll eingefüllt und sofort verschlossen. Je weniger Luft im Glas eingeschlossen wird, umso geringer ist die Anzahl der evtl. verbliebenen Mikroorganismen.
- Wird vor dem Verschließen etwas Zitronensäure auf die Oberfläche der Konfitüre gegeben, verhindert dies die Schimmelbildung.
- Eine weitere Möglichkeit den Verderb zu verhindern, ist die Zugabe von 1 Esslöffel hochprozentigem Alkohol, der angezündet wird. Das Glas wird mit dem Deckel sofort verschlossen. Die Flammen verbrauchen den restlichen Sauerstoff und töten evtl. vorhandene Mikroorganismen.
- Für Diabetiker kann die Zuckermenge durch eine entsprechende Fruchtzucker-, Zuckerersatz- oder Süßstoffmenge ersetzt werden. In Reformhäusern sind auch für Diabetiker geeignete Geliermittel erhältlich.

Aufgaben

1. Begründen Sie, warum hohe Anforderungen an die Qualität von Obst und Gemüse gestellt werden, die sterilisiert werden sollen.
2. Sie beabsichtigen Möhren zu sterilisieren. Welche verschiedenen Möglichkeiten kennen Sie, die Einkochgläser mit dem Inhalt zu erhitzen?
3. Welche Arbeitsschritte sind notwendig, um Gläser zum Befüllen mit gekochter Konfitüre vorzubereiten?

Erdbeerkonfitüre/Himbeerkonfitüre

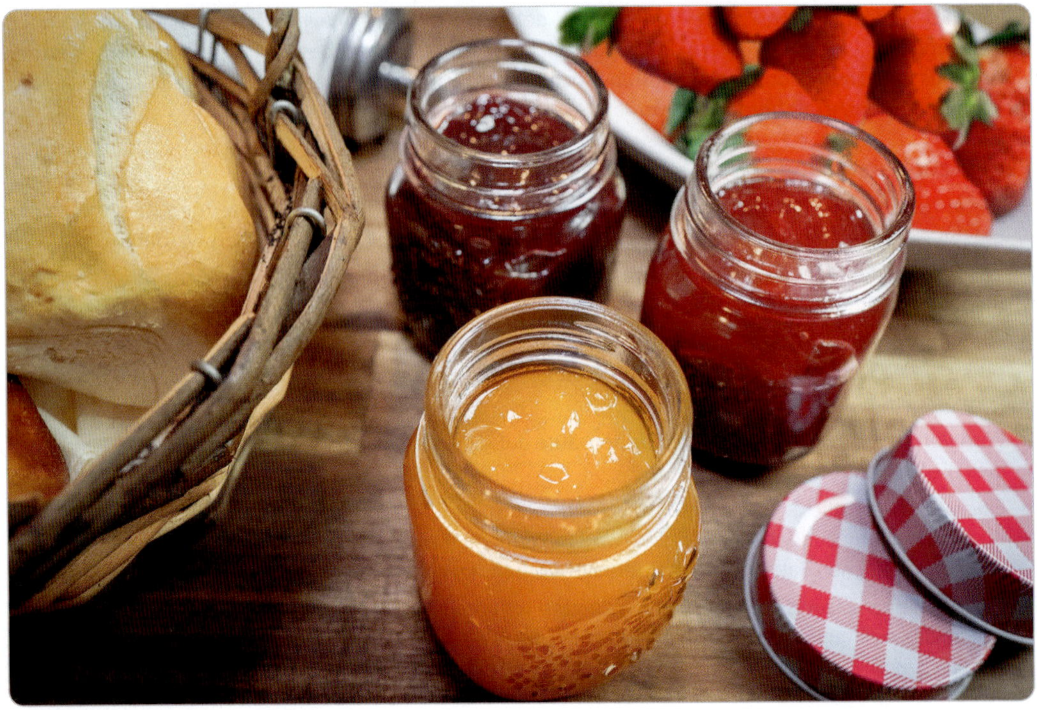

Energiegehalt:	221 kJ (53 kcal)	Fett:	+	Eiweiß:	+	Kohlenhydrate:	13 g

Zutaten	Zubereitung	Garzeit/Tipps
ca. 1,4 kg Erdbeeren (Himbeeren)	waschen, putzen, 1 kg Obst abmessen, mixen, Fruchtpüree in einen Topf geben	Konfitürengläser vorbereiten, s. S. 375
1 kg Gelierzucker	zufügen	
	unter ständigem Rühren zum Kochen bringen, bei schwacher Hitze kochen	Garzeit 2–3 Minuten
	Konfitüre in vorbereitete Gläser einfüllen, Deckel schließen, Gläser auf den Deckel stellen, erkalten lassen	Gläser bis zum Rand füllen, damit möglichst wenig Luft mit eingeschlossen wird
	Gläser etikettieren	

HINWEIS

Weitere mögliche Konfitüren

Auf gleiche Weise können Beeren- und Mehrfruchtkonfitüren hergestellt werden, z. B. Blau-, (Heidel-/Wald-), Brom-, Preisel- und Stachelbeeren.

Rhabarber sollte mit einer anderen Obstsorte (Bananen, Kiwis, Erdbeeren) verarbeitet werden, da dadurch der „pelzige" Nachgeschmack vermieden und der Säureanteil verringert wird.

Zwetschgenkonfitüre

Energiegehalt:	204 kJ (49 kcal)	Fett:	+	Eiweiß:	+	Kohlenhydrate:	12 g

Zutaten	Zubereitung	Garzeit/Tipps
1,8 kg Zwetschgen	waschen, putzen, entsteinen, 1 kg Obst abmessen, mixen, in einen Topf geben	Konfitürengläser vorbereiten, s. S. 375
2 Zimtstangen	zufügen	
1 kg Gelierzucker	zufügen	Gebrauchsanweisung beachten
	unter ständigem Rühren zum Kochen bringen, bei schwacher Hitze kochen, Gelierprobe durchführen	2–3 Minuten
	Zimtstangen entnehmen	
	Konfitüre in die vorbereiteten Gläser füllen, Deckel schließen, auf den Deckel stellen, erkalten lassen	zum Einfüllen Einfüllhilfe benutzen, Gläser bis zum Rand füllen, damit möglichst wenig Luft mit eingeschlossen wird
	Konfitüre kann ungekühlt im Vorratsschrank gelagert werden	beschriften

Quittengelee

Energiegehalt:	170 kJ (40 kcal)	Fett:	+	Eiweiß:	+	Kohlenhydrate:	10 g

Zutaten	Zubereitung	Garzeit/Tipps
2,5 kg Quitten	waschen, putzen, vierteln, in einen Topf geben	
$1\frac{1}{2}$ l Wasser	zufügen, Früchte aufkochen lassen, bei schwacher Hitze garen	3–4 Stunden
(1 l Quittensaft oder -mus)	Früchte in ein Haarsieb geben, Saft in einem Topf auffangen, 1 l abmessen	Konfitürengläser vorbereiten, s. S. 375
1 kg Gelierzucker	zufügen	Gebrauchsanweisung beachten
	Zutaten unter ständigem Rühren zum Kochen bringen, bei schwacher Hitze kochen, Gelierprobe durchführen	3–5 Minuten
	Gelee in die vorbereiteten Gläser sauber einfüllen, Deckel schließen, auf den Deckel stellen, erkalten lassen	Einfüllhilfe benutzen, Gläser bis zum Rand füllen, damit möglichst wenig Luft mit eingeschlossen wird, beschriften
	Gelee kann ungekühlt im Vorratsschrank aufbewahrt werden	

Aprikosenkonfitüre/Mirabellenkonfitüre

Energiegehalt:	136 kJ (32 kcal)	Fett:	+	Eiweiß:	+	Kohlenhydrate:	8 g

Zutaten	Zubereitung	Garzeit/Tipps
1,5 kg Aprikosen (Mirabellen)	waschen, putzen, entsteinen, 1 kg Obst abwiegen, 500 g pürieren, 500 g klein schneiden, in einen Topf geben	Konfitürengläser vorbereiten, s. S. 375
1 kg Gelierzucker	zufügen, Deckel schließen, über Nacht ziehen lassen	Gebrauchsanweisung beachten
	danach unter ständigem Rühren zum Kochen bringen, bei schwacher Hitze kochen, Gelierprobe durchführen	3 Minuten
	Konfitüre in die vorbereiteten Gläser füllen, Deckel schließen, Gläser auf den Deckel stellen, erkalten lassen	Gläser bis zum Rand füllen, damit möglichst wenig Luft mit eingeschlossen wird, beschriften
	Konfitüre kann ungekühlt im Vorratsschrank aufbewahrt werden	

Johannisbeergelee/Kirschgelee

Energiegehalt:	187 kJ (46 kcal)	Fett:	+	Eiweiß:	+	Kohlenhydrate:	11 g

Zutaten	Zubereitung	Garzeit/Tipps
1 l Johannisbeersaft (rot oder schwarz) (Kirschsaft)	in einen Topf geben	Konfitürengläser vorbereiten, s. S. 375
1 kg Gelierzucker	zufügen	Gebrauchsanweisung beachten Ruhezeit 30 Minuten
	unter ständigem Rühren zum Kochen bringen, bei schwacher Hitze kochen	3 Minuten
	Gelierprobe durchführen Gelee in die vorbereitete Gläser einfüllen	Einfüllhilfe benutzen
	Deckel schließen, Gläser auf den Deckel stellen	Gläser bis zum Rand füllen, damit möglichst wenig Luft mit eingeschlossen wird
	erkalten lassen	beschriften
	Gelee kann ungekühlt im Vorratsschrank gelagert werden	

Sterilisiertes Obst

Energiegehalt:	340 kJ (81 kcal)	Fett:	+	Eiweiß:	+	Kohlenhydrate:	20 g

Zutaten	Zubereitung	Garzeit/Tipps
Steinobst oder Beerenobst	waschen, putzen, entkernen, evtl. blanchieren und häuten, evtl. in Spalten schneiden, in die vorbereiteten Einweckgläser einschichten	Einweckgläser und Ringe spülen, nur einwandfreies Obst verwenden
pro Glas $^{1}/_{4}$ l Wasser 60 g Zucker	zufügen, Gläser mit Dichtungsring versehen, Deckel schließen, mit einer Federklammer sichern	Backofen auf Unterhitze vorheizen
	Gläser auf ein tiefes Blech (Fettpfanne) stellen, Blech mit Wasser füllen, im Backofen einkochen	**alternativ:** Einkochkessel einsetzen; erst wenn die ersten Bläschen aufsteigen, kann die Garzeit gestoppt werden Unterhitze: 30 Minuten bei 175 °C
	Gläser herausnehmen, mit einem Tuch abdecken, erkalten lassen, Federklammern entfernen, Gläser auf Dichtigkeit überprüfen	Gläser können ungekühlt im Vorratsschrank gelagert werden

Dörrobst

Energiegehalt:	340 kJ (81 kcal)	Fett:	+	Eiweiß:	+	Kohlenhydrate:	20 g

Zutaten	Zubereitung	Garzeit/Tipps
Obst (Äpfel, Birnen, Zwetschgen)	waschen, putzen, evtl. schälen, entsteinen, evtl. zerkleinern, trocknen	
	a) Früchte auf Küchenkrepp legen und lufttrocknen	a) Trockenzeit mehrere Tage
	b) Früchte auf ein Backblech legen und im Backofen trocknen Backofentür einen Spalt geöffnet lassen, Früchte in eine Tüte verpacken und im Vorratsschrank lagern, nach Bedarf verwenden	b) Trockenzeit mehrere Stunden bei 50 °C

Eingekochte Bohnen

Energiegehalt:	190 kJ (45 kcal)	Fett:	+	Eiweiß:	2 g	Kohlenhydrate:	8 g

Zutaten	Zubereitung	Garzeit/Tipps
Bohnen	waschen, putzen, 3 Minuten lang blanchieren, s. S. 89	Einweckgläser vorbereiten, s. S. 374
	Bohnen in die vorbereiteten Gläser einschichten	Backofen auf Unterhitze stellen
pro Glas $^1/_4$ l Wasser 1 El Salz	zufügen, Gläser mit Dichtungsring versehen, Deckel schließen, mit einer Federklammer sichern, Gläser auf ein Blech (Fettpfanne) stellen, Blech mit Wasser füllen, Bohnen im Backofen oder im Einkochkessel einkochen	erst wenn im Glas Bläschen aufsteigen, kann die Garzeit gestoppt werden Unterhitze: 120 Minuten bei 175 °C
	Gläser herausnehmen, mit einem Tuch abdecken, erkalten lassen, Federklammern entfernen	

Eingekochte Möhren

Energiegehalt:	340 kJ (81 kcal)	Fett:	+	Eiweiß:	+	Kohlenhydrate:	20 g

Zutaten	Zubereitung	Garzeit/Tipps
Möhren	waschen, putzen, in Scheiben schneiden, in einen Topf geben, Möhren mit Wasser bedecken	Einweckgläser vorbereiten, s. S. 374
1 El Salz	zufügen, Möhren 5 Minuten kochen lassen	Backofen auf Unterhitze stellen
	Möhren in die Einweckgläser verteilen	
pro Glas $^1/_4$ l Wasser	zuerst den Kochsud verwenden, Gläser mit Dichtungsring versehen, Deckel schließen, mit einer Federklammer sichern, auf ein Blech (Fettpfanne) stellen, Wasser einfüllen und einkochen	erst wenn im Glas Bläschen aufsteigen, kann die Garzeit gestoppt werden Unterhitze: 90 Minuten bei 175 °C
	Gläser herausnehmen, mit einem Tuch abdecken, erkalten lassen, Federklammern entfernen	

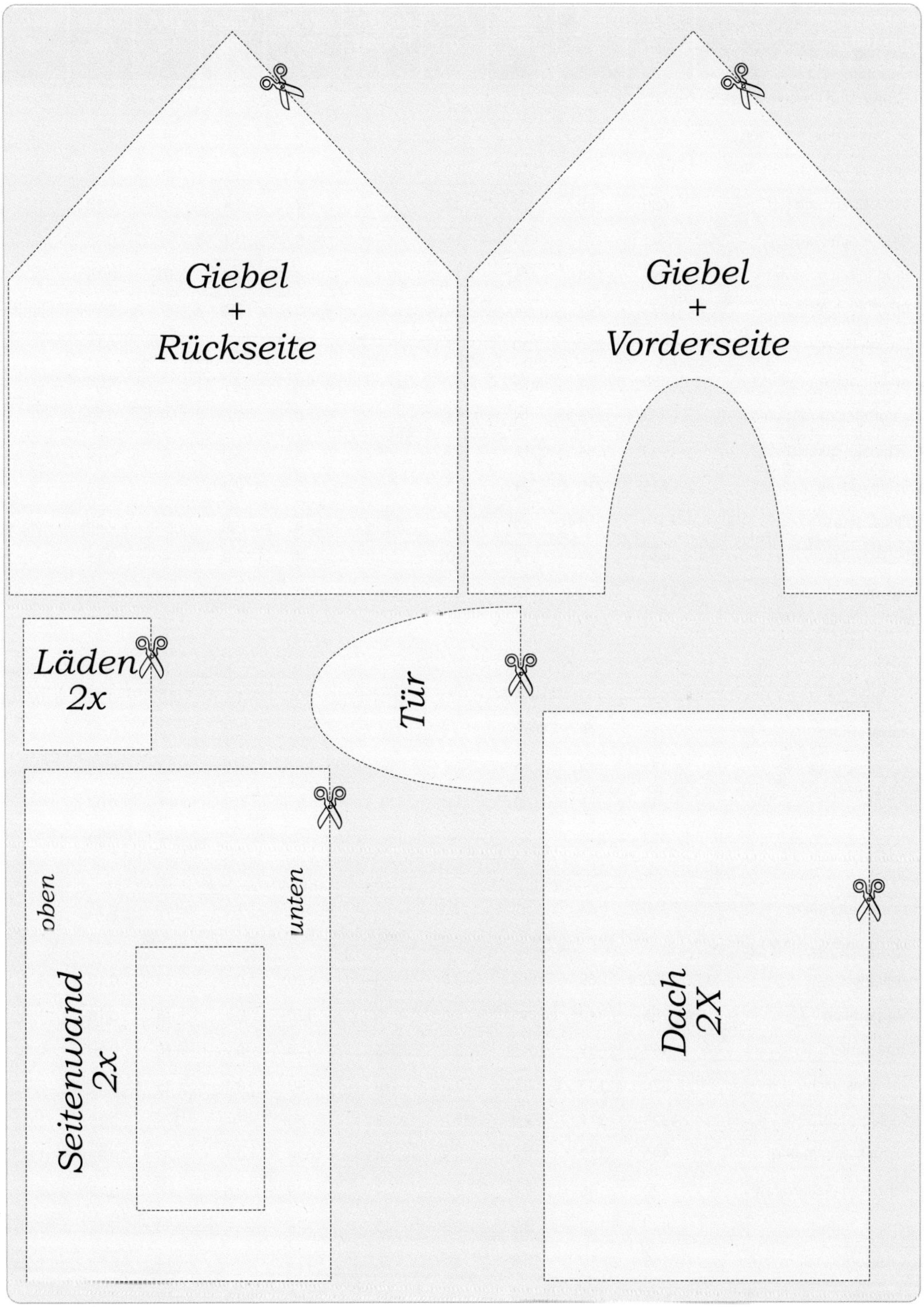
Giebel
+
Rückseite
Giebel
+
Vorderseite
Läden
2x
Tür
oben
unten
Seitenwand
2x
Dach
2X

Lebensmittel (je) 100 g essbarer Anteil	kJ	kcal	Eiweiß g	Fett g	Kohlenhydrate g	Calcium mg	Eisen mg	Vit A µg	Vit B2 mg	Vit C mg
Fleisch und Fleischwaren										
Schweinefleisch mager	480	114	22	2	–	3	1	6	0,23	2
Schweinefleisch mittelfett	1155	276	18	21	–	8	2,0	–	0,15	–
Schweinefleisch fett	1630	389	10	37	–	7	1,4	–	0,10	–
Rindfleisch mager	725	173	15	11	–	9	2,1	–	0,15	–
Rindfleisch mittelfett	995	238	15	18	–	8	2,4	10	0,15	–
Rindfleisch fett	1225	293	14	24	–	8	2,4	–	0,15	–
Hackfleisch gemischt	1060	253	20	19	–	8	2,2	5	0,15	–
Kalbfleisch mittelfett	390	93	16	3	–	10	1,7	–	0,20	–
Lammfleisch mittelfett	745	178	14	13	–	8	1,9	+	0,22	+
Schinken geräuchert	1440	344	16	29	–	9	2,0	+	0,18	+
Schinken gekocht	875	210	21	12	–	15	2,2	+	0,20	+
Fleischwurst	1310	313	13	27	–	5	1,0	–	0,28	–
Leberwurst	1830	437	12	40	1	4	2,0	–	0,15	–
Salami	2190	523	17	47	+	30	2,0	+	0,19	–
Fleischbrühe	70	17	1	1	1	–	–	–	–	–
Fisch										
Heringsfilet	930	222	18	15	+	30	1,1	40	0,25	0,5
Kabeljaufilet	325	78	17	+	+	11	0,5	–	0,05	2
Rotbarschfilet	475	114	18	4	+	20	0,7	12	0,10	1
Forelle	245	58	10	1	+	9	0,3	25	0,04	–
Bismarckheringe	895	214	16	15	–	35	–	35	0,20	–
Eier										
1 Hühnerei (58 g)	350	84	7	6	+	30	1,1	110	0,15	+
Milch und Milcherzeugnisse										
Vollmilch	290	69	3,3	3,8	5	120	0,1	35	0,18	1,7
Magermilch	205	49	3,4	1,6	5	120	0,1	15	0,18	1,7
Buttermilch	165	39	3,5	0,5	5	110	0,1	10	0,16	0,6
Kondensmilch 7,5 %	570	137	6,5	7,6	10	240	0,1	55	0,37	2,1
Schlagsahne 30 %	1325	317	2,4	32	3	80	+	275	0,15	1,0
Saure Sahne (Rahm)	530	127	3,1	10,5	4	1090	0,1	75	0,03	1,0
Schmand (Sauerrahm)	820	196	2,8	18	4	100	0,6	–	0,15	1,0
Fruchtjoghurt	430	103	3,9	2,6	15	125	–	50	0,15	1,0
Naturjoghurt	165	39	4,4	0,1	5	115	+	14	0,17	1,6
Eiscreme	875	209	3,9	11,7	21	140	0,1	130	0,25	+
Emmentaler Käse	1585	379	27	28	+	960	0,3	320	0,32	0,5

Lebensmittel (je) 100 g essbarer Anteil	kJ	kcal	Eiweiß g	Fett g	Kohlen-hydrate g	Calcium mg	Eisen mg	Vit A µg	Vit B2 mg	Vit C mg
Parmesan	1575	376	34	25	57	1230	1,0	320	0,32	0,5
Edamer Käse	1585	331	25	22	–	750	0,3	230	0,05	+
Camembert	1250	299	21	22	+	570	0,2	360	0,60	+
Schmelzkäse 45 %										
Magerquark 20 %	485	116	13	5	3	85	0,4	45	0,27	0,6
Speisequark 40 %	700	167	11	11	3	95	0,3	100	0,24	0,5
Öle und Fette										
Butter	3230	773	1	83	+	13	0,1	655	0,02	+
Margarine	3120	746	+	80	+	10	0,1	640	+	+
Halbfettmargarine	1590	380	2	40	+	12	+	585	–	–
Mayonnaise	3240	774	2	83	+	20	1,0	3	0,04	–
Plattenfett	3865	924	1	99	+	2	+	+	–	–
Öl	3875	926	+	100	+	+	–	120	–	–
Getreideerzeugnisse										
Nudeln	1515	362	12	3	70	25	1,6	65	0,07	+
Haferflocken	1570	375	13	7	63,3	55	4,6	–	0,15	+
Mais	1390	333	9	4	65	15	1,5	–	0,20	+
Maisstärke	1450	346	+	+	86	+	0,5	+	0,01	+
Reis	1505	359	7	1	80	24	2,9	–	0,03	–
Vollkornreis	1450	347	7	2	74	23	2,6	+	0,09	+
Weizenmehl 405	1415	338	10	1	80	15	2,0	10	0,03	–
Weizenvollkornmehl	1470	351	12	2	69	32	3,4	50	0,10	–
1 Brötchen	450	107	3	1	23	10	0,5	+	0,35	+
1 Scheibe Mischbrot	420	100	3	+	21	8	0,6	–	0,4	+
1 Scheibe Vollkornbrot	500	119	4	1	23	23	1,7	+	0,4	+
1 Scheibe Toastbrot	345	80	2,1	1	14	33	0,7	–	0,01	–
1 Scheibe Knäckebrot	132	32	1	+	5	5,5	+	+	0,02	+
Paniermehl (Semmelbrösel)	1470	352	13	1	72	–	–	–	–	–
1 Hefewürfel	124	30	7	+	+	11	0,9	–	2,0	–
Kartoffeln										
Kartoffeln mit Schale	235	56	2	+	14	8	0,6	1	0,05	14
Kartoffeln ohne Schale	295	70	2	+	18	10	0,8	2	0,05	17
Kartoffelstärke	1405	335	1	+	83	35	1,8	+	+	+
Hülsenfrüchte										
Linsen	1360	325	24	1	62	75	6,9	17	0,25	3
Sojabohnenkeime	250	60	6	1	5	48	1,0	80	0,20	13

Lebensmittel (je) 100 g essbarer Anteil	kJ	kcal	Eiweiß g	Fett g	Kohlenhydrate g	Calcium mg	Eisen mg	Vit A µg	Vit B2 mg	Vit C mg
Sojamehl	1550	370	37	21	12	195	15	0,28	2,2	+
Süßwaren										
Honig	1275	305	+	–	81	5	1,3	+	0,05	2
Kakaopulver	1495	357	20	25	48	115	12,5	8	0,40	+
Kokosflocken	1865	444	2	18	69	10	1,2	+	2	+
Konfitüre	1090	261	+	–	66	10	–	+	+	8
Marzipan	2080	497	8	25	57	45	2,0	0,45	2	–
Vollmilchschokolade	2300	550	9	32	54	215	2,3	60	0,37	+
Zucker	1675	400	–	–	100	1	0,3	–	–	–
Gemüse										
Aubergine	69	14	1	+	3,1	11	0,4	4	0,04	4
Blumenkohl	55	14	+	+	3,4	12	0,4	3	0,06	45
Bohnen	135	32	2	+	7	55	0,8	50	0,11	19
Brokkoli	65	16	2	+	3,5	65	0,8	195	0,13	70
Chicorée	60	14	1	+	3,3	23	0,7	190	0,03	9
Chinakohl	40	10	1	+	2,4	30	0,5	10	0,03	28
Endivie	30	8	1	+	0,2	40	1,1	145	0,09	7
Erbsen	140	34	3	+	6,7	10	0,7	25	0,06	10
Feldsalat	55	13	2	+	2,3	35	1,9	630	0,08	34
Fenchel	90	21	2	+	5,7	100	2,5	730	0,10	86
Salatgurke	35	9	1	+	3,5	45	0,6	20	0,02	6
Kopfsalat	30	7	1	+	1,8	25	0,8	90	0,05	9
Lauch	60	14	1	+	3,2	50	0,6	20	0,03	17
Möhren (Karotten)	85	20	1	+	6,8	35	1,7	1620	0,04	6
Paprikaschote	65	15	1	+	4,0	9	0,6	25	0,04	105
Rettich	40	10	1	+	2,3	25	0,6	1	0,02	21
Rhabarber	45	11	+	+	4,6	40	0,4	9	0,02	8
Rosenkohl	28	115	3	+	6,3	25	0,9	50	0,11	89
Rote Bete	135	32	1	+	8,7	20	0,8	1	0,03	8
Rotkohl	70	16	1	+	4,8	25	0,4	4	0,04	39
Sellerie	55	13	1	+	4,7	50	0,4	2	0,05	6
Spinat	55	13	2	+	2,1	110	0,5	595	0,20	44
Tomate	56	13	+	+	3,6	11	0,3	91	0,01	16
Weißkohl	80	20	1	+	5,6	35	0,4	5	0,03	36
Wirsing	70	17	2	+	2,8	35	0,7	5	0,04	32
Zwiebel, 1 Stück	63	15	+	+	4,0	17	0,2	2	0,02	5

Lebensmittel (je) 100 g essbarer Anteil	kJ	kcal	Eiweiß g	Fett g	Kohlenhydrate g	Calcium mg	Eisen mg	Vit A µg	Vit B2 mg	Vit C mg
Erbsen in Dosen	225	54	1	+	9	20	1,5	45	0,06	9
Bohnen in Dosen	90	22	1	+	4	35	1,3	35	0,04	4
Mais in Dosen	275	66	2	+	16	4	0,4	30	0,02	5
Möhren (Karotten) in Dosen	80	20	1	+	6	25	0,7	1215	0,02	3
Essiggurken	70	18	1	+	3	30	1,6	–	0,02	–
Champignons	65	15	3	+	2,6	8	1,2	2	0,43	5
Nüsse										
Haselnüsse	2810	672	12	62	18,9	225	3,8	2	0,21	3
Mandeln	2605	623	19	54	14,9	250	4,1	10	0,62	–
Sesam	2470	590	18	50	21,4	785	10,0	6	0,25	–
Sonnenblumenkerne	2530	605	22	49	18,6	100	6,3	–	0,14	–
Obst										
Ananas	125	30	+	–	7,9	9	0,2	5	0,02	10
1 Apfel	336	82	1	–	22	11	0,6	11	0,05	18
1 Banane	520	124	+	–	31,2	12	0,8	50	0,02	16
1 Birne	323	77	1	–	22	14	0,3	8	0,06	6
Erdbeeren	135	32	1	–	7,2	25	0,9	8	0,05	62
Himbeeren	155	37	1	–	11,6	40	1,0	13	0,05	25
Kirschen	230	55	1	–	14,3	15	0,3	12	0,04	13
Mandarinen	125	30	+	–	7	20	0,2	37	0,02	20
1 Pfirsich	200	48	1	–	13	9	0,5	81	0,06	11
Rosinen, getrocknet	1170	280	2	–	71,6	30	0,3	5	0,06	1
Trauben	280	67	1	–	17,1	17	0,5	5	0,02	4
1 Zitrone	66	16	+	–	5	7	0,3	2	0,01	35
Zwetschgen	195	47	1	–	12,3	13	0,4	35	0,04	5
Getränke										
Apfelsaft	200	48	+	–	11	7	0,3	8	0,03	1
Bier	195	47	–	–	4	4	+	–	0,03	–
Coca Cola	175	42	–	–	11	4	–	–	–	–
Gemüsesaft	100	24	1	–	6	–	–	–	–	–
Karottensaft	90	22	–	1	5	25	–	435	–	4
Limonade	190	46	–	–	12	–	–	–	–	–
Rotwein	250	60	–	–	5	–	–	–	–	–
Traubensaft	285	69	+	–	17	13	0,4	–	0,02	2
Weißwein	295	70	+	–	–	–	–	–	–	–

Stichwortverzeichnis

Hinweis:
Im Rezeptverzeichnis befinden sich grün markierte Rezepte. Diese sind für Vegetarier geeignet.

A

B

C

D

E

Hinweis:
Im Rezeptverzeichnis befinden sich grün markierte Rezepte. Diese sind für Vegetarier geeignet.

Hinweis:
Im Rezeptverzeichnis befinden sich grün markierte Rezepte. Diese sind für Vegetarier geeignet.

Hinweis:
Im Rezeptverzeichnis befinden sich grün markierte Rezepte. Diese sind für Vegetarier geeignet.

Hinweis:
Im Rezeptverzeichnis befinden sich grün markierte Rezepte. Diese sind für Vegetarier geeignet.

Hinweis:
Im Rezeptverzeichnis befinden sich grün markierte Rezepte. Diese sind für Vegetarier geeignet.

Grundrezepte und deren Anwendungsrezepte

Bildquellen

Adobe Systems Software Ireland Limited, Stock Adobe	Ireland	S. 7 © Witold Krasowski, © g215, © Birgit Reitz-Hofmann, © lurs, © kolesnikovserg, © mubus, © michelaubryphoto, © g215, S. 13/5 © ronstik, S. 15/1 © akebonostock, S. 15/4 © monticellllo, S. 16/2 © Bernd Jürgens, S. 19/1 © Maksym Yemelyanov, S. 21/2 © Oleksandr Delyk, S. 22/2 © Lucky Dragon, S. 28/1 © anaumenko, S. 32/1 © New Africa, S. 33/1 © samael334, S. 33/2 © Hetizia, S. 38/1 © tatyanadjemileva, S. 38/2 © Mara Zemgaliete, S. 41/1 © Barbara Pheby, S. 46 © Kindarts, S. 47 © pilipphoto, S. 48/1 © tashka2000, S. 48/3 © photocrew, S. 49/1 © Sea Wave, S. 49/2 © Printemps, S. 50/2 © industrieblick, S. 63 © bit24
Aid Infodienst	Bonn	S. 48/2 © Peter Meyer
Ann Katrin Löwenberger	Frankenberg	S. 26/1–2 u. 4, S. 28/3, S. 30/1–2, S. 76
Axel Springer Syndication GmbH ullstein bild	Berlin	S. 35/1 © ullstein bild/CARO/Anke Teschner, S. 43/3 © Innerhofer Photodesig, S. 64/3 © imagebroker.net
Dr. Oetker KG	Bielefeld	S. 75/1–2
Erasco GmbH	Lübeck	S. 75/3
MEV Agency UG	Augsburg	S. 15/3, S. 37/1
Nestlé Verbraucher-Service GmbH	Frankfurt	S. 75/4
Robert Bosch GmbH	München	S. 22/1, S. 72
Siemens Elektrogeräte GmbH	München	S. 23/2
Stockfood GmbH	München	S. 34/Stock food/TH Foto, S. 41/2 © Medilek, Peter, S. 42/7 © Maximilia Stock Ltd, S. 44/13 © Teubner Foodfoto, S. 44/15 © Morris, Seven, S. 45/2 © Newedel, Karl,

		S. 64/2 Lister, Louise, S. 64/4 © Maximilian Stock Ltd, S. 64/5 © FoodPhotogr. Eising, S. 65/1 © Maximilian Stock Ltd, S. 65/2 © Arras, K., S. 65/3 © Cazals, Jean, S. 65/4 © Robertson, Lew, S. 66/1 © FoodPhotogr. Eising, S. 66/3 © Koeb, Ulrike, S. 68 © Losito & Losito snc, S. 74 © Rees, Peter
Teubner Foodfoto, Flora Press Agency GmbH	Hamburg	S. 55/2–7, S. 56/2–7, S. 57/1–6, S. 58/2–13, S. 59/1–4
Verlag Europa-Lehrmittel	Haan-Gruiten	S. 52, S. 79, S. 80, S. 81, S. 83, S. 84

Messen und Wiegen

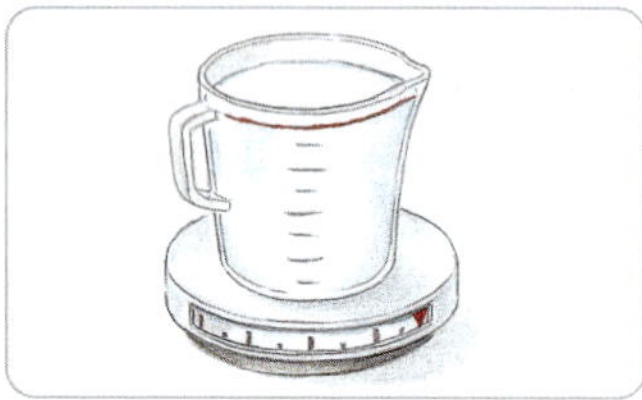

1 l = 1000 ml = 1000 g

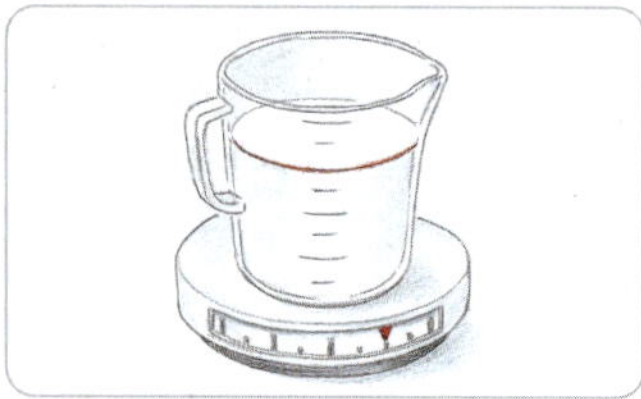

$^{1}/_{2}$ l = 500 ml = 500 g

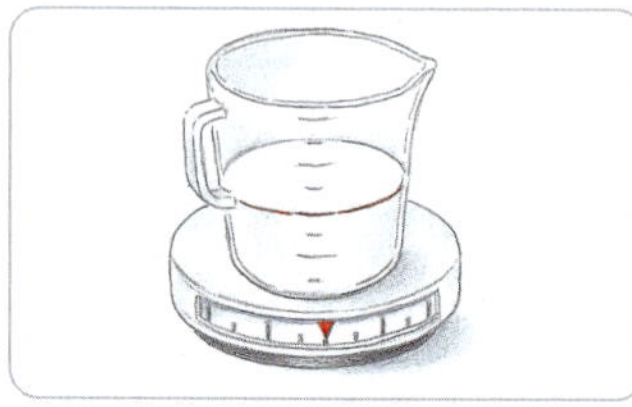

$^{1}/_{4}$ l = 250 ml = 250 g

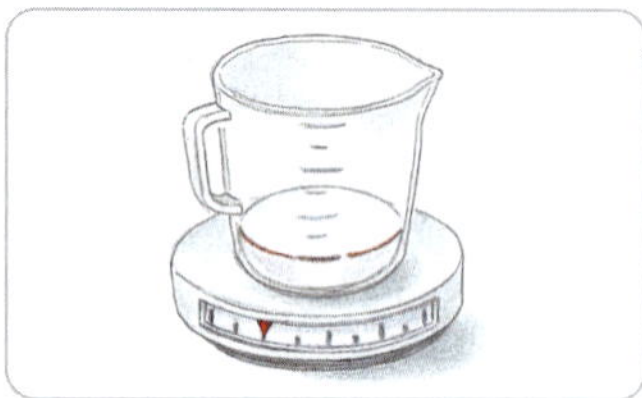

$^{3}/_{4}$ l = 750 ml = 750 g

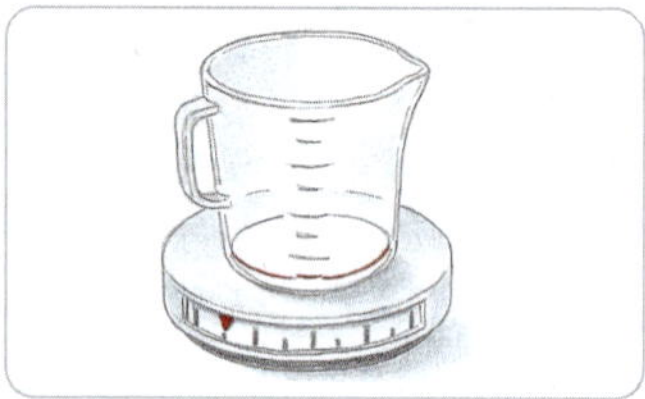

$^{1}/_{8}$ l = 125 ml = 125 g

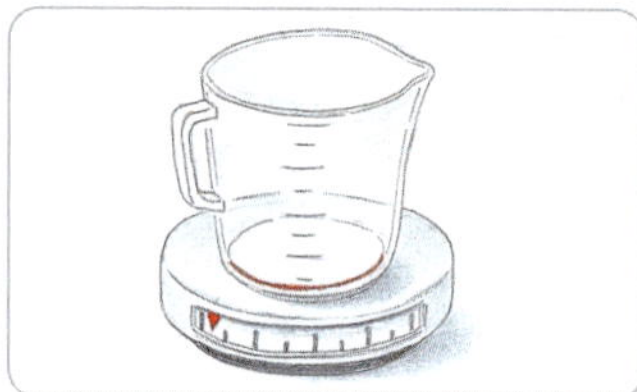

$^{1}/_{16}$ l = 62,5 ml = 62,5 g

Im Buch verwendete Abkürzungen

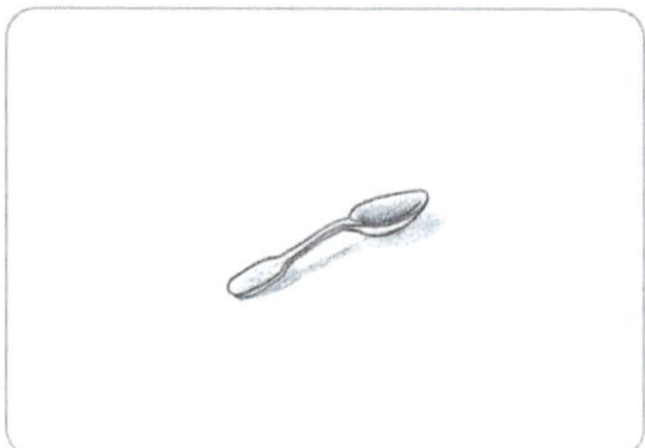

1 Tl = 1 Teelöffel
3 Tl = 1 El

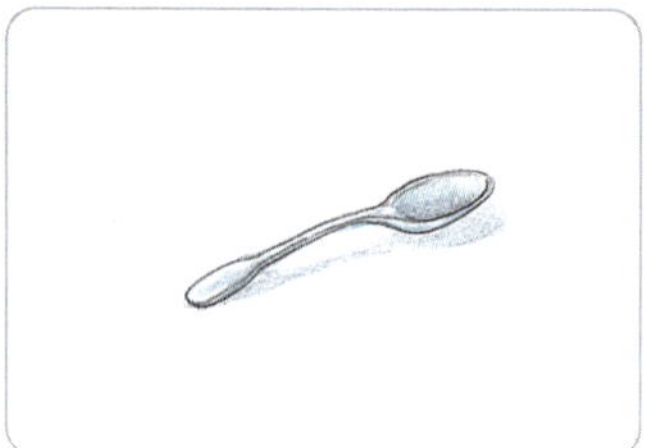

1 El = 1 Esslöffel
8 El = $^{1}/_{16}$ l

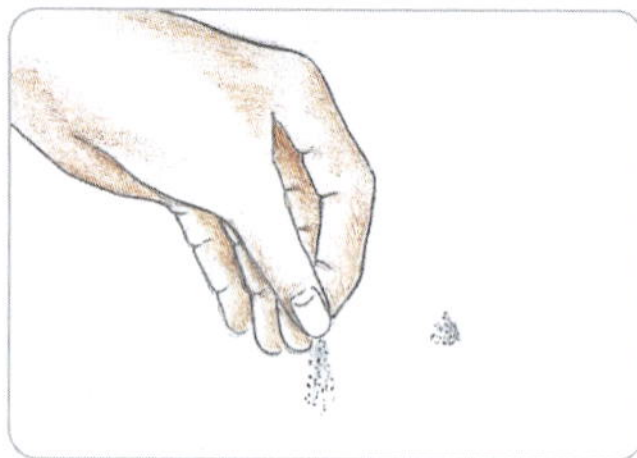

1 Pr = 1 Prise

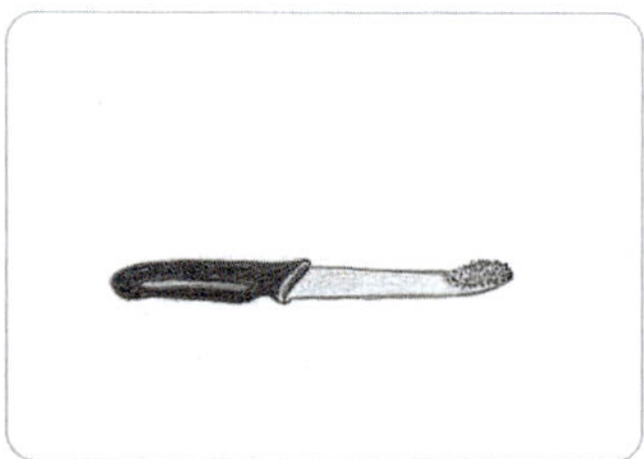

1 Msp = 1 Messerspitze

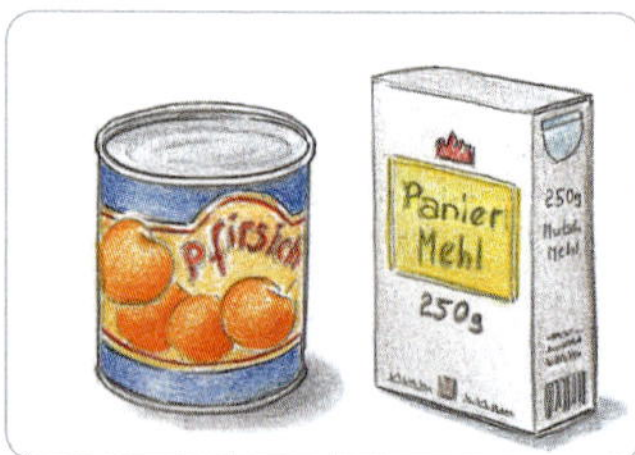

1 Ds = 1 Dose, 1 P = 1 Päckchen

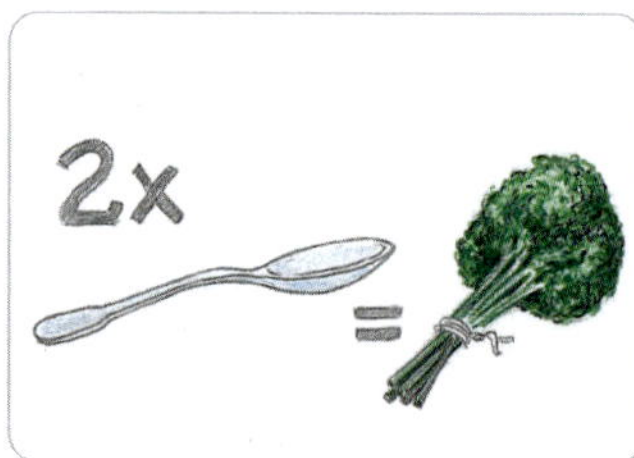

2 El Petersilie = 1 kleines Sträußchen

1 l = 1 Liter	1 g = 1 Gramm	1 Kn = 1 Knolle (mittelgroß)
1 ml = 1 Milliliter	1 kg = 1 Kilogramm	1 St = 1 Stück (mittelgroß)
1 ml	= 1 cl	= 1 cm^3

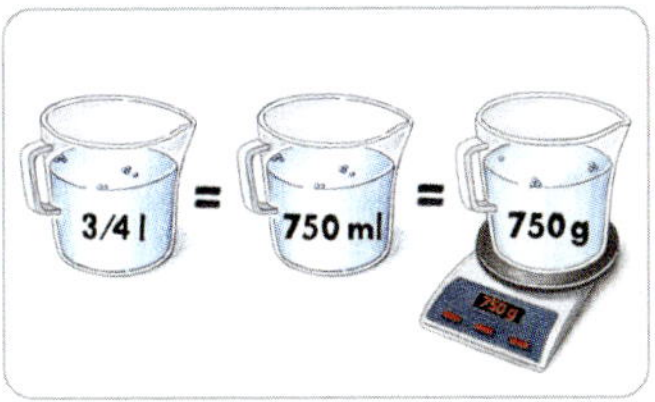

$\frac{3}{4}$ l = 750 ml = 750 g

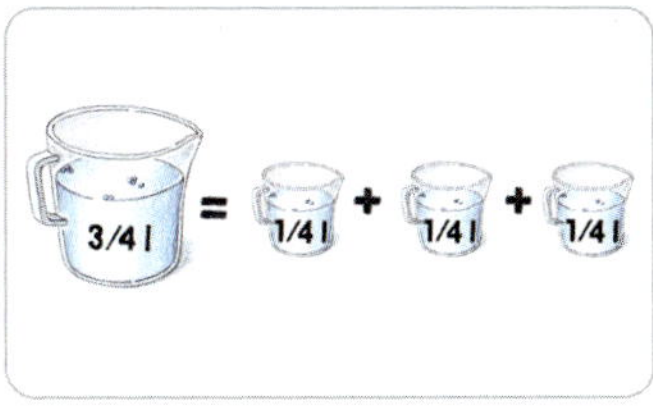

$\frac{3}{4}$ l = 3 x $\frac{1}{4}$ l

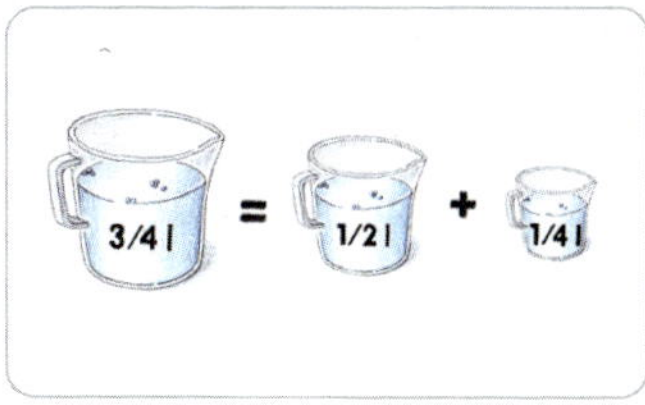

$\frac{3}{4}$ l = $\frac{1}{2}$ l + $\frac{1}{4}$ l

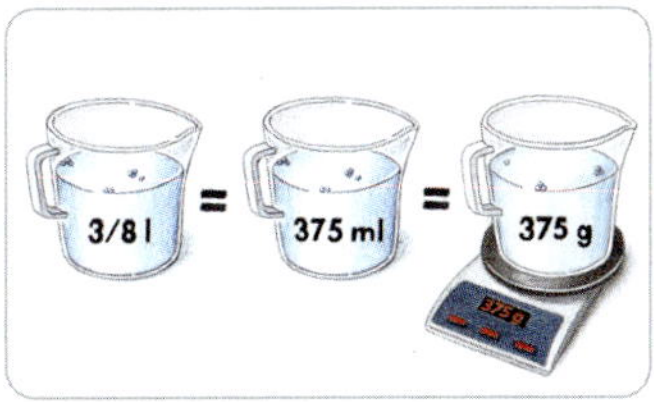

$\frac{3}{8}$ l = 375 ml = 375 g

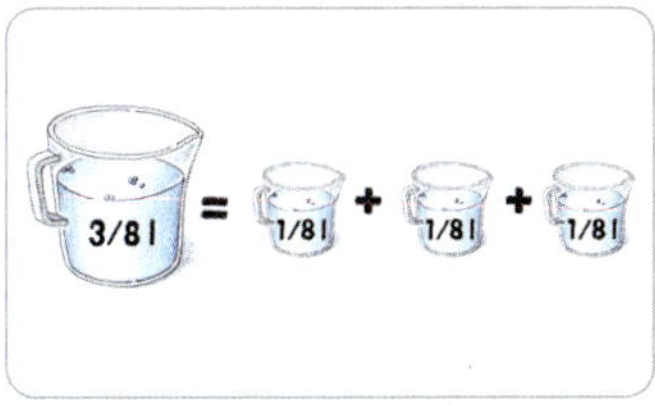

$\frac{3}{8}$ l = 3 x $\frac{1}{8}$ l

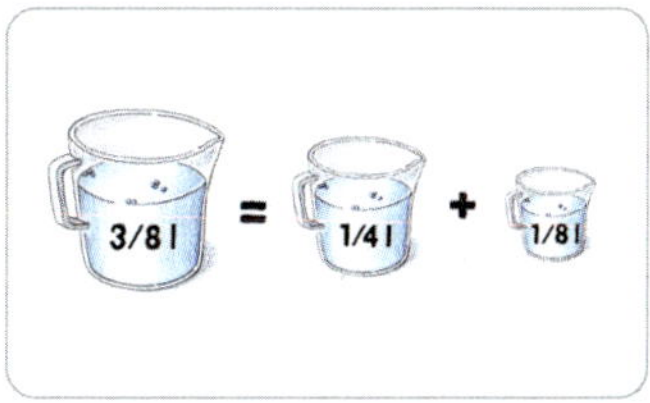

$\frac{3}{8}$ l = $\frac{1}{4}$ l + $\frac{1}{8}$ l

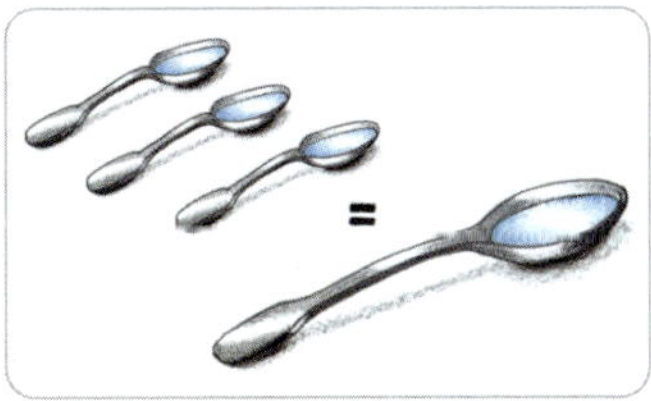

3 Tl = 1 El

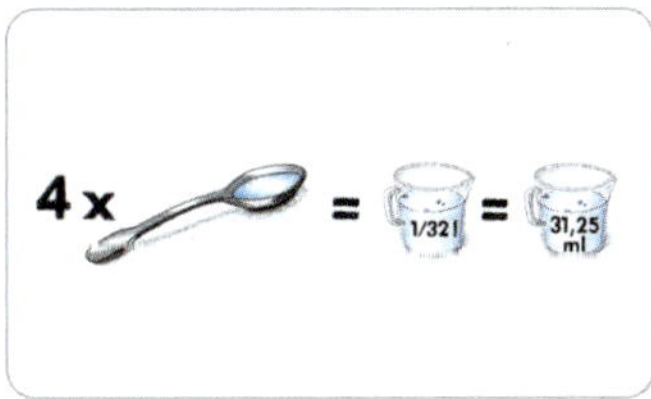

4 x El = $\frac{1}{32}$ l

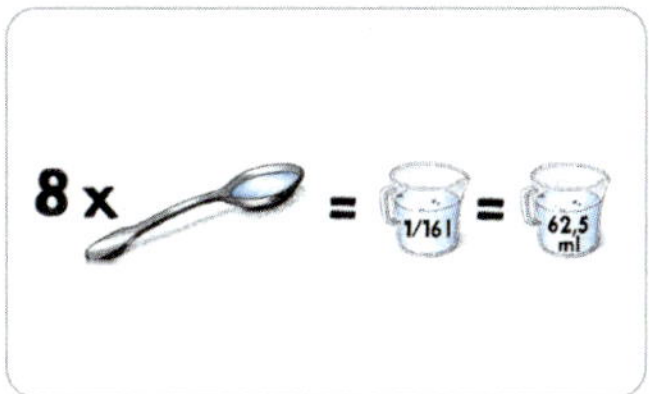

8 x El = $\frac{1}{16}$ l

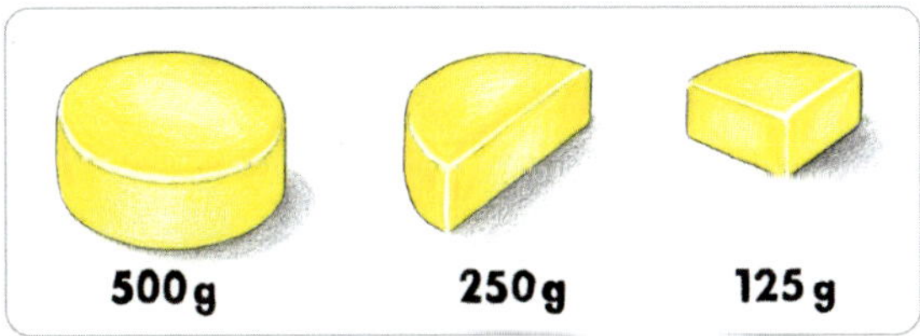

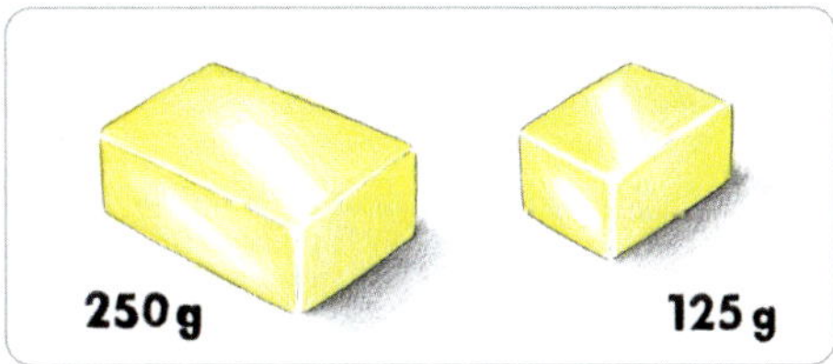

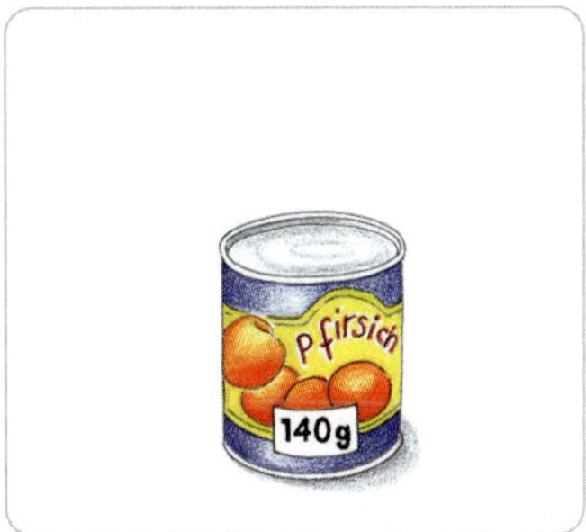

1 kleine Dose
= ca. 140 g Abtropfgewicht

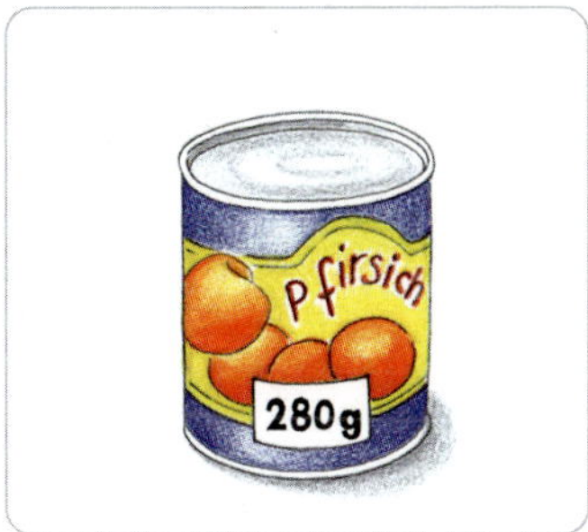

1 mittlere Dose
= ca. 280 g Abtropfgewicht

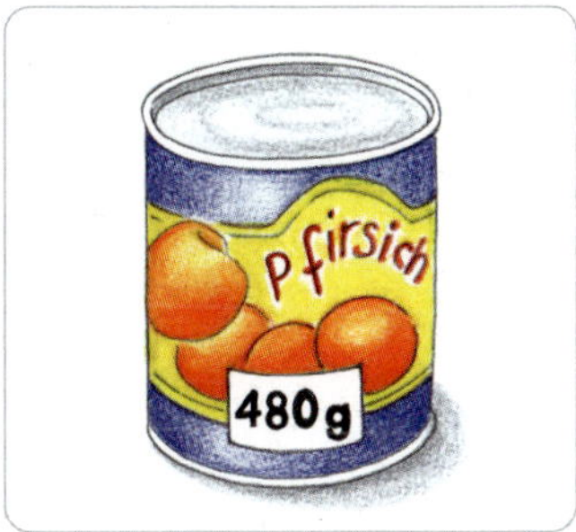

1 große Dose
= ca. 180 g Abtropfgewicht